轻松危重症护理（第2版）

Critical Care Nursing Made Incredibly Easy

注　意

本书提供了药物的准确的适应证、副作用和疗程计量，但有可能发生改变。读者须阅读药商提供的外包装上的用药信息。作者、编辑、出版者或发行者对因使用本书信息所造成的错误、疏忽或任何后果不承担责任，对出版物的内容不做明示的或隐含的保证。作者、编辑、出版者或发行者对由本书引起的任何人身损伤或财产损害不承担任何责任。

出版者

轻松危重症护理

Critical Care Nursing Made Incredibly Easy

（第2版）

主　编　Springhouse 工作室

主　译　胡万宁　王希柱　王秀艳

副主译　宋巧凤　陈淑媛　贾洪娟

主　审　吴寿岭

北 京 大 学 医 学 出 版 社

Peking University Medical Press

图书在版编目（CIP）数据

轻松危重症护理：第 2 版/美国 Springhouse 工作室编；胡万宁等译.—北京：北京大学医学出版社，2009

书名原文：Critical Care Nursing Made Incredibly Easy

ISBN 978-7-81116-491-6

Ⅰ. 轻… Ⅱ. ①美… ②胡… Ⅲ. 险症—护理 Ⅳ. R472.2

中国版本图书馆 CIP 数据核字（2008）第 186999 号

轻松危重症护理（第 2 版）

主　　译：胡万宁　王希柱　王秀艳
出版发行：北京大学医学出版社（电话：010-82802230）
地　　址：（100191）北京市海淀区学院路 38 号 北京大学医学部院内
网　　址：http://www.pumpress.com.cn
E - mail：booksale@bjmu.edu.cn
印　　刷：北京佳信达欣艺术印刷有限公司
经　　销：新华书店
责任编辑：罗德刚　李　娜　　**责任校对**：杜悦　　**责任印制**：郭桂兰
开　　本：787mm × 1092mm　1/ 16　**印张**：45　**插页**：8　**字数**：735 千字
版　　次：2009 年 3 月第 1 版　2009 年 3 月第 1 次印刷
书　　号：ISBN 978-7-81116-491-6
定　　价：139.00 元

原著者名单

Katrina D. Allen, RN, MSN, CCRN
Nursing Faculty (ADN Program)
Faulkner State Community College
Bay Minette, Ala.

Jesus Casida, RN, PhD(C), CCRN, APN,C
Assistant Professor
Seton Hall University College of Nursing
Department of Adult Health Nursing
South Orange, N.J.

James S. Davis IV, RN, BSN
Clinical Leader
Abington (Pa.) Memorial Hospital

Melissa Fiegenbaum, RN, CFRN, NREMT-P
Flight Nurse
PHI Air Medical
Lexington, Ky.

Susan Simmons Holcomb, PhD, ARNP,BC
Family Nurse Practitioner
Walk-In Health Care of Olathe (Kan.)
Quivira Family Care

Timothy L. Hudson, RN, BSN, MS, MED, CAN, CCRN, CHE
Chief Nurse, 274th Forward Surgical Team
U.S. Army
Fort Bragg, N.C.

Todd Isbell, RN, BSN, CCRN-CSC
Director, Critical Care
Mountain View Hospital
Las Vegas

Jill Johnson, RN, MSN, CCRN, CEN, CFRN
Staff Nurse
St. Joseph Hospital
Lexington, Ky.

Karen J. Knight-Frank, RN, MS, CCNS, CCRN
Clinical Nurse Specialist
San Joaquin General Hospital
French Camp, Calif.

JoAnne Konick-McMahan, RN, MSN, CCRN
Staff Nurse
Harrisburg (Pa.) Hospital (Pinnacle Health System)
Toxicology, Progressive Care, Respiratory Unit

Kay Luft, RN, MSN, CCRN
Assistant Professor
Saint Luke's College
Kansas City, Mo.

Gwendolyn R. Pugh, RN, BA, MSN, CCRN
Staff Nurse
Columbus (Ga.) Regional Medical Center

Susan M. Raymond, MSN, CCRN, ACNP
Chief, Critical Care Nursing
Madigan Army Medical Center
Fort Lewis, Wash.

Doris J. Rosenow, PhD, CCRN, CNS
Associate Professor
Texas A&M International University
Canseco School of Nursing
Laredo

译校者名单

主　　译　胡万宁　王希柱　王秀艳
副 主 译　宋巧凤　陈淑媛　贾洪娟
主　　审　吴寿岭
译校人员　(以姓氏笔画为序)

丁新国　尹　辉　王丽晔　王希柱
王秀艳　王国利　王宝民　王轶楠
冯利霞　刘　宁　刘卫东　刘业强
刘远庭　刘宝义　刘春荣　孙　岭
朱艳辉　吴寿岭　宋巧凤　张丽华
李长江　李作生　李志婷　李唐英
杨俊泉　陈　萍　陈荣花　陈淑媛
范锦辉　姚艳敏　胡万宁　胡艳玲
赵淑英　赵楚敏　唐立斌　夏英华
高良才　常玉坤　黄　喆　彭　军
董　艳　董桂兰

译者前言

危重症护理学作为护理学的重要组成部分，近年来得到了迅猛发展。在危重症环境中，各类危重症患者病情常常复杂多变，这就要求危重症护理护士必须全面精通跨学科、跨专业的知识与技能。与此同时，精细的操作及在应激状态下的应变需求，与同事、患者和家属迅捷明晰的沟通能力，所面临的伦理学及生命与死亡的抉择等都是危重症护理领域中护理人员必须日常面对的挑战。为全面解决这些难题并提高护士的整体素质和专业技术水平，寻求一本得心应手的好书成为重中之重。

本书的作者从危重症护理基础入手，将整体化护理理论贯穿全书，内容系统全面，言简意赅，全书不仅涵盖了各个系统的危重症疾病的相关知识和护理要点，而且针对疑点、难点，运用图形、表格和标注等灵活多样的形式进行了详尽描述。该书使用性强，将使读者学习危重症护理知识的氛围变得轻松愉悦。将此书译成中文，旨在满足不同层次护士对危重症护理知识的需求，为从事危重症工作的护理人员提供实际指导。在翻译过程中，我们力求既尊重作者的原意，又通俗易懂，虽然竭尽全力，但错误和不妥之处在所难免，衷心希望各位同仁予以指正，我们将不胜感激。

本书承蒙华北煤炭医学院附属开滦医院吴寿岭教授在百忙之中对全书认真仔细的审校，给予我们很多的支持和帮助，在此表示真诚的感谢！

胡万宁　王希柱　王秀艳

2008年4月11日于唐山市

华北煤炭医学院附属人民医院、开滦医院

著者前言

简单地讲：危重症护理并不轻松！新的研究成果和技术正以飞快的速度推动着治疗的进步，正因为如此，危重症护理变得越来越复杂。护士必须完成由循证医学支持的精细护理计划。然而，他们与此同时又担当着人权护卫者的角色，以确保患者生理和心理的舒适。危重症护理领域的各种挑战需要大量的资源。

《轻松危重症护理》第2版，作为一种重要的学习资源，为在危重症护理这一惊涛骇浪中航行的护士提供了丰富的工具。这本结构安排合理的图书使危重症护理的学习轻而易举。

第一章对危重症护理团队的职责和团队工作的重要性进行了概述。第二章阐述了整体化护理的理论，包括文化修养、疼痛管理、道德和法律常识以及有效的沟通方法。

接下来的章节按机体的系统组织安排，包括系统回顾、评估方法、辅助检查、治疗和常见疾病。本版包括了最新的临床信息，并增加了有关血流动力学和创伤方面的内容。

本书的特点是巧妙地应用了各种图形。文中包含了详尽的图解、安排合理的表格和简单易解的图表。这种方式有助于将复杂的疾病阐述清楚，为具体概念的理解提供思路，并为100多种危重疾病的护理提供了指南。纵观全书，作为患者守护者的护士，其角色应得到支持和鼓励。

书中形态各异的卡通图像提醒读者在错综复杂的危重症护理环境中纵观全局是非常重要的，而幽默感也是不可或缺的。同时这些艺术图像能强化记忆。

此外，插图也可吸引你对重要问题的注意力。

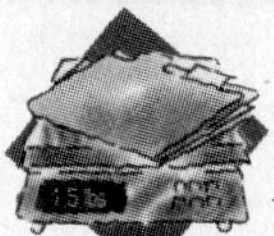

评估证据(Weighing the evidence)——指导护理实践的研究

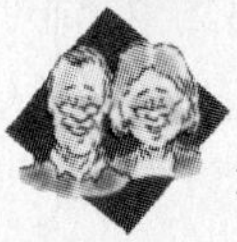

老年病讲座(Senior moments)——患有相同疾病的老年人其特征性表现可影响护士的护理

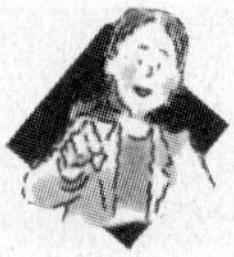

高度注意(Take charge)——主要针对那些潜在的致命性疾病，当其发生时应采取的措施

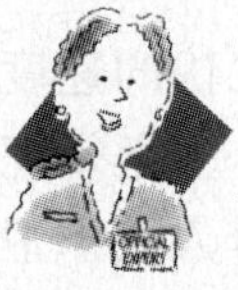

专家建议(Advice from the experts)——为护士提供了秘诀、技巧和解决问题的方法

本书对于大多数护士而言是一本非常好的学习读物，读者对象包括在学习中需要学习资源的护理学生、正在复杂的临床实践中实习的护士、正在开发新护理项目的有经验的护士以及正在探索新护理途径的护理专家。此书有助于增长知识，有助于护士为危重症监护病房的患者实施护理。

Valerie A. Barron, RN, C, MS, CCRN
Nurse Case Manager
Johns Hopkins Hospital
Baltimore

目　录

1

第一章　危重症护理基础

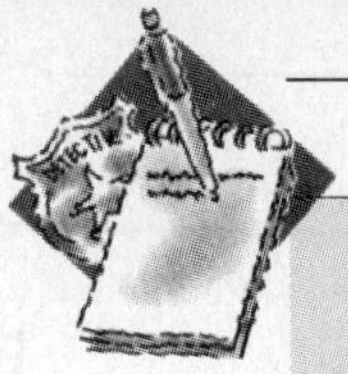

主要内容

在本章中，你将学习：

- ◆ 危重症护理护士的角色和职责
- ◆ 危重症护理护士的资格证书
- ◆ 与多学科团队协作的方法
- ◆ 将临床工具和最佳实践引入护理工作的方法

什么是危重症护理？

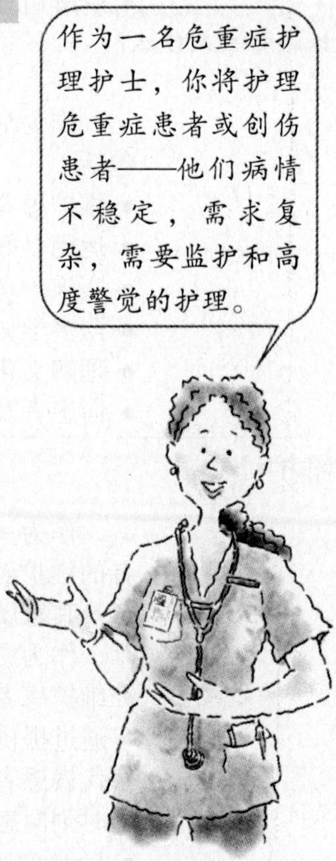
作为一名危重症护理护士，你将护理危重症患者或创伤患者——他们病情不稳定，需求复杂，需要监护和高度警觉的护理。

危重症护理是指向危重症患者提供专业化的护理，这些患者患有致命性的疾病或外伤。他们病情不稳定，需求复杂，需要监护和高度警觉的护理。

危重症监护病房（CCU）常见的疾病和外伤包括：

- 枪击伤
- 交通事故和高处坠落等情况引起的创伤
- 心血管疾病，如心力衰竭和急性冠脉综合征（不稳定型心绞痛和心肌梗死）
- 手术，如腹主动脉瘤修补术和颈动脉内膜剥脱术
- 呼吸系统疾病，如急性呼吸衰竭和肺栓塞
- 胃肠道和肝脏疾病，如急性胰腺炎、急性上消化道出血和急性肝衰竭
- 肾脏疾病，如急性和慢性肾衰竭
- 癌症，如肺癌、食管癌和胃癌
- 低血容量性休克、脓毒血症性休克和心源性休克（如心肌梗死后）

危重症护理护士的角色和职责

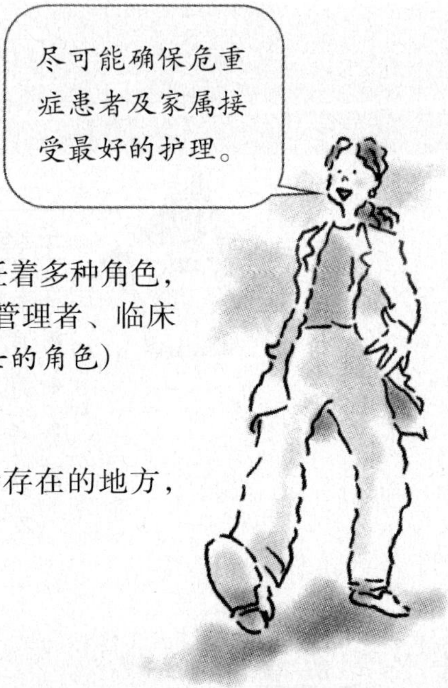
尽可能确保危重症患者及家属接受最好的护理。

危重症护理护士有责任尽可能地确保危重症患者及家属接受密切关注和最佳护理。

你的角色是什么?

在危重症护理病房中，危重症护理护士胜任着多种角色，如责任护士、护理教育者、护理管理者、病例管理者、临床护理专家、从业护士和护理研究者。（见：护士的角色）

你的工作地点在哪里?

危重症护理护士工作在任何有危重症患者存在的地方，包括：

- 成人、儿科和新生儿危重症监护病房
- 冠心病和进行型冠心病监护病房
- 急诊科
- 麻醉后复苏监护病房

你的专长是什么?

作为危重症护理专业的护士，你的职责范围很广，包括：

- 维护患者的利益
- 运用良好的临床判断力
- 实施护理
- 与多学科团队协作
- 理解文化的多样性
- 向患者及家属提供教育

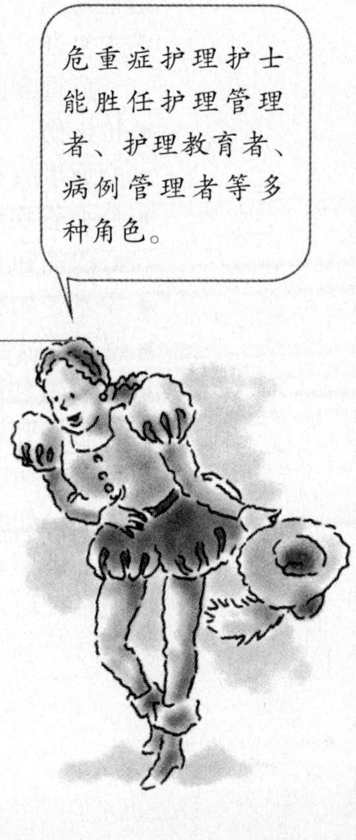
危重症护理护士能胜任护理管理者、护理教育者、病例管理者等多种角色。

维护

作为一名维护者要为他人的利益而工作。作为患者的维护者，无论什么时候，都应该尽可能地维护患者及其家属的利益。

作为患者的维护者，危重症护理护士有以下责任：

- 维护患者的权益；
- 通过提供宣教和支持，帮助患者及其家属做出决策；
- 代表患者及其家属同医疗保健团队的其他成员商议；
- 时刻向患者及其家属提供有关护理计划的信息；
- 提倡 CCU 病房的灵活探视制度；

护士的角色

通过各种各样护理和管理的角色，危重症护理护士有助于促进患者恢复健康、预防疾病并应对疾病或死亡。下面是危重症护理护士担当的各种护理角色：

责任护士

- 对病情作出独立评估
- 制定计划和实施照护
- 提供直接的护理
- 进行临床观察和实施干预
- 发药和治疗
- 促进日常活动
- 围绕患者的整个病情，参与全部护理过程并涉及所有护理人员的协作
- 参与出院计划和治疗安排
- 明确社区和人力资源
- 安排出院患者所需的仪器和物品

临床护理专家

- 参与教育和患者的直接护理
- 与患者及其家属沟通
- 与其他护士和医疗保健团队其他成员合作以提供高质量的护理

护理教育者

- 评估患者及其家属的需要，并制定教学计划以满足这些需要
- 评价教学效果
- 向同行和同事实施教育
- 拥有出色的人际交流技能

护理管理者

- 危重症病房的管理者
- 确保在一个实时性和财政良好的环境中提供有效和高质量的护理

病例管理者

- 全面管理每一位患者

从业护士

- 向患者及其家属提供初级照护并独立完成
- 可以询问病史并进行体格检查
- 安排实验室和诊断检查并解释其结果
- 诊断疾病
- 治疗患者
- 向患者及其家属提供咨询和宣教

护理研究者

- 阅读最新的护理文献
- 把获得的信息运用于实践
- 收集数据
- 进行研究
- 在研究中担当顾问

- 尊重并支持患者及其家属的决定；
- 充当患者及家属与医疗保健团队其他成员之间的联络人；
- 尊重患者的价值观和文化信仰；
- 为患者的最大利益服务。

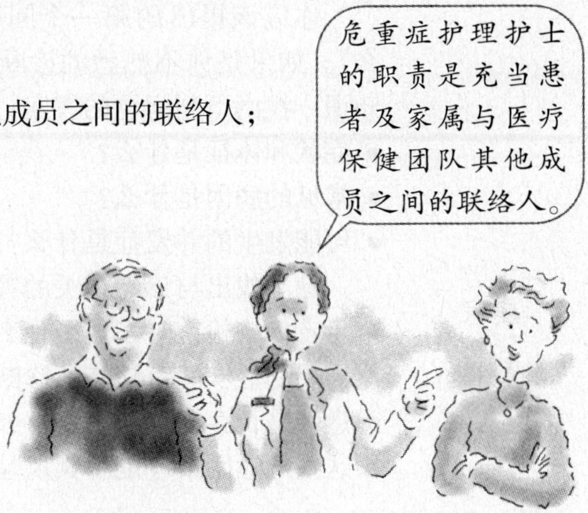

保持中立

作为患者的维护者有时可能和医疗保健团队的其他成员发生冲突。例如：当患者的肾病恶化需要透析时，你可能需要向医生转达患

者拒绝这种治疗的要求。

你的职责和患者的个人价值观之间也可能产生冲突。例如：患者可能是一个基督徒而拒绝输血。在这种情况下，你应当向伦理委员会咨询相关的政策和程序。

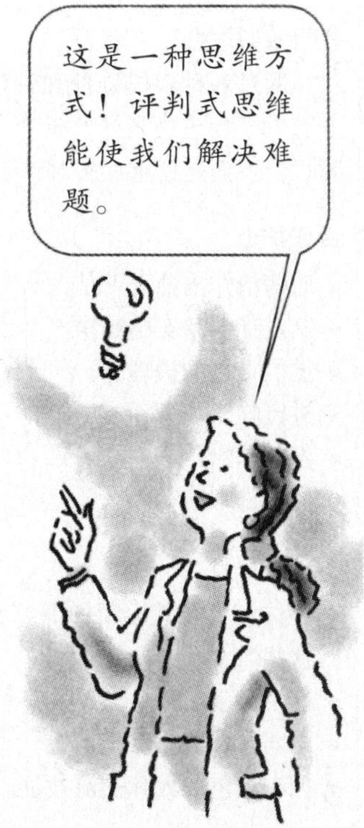
这是一种思维方式！评判式思维能使我们解决难题。

临床判断力

危重症护理护士需要培养临床判断力。为了形成良好的临床判断力，你需要具备评判式思维技能。评判式思维是知识、知觉、逻辑、常识和经验的有机融合。

为何是评判式的思维？

评判式思维可以培养理解问题的能力，能使你快速发现难题的答案。它不是反复试验的方法，也不是严格的科学的解决问题的方法。

评判式思维能加强你识别患者需求的能力，同时也能使你运用合理的临床判断来制定和决定满足患者需求的最佳护理措施。

培养评判式思维的技能

评判式思维技能随着临床和科学经验的丰富而提高。培养评判式思维技能的最好方法是通过提问和不断学习获得。

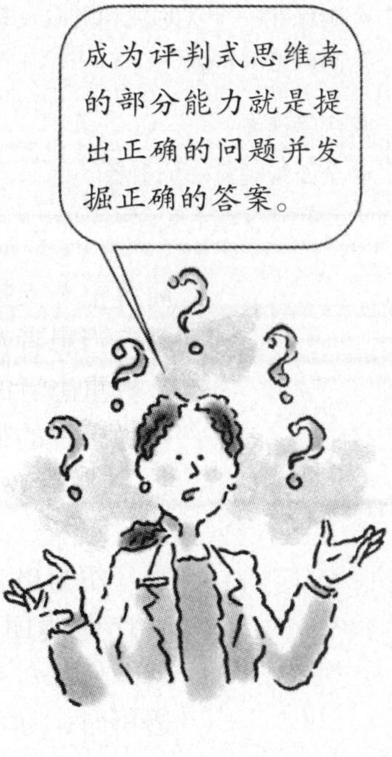
成为评判式思维者的部分能力就是提出正确的问题并发掘正确的答案。

不断提出问题

你应该提出的第一个问题就是“患者的诊断是什么”。如果是你不熟悉的诊断，应查阅书籍并阅读相关知识。找出下列问题的答案：

- 症状和体征是什么？
- 常见的病因是什么？
- 可能发生的并发症是什么？

除了找出与诊断相关的答案，还应该找出：

- 患者体格检查时发现了什么问题？
- 需要哪些实验室检查及诊断检查？
- 患者是否存在危险因素？如果有，是否重要？怎样干预这些危险因素才能将其风险降到最低？

● 可能的并发症是什么？需要哪种类型的监测来注意并发症的发生？
● 根据患者病情常规给予什么药物和治疗？（如果不熟悉这些药物和治疗，你要查阅可靠的资料或咨询同事。）
● 患者的文化信仰是什么？你如何最好地关注与患者信仰相关的问题？

评判式思维和护理程序

当应用评估、计划、实施和评价护理程序制定护理措施时，评判式思维技能是必需的。

第一步：评估

为获得评估数据，你需要：
● 询问相关的问题；
● 验证收集的证据和数据；
● 识别现存的和潜在的问题。

接下来一定要分析这些数据并明确护理诊断。为了达到这一目的，你必须解释收集的数据并辨别其不足。例如：如果实验室的数据有遗漏，要求获得检验结果或安排尚未进行的检验。

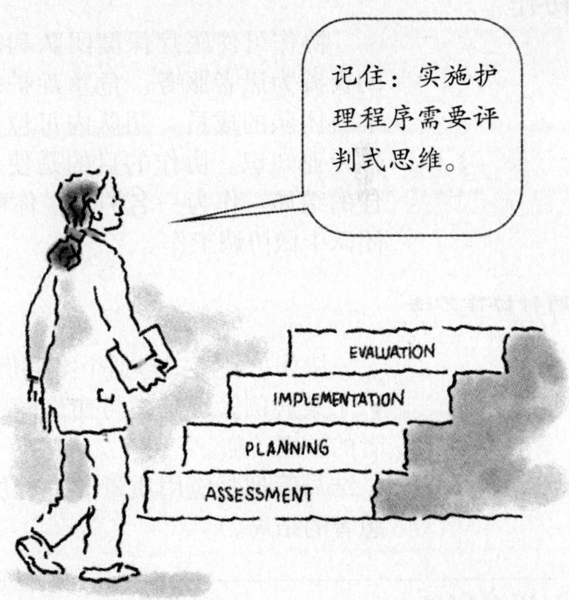
记住：实施护理程序需要评判式思维。
EVALUATION
IMPLEMENTATION
PLANNING
ASSESSMENT

第二步：计划

在计划阶段，当考虑如何使患者达到预期治疗目的时，应运用评判式思维。在这一阶段，要考虑到计划的结果。这一步也是为患者提前制定护理措施的时间。

第三步：实施

在实施阶段，用评判式思维在患者和医疗保健团队其他成员中实施护理计划。

第四步：评价

在评价阶段，用评判式思维不断进行再评估、修改，并使护理计划个体化。评价能使你评估患者的反应，判断是否已经达到了预期目的。

实施护理

实施护理就是运用治疗和舒心的环境满足患者需求。尽管护理基于标准和规程，但它对于每个患者来说也必须个体化。

实施护理还包括：

- 保证安全的环境；
- 在危重症护理时，用同情和尊重的方式对待患者及其家属；
- 支持患者及其家属对临终问题的决定。

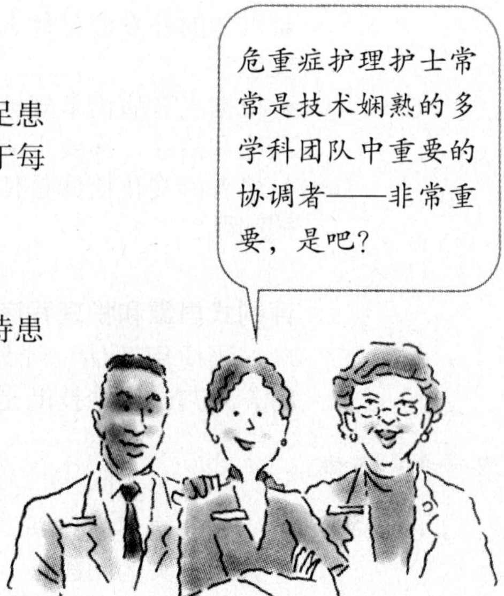
危重症护理护士常常是技术娴熟的多学科团队中重要的协调者——非常重要，是吧？

协作

协作可使医疗保健团队利用各种可用的资源为患者服务。危重症护理护士是多学科团队的成员，团队内每位成员为其提供专业知识。协作的目的是使患者达到最佳的结局。作为一名护士，你可能经常在这些协作团队中做协调工作。

两种协作方法

协作护理模式包括个案病例管理和结局管理：

- 个案病例管理是指与初诊医生一起协调和组织患者的护理工作。
- 结局管理是应用质量改进程序和小组的方式管理患者的结局。

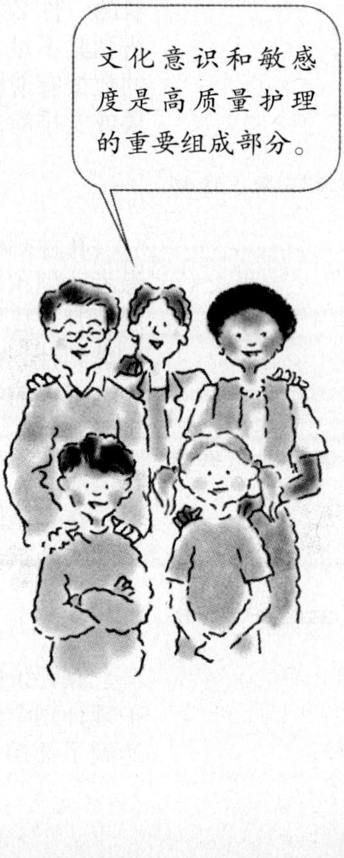
文化意识和敏感度是高质量护理的重要组成部分。

文化多样性

文化是指人们的生活方式和他们在社会群体中的行为。这种行为被学会并世代相传。知晓和尊重患者不同的文化信仰是高质量护理的必要组成部分。

保持思想开放

患者希望危重症护理护士知道并关心他的信仰、生活方式、家庭构成、社会经济状况、年龄、性别和价值观。一定要评估这些文化因素并把这些因素融入你的护理计划中。

教育

作为一名教育工作者，危重症护理护士是推动患者、家属和医务人员教育顺利进行的人。患者的教育包括教育患者及其家属下面的内容：

- 患者的疾病；
- 管理并发症（如糖尿病、关节炎和高血压）的重要性；
- 诊断检查和实验室检查；
- 拟定的外科治疗方案，包括术前和术后准备；
- 特殊的护理措施，如伤口护理和功能锻炼。

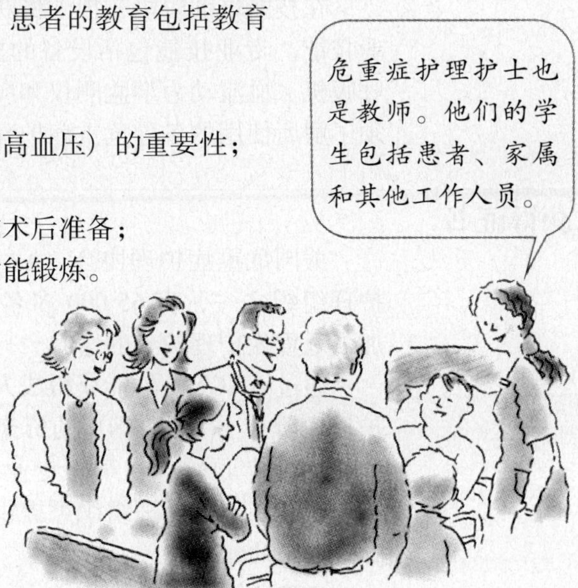

教育对象为医务人员

危重症护理护士也是医务人员的教育者。应向医务人员讲解下面的内容：

- 如何使用新设备；
- 如何解释诊断检查的结果；
- 如何应用新的药物。

成为一名危重症护理护士

大部分学习护理的学生仅简单接触危重症护理。要想成为一名危重症护理护士，许多训练需要在工作中学习。

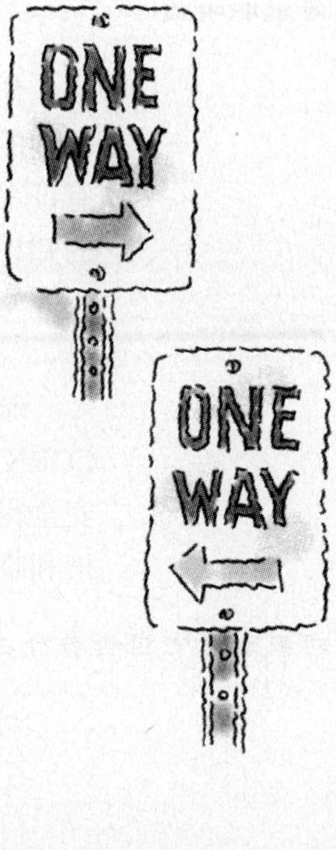

在工作中学习

在工作中学习是危重症护理护士获得危重症护理技能的核心。有多种途径能将你培养成一名危重症护理护士。

一种途径……

学校可提供危重症护理的课程。这些课程从 1 个月到 3 个月不等，包括基础课程和在危重症护理环境中的临床实习课程。

……另一种途径

单位可为新来的危重症护理护士提供技能培训计划。在这一计划中，从 CCU 的工作过程中获取知识和经验，并由指导教师（危重症护理专业的一名在职护士或临床护理专家）提供指导。

在技能培训阶段，护士将获取危重症护理所需的知识和专业技能。专业技能包括设备的操作，如心电监护系统、呼吸机、血流动力学监测仪和颅内压监测仪。护士也必须了解所使用的各种危重症护理药物的作用。

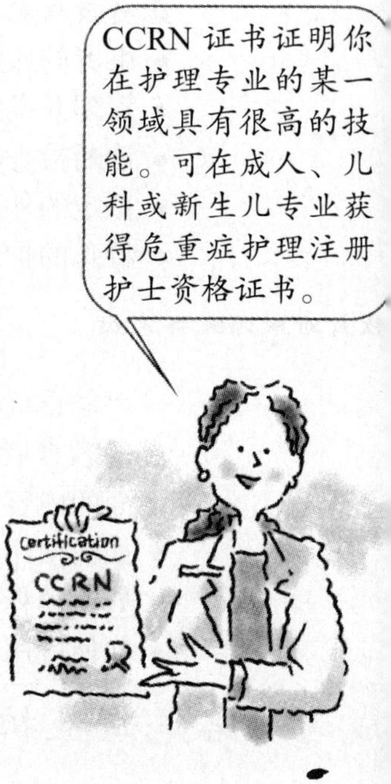
CCRN 证书证明你在护理专业的某一领域具有很高的技能。可在成人、儿科或新生儿专业获得危重症护理注册护士资格证书。
Certification
CCRN

获得证书

美国危重症护理协会（AACN）是世界最大的专业护理组织之一，有 65 000 多名会员。它的主要目的是加强危重症护理护士的培养。

通过 AACN，你能获得成人、儿科或新生儿危重症护理注册护士（CCRN）的资格证书。CCRN 资格证书证明你是专职的，在某一专业的护理领域具有专业技能。有许多专业护理组织可提供资格证书。（见：提供资格证书的组织）

CCRN 资格证书每 3 年更换一次。护士通过再次考试或通过提供危重症护理方面的继续教育证明换发新证（在持证期间要工作 432 小时并完成 100 学时的继续教育）。

对求职有益

作为一名危重症护理护士，取得资格证书并不是强制性的，但它是对工作能力的肯定。许多单位愿意雇用有证书的护士，因为这意味着他们已经具有危重症护理的知识和技能。

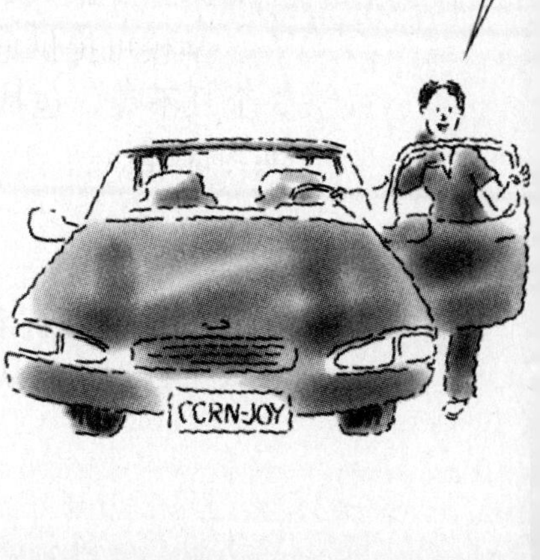
我希望我能这么说，成为 CCRN 的另一个益处就是你不仅具备了危重症护理护士的资格，而且也证明你的个人能力是足够的。
CCRN-JOY

安全第一

颁发资格证书的目的是为了加强护理安全。CCRN 资格证书是护士临床技能优秀并可使患者安全得到保证的证据。资格证书证实了护士的资格和临床知识的专业性。

对我而言它包含着什么？

对大多数护士而言，获得 CCRN 资格证书的

提供资格证书的组织

下面是提供危重症护理资格证书的专业组织：

- 美国危重症护理协会（www.aacn.org）
- 美国神经科学护士委员会（www.aann.org/credential）
- 美国围麻醉期护理证书授予委员会（www.cpancapa.org）
- 美国护士认证中心（www.nursingworld.org/ancc/）
- 急诊护理证书授予委员会（www.ena.org/bcen）
- 围手术期护理证书授予委员会（www.certboard.org）
- 产科、妇科、新生儿和电话护理专业国家证书授予组织（www.nccnet.org）
- 肾病学护理证书授予委员会（www.nncc-exam.org）

主要原因是个人学业完成的证明，但也有其他的回报。许多机构对有 CCRN 资格证书的护士退还考试费用，有的机构还提供额外的奖金。

护理职责

作为危重症护理护士，你应对护理过程的所有内容负责，包括危重症患者的评估、计划、实施和评价。切记：这一过程中的每一步，都会给你训练评判性思维的机会。

评估

危重症患者的护理要求你不断评估患者微小的病情变化并能够运用所使用的监护设备。危重症患者的监护可能涉及专业设备的使用，如心电监护仪、血流动力学监测仪、主动脉内气囊泵和颅内压监测仪。作为患者评估的一部分，你也应当评估患者的身体和心理状况并解释实验室检查的结果。

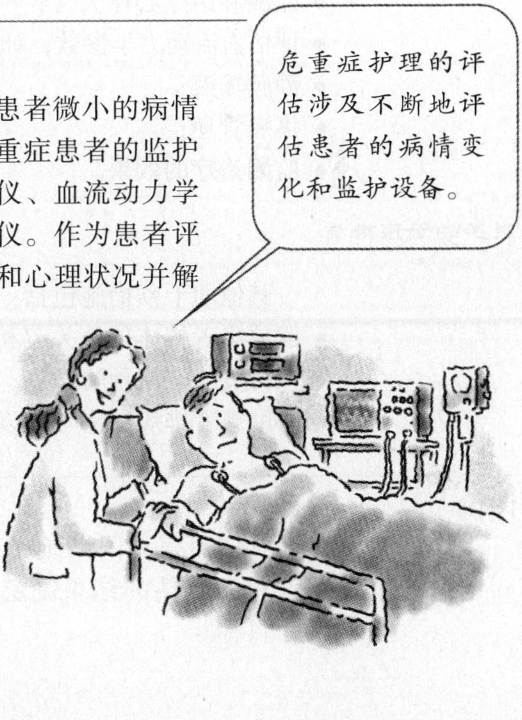

计划

制定计划时要考虑患者的心理和生理需要，制定患者能够达到的治疗目标。为患者制定个体化的护理计划。为了确保危重症护理阶段的安全，你也必须能够预测患者的病情变化。例如：因心肌梗死住院的患者，应该监测其心律并预测可能发生的心律失常。如果出现像完全性心脏传导阻滞这样的心律失常时，需要调整治疗计划并确定新的治疗目标。

问题是什么？

制定计划时，一定要解决现存的和潜在的问题，如：

- 疼痛；
- 心律失常；
- 血流动力学改变；
- 躯体运动障碍；
- 皮肤损伤；
- 血容量不足。

实施

作为一名护士，你必须实施专业的干预治疗，以解决患者现存的和潜在的问题。

干预的内容

干预的内容包括：

- 监测和治疗心律失常；
- 评估血流动力学参数，如肺动脉压、中心静脉压和心输出量；
- 静脉输液；
- 疼痛管理；
- 监测治疗的效果。

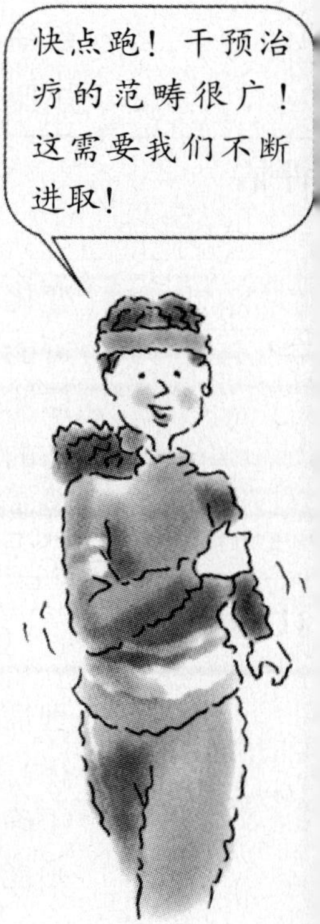
快点跑！干预治疗的范畴很广！这需要我们不断进取！

更多的干预措施

其他的干预措施包括：

- 摆放患者的体位使关节和身体保持功能位；
- 保持皮肤清洁预防褥疮；
- 协助患者排痰、深呼吸以预防呼吸道并发症。

评价

对你而言，不断地评估患者对干预措施的反应很有必要。根据评估的结果制定护理计划以确保患者达到预期的治疗目标。

多学科协作

危重症患者的护理工作常常需要医疗保健专家组成的多学科团队协作完成。这种途径能够使护士更好地满足不同患者的各种需要。

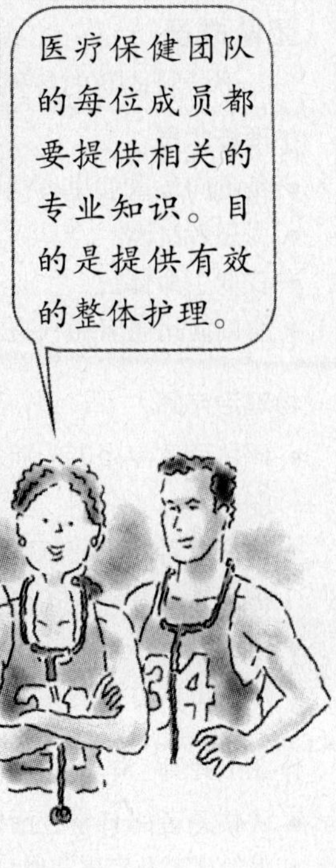
医疗保健团队的每位成员都要提供相关的专业知识。目的是提供有效的整体护理。

整体护理

协作的目的是提供有效和全面的护理。整体护理解决了患者生物、心理、社会和精神方面的问题。

团队协作

提供直接护理的多学科团队由许多专业人员组成。一般包括：

- 注册护士（RNs）
- 医生
- 医生助理
- 高级护师（如临床护理专家和从业护师）
- 有执照的从业护士（LPNs）
- 呼吸治疗专家和其他人员（见：团队成员）

与注册护士协作

在 CCU 的紧张环境中协作是非常重要的。危重症护理护士需要和危重症病房的其他专业注册护士团结协作。

协作体系

为了寻求精神上的支持，在帮助患者治疗疾病时，同事间的团结协作非常重要。没有一个人能知道所有问题的答案，但协作会使护士有更多的机会解决任何问题。

与医生协作

CCU 的患者很少仅有一名医生。大部分患者配有一名住院医和几名专家，如：

- 心脏病专家；
- 神经病专家；
- 肺病专家；
- 感染疾病专家。

团队成员

多学科团队的各种成员和危重症护理护士具有协作关系。成员如下：

护理技术员

- 负责向危重症患者提供直接护理
- 为患者洗漱
- 获取生命体征
- 协助搬运患者做检查

物理治疗师

- 评估危重症患者的肌群和活动度，并改善其运动功能
- 根据患者的机能状况、病程或损伤程度制定专业的护理计划并提供护理
- 帮助患者步态和行走训练，也培训医疗保健团队其他成员这方面的相关知识

作业治疗师

- 评估患者的日常生活能力
- 教给患者及家属完成日常生活的方法并制定出院计划

语言病理学家

- 评估危重症患者的吞咽能力，并采用恰当的治疗方法制定护理计划
- 评估患者语言能力和言语障碍
- 教给患者处理吞咽困难的技巧。失语症患者的交流方式和处理听力障碍的技巧
- 与医疗保健提供者一起强化治疗

护理伤口–造口–失禁的护士

- 对患者皮肤的完整性及肠道和膀胱的情况进行评估监测，并向医生提出建议
- 帮助患者制定治疗计划

营养师

- 监测危重症患者的饮食摄入情况
- 评估患者每日的热量摄入情况并向你和医生汇报出入量平衡
- 制定饮食计划以满足患者的需要
- 推荐饮食治疗方案

社区护理员

- 也称之为牧师
- 满足患者及家属的精神和信仰需要
- 向患者及家属提供支持和同情
- 如果合适，也应通知他参加患者的葬礼

社会服务人员

- 当支付医疗费用、病情随诊和其他与健康相关的问题有困难时，应对患者及其家属给予帮助
- 如果需要的话，帮助患者旅行和住宿

此外，如果你在教学医院工作，也可以和主治医师指导下的医学生、实习医师、住院医师相互交流。

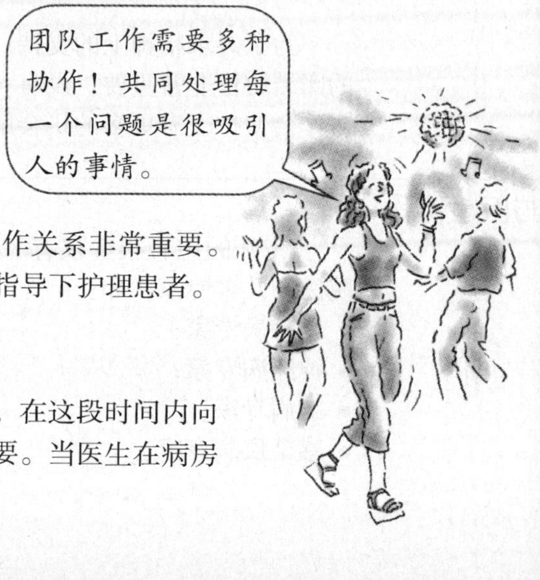
团队工作需要多种协作！共同处理每一个问题是很吸引人的事情。

协作的结果

护理过程中与医生有良好的职业工作关系非常重要。在很多情况下，护士在许多不同专家的指导下护理患者。

简明而精确

因为医生停留在监护室的时间很短，在这段时间内向医生精确而简洁地转达患者信息非常重要。当医生在病房

检查患者时，你需要用一个简明的报告转达对患者的评估结果、实验室数据和护理问题。

你将经常与医生协作决定护理措施，甚至可以推荐对患者有益的其他治疗或干预方案。此外，你需要明白患者病情变化时通知医生的重要时机。在叫医生前，手边一定要有重要的信息。（见：节省时间的窍门）

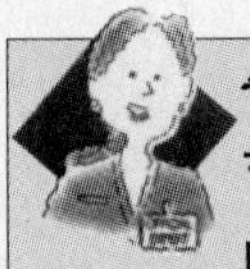

专家建议

节省时间的窍门

在叫医生前，确保具有足够的信息，包括：

- 评估数据；
- 实验室结果；
- 放射学结果。

确切告诉医生患者的情况和叫诊的原因。电话叫医生前手头备好所有的信息将节省所有人的时间。

与医生助理协作

医生助理（PA）是在医生指导下培养出来的一种医疗保健专业人员。PA 可以进行体格检查、开具检验和治疗医嘱、帮助手术并在制定医疗决策时有自主权。

PA 常常在 CCU 帮助医生治疗患者。你必须把需要通知给医生的同样信息通知给医生助理。你也可以让医生助理单独或请示医生后为患者开医嘱。

与高级职业护师协作

高级职业护师——临床护理专家（CNS）和急症护理护师（ACNP）——在 CCU 病房越来越多。高级职业护师可被医院雇用并分派给各专门病房，也可被医生雇用来协助护理和监测患者。高级职业护师帮助普通护士制定临床护理措施并提高患者的护理质量，从而改善患者的结局。

终生的角色

临床护理专家的传统角色是：

- 临床医师；
- 教育者；
- 研究者；
- 顾问；
- 管理者。

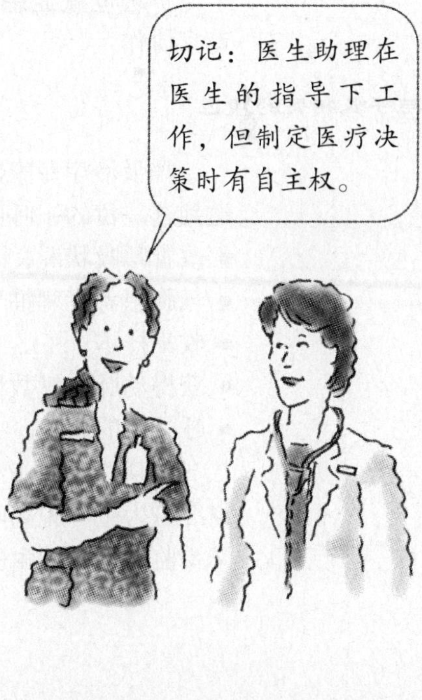

当护士护理患者时，临床护理专家为其提供支持和指导。当患者及其家属需要复杂的护理时，她协助解决这些问题。此外，临床护理专家可确定研究项目以解决病房存在的问题。在某些医院，临床护理专家可以是病例管理者或结局管理者。

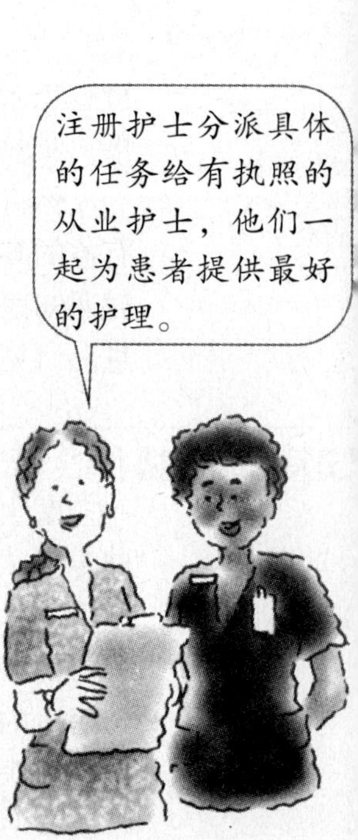
注册护士分派具体的任务给有执照的从业护士，他们一起为患者提供最好的护理。

所处的角色

一名急症护理护师担当着护士的传统角色。包括：

- 进行全面的健康评估；
- 诊断；
- 给予药物和非药物治疗。

一名急症护理护师也从事研究和护理管理工作，并执行高难的操作程序，如拔除胸腔引流管和置入中心静脉管等。

与有执照的从业护士协作

在许多 CCU 病房，有执照的从业护士是医疗保健团队的成员。通常，一名有执照的从业护士与一名注册护士协作完成护理工作。注册护士负责并分派具体任务给有执照的从业护士，包括直接护理患者和收集数据。同样，有执照的从业护士可给患者发药、协助完成护理操作并记录生命体征。

与呼吸治疗专家协作

护理危重症患者时，危重症护理护士常常与呼吸治疗专家协作。

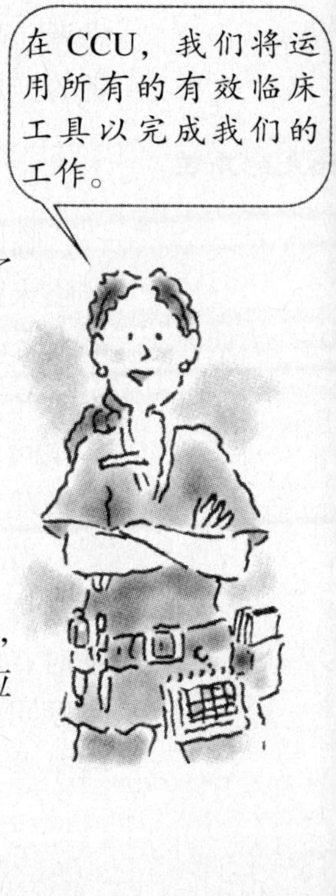
在 CCU，我们将运用所有的有效临床工具以完成我们的工作。

与呼吸相关的角色

呼吸治疗专家的职责是监测和改善患者的呼吸状态。为了达到这一目的，呼吸治疗专家需要：

- 改善呼吸状况；
- 气胸患者穿刺抽气；
- 收集样本；
- 获得动脉血气数值；
- 呼吸机的调整。

在某些情况下，你需要与呼吸治疗专家密切协作。例如，当准备为患者脱离呼吸机时，你既要负责监测患者的脱机反应又要监测患者的耐受力。

临床工具

多学科团队应用各种工具来提高安全性和整体护理质量。这些工具包括临床路径、护理指南和草案。

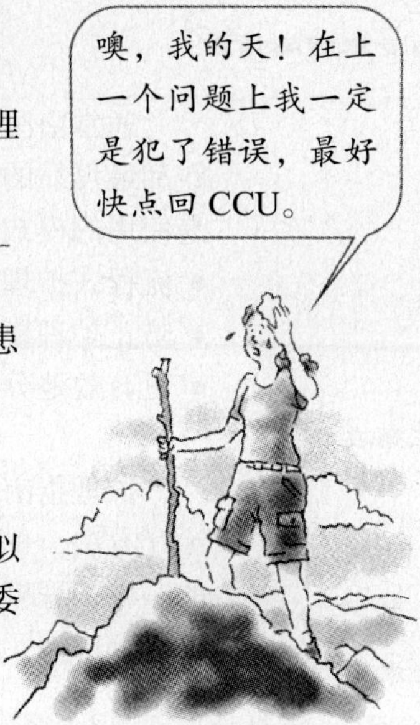
噢，我的天！在上一个问题上我一定是犯了错误，最好快点回 CCU。

临床路径

临床路径（也称危重路径）是为疾病诊断明确的患者制定的一种管理模式。

遵循临床路径

临床路径常常是由医院制定并使用的，为病情相似的患者实施护理时遵循的一种模式。常由多学科医师委员会制定，总的目的是：

- 为医院内所有护士提供标准的护理方法；
- 发挥医疗保健团队每位成员的作用；
- 提供患者的结局信息。

经得起考验

临床路径以可靠来源的证据为基础，如标准、研究和指南。委员会收集和使用的信息来源于学术文献和院外专家的意见。

概述和时间安排

临床路径中通常概括出与护理相关的所有成员的职责。对每项操作规定具体时间。对患者的结局也有具体要求，并以此作为患者病情好转和护士工作表现的考核标准。

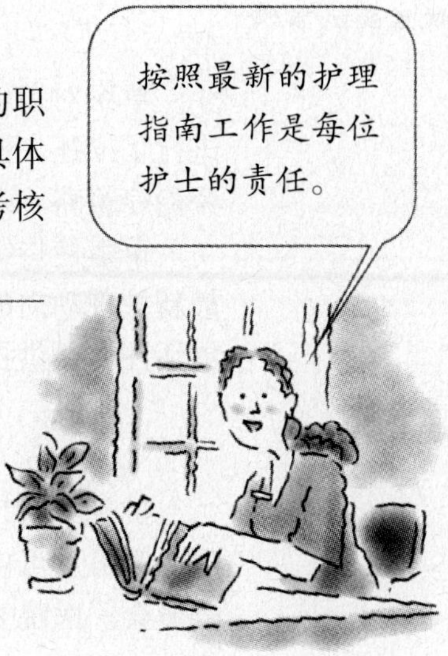
按照最新的护理指南工作是每位护士的责任。

护理指南

护理指南阐述了与诊断或病情相关的操作程序。对较重要的临床结局作出有价值的判断。

护理指南有助于护士和患者作出决策。本质上它们是多学科的并适用于多专业护士合作的指南。

由专家编写指南

通常由医疗保健团队的专家编写护理指南。他们把临床实践和最可靠的临床证据结合起来，浓缩大量的信息使之成为容易使用的模式。护理指南适用于：

- 流程式护理；
- 防止护理模式出现偏差；
- 更有效地分配卫生资源。

证据在于

护理指南是有价值的信息资源。它们提供了合适的检查和治疗方法，也为标准化护理（对护理级别和方法作出明确阐述的一种护理模式）的建立搭建了框架。

考虑信息来源

像对待研究所依据的信息一样，对护理指南的质量和信息来源也应进行评估。阅读编写指南者有关证据挑选和护理建议实用价值的陈述是个好方法。

草案

草案是在特定环境下由医院制定的一套程序。其目的是制定出最可能使患者达到最佳结局的护理措施。

最重要的事情

草案对护士在诊断或开始治疗疾病时应该采取的操作程序进行了描述。例如：疼痛治疗的草案描述了治疗急性疼痛的床旁治疗策略。

草案使持续、有效的护理更为便捷，也为努力想了解目前最新护理动向的护士提供了教育资源。草案具有高度指令性或灵活性，可供护士用于临床判断。

专家的意见

护理或医疗专家编写草案，通常结合医疗保健团队其他成员的意见。可由立法机关通过，如一些州的护理委员会或医学委员会。医院委员会也可通过用于各个部门其他类型的草案。

最佳实践

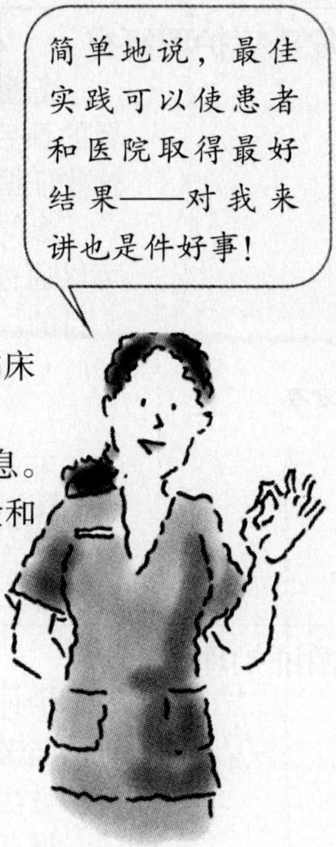
简单地说，最佳实践可以使患者和医院取得最好结果——对我来讲也是件好事！

当出台新的护理程序和药物时，护士必须接受这些新的信息并运用于临床实践。被称之为“最佳实践”的方法是提供高质量护理的重要手段。

关于最佳

最佳实践这一术语是指使患者和医院取得最好结果的临床实践、治疗方法和干预措施。

最佳实践一般需要团队的努力，他们充分利用各种信息。用于识别最佳实践的常用信息多来源于研究数据、个人经验和专家意见。（见：护理与研究）

> **护理与研究**
>
> 所有的科学研究都基于相同的基本程序。
>
> **研究步骤**
>
> 研究程序包括以下步骤：
>
> 1. **识别问题**：在危重症护理时识别问题并不困难，如皮肤破损。
> 2. **文献回顾**：这步的目的是了解相关疾病已经发表了哪些文献。
> 3. **形成研究的问题或假设**：以皮肤破损为例，问题可以是：“哪种类型的胶布容易损伤卧床患者的皮肤?”
> 4. **研究设计**：研究可以是实验性的也可以是非实验性的。护士必须决定收集什么样的数据和怎样收集这些数据。
> 5. **获得同意**：护士参加研究必须获得研究人员的同意，大多数医院已经有批准这种研究的内部机构。
> 6. **收集数据**：研究被批准后，护士可以开始从事研究和收集数据。
> 7. **分析数据**：护士分析数据并从分析中得出结论。
> 8. **分享信息**：最后，研究人员通过专业文献发表和做报告与其他护士分享所收集的信息。

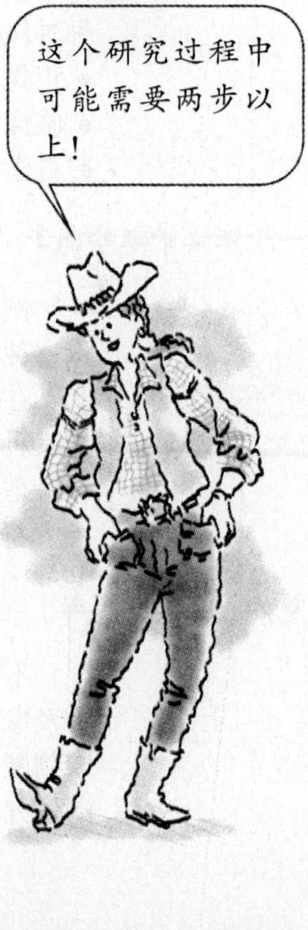
这个研究过程中可能需要两步以上！

危重症护理研究

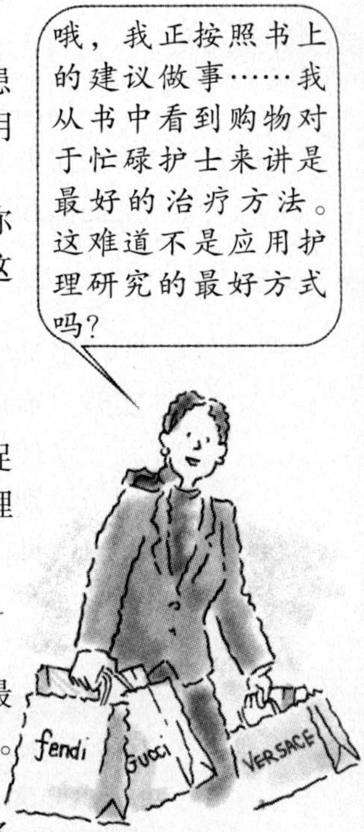
哦，我正按照书上的建议做事……我从书中看到购物对于忙碌护士来讲是最好的治疗方法。这难道不是应用护理研究的最好方式吗？
fendi
GUCCI
VERSACE

危重症护理研究的目的是提高护理质量，进而改善患者的预后。护理措施常常以来源于研究的证据为基础。用这些证据来支持或改变目前的实践。

参与研究的最好方式就是成为护理研究的使用者。你可以通过阅读护理杂志、了解研究的性质及其结果达到这一目的。

分享

不要怕与同事分享研究结果。分享研究结果有助于促进临床护理，并可使所有的人学会更容易和更有效的护理方法。

循证护理

护理专家早就认识到了实验室研究的重要性，并且最近已经形成了使研究结果充分应用于临床实践的多种方法。一种方法就是循证护理。

循证护理不是以传统、习惯或直觉为基础的。它有各种具体的来源，如：

- 正规的护理研究；
- 临床知识；
- 科学知识。

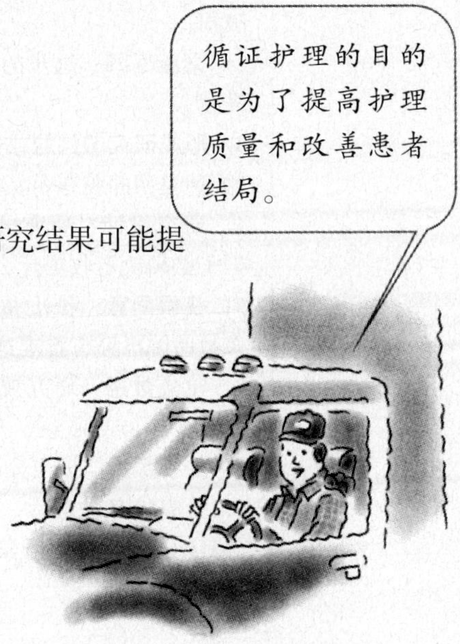
循证护理的目的是为了提高护理质量和改善患者结局。

一个循证护理的例子

例如：当一位患者对某种药物没有反应，研究结果可能提示这种药物对其他患者有效。

在这个例子中，根据以前的经验你可能认为某种药物对减轻疼痛有效，其弊端在于你没有考虑其他因素对减轻疼痛的影响，如给药途径、药物剂量和同时进行的其他治疗。

首先，最后和总是

不考虑循证护理的价值，当解决危重症患者及家属的问题时，你应该坚持使用专业的临床判断。记住是每位患者的病情最终决定你的治疗方法。

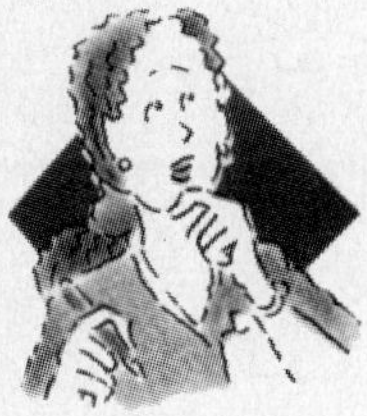

快速测试

1．在 CCU 工作，你必须：

A．有学士学位

B．有危重症护理资格证书

C．在护理过程中应用护理程序

D．拥有高级护理学位

答案：C。职业护士应用护理程序（评估、计划、实施和评价）护理危重症患者。

2．在危重症护理中职业证书允许你：

A．履行高级护师的职责

B．确认你在危重症护理中的知识和技能

C．获得管理职位

D．获得高薪水

答案：B。职业证书能确认你在某一具体领域的知识和技能。证书是你在所从事领域表现优秀的证明。

3．多学科团队的目的是：

A．帮助护士实施护理

B．在急症护理时取代初级护理的观念

C．减少 CCU 的投诉

D．向患者提供整体的、全面的护理

答案：D。多学科团队的目的是向危重症患者提供全面护理。

4．当患者病情发生变化需要叫医生时，你应该：

A．首先向办公室传真所有的生命体征

B．提供全部的评估数据、实验室检查和放射学结果

C．请示特殊的医嘱

D．电话通知主管护师

答案：B。当你打电话叫医生时通过提供所有评估数据、实验室检查和放射学结果来节省时间。让医生知道你叫他的原

因和具体要解决的问题。

5．参加研究最简单的方法是：

A．成为研究的使用者

B．分析相关的研究

C．进行一项研究

D．参加医院内部的评审委员会

答案：A。从阅读研究文献并判断它们是否适用于你的护理实践开始。如果研究结果与实践不符，那么这些结果是没用的。

6．循证护理的目的是：

A．证实传统的护理实践

B．改善患者结局

C．反驳传统护理实践

D．建立独特的护理知识体系

答案：B。尽管循证护理可证实或反驳传统的护理实践，但其目的是改善患者的结局。

评分

☆☆☆如果6个问题全部回答正确，当进行危重症护理时，你一定是个奇才。

☆☆如果答案有4或5个正确，不用自责。你的评判性思维技能基本完整。

☆如果答对的问题少于4个，情况就严重了。复习本章内容是你正确的选择。

（丁新国　王宝民　译　刘春荣　校）

2

第二章　整体化护理理论

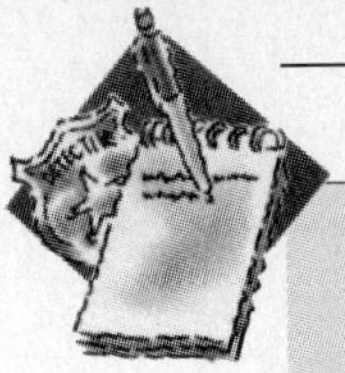

主要内容

在本章，你将学习：

- ◆ 疾病对家庭动力学因素和家庭成员处理疾病能力的影响
- ◆ 影响危重症患者及其家庭的常见问题
- ◆ 评估和管理危重症患者疼痛的方法
- ◆ 处理伦理决定时要考虑的重要问题
- ◆ 关于临终决定的定义和临终决定对护理的重要性

什么是整体化护理？

整体化护理围绕着整体的概念。整体化护理的目的是不仅要满足患者机体本身的需要，同时也要满足其社会和情感的需要。

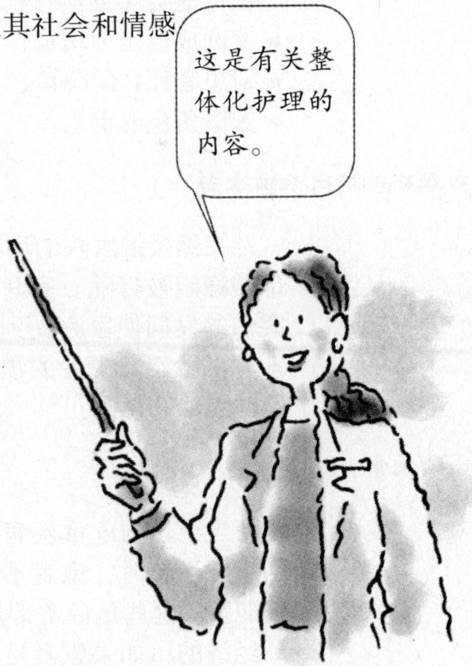

整体化护理的目标

整体化护理着手解决一个人的全部问题，包括：

- 身体的；
- 情感的；
- 社会的；
- 精神的。

只有全面考虑患者的情况，医疗保健团队才能提供高质量的整体化护理。尽管所有危重症患者机体本身的需要可能比其他需要更紧迫，但你应该努力为其提供整体化的护理。

问题

在实施最佳整体化护理目标的过程中，存在着各种各样的问题，包括：

- 患者及其家庭的问题；
- 认知问题；
- 疼痛管理问题；
- 伦理学问题。

患者及其家庭的问题

一个家庭常由两个或两个以上的人员组成，他们可能共同生活在一起，从事着某些相关的社会工作，分享着情感的纽带。家庭的变化深刻影响着家庭内部的每位成员。

家庭关系

家是一个动力学系统。在没有紧急情况发生时，这个系统趋于稳定，意味着它正处于和谐和平衡状态。然而，当一名家庭成员由于紧急情况被送入危重症护理环境时，可能给其他家庭成员带来巨大负担，家庭内部的稳定也可能被打乱。这种不平衡可能会导致：

- 家庭成员压力增加；
- 对患者死亡的恐惧；
- 家庭角色的重组。

对最坏的情况没有准备

突然接触医院的环境，家庭成员可能失去防备，致使其内部的稳定被打乱。家庭中其他成员为患者可能的死亡而担忧。突然的发病使家庭受到巨大打击并使其陷入危机状态。患者的预后使其他家庭成员感到无助和无望。

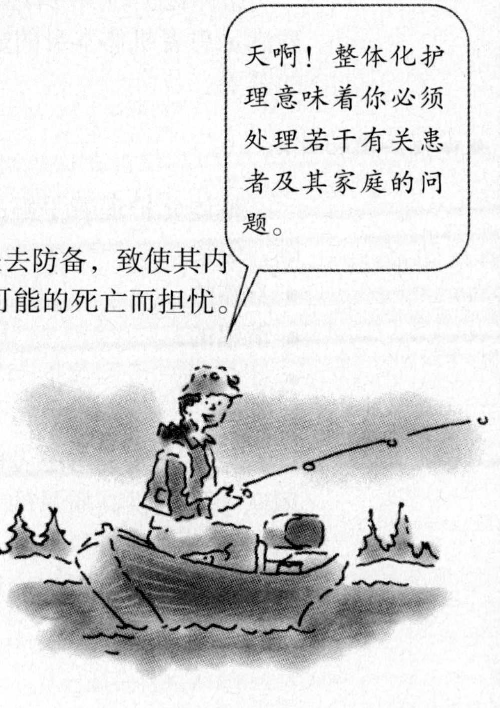
天啊！整体化护理意味着你必须处理若干有关患者及其家庭的问题。

运转失常

当突然的危重疾病或伤害打乱了家庭的正常运转时，患者不能再完成某些角色的职责。这些角色常常是：

- 经济的（如果患者是使家庭收入稳定的

主要人员）；
- 社会的（如果患者在家庭中充当着这样的角色，如配偶、家长、调解员和执行纪律的人）。

连锁反应

患者的家庭责任突然转移，使家庭出现混乱，并给其他家庭成员带来了巨大压力。

护理职责

因为危重疾病或伤害也极大地影响着家庭成员，所以要确保向患者家属提供像患者一样的护理。在患者住院期间，其家庭成员也需要指导和支持。危重症护理护士对家庭成员的职责是为其提供下面的信息：
- 护理情况；
- 患者的预后和预期的治疗；
- 同患者交流的方法；
- 提供各种支持。

情感紊乱

危重症患者的病情可能会迅速变化（在数分钟或数小时内）。这种生理不稳定的结果使家庭成员的情感紊乱。

家庭成员可以采用他们所有的应对措施来处理情感紊乱，如寻求朋友或牧师的帮助。患者接受危重症护理的时间越长，其本人和家属的压力就越大，结果使整个家庭状况逐渐恶化。

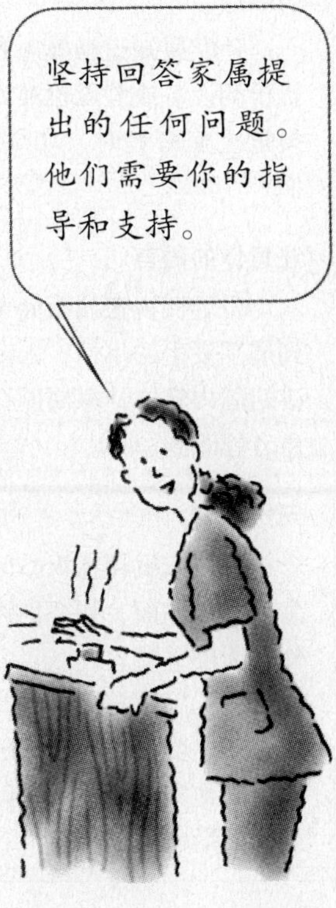
坚持回答家属提出的任何问题。他们需要你的指导和支持。

伸出援助之手

因为不断地和家属打交道，在危机时刻你可以帮助他们。例如，你能观察到家庭成员的焦虑状况，如果需要，可指导他们向多学科团队的其他成员求助，如社区服务机构。

你也可以通过鼓励他们采取下面的措施来帮助家属解决问题：
- 讲出目前的问题；
- 寻找承受问题的方法；
- 回顾过去他们应对压力的办法。

这些措施有助于家属把注意力集中在现有问题上，也有助于他们解决问题并找回掌控自己生命的感觉。

依靠我

在这紧张时刻，你应帮助家属处理他们的感受。有两种方式可以达到这一目的，一种是鼓励他们表达自己的感受（如大哭或讨论与之相关的问题），另一种是提供同情。

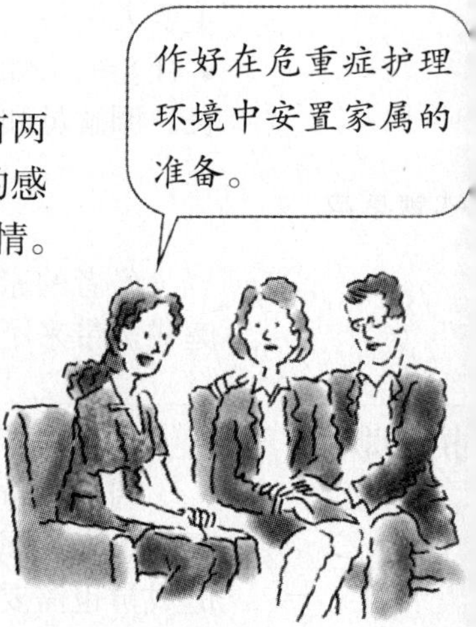

提供信息

在患者重病期间，家属需要专家的意见并常常请求专家的介入。他们需要得到在其理解范围之内的可靠信息。许多情况下，你是医疗保健团队中提供这些信息的成员（见：帮助危重症患者家属的要诀）。

帮助危重症患者家属的要诀

护士的重要角色之一就是要在危重症监护病房面对患者家属。下面是解决危重症患者家属问题的要诀。

请触摸

让家属知道触摸患者是可以的。许多人因担心干扰检测设备或静脉输液而害怕触摸危重症患者。当触摸危重症患者时，如果有特殊的注意事项要告知他们。

注意你的语言

告诉探视家属虽然患者没有反应，但却可能会听到周围发生的事情。因此，每个人在患者面前应注意讲话的内容。让家属明白他们应该同患者交谈，就像患者能听到一样。

天气怎样

许多家属将探视时间花费在观察室内设备和询问患者问题方面，如“你疼吗?”，你要让家属知道这是你每天的事情。

应让家属知道如何探视。患者想听到外面的情况——不要提醒他生病了并正在住院治疗。他想听到有关其他家庭成员、家庭宠物和谁是篮球比赛冠军等方面的话题。

每次一个人

告诉家属指派一个发言人。当家庭很大时，这是非常重要的。发言人是询问有关患者病情变化最新信息的人。他向其他家庭成员传递这种信息。这有助于护士和家庭成员之间的联系。

家属应当留下来，还是回家？

适当的时候可允许家属留在患者身边。例如：患者需要不断地被照顾以防止坠床。如果家属留下来照顾患者，就不用再采取其他保护性措施。

另一方面，当家属在场时，一些患者会表现出激惹或生命体征的恶化。记住：你的首要任务是维护患者的利益并为患者提供最好的护理。询问患者是否需要探视和想让谁探视。如果家属对患者有益，请让他留下来。很多病房有明确的探视制度。

确保服务

如果家属需要，应确保为其提供服务。如果他们属于特殊的教派，根据情况提供所需人选。如果家属需要，大多数医院可以提供精神护理。

面对现实

处理有关家属问题的最好方法是知晓他们的感受和矛盾心理并帮助他们使其面对现实。

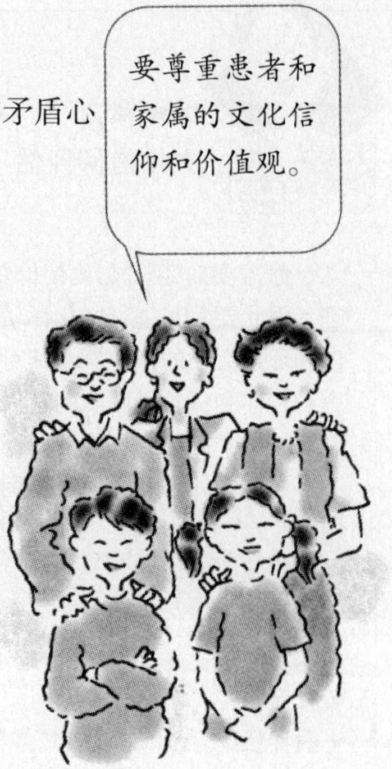
要尊重患者和家属的文化信仰和价值观。

承受决定

护士可以用下面的语句与家属交谈，如“我知道，你希望我为你所爱的人做出最好的决策，但因为你是承受这个结果的人，所以我不能这样做”。危重症护理护士需要支持和认可家属的决定，并接受他们的感受和决策。

文化信仰

家庭成员处理亲人住院这件事的方式受文化背景的影响。患者的文化背景也影响着护理的许多方面，如：

- 在患病期间患者及其家属的角色；
- 医疗护理人员与患者及家属间的交流；
- 患者及家属对临终问题的感受；
- 家属对护理措施的意见；
- 疼痛管理；
- 营养；
- 精神支持。

文化信仰评估

因为文化信仰的知识影响着护理行为，所以应进行文化背景评估。（见：文化信仰评估）

进行文化信仰评估能使你：

- 感知患者对疾病和住院的反应；
- 明白患者及其家属如何定义疾病和健康；
- 明白家属有关病因的信仰。

要提供有效的整体化护理，必须尊重患者的文化信仰和价值观。

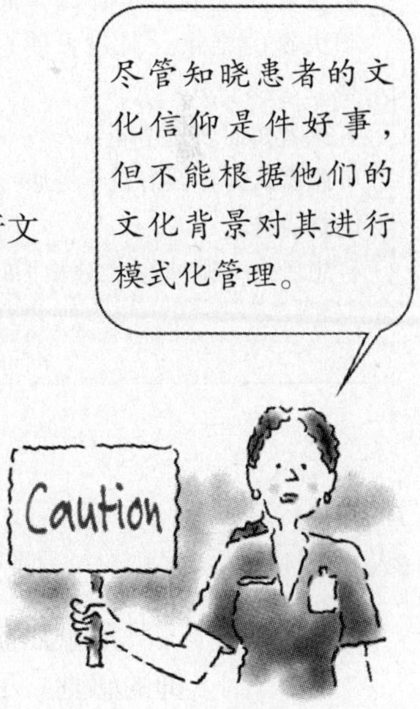
尽管知晓患者的文化信仰是件好事，但不能根据他们的文化背景对其进行模式化管理。
Caution

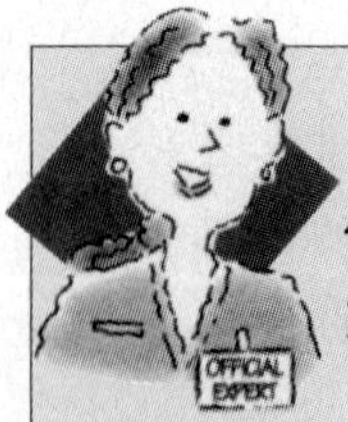

专家建议

文化信仰评估

你需要对不同文化信仰的人群提供高质量的护理，因此要对其进行文化评估。评估的目的是为了明白和理解文化的多样性及其对护理的影响。对于每位患者，你和多学科团队的其他成员都会根据评估结果制定一份个体化的护理计划。

当进行评估时，一定要询问患者及家属下面的问题：

- 文化健康信仰
- 交流的方法
- 文化约束
- 社会网
- 营养状况
- 宗教信仰
- 价值观和信仰

对每位患者你应考虑下面几方面的问题：

文化健康信仰

- 患者认为病因是什么？患者可能认为患病是阴阳失衡的结果、对过去罪恶的惩罚或神愤怒的结果。
- 患者如何表达疼痛？
- 患者认为什么有益于健康？信仰包括吃的食物和戴的护身符。
- 患者信奉哪种治疗方法（如草药和祭神仪式）？

交流方法的不同

- 患者讲哪种语言？
- 患者是否需要翻译？
- 患者想如何表达？
- 非语言表达的方式是什么？

文化约束

- 患者如何表达情感？
- 如何表达死亡、濒死和悲伤的感受？
- 谦逊如何表达？
- 患者是否有限制暴露的身体部位？

社会网

- 每位家庭成员在患病和健康时的角色是什么？
- 谁做决定？

营养状况

- 对患者来说食物和进食意味着什么？
- 患者需要吃哪种类型的食物？
- 患者的食物是否需要特殊准备？
- 有饮食限制吗？

宗教信仰

- 宗教信仰和习俗在患病时的作用是什么？
- 患者认为需要特殊的宗教仪式和祈祷吗？
- 必须遵从祭神仪式或习俗吗？

认知问题

危重症监护病房（CCU）患者周围的设备可能使其产生压抑的感觉。尽管设备对护理来说是必需的，但对患者来说属于外部环境，可导致认知（与心理相关的功能）紊乱。此外，病程本身也影响着危重症患者的认知功能。例如：代谢紊乱或缺氧的患者出现意识模糊和感觉系统的变化（大脑的清晰程度）。

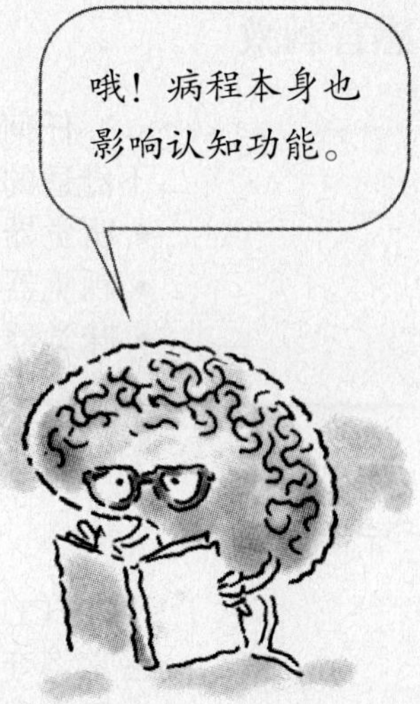
哦！病程本身也影响认知功能。

评估方法

当评估认知功能时，第一个问题应该是："你自己能做些什么活动？" 如果患者不能回答这个问题，请问他的家属。如果患者是从其他病房转入 CCU，就询问转科以前患者的护士。

事实

在 CCU，许多因素影响患者的认知功能，包括：

- 药物；
- 感官刺激；
- 个人空间的侵入；
- 情感状态；
- 医学诊断；
- 精神状态。

药物

一些药物能引起中枢神经系统的不良反应并影响认知功能，包括：

- 影响肌肉收缩的药物——如地高辛，可引起焦虑不安、幻觉、抑郁、头晕、眩晕和感觉异常。
- 巴比妥类——如苯巴比妥，可引起困倦、昏睡、宿醉症状、身体和心理依赖以及反常兴奋（在老年患者）。
- 皮质类固醇——如强的松，可引起欣快感、精神症状、失眠、眩晕、头痛、感觉异常和癫痫发作。
- 苯二氮䓬类——如劳拉西泮，可引起困倦、镇静、定向力障碍、健忘、情绪不稳和焦虑不安。
- 麻醉性镇痛剂——如羟考酮，可引起镇静、感觉异常、欣快、头晕、轻度头痛和嗜睡。

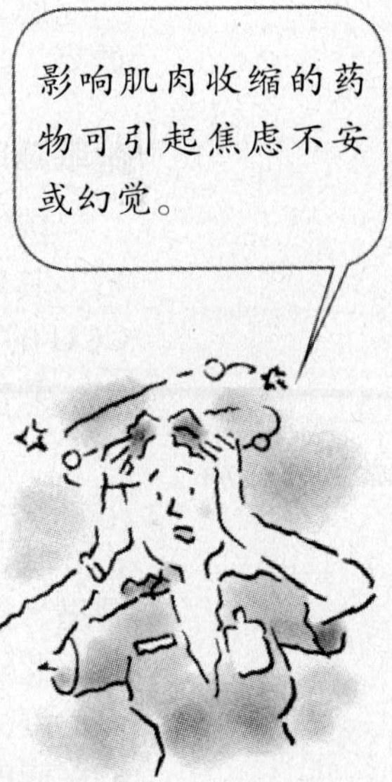
影响肌肉收缩的药物可引起焦虑不安或幻觉。

感官刺激

任何环境下的感官刺激可以是愉快或不愉快和舒适或不舒适的感受。危重症护理环境可刺激全部五官：
- 听觉器官；
- 视觉器官；
- 味觉器官；
- 嗅觉器官；
- 触觉器官。

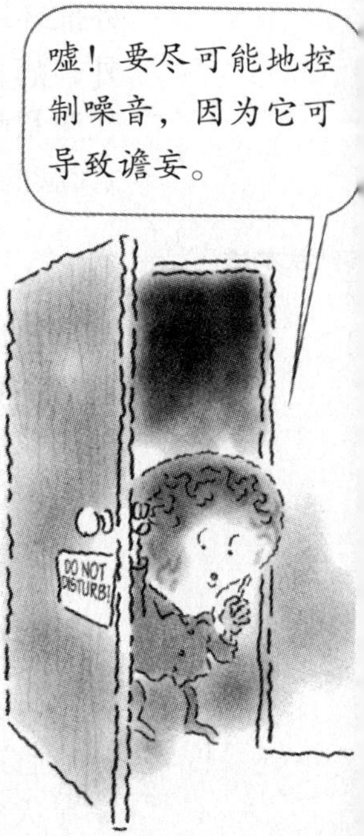
嘘！要尽可能地控制噪音，因为它可导致谵妄。
DO NOT DISTURB

太多或太少

CCU 的患者无法控制其周围环境的刺激。他们经历着感觉剥夺、感觉超负荷或两者兼有的情况。感觉剥夺是因为正常和熟悉的感官刺激在数量和质量上减少所引起，如在家中遇到的正常景物和声音。感觉超负荷是因危重症护理环境下不熟悉的声音和景物在数量上增加所造成，如心电监护仪的嘟嘟声、电话铃声、头顶上方呼叫系统的声音和说话声。

当环境的刺激超过患者的承受力时，将出现焦虑、意识模糊、恐慌和错觉。

感觉问题

感觉剥夺或感觉超负荷可导致睡眠障碍、现实干扰和谵妄。

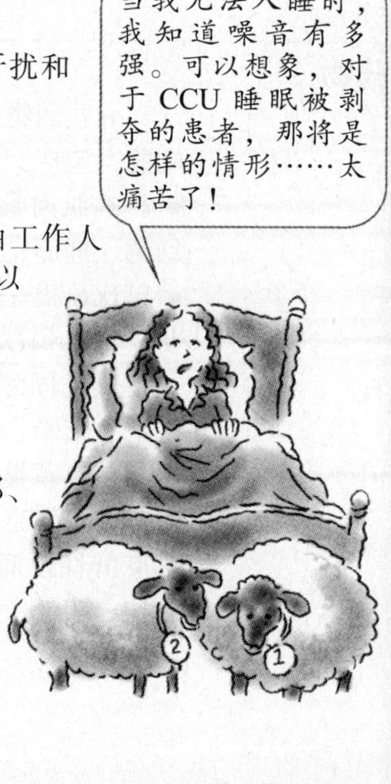
当我无法入睡时，我知道噪音有多强。可以想象，对于 CCU 睡眠被剥夺的患者，那将是怎样的情形……太痛苦了！
2
1

睡眠障碍

因为危重症护理环境是典型的噪音环境，噪音由工作人员、其他患者发出的声音和设备的报警声所造成，所以 CCU 的患者常表现为睡眠障碍。

其他影响睡眠的因素包括护理治疗、疼痛和恐惧。

痛苦的房间

睡眠障碍可导致焦虑、不安、定向力障碍、抑郁、易怒、意识模糊、烦躁和幻觉。

此外，睡眠障碍可进一步引起一系列医学问题，如：
- 免疫力低下；
- 疼痛的耐受力降低；
- 肌无力。

换句话说，睡眠障碍可阻碍疾病的康复并引发新的疾病。

安静

为了更好地休息，危重症护理护士应采取措施为患者提供一个更安静的环境。

例如：如果安全的话，护士可通过减少照明、不在患者附近大声谈话和关上患者房间的门来减少噪音。

现实干扰

人在处理环境信息时，对感觉进行综合是必需的。当患者理解环境的能力发生变化时，就会出现对现实的干扰。现实干扰的例子有：

- 时间定向障碍；
- 无法辨别白天或黑夜；
- 环境刺激的曲解——例如，误以为设备的报警声和噪音是电话铃声。

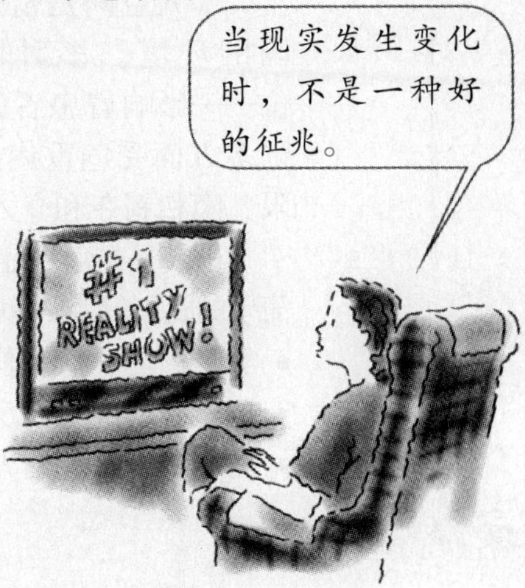
当现实发生变化时，不是一种好的征兆。
#1 REALITY SHOW!

超现实的世界

听觉缺失、视觉缺失或意识丧失（如脑部损伤所致）可使患者对现实的干扰特别脆弱。缺少一种或多种必需的感觉功能将使患者很难适应危重症护理环境。

谵妄

谵妄（急性意识障碍）是一种意识状态的改变，包括意识模糊、注意力分散、定向力障碍、妄想、理解力障碍和烦躁不安。当发生在危重症护理环境时，通常被称之为 ICU 精神病。多急性起病，一般为可逆病程。

常见诱发因素

除了感觉剥夺或超负荷， CCU 的大部分患者其诱发因素包括：

- 感染；
- 限制活动。

预防 ICU 精神病

护士可通过以下方式防止精神病的发生：

- 促进休息；

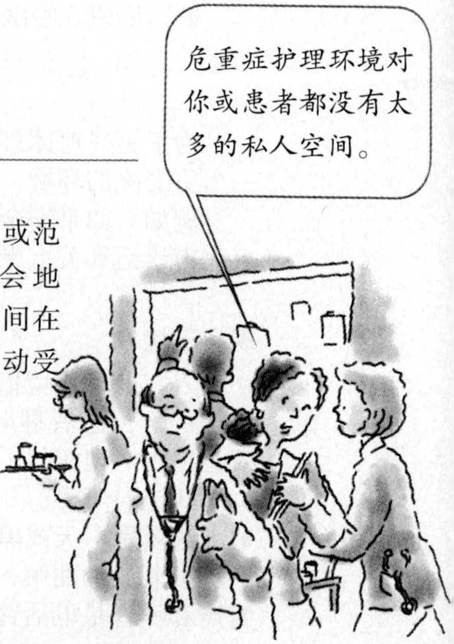
危重症护理环境对你或患者都没有太多的私人空间。

- 减少屋内的照明和噪音；
- 病情允许时，鼓励患者活动；
- 为患者提供方向感。

个人空间入侵

个人空间是指每个人周围的没有明确界线或范围的环境。多种因素——如文化背景和社会地位——影响着患者的个人空间。患者的个人空间在许多方面受危重症护理环境的制约——例如活动受限、隐私剥夺和介入性设备的应用。

即使是在危重症护理的环境下，你也可通过简单的礼貌行为尽力为患者增加个人空间，如：

- 实施护理、检查伤口或敷料前征求患者意见；
- 拉上窗帘或关上房门；
- 进入患者房间前先敲门。

疼痛管理问题

因为对疼痛的恐惧是许多危重症患者关心的主要问题，所以疼痛管理是护理内容的重要组成部分。

接受危重症监护的患者要接受多种操作——如静脉输液、心电监护和气管插管——这些均可引起不适和疼痛。疼痛分为急性和慢性。

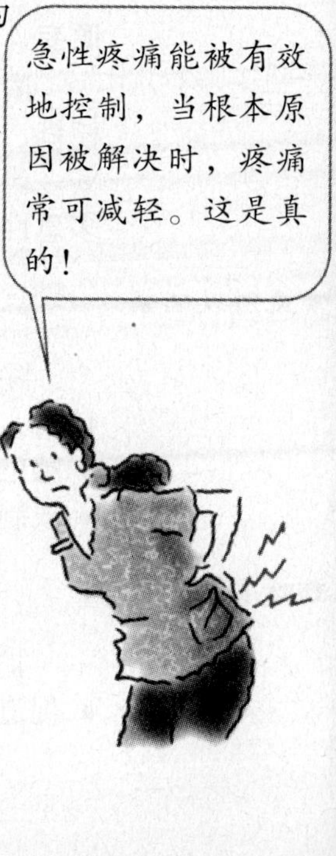
急性疼痛能被有效地控制，当根本原因被解决时，疼痛常可减轻。这是真的！

急性疼痛

急性疼痛是由于疾病或外伤造成的组织损伤引起。疼痛的强度轻重不等，且持续时间短（一般在 6 个月以内）。

急性疼痛被认为是一种保护性反应，因为它可以提示现存的或潜在的组织损伤或器官疾病。常由跌打损伤、手术、诊断性操作或内科疾病引起。

急性疼痛的例子有：

- 更换敷料时出现的疼痛；
- 与外科手术相关的疼痛；
- 急性心肌梗死引起的疼痛；
- 活动受限性疼痛。

帮助措施就在手边

急性疼痛能被镇痛药有效的控制，如阿片类药和非甾体抗炎药。当根本原因被解决时，疼痛常可减轻。

慢性疼痛

慢性疼痛是持续 6 个月或更长时间的疼痛。它可以像急性疼痛一样剧烈但不是组织损伤的信号。一些 CCU 的患者同时经历着慢性疼痛和急性疼痛。

慢性疼痛的例子有：

- 关节炎疼痛；
- 慢性背痛；
- 癌症引起的慢性疼痛。

不用查找体征

神经系统能够适应慢性疼痛。这意味着许多典型的疼痛征象，如异常生命体征和痛苦面容不复存在。因而，慢性疼痛应该像急性疼痛那样经常被评估（一般，至少每 2h 或更频繁评估一次，这要根据患者的病情）。通过询问患者来评估慢性疼痛。

疼痛评估

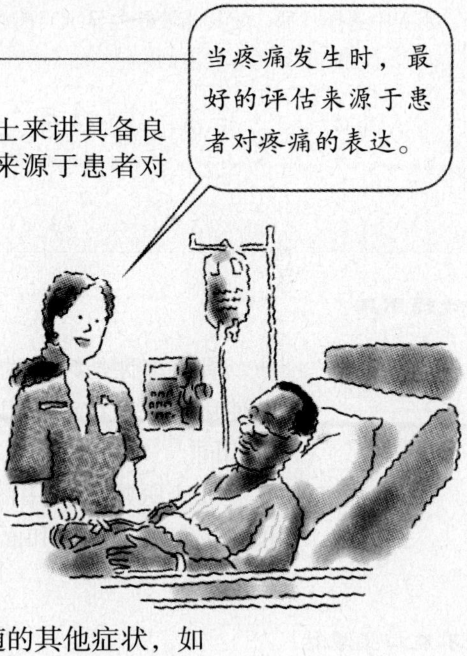

当对危重症患者进行疼痛评估时，对护士来讲具备良好的评估技巧非常重要。最有效的疼痛评估来源于患者对疼痛的表达。

进行疼痛评估时要询问以下问题：

- **位置**——询问患者疼痛的位置，可能为一个部位以上的疼痛。
- **强度**——用疼痛评分标准来询问患者疼痛的情况。
- **性质**——询问患者疼痛时的感觉：锐痛、钝痛、疼痛或烧灼痛。
- **发作、持续时间和频率**——询问患者疼痛发作的时间、持续时间和发作频率。
- **减轻疼痛和加重疼痛的因素**——询问患者哪些因素可使疼痛减轻或加重。
- **伴随症状**——询问患者是否存在与疼痛伴随的其他症状，如恶心和呕吐。
- **生活方式的影响**——询问疼痛是否影响患者的食欲、睡眠、亲朋关系、情感和工作。

常用的疼痛评分标准

下面是几种常用的用来帮助患者评估疼痛程度的标准。

视觉近似评价标尺

使用视觉近似评价标尺时，让患者在标尺上做一记号以显示其疼痛的程度。标尺是一条长 10cm 的线，一端标有不痛，另一端标有最痛。通过用尺子测量不痛到记号间的距离来确定患者疼痛的评分，精确到毫米。

不痛 ______________________________ 最痛

数字评定标尺

使用带数字的评定标尺，让患者从 0（表示不痛）到 10（表示最痛）间选择一个数字来表示当前的疼痛程度。患者可以画出也可以说出最能表示疼痛程度的数字。

不痛 | 1 2 3 4 5 6 7 8 9 10 | 最痛

面部表情评分法

儿童或语言障碍的成人患者可能不会使用视觉近似评价标尺或数字评定标尺来描述当前的疼痛程度。在这种情况下，可用下面的面部表情图案进行评估。让患者从 1 到 6 中选择一种，使其能最好地显示当前疼痛的严重程度。

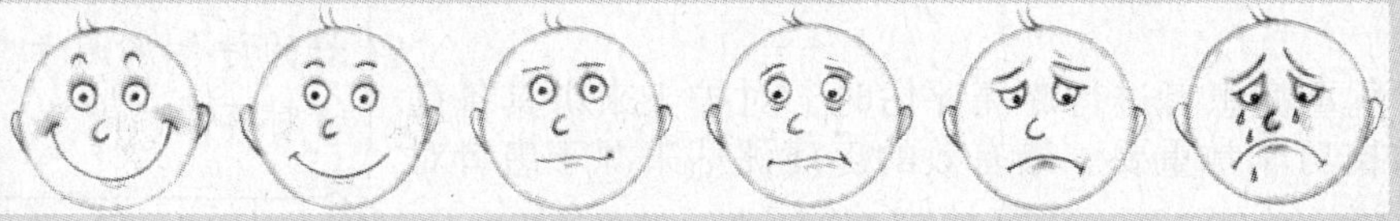

1 2 3 4 5 6

选择用具

有许多评估疼痛的用具。无论你选择哪一种，都要确保坚持使用，从而在记录患者疼痛时，医疗保健团队的每位成员标准相同。

临床医师最常用的三种评分标准用具为视觉近似评价标尺、数字评定标尺和面部表情评分法（见：常用的疼痛评分标准）。

不能口头表达

许多患者不能口头表达疼痛的感觉。例如，由于气管插管或意识水平发生变化（从意识模糊到没有反应）时，患者可能不能讲话。在这种情况下，护士应尽力确定患者的疼痛程度。

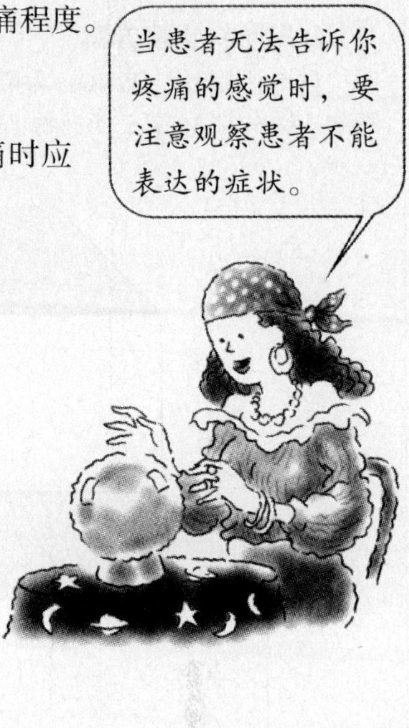
当患者无法告诉你疼痛的感觉时，要注意观察患者不能表达的症状。

生理和心理反应

对疼痛有许多生理的和心理的反应，在评估疼痛时应注意观察。

疼痛的生理反应有：

- 心动过速；
- 呼吸急促；
- 瞳孔散大；
- 血压升高或下降；
- 苍白；
- 恶心和呕吐；
- 食欲减退。

疼痛的心理反应有：

- 恐惧；
- 焦虑；
- 意识错乱；
- 抑郁；
- 睡眠障碍。

疼痛的特点

当向医生和医疗保健团队成员交流患者疼痛方面的情况时，一定要：

- 描述疼痛的部位、强度和持续时间；
- 如果知道，指出疼痛可能的原因；
- 描述患者对疼痛的反应或采取的治疗措施。

疼痛管理

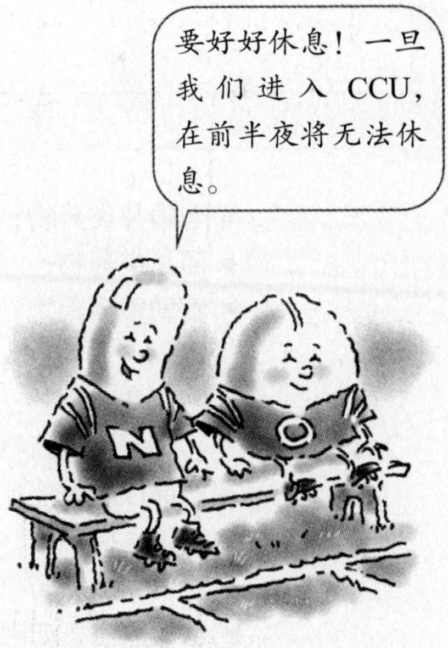
要好好休息！一旦我们进入CCU，在前半夜将无法休息。

危重症护理时对疼痛的控制，依赖于有效的疼痛评估以及药物和非药物治疗。

为了提供最好的整体化护理，要与医生和医疗保健团队的其他成员一起，为每位患者制定一份个体化的疼痛管理方案。

药物控制疼痛

在CCU，药物控制疼痛很常见。

药物治疗三阶梯止痛方案

危重症护士常用的三类药物为：

WHO 三阶梯止痛方案

世界卫生组织（WHO）为帮助癌症患者减轻疼痛制定了三阶梯止痛方案。根据患者疼痛的强度来选择镇痛药物。这一方案包括三类药物：阿片类药物、非阿片类药物和辅助镇痛药物。辅助镇痛药物可用于阶梯的任何一步。

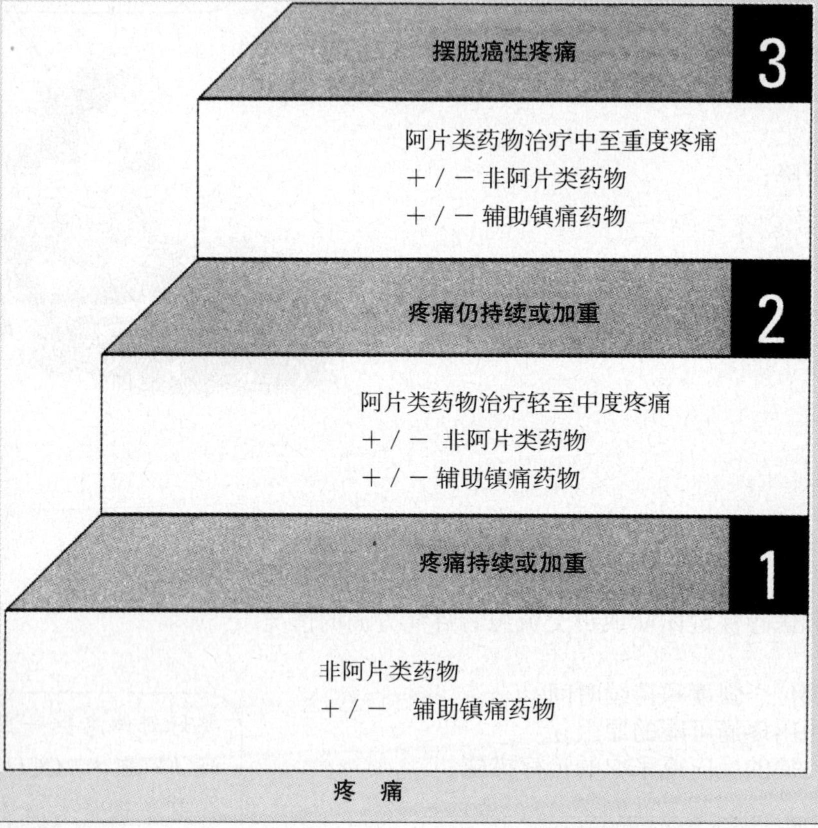

当患者的疼痛达到中至重度水平时，给予更有效的阿片类药物，包括吗啡、羟考酮、氢吗啡酮、芬太尼和美沙酮。非阿片类药物可继续给药。

对于非阿片类药物不能缓解的轻至中度疼痛应加用阿片类药物，如可待因或氢可酮。如果患者已服用非甾体抗炎药，因为他们可增加镇痛效果，故可继续服用。

当患者出现不适或轻度疼痛时，应给予非阿片类镇痛药，如扑热息痛、阿司匹林和非甾体抗炎药。尽管用非阿片类药物不能完全控制疼痛，但可减少疼痛控制时所需的阿片类药物的剂量。

- 非阿片类药物；
- 阿片类药物；
- 辅助镇痛药物。（见：WHO 三阶梯止痛方案）

非阿片类药物

非阿片类药物是控制轻度疼痛的第一选择。他们通过抑制损伤部位的炎症反应缓解疼痛。常用的非阿片类药物的有：

- 扑热息痛；
- 非甾体抗炎药（NSAIDs），如布洛芬和甲氧萘丙酸；
- 水杨酸盐，如阿司匹林。

三类阿片类药物

阿片类药物能抑制将痛觉冲动传入中枢的神经递质的释放。阿片类药物分三类，分别为阿片受体激动剂（麻醉性镇痛药）、阿片受体拮抗剂（麻醉剂的拮抗药）和阿片受体激动–拮抗剂。

阿片受体激动剂

阿片受体激动剂通过与疼痛受体结合减轻疼痛。阿片受体激动剂有：

- 吗啡
- 芬太尼
- 氢吗啡酮
- 可待因
- 羟考酮

阿片受体拮抗剂

阿片受体拮抗剂与阿片受体结合，使其不产生激动效应。它们通过替代阿片与受体的结合而发挥作用并逆转阿片类药物的止痛效果和呼吸抑制。

阿片受体拮抗剂有：

- 纳洛酮
- 纳屈酮

阿片受体激动–拮抗剂

阿片受体激动–拮抗剂通过与阿片受体结合而不同程度地影响激动剂与拮抗剂的活性，从而减轻疼痛。它们与阿片受体激动剂和阿片受体拮抗剂相比具有较低的毒性和药物依赖性。

阿片受体激动–拮抗剂有：

- 丁丙诺啡
- 布托啡诺
- 喷他佐辛

- 曲马多（盐酸曲马多片）；
- 利多卡因（利多卡因贴剂）。

阿片类药物

阿片类药物为麻醉剂，包括阿片（罂粟）植物的衍生物和其他模仿天然麻醉剂人工合成的药物。阿片类药物通过抑制神经递质的释放而干扰痛觉冲动向中枢的传入。阿片类药物有三类（见：三类阿片类药物）。

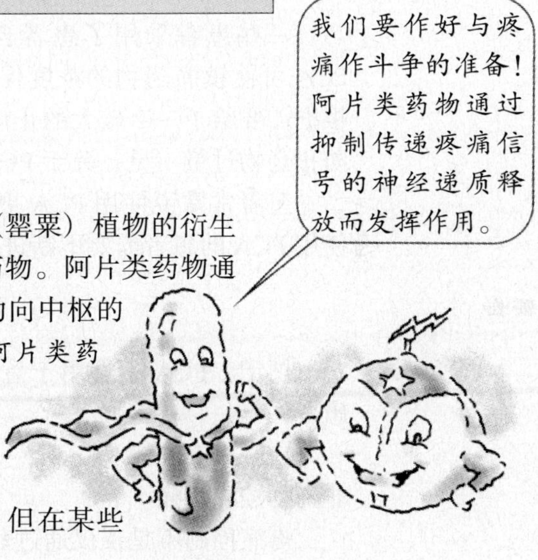
我们要作好与疼痛作斗争的准备！阿片类药物通过抑制传递疼痛信号的神经递质释放而发挥作用。

辅助镇痛药

辅助镇痛药还有其他的药理作用，但在某些情况下可用于镇痛。

单用或合用

辅助镇痛药可与阿片类药物合用或单独应用以治疗患者的慢性疼痛。辅助镇痛药有：

- 抗惊厥药，如卡马西平、氯硝西泮和加巴喷丁；
- 抗抑郁药，如阿米替林和去甲替林；
- 苯二氮䓬类，如阿普唑仑、地西泮和劳拉西泮；
- 皮质类固醇，如地塞米松和泼尼松龙。

给药途径

在 CCU，根据所需剂量静脉推注止痛药物是常用的给药途径，也是阿片类药物最常用的给药途径，特别是需要快速缓解疼痛时，如在外伤护理过程中。这种给药方法的好处是能迅速控制疼痛。但这种给药方式也有不利的一面，随着药物作用的消失，患者经历着疼痛好转和疼痛再发的交替。

持续控制疼痛

持续给药确保药物浓度稳定以防止疼痛加重。这种给药方法对交流困难的危重症患者有许多益处，这些患者因为意识水平的变化或气管插管而对疼痛的交流有困难。

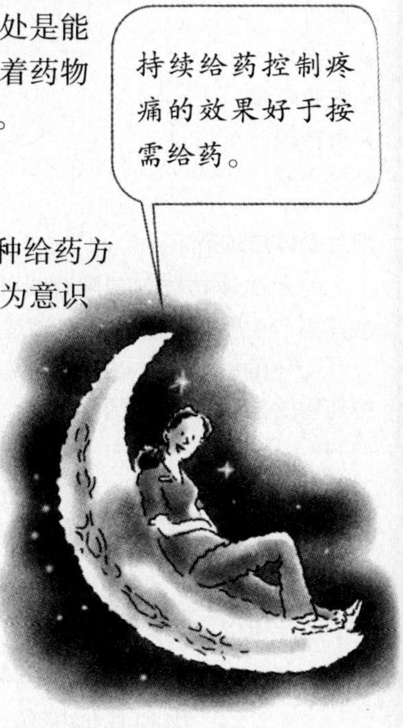

战胜疼痛

一些患者采用了患者自控镇痛（PCA）治疗。PCA 可使镇痛药物的浓度保持稳定，而患者自己可根据需要给予一个较大的止痛剂量。自控镇痛有助于防止药物过量（见：关于 PCA）。

患者常常说使用 PCA 更能有效地控制疼痛。但使用 PCA 的患者需要不断进行剂量评估和疗效评估。

警告

切记：PCA 不适用于意识障碍的患者或肝肾功能异常的患者。

非药物控制疼痛

疼痛控制不是仅仅通过药物治疗才能达到目的。非药物治疗是指在管理疼痛时可采取的有效的辅助措施。

控制疼痛的一些非药物方法有：

- 分散注意力——如看电视和阅读；

关于 PCA

PCA 系统可提供一个合适的镇痛剂量，而且能维持稳定的血药浓度。

泵和通道

PCA 系统由注射器型的注射泵组成，注射泵固定在肩上，与静脉或皮下的注射通道相通。

通过按压按钮，患者接受一个预先设定好的单次给药剂量。单次给药剂量和锁定时间由医生来设定，以防止药物过量。这一装置能自动记录患者按压按钮的次数，帮助医生调整给药剂量。

接受自控的患者

PCA 系统能减少患者对镇痛药的需求量。这可能是因为使用 PCA 的患者更能有效地控制疼痛，并且他们知道镇痛药物可以随时使用，常常感觉更放心。

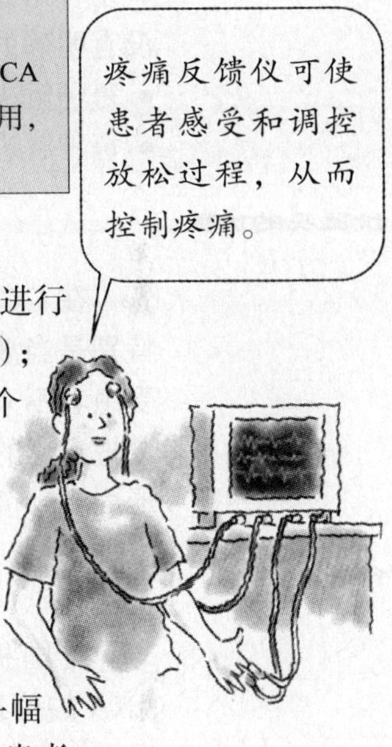
疼痛反馈仪可使患者感受和调控放松过程，从而控制疼痛。

- 音乐治疗——一种声音治疗的方式，采用有节律的声音进行交流、放松并减轻疼痛（这种方法可在短时间内发挥作用）；
- 生物反馈——使用生理反馈仪并让患者感受和调控这个放松过程，从而通过各种自动功能发挥治疗作用。

缓解疼痛的干预措施

- 催眠——用于抑制疼痛症状、阻滞疼痛意识或取代疼痛症状，从而缓解疼痛。
- 意想——意想是当护士描述愉快的感觉时患者可看到一幅慰藉的画面（如，当你描述海浪的声音及鸟的鸣叫声时，患者可能想象自己在海滩上，并能感觉到温暖的阳光和微风吹过皮肤）。
- 放松疗法——让患者注意力集中于一种声音、一个想象或呼吸节律上，从而减轻疼痛。
- 热敷（温热疗法）——应用干热或湿热来减轻疼痛。（热能加速血液循环、加快组织代谢并减低血管紧张度，也可减轻肌肉疼痛或肌肉痉挛、瘙痒或关节痛）。
- 冷敷（低温疗法）——促进受伤部位的血管收缩，减少局部血流（低温可减慢水肿、阻止组织进一步损伤并使损伤减少至最低程度；在减轻疼痛如肌肉疼痛或肌肉痉挛、瘙痒、切口痛、头痛和关节痛方面比热敷更有效)。

- 经皮电神经刺激（TENs）——电极向大脑发射较小的电冲动以阻滞疼痛冲动的传导。
- 按摩疗法——作为一种放松的方法被使用。
- 反射疗法——作为一种放松和减轻疼痛的辅助方法被使用。

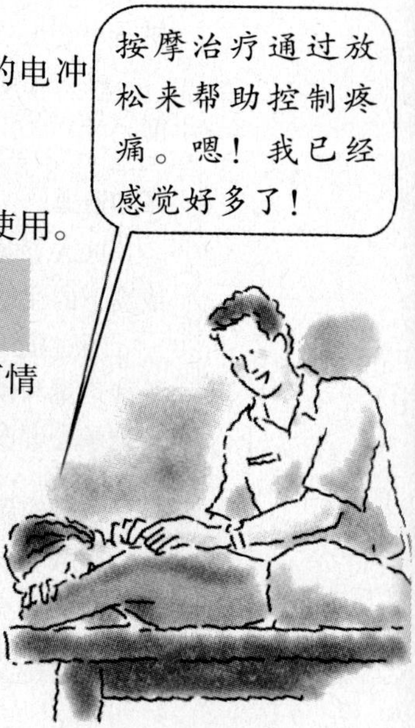
按摩治疗通过放松来帮助控制疼痛。嗯！我已经感觉好多了！

伦理学问题

在 CCU 工作的护士常常需要处理伦理困境。在以下情况时你将会遇到这类问题：

- 多种解决措施同时存在。也就是说，在解决问题时，没有明确的“对”与“错”之分。
- 每种解决措施效果相同。
- 每种解决措施都受伦理学保护。

价值观的价值

在 CCU，伦理困境常常以患者的生活质量问题为中心，特别是当涉及临终问题的决定时，如放弃复苏和生命支持，接受患者不采取冒险抢救措施的请求。当考虑到生存质量时，不要把自己的价值观强加给患者。每个人都有自己的价值观，其形成受环境和文化的影响。护士也有一套职业价值观。

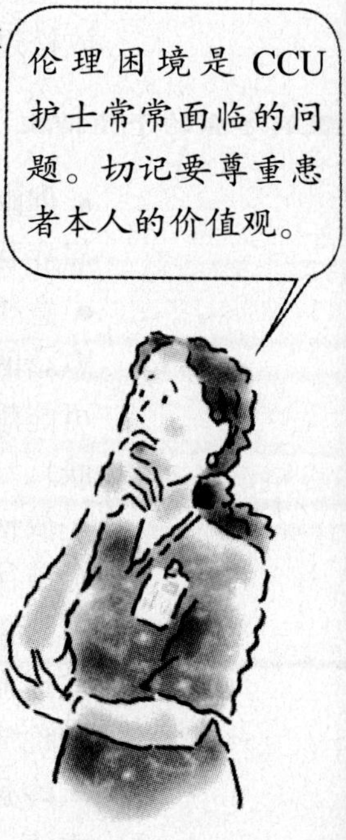
伦理困境是 CCU 护士常常面临的问题。切记要尊重患者本人的价值观。

伦理规范

美国护理协会（ANA）已经建立了一系列伦理规范。ANA 的伦理规范为所有护士提供信息，这些信息对从业护士运用自己的专业技能尽可能有效地提供整体化护理是必需的，如作为患者的拥护者应努力保护每位患者的健康、安全和权益。

临终决定

在 CCU，死亡的威胁很常见。这时对患者及家属的整体化护理比其他任何时间都重要。决定临终问题对于患者、家属和医疗护理人员来说都很困难。护士作为患者的维护者应协助患者及其家属解决这一问题。

无法解决的秘密

作为患者的维护者，你的主要作用是促进患者实现自己的愿望。然而，在许多情况下，患者的愿望不被人们所知。那是作伦理决定时应优先考虑的。这个决定常常不容易作出且没有明确答案。

生活质量问题

科学地说，采取什么措施才能获得良好的生活质量并可轻而易举地达到这种效果，有时候作出这样的决定非常困难。科学的进步有时似乎超越了我们对伦理困境相关问题的分析能力。

数年前，死亡被认为是生命的自然过渡且大多数人死在家中，有家人围在周围。如今，大部分人死在医院，而且死亡常被认为是医疗事故而不是自然事件。有时候很难确定你是在延长患者的生命还是在拖延患者的死亡时间。

咨询委员会

大多数医院有评估伦理困境的伦理学委员会。如果出现下述情况，护士可考虑咨询伦理学委员会：

- 医生不同意患者及其家属的治疗意见；
- 医疗保健团队内部治疗意见不一致；
- 家属不同意所采取的措施。

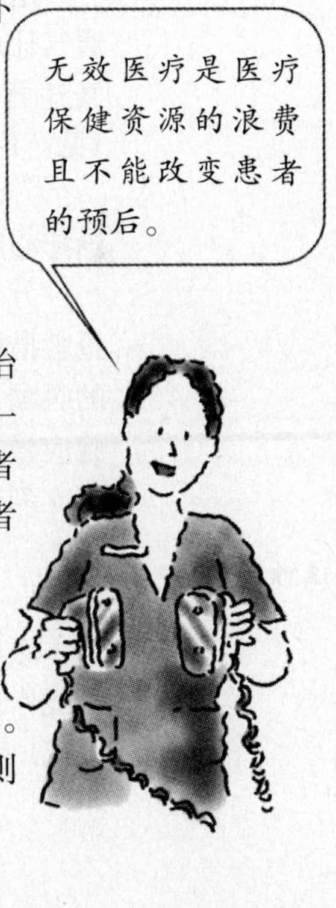
无效医疗是医疗保健资源的浪费且不能改变患者的预后。

判断医疗无效

医疗无效指的是毫无希望的治疗或干预。尽管这些治疗或干预有时可能有效，但不可能使患者受益。例如，一个将要死亡的患者发生了心脏骤停，心肺复苏可能使患者的心跳恢复但仍被认为是无价值的，因为这不能改变患者的预后。

停止治疗

在 CCU，停止治疗的问题表现出某种程度的伦理困境。当停止治疗时，甚至是患者的请求，也会引起有关不伤害原则的争议。

伦理问题探讨

当面对伦理困境时，应考虑以下问题：

- 健康问题涉及哪些内容？
- 伦理问题涉及哪些内容？
- 作出判断前，还需要什么样的信息？
- 这个决定将影响谁？（包括作决定者和其他护理人员，如果他们在情感和专业方面受影响的话）
- 相关人员的价值观和意见是什么？
- 相关人员价值观和道德标准之间存在什么矛盾？
- 必须作出决定吗，如果是，由谁作决定？
- 有什么可选方案？
- 对于每一种选择，伦理学依据是什么？
- 对于每一种选择，可能的结果是什么？

伤害警报

这些争议围绕着伤害的定义展开。某些人认为停止机械通气让患者死亡是一种故意伤害。其他人则认为维持机械通气违背了患者的意愿，拖延死亡时间也是一种故意伤害（见：伦理问题探讨）。

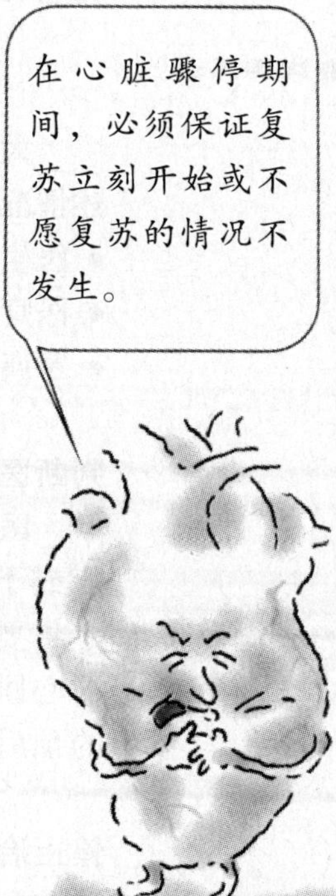

治疗心脏骤停

万一出现心脏骤停（突然的心跳停止），危重症患者的抢救措施可通过代码系统来实施。这种代码系统提供了医生的医嘱，医嘱中叙述了护士应执行的复苏措施，采取复苏措施应根据患者的意愿。当发生心脏骤停时，必须保证有效复苏立刻开始或保证不愿复苏的情况不发生。

谁作决定？

患者的自我决定权和知情权应得到尊重。然而，当患者不能作出决定时，医疗保健团队（由患者家属、护士和医生组成）将不得不为患者作出临终决定。

预设医疗指示

大部分患者愿意自己作出有关临终问题的决定。患者同他们所爱的人讨论自己的意愿非常重要，然而，许多患者无法这样做。当患者自己不能这样做时，取而代之的是要求所有陌生人制定这一重要的医疗保健决定。这就是人们提早作出选择并预设医疗指示的原因。

1990 年《患者自决法案》要求医院和其他机构为患者预设医疗指示提供信息。然而，对患者来说预设医疗指示不是强制性的。

哪里有遗嘱，哪里就有法规

有两种类型的预设医疗指示：

- 治疗指示——有时称之为生前遗嘱。
- 委托指示——有时称之为健康护理的预设医疗代理人。

生前遗嘱陈述了患者在临终前不能作出决定的情况下将接受和拒绝的治疗内容。例如，患者可能希望接受人工营养而拒绝接受血液透析。

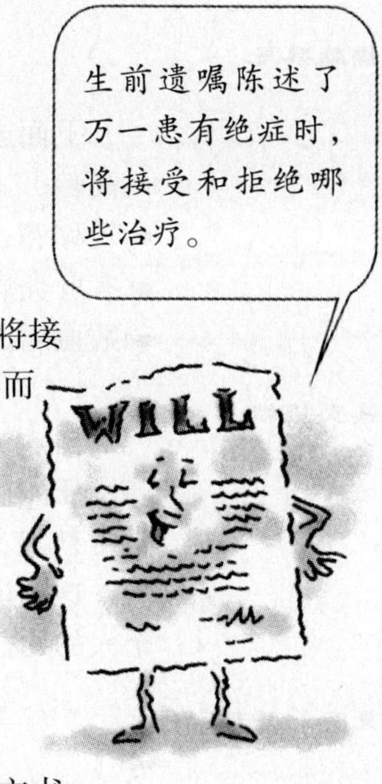
生前遗嘱陈述了万一患者有绝症时，将接受和拒绝哪些治疗。
WILL

预设医疗代理人是指在患者本人无法作出决定的情况下委托一个人（由患者本人选择）为其行使权益。预设医疗代理人无权评估患者的商业账目，这种权利被严格限定于决定医疗护理措施方面。

两人签名

预设医疗指示完成后，需要两个目击证人签名。这份文书可随时改变或撤销。为了更加完善，可根据相关法律制定这一指示以履行患者的权力。

器官捐献

当谈到这一问题时，大部分人都说他们支持器官捐献。然而，仅有少部分的合格器官被捐献。仅在美国，成千上万人的名字排列在等待器官捐献的列表上。器官移植对许多患者而言是成功的，赋予了他们延长的、高质量的生存时间。

《统一尸体捐赠法》规定了器官和组织捐献的相关问题。此外，大多数州有捐献器官和组织的立法。一些州要求医务人员询问每位死亡患者是否捐献器官的事宜。其他州则要求医务人员通知当地的器官捐献代理机构，然后与家属联系。要熟悉你所在州的法律条文和工作机构的政策。

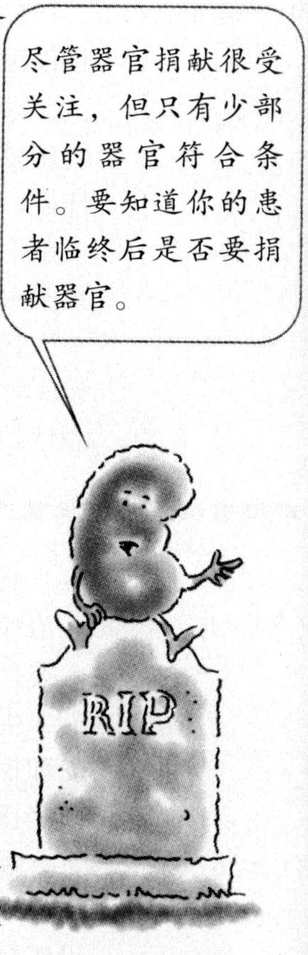
尽管器官捐献很受关注，但只有少部分的器官符合条件。要知道你的患者临终后是否要捐献器官。
RIP

谁死了?

器官捐献的医学标准不同。许多器官捐献代理机构都想得到所有死亡和即将死亡人的通知，以便他们自己而不是医务人员决定这位患者是否是器官捐献的候选人。

捐献禁忌

下面这些情况常常妨碍器官或组织的捐献：

- 高龄；
- 转移癌；
- 有肝炎病史者、感染人类免疫缺陷病毒者和艾滋病患者；
- 败血病。

接受捐献

任何捐献器官的患者必须首先被宣布为脑死亡。死亡过去常常被定义为呼吸和循环功能的停止。然而，随着科学的发展，这个定义已经过时。我们要依靠脑死亡的标准来判定一个人的死亡（见：脑死亡评估）。

复杂的护理

器官捐献者的护理非常复杂。为了成功地进行器官移植，患者的血流动力学参数和电解质数值必须维持在很小的范围内。在这段时间内，在护理患者和支持患者家属方面你发挥着重要作用。

当护理器官捐献的患者时，必须做到以下几点：

- 维持血流动力学稳定以保证重要器官的有效灌注；
- 评估每小时的尿量以发现尿崩症；
- 监测实验室结果——如电解质、全血细胞计数、肝功能和肾功能以评估器官功能。

脑死亡评估

判定脑死亡的方法不同，但下面的几种标准常用：

- 对任何刺激均无反应。
- 瞳孔反射消失。
- 所有脑功能停止。
- 当用冷水灌注耳朵时，眼球无活动（冷热水试验）。正常情况下眼球向灌注冷水的一侧运动。
- 角膜反射消失。
- 呕吐反射消失。
- 将患者的头快速从左侧转向右侧（玩偶眼试验），若眼球固定，提示脑死亡。正常时眼球向与头运动相反的方向运动。
- 疼痛刺激无反应。
- 呼吸暂停试验显示无自主呼吸。
- 脑电图显示无脑电活动或反应。

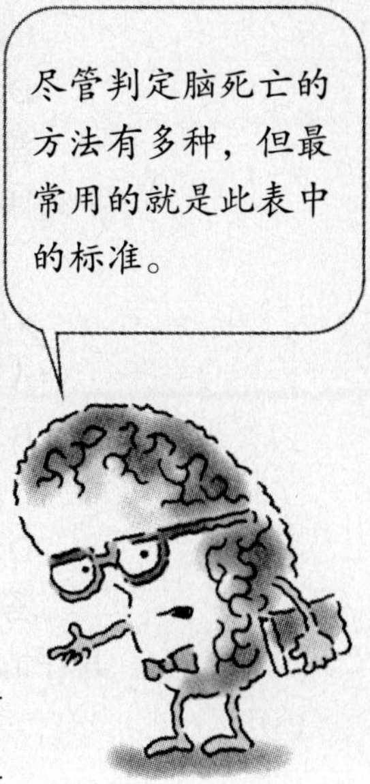
尽管判定脑死亡的方法有多种，但最常用的就是此表中的标准。

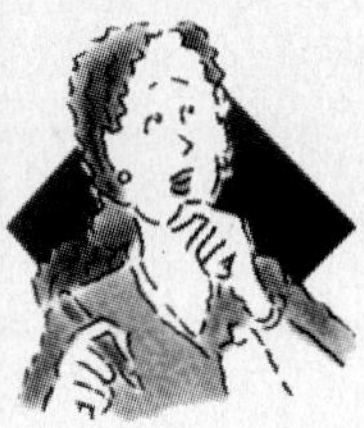

快速测试

1．关于患者的文化信仰和住院后的表现，以下哪项叙述是正确的？

A．因为患者不得不适应医院的文化，所以文化信仰影响着患者住院期间的表现

B．文化信仰不影响患者住院期间的表现

C．文化信仰影响患者住院期间患者和家属的角色

D．文化信仰很少影响有关健康的决定

答案：C。文化信仰对患者住院期间他和家属的角色有较大影响。文化信仰影响着患者及其家属对疾病、疼痛、临终问题和其他事情的感受。

2．影响危重症患者认知功能的因素包括：

A．药物

B．健康状况

C．睡眠障碍

D．以上全是

答案：D。这些因素全部影响着 CCU 患者的认知功能。

3．当处理危重症患者的家属问题时，护士应当：

A．把他们当作是医疗保健团队的一部分

B．允许他们探视时间外探视患者

C. 指导他们向经治医生询问患者的全部信息

D. 告诉他们不要触摸患者

答案：A。家属比其他任何人都了解患者，应当被认为是护理团队的重要组成部分。

4. 对无意识的患者进行疼痛评估时：

A. 因为无意识的患者无疼痛表现所以没必要评估

B. 需要护士机敏的评估技巧

C. 应用视觉近似评价标尺进行疼痛评估

D. 与有意识患者疼痛的处理不同

答案：B。当没有意识的患者无法表达疼痛的感受时，对其评估要特别警惕。

5. 1990 年患者自决法案陈述了

A. 所有住院患者必须预设医疗指示

B. 医院必须对所有患者提供有关预设医疗指示的信息

C. 获取有关预设医疗指示的信息是医生的责任

D. 患者既可有生前遗嘱也可预设医疗代理人，但两者不能同时具备

答案：B。这个法案要求医院和其他机构为患者提供有关预设医疗指示的信息，尽管预设医疗指示不是强制性的。

评分

☆☆☆如果回答对全部 5 个问题，手舞足蹈吧。你已经熟练掌握了有关整体化护理的知识。

☆☆如果你回答对 4 个问题，不要抱怨。准备加入护理团队吧。

☆如果你回答对的问题少于 4 个，不必担心，这不是伦理困境。再复习本章并重试一次。

（王轶楠　彭　军　译　董　艳　校）

3

第三章　神经系统

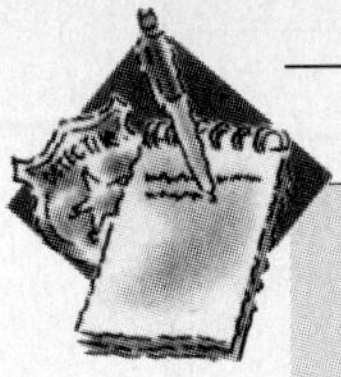

主要内容

在本章，你将学习：

- 神经系统的解剖和生理
- 神经系统的评估
- 辅助检查方法
- 神经系统疾病和治疗

神经系统概述

神经系统是调节机体各种功能的器官系统。这个复杂的系统能使机体适应内外环境的变化。

由两个系统组成

神经系统包括：

- 由脑和脊髓组成的中枢神经系统（CNS）；
- 由颅神经、脊神经和自主神经组成的周围神经系统。

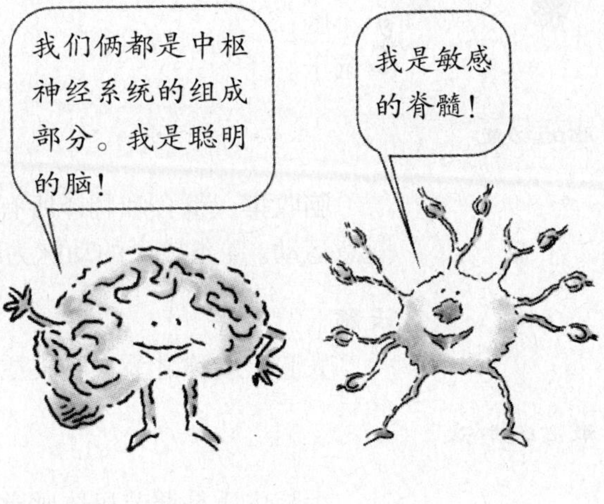

中枢神经系统

中枢神经系统——脑和脊髓——收集并整合运动和感觉刺激。在这个过程中，随意的和非随意的感觉冲动沿神经传导通路传导入脑。（见：中枢神经系统图解）

中枢神经系统图解

下面是脑和脊髓的切面图，脑和脊髓共同组成中枢神经系统。脊髓在颅底部与脑相连并终止于第 2 腰椎附近。脊髓的灰质呈 H 形。

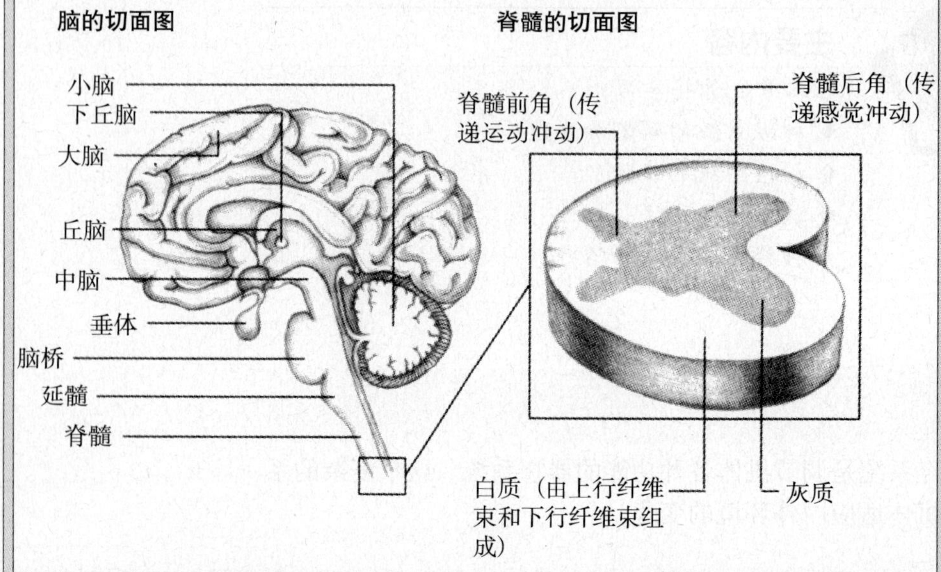

脑

脑由三部分组成：

- 大脑；
- 小脑；
- 脑干。

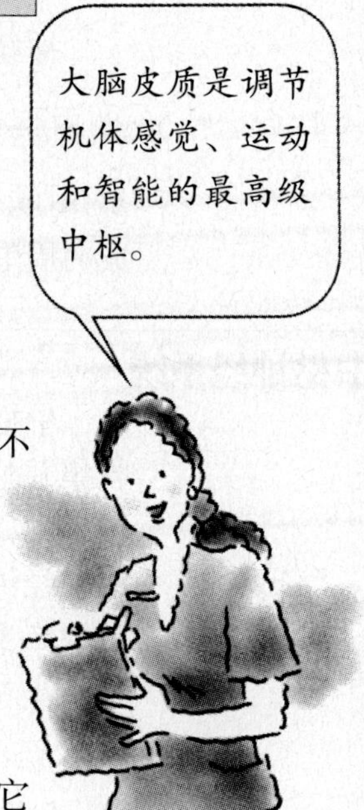

脑的功能

脑收集、整合和翻译所有的刺激信息并协调随意运动和不随意运动。4 条较大的动脉为脑供血供氧。

大脑

大脑，或称之为大脑皮质，是脑的最大部分。

最高级中枢

大脑皮质是调节机体感觉、运动和智能的最高级中枢。它位于颅骨内，被硬脑膜、蛛网膜和软脑膜所包绕。

传导和调节功能

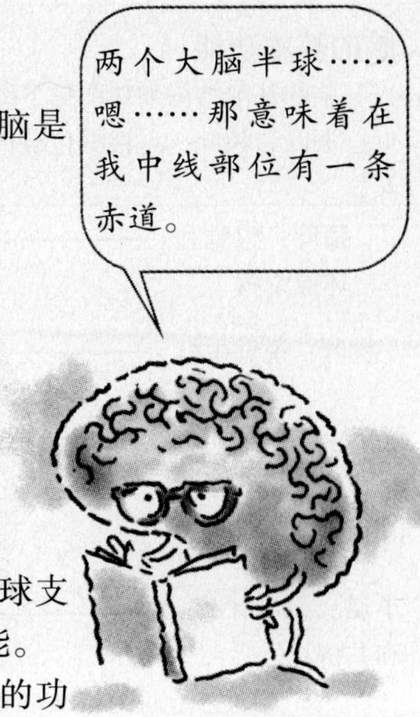
两个大脑半球……
嗯……那意味着在
我中线部位有一条
赤道。

间脑是大脑的另一部分，包括丘脑和下丘脑。丘脑是感觉冲动传导的中继站。

下丘脑有许多调节功能，如：

- 调节体温；
- 分泌垂体激素；
- 调节睡眠和觉醒周期；
- 调节水的平衡。

分成两部分

大脑分两个半球，左半球和右半球。右侧大脑半球支配机体左侧的功能，左侧大脑半球支配机体右侧的功能。

大脑的两个半球分别由 4 个脑叶组成，每个脑叶的功能不同。（见：脑的基本功能）

小脑

小脑是脑的第二大部分，位于大脑的后下方。与大脑一样，分成两个半球。

调节平衡

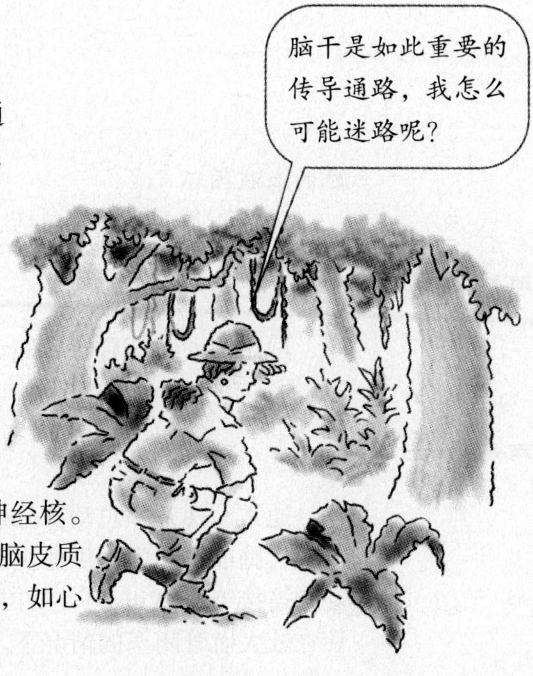
脑干是如此重要的
传导通路，我怎么
可能迷路呢？

小脑中含有大的运动和感觉传导通路，可协调肌肉运动并有助于维持平衡。

脑干

脑干位于间脑的下面并包括：

- 中脑；
- 脑桥；
- 延髓。

通向大脑的传导通路

脑干内含有第Ⅲ～Ⅻ对颅神经的神经核。它是感觉和运动神经冲动传入和传出大脑皮质的传导通路。同时可协调自主神经功能，如心率、呼吸、吞咽和咳嗽。

脑的基本功能

脑的基本结构和功能见下图。根据位置和功能，将大脑分为 4 个脑叶：顶叶、枕叶、颞叶和额叶，是根据包绕他们的颅骨而命名的。

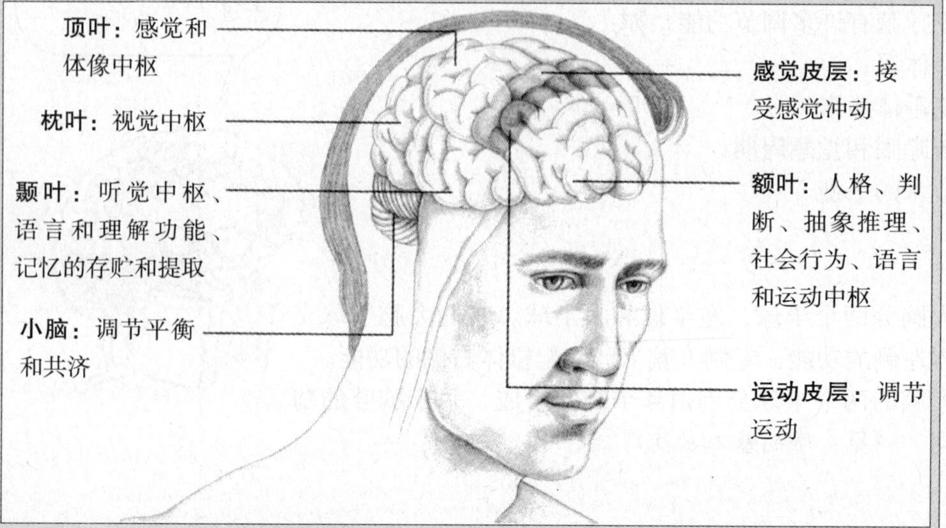

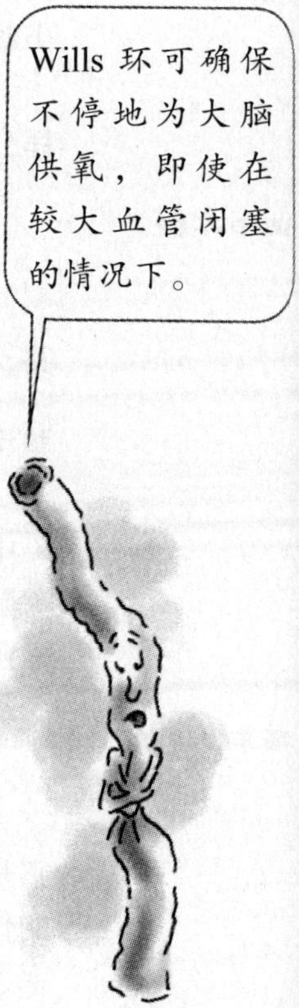

脑的血液循环

脑的 4 条主要血管包括 2 条椎动脉和 2 条颈内动脉。

两条动脉汇合

两条椎动脉汇合成基底动脉。基底动脉为大脑后部供血供氧。

两条动脉分叉

通常，两条颈总动脉分别分出颈内动脉，然后再进一步分支为大脑前部和中部供血供氧。在脑的基底部这些血管的分支互相连接组成 Wills 环。Wills 环可确保不停地为大脑供氧，即使在较大血管闭塞的情况下。（见：脑的动脉）

脑的动脉

下图显示脑下面的动脉，供应大脑前部和后部的动脉以及小动脉相互连接在大脑底面形成 Wills 环。

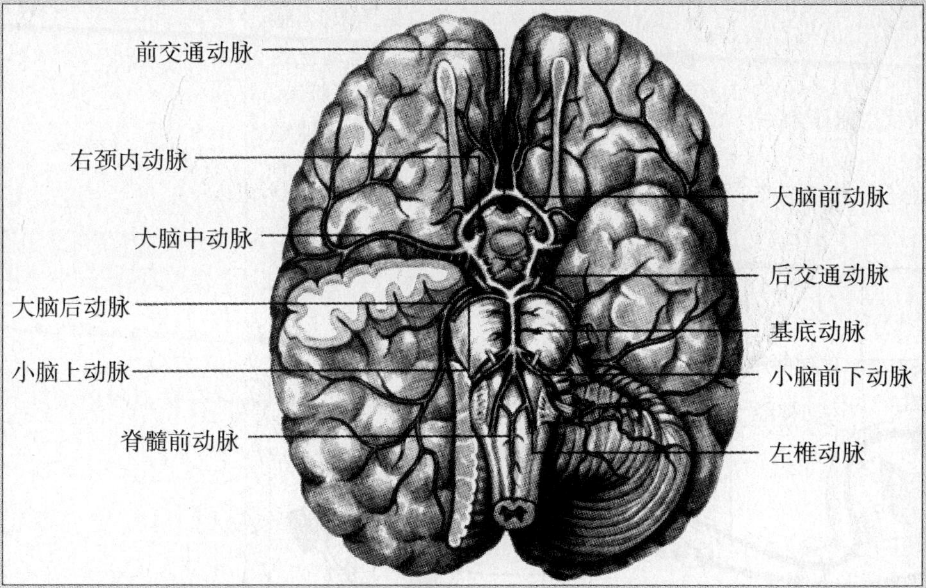

脊髓

脊髓从第一颈椎上边界延伸至第一腰椎下边界。由与脑膜相同的膜状结构包绕并受脊柱椎骨的保护。

长传导通路

脊髓是周围神经系统与脑之间信息传递的重要传导通路。

短传导通路

脊髓本身也能完成被称为反射弧的感觉一运动传导。因为反射弧的传入和传出都在同一脊髓水平，所以反射通路不需要上传和下传。（见：反射弧概述）

反射弧概述

脊神经由感觉神经和运动神经两部分组成，调节深反射和浅反射。一个简单的反射弧需要一个感觉（传入）神经元和一个运动（传出）神经元。

膝反射

我们通过膝反射或髌反射来了解一个正常反射弧的传递过程：

- 首先，感受器先接受锤子敲击膝腱产生的机械刺激。
- 然后感觉神经元将这个冲动沿脊神经的轴突传至脊神经后根，在这里神经冲动进入脊髓。
- 接下来，在脊髓的前角（见下图），感觉神经元与运动神经元相连，运动神经元将神经冲动沿脊神经的轴突传至肌肉。运动神经元通过兴奋运动终板，将神经冲动传至肌纤维，使肌肉收缩，小腿伸展。

膝反射弧

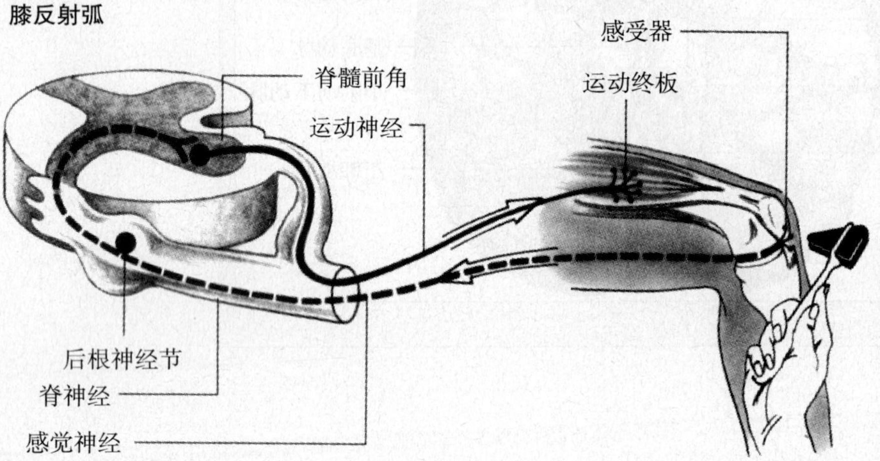

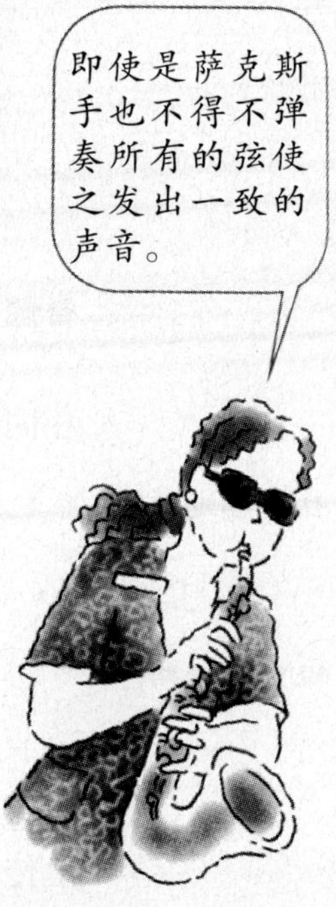
即使是萨克斯手也不得不弹奏所有的弦使之发出一致的声音。

脊髓灰质的角

在脊髓，H形的灰质分为4个角，主要由神经元细胞体组成。

4个角

脊髓两个后角的主要功能是接受感觉冲动；前角的功能与随意运动和反射有关。

白质

脊髓白质位于灰质 4 个角的周围。白质由有髓神经纤维组成，并构成垂直柱或束。

- 背侧白质内含有上行传导束，将冲动从脊髓传至更高级的感觉中枢。
- 腹侧白质内含有下行传导束，将运动神经冲动从高级神经中枢传至脊髓。

感觉传导通路

感觉冲动沿传入（感觉或上行）径路传至大脑顶叶的感觉皮层。在那里，感觉冲动被整合。感觉冲动沿着两条主要的传导通路传导：

- 后角；
- 神经节。

后角

痛温觉由后角进入脊髓，之后立即交叉到脊髓的对侧，这些冲动通过脊髓丘脑束传入丘脑。

神经节

感觉如触觉、压力觉和振动觉通过脊神经节（中继站）进入脊髓。神经节是位于脊神经后根的神经元细胞体核团。冲动沿着脊髓后索上传至延髓，并交叉到对侧，进入丘脑。在这里，感觉皮层将感觉冲动整合。

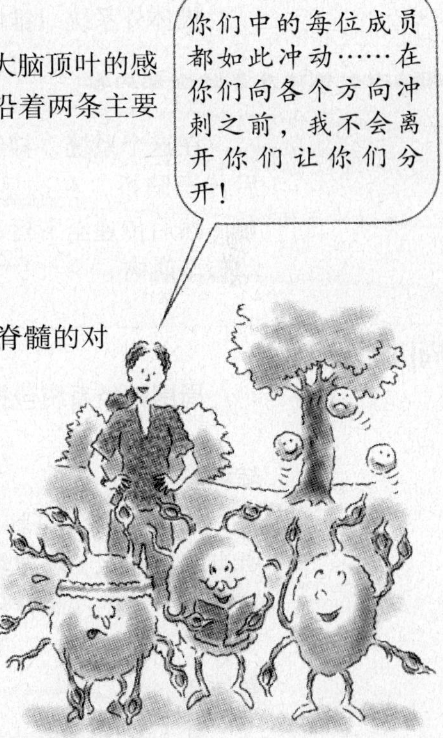
你们中的每位成员都如此冲动……在你们向各个方向冲刺之前，我不会离开你们让你们分开！

运动传导通路

运动冲动沿传出（运动或下行）径路从大脑传至肌肉。运动冲动从额叶的运动皮层发出，经上运动神经元传至周围神经系统的下运动神经元。

上运动神经元起源于大脑并形成两个主要系统：

- 锥体系统；
- 锥体外系统。

锥体系统

锥体系统（皮质脊髓束）调节骨骼肌的精细和随意运动。

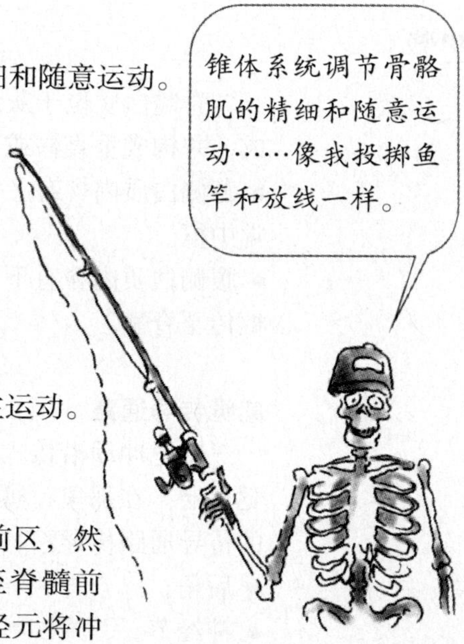

传导径路

在这个系统，神经冲动从运动皮层通过内囊传至延髓。在延髓，交叉到对侧并继续下传至脊髓。

锥体外系统

锥体外系统（锥体外系）调节肌肉的不自主运动。

阅读有关锥体外系的全部内容！

在这个系统，神经冲动起源于额叶的运动前区，然后传至脑桥，在这里交叉到对侧并继续下传至脊髓前角。然后传递至下运动神经元，最后下运动神经元将冲动传至肌肉。

周围神经系统

周围神经系统包括颅神经、脊神经和自主神经系统。

颅神经

12 对颅神经是脑与头颈之间主要的运动和感觉传导径路。所有颅神经除了嗅神经和视神经外均从脑干的中脑、脑桥或延髓穿出。（见：颅神经的功能）

脊神经

有 31 对脊神经，每条脊神经根据它所穿出的相应椎体的名称而命名。

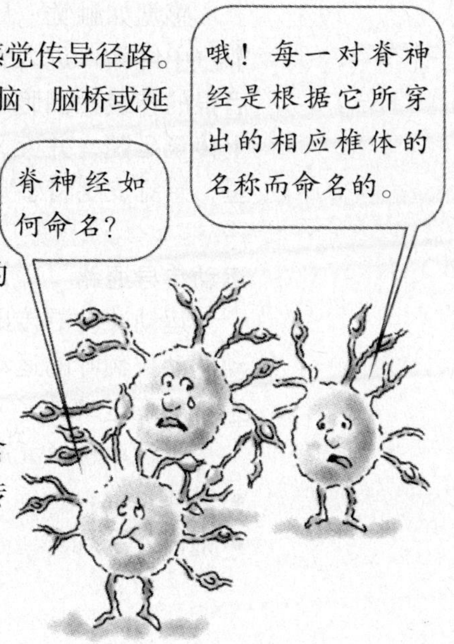

脊神经的组成

每条脊神经中既含有传入（感觉）纤维又含有传出（运动）纤维，这些纤维将信息传入或传出机体的特定区域，即皮节。

颅神经的功能

颅神经既有感觉功能又有运动功能，或两者兼有。用罗马数字表示，常写作 CN Ⅰ、CN Ⅱ和 CN Ⅲ等等，颅神经的部位和功能见下图。

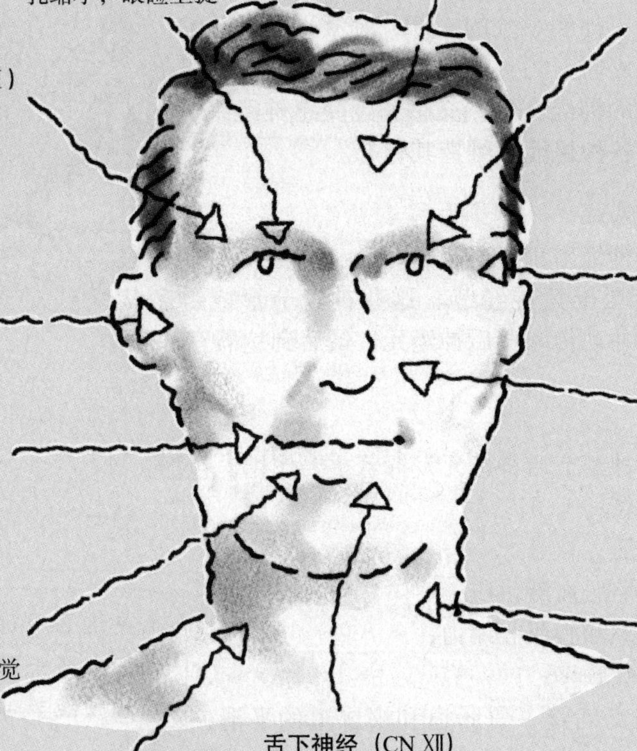
面神经（CN Ⅶ）
额、眼和口角部位的面部表情；味觉
动眼神经（CN Ⅲ）
大部分眼球运动、瞳孔缩小，眼睑上提
滑车神经（CN Ⅳ）
眼球向下、向内运动
视神经（CN Ⅱ）
视觉
展神经（CN Ⅵ）
眼球外展运动
听神经（CN Ⅷ）
听觉和平衡觉
嗅神经（CN Ⅰ）
嗅觉
三叉神经（CN Ⅴ）
咀嚼、角膜反射、面部和头皮的感觉
迷走神经（CN Ⅹ）
吞咽、咽反射、构音、咽喉和腹部内脏的感觉、咽部运动和腹部内脏的活动，如心率和肠蠕动
舌咽神经（CN Ⅸ）
吞咽、唾液分泌和味觉
舌下神经（CN Ⅻ）
舌的运动
副神经（CN Ⅺ）
肩部运动和转颈

自主神经系统

自主神经系统的神经纤维广泛分布于所有内脏器官。这些内脏的传出神经将来源于脑干和神经内分泌系统的信息传至各个内脏。

自主神经系统的组成

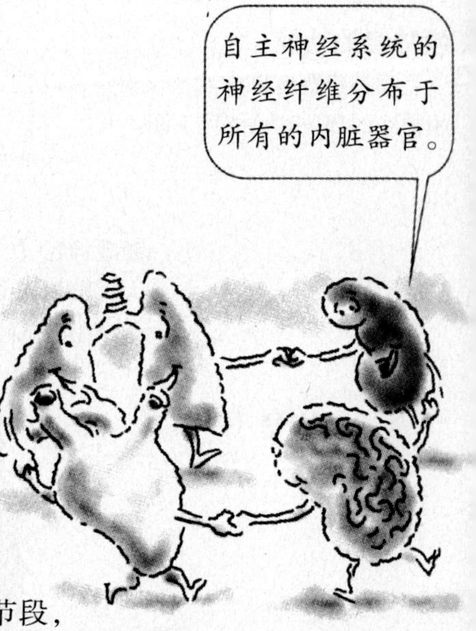
自主神经系统的神经纤维分布于所有的内脏器官。

自主神经系统包括两部分：

- 交感神经系统；
- 副交感神经系统。

平衡作用

当自主神经系统的一部分刺激平滑肌收缩或腺体分泌时，另一部分则抑制其活动。通过这种双重的神经支配，交感和副交感神经系统调整机体各种机能以维持其稳态。

交感神经系统

交感神经节前神经元位于胸 1 至腰 2 脊髓节段，将冲动传至椎旁神经节。这些神经节形成链条状，再将神经冲动传入节后神经元，最后到达器官和腺体。

交感神经系统的作用

交感神经节后神经元发挥着重要作用，包括：

- 收缩血管；
- 升高血压；
- 增加骨骼肌血液供应；
- 增加心率和心肌收缩力；
- 增加呼吸频率；
- 促进细支气管、胃肠道和泌尿道的平滑肌松弛；
- 括约肌收缩；
- 瞳孔扩大和睫状肌松弛；
- 增加汗腺分泌；
- 减少胰腺分泌。

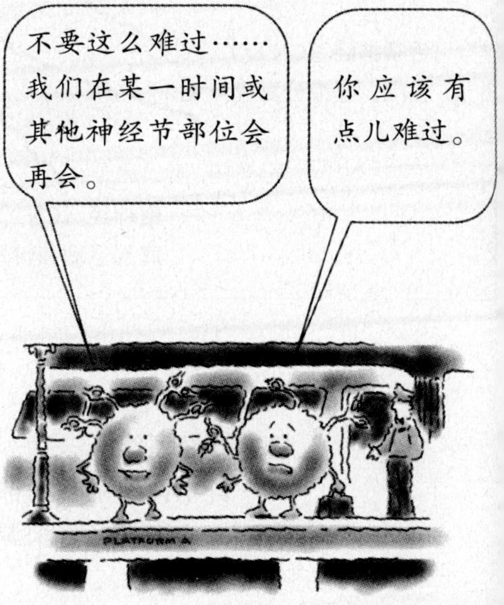
不要这么难过……我们在某一时间或其他神经节部位会再会。
你应该有点儿难过。

副交感神经系统

副交感神经系统的低级中枢位于中脑、延髓和第 2～4 骶髓节段副交感神经核。

神经冲动离开中枢神经系统后，副交

感神经节前纤维进入特定器官或腺体附近的神经节。再经副交感神经节后纤维进入器官或腺体。

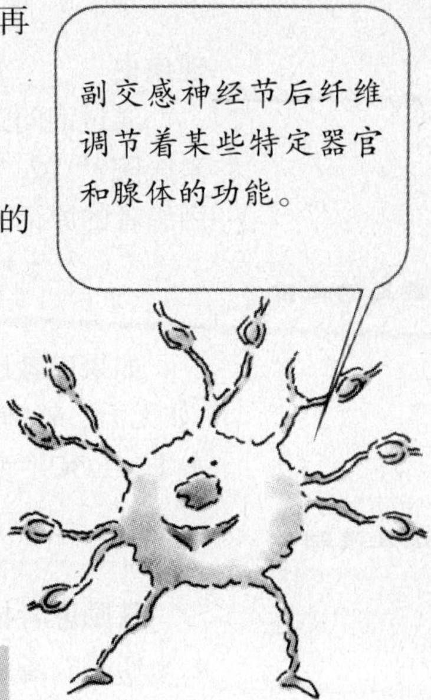

副交感神经系统的作用

副交感神经节后纤维能调节某些特定器官或腺体的功能，如：

- 减慢心率、降低心肌收缩力和心脏传导；
- 收缩细支气管平滑肌；
- 促进胃肠蠕动和松弛括约肌；
- 降低膀胱壁的张力和促进膀胱括约肌松弛；
- 使外生殖器的血管舒张，促进勃起；
- 瞳孔缩小；
- 增加胰腺、唾液腺和泪腺的分泌。

神经系统的评估

在复杂的神经系统中，对其微小的和隐匿的症状变化进行评估非常困难。当对患者可能的神经系统损害进行评估时，要确保采集到完整的病史并发现受损部位的阳性体征。

检查记录

如果不能直接向危重患者了解病史，应该从患者的医疗记录中收集病史信息。在某些情况下，也可从患者家属或将患者转入 CCU 的护士那里了解患者信息。

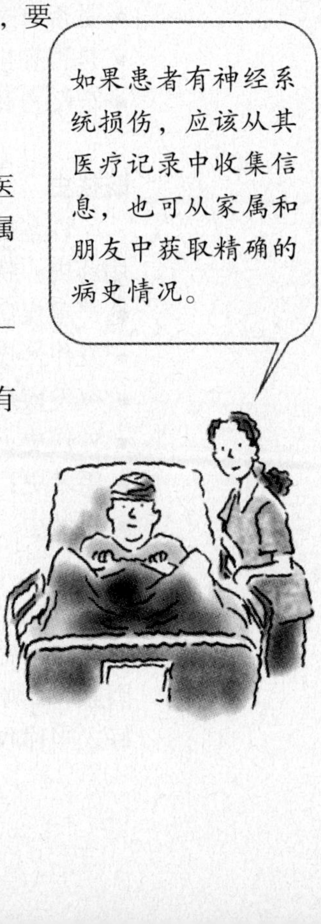
如果患者有神经系统损伤，应该从其医疗记录中收集信息，也可从家属和朋友中获取精确的病史情况。

病史

为了获取完整的病史，要采集患者与目前健康状况有关的现病史、既往史、生活方式和家族史。

从朋友（和家属）中获取部分信息

神经系统受损的患者可能存在记忆障碍。如果患者家属或亲朋好友在身边，可向他们索取相关信息。他们可能会证实或提供患者病史的细节。

现病史

通过询问这样的问题来发现患者的主诉，如："您为什么来医院？"或"您最近怎么不舒服？"，当记录这些主诉时要使用患者的原话。

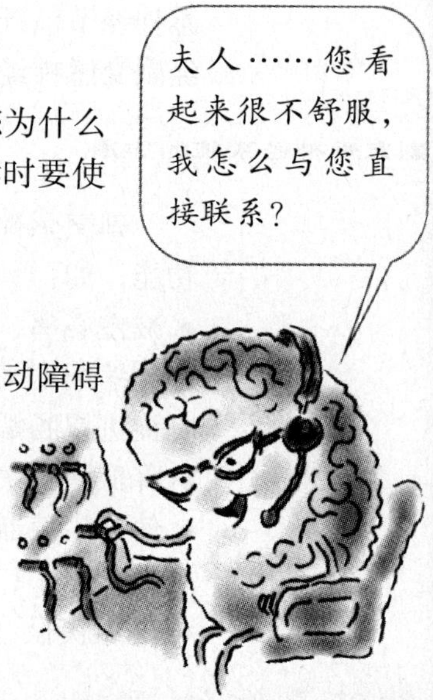

常见的主诉

如果患者患有神经系统疾病，常见主诉为头痛、运动障碍（如无力、轻瘫和瘫痪）、癫痫发作、感觉障碍和意识水平（LOC）变化。

请注意细节

鼓励患者描述目前病情的细节，可询问如下问题：

- 头痛吗？多长时间发作一次？有什么诱因？
- 以前头晕吗？多长时间发作一次？可能的诱因是什么？
- 以前有无针刺或麻木感？如果有，在哪个部位？
- 是否有过癫痫或震颤？是否有过上肢或下肢的无力或瘫痪？
- 是否有排尿、走路、说话、理解、阅读或书写方面的问题？
- 记忆力和注意力如何？

既往史

许多慢性疾病影响神经系统，所以应询问患者的既往史和用药史。特别要询问患者下面的情况：

- 严重疾病史；
- 发作性疾病史；
- 突发疾病史；
- 外伤史；
- 手术史；
- 过敏史。

生活方式

询问患者有关文化信仰和社会背景方面的问题，因为这些因素将影响护理决策。注意患者的教育水平、职业和个人爱好。当你收集这些信息时，也要注意评估患者的自我形象。

家族史

家族史的信息可揭示遗传性疾病。询问家族成员中是否有人患有糖尿病、心脏或肾脏疾病、高血压、癌症、出血性疾病、精神病或卒中。

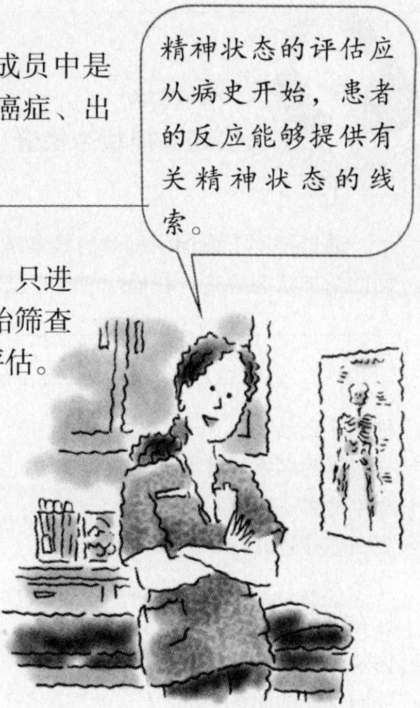
精神状态的评估应从病史开始，患者的反应能够提供有关精神状态的线索。

格检查

全面的神经系统检查应该是费时的和复杂的。只进行其中的一项检查是不可靠的。然而，如果经初始筛查后提示为神经系统疾病，这时需要进行更详细的评估。

面的检查

按一定程序检查患者的神经系统。从高级神经功能检查开始，然后依次检查至低级功能，包括下面五个方面：

- 精神状态；
- 颅神经功能；
- 感觉功能；
- 运动功能；
- 反射。

精神状态

在向患者询问病史的过程中对其精神状态的评估已经开始。患者对所问问题的反应为定向力和记忆力的评估提供了线索。在查体时可用这些线索作为指南。

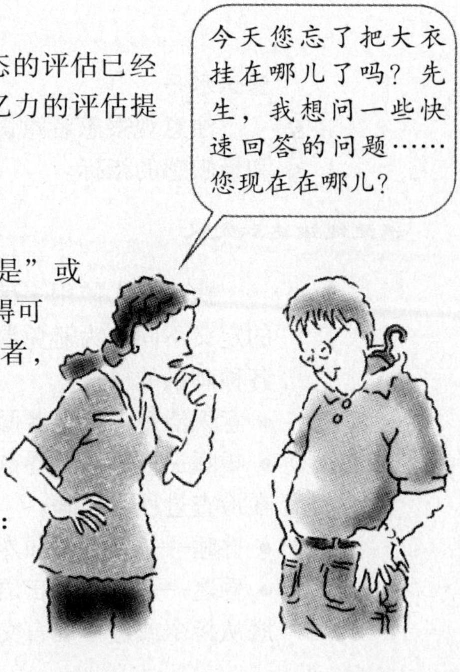
今天您忘了把大衣挂在哪儿了吗？先生，我想问一些快速回答的问题……您现在在哪儿？

要提问简单的问题

询问病史时，不要提问简单的答案为“是”或“不是”的问题。此外，意识模糊或定向力障碍可能不易察觉。对于怀疑精神状态有问题的患者，要做一个筛查。（见：快速精神状态检查）

查包括三个方面

用精神状态检查方法来检查下面三个方面：

- 意识水平；
- 语言；
- 认知功能。

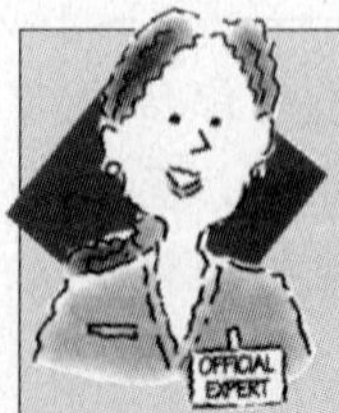

专家建议

快速精神状态检查

通过提问下面的问题对思维紊乱的患者进行筛查。若问题答案不正确，应进行全面的精神状态检查。在提问前你自己应知道问题的答案。

问题	意义
你叫什么名字?	人物定向力（对自己）
你妈妈的名字叫什么?	人物定向力（对他人）
今年是哪一年?	时间定向力
现在你在哪儿?	地点定向力
你多大了?	记忆力
你在哪里出生?	远期记忆力
你早餐吃的什么?	近期记忆力
美国现在的总统是谁?	一般常识
你能从 20 倒数到 1 吗?	注意力和计算力

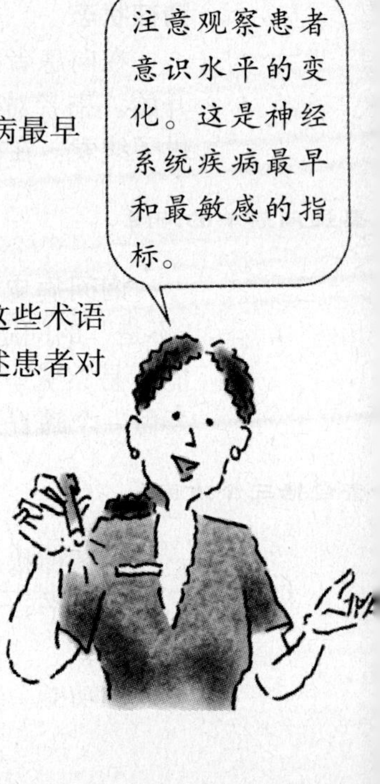

意识水平

注意观察患者意识水平的变化。这是神经系统疾病最早和最敏感的指标。

清楚地描述和定义

执业护士使用多种术语来描述意识水平的变化，这些术语的定义不同。为避免混乱，常用下面的定义清楚地描述患者对各种刺激的反应。

- 意识清楚——患者服从指令并对刺激反应正常。
- 嗜睡——患者昏昏欲睡，对言语刺激反应迟钝，并在检查过程中入睡。
- 昏睡——患者对强烈刺激才有反应。
- 昏迷——患者对言语和疼痛刺激没有反应，且不能服从指令或进行语言交流。

观察意识水平

从安静观察患者的行为开始。如果患者正在睡觉，可通过一种适当的刺激将其唤醒，常选择下面的刺激程序：

- 听觉的
- 触觉的
- 疼痛的

常常从小的刺激开始，并根据需要逐渐增加刺激强度。格拉斯哥昏迷量表（The Glasgow Coma Scale）为患者意识水平的评估提供了一种客观的方法。（见：格拉斯哥昏迷量表）

语言

听听患者如何表达他们的思维。所选择的词语正确、有些不正确还是吐字不清。

构音障碍

评估构音障碍（发音困难）时，让患者重复“No ifs, ands, or buts”。让患者跟随你的指令并与你的检查合作以评估其语言理解力。

语言变化

要知道，随着时间的不同和身体状况的改变，语言的表达方式会出现波动。当疾病或疲劳时，健康人也可出现言语困难。然而，逐渐加重的言语困难可能提示神经系统功能越来越恶化，这就提醒你要进行进一步的评估。

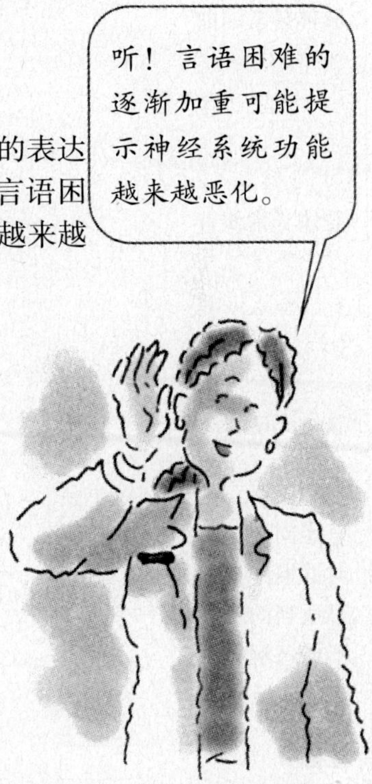

认知功能

通过测试患者的以下内容以评估认知功能：

- 记忆力；
- 定向力；
- 注意力；
- 计算力；
- 思维内容；
- 抽象思维；
- 判断力；
- 自知力；
- 情感状态。

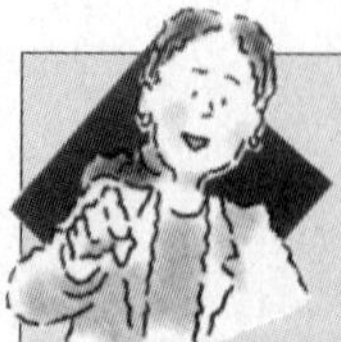

高度注意

格拉斯哥昏迷量表

你可以使用格拉斯哥昏迷量表来描述患者的精神状态并检查和解释意识水平的变化。

用该量表测试患者对语言、运动和感觉刺激的反应能力，并根据测试结果记录得分。一位神志清楚的患者，能服从简单的指令，且时间、人物和地点定向力能得 15 分。如果经一种或多种测试后患者得到较低的分数，这就标志着神经功能受损。分值为 7 分或更低时标志着严重的神经系统损害。

测试	得分	患者的反应
睁眼反应		
自动	4	自动睁眼
言语呼唤	3	呼唤后睁眼
疼痛刺激	2	疼痛刺激后睁眼
无	1	对任何刺激无睁眼反应
运动反应		
服从指令	6	能接受指令伸出两个手指
局部反应	5	向疼痛刺激的部位伸手并尽力去除刺激
躲避反应	4	躲开疼痛刺激
肢体异常屈曲	3	类似去皮层强直的姿势（见下图） 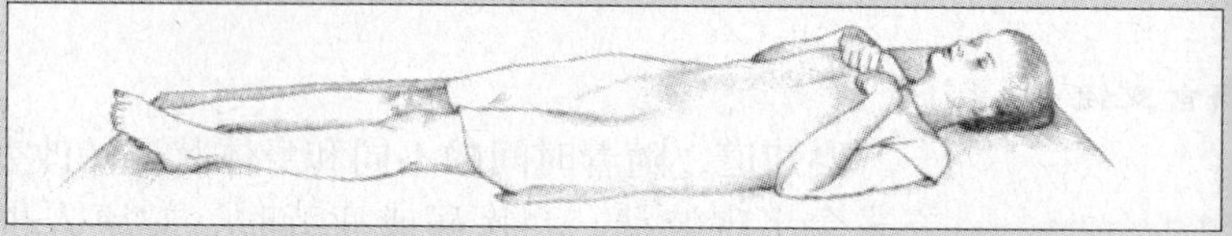
肢体异常伸直	2	类似去脑强直的姿势（见下图） 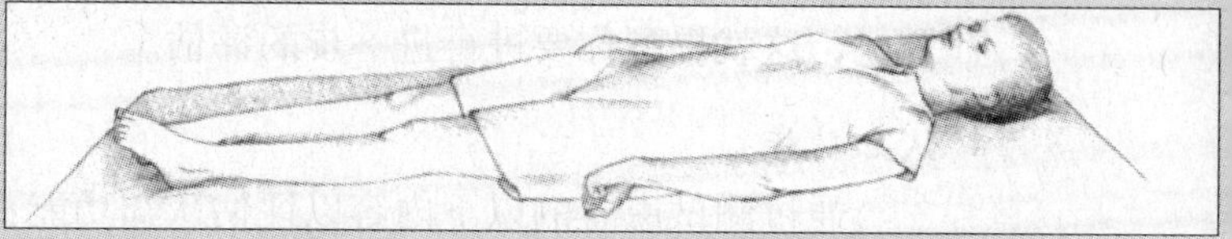
肢体无反应	1	没有反应，且肌肉松弛——一种不祥的征兆
语言反应		
有定向力	5	能告诉当前的日期
对话混乱	4	告诉的年份不正确
不适当的用语	3	随意用不正确的词语回答
不能理解的语言	2	呻吟或放声大笑
无语言反应	1	无反应
总得分		

记忆力

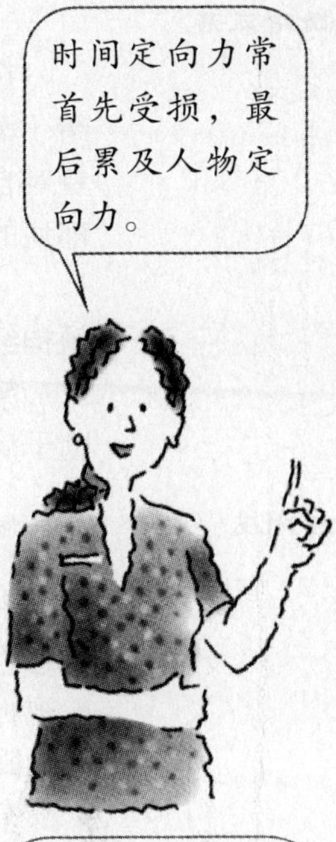
时间定向力常首先受损，最后累及人物定向力。

神经系统疾病患者常常是近记忆最先受损。一位近记忆正常的患者常能立刻记住和重复5～7个非相连的数字并在10min后能重复一遍。

时间定向力和人物定向力

为快速测试患者的定向力、记忆力和注意力，可提问“精神状态检查量表”中的问题。时间定向力通常首先受累，最后是人物定向力。

当评估定向力时常需要考虑患者所处的环境和身体的情况。例如，一位在危重症监护病房住院数天的患者，因为受不停的操作和监护设备的噪音干扰，可能出现时间定向力的丧失。

注意力和计算力

当测试注意力和计算力时，要知道缺乏数学方面的计算技能和焦虑可影响患者的测试结果。如果数学计算有困难，可让其反向拼写单词“world”。在进行这些检查的过程中，要注意他的注意力。

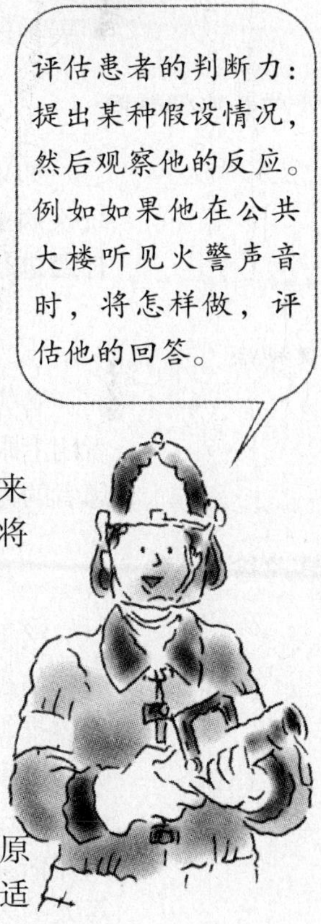
评估患者的判断力：提出某种假设情况，然后观察他的反应。例如如果他在公共大楼听见火警声音时，将怎样做，评估他的回答。

思维内容

思维方式混乱可提示谵妄或精神病。通过评价患者思维的清晰程度和注意力集中程度来评估思维方式。患者的谈话平静吗？符合逻辑吗？有幻觉（没有感觉刺激时却出现这种感觉）或妄想（脱离现实的想象）吗？

判断力

如果遇到某种情况时将如何处理？通过提问这样的问题来评估患者的判断力。例如，如果他在公共场所出现火警，他将怎样做？评估他的回答是否恰当。

自知力

通过测试下面的问题评估患者的自知力：

- 患者对自己的看法是否现实；
- 患者是否知道自己的疾病和身体状况。

通过询问下面的问题评估其自知力，如“你认为胸痛的原因是什么?”，不同的患者自知力不同。患者可能认为胸部不适的原因是消化不良而不是心脏病发作。

情绪低落

在精神检查过程中，要评估患者的情感状态。注意其情绪、情感是否稳定以及情感反应是否恰当。还有，通过询问患者对自己和未来的感觉来评估其情绪状况。切记：老年患者抑郁症的症状和体征可能不典型（见：抑郁症与老年患者）

> **老年病讲座**
>
> **抑郁症与老年患者**
>
> 在老年患者中，抑郁症的症状可能与其他患者不同。例如，与抑郁症患者常见的情感忧伤症状不同，老年患者可表现为不典型的症状，如功能低下和情绪激动。

颅神经功能

颅神经的评估对中枢神经系统疾病很有价值，特别是对于脑干病变。

颅内压（ICP）的影响

由于颅神经的解剖部位不同，一些颅神经对ICP的增高更敏感。因此，中枢神经系统的评估要集中于这些关键的颅神经：

- 视神经（Ⅱ）；
- 动眼神经（Ⅲ）；
- 滑车神经（Ⅳ）；
- 展神经（Ⅵ）。

评估其他颅神经

如果患者的病史或症状提示存在某种潜在的中枢神经系统疾病或需要对神经系统进行全面评估时，也要对其他的颅神经进行评估。（见：脑干功能检查）

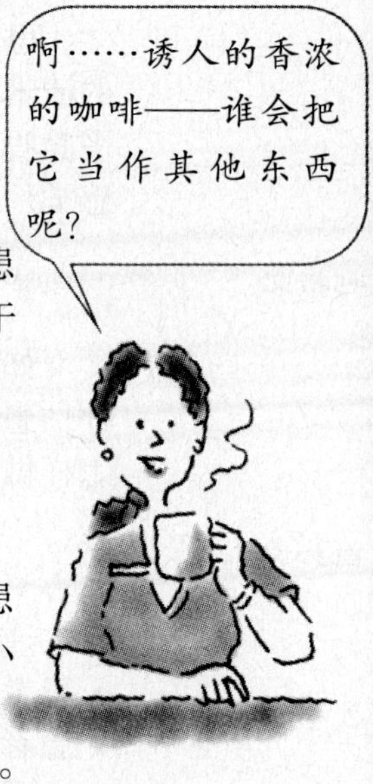
啊……诱人的香浓的咖啡——谁会把它当作其他东西呢？

嗅神经

首先评估嗅神经（CN Ⅰ）。先检查鼻孔是否通畅。然后让患者闭上眼睛。堵塞一侧鼻孔，将一种熟悉的、挥发性的物质置于患者的另一侧鼻孔下面令其辨别。之后交换鼻孔重复这一过程。

视力检查

接下来评估视神经（CN Ⅱ）和动眼神经（CN Ⅲ）：

- 评估视神经时，检查患者的视力、视野和视网膜。通过让患者读报纸来完成这些检查，从读大的标题开始，然后逐渐读小的印刷字体。
- 评估动眼神经时，需要检查瞳孔的大小、形状和对光反射。当评估瞳孔大小时，注意有无单侧瞳孔逐渐增大或双侧瞳孔不等大的表现。（见：瞳孔的变化）

脑干功能检查

对于昏迷患者，可通过检查头眼（玩偶眼）反射和眼前庭反射评估脑干的功能。如果患者存在颈髓损伤，仅进行眼前庭反射试验。眼前庭反射试验也可用于判定位听神经（CN Ⅷ）中前庭神经的功能。

头眼反射

开始前，先检查患者的颈髓。如果怀疑其存在颈髓损伤时不要进行此项检查。没有损伤的情况下按以下过程进行：

- 将双手分别置于患者头的两侧，并用拇指轻轻撑开他的眼睛。
- 观察患者眼睛的同时，轻快地将其头部从一侧转到另一侧，或轻快地屈伸患者颈部。
- 观察头部运动时眼球的运动方向。正常情况下，在脑干功能正常时，眼球的运动方向与头部的运动方向相反，如果颈部弯曲，眼球向上运动；如果颈部后仰，眼球向下凝视。

异常反射

异常头眼反射时，眼球与头部的运动方向相同，这表明头眼反射消失。这种异常反射提示深昏迷或者为脑桥或中脑水平的脑干损伤。

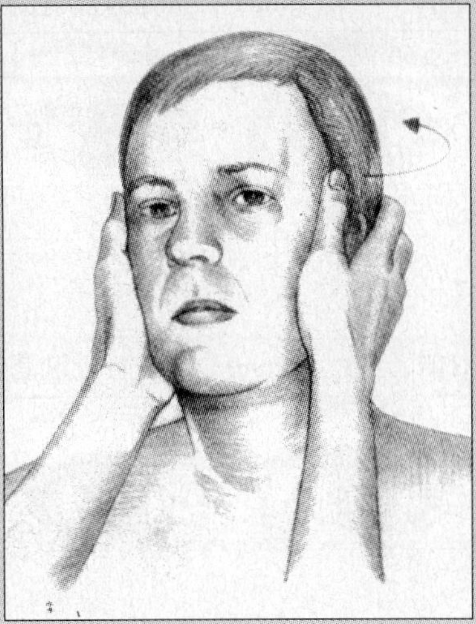

眼前庭反射

在评估眼前庭反射前，医生首先要判定患者的鼓膜是否完整和外耳道是否通畅，然后按以下步骤操作：

- 抬高床头 30°。
- 用一个大注射器，前端接一细管，缓慢向外耳道注入 20～200ml 的冷水或冰水（如右图所示）。
- 注水过程中，观察患者的眼球运动。眼前庭反射正常的患者，眼球向注入冷水的对侧运动。

异常反射

如果患者有一定程度的意识，可能会出现快相向注水对侧的眼震（不自主的、快速的眼球运动）。意识不正常的患者，10ml 冰水也可能产生这种反射并引起恶心。昏迷但脑干功能完好的患者，眼球向注水侧强直同向运动。眼球运动消失提示脑干损伤。

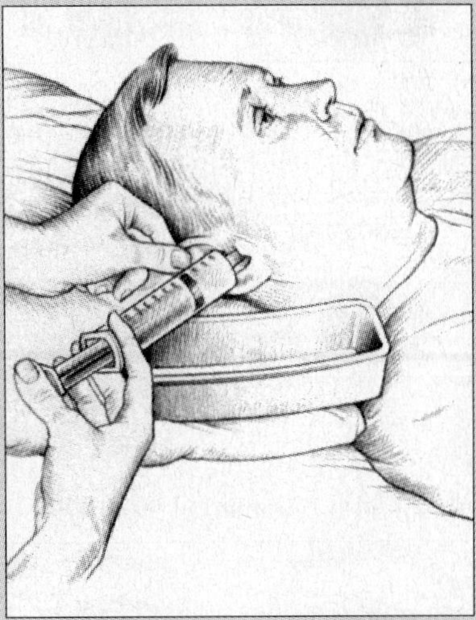

瞳孔的变化

用下表作为指南来辨别瞳孔的变化并判定变化可能的原因。

瞳孔变化	可能的原因
单侧、扩大（4mm）、固定且反射消失 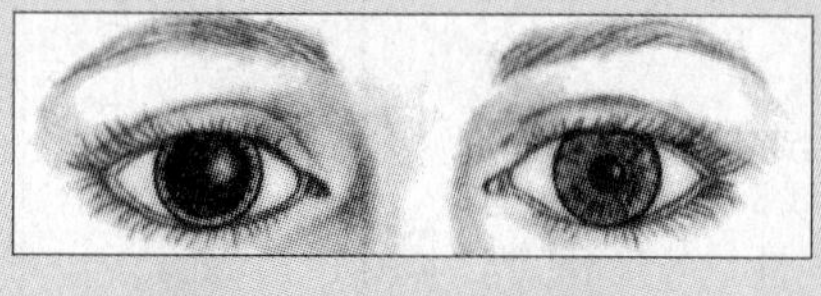	• 颞叶沟回疝和动眼神经受损 • 脑干受压 • ICP 增高 • 小脑幕裂孔疝 • 伴有硬膜下或硬膜外血肿的头部创伤 • 可能为正常情况（部分人）
双侧、扩大（4mm）、固定且反射消失 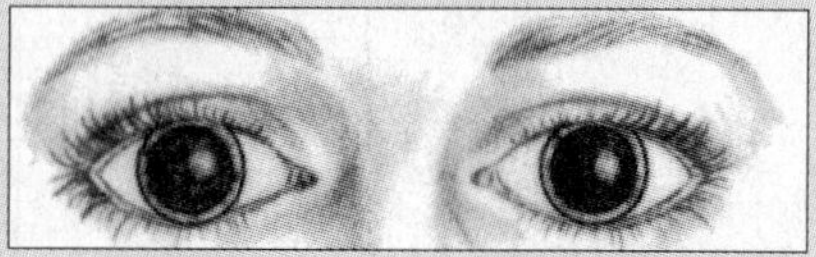	• 重度中脑损伤 • 心肺骤停（缺氧） • 抗胆碱能药物中毒
双侧、中度缩小（2mm）、固定且反射消失 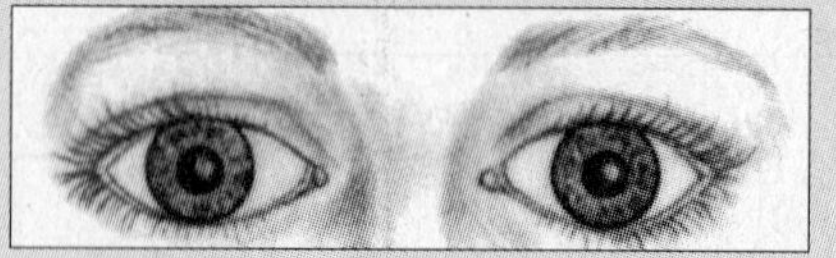	• 由于脑水肿、出血、梗死、裂伤或挫伤累及中脑
双侧、针尖大小（1mm）且反射消失 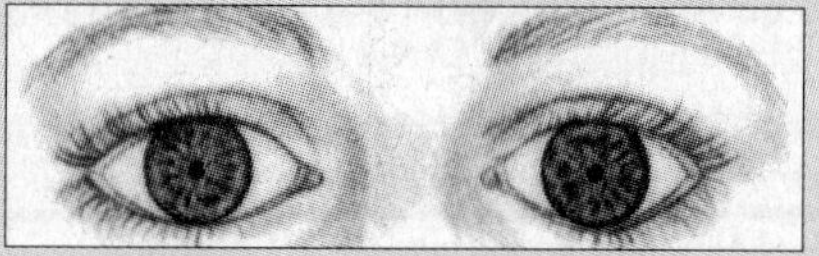	• 脑桥损伤，常见于出血
单侧、缩小（1.5mm）且反射消失 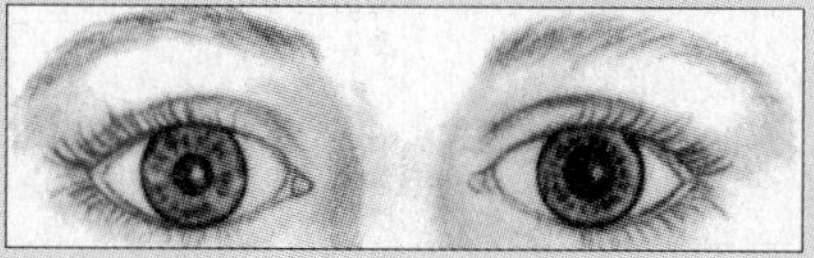	• 第一胸椎以上的脊髓损伤使交感神经中枢受累

立即检查三对颅神经

评估动眼神经（CN Ⅲ）、滑车神经（CN Ⅳ）和展神经（CN Ⅵ）的协同功能。下面是这些神经的功能：

- 动眼神经支配眼外肌的运动、瞳孔的缩小和上睑上提；
- 滑车神经（CN Ⅳ）支配眼球向下和向内侧运动；
- 展神经（CN Ⅵ）支配眼球向外侧运动。

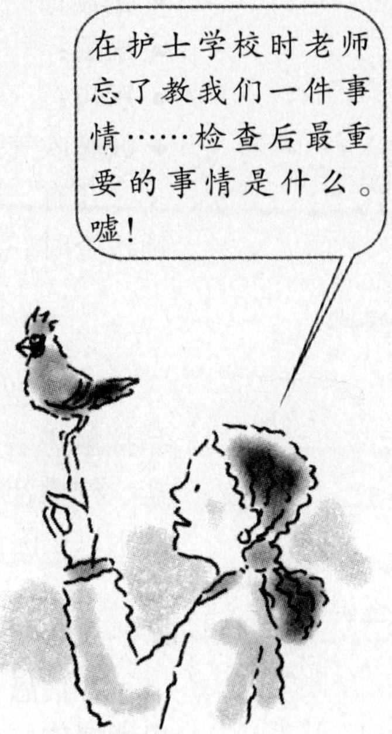
在护士学校时老师忘了教我们一件事情……检查后最重要的事情是什么。嘘！

眼球运动检查

注意光线刺激时患者瞳孔的收缩情况以及注视远近不同的物体时其眼球的变化。让患者跟随你的手指进行6个方位的注视：

左上方；

左侧方；

左下方；

右上方；

右侧方；

右下方。

当手指从一个方位移向另一个方位时要暂停一会儿，以评估患者的眼震或眼球的不自主运动，并评估患者在某特定方位的注视能力。

三叉神经

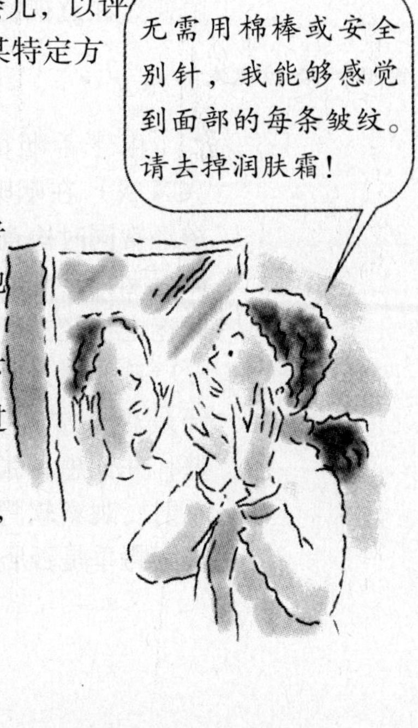
无需用棉棒或安全别针，我能够感觉到面部的每条皱纹。请去掉润肤霜！

评估三叉神经（CN Ⅴ）的感觉功能时，让患者闭眼，用棉棒轻触患者前额部左右两侧的皮肤。让他说出所触及的每一个具体部位，比较两侧的反应。

在患者的脸颊和下颌两侧重复这一过程。接下来，再用带尖的物品，如安全别针的尖端重复整个过程。让患者描述和比较两者的感觉。

评估三叉神经的运动功能时，让患者紧咬牙关，感觉颞肌和咬肌的肌力情况。

面神经

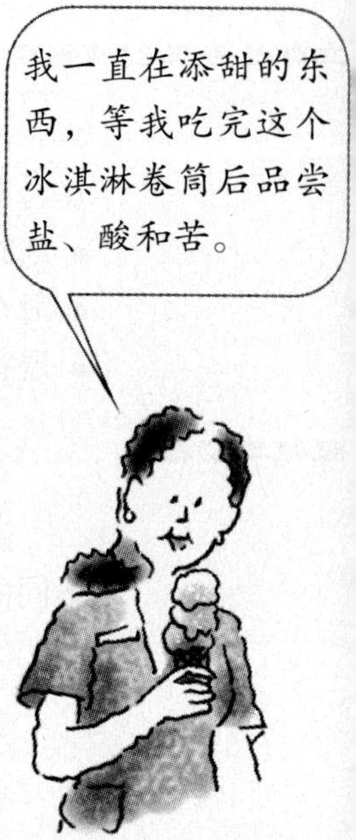
我一直在添甜的东西，等我吃完这个冰淇淋卷筒后品尝盐、酸和苦。

检查面神经（CN Ⅶ）的运动功能时，让患者：

- 蹙额；
- 皱眉；
- 示齿；
- 鼓腮吹气。

还有，让患者用力紧闭双眼，然后尽力拨开其眼睑，做每项检查时，都要注意对称性。

味觉

面神经（CN Ⅶ）与舌前 2/3 味觉有关，用各种味道的物品接触患者的舌部，以检查其味觉。常用物品有：糖（甜）、盐、柠檬汁（酸）和奎宁（苦）。测试每种物品后，让患者喝些水以去除前一种物质的味道。

位听神经

评估患者位听神经（CN Ⅷ）时，首先要检测其听力。让患者堵住一个耳朵，然后检查者站在对侧耳语，观察患者是否能够重复检查者所说的单词。用同样的方法检测对侧的耳朵。

检查位听神经的前庭功能时，观察患者是否有眼震和平衡障碍，注意视物旋转或头晕情况。

舌咽神经和迷走神经

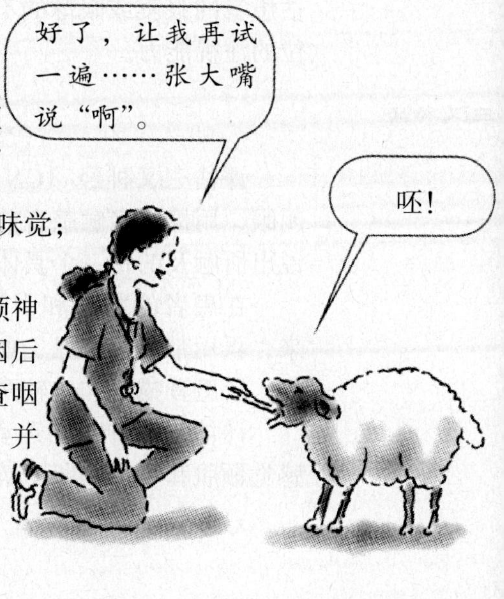
好了，让我再试一遍……张大嘴说“啊”。
呸!

由于舌咽神经（CN Ⅸ）和迷走神经（CN Ⅹ）在咽喉部重叠分布，故这两对颅神经常同时检查：

- 舌咽神经支配吞咽、唾液分泌和舌后 1/3 味觉；
- 迷走神经支配吞咽和发音。

首先通过听患者的声音来判断这两对颅神经是否正常。用压舌板压住舌体后轻触咽后壁，并让患者张口发“啊”的声音，以检查咽反射。观察软腭上抬和腭垂运动的对称性，并观察腭垂是否居中。

副神经

副神经（CN Ⅺ）起源于脊髓，支配胸锁乳突肌和斜方肌的上部。评估该神经时，检查者按压患者的双肩，嘱其耸肩以抵抗该力，观察和触诊斜方肌，并注意肌肉的强度两侧的对称性。

当进一步检查斜方肌时，尽力将头从一侧转至中央位，并对抗检查者的阻力，注意观察颈部肌肉的力量。同样的方法重复另一侧。

舌下神经

按照以下步骤，检查舌下神经（CN Ⅻ）：

1. 让患者伸舌，观察其是否偏斜，有无萎缩和肌肉震颤。
2. 让患者用舌抵住颊部内侧面，并对抗检查者的阻力，以检查舌肌的力量，同时观察其对称性。
3. 让患者重复“Round the rugged rock that ragged rascal ran”句子，以检测其语言。

感觉功能

为评估感觉系统的功能，需要评价：

- 感受器对刺激的反应能力；
- 传入神经将感觉冲动传入脊髓的能力；
- 脊髓中感觉传导束向大脑传递感觉信息的能力。

五种感觉

在评估过程中注意检查五种感觉：痛觉、轻触觉、振动觉、位置觉和辨别觉。

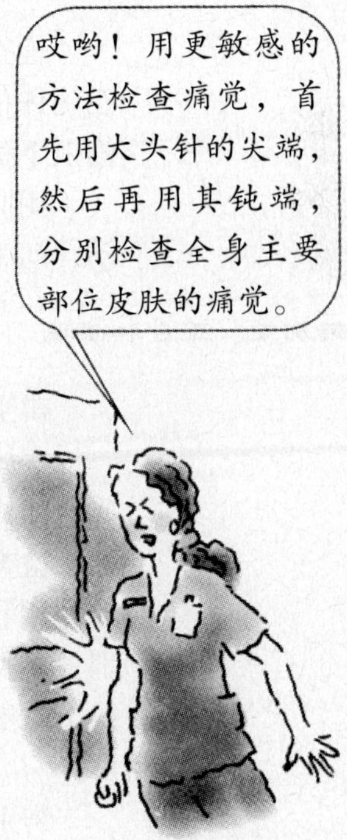

痛觉

检查痛觉时，让患者闭上眼睛，首先用大头针的尖端，然后再用其钝端，分别检查全身主要部位皮肤的痛觉。检查顺序为：

- 手指；
- 双肩；
- 足趾；
- 大腿；
- 躯干。

在检查过程中，可随机变换尖端和钝端。询问患者什么时候有针刺的感觉。如果患者已经主诉某一区域感觉缺失，那么检查时应该先测试感觉减退的区域，然后逐渐移向最敏感的区域。

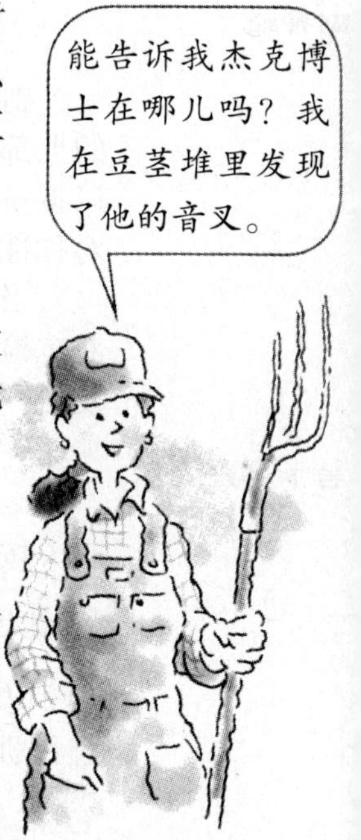
能告诉我杰克博士在哪儿吗？我在豆茎堆里发现了他的音叉。

轻触觉

痛觉检查完毕后用棉棒或棉线检查其轻触觉。轻触患者皮肤，注意不要擦拭。周围神经疾病的患者痛觉丧失，但轻触觉可能保留。

振动觉

检查患者的振动觉时，将低频音叉置于手掌跟处，然后再将音叉柄紧紧置于食指指间关节，并逐渐向近端移动，直到患者感觉到振动为止。上述每个部位的音叉振动觉都应是完好的。

如果患者振动觉正常，就没有必要再进一步检查位置觉了，因为二者的传导路径相同。

位置觉

检查位置觉时，必须保证患者的前庭和小脑功能正常。为正确评估位置觉，必须让患者闭上眼睛，然后捏着大脚趾的两侧上下移动，在检查过程中询问其脚趾的位置。

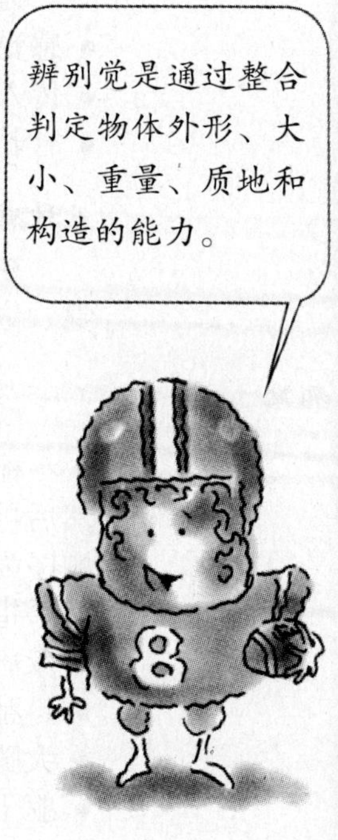
辨别觉是通过整合判定物体外形、大小、重量、质地和构造的能力。

用同样的方法检查上肢的位置觉，捏着食指的两侧前后运动，问患者食指的位置。

辨别觉、整合和减退

辨别觉是对传入信息整合后的皮层感觉。

实体觉是通过触摸某一物体，辨别其外形、大小、重量、质地和构造的能力。

检查实体觉时，让患者闭上双眼并伸出一只手，然后将一件常用物品如钥匙放在他的手上，让其辨别。若患者不能辨别，则检查其皮肤书写觉（通过触觉辨别物体的能力）。方法如下：嘱患者闭上双眼，在其手掌中写一大的数字，让其分辨。

辨别觉减退是指某一部位触觉消失。检查某一点的感觉时，让患者闭眼，触及肢体的某一点，然后询问所触的部位。检查两点辨别觉时，同时触及两点相应区域的皮肤，并注意其能否辨别这两个部位。

运动功能

为了评估运动功能，需要评价下面的结构和功能：

- 大脑皮质和锥体束（皮质脊髓束）的起始部位；
- 皮质脊髓束和其将运动信息传至脊髓的能力；
- 下运动神经元和其将神经冲动传至肌肉的能力；
- 肌肉和其执行运动指令的能力；
- 小脑、基底节以及其协调运动的能力。

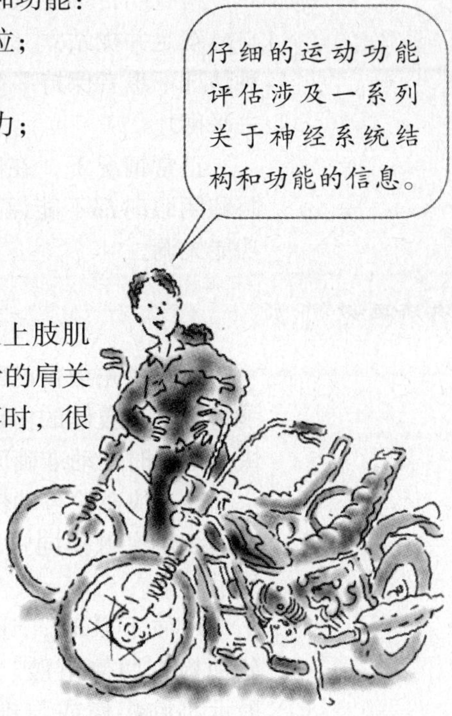
仔细的运动功能评估涉及一系列关于神经系统结构和功能的信息。

肌张力

肌张力是指肌肉被动伸展时的阻力，测定上肢肌张力时，在被动运动范围（ROM）内移动患者的肩关节，这时应感觉到轻微阻力，当让一上肢回落时，很容易降落。

检查下肢肌张力时，引导患者在髋关节被动运动范围内活动，并让抬高的下肢自动落在床上，如果回落时姿势不正常，则为异常结果。

上肢肌力

评估上肢肌力时，让患者用力推你以拮抗你的力量。然后让患者双上肢平伸，掌心向上，嘱其闭眼保持这种姿势20～30s，观察有无上肢的下垂和旋前。

下肢肌力

评估下肢肌力时，首先让患者移动一侧下肢，若不能按要求移动，注意观察有无不自主运动。

步态

通过小脑试验评估患者的协调和平衡功能，注意其是否能自行坐站。如果病情允许，可观察患者在室内行走、转弯和后退的情况。

在观察患者的过程中，注意平衡障碍和异常情况。当小脑功能异常时，患者出现蹒跚的步态，偏向一侧提示同侧小脑半球损伤。

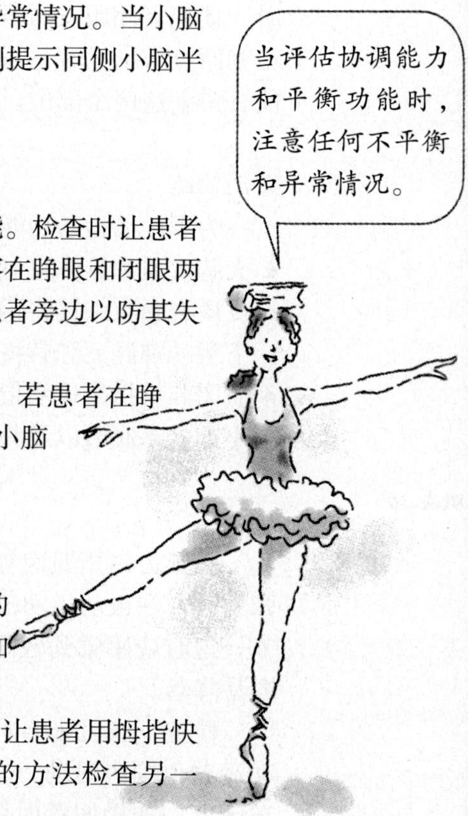
当评估协调能力和平衡功能时，注意任何不平衡和异常情况。

闭目难立试验

检查闭目难立试验以评估小脑的平衡功能。检查时让患者自己双足并拢站立，两侧手臂平伸。注意观察在睁眼和闭眼两种情况下患者保持平衡的能力（检查时站在患者旁边以防其失去平衡）。

正常情况下，在闭眼时可有轻微的晃动，若患者在睁眼和闭眼时都不能保持平衡位置，可能存在小脑功能失调。

共济运动

嘱患者先指自己的鼻子然后再指你伸出的手指以检查肢体的协调能力，让其速度逐渐加快。正常时运动准确而流畅。

通过快速轮替动作进一步检查小脑功能，让患者用拇指快速连续依次触摸同一手其他各手指。用同样的方法检查另一只手。

评估下肢时，让患者用一只脚的足趾快速叩击地板。分别检查两侧下肢。注意动作的迟缓和笨拙。异常情况常提示小脑疾病或与锥体外系和锥体系统疾病相关的运动障碍。

出现的或缺失的运动反应

意识丧失患者的运动反应可能正常、不正常或缺失。正常的反应如局部反应或躲避反应，这意味着感觉和皮质脊髓束传导功能的正常。不正常的反应，如去皮质状态和去大脑强直，则提示功能异常。

当患者不能服从指令或没有反应时，运动反应的评估是一种挑战，一定要注意刺激是否诱发了反应而且是什么反应。

反射

评估深反射和浅反射以了解反射弧的完整性，也可以评估传入神经将感觉冲动传入脊髓或脑干这种功能的完好程度。

深反射

深反射通过检查肱二头肌腱、肱三头肌腱、肱桡肌腱、膝腱和跟腱的反射来完成：

- 肱二头肌反射表现为肱二头肌收缩和前臂屈曲。
- 肱三头肌反射表现为肱三头肌收缩和前臂伸展。
- 肱桡反射表现为肱桡肌收缩和肘部屈曲。
- 膝反射表现为股四头肌收缩和小腿伸展。
- 跟腱反射表现为足跖屈。

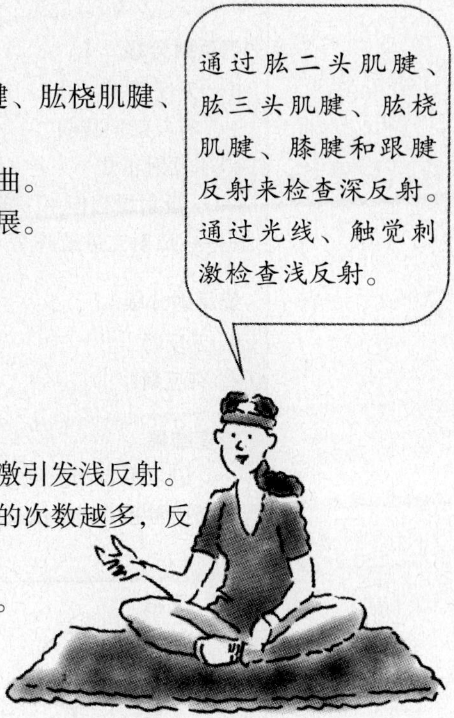
通过肱二头肌腱、肱三头肌腱、肱桡肌腱、膝腱和跟腱反射来检查深反射。通过光线、触觉刺激检查浅反射。

浅反射

可以使用光线刺激和轻触或轻划等触觉刺激引发浅反射。

这些浅反射为皮肤的反射，所以连续刺激的次数越多，反应越弱。因此在初次刺激时应认真观察。

浅反射包括咽反射、腹壁反射和提睾反射。

- 咽反射：用以检查第Ⅸ和Ⅹ对颅神经，检查时让患者张口，用压舌板轻触咽后壁，正常情况下引起作呕反应。
- 腹壁反射：用以检查第 8、9 和 10 节段胸髓的功能，检查时用叩诊锤柄的尖端轻划一侧腹壁的皮肤，然后划另一侧。首先在脐上方划，再在脐的下方重复操作，正常情况时腹壁肌肉收缩，脐孔向刺激部位偏移。
- 提睾反射：用以检查第 1、2 腰髓的功能。在男性患者中，用压舌板轻划大腿根部内侧面皮肤，正常反应为睾丸上提。

记录

检查完毕后，采用分级标准记录结果以评估每种反射。在简笔画的合适位置标注每种反射的等级。（见：反射结果记录）

反射结果记录

用下面的分级标准来评估每种深反射和浅反射。

深反射分级

0 无反射
+ 有反射但减弱
++ 反射正常
+++ 反射增强但不一定不正常
++++ 反射亢进或阵挛（不随意的骨骼肌收缩和松弛）

浅反射分级

0 无反射
+ 有反射

检查结果

记录患者的反射，在简笔画上记录分级。下面的简笔画分别记录了正常和不正常的反射。

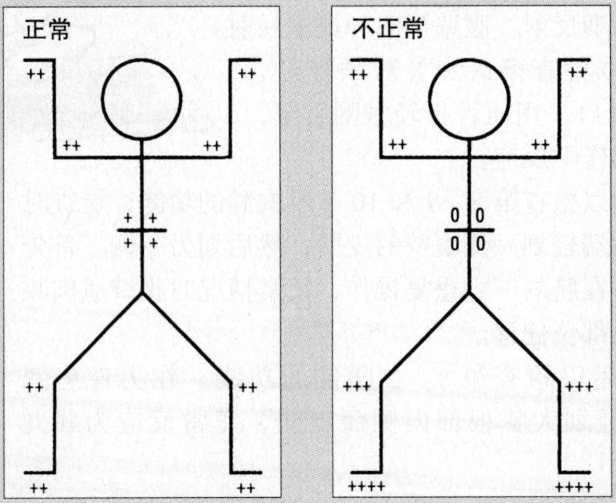

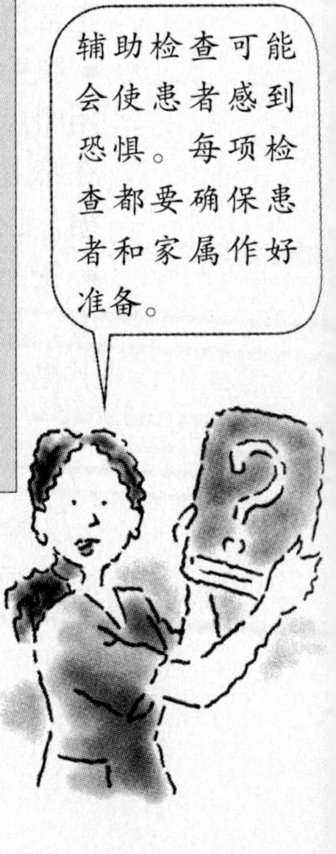

辅助检查

评估神经系统功能的辅助检查方法常常包括影像学检查、血管造影检查和电生理学检查。其他的检查如腰穿、经颅多普勒也被应用。

告诉患者相关检查的内容

辅助检查对你来说可能是常规，但对患者来说可能是一件恐惧的事情。对每项检查和检查后的监测工作都要确保患者及家属作好准备。有些检查要在病床边操作，有些则需要到影像科室去检查。

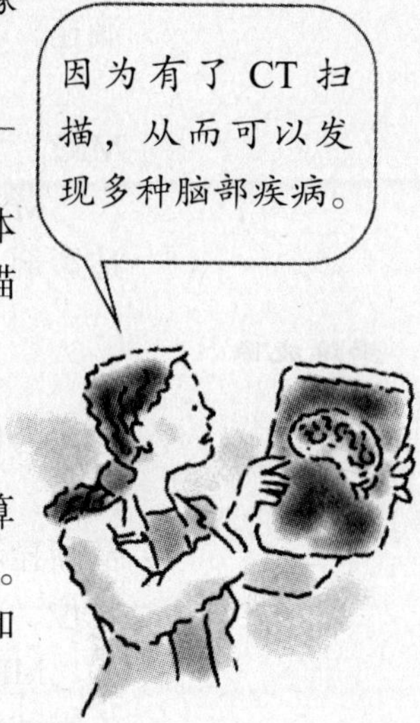
因为有了CT扫描，从而可以发现多种脑部疾病。

影像学检查

诊断神经系统疾病最常用的影像学检查包括电子计算机体层（CT）扫描、磁共振成像（MRI）、正电子发射断层扫描（PET）及头颅和脊椎X线检查。

CT扫描

脑CT扫描是把放射学与计算机技术结合起来，利用计算机技术对组织密度（通过比较吸收系数而判定）进行分析。CT扫描不能像血管造影那样显示血管，然而，它的并发症和创伤性比脑血管造影小。

脊椎CT扫描

脊椎CT扫描可用于评估椎间盘突出、脊髓肿瘤和椎管狭窄等疾病。

脑CT扫描

脑CT扫描用于诊断脑挫伤、脑钙化、脑萎缩、脑积水、脑炎、占位病变（肿瘤、血肿、水肿和脓肿）和血管病变（动静脉畸形[AVM]、梗死、血肿和出血）。

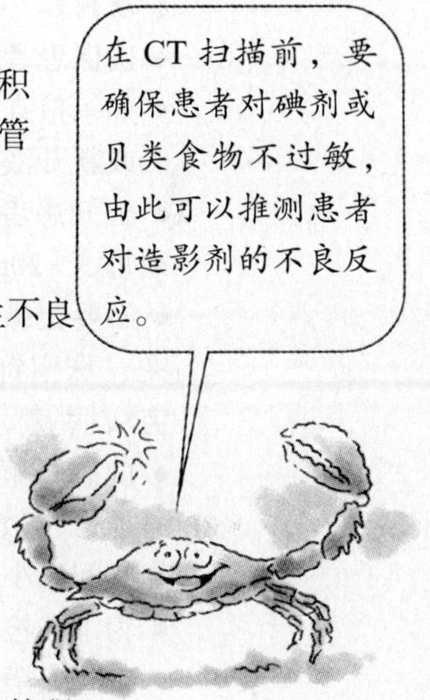
在CT扫描前，要确保患者对碘剂或贝类食物不过敏，由此可以推测患者对造影剂的不良反应。

护理内容

- 确定患者对碘剂或贝类食物不过敏，以免对造影剂产生不良反应。
- 如需要使用造影剂，要告诉患者造影剂需要从现有液路注入或新开液路注入。
- 检查前要评估肾功能（血肌酐和尿素氮水平），因为造影剂可能引起急性肾衰竭。
- 告知患者当注射造影剂时，可能会出现面色潮红或口腔内金属味。
- 告知患者CT扫描大约需要10～30min，这取决于操作的程序和仪器型号。

● 告诉患者在检查过程中必须平卧并保持不动。

● 告诉患者在24h内造影剂可能会使尿液的颜色发生改变。如果患者没有禁忌或没有经口摄入的限制，应建议他多饮流体以促进造影剂排出体外。否则，医生应写医嘱，提高静点液体的滴速。

MRI

MRI能够得出机体组织结构的清晰图像，此项检查可使用造影剂，如钆。

多维成像

与传统的X线和CT扫描相比，MRI可提供软组织的清晰图像，可以帮助辨别正常组织、良性肿瘤和恶性肿瘤，也可以清晰显示血管影像。此外，MRI为多维成像，包括矢状位和冠状位，从而防止了颅骨伪影的影响。

MRI专门用于中枢神经系统的检查，因为它能显示与某些疾病相关的组织结构和生物化学方面的异常，这些异常包括：短暂性脑缺血发作（TIA）、肿瘤、多发性硬化、脑水肿和脑积水。

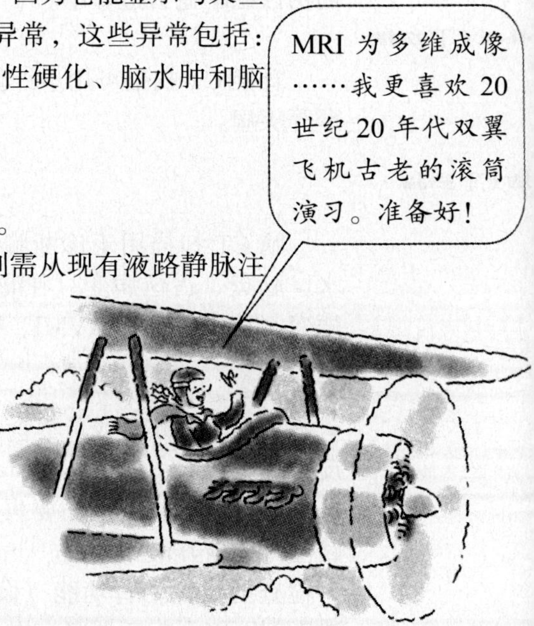
MRI为多维成像……我更喜欢20世纪20年代双翼飞机古老的滚筒演习。准备好！

护理内容

● 确保患者对造影剂不过敏（通常用钆）。

● 如果检查需要造影剂，告知患者造影剂需从现有液路静脉注入或新开液路注入。

● 告知患者检查需要一个半小时，他必须每5～20min保持不动。

● 不要让患者携带金属物品如发卡、发夹、珠宝饰物（包括刺嵌入身体的珠宝）、手表、眼镜、助听器和假牙。

● 向患者解释该检查是无痛的，但仪器可能产生较大噪音，令人恐惧，而且检查空间狭小。为了减少噪音，可用耳塞堵住耳朵。

● 为了在检查过程中让患者完全放松，可遵医嘱给予镇静剂。

● 检查完毕后，遵医嘱提高输液速度，或告诉患者增加液体摄入以促进造影剂的排出。

正电子发射断层扫描

正电子发射断层扫描（PET）提供了有关大脑生化活动的比色信息，它通过探测组织对放射性同位素代谢的快慢而成像。

PET 扫描常用于显示与肿瘤、癫痫、TIA、脑外伤、Alzhermer 病、帕金森病、多发性硬化和一些精神疾病相关的脑功能障碍。此外，PET 扫描也用于药物和神经外科治疗效果的评价。

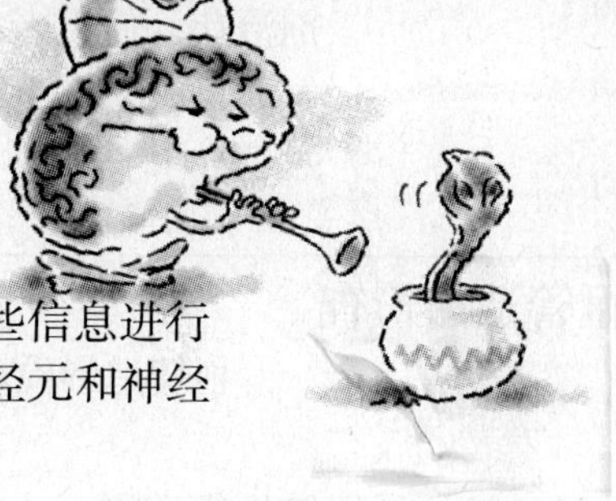
PET 扫描常用于获取有关脑血流、血容量、神经元和神经递质代谢的信息。不用担心，小家伙，它对你机体无害！

PET 技术

下面是 PET 扫描的工作原理：

- 让患者吸入放射性气体，也可通过静脉注射同位素标记的葡萄糖或其他生化物质，使其成为示踪剂。
- 这种同位素产生的正电子与组织细胞产生的负电子相结合并发出 γ 射线。
- PET 扫描仪记录所产生的 γ 射线，由计算机将这些信息进行处理并转化成图像，从而反应脑血流、血流量、神经元和神经递质的代谢。

护理内容

- 保证患者在 PET 扫描时暴露于放射线危险水平以下。
- 向患者解释在检查时需置入静脉导管。
- 指导患者在整个检查过程中保持静卧。

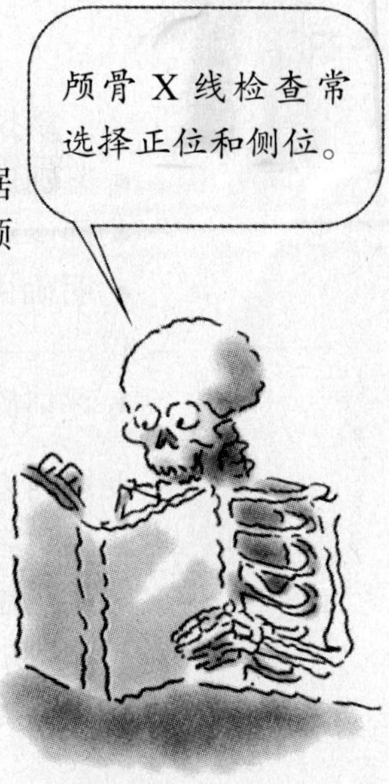
颅骨 X 线检查常选择正位和侧位。

颅骨和脊椎 X 线

颅骨 X 线常常采用两种角度：正位和侧位，也可以根据医生要求拍摄其他的角度，包括水平位和枕额位，以检查额窦、上颌窦、面部骨骼和眼眶。

颅骨 X 线检查

颅骨 X 线常用于检查骨折、骨肿瘤或少见的钙化、松果体移位（提示占位性损伤）、颅骨或蝶鞍破坏（提示占位性损伤）和血管畸形。

脊椎 X 线检查

当出现下述情况时，可进行正位和侧位 X 线检查：

- 怀疑脊髓疾病；

● 颈椎、胸椎、腰椎和骶椎的部分损伤。

根据患者的病情，可拍摄其他特殊角度的 X 线片，如开口位（确定齿状突骨折）。

脊椎 X 线常用于检查脊椎骨折、由于部分脱臼引起的移位和半脱位、破坏性损伤如原发和转移性骨肿瘤、关节病变或脊椎关节滑脱、结构异常如脊柱后凸症、脊柱侧凸、前弯和先天性畸形。

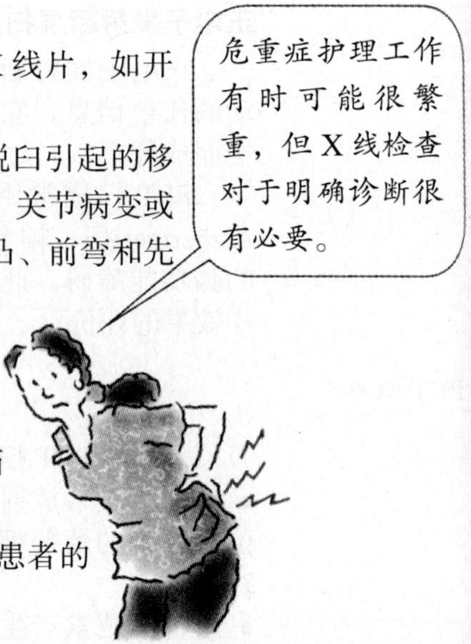
危重症护理工作有时可能很繁重，但X线检查对于明确诊断很有必要。

护理内容

● 让患者放心 X 线检查是无痛的。

● 如果患者存在疼痛，在检查前遵医嘱给予止痛剂治疗，使患者检查时更舒适。

● 如果 X 线显示颈部无骨折且医生允许，可去除患者的衣领。

血管造影检查

血管造影检查包括脑血管造影和数字减影血管造影（DSA）。

脑血管造影

当脑血管造影时，常常经肱动脉（通过肱动脉逆向注射）或股动脉（通过导管）注入造影剂。

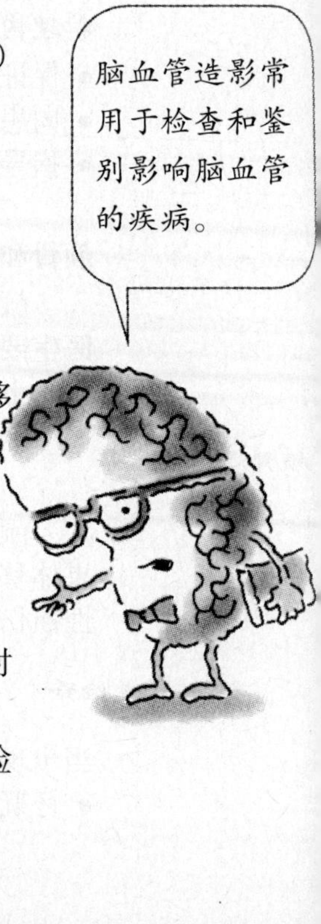
脑血管造影常用于检查和鉴别影响脑血管的疾病。

意义

该技术能清晰地显示脑血管，可诊断以下疾病：

● 鉴别血栓或痉挛引起的狭窄或闭塞。

● 确诊动脉瘤和动静脉畸形。

● 明确由于肿瘤、脓肿、脑水肿、血肿或疝气引起的血管移位。

● 评估侧支循环。

护理内容

● 向患者解释操作过程，如实解答所有问题。

● 确定患者对碘剂和贝类食物不过敏，因为这种过敏会引起对造影剂的过敏反应。

● 造影前应查肾功能（血清肌酐和 BUN 水平）和出血危险

(凝血时间、凝血酶原时间、部分促凝血酶原激酶时间和血小板计数)，将异常结果报告医生。

- 告知患者在检查过程中保持静卧。
- 向患者解释注入造影剂后可能出现面色潮红。
- 遵医嘱卧床休息，常规监测患者的生命体征。
- 监测导管穿刺部位的出血情况。
- 遵医嘱在穿刺部位放置沙袋。
- 监测患者上肢或下肢置管部位的脉率，并加盖敷料。
- 若无禁忌，鼓励患者多饮水，以促进造影剂的排泄，或遵医嘱提高液体滴速。
- 监测患者神经系统的变化和下肢的并发症，如偏瘫、麻痹、失语和意识水平的改变。
- 监测造影剂的不良反应如烦躁不安、呼吸急促、呼吸窘迫、心动过速、面色潮红、荨麻疹和恶心呕吐。

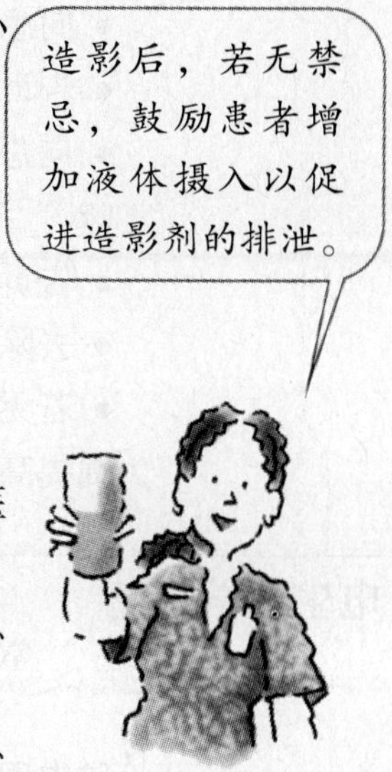
造影后，若无禁忌，鼓励患者增加液体摄入以促进造影剂的排泄。

数字减影血管造影（DSA）

像脑血管造影一样，DSA 能清晰地显示脑血管，操作方法如下：

- 利用计算机荧光检测技术，拍摄所选部位的图像并存入计算机。
- 注入造影剂后，拍摄更多的图像。
- 通过对两组图像进行处理，计算机生成更清晰的图像。

不增加卒中的风险

动脉 DSA 比脑血管造影需要更多的造影剂，但因为是通过静脉注入，所以 DSA 不会增加患者卒中的风险，故本检查适用于门诊患者。

护理内容

- 确定患者对碘剂和贝类食物不过敏，因为这种过敏会引起对造影剂的过敏反应。
- 检查前应该评估肾功能（血清肌酐和尿素氮水平）和出血危险（凝血酶原时间、部分促凝血酶原激酶时间和血小板计数），将异常结果报告医生。
- 检查前 4h 禁食非流体食物。

- 向患者解释该检查需要置入静脉导管。
- 告诉患者检查过程中要保持安静。
- 向患者解释当注入造影剂后可能出现面色潮红或口腔金属味。
- 告诉患者当出现不适感觉或呼吸困难时要立即报告医生。
- 去除导管后，鼓励患者正常活动。
- 若无禁忌，鼓励患者多饮水，以促进造影剂的排泄，或遵医嘱提高液体滴速。

电生理学检查

常用的电生理学检查包括脑电图（EEG）和诱发电位。

脑电图

脑电图检查记录的是脑的连续电活动，EEG 常用于诊断癫痫、脑损伤和颅内病变如脓肿、肿瘤、TIA、卒中和脑死亡。

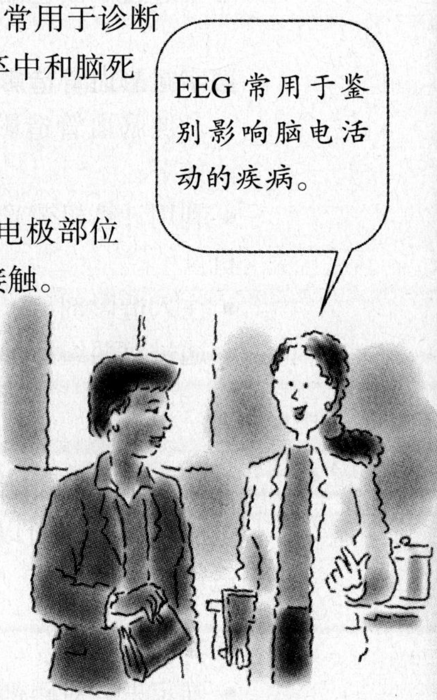

护理内容

- 向患者解释：技术人员需轻轻按摩头颈部粘贴电极部位的皮肤并涂抹导电膏，以促进电极和皮肤更好地接触。
- 告知患者在检查时保持安静。
- 根据 EEG 的需要，患者在检查过程中可能需要系列动作，如过度换气 3min 或睡觉。
- 检查完毕后，用丙酮去除遗留在患者皮肤上的导电膏。

诱发电位

诱发电位常用于检查患者神经系统对视、听和感觉刺激的电反应。检查结果可用于诊断听神经瘤和多发性硬化的亚临床损害。

其他用途

诱发电位也可用于诊断婴儿的失明和耳聋。

护理内容

- 告知患者整个检查过程必须保持安静。
- 向患者描述检查前检查人员如何在头和颈部涂导电膏和粘贴电极。
- 向患者描述检查时要做的动作——如盯着棋盘格图案或电子闪光灯；用耳机听一系列的咔嗒声。也可以把电极置于上肢或下肢并询问其对刺激的反应。
- 告知患者，检查时仪器会发出噪音。

其他检查方法

其他神经系统检查方法包括腰椎穿刺和经颅多普勒检查。

腰椎穿刺

腰穿时，将一根消毒的穿刺针插入脊髓蛛网膜下腔，穿刺点选择在第 3、4 腰椎间隙。一名医生操作，一名护士做助手。要求严格执行无菌操作技术和认真摆放患者体位。

腰椎穿刺的意义

腰椎穿刺用于：

- 检测脑脊液（CSF）中有无出血。
- 留取 CSF 标本进行检测分析。
- 在进行放射学检查时注入造影剂或气体。

也用于给药或麻醉，同时可以放脑脊液以降低 ICP。

注意！如果患者颅内压增高，放脑脊液后颅内压迅速降低可导致严重并发症。

禁忌证和操作的注意事项

腰椎穿刺的禁忌证包括：穿刺部位腰椎畸形或感染。对于 ICP 增高的患者，操作必须谨慎，因为随着 CSF 的流出可使脑压快速降低并易导致小脑扁桃体疝，使延髓受压。

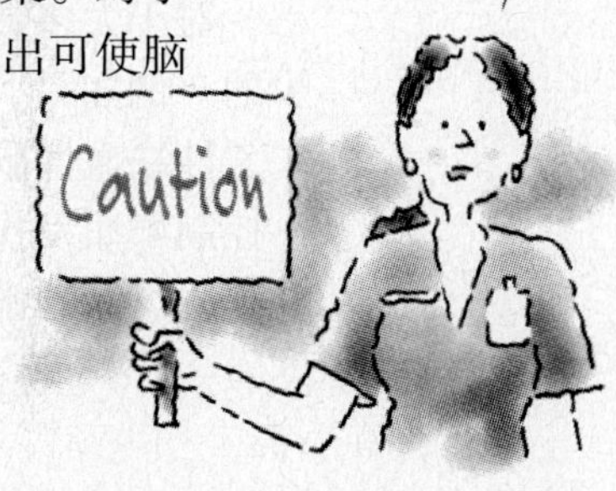

护理内容

- 细心向患者描述腰椎穿刺过程，解释操作时可能出现的一些不适症状。

● 安慰患者腰椎穿刺前会给予局部麻醉，在注射麻药时可以诉说感觉到的疼痛或刺痛。

● 为防止腰穿后出现头痛，要求患者术后平卧 8～10 小时。

● 监测患者的神经功能缺失和并发症，如头痛、发热、背部痉挛或癫痫，并给予对症处理。

经颅多普勒检查

经颅多普勒检查的是脑动脉的血流速度，检测结果提供了有关脑组织血流的现状、性质和血流变化情况。

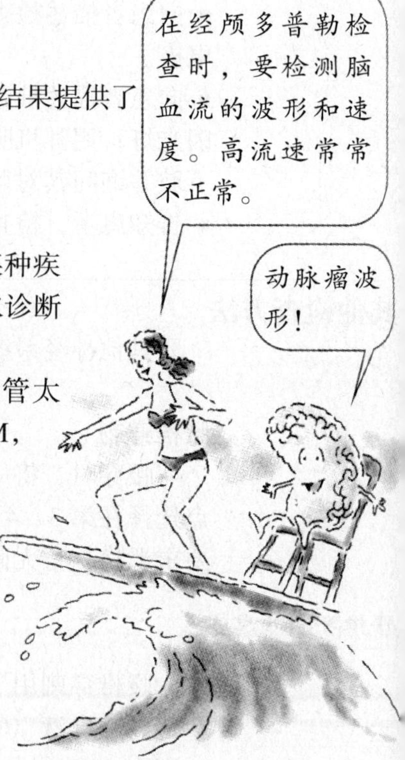
在经颅多普勒检查时，要检测脑血流的波形和速度。高流速常常不正常。
动脉瘤波形！

告诉你血流情况

在检测结果中，波形和速度可提示是否存在某种疾病。这个结果通常不是决定性的，但这是一种获取诊断信息的无创检查方法。

高流速常常是不正常的，提示血流过快或血管太窄，也提示狭窄或血管痉挛。高流速还提示 AVM，此时表现为与狭窄或血管痉挛相关的过高血流。

护理内容

● 告知患者该项检查时间不超过 1h，这取决于所检查的血管数量和干扰因素。

● 向患者解释其皮肤上要涂少量凝胶，用于向所探测的动脉传递信号。

治疗

神经系统疾病的治疗包括药物治疗、手术治疗和其他方式的治疗。

药物治疗

对于大多数神经系统疾病的患者来讲，药物治疗是必不可少的。例如：

● 急性缺血性脑卒中患者需要溶栓治疗。

● 控制癫痫发作需要抗惊厥药物。

● 皮质类固醇常用于减轻炎症。

常用药物

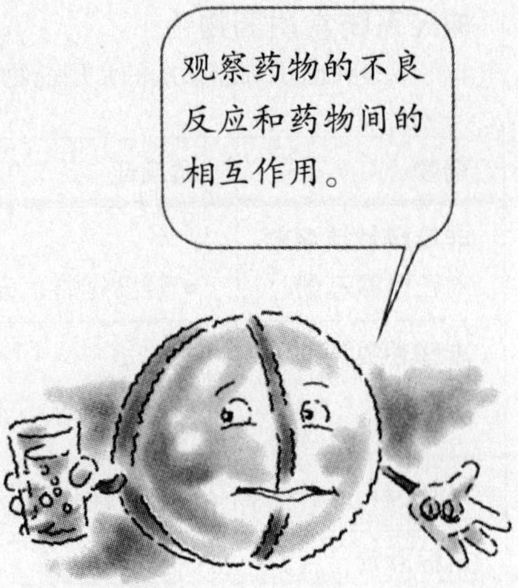
观察药物的不良反应和药物间的相互作用。

用于治疗神经系统疾病的常用药物有：

- 镇痛剂；
- 抗惊厥药；
- 抗凝剂和抗血小板药；
- 巴比妥酸盐；
- 苯二氮䓬类；
- 钙拮抗剂；
- 皮质类固醇；
- 利尿剂；
- 溶栓剂。

注意！

当护理药物治疗的患者时，要警惕其严重的不良反应和药物间相互作用。一些药物具有较高的毒性，如巴比妥酸盐。

遵从治疗计划

有效的治疗取决于对治疗计划的严格遵从。这种遵从对维持药物有效治疗的血药浓度非常关键，如抗惊厥药。（见：神经系统常用药物）

手术治疗

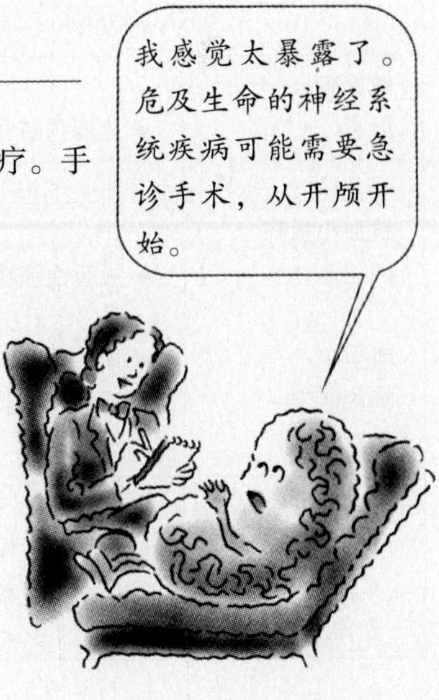
我感觉太暴露了。危及生命的神经系统疾病可能需要急诊手术，从开颅开始。

危及生命的神经系统疾病常常需要急诊手术治疗。手术时常常需要开颅，即打开颅骨暴露脑组织。

术前和术后准备

应该对患者的术前术后护理负责，下面是有关术前和术后准备工作的几点忠告：

- 手术的预期效果常会引起恐惧和焦虑，所以要给患者和家属持续的情感支持。准备好回答他们提出的所有问题。

神经系统常用药物

下表列出了神经系统的常用药物、适应证、不良反应和相关注意事项。

药物	适应证	不良反应
非麻醉性镇痛剂		
对乙酰氨基酚	• 轻度疼痛、头痛	• 严重肝损害、中性粒细胞和血小板减少
麻醉性镇痛剂		
吗啡	• 重度疼痛	• 呼吸抑制、呼吸暂停、心动过缓、癫痫发作和镇静
可待因	• 轻中度疼痛	• 呼吸抑制、心动过缓、镇静和便秘
抗惊厥剂		
卡马西平	• 癫痫的全面性强直–阵挛发作、复杂部分性发作和混合性发作	• 心衰、肝炎、Stevens-Johnson 综合征和再生障碍性贫血
磷苯妥英	• 癫痫持续状态和神经外科手术期间的癫痫发作	• 颅内压升高、脑水肿、嗜睡、心室颤动和肝脏毒性
苯妥英	• 癫痫的全面性强直–阵挛发作、癫痫持续状态和外伤后预防发作	• 粒细胞缺乏症、血小板减少、中毒性肝炎、言语不清、Stevens-Johnson 综合征和共济失调
扑痫酮	• 癫痫的全面性强直–阵挛发作、局灶性发作和复杂部分性发作	• 血小板减少、嗜睡和共济失调
丙戊酸、丙戊酸钠	• 癫痫的复杂部分性发作、简单和复杂的失神发作	• 血小板减少、胰腺炎、中毒性肝炎、镇静和 Stevens-Johnson 综合征
抗凝剂		
肝素	• 栓塞预防和脑栓塞	• 出血、血小板减少和凝血时间延长
抗血小板药		
阿司匹林	• 短暂性脑缺血发作和血栓形成性疾病	• 消化道出血、急性肾衰竭、血小板减少、肝功能不全和血管神经性水肿
潘生丁	• 预防血栓形成	• 凝血功能异常、血小板减少和支气管痉挛
噻氯匹定	• 预防血栓形成	• 血小板减少症、粒细胞缺乏症、颅内出血和肝炎
巴比妥酸盐		
苯巴比妥	• 除失神发作和小儿热惊厥之外的所有癫痫发作类型、癫痫持续状态、镇静和药物戒断治疗	• 呼吸抑制、呼吸暂停、心动过缓、血管神经性水肿和 Stevens-Johnson 综合征

注意事项

- 因为有肝毒性故应监测每日总药量，老年人和肝病患者慎用。

- 注意呼吸抑制情况，老年人、头外伤、癫痫和颅内高压者慎用。急性支气管哮喘者禁用。

- 注意呼吸抑制情况，老年人、头外伤、癫痫或颅内高压者慎用。

- 因为有加重癫痫发作的危险，混合性癫痫的患者应慎用。肝功能不全者慎用。监测肝功能、全血细胞计数和血尿素氮水平。监测血药浓度，治疗浓度为 4～12mcg/ml。
- 出现急性肝毒性时应停药。可引起高血糖，故糖尿病患者应监测血糖。磷苯妥英为处方药，应转换成苯妥英的等效剂量（PE）给药，监测心律失常和 QT 间期延长情况。
- 突然停药可诱发癫痫发作。心脏传导阻滞患者禁用。肝病和心功能不全患者慎用。注意监测血药浓度，治疗浓度为 10～20mcg/ml。若出现皮疹则应停药。
- 突然停药可引起癫痫持续状态，老年患者用量酌减。

- 监测肝功能指标。肝毒性风险较高的患者禁用，突然停药可能加重癫痫。注意监测血药浓度，治疗浓度为 50～100mcg/ml。

- 注意出血情况，监测凝血酶原时间 / 国际标准化比率（PT/INR)和部分促凝血酶原激酶时间（PTT），定期监测 PTT。鱼精蛋白能逆转肝素的作用。

- 注意出血情况，活动期消化道溃疡和消化系统炎症患者避免使用。

- 注意出血情况，活动期消化道溃疡和消化系统炎症患者避免使用。
- 注意出血情况，肝功能受损及消化道溃疡者避免使用。

- 注意呼吸抑制和心动过缓，当静脉注射给药时，旁边应备有复苏设备，应监测呼吸。

神经系统常用药物（续）

药物	适应证	不良反应
苯二氮䓬类		
氯硝西泮	• 癫痫的失神发作和不典型发作、全面性强直-阵挛发作、癫痫持续状态和惊恐障碍	• 呼吸抑制、血小板减少、白细胞减少、嗜睡和共济失调
地西泮	• 癫痫持续状态、焦虑、急性酒精戒断、肌肉痉挛和反复癫痫小发作	• 心动过缓、心源性休克、嗜睡、急性戒断综合征和共济失调
劳拉西泮	• 癫痫持续状态、焦虑和烦躁	• 嗜睡和急性戒断综合征
皮质类固醇		
地塞米松，甲基强的松龙	• 脑水肿和重度炎症	• 心功能不全、心律失常、循环衰竭、血栓栓塞、胰腺炎和胃溃疡
利尿剂		
呋塞米（袢利尿）	• 水肿和高血压	• 肾功能不全、血小板减少、粒细胞减少症、血容量减少和脱水
甘露醇（渗透性利尿）	• 脑水肿和 ICP 增高	• 癫痫发作和水电解质紊乱
溶栓药		
阿替普酶（重组组织型纤溶酶原激活物）	• 急性缺血性卒中	• 脑出血、自发性出血和过敏反应
链激酶	• 急性缺血性卒中	• 脑出血、自发性出血和过敏反应

• 术后护理包括多项内容，如开颅手术后的脑室引流护理和整容护理。作好为术后患者提供良好建议的准备。

颅骨切开术

进行开颅手术时，需要采用外科方法切开颅骨暴露脑组织。多种治疗手术需要开颅，如：脑室分流术、肿物或脓肿切除术、血肿引流和动脉瘤夹闭术（在动脉瘤的颈部放置一个或多个动脉夹以夹闭动脉瘤）。

注意事项
● 突然停药可能导致癫痫持续状态，在老年患者更容易发生中枢抑制，用量需酌减。 ● 注意呼吸抑制和心律失常。不能突然停药，否则对已产生药物依赖的患者可能引起急性戒断症状。 ● 不能突然停药，否则可能引起戒断症状，注意老年患者的中枢抑制作用。
● 近期发生心肌梗死、高血压、肾病和消化道溃疡的患者慎用，注意监测血压和血糖水平。
● 监测血压、脉搏及出入量，监测电解质水平，特别是血钾水平。监测心律不齐。 ● 严重肺淤血和心功能不全的患者禁用。监测血压、心率、液体出入量，监测血电解质水平。肾功能不全者慎用。
● 颅内出血、蛛网膜下腔出血者禁用。治疗前必须评估患者是否符合溶栓标准，监测实验室指标，包括血红蛋白、血细胞比容、PTT 和 PT/INR。监测生命体征。监测有无出血情况，监测穿刺部位出血情况。 ● 颅内出血、蛛网膜下腔出血者禁用。治疗前必须评估患者是否符合溶栓的标准，监测实验室指标，包括血红蛋白、血细胞比容、PTT 和 PT/INR。监测生命体征。监测有无出血情况，监测穿刺部位出血情况。

病情和手术的复杂程度

手术的危险程度取决于患者的病情和手术的复杂程度，开颅手术可能发生各种并发症，如：

- 感染；
- 出血；
- 呼吸衰竭；
- ICP 升高。

护理内容

● 鼓励患者及家属询问有关手术的问题，提供清楚和真实的答案，减少他们的迷惑和恐惧，从而提高护理质量。

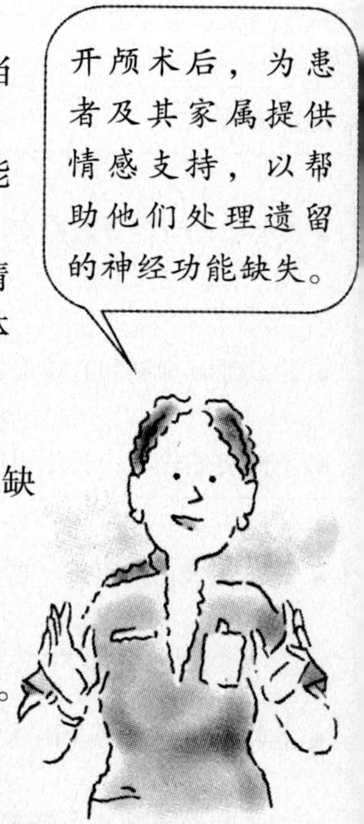
开颅术后，为患者及其家属提供情感支持，以帮助他们处理遗留的神经功能缺失。

- 向患者解释术前需要剃头的问题。
- 讨论恢复需要的时间，以便使患者了解预后。告知患者当其苏醒后，头部将缠绕绷带以保护伤口，并可能放置引流管。
- 告知患者术后 2～3 天会出现头痛和面部肿胀，确保其能接受止痛药物治疗。
- 监测患者的神经系统状态和生命体征，出现任何急性病情变化时立即报告，注意 ICP 增高的情况，如瞳孔改变、肢体无力、头痛和意识水平变化。
- 观察切口部位的感染及引流情况。
- 给予患者及家属情感支持以帮助他们处理遗留的神经功能缺失。

脑动脉瘤修复

外科治疗是防止脑动脉瘤破裂或再出血唯一有效的方法。

手术方式

在脑动脉瘤手术时，先予开颅以暴露动脉瘤。根据动脉瘤的形状和部位，医生可选择以下几种不同的手术方式，如：

- 夹闭受累动脉
- 用生物或合成材料包裹动脉瘤体
- 切除或结扎动脉瘤

新的治疗技术

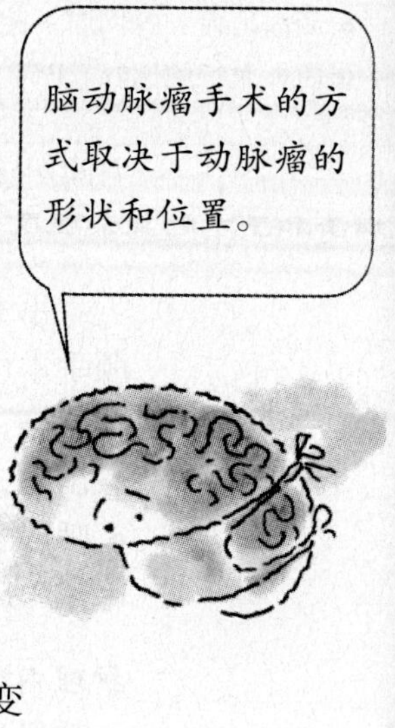
脑动脉瘤手术的方式取决于动脉瘤的形状和位置。

较新的外科治疗技术包括：介入放射技术结合血管内球囊治疗。该技术可使动脉瘤或血管闭塞，并可通过脑血管造影治疗动脉血管痉挛。

在一些病例中，常采取一种被称之为电栓塞的方法修复动脉瘤（见：血管内治疗动脉瘤）。

护理内容

- 告诉患者及其家属，患者术前术后需要在重症监护病房监护，必要时需要开通多条静脉通路、插管和机械通气。
- 监测切口部位的感染或引流情况。
- 监测患者神经系统的状态和生命体征。出现任何急性病情变化时立即回报。注意 ICP 增高的情况，如瞳孔变化、肢体无力、头痛和意识水平的改变。

血管内治疗动脉瘤

当颅内动脉瘤不适于手术治疗时，可以采取最近出现的被称之为电栓塞的治疗方法。此方法对治疗瘤颈小的动脉瘤和没有明显附壁血栓的动脉瘤成功率很高。

电栓塞方法

下面是电栓塞的操作方法：

- 将焊接在不锈钢导丝上的软铂金弹簧圈置入动脉瘤内。
- 弹簧圈置入动脉瘤的基底部后，经导丝给予 1mA 的电流。
- 移去导丝，留下铂金弹簧圈，再将另一个线圈置入基底部。
- 这个过程持续到脑动脉瘤内填满铂金弹簧圈为止。此时注入造影剂后无造影剂充填。

治疗原理

置入动脉瘤内的铂金弹簧圈带有正电荷，理论上可吸引带负电荷的血液成分，如白细胞、红细胞、血小板和纤维蛋白原。这一过程可促进动脉瘤内血栓形成。

弹簧圈通过减轻动脉搏动和填塞动脉瘤血管壁的破裂和薄弱部分发挥保护作用，从而防止进一步出血。最终，动脉瘤及其内的血栓团块通过形成新的结缔组织与载瘤动脉分开。

- 给予患者及家属情感支持以帮助他们处理遗留的神经功能缺失。

其他治疗

其他治疗包括巴比妥昏迷疗法、脑脊液引流、ICP 监测和血浆置换。

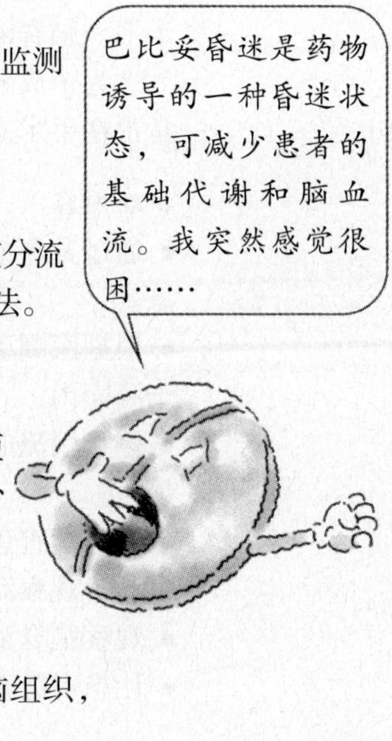
巴比妥昏迷是药物诱导的一种昏迷状态，可减少患者的基础代谢和脑血流。我突然感觉很困……

巴比妥昏迷疗法

当传统疗法如限制液体入量、利尿、激素治疗或脑室分流不能纠正持续或突然增高的 ICP 时，可给予巴比妥昏迷疗法。

大剂量静脉应用

采用巴比妥昏迷疗法时，静脉给予患者大剂量的短效巴比妥（如苯巴比妥）使之进入昏迷状态，从而减少患者的代谢率和脑血流。

最终办法

巴比妥昏迷疗法的目的是降低增高的 ICP 和保护脑组织，是治疗以下疾病的最终办法：

- 急性 ICP 增高（超过 40mmHg）；
- 持续性 ICP 增高（超过 20mmHg）；

● 神经系统功能急剧恶化，其他治疗无效。

如果巴比妥昏迷疗法不能减轻 ICP，患者的预后将不容乐观。

护理内容

● 把注意力集中于患者的家属。患者的病情和对治疗的了解很可能使他们感到恐惧。向他们清晰解释手术方法和疗效并鼓励他们提出问题。传递一种乐观的感觉但不要提供治疗一定成功的信息。

● 治疗期间患者可能出现病情变化（如呼吸减慢、血压下降、肌张力和反射消失），让家属作好准备。

● 密切监测患者的 ICP、心电图和生命体征，当 ICP 增高、心律失常或血压下降时，要通知医生。

● 根据医嘱随时检测血清巴比妥水平。

● 因患者是药物诱导的昏迷，注意给予防止褥疮的特殊护理。

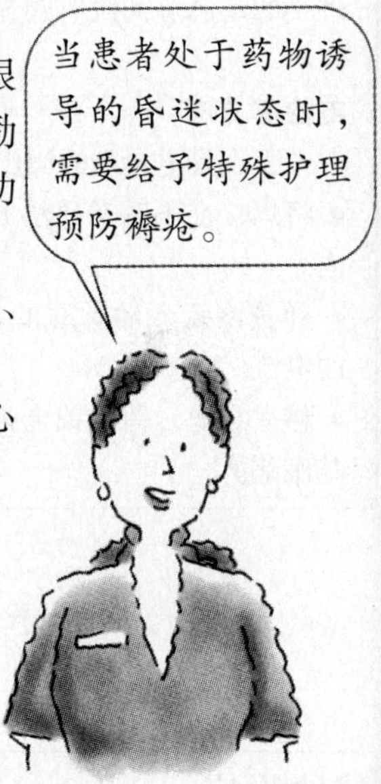
当患者处于药物诱导的昏迷状态时，需要给予特殊护理预防褥疮。

脑脊液引流

脑脊液引流的目的是降低 ICP 以使之达到并保持在预期水平。脑脊液通过脑室导管从侧脑室引流。

为了放置脑室引流管，医生需要在颅骨钻一小孔，该操作常常在手术室完成（见：脑脊液闭式引流装置）。

护理内容

● 通过升高或降低引流装置的滴壶来保持脑脊液持续定量的引流。

● 根据医嘱引流脑脊液时，戴手套拧开引流开关使脑脊液收集于滴壶内。

● 停止引流时，关闭引流开关，记录引流时间和收集的脑脊液量。

● 随时检查患者引流部位的敷料。

● 通过观察滴壶内脑脊液的滴速观察引流管的通畅程度。

● 观察脑脊液的颜色、透明度、量、出血和沉淀物。

● 让患者卧床，床头抬高 30° ～45° 以促进脑脊液引流。

脑脊液闭式引流装置

脑脊液引流的目的是控制脑外伤或其他疾病引起的 ICP 增高。下图是常用的装置。

脑室引流

腔室引流时，医生在患者颅骨上钻孔并通过该孔将导管置入脑室，导管的另一端与闭式引流装置相连接。

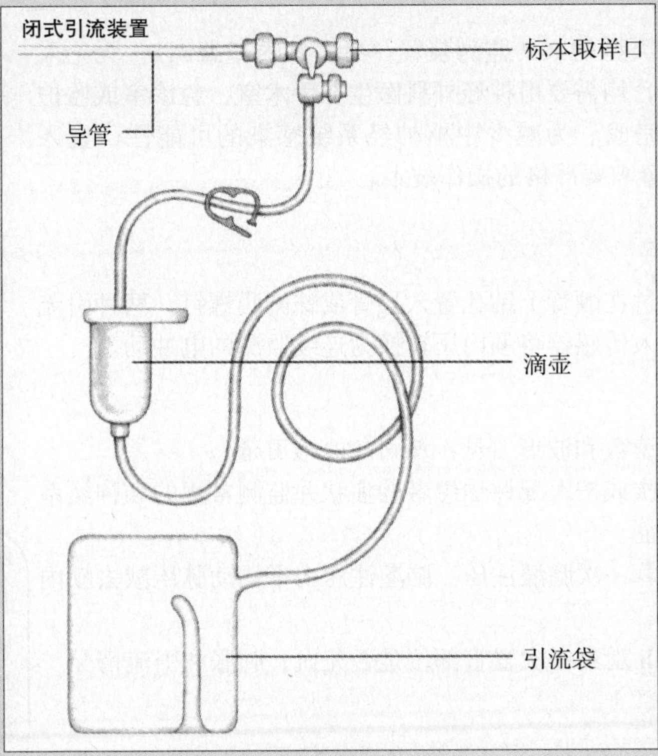

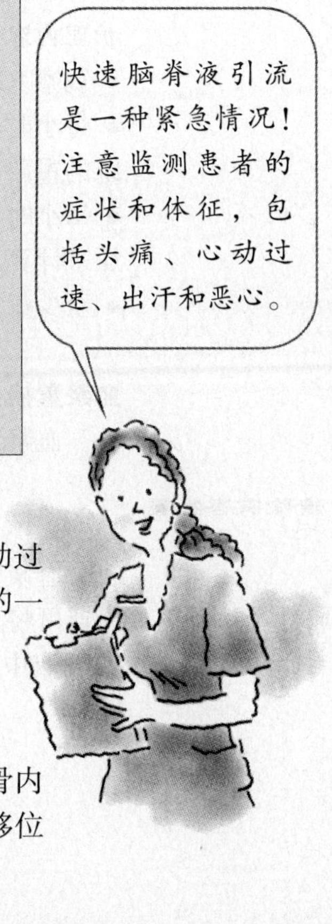

- 注意并发症的发生，如脑脊液引流过多引起的头痛、心动过速、出汗和呕吐，快速引流是神经外科在紧急情况时采用的一种方法。引流停止后可能有血凝块形成。

ICP 监测

监测 ICP 时，测量的是脑组织、血液和脑脊液对抗颅骨内侧面的压力。ICP 监测有助于治疗并防止脑缺氧和脑组织移位引起的损伤。

ICP 监测的指征包括：

- 合并出血或水肿的脑外伤；
- 脑脊液产生过多或吸收障碍；
- 脑出血；
- 占位性病变。

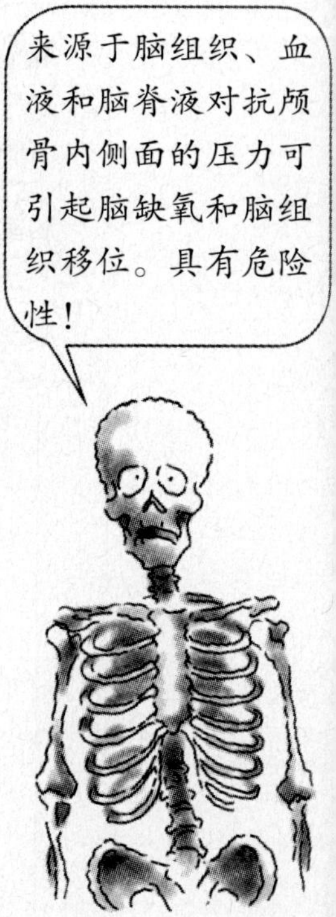
来源于脑组织、血液和脑脊液对抗颅骨内侧面的压力可引起脑缺氧和脑组织移位。具有危险性！

四种类似的监测装置

有四种类型的 ICP 监测装置（见：颅内压监测），无论采用哪种装置，均需要由神经外科医生在手术室、急诊室或监护室（ICU）完成。为减少中枢神经系统感染的可能性，置入 ICP 监测装置需要严格的操作技术。

需要由医生操作

医生通过在颅骨上钻孔置入导管或蛛网膜螺钉。两种引流方式都是置入传感器将颅内压转换为连续监测的电冲动。

护理内容

- 观察 ICP 读数和波形（见：颅内压波形图谱）。
- 每小时一次或按医嘱评估患者的症状并监测常规的和神经系统的重要体征。
- 每小时计算一次脑灌注压。脑灌注压由平均动脉压减去颅内压来计算。
- 至少每 24h 观察一次置管部位是否充血、肿胀和引流情况。

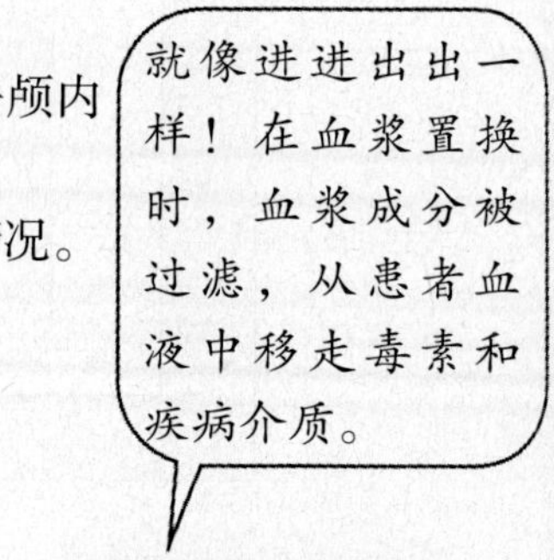

血浆置换

血浆置换可减轻多种神经系统的症状。

清除有害物质

血浆置换时，患者的血液流入细胞分离器，这个分离器可将其血浆成分分离。然后血浆经过过滤，清除患者血液中的毒素和疾病介质，如免疫复合物和自身抗体。

颅内压监测

可应用下面四种装置中的任何一种监测颅内压。

脑室内导管监测

脑室内导管监测，用于直接监测 ICP，医生通过一个小的钻孔向侧脑室内置入聚乙烯或硅胶导管。

尽管这种方法测量 ICP 非常精确，但它感染机会较高。该方法是用于评估脑顺应性和脑脊液有效引流的唯一 ICP 监测类型。

禁忌证通常包括脑室狭窄、导管置入通道中存在脑动脉瘤和可疑血管损伤。

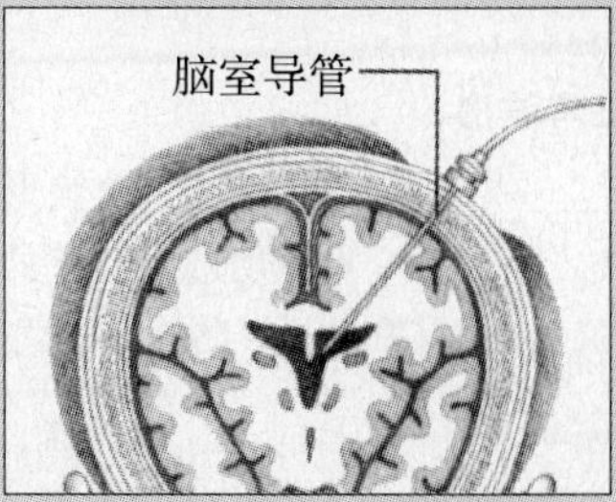

蛛网膜下腔栓

蛛网膜下腔栓需要在前颅骨或发际后钻孔置入一特殊的栓装置。

置入这种栓比置入导管容易，特别是如果 CT 扫描提示脑组织移位和脑室受压时更适合此方法。因为这种栓不穿过脑组织，所以该监测方法较脑室内导管监测感染机会低，且无脑实质损伤。

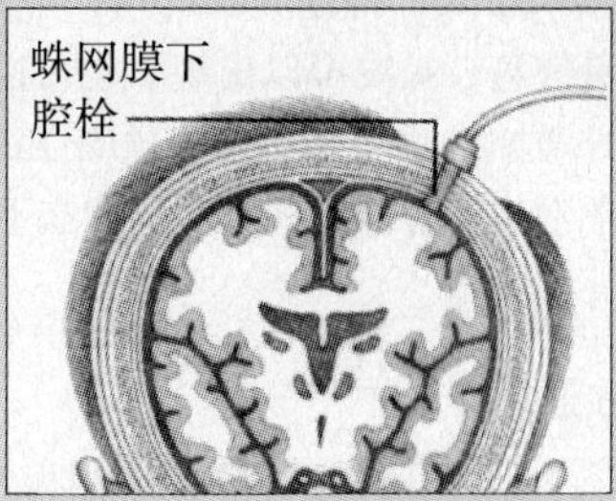

硬膜外或硬膜下传感器

颅内压还可通过硬膜外腔和硬膜下腔进行监测。硬膜外监测是通过钻孔将纤维可视传感器置入硬膜外腔。由于这种装置不能直接通过充满脑脊液的蛛网膜下腔来监测，所以主要弊端是精确度不高。

硬膜下监测时，将一根尖端带有传感器的纤维可视导管通过钻孔置入。导管放于硬脑膜下的脑组织表面，这种方法的主要弊端是不能引流脑脊液。

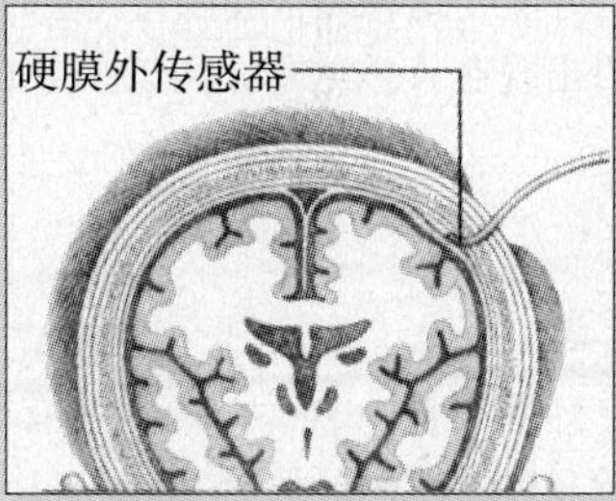

脑实质内监测

脑实质内监测时，医生通过一个小的珠网膜下腔栓置入一根导管，穿过硬脑膜后再进几厘米达脑白质。没有必要在置管后校对设备。

此方法不直接接触脑脊液，但因为脑组织压能很好地反映脑室内压力，所以测量结果准确。脑实质内监测可用于脑室受压或脑室移位患者的颅内压监测。

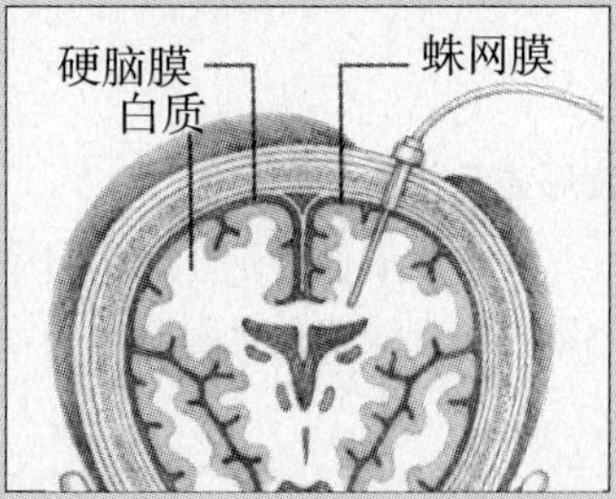

颅内压波形图谱

A、B、C 三种波形用于监测 ICP。A 波预示颅内失代偿和低顺应性的征象，B 波与呼吸变化相关，C 波与动脉压变化相关。

正常波形

一个典型的正常的 ICP 波形显示一个陡峭向上的收缩波，随后一个重搏切迹的向下的舒缓波，这个波形是连续的，提示 ICP 在 0～15mmHg 之间。

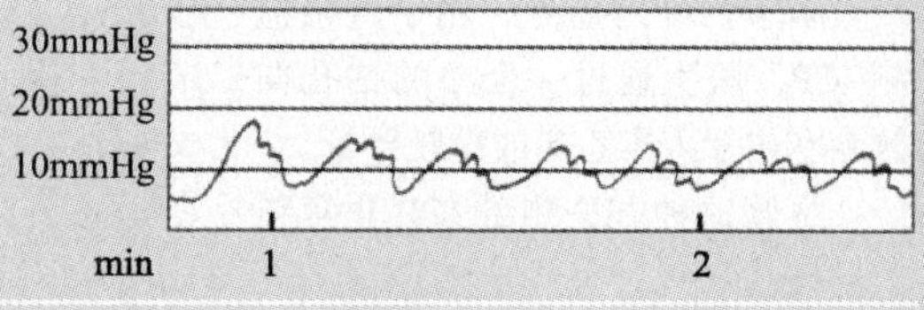

A 波

最有临床意义的 ICP 波形是 A 波，它能高达 50～100mmHg，持续 5~20 分钟，然后陡降，传递脑顺应性耗竭信息。A 波可以出现，也可以消失，见于胸腔压力的临时增加或颅内压超过脑顺应性代偿极限的一些疾病。A 波常常与暂时性的神经功能状态下降相关。

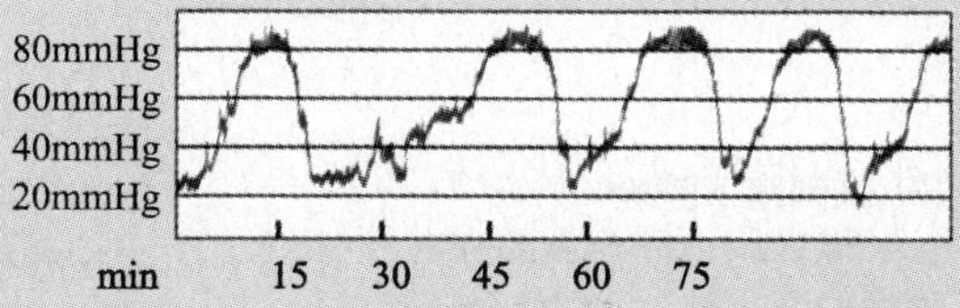

B 波

B 波呈尖且有节奏的锯齿形，每 30s~2min 出现一次且波幅可达 50mmHg，B 波的临床意义不清楚，然而此波与呼吸变化有关，且在失代偿时出现更频繁。因为 B 波有时出现在 A 波之前，所以如果 B 波出现频繁应通知医生。

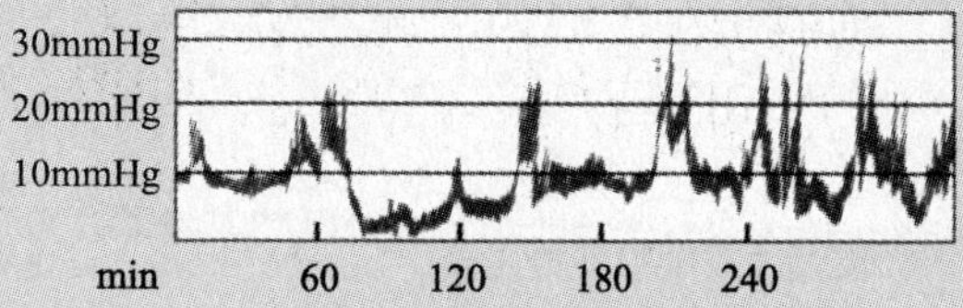

C 波

像 B 波一样，C 波快而有节奏，但它们不如 B 波高耸。C 波波幅可达到 20mmHg，每分钟最多可出现 6 次。C 波没有临床意义，可随呼吸或规律的血压变化而波动。

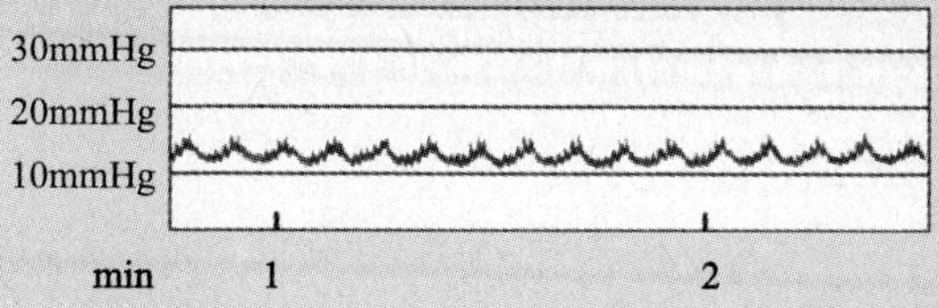

波形显示仪的问题

一个波形像显示正常信号一样显示转换器或监视器的问题，检查线路是否阻断以决定转换器是否需要调试。

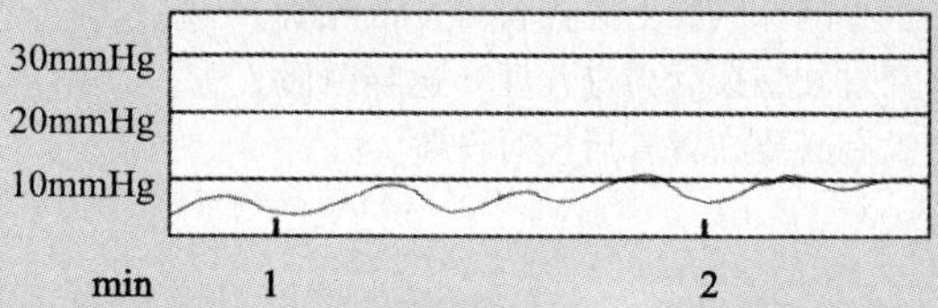

输入有益物质

用新鲜冻血浆或白蛋白代替置换的血浆将细胞成分回输到患者体内。

血浆置换的好处

血浆置换有益于神经系统疾病的恢复，如格林-巴利综合征，特别是重症肌无力。在重症肌无力时，血浆置换用于清除血液中循环的抗乙酰胆碱受体抗体。

血浆置换最常用于长期患有神经系统疾病的患者，但也可用于治疗急性病情加重的患者。一些急性疾病患者需要每周 4 次治疗，其他则需要每 2 周 1 次，当血浆置换有效时，症状减轻可持续数月，但预后因人而异。

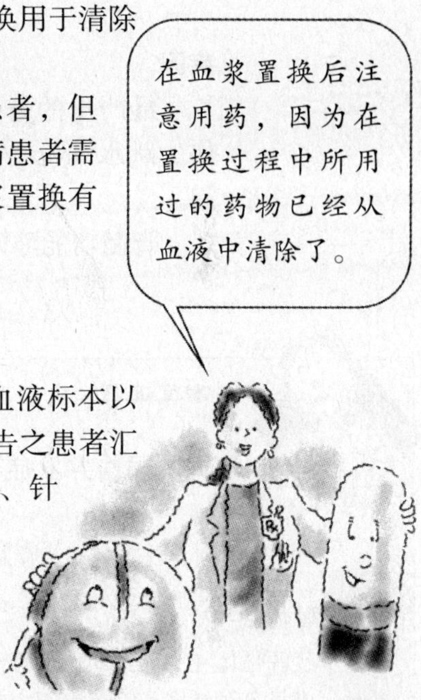
在血浆置换后注意用药，因为在置换过程中所用过的药物已经从血液中清除了。

护理内容

- 与患者及其家属讨论治疗方法和目的。
- 置换过程需持续 5h，在这段时间内要频繁采集血液标本以监测血钙和血钾水平，血压和心率也要定时监测。告之患者汇报治疗过程中的出现任何异常感觉（麻木、烧灼、针刺、刺痛和过敏感）。
- 因为药物在置换过程中已经从血液中清除，所以如果可能的话，给患者再次进行药物治疗。
- 根据医院的规定监测患者的生命体征。
- 检查穿刺部位出血或渗血情况。

疾病

在重症监护病房，你很可能会遇到患有常见神经系统疾病的患者，特别是急性脊髓损伤、动静脉畸形、脑动脉瘤、脑炎、格林-巴利综合征、颅脑损伤、脑膜炎、癫痫和卒中。

急性脊髓损伤

脊髓损伤包括断裂、挫伤和脊髓压迫。这些损伤通常由头颈外伤引起。第 5、6 或 7 颈椎、第 12 胸椎和第 1 腰椎骨折最常见。

危险性损伤

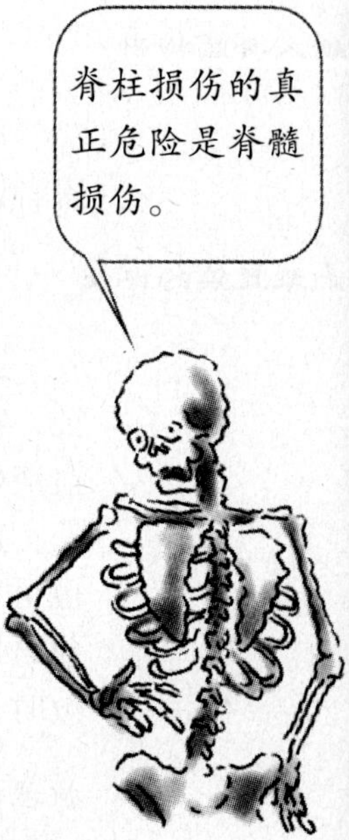

脊柱损伤的真正危险是由于断裂、牵拉、扭转、压迫所致的脊髓损伤，损伤可发生于任何节段，且可累及部分或全部脊髓。

脊髓损伤的并发症包括神经源性休克和脊髓休克（见：脊髓损伤并发症）。

病因

最严重的脊髓损伤常常由交通事故、高处坠落、运动损伤、跳水和枪击伤引起，轻微的损伤多由于抬重物或跌倒引起。

脊髓功能障碍也可由甲状旁腺功能亢进和肿瘤浸润引起。

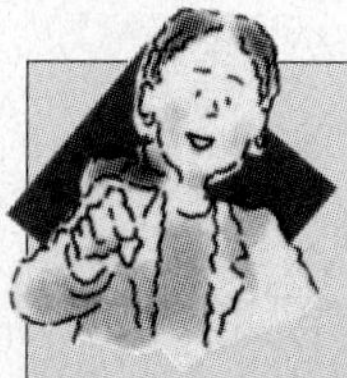

高度注意

脊髓损伤并发症

当评估患者时，注意观察与脊髓损伤相关的两个并发症。

神经源性休克

神经源性休克为异常的血管舒缩反应，继发于脑干至胸腰段脊髓的异常交感神经冲动。常见于颈髓损伤。可引起损伤平面以下暂时性的自主神经功能缺失，并导致心血管系统的变化。

神经源性休克体征包括：

- 直立性低血压；
- 心动过缓；
- 损伤平面以下无汗。

脊髓休克

脊髓休克是指脊髓损伤平面以下自主神经功能、反射、运动和感觉的缺失。常继发于脊髓损伤。

脊髓休克体征包括：

- 软瘫；
- 肌腱反射和肛周反射缺失；
- 运动和感觉功能缺失。

发病机制

脊髓损伤可由于加速、减速或其他扭转力引起。损伤的类型包括：

- 损伤的类型包括加速或减速力引起的脊髓过度牵拉；
- 过度用力引起的脊髓扭曲；
- 沿机体纵轴，通过脊柱自上而下的压力；
- 旋转力加剪切力。

注意：脊髓损伤最严重的原因是汽车相撞或其他交通事故。

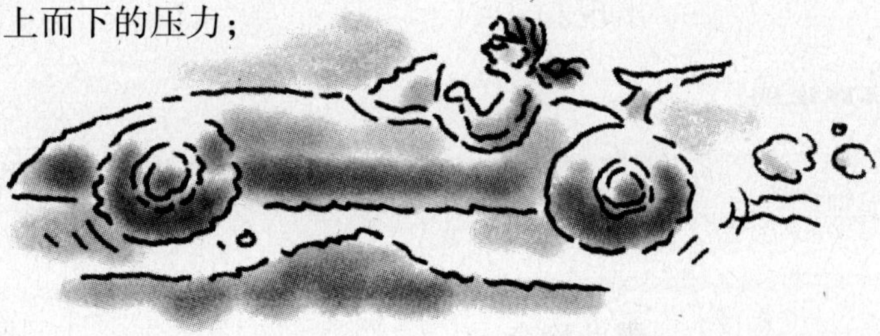

损伤过程

下面是脊髓损伤时所发生的情况：

- 损伤可引起脊髓灰质和蛛网膜下腔的少量出血。
- 出血量逐渐增多，扩散至所有灰质并引起坏死。
- 血液从灰质渗入白质，从而影响脊髓的血液循环。
- 继之出现的水肿导致脊髓受压和血供减少。
- 脊髓灌注不足引起缺血。水肿和出血通常在受损平面以下两个节段最重。
- 水肿通过增加压力和压迫神经而加重患者的功能障碍，例如第 3～5 颈椎水平的水肿可以影响呼吸。

急性脊髓损伤之后，瘢痕组织和脊膜增厚使损伤部位的神经功能紊乱。

急性损伤之后

下面是急性损伤之后发生的情况：

- 白质的血液循环通常在损伤后 24h 恢复正常。
- 在灰质，炎症反应阻碍了血液循环的恢复。
- 35～48h 后吞噬细胞聚集在损伤部位。
- 巨噬细胞吞噬变性的轴突，胶原组织代替正常组织。
- 瘢痕或脊膜增厚使该部位的神经功能紊乱。

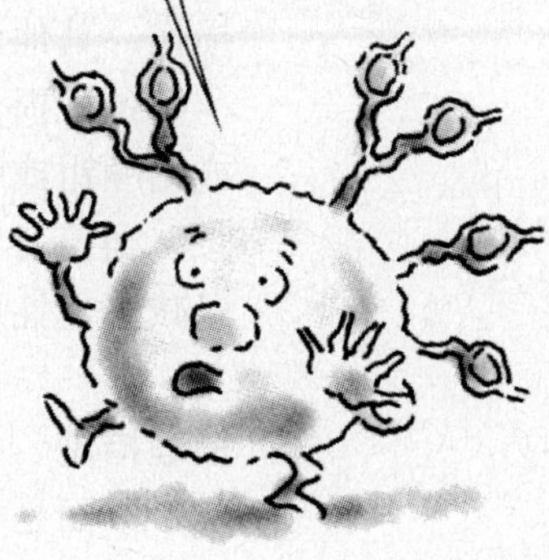

临床表现

在评估病情时，注意：

● 外伤史、肿瘤、可引发脊髓脓肿的感染或内分泌疾病。

● 肌肉痉挛、活动后加重的后背或颈部疼痛、颈椎骨折、有压痛点的疼痛、背部或腰部骨折以及放散至其他部位如下肢的疼痛。

● 如果损伤累及脊髓时，表现为轻度感觉异常、四肢瘫痪和脊髓休克；在较轻的损伤中，症状可推迟几天或几周后出现。

具体说明

具体的症状和体征依赖于损伤的类型和程度（见：脊髓损伤类型）。

辅助检查

依据下面的检查结果作出急性脊髓损伤的诊断：

● 脊椎 X 线（最重要的诊断方法）显示骨折。

● 脊髓造影显示骨折位置和受压部位。

● CT 扫描和 MRI 显示骨折位置和受压部位，并显示脊髓水肿和可能的情况。

● 神经系统评估常常用于定位损伤平面和发现脊髓损害情况。

● 腰椎穿刺显示脊髓受压时脑脊液的压力情况。

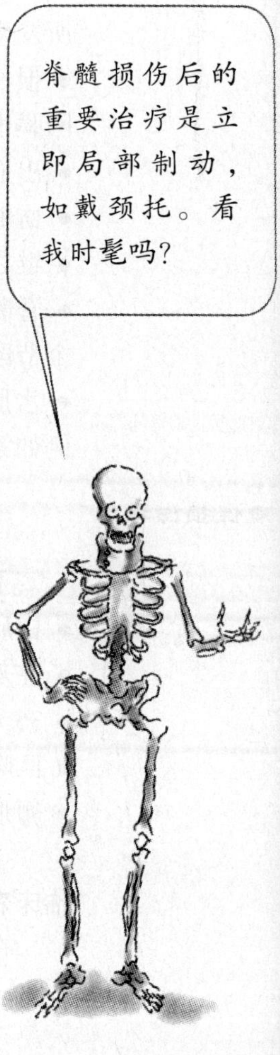

治疗

脊椎损伤后的重要治疗是立即制动以稳定脊柱并防止脊髓损伤，其他治疗为支持治疗。

颈椎损伤时要求制动，将沙袋放于患者头部两侧、戴颈托或用颅钳或颅圈装置进行骨牵引。

当患者出现脊髓损伤症状时，开始应大剂量静点甲泼尼龙以减轻炎性反应的发生。

护理措施

下面是脊髓损伤患者的护理措施：

● 立即制动患者的脊柱。所有脊柱外伤的患者都应考虑到脊髓损伤，除非已经除外了这种情况。

脊髓损伤类型

脊髓损伤分为完全性和不完全性损伤，根据受累的脊髓部位，不完全性损伤可能是前脊髓综合征、中央脊髓综合征或 Brown-Sequard 综合征。各型损伤的症状和体征如下：

类型	特点	症状和体征
横断性损害	● 所有脊髓传导束全部受累 ● 受损平面以下所有脊髓功能全部缺失 ● 完全和永久缺失	● 颈髓横贯性损害时出现运动功能缺失（四肢瘫），胸髓横断性损害时出现截瘫 ● 肌力减弱 ● 损伤平面以下反射和感觉缺失 ● 膀胱和肠麻痹 ● 麻痹性肠梗阻 ● 血压降低或不稳定，且机体低垂部位血管舒缩音消失 ● 损伤平面以下排汗障碍 ● 皮肤干燥苍白 ● 呼吸功能受损
不完全离断：中央脊髓综合征	● 脊髓中央部位受损 ● 常常源于脊髓过度牵拉	● 四肢近端重于远端的运动障碍 ● 不同程度的膀胱功能障碍
不完全离断：前脊髓综合征	● 脊髓前动脉闭塞 ● 骨骼碎片的压迫	● 损伤平面以下运动功能缺失 ● 损伤平面以下痛觉和温度觉缺失 ● 触觉、压觉、位置觉和振动觉不完整
不完全离断：脊髓半切综合征	● 脊髓半侧损害 ● 最常见于损伤和枪击伤 ● 仅一侧脊髓受累	● 损伤平面以下同侧瘫痪或轻瘫 ● 损伤平面以下同侧触觉、压觉、振动觉和位置觉缺失 ● 损伤平面以下对侧痛觉和温度觉缺失

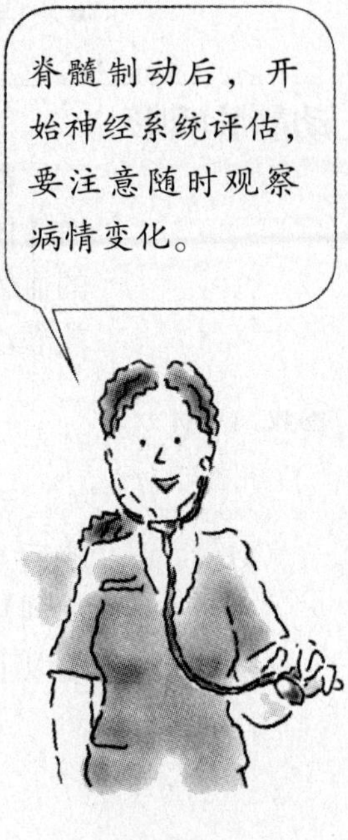
脊髓制动后，开始神经系统评估，要注意随时观察病情变化。

● 疾病开始时即对患者进行神经系统评估，并继续进一步评估神经系统的病情变化。

● 开始时密切评估呼吸状态，至少每小时一次，包括潮气量、肺活量、负吸气量和每分通气量。

- 根据需要听诊呼吸音，并检查分泌物。
- 根据医嘱监测血氧饱和度，必要时给予吸氧。
- 连续评估心脏功能，开始时至少每小时一次。给予心电监护。连续监测血压和血流动力学变化。如果置有肺动脉导管，当出现右心房压、肺动脉压、肺动脉楔压和提示神经源性休克的全身血管阻力下降时，应通知医生。
- 如果患者出现低血压，准备给予升压药物。
- 必要时为患者作好手术固定的准备。
- 密切评估胃肠道溃疡或出血的体征，置入鼻饲管并间断抽吸胃液。评估腹胀和肠鸣音情况，肠鸣音减弱或消失时应汇报，高度警惕损伤后 72h 常常发生的麻痹性肠梗阻。
- 监测液体出入量。
- 根据医嘱留置尿管。
- 采取措施以防止由于制动造成的皮肤破损，包括更换体位和轻轻按摩受压部位皮肤，并做好颅圈或牵引装置的护理。
- 监测实验室或诊断性检查结果，包括尿素氮、肌酐、全血细胞计数和尿培养（如果病情需要）。
- 监测患者有无深静脉血栓和肺栓塞的形成，根据医嘱穿高弹力袜或应用周期性加压装置。
- 向患者和家属提供情感支持。
- 尽早开始康复治疗。

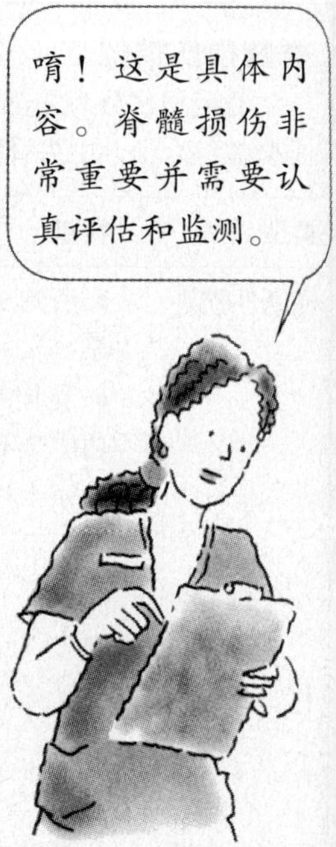
唷！这是具体内容。脊髓损伤非常重要并需要认真评估和监测。

动静脉畸形

动静脉畸形（AVM）是指动脉和静脉之间由迂曲扩张的血管团相连接，而不是由毛细血管相连。动静脉系统间不正常的血管将含氧血液和无氧血液混在一起，这妨碍了脑组织的有效灌注。

查找 AVM

动静脉畸形在脑内很常见，特别是大脑后半球。这种畸形可以小到几个毫米，大到从皮质延伸至脑室内。通常可发现一处以上的畸形。

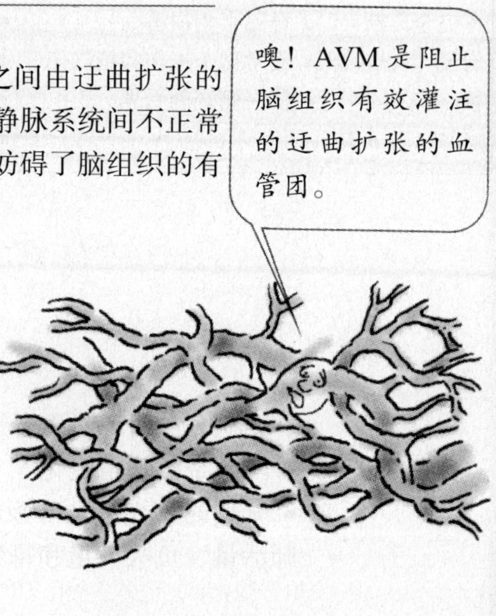
噢！AVM 是阻止脑组织有效灌注的迂曲扩张的血管团。

男女发病均等，有证据表明 AVM 具有家族性。大多数 AVM 在出生时已存在，但症状常常发生较晚，多在 10～20 岁时出现。

并发症

并发症的出现依赖于 AVM 的严重程度（位置和大小），包括：
- 动脉瘤增大并破裂；
- 出血（颅内、蛛网膜下腔或硬膜下出血，依 AVM 的位置而定）；
- 脑积水。

病因

AVM 的病因有：
- 先天性——由于遗传缺陷所致
- 后天性——由于穿通伤所致，如外伤

发病机制

AVM 缺乏正常血管的结构特征，畸形的血管壁很薄。

血压、动脉瘤和出血

一条或多条动脉的血液注入 AVM，压力较高的动脉血通过连接的血管注入静脉系统，结果使得静脉压增高，静脉血管迂曲扩张，从而导致动脉瘤的发生。

如果 AVM 很大，血液的分流可妨碍周围组织的有效灌注。此外，血管壁较薄可使之渗出少量血液或血管破裂从而引起脑或蛛网膜下腔出血。

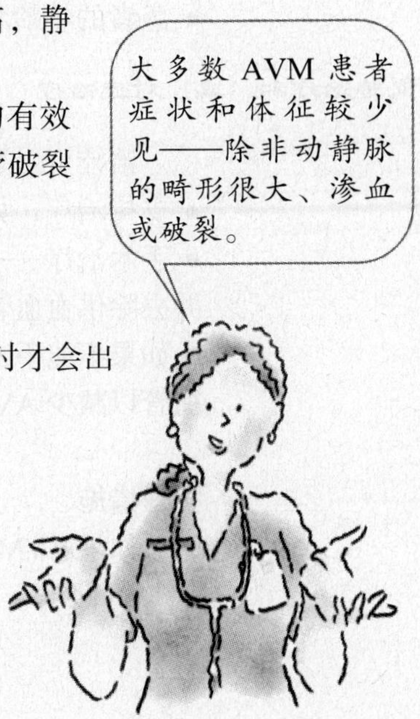
大多数 AVM 患者症状和体征较少见——除非动静脉的畸形很大、渗血或破裂。

临床表现

患者通常没有什么特殊表现，足够大或渗血出血时才会出现症状和体征。

部分症状和体征

在某些患者中，症状和体征包括：
- 因 AVM 血管扩张、淤血和压力增加所致的慢性轻度头痛或头晕。
- 血管压迫周围组织引起癫痫发作。

● 提示血流紊乱的颈动脉、乳突或眼眶部位收缩期杂音。
● 因压迫和低灌注而致的局灶性神经功能缺失（依 AVM 部位而定）。
● 颅内（脑内、蛛网膜下腔或硬膜下）出血症状，包括脑组织和蛛网膜下腔出血后引起的突发严重头痛、癫痫发作、头晕、嗜睡和脑膜刺激征。
● AVM 延伸至脑室引起的脑积水。

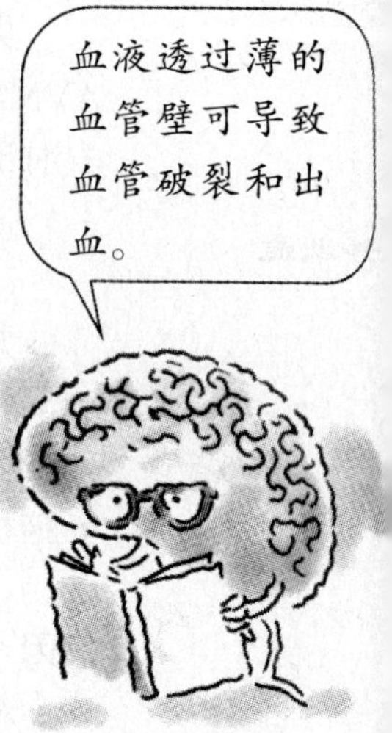

辅助检查

以下检查可用于诊断 AVM：
● 脑血管造影可以明确诊断。它可用于 AVM 定位，并可显示大的供血动脉和引流静脉。
● CT 增强扫描用于鉴别 AVM 与肿块或肿瘤。
● MRI 用于确定 AVM 的位置和大小。
● PET 扫描用于判定血流量的变化。

治疗

治疗方法取决于：
● AVM 的大小和部位；
● 供血血管；
● 患者的年龄和疾病状况。

支持治疗和（或）对症治疗

治疗可以是支持疗法、对症治疗或二者兼有，包括：
● 支持治疗，如采取措施防止动脉瘤破裂。
● 手术治疗——团块切除、激光照射或结扎——修复连接血管并去除供血血管。
● 如果不能手术，给予栓塞或放射治疗，闭合相连血管和供血血管以减少 AVM 的血流。

护理措施

如果 AVM 患者尚未出血，应尽力预防出血。

具体措施

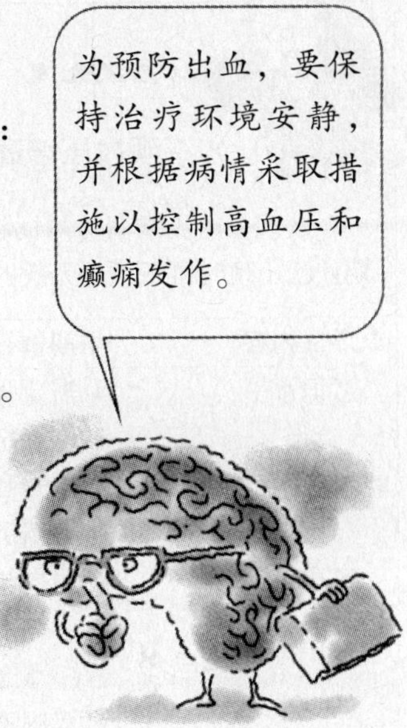
为预防出血，要保持治疗环境安静，并根据病情采取措施以控制高血压和癫痫发作。

为预防出血，采取以下措施以控制高血压和癫痫发作：

- 保持治疗环境安静。
- 根据医嘱监测并用药物控制相关的高血压。
- 连续评估神经系统的功能。
- 不断监测生命体征。
- 根据需要评估并监测头痛的特点、癫痫发作或杂音情况。
- 提供情感支持。

AVM 破裂护理措施

如果 AVM 破裂，要控制颅内压升高和颅内出血，采取上面提到和下面描述的措施：

- 提供适当的术前宣教。
- 术后不断监测神经系统状态和生命体征。
- 监测伤口感染征象。
- 监测液体平衡和电解质水平。

脑动脉瘤

颅内或脑动脉瘤时，脑动脉壁变薄使血管局部扩张和膨出。最常见的类型是囊状动脉瘤，为突出于脑动脉的囊袋状结构。

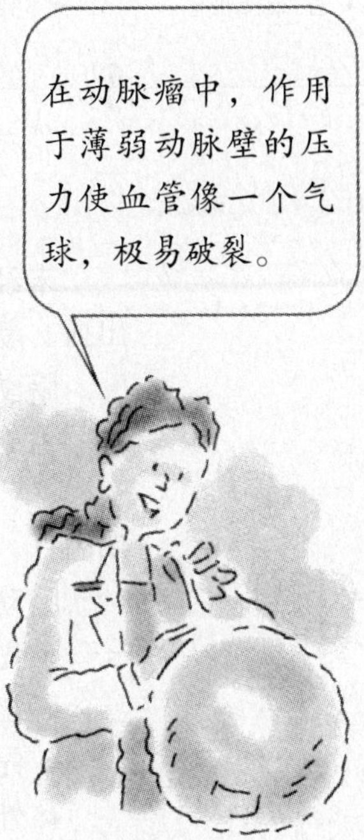
在动脉瘤中，作用于薄弱动脉壁的压力使血管像一个气球，极易破裂。

好发部位

脑动脉瘤通常发生于 Willis 环的动脉分叉部位，此环为颅底重要的脑动脉结构。脑动脉瘤常常破裂并引起蛛网膜下腔出血。

好发人群

脑动脉瘤在女性较男性多见，任何年龄均可发生，好发年龄在 40 岁左右至 45 岁之间。

常见预后

脑动脉瘤患者的预后要高度重视。在蛛网膜下腔出血的患者中，约 50%会立即死亡。

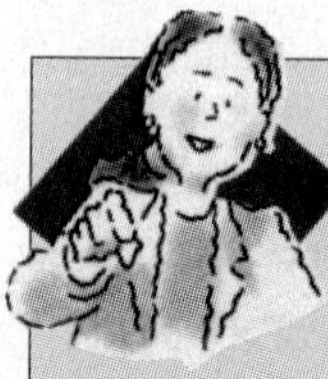

高度注意

颅内压增高的体征

发现颅内压增高的体征越早，采取干预措施就越快，且患者的康复就越好。到晚期症状出现时再干预是无效的。

评估内容	早期体征	晚期体征
意识水平	● 需要强烈刺激 ● 精细定向缺失 ● 不安和焦虑 ● 突然沉默	● 不能唤醒
瞳孔	● 损伤侧瞳孔变化 ● 一侧瞳孔先缩小后扩大（一侧虹膜震颤） ● 双侧瞳孔反射迟钝 ● 瞳孔不等大	● 瞳孔固定且扩大或散大
肌力	● 突然减弱 ● 损伤对侧肌力减弱 ● 习惯性旋前肌偏移，手心向上，一手旋前	● 进一步减弱
生命体征	● 间断血压升高	● 收缩压升高，心动过缓和呼吸异常（Cushing 综合征）

未经治疗的存活患者中，40%死于出血，另外 20%死于再出血。新的治疗方法正在改善患者的预后。

脑动脉瘤的主要并发症包括因颅内压增高和脑疝引起的死亡、再出血和血管痉挛（见：颅内压增高的体征）。

病因

脑动脉瘤的病因包括：

- 先天缺陷；
- 衰退过程；
- 先天缺陷和衰退过程相结合；
- 外伤。

发病机制

血液流动时对薄弱的动脉壁产生压力，使血管类似于要吹爆的气球且很易破裂。

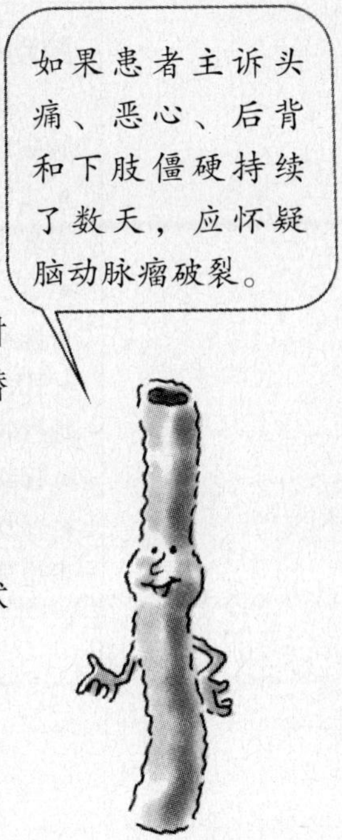
如果患者主诉头痛、恶心、后背和下肢僵硬持续了数天，应怀疑脑动脉瘤破裂。

破裂后的情况

动脉瘤破裂后继发蛛网膜下腔出血，血液进入正常情况时脑脊液所占据的空间。有时血液也渗入脑组织，此时可引起潜在的致命性的颅内压增高和脑组织损害。

临床表现

偶尔，由于血液渗入蛛网膜下腔，患者可能出现一些症状和体征。这些症状和体征可持续数天，包括：

- 头痛；
- 间断恶心；
- 项强直；
- 背部和下肢僵硬。

没有前兆的破裂

动脉瘤破裂通常突然发生，且没有任何前兆，可引起：

- 由于血液流入密闭空间使压力增高从而引起突发头痛。
- 出现与颅内压增高相关的恶心和喷射性呕吐。
- 意识水平改变，由于颅内血量的增加引起颅内压增高，依据出血的部位和严重程度可能出现深昏迷。
- 脑膜刺激征，由于血液刺激脑膜从而引起项强直、后背和下肢疼痛、发热、焦虑和烦躁，偶有癫痫发作、畏光和视物模糊。
- 由于血液进入脑实质引起偏瘫、偏身感觉缺失、吞咽困难和视力障碍。
- 如果动脉瘤位于颈内动脉附近，压迫动眼神经可引起复视、上睑下垂、瞳孔扩大和眼球固定。

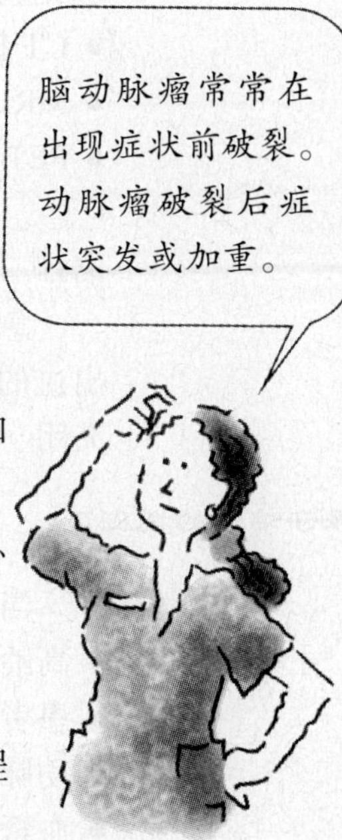
脑动脉瘤常常在出现症状前破裂。动脉瘤破裂后症状突发或加重。

严重程度分级

通常，根据患者的症状和体征将颅内动脉瘤破裂的严重程度进行分级（见：脑动脉瘤破裂分级）。

脑动脉瘤破裂分级

根据出血部位和出血量的不同，患者症状的严重程度各异。脑动脉瘤破裂分为五个等级：

- Ⅰ级：最小量出血——患者神志清楚，无神经系统功能缺失，可有轻度头痛和颈部发硬。
- Ⅱ级：小量出血——患者神志清楚，轻至重度头痛和颈部僵硬，可能有动眼神经麻痹。
- Ⅲ级：中量出血——患者神志模糊或嗜睡，伴颈部僵硬，可有局灶性神经功能缺失。
- Ⅳ级：严重出血——患者昏迷，项强直，可有轻或重度偏瘫。
- Ⅴ级：濒临死亡（通常是致命的）——如果破裂出血不致命，患者也表现为深昏迷或去脑强直状态。

辅助检查

下面的辅助检查有助于脑动脉瘤的诊断：

- 脑血管造影可证实尚未破裂的脑动脉瘤、血管扩张和动脉充盈情况。
- CT 扫描可发现动脉瘤的存在证据和可能的出血。
- MRI 用于发现血管痉挛和出血部位。
- PET 扫描提示脑组织的代谢情况和损伤程度。

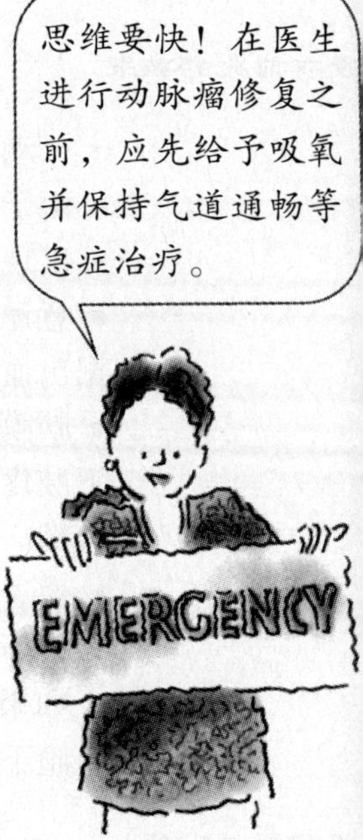
思维要快！在医生进行动脉瘤修复之前，应先给予吸氧并保持气道通畅等急症治疗。
EMERGENCY

治疗

急诊治疗应先予吸氧并保持气道通畅。然后为减少再出血的风险，医生应尽力修复动脉瘤，外科手术通常包括夹闭、结扎和用肌肉包裹动脉瘤颈。

保守治疗的适应证

当外科手术治疗风险太高时，应给予保守治疗，如：

- 高龄患者；
- 患者合并心肺及其他严重疾病；
- 动脉瘤位于危险位置；
- 血管痉挛需延迟手术。

保守治疗方法

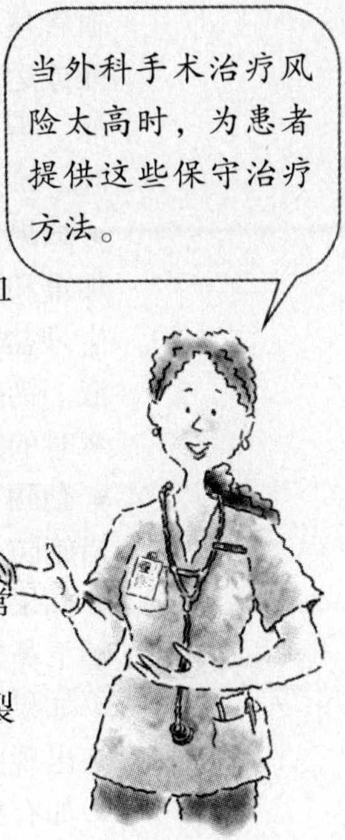
当外科手术治疗风险太高时，为患者提供这些保守治疗方法。

保守治疗方法包括：

- 卧床安静休息，室内灯光要暗，床头放平或抬高 30° 以下，持续 4～6 周。
- 避免应用吗啡、其他刺激性物质和阿司匹林以减少破裂及血压升高的风险。
- 适当应用可待因或其他止痛药。
- 如果是高血压患者，可服用肼苯达嗪或其他抗高血压药物。
- 应用肾上腺皮质激素减轻水肿。
- 应用苯巴比妥或其他镇静剂。
- 必要时，适当应用缩血管药以维持最佳血压水平（高出正常值 20～40mmHg）。
- 应用氨基己酸和纤维蛋白溶解抑制剂，通过延缓血栓团块裂解降低再出血风险（此药疗效尚有争议）。

护理措施

当护理脑动脉瘤患者时，精确的神经系统评估，良好耐心的护理，对患者和家属进行宣教和精神支持能促进病情恢复并可减少并发症的发生。

具体措施

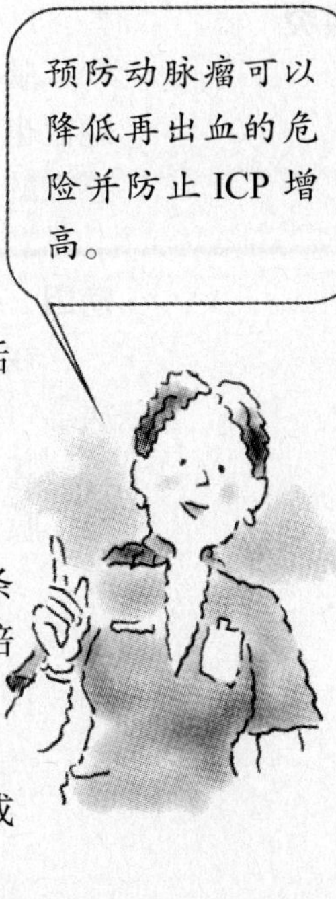
预防动脉瘤可以降低再出血的危险并防止 ICP 增高。

出血后开始治疗时，应采取下面的措施：

- 保持呼吸道通畅并给予吸氧或机械通气，监测动脉血气。
- 保持合适体位以改善肺通气量并防止上呼吸道阻塞，如果需要插管，插管前给予吸入 100%的氧。
- 采用预防措施（如卧床、限制探视、避免饮用咖啡和体力活动）以减少再出血风险并避免颅内压的增加。
- 根据医嘱应用大便软化剂，防止排便时用力。
- 频繁监测 LOC 和生命体征，避免直肠测温。
- 监测 CPP。根据医嘱监测脑血流以确定 CPP。如果没有条件，可通过 MAP 减去 ICP 计算出 CPP 值（心脏收缩压与两倍舒张压之和除 3）。
- 精确测量出入量。
- 警惕可能提示动脉瘤扩大、再出血、颅内血肿、ICP 升高或血管痉挛的危险体征，包括意识水平下降、单侧瞳孔扩大、偏瘫或运动障碍加重、血压升高、心率减慢、头痛加重或突发头痛、再次出现项强直或项强直加重和再次出现呕吐或持续性呕吐。

● 如果出现血管痉挛症状——局灶性运动功能缺失、意识模糊加重和头痛加重——根据医嘱开始应用血液稀释疗法，如给予生理盐水、全血、浓缩红细胞、白蛋白、血浆蛋白和晶体溶液。钙拮抗剂如尼莫地平可减轻血管平滑肌痉挛，并可增加痉挛时的血液灌注。治疗期间注意不要液体过量。

● 勤翻身，穿高弹抗栓袜或使用下肢周期性加压装置，并采取措施防止褥疮。

● 如果患者面肌瘫痪，协助其进食。如果不能吞咽，根据医嘱下鼻饲管，慢慢经胃管注入饮食。

● 如果需要甘露醇，应根据医嘱应用。注意疗效反弹和接下来出现的 ICP 升高反弹，这可以发生于治疗后 8～12h。

● 如有指征，为患者作好手术准备，如果病情允许，为其提供术前知识宣教。

● 告诉患者及其家人相关病情，并教会其识别和汇报再出血体征。

脑炎

脑炎是大脑严重的炎症反应，常常由蚊子携带的、一些地区也可以是蜱携带的病毒引起。其他传播途径包括饮用被感染的羊奶和偶而经注射或吸入途径感染病毒。

病因

在农村，脑炎多由虫媒病毒感染所引起，在城市多由肠道病毒（柯萨奇病毒、脊髓灰质炎病毒和埃可病毒）引起。

其他病因包括疱疹病毒、腮腺炎病毒、人类免疫缺陷病毒、腺病毒和由麻疹、水痘、风疹和牛痘病毒引起的脱髓鞘疾病。

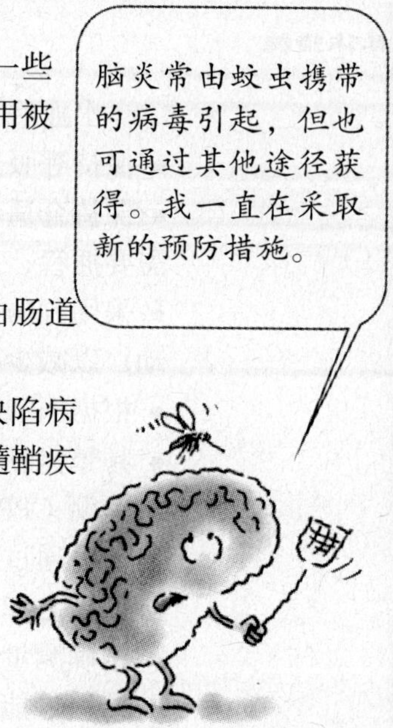
脑炎常由蚊虫携带的病毒引起，但也可通过其他途径获得。我一直在采取新的预防措施。

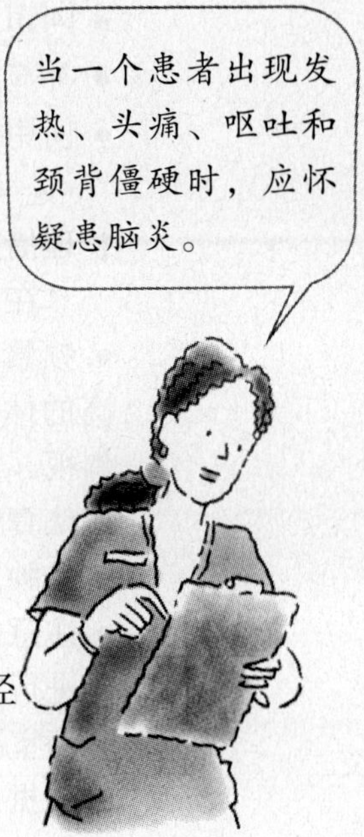
当一个患者出现发热、头痛、呕吐和颈背僵硬时，应怀疑患脑炎。

发病机制

脑炎时，脑实质和脑膜大量淋巴细胞渗出，引起脑水肿、脑神经节细胞变性和散在的神经细胞破坏。

临床表现

观察急性疾病早期的症状和体征，包括：

- 发热（38.9～40.6℃）；
- 头痛；
- 呕吐。

病情加重

病情进展的体征包括脑膜刺激征，如颈背僵硬。注意神经损害体征：

- 嗜睡；
- 昏迷；
- 瘫痪；
- 癫痫发作；
- 共济失调；
- 器质性精神病。

辅助检查

下面的辅助检查可用于脑炎诊断：

- 脑脊液和血液的病因学检查以明确诊断。
- 锝 99 扫描显示病灶部位。
- CT 扫描显示病灶。

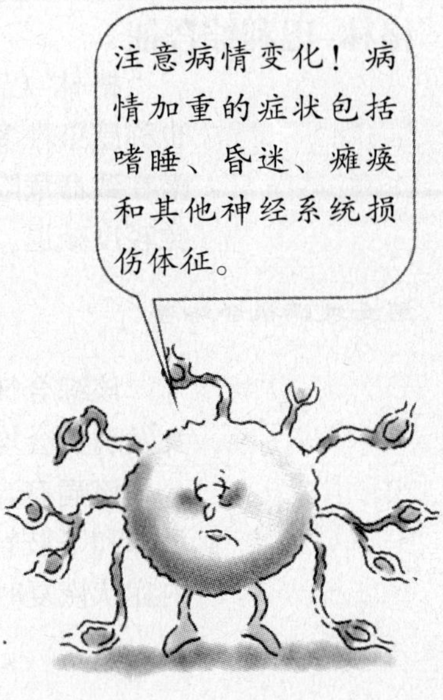

治疗

脑炎患者的主要治疗方法是支持治疗：

- 抗病毒药物，阿昔洛韦对单纯疱疹病毒性脑炎有效。
- 抗惊厥药和皮质类固醇激素减轻炎症和水肿。
- 呋塞米或甘露醇减轻脑水肿。
- 给予镇静剂减轻患者烦躁。

- 阿司匹林或扑热息痛减轻头痛和发热。
- 补充液体和电解质防止脱水和电解质失衡。
- 使用抗生素治疗相关感染，如肺炎。

护理措施

在急性期，应遵循下列指南：

- 频繁评估神经系统功能，注意意识水平变化和颅内压增高的体征。观察颅神经受损的症状和体征，如上睑下垂、斜视、复视、异常睡眠方式和行为改变。
- 认真监测液体出入量以维持体液平衡。注意液体过量可增加脑水肿。
- 注意体位，勤翻身以防止关节僵直和颈部疼痛。
- 进行 ROM 训练以防止挛缩。
- 病室要安静、避光，以减轻头痛和畏光。
- 根据医嘱，通过少食多餐和胃管或肠道外营养维持充足营养。
- 帮助患者及其家属消除顾虑，脑炎引起的行为变化通常会消失。
- 如果患者定向力差或意识模糊，尽力帮其反复定向，放一个日历或钟表在患者房间以帮助定向力的恢复。

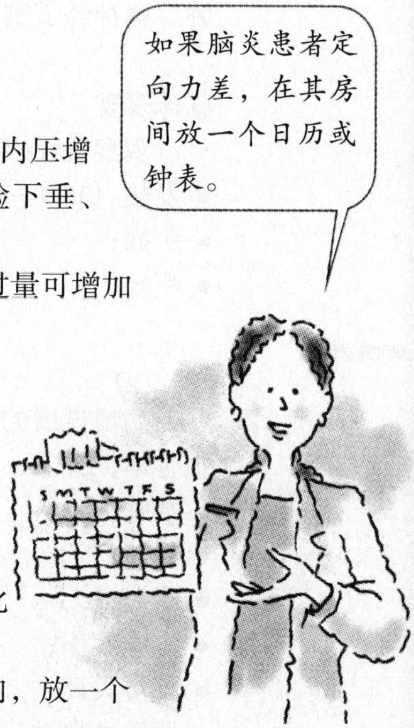
如果脑炎患者定向力差，在其房间放一个日历或钟表。
SMTWTFS

格林-巴利综合征

格林-巴利综合征（GBS）或急性特发性多发性神经炎，也称感染性多发性神经炎。它是一种急性、快速进展性并具有潜在致命危险的多发性神经炎，并可引起肌无力和四肢远端感觉轻度减退。

男女发病机会均等

该综合征可发生于任何年龄，好发于 30～50 岁之间，男女发病机会均等。

该病有自愈倾向，且 95%的患者可完全康复，但可遗留足部和下肢轻度的运动障碍和反射减弱。当发病后 15～20 天内症状恢复时预后最好。

GBS 分三期

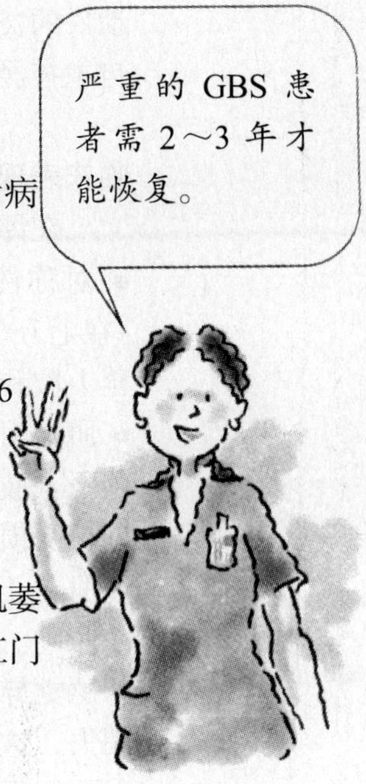

GBS 分三期：

从出现症状开始到发病后 1～3 周为急性期。急性期过后病情不会进一步恶化。

稳定期持续数天至 2 周。

恢复期与髓鞘和轴突再生过程相符。恢复期通常需要 4～6 个月，但严重病例通常可长达 2～3 年。

常见并发症

常见并发症包括血栓性静脉炎、应激性溃疡，废用性肌萎缩、败血症、关节挛缩、呼吸道感染、呼吸衰竭、膀胱和肛门括约肌障碍。

病因

格林–巴利综合征的确切病因不清，但可能与病毒感染后细胞介导的免疫反应有关。约 50%的格林–巴利综合征患者近期有轻微发热病史，常常为上呼吸道感染，胃肠炎少见。当格林–巴利综合征发病前有前驱感染史时，在神经体征出现前感染体征多消失。

诱发因素

其他可能的诱发因素包括：

- 外科手术；
- 注射狂犬病及猪流感疫苗；
- 霍奇金病或其他恶性肿瘤；
- 系统性红斑狼疮。

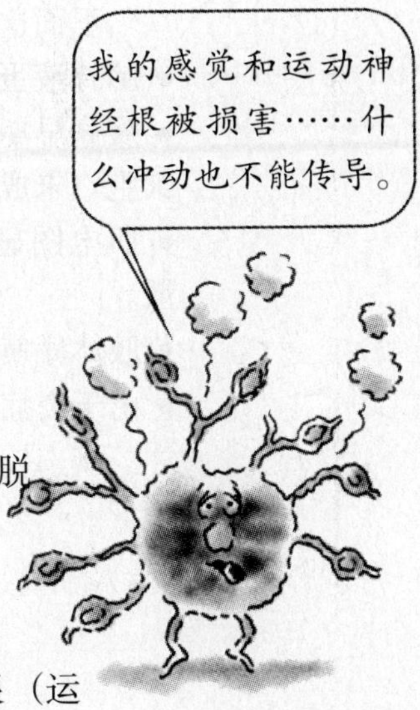

发病机制

格林–巴利综合征的主要病理特征是周围神经节段性脱髓鞘，这阻碍了电冲动沿感觉运动神经根的正常传导。

运动和感觉同时受累

格林–巴利综合征可引起脊髓后根（感觉）和前根（运

动）的炎症和变性，这就是感觉和运动同时受累的原因。此外自主神经的传递功能也可能发生损害。

临床表现

在评估过程中，寻找逐渐加重的症状，包括：

- 对称性肌无力（主要的神经系统体征），首先出现于下肢（在上升型综合征中是最常见的形式），然后在24～72h内扩展至上肢和面部神经，这是脊髓前根受损的结果。
- 肌无力首先发生于脑干颅神经支配的肌肉，并向下进一步扩展至上肢（下降型综合征中）或同时累及上、下肢，这是脊髓前根受损的结果。
- 肌力正常（较轻的类型）或仅影响颅神经支配的肌肉。
- 感觉异常，有时在肌无力之前出现，但很快消失，这是脊髓后根受损的结果。
- 两侧瘫痪，可伴有眼肌麻痹，是运动神经根传递功能和第Ⅲ、Ⅳ、Ⅵ对颅神经受损的结果。

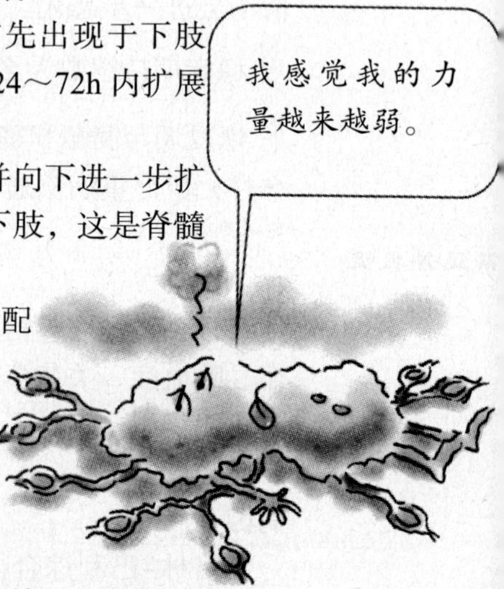

- 吞咽困难或构音障碍，这种情况不常发生，是第Ⅺ对颅神经（副神经）所支配的肌肉受累的结果。
- 肌张力降低和反射消失，这是由于反射弧受累的结果。

辅助检查

下面这些辅助检查有助于诊断格林-巴利综合征：

- 脑脊液蛋白在发病后开始升高，并于4～6周达高峰。
- 疾病早期全血细胞计数（CBC）可显示白细胞和未成熟的白细胞（未成熟的中性粒细胞）增多。
- 肌电图显示同一运动单位重复放电，而不是向其他部位扩散。
- 肢体瘫痪后不久神经传导速度下降。
- 由于炎症反应血清免疫球蛋白升高。

治疗

● 治疗主要是支持疗法，如果呼吸肌受累引起分泌物排出困难时可给予气管内插管或气管切开。

● 如果病情持续进展，可给予泼尼松试验治疗（7天）以减轻炎症反应；如果泼尼松无显著疗效则停药。

● 血浆置换在疾病初期有效，但如果超过2周将无效。

● 动态心电图用于监测可能发生的心律失常，这种心律失常由自主神经功能失调引起。应用心得安缓解心动过速和高血压。心动过缓时可应用阿托品。严重低血压时给予扩容治疗。

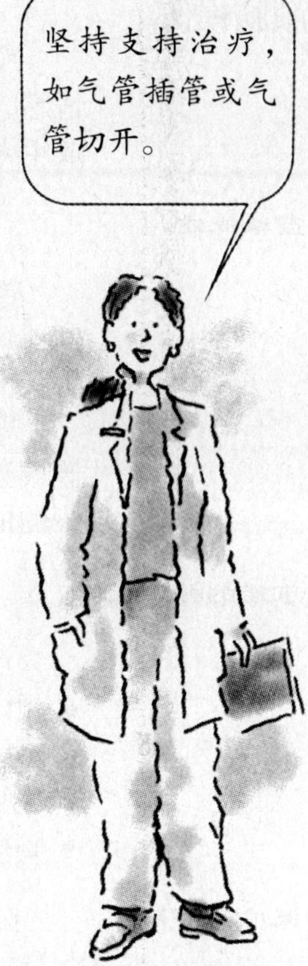

护理措施

当护理格林-巴利综合征患者时：

● 观察上升性感觉缺失，感觉性缺失比运动性缺失出现早。

● 监测生命体征和意识水平。

● 评估和治疗呼吸功能失调。

● 听诊呼吸音、给患者翻身并鼓励患者咳嗽和深呼吸。呼吸症状开始出现时即给予呼吸支持治疗，包括气管插管和机械通气。

● 给予细致的皮肤护理防止皮肤破溃。

● 在疼痛允许限度进行被动ROM训练。

● 为防止误吸，在患者进食前评估患者的咽反射并抬高床头。如果咽反射消失，给予下胃管鼻饲饮食，直至咽反射恢复为止。

● 当患者肌力恢复能站起时要警惕低血压。缓慢变换患者的体位。

● 穿高弹力袜，并应用下肢连续加压装置防止下肢血栓。

● 如果患者合并面瘫，给予眼部和口腔护理，每4h一次。

● 观察尿量情况，必要时保留尿管。

● 为防止便秘，提供高纤维素饮食和酸梅汁。根据医嘱使用栓剂或比沙可啶（Fleet灌肠法）。

● 为患者提供理疗。

颅脑损伤

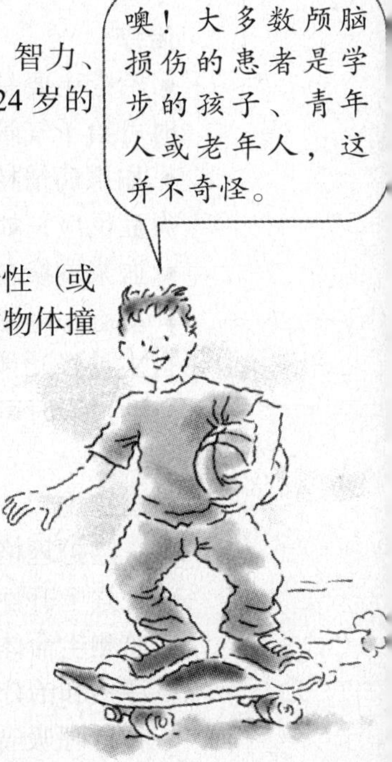
噢！大多数颅脑损伤的患者是学步的孩子、青年人或老年人，这并不奇怪。

颅脑损伤是指任何影响脑部的损伤，可引起机体、智力、情感、社会或职业的改变。6个月～2岁的儿童、15～24岁的成年人和中老年人是颅脑损伤的高危人群。

简单概述

颅脑损伤通常分为闭合性损伤和开放性损伤。闭合性（或钝性）损伤更常见。当头部撞在硬物表面或快速移动的物体撞击头部时常常发生。此时硬脑膜完整，无脑组织暴露。

顾名思义，开放性颅脑损伤时，头皮、颅骨、脑膜或脑组织（硬脑膜）开放，颅内容物暴露在外，感染的危险性很高。

可能的并发症

可能出现的并发症包括：

- 颅内压增高；
- 感染（在开放性颅脑损伤时）；
- 呼吸抑制和呼吸衰竭；
- 脑疝。

死亡率下降

以下原因可使颅脑损伤的死亡率下降：

- 采取先进的预防措施，如气囊和安全带；
- 快速急救和及时运送；
- 治疗措施的改进。

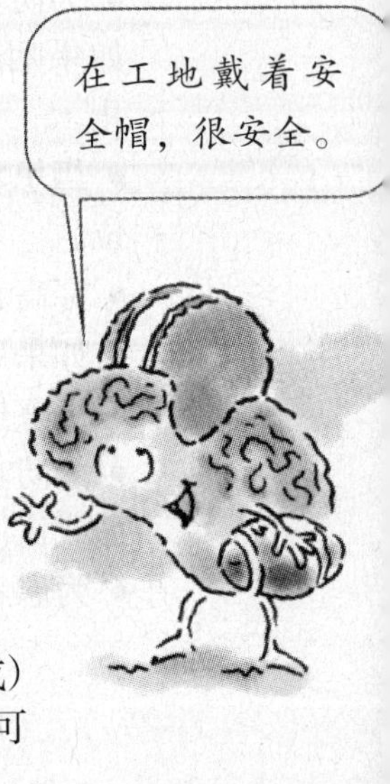
在工地戴着安全帽，很安全。

病因

颅脑损伤通常由以下原因引起：

- 交通事故（首要原因）；
- 高处坠落；
- 与运动相关的事故；
- 殴打或其他犯罪。

发病机制

患者大脑被颅盖（由皮肤、颅骨、硬脑膜和脑脊液组成）保护，能防御外力对机体的打击。在一定压力范围内，颅盖可阻止外力对脑组织的冲击。

脑损伤的程度常常与作用于脑组织的压力成正比。此外，对于颅脑损伤患者，除非排除了脑损伤后，才能考虑颈部损伤的可能性。

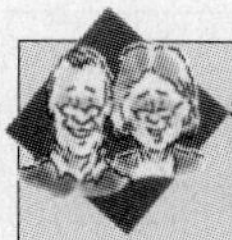

老年病讲座

隐匿性血肿

在硬膜下血肿引起神经系统变化之前，脑萎缩的老年人比青年人耐受的时间要长。这就是在你发现任何症状之前，老年患者血肿很大的原因，甚至在急症情况下也是如此。

闭合性颅脑损伤

闭合性颅脑损伤常常发生于突然加速-减速或突然冲击-反冲击的情况，在突然冲击-反冲击损伤时，头部撞到相对固定的物体上，脑组织损伤发生在撞击点附近（冲击），残余力把脑组织推向撞击点对侧的颅骨，引起再一次冲击和损伤（对冲）。

在对冲过程中，当大脑软组织在颅腔内粗糙的颅骨表面滑动时，也可发生挫裂伤。同时对大脑可能产生剪切力，从而损伤中脑及额叶、颞叶和枕叶脑组织。

临床表现

颅脑损伤类型包括：

- 脑震荡
- 脑挫伤
- 硬膜外血肿
- 硬膜下血肿
- 颅内血肿
- 颅骨骨折

每种类型损伤都有特定的症状和体征（见：颅脑损伤的类型）。老年人颅脑损伤时症状和体征可能不典型（见：隐匿性血肿）。

切记：老年人颅脑损伤的症状和体征最初可能不明显。他们比年轻人出现的时间要长。

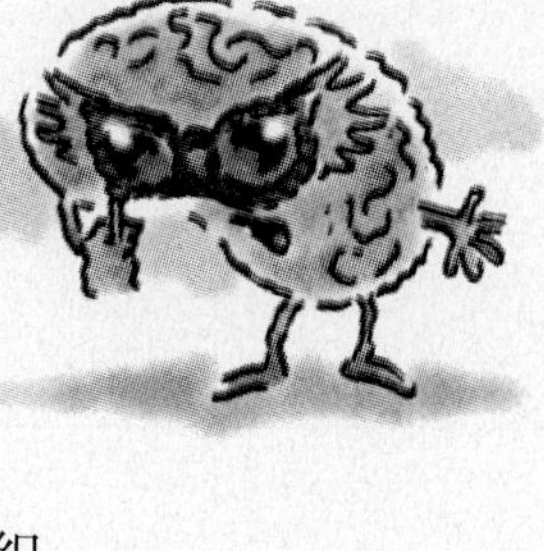

辅助检查

下面的这些辅助检查常用于颅脑损伤的诊断：

- 颅骨 X 线检查用以显示骨折部位，不包括颅顶骨折（CT 扫描可显示颅顶骨折）。
- 血管造影用以显示破裂的血管部位。血管破裂是由于脑挫伤或颅骨骨折后颅压增高或脑损伤所致。
- CT 扫描用以显示血管破裂后引起的颅内血肿、缺血或组织坏死、脑水肿、脑组织移位和硬膜下、硬膜外及颅内血肿。
- 磁共振成像可以显示颅骨骨折患者血管破裂后引起的颅内出血。

颅脑损伤的类型

下面是不同类型颅脑损伤的体征、症状和辅助检查结果。

类型	特点
脑震荡（闭合性颅脑损伤）	• 头部遭受打击后脑组织撞击颅骨，但不足以引起脑挫伤，可引起暂时性的神经功能障碍。 • 24～48h 内通常完全恢复。 • 反复损伤可加重对脑组织的损害。
脑挫伤（脑组织损伤，比脑震荡更严重）	• 20～40 岁最常见。 • 多由动脉出血引起。 • 血液通常积聚在颅骨和硬脑膜之间。以顶颞部脑膜中动脉损伤最常见，常常在颞部脑膜中动脉走行区伴有颅骨线性骨折。 • 通常很少由硬脑膜静脉窦引起。
硬膜外血肿	• 加速-减速或冲击-反冲击损伤时，扰乱了受损部位正常的神经功能。 • 当打击力（如钝器打击）使脑组织反弹至受力部位颅骨时、当打击力使脑组织冲击受力点对侧的颅骨或当头被猛推向前并突然停止时（如汽车相撞，司机头撞在挡风玻璃上），损伤发生于受力点的正下方。 • 脑组织持续移动并冲击颅骨（加速运动），然后反弹（减速运动）。脑组织可能撞击颅骨内侧面的突出部位（特别是蝶骨嵴），引起颅内出血或血肿而导致小脑幕裂孔疝。

症状和体征	辅助检查结果
• 继发于脑干网状激活系统破坏的短暂性意识丧失，可由脑部意识支配区域的压力突然变化引起，也可由神经元缺血或神经结构改变引起。 • 局部损伤和受压后引起呕吐。 • 与损伤严重程度相关的逆行性和顺行性遗忘（患者不能回忆损伤后发生的事情或导致损伤的原因），这与网状激活系统破坏有关。 • 局灶性损害和压迫引起的烦躁或昏睡。 • 局灶性损害引起的性格改变。 • 局灶性损害和压迫引起的头晕、恶心和严重头痛症状。	• CT 扫描可显示骨折、出血或其他神经系统损害体征。
• 因直接损伤引起的严重头皮伤口。 • 外伤后颅压增高引起的呼吸困难和意识丧失。 • 与外伤后颅内压增高相关的嗜睡、意识模糊、定向力障碍、焦虑或烦躁。 • 与损伤部位血流中断相关的偏瘫。 • 由于大脑皮质损害或大脑半球功能失调引起的去皮层或去脑状态。 • 脑干受累引起的瞳孔不等大。	• CT 扫描可显示组织密度的改变，周围结构可能存在移位、缺血、出血和骨折。 • 腰穿检查脑脊液分析提示压力增加和出血（如果怀疑出血禁行腰穿检查）。 • 挫伤部位 EEG 出现高振幅 θ 波和 δ 波时提示病情进行性加重。
• 外伤后因脑震荡引起短暂的意识丧失，之后出现 10～15min 至数小时或偶尔达数天的中间清醒。 • 剧烈头痛。 • 由于损伤扩展和颞叶沟回疝形成使意识障碍和神经功能缺失体征进行性加重。 • 颞叶压迫脑干后出现引起颅压增高的临床表现。 • 当下疝的颞叶压迫脑干网状结构时出现意识水平变化。 • 开始呼吸深而费力，当脑干受压时浅而不规则。 • 经过脑干的皮质脊髓束受压时出现对侧肢体运动功能缺失。	• CT 扫描或 MRI 可显示颅内异常占位或移位。

颅脑损伤的类型（续）

类型	特点
脑膜外血肿（续）	
硬膜下血肿	● 血液积聚在硬膜下腔（硬脑膜与蛛网膜之间）引起脑膜出血。 ● 为急性、亚急性和慢性：单侧或双侧。 ● 通常与颅内静脉网撕裂有关，很少源于动脉。 ● 急性血肿为外科急症。
颅内血肿	● 由于静脉出血速度较慢，故亚急性血肿预后较好。 ● 外伤或脑实质内血管自发破裂引起的神经功能缺失，取决于出血的部位和出血量的多少。 ● 脑部频繁运动产生的剪切力，可引起血管撕裂出血破入脑实质。 ● 好发部位为额叶和颞叶，外伤很少与颅内出血有关联，绝大多数由高血压引起。
颅骨骨折	● 分为四型：线型、粉碎型、凹陷型和颅底型。 ● 前颅窝和中颅窝骨折与严重脑外伤有关，且比后颅窝骨折常见。 ● 头部打击伤可引起一种或多种类型的骨折。除非脑组织外露或骨折陷入神经组织一般不难诊断。

症状和体征	辅助检查结果
• 由于动眼神经受压引起同侧瞳孔扩大。 • 颅内压增高可诱发癫痫发作。 • 持续出血可引起神经功能持续恶化（表现为双侧瞳孔扩大、反应减弱、收缩压升高、脉搏迟缓和深度昏迷，伴呼吸不规则）。	
• 与硬膜外血肿相似，但因为出血源于静脉，故起病缓慢。	• CT 扫描、X 线和动脉造影可显示局部组织和动脉血流的异常，证实血肿的存在。 • CT 扫描或 MRI 显示占位或组织移位。 • 脑脊液颜色变黄，且蛋白含量相对较低（慢性硬膜下出血）。
• 由于颅内压增高和血肿的占位效应立刻出现意识丧失或经过一段清醒时间后陷入昏迷。 • 由于皮质脊髓束和脑干受压可能出现运动功能缺失以及去皮层状态和去脑强直。	• CT 扫描或脑动脉造影提示出血部位。脑脊液压力升高，呈血性或由于血红蛋白分解出现黄变。
• 可能不产生症状，这取决于脑部损伤的程度。 • 严重骨折时骨结构不连续和移位。 • 面部骨折时可出现运动和感觉颅神经功能障碍。 • 颅前窝基底骨折的患者可能出现黑眼圈（浣熊眼）、嗅觉缺失症（由于第Ⅰ对颅神经受累，导致嗅觉缺失）和瞳孔不规则（第Ⅱ、Ⅲ对颅神经受累）。 • 颅中窝骨折常出现脑脊液鼻瘘（脑脊液通过鼻子漏出）、脑脊液耳瘘（脑脊液通过耳朵漏出）、鼓室积血（血积聚在鼓室内）、乳突周围瘀斑（Battle 征）和面瘫（第Ⅶ对颅神经损伤）。 • 颅后窝骨折时出现延髓功能障碍体征如心血管和呼吸功能衰竭。	• CT 扫描和 MRI 可提示水肿和血管破裂引起的颅内出血。 • 颅骨 X 线检查提示骨折。 • 损伤加重时禁忌腰穿。

治疗

治疗包括手术治疗和支持治疗。

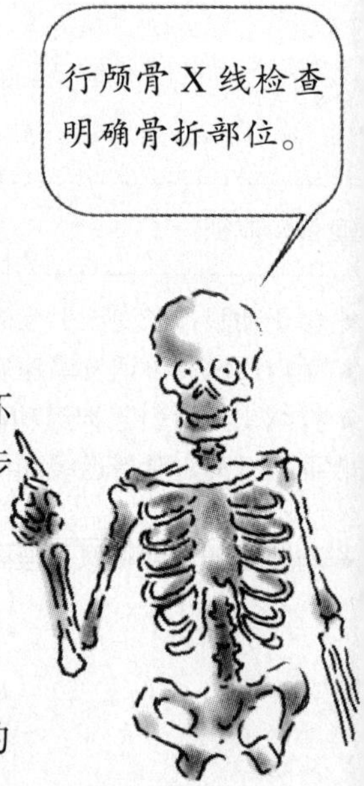
行颅骨 X 线检查
明确骨折部位。

手术治疗

手术治疗包括：

- 血肿清除术；
- 颅骨切开术。

手术的目的是移去嵌入脑组织的骨折碎片，取出异物和坏死组织。这种方法可降低由于骨折引起的感染和脑组织进一步损害的危险。

支持治疗

支持治疗包括：

- 严密观察以发现提示神经功能进一步损害或血肿继续扩大的表现。
- 清洁并清除与颅骨骨折相关的伤口。
- 应用利尿剂如甘露醇和皮质类固醇以减轻脑水肿。
- 应用止痛药如扑热息痛可减轻头痛。
- 应用抗惊厥药如苯妥英以防止癫痫发作。
- 呼吸支持，包括对因脑干损伤引起呼吸衰竭的患者实施机械通气和气管插管。
- 应用抗生素预防颅骨骨折后因出现脑脊液漏而发生的脑膜炎。

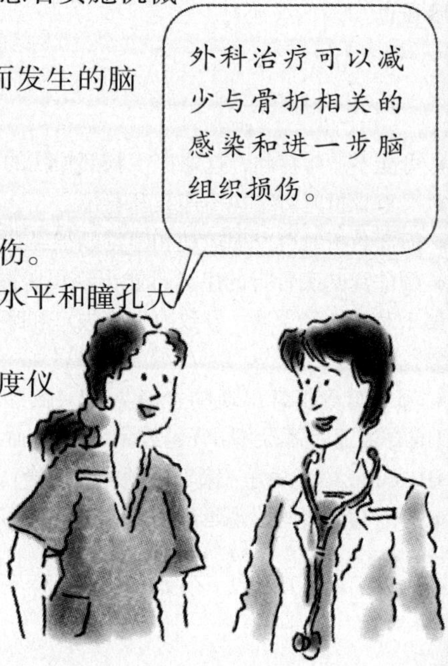
外科治疗可以减
少与骨折相关的
感染和进一步脑
组织损伤。

护理措施

- 开始时，持续监测生命体征并检查其他部位损伤。
- 连续检查重要体征和神经功能状态，包括意识水平和瞳孔大小，每 15min 一次。
- 保持患者气道通畅，根据医嘱用脉搏血氧饱和度仪和动脉血气分析监测血氧饱和度。
- 参考血流动力学参数以估计 CPP。
- 根据医嘱用药。如果必要，可持续注入咪达唑仑（Versed）、芬太尼（Sublimaze）、吗啡或异丙酚（Diprivan）以降低脑代谢和颅内压增高的危险。

• 密切观察患者低氧血症或颅内压增高的体征，如头痛、眩晕、烦躁、焦虑和行为变化如躁动。
• 特别要严密观察老年患者，因为他们可能存在脑萎缩，所以脑水肿时缓解空间大，这意味着 ICP 增高时可能没有相应体征。
• 如果置入了 ICP 监测系统，就要连续监测 ICP 的波形和压力。
• 仔细观察患者的脑脊液漏。检查床单上有无血色斑点，其周围绕有浅环（晕轮征），如果患者存在脑脊液漏或意识丧失，将床头抬高 30° 或保持水平。当这种患者不能仰卧时，将出现颈动脉受压并导致 ICP 增高的危险。
• 保持患者合适体位，以促进分泌物引流，如果为脑脊液鼻漏，那么在鼻孔下方放一个纱布垫。不要用鼻而应用口吸气。如果脑脊液自耳部漏出，保持患者合适体位，使其自然流出。
• 频繁监测出入量以维持液体平衡。
• 根据病情预防惊厥发生，采取安全预防措施以减少受伤的危险。
• 集中护理可提供安静条件，从而可以降低脑代谢并减少 ICP 增高的危险。
• 如有指征作好开颅手术的准备。
• 患者稳定后，采用严格无菌技术清洁缝合表皮伤口。监测伤口感染的症状和体征。
• 向患者及其家属解释病情和相关治疗。
• 鼓励脑挫伤患者不要咳嗽、打喷嚏和擤鼻涕，因为这些动作可能增加颅内压。

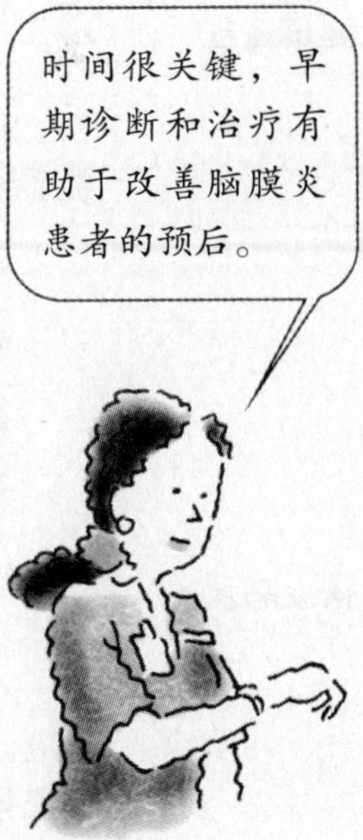
时间很关键，早期诊断和治疗有助于改善脑膜炎患者的预后。

脑膜炎

在脑膜炎时，脑膜和脊髓膜出现炎症，常由细菌感染所致。这种炎症通常累及三层脑膜——硬脑膜、蛛网膜和软脑膜。

改善预后

如果对脑膜炎能早期诊断且药物治疗敏感时，预后好。并发症很少，可能包括 ICP 增高、脑积水、脑梗死、视神经炎和耳聋引发的颅神经损害、脑脓肿、癫痫发作或昏迷。

病因

脑膜炎通常是菌血症的并发症，特别是肺炎、脓肿、骨髓炎或心内膜炎引起的菌血症。无菌性脑膜炎可能源于病毒或其他生物病原体感染。有时不能发现生物学病原体。

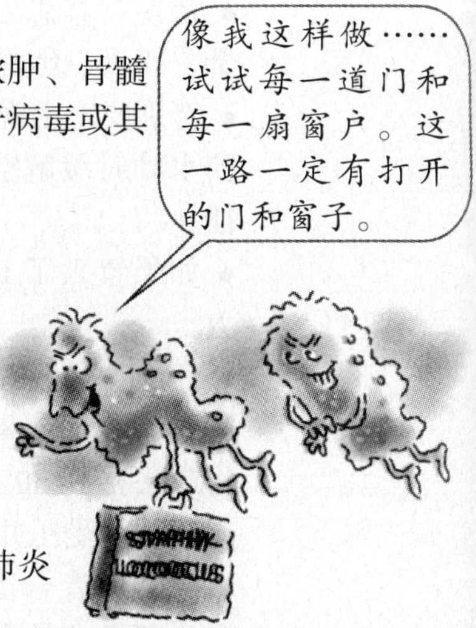
像我这样做……试试每一道门和每一扇窗户。这一路一定有打开的门和窗子。

其他原因

与脑膜炎相关的其他感染包括：

- 鼻窦炎；
- 中耳炎；
- 脑炎；
- 骨髓炎；
- 脑脓肿，通常由脑膜炎双球菌、流感嗜血杆菌、肺炎球菌和大肠杆菌引起。

任何开放性损伤和操作

脑膜炎可继发于外伤或侵袭性操作，包括颅骨骨折、头部穿通伤、腰穿和心室分流术。

发病机制

当炎症累及软脑膜-蛛网膜组织时，出现脑膜炎。它可以进一步引起周围组织充血并损伤部分神经细胞。

感染途径

病原体常常通过下面的任一途径侵犯中枢神经系统（CNS）：

- 血液途径（最常见）；
- 由于外伤使脑脊液与外界相通；
- 沿颅神经和周围神经途径；
- 通过口或鼻途径。

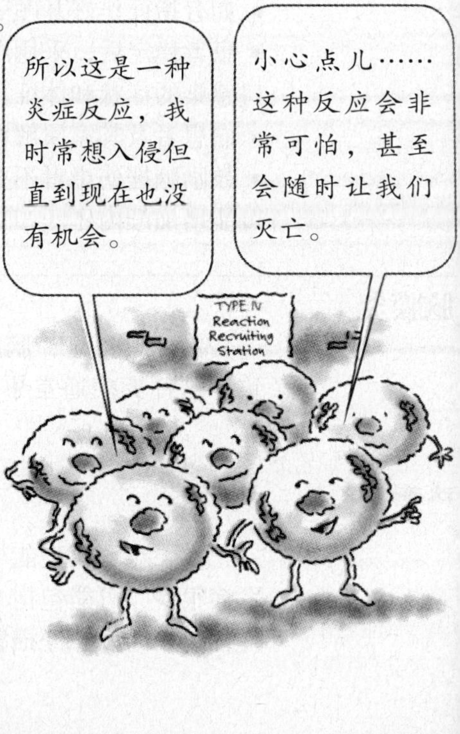
所以这是一种炎症反应，我时常想入侵但直到现在也没有机会。
小心点儿……这种反应会非常可怕，甚至会随时让我们灭亡。
TYPE IV Reaction Recruiting Station

诱发的反应

入侵的生物学病原体在脑膜诱发系列炎症反应。为清除病原微生物，中性粒细胞在该部位聚集并在蛛网膜下腔产生渗出物，使脑脊液变稠，变稠的脑脊液不易在脑和脊髓周围流动。这种变化可阻止蛛网膜绒毛运动，进一步阻碍脑脊液循环并引起脑积水。

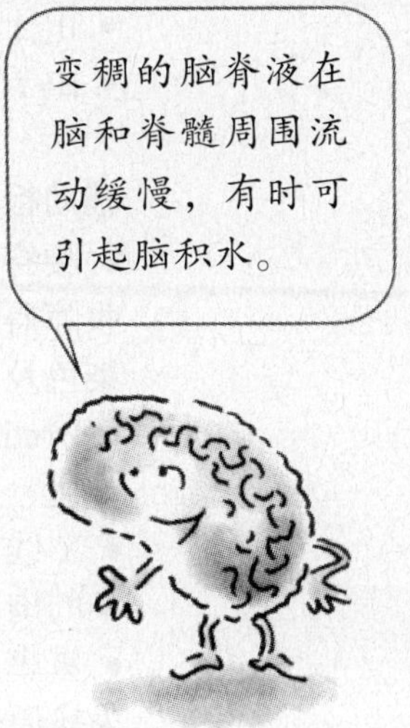
变稠的脑脊液在脑和脊髓周围流动缓慢，有时可引起脑积水。

更多的反应

渗出可进一步：
- 加剧炎症反应，使颅内压增高。
- 扩展至颅神经和周围神经，诱发其他炎症反应。
- 刺激脑膜，破坏细胞膜并引起水肿。

结果

脑膜炎可以导致：
- 颅内压升高；
- 血管充血；
- 阻断脑血供；
- 血栓形成或血管破裂；
- 若颅内压不下降，可出现脑梗死；
- 可能引起脑炎（脑组织的进一步感染）。

在无菌性脑膜炎时，淋巴细胞聚集在软脑膜–蛛网膜，但通常不如细菌性脑膜炎那样严重，没有渗出物形成，因而这类脑膜炎是自限性的。

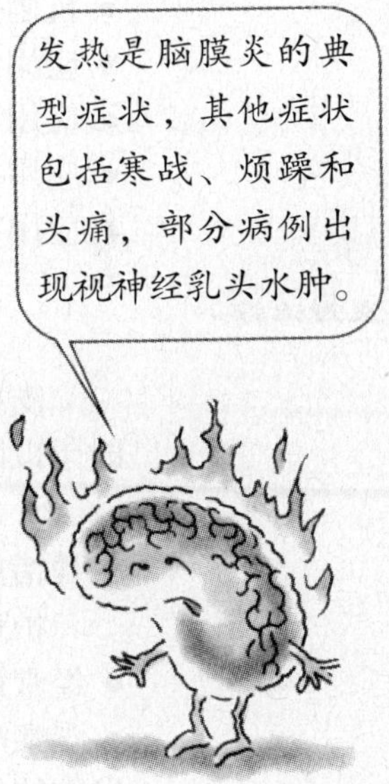

临床表现

脑膜炎的体征常常包括：
- 发热、寒颤和由感染及炎症引起的不适。
- 头痛和呕吐，因颅内压升高引起的视神经乳头水肿（视神经炎症和水肿）少见。

脑膜刺激征

脑膜刺激征包括：
- 项强直；
- Brudzinski 征（+）和 Kernig 征（+）；
- 双侧深反射对称性亢进；
- 角弓反张（婴儿和儿童更为常见的一种发作，表现为背部和四肢弓形向后弯曲，使机体的头部和后足跟着地）。

其他特征

脑膜炎的其他特征包括：
- 由于自主神经受刺激所致的窦性心律不齐。
- 因颅内压升高引起的烦躁不安。

● 由于颅神经受刺激所致的畏光、复视和其他视觉问题。
● 由于颅内压增高和脑水肿所致的谵妄、深度木僵和昏迷。

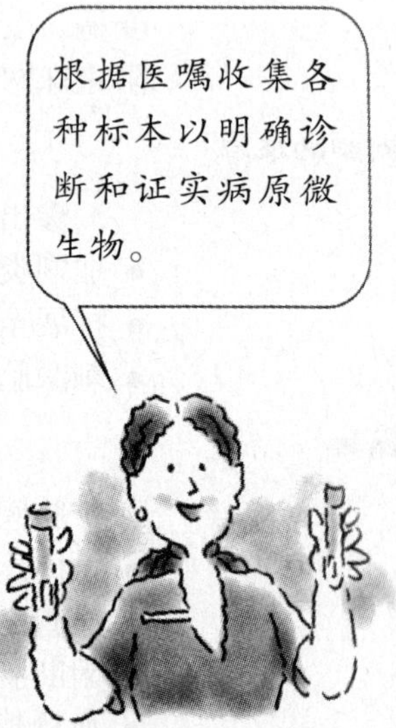
根据医嘱收集各种标本以明确诊断和证实病原微生物。

辅助检查

● 腰穿显示脑脊液压力升高（由于蛛网膜粒对脑脊液的吸收障碍所致）、外观混浊或呈乳白色、蛋白含量增加、细菌染色及培养阳性（病毒感染除外）和糖含量下降。
● Brudzinski 征和 Kernig 征阳性提示脑膜刺激征。
● 血、尿和鼻咽分泌物培养提示生物学病原体。
● X 线胸片可显示肺炎或肺脓肿、肺结核和继发于真菌感染的肉芽肿。
● 鼻窦和颅骨 X 线可发现作为潜在感染途径的鼻窦炎或作为病原微生物入侵窗口的颅骨骨折。
● 白细胞计数可显示中性粒细胞水平。

治疗

药物治疗包括：
● 抗菌疗法，常常需要 2 周；
● 应用地高辛控制心律不齐；
● 应用甘露醇减轻脑水肿；
● 应用抗惊厥药或镇静剂减轻烦躁；
● 应用扑热息痛减轻头痛和发热。

支持治疗

支持治疗包括卧床休息、采用温水浴或冰毯降温，且必要时予以隔离。

护理措施

护理脑膜炎患者时应采取以下措施：
● 经常评估神经系统功能。
● 观察病情变化，特别是体温的升高、意识水平的下降、癫痫发作的发生和呼吸改变。
● 监测液体平衡，保证足够的液体摄入以防止脱水，但也要避免液体过量以防脑水肿发生。
● 保持患者适当体位，防止关节僵直和颈部疼痛，坚持 ROM 训练。

- 维持充足的营养和排泄通畅。
- 保持环境安静。
- 当处理头部伤口或颅骨骨折时，严格遵循无菌操作技术。
- 提供情感支持。
- 根据医嘱给药。

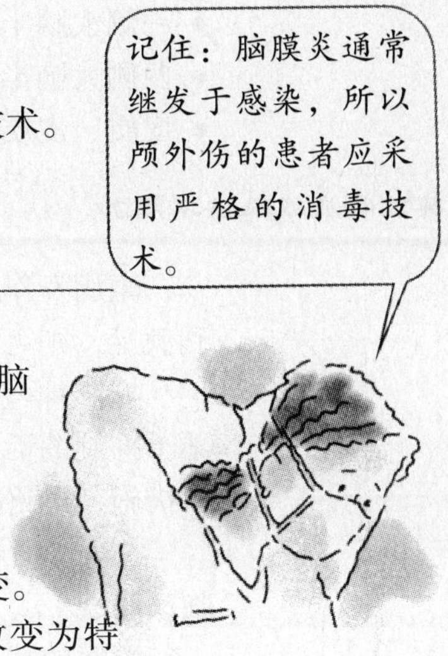
记住：脑膜炎通常继发于感染，所以颅外伤的患者应采用严格的消毒技术。

癫痫

癫痫是指以周期性发作为特征的脑部疾病（与大脑神经元异常放电相关的突发事件）。

原发性癫痫和继发性癫痫

原发性癫痫是特发性的，没有明显的脑部结构改变。

继发性癫痫以神经元细胞膜的结构变化或代谢改变为特点，从而引起神经元的兴奋性增加。

发病人群

癫痫影响着1%～2%的人口，约有200万人患有癫痫。儿童和老人发病率最高。如果患者坚持严格的药物治疗，预后很好。

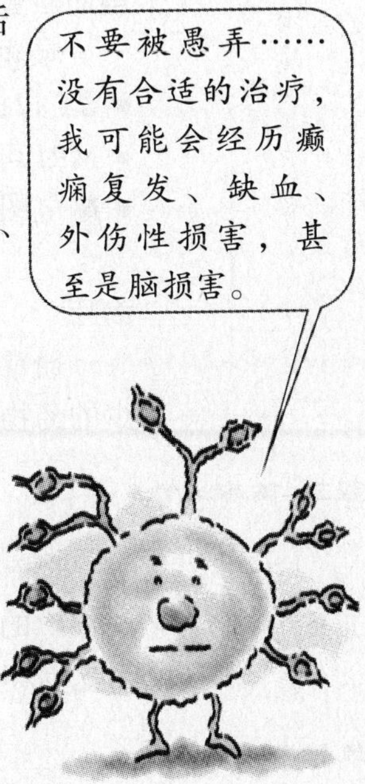
不要被愚弄……没有合适的治疗，我可能会经历癫痫复发、缺血、外伤性损害，甚至是脑损害。

并发症

癫痫并发症包括由于气道梗阻引起的低氧血症或缺氧、外伤性损伤、脑损害、抑郁和焦虑。

病因

约半数的癫痫患者，病因不明，一些可能的诱因包括：
- 产伤（如脑缺氧、溶血或出血）；
- 围生期感染；
- 缺氧；
- 感染性疾病（脑膜炎、脑炎或脑脓肿）；
- 脑损伤或创伤。

发病机制

当脑部的一些神经元接受刺激时，极易去极化或兴奋性增高，比正常细胞更易放电。这时，电流向周围细胞扩散，并依次放电，这种放电可扩展至：

- 一侧大脑半球（部分性发作）；
- 两侧大脑半球（全面性发作）；
- 皮质、皮质下和脑干区域。

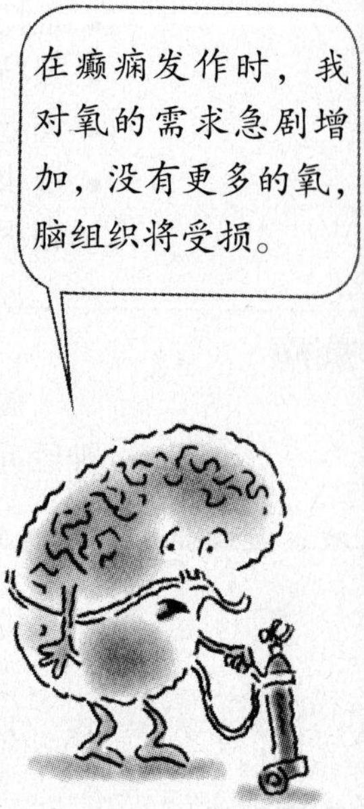
在癫痫发作时，我对氧的需求急剧增加，没有更多的氧，脑组织将受损。

其他物质或氧需求增加

癫痫发作时大脑对氧的需求突然增加，如果这种需求得不到满足，则可导致组织缺氧和脑损害。

抑制神经元放电可使兴奋的神经元放电减慢并最终停止。不予抑制的话，就会导致癫痫持续状态，对癫痫连续发作不采取措施，最终的缺氧是致命的。

临床表现

癫痫的特征是反复性癫痫发作，这种发作可以分为部分性发作和全身性发作。有些患者可能存在一种以上类型的癫痫发作（见：癫痫发作的类型）。

辅助检查

癫痫的主要辅助检查结果包括：

- CT 扫描脑组织密度的改变提示内部结构的异常。
- MRI 可显示脑内部结构的异常。
- 脑电图通过提供连续的癫痫发作证据明确诊断。

治疗

通常，根据癫痫发作的类型选择用药。目标是联合应用最少的药物控制癫痫发作。

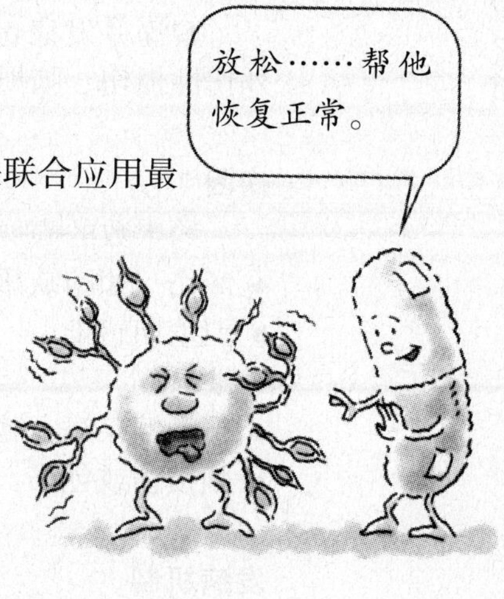
放松……帮他恢复正常。

强直-阵挛发作

全面性强直-阵挛发作（肌肉阵挛和松弛交替发作）的常用药物包括：苯妥英、卡马西平、苯巴比妥和扑痫酮。

失神发作

失神发作（意识水平的短暂变化）的常用药物包括：丙戊酸、氯硝西泮和乙琥胺。

癫痫发作的类型

参考下面的指南了解不同的癫痫发作类型。应注意部分患者可能存在一种以上的发作类型。

部分性发作

源于脑局部区域的部分性发作，可扩展至全脑，继而引起全面性发作。下面是部分性发作的几种类型：

- 单纯部分性发作：包括杰克逊癫痫和感觉性发作。
- 复杂部分性发作。
- 部分性发作继发泛化（开始为部分性发作，之后泛化为全面性强直–阵挛发作）。

杰克逊发作

此型以局灶性运动性发作开始，之后异常电活动向脑相邻区域蔓延。

患者表现为单肢的强直或抽搐，并伴有同一部位的针刺感，很少有意识丧失，但可进展为全面性强直–阵挛发作。

感觉性发作

感觉性发作的症状包括：幻觉、闪光、针刺感、眩晕和异味感。

复杂部分性发作

复杂部分性发作的症状和体征变化不定，但通常为无目的行为，如：目光呆滞、抓衣服、无目的走动、舔嘴唇、咀嚼和自言自语。

发病前有先兆，发作持续数秒至 20min。之后精神恍惚持续数分钟，有时被误诊为酒精中毒、药物中毒或精神病。患者对发作过程不能回忆。

部分性发作继发泛化

部分性发作继发泛化可以是单纯性或复杂性发作，并可进展为全面性发作。发作前有先兆，如瞬间或 1～2min 的精神不集中。

全面性发作

全面性发作为全脑的异常放电。类型包括：失神发作、肌阵挛发作、强直性发作、全面性强直–阵挛发作和失张力发作。

失神发作

又称癫痫小发作，好发于儿童，通常为短暂的意识丧失，伴有眨眼或眼球转动、愣神和轻微口唇动作。患者保持原来的姿势并可持续发作前的动作。

发作持续 1～10s，发作时间短，以至于患者意识不到癫痫发作。如治疗不当，每日可发作 100 次以上，并可进展为全身性强直–阵挛发作。

肌阵挛发作

此型发作以短暂、不自主的身体或肢体突发抖动为特点，好发于清晨。

阵挛性发作

该类型发作以双侧肢体节律性抽搐为特点。

强直性发作

以突然肌肉强直为特点，上肢多见，也可发生于下肢。

全面性强直–阵挛发作

通常，在发作开始时患者大叫一声。这是气流从肺中冲出，通过声门时造成的。患者摔倒，意识丧失，机体强直（强直期），肌肉交替性收缩和舒张（阵挛期）。可发生舌咬伤、大小便失禁、呼吸困难、窒息和紫绀。

当神经元异常放电结束后，发作终止，持续 2～5min。之后患者意识恢复，但仍处于轻度模糊状态，可表现为：言语困难、昏睡、疲乏、头痛、肌肉疼痛和上下肢无力，并很快进入睡眠。

失张力发作

该发作以姿势性张力丧失为特点。常发生于儿童，因为儿童摔倒有时被称之为“猝倒发作”。

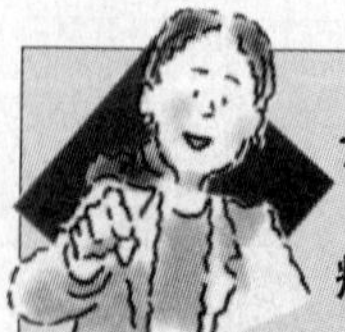

高度注意

癫痫持续状态

癫痫持续状态是指癫痫连续发作，必须采取紧急措施才能使发作停止。它可发生于任何类型的癫痫，例如：全面性强直-阵挛发作持续状态是指连续的全面性强直-阵挛发作，发作过程中无意识恢复。

常常是急症

癫痫持续状态伴有呼吸困难，这可能源于抗癫痫药物的停用、缺氧或代谢性脑病、急性颅脑损伤或继发于脑炎、脑膜炎的败血症。

急诊治疗

急诊治疗通常包括地西泮、苯妥英或苯巴比妥；当癫痫继发于低血糖时静点 50%葡萄糖；当慢性酒精中毒或正在戒断时应静脉应用维生素 B_1。

外科治疗和急性处理

如果药物治疗无效，可采用外科治疗去除局部的致痫灶以防止癫痫发作。

癫痫持续状态的急性治疗通常包括：

- 应用地西泮、劳拉西泮、磷苯妥英或苯巴比妥。
- 静点 50%的葡萄糖（当癫痫发作继发于低血糖时）。
- 静脉应用维生素 B_1（慢性酒精中毒或戒断患者）。（见：癫痫持续状态）

一种治疗癫痫的非药物疗法是迷走神经刺激装置。该装置类似于心脏起搏器，可向大脑发出电信号抑制癫痫发作。

由于该装置放置于胸部和颈部，副作用包括声音改变、喉部不适和气短。这些症状通常发生于装置开启时。

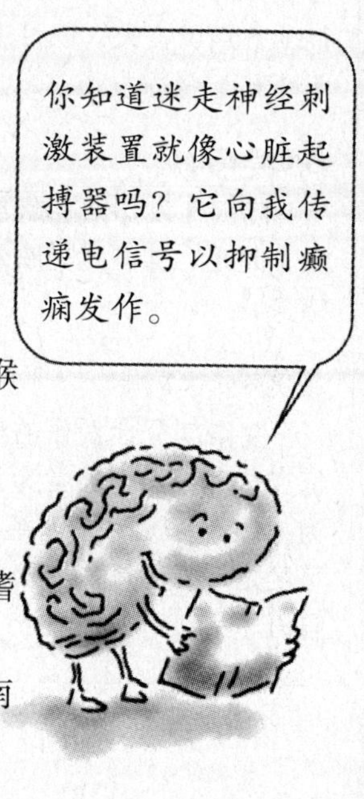
你知道迷走神经刺激装置就像心脏起搏器吗？它向我传递电信号以抑制癫痫发作。

护理措施

- 持续监测抗癫痫药的中毒症状，如眼球震颤、运动失调、嗜睡、头晕、昏睡、言语含糊不清、烦躁、恶心和呕吐。
- 当静点磷苯妥英时要选择大静脉，用药方法参考治疗指南(给药速度不超过 150mg/min)，并经常监测生命体征。

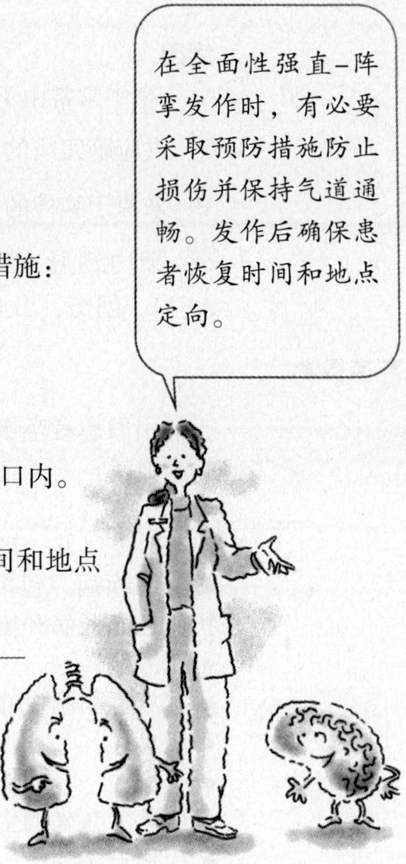

- 鼓励患者和家属表达患者的感受。
- 根据需要按用药计划用药。
- 强调定期监测抗癫痫药物血药浓度的重要性。

强直-阵挛发作的治疗

对于全面性强直-阵挛发作应采取下面的干预措施：

- 当癫痫发作时避免束缚患者。
- 帮助患者置于合适体位，解开紧身衣服。
- 在头下放置平软的东西，如枕头。
- 清除周围的坚硬物体。
- 如果患者牙关紧咬，不要强行将任何东西放入其口内。
- 将患者头转向一侧使气道通畅。
- 癫痫发作后，安慰患者已经痊愈，帮助恢复时间和地点定向，告知他所发生的癫痫情况。

卒中

卒中又称脑血管意外或脑卒中，为一条或多条脑血管损害。卒中时阻断或减少了脑组织供氧，并常常引起脑组织的严重坏死。

越早越好

卒中后恢复正常血流的时间越短，患者完全康复的可能性就越大。然而存活的卒中患者约有半数遗留有永久性的残疾，并可在数周、数月或数年内再发，这是需要长期护理的主要原因。

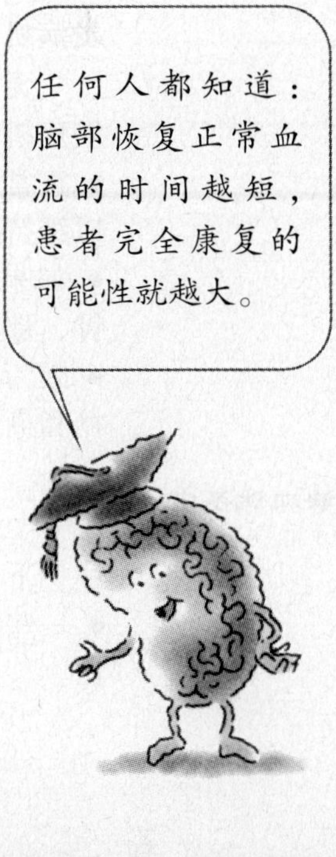

第三位与常见

在美国，卒中是第三位致死的原因，并且是最常见的神经系统致残原因。每年有 700 000 多人患病，其中约半数患者是致命的。

病因

卒中常常由下面三种原因引起：

1. 供应脑实质的动脉血栓形成或颅内血管闭塞。
2. 来源于脑外的栓子栓塞，如心脏、主动脉或颈动脉。
3. 颅内动脉或静脉的出血，可由高血压、动脉瘤破裂、AVM、创伤、出血性疾病和脓毒性栓塞引起。

> **老年病讲座**
>
> **TIA 与老年患者**
>
> 在评估过程中询问老年患者最近有无跌倒的发生，特别是频繁跌倒的情况。
>
> 这一点很重要，因为老年患者可能忘记 TIA 的其他特征但很少忘记跌倒的情况或跌倒的次数。

高危因素

引发患者卒中的危险因素包括：

- 高血压；
- 卒中家族史；
- TIA 史（见：TIA 与老年患者）；
- 心脏疾病，包括心律失常、冠状动脉疾病、急性心肌梗死、扩张性心肌病和瓣膜病；
- 糖尿病；
- 家族性高脂血症；
- 吸烟；
- 嗜酒；
- 肥胖，久坐的生活方式；
- 应用避孕药。

发病机制

无论什么原因，卒中后都会引起缺氧和缺乏营养物质。发病机制如下：

- 正常情况下，如果动脉被阻塞，机体将启动自动调节机制以维持脑循环，直至供应受累区域血液的侧支循环建立。
- 如果失代偿或脑血流中断持续超过数分钟，那么缺氧的结果会导致脑梗死。
- 因为脑细胞不能进行无氧代谢、贮存葡萄糖和糖原，所以其功能将停止。

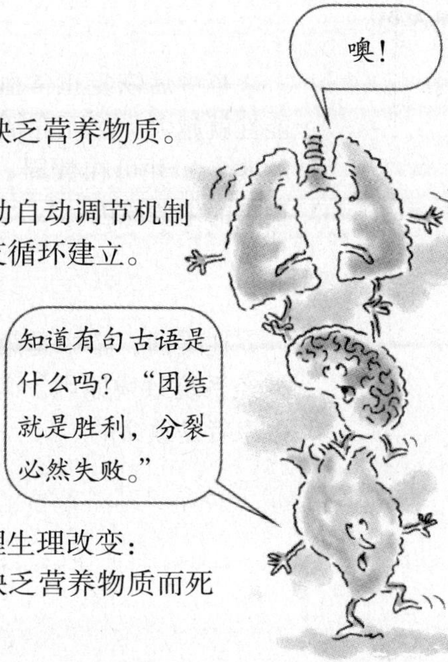
噢！
知道有句古语是什么吗？“团结就是胜利，分裂必然失败。”

缺血性卒中

下面是血栓形成或栓子引发卒中时的病理生理改变：

- 一些由闭塞血管供血的神经元由于缺氧和缺乏营养物质而死亡。

● 最终形成脑梗死，梗死组织引发炎症反应，并使颅内压升高。
● 周围细胞的损伤使其代谢异常，导致离子转运改变、局部酸中毒和自由基形成。
● 在损伤的细胞内，钙离子、钠离子和水聚集，并释放兴奋性神经递质。
● 随后持续的细胞损害和肿胀，进一步加重，形成恶性循环。

出血性卒中

下面是出血性卒中的发病机制：
● 出血后脑灌注不足可引起脑梗死，血液作为占位物质将压迫脑组织。
● 脑调节机制尽力通过增加血压以维持 CPP 并保持平衡，ICP 增高迫使脑脊液外漏以维持平衡。
● 如果出血量少，患者的神经功能缺失程度轻。如果出血严重，则 ICP 迅速增加，使脑灌注停止。即使压力恢复至正常，许多脑细胞也已经坏死。
● 开始时，破裂的脑血管收缩以限制血液流失。这种血管痉挛进一步减慢血流，导致更严重的脑缺血和细胞死亡。
● 如果血管内血凝块形成，血流减少，也可加重缺血。如果出血破入蛛网膜下腔，则出现脑膜刺激征。
● 透过血管壁进入周围组织的血细胞分解，从而阻塞蛛网膜粒的吸收，引起脑积水。

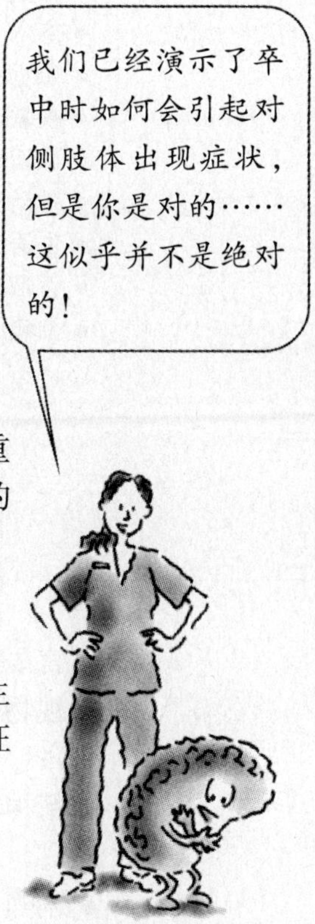
我们已经演示了卒中时如何会引起对侧肢体出现症状，但是你是对的……这似乎并不是绝对的！

临床表现

根据受累动脉（供应相应部分脑组织的血液）、损伤严重程度和侧支循环（有助于代偿已经降低的脑血供）建立程度的不同，卒中的临床表现各异（见：卒中的症状和体征）。

对侧支配

卒中发生在左侧大脑半球时机体右侧出现症状，卒中发生在右侧大脑半球时机体左侧出现症状，卒中常见的症状和体征包括突然出现的：
● 偏瘫（面部和上肢可能比下肢更重）；
● 偏感（如麻木和刺痛感），常与偏瘫同侧；

卒中的症状和体征

卒中时，尽管一个患者可能表现为轻度的手部力弱，而另一个患者可能进展为单侧肢体瘫痪，但神经功能的缺失可以反应某一脑组织区域的损伤，这些区域在正常情况下由闭塞或破裂的动脉供血。

缺氧和缺血可产生水肿而影响远端脑组织，引起进一步的神经功能缺失。下面是不同部位卒中时相应的症状和体征。

部位	症状和体征
大脑中动脉	• 失语 • 言语障碍 • 失读 • 书写困难 • 视野缺损 • 对侧偏瘫，面部和上肢比下肢重
颈内动脉	• 头痛 • 力弱 • 瘫痪 • 麻木 • 感觉变化 • 视觉障碍，如病变侧视物模糊 • 意识改变 • 颈动脉杂音 • 失语 • 吞咽困难 • 上睑下垂
大脑前动脉	• 意识模糊 • 力弱 • 对侧麻木（特别是上肢） • 对侧下肢和足瘫痪 • 大小便失禁 • 协调功能障碍 • 运动和感觉功能受损 • 人格改变，如淡漠和注意力不集中
椎动脉或基底动脉	• 口唇麻木 • 头晕 • 同侧肢体力弱 • 视觉缺陷，如色盲、深感觉缺失或复视 • 协调功能障碍 • 吞咽困难 • 言语不清 • 健忘 • 共济失调
大脑后动脉	• 视野缺损 • 感觉障碍 • 失读 • 昏迷 • 枕叶缺血出现皮层盲

- 言语含糊不清或理解障碍；
- 视物模糊、复视或单眼视野缺损（通常描述为落幕或灰色视野）；
- 精神状态改变或意识丧失（特别是是否与上述某一种症状相关）；
- 剧烈头痛（常见于出血性卒中）。

辅助检查

下面这些辅助检查有助于卒中诊断：

- CT 扫描可显示结构异常、水肿和损伤，如非出血性梗死和动脉瘤。该检查结果常用于鉴别卒中和其他疾病，如肿瘤或血肿，TIA 患者 CT 扫描常常正常。出血性卒中在 CT 扫描时可立刻显影，而缺血性卒中在发病后 72h 才能发现病灶。CT 扫描应该在患者到达急诊室后 25min 内检查。结果应该在到达诊室后 45min 内提供以判断有无出血。如果存在出血性卒中，溶栓治疗是禁忌。
- 磁共振成像常用于确定脑缺血、梗死和水肿的部位。
- 脑血管造影可显示闭塞或出血的血管情况。
- DSA 用于评估脑血管开放情况并显示脑血管的闭塞、损伤或血管畸形的迹象。
- 颈动脉超声为高频超声，可以显示颈动脉的血流量和由于动脉硬化和血栓形成所致的血管狭窄。
- 经颅多普勒常常用于评估颅内大血管的血流速度，以此显示血管直径（见：脑血流研究）。

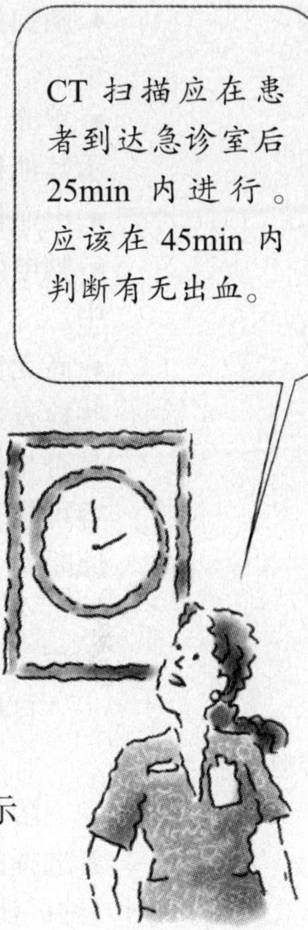
CT 扫描应在患者到达急诊室后 25min 内进行。应该在 45min 内判断有无出血。

评估证据

脑血流研究

脑血流（CBF）研究适用于急性或慢性脑缺血患者，有助于判定缺血的量和严重程度。脑灌注成像作为一种新的研究方法，适用于急性卒中患者，有助于判定缺血的可逆性和不可逆性。

脑血流研究也适用于外伤后脑损伤患者，有助于判定患者所能耐受的通气过度，并依次确定维持脑血流所需要的较低颅内压。在其他方面，如判定脑死亡方面也开始应用。脑血流的缺失提示脑死亡。

来源：Kirkness C. J.“Cerebral Blood Flow Monitoring in Clinical Practice”，AACN Clinical Issues: Advanced Practice in Acute & Critical Care. *Neurological Nursing* 2005; 16 (4):476-87.

● 脑扫描用于显示缺血部位，但卒中后2周以内的病灶不能确定。

● 单光子发射CT扫描和正电子发射断层扫描（PET）可以显示其他检查不能揭示的病灶周围的代谢改变。

● 出血性卒中时，腰穿显示血性脑脊液。

● 脑电图用于确定大脑的损害区域并鉴别癫痫发作是否源于卒中。

● 尚无实验室检查能确诊卒中，但一些检查能辅助诊断，且一些检查数据可作为溶栓治疗的指标。血糖测试可显示患者症状是否与低血糖有关。在严重梗死时，血红蛋白水平和血细胞比容可能升高。溶栓前要获取CBC、血小板计数、部分凝血酶原时间、凝血酶原时间、纤维蛋白原水平和生化指标。

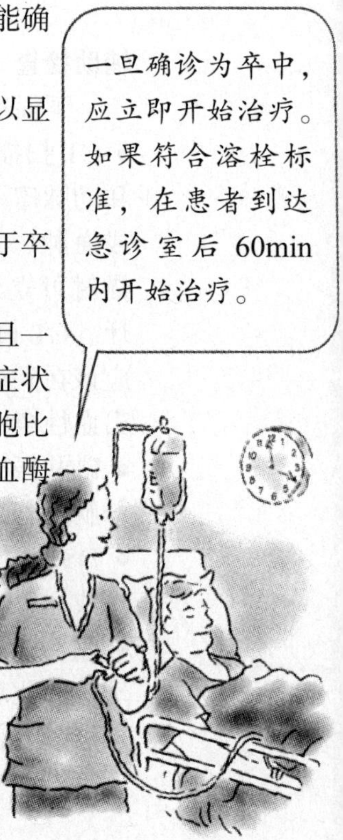

治疗

目标是患者到达急诊室后60min内开始治疗。

药物的选择

溶栓药物（也称纤维蛋白原溶解药物）是治疗卒中患者选择的药物，患者必须符合一定的标准才考虑这种治疗（见：什么样的患者适合溶栓治疗？）。

治疗药物的选择

卒中治疗包括：

● 溶栓药物用于缺血性卒中的急性治疗（见：可疑卒中治疗流程）。

● 阿司匹林或噻氯匹啶作为抗血小板聚集药物可以预防卒中再发。

● 苯二氮䓬类用于治疗合并癫痫发作的患者。

● 抗惊厥剂用于治疗癫痫发作的患者，并用以防止病情稳定后的癫痫发作。

● 使用大便软化剂以防止用力排便引起的颅内压升高。

● 抗高血压药和抗心律失常药物用于治疗有再发卒中危险因素的患者。

● 皮质类固醇用于减轻脑水肿。

● 止痛药用于缓解继发于出血性卒中的头痛。

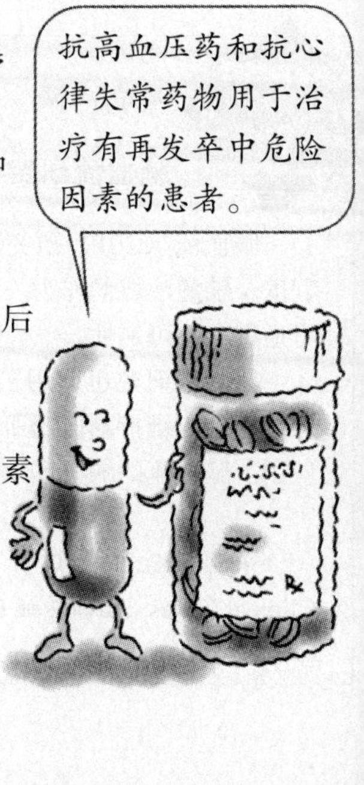

什么样的患者适合溶栓治疗?

并不是每位卒中患者都适于溶栓治疗，评估每位患者看其是否符合溶栓标准。

适应证

考虑溶栓治疗的患者必须符合下面的标准：

- 急性缺血性卒中伴显著神经功能缺失。
- 发病时间在 3h 以内。

排除标准

除了满足以上标准，患者必须除外：

- 在治疗前评估时有颅内出血的证据。
- 在治疗前评估时有蛛网膜下腔出血的证据。
- 近期（3 个月内）有颅内和脊髓手术史、严重颅脑损伤史或卒中史。
- 有颅内出血史。
- 治疗时存在不能控制的高血压。
- 卒中开始时有癫痫发作史。
- 有活动性内出血。
- 脑瘤、动静脉畸形或动脉瘤患者。
- 有出血倾向，但不包括：

—近期应用口服抗凝剂如华法林，INR 大于 1.7 或凝血酶原时间大于 15s。

—卒中开始前 48h 内接受肝素治疗，且部分凝血酶原时间延长。

—血小板计数低于 100 000/μl。

内科治疗

卒中的内科治疗通常包括康复、饮食和药物治疗以减少危险因素。外科手术治疗和护理措施有助于帮助患者适应神经功能缺陷，如运动障碍和瘫痪。

可疑卒中治疗流程

可疑卒中

↓

EMS 评估和反应

- 保持气道通畅及呼吸和循环功能，根据需要吸氧
- 进行院前卒中评估
- 确定患者正常的最后时间（注意：发病 3h 后也可以给予治疗）
- 如果病情允许，转运至有卒中病房的治疗中心，携带发病时的目击者、家属或护士
- 通知医院
- 如果可能的话检测血糖

↓

立即全身评估

- 评估 ABCs
- 如果存在低氧时给氧
- 建立静脉通道并采集血标本
- 检测血糖，升高时给予治疗
- 进行神经功能评估
- 组建卒中治疗团队
- 安排急诊 CT 扫描
- 进行 12 导联心电图检查

↓

立即神经功能评估

- 回顾病史
- 确定发病时间
- 进行神经系统检查（NIH 卒中评分或加拿大神经功能评分）

↓

CT 扫描是否显示出血征象

无出血 →

可能是急性缺血性卒中，考虑溶栓治疗

- 检查有无溶栓禁忌
- 重复神经系统检查：症状迅速恢复正常吗？

↓

患者符合溶栓条件吗？

是 →

回顾对患者及家庭的危险性 / 益处：如果可接受

- 给予 tPA
- 24h 内禁用抗凝药物和抗血小板药物

不是 → 阿司匹林治疗 →

- 开始卒中治疗
- 如果有条件进入卒中病房
- 监测血压，根据情况治疗
- 监测神经功能，如果症状加重，立即 CT 扫描
- 监测血糖，予以治疗
- 支持治疗，治疗并发症

出血 →

神经外科会诊，如果不具备条件可转院。 →（同上：开始卒中治疗……）

获准引自：*2005 American Heart Association Guidelines for Cardiopulmonary Resuscitation and Emergency Cardiovascular Care*. © 2005, American Heart Association.

手术治疗

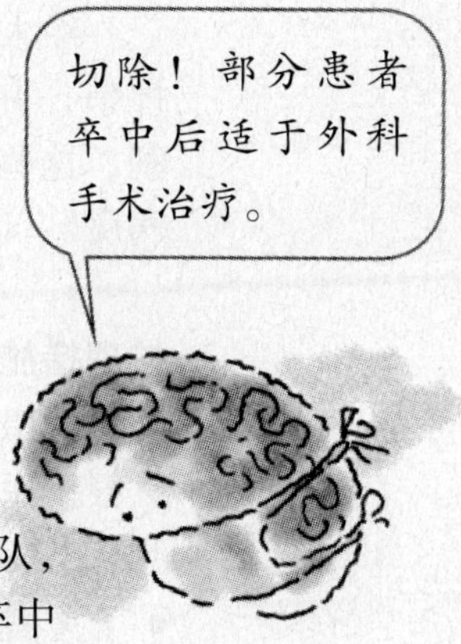

根据病因和卒中的严重程度，患者可以进行：

- 开颅血肿清除术
- 颈动脉内膜剥脱术，将动脉粥样斑块从动脉内膜上剥离；
- 闭塞或狭窄的动脉颅外旁路移植。

让卒中治疗团队完成工作

你所在的医院内可能已有卒中治疗方案和卒中治疗团队，卒中治疗团队由经过特殊训练的护士组成，他们对潜在的卒中患者具有良好的反应能力。当患者出现卒中的症状和体征时，首先应用卒中评估标准如“辛辛那提院前卒中评定量表”对患者进行评估（见：辛辛那提院前卒中评定量表）。

辛辛那提院前卒中评定量表

辛辛那提院前卒中评定量表是评估卒中患者的简易量表，源自NIH卒中评定量表（NIHSS），用于评估面部瘫痪、上肢力弱和语言障碍。出现下面任何一种异常即高度提示卒中。

面部活动（嘱示齿或微笑）

- 正常——面部两侧运动对称
- 不正常——面部两侧运动不对称

上肢平举（嘱患者闭眼并双上肢前伸持续10s）

- 正常——双上肢对称且无下落
- 不正常——一侧上肢不能抬举或抬举后与对侧相比出现下落

语言（嘱患者重复“辛辛那提的天空是蓝色的”这句话）

- 正常——发音正确，无含糊不清
- 不正常——讲话含糊不清，单词错误或含糊不清

Adapted from *Annals of Emergency Medicine*, vol.33, Kathari, R.U., et al. “ Clincinnati Pre-Hospital Stroke Scale: Reproducibility and Validity,” pages 373-78, April 1999, with permission from The American College of Emergency Physicians.

经大体评估后，让卒中治疗团队的护士来完成神经功能的评估，并向医生汇报评估结果，使快速和恰当的护理更加便利，这些护理包括急诊治疗、辅助检查和运送患者至重症监护病房。

护理措施

- 保持患者气道通畅，根据需要气管插管和机械通气。
- 根据医嘱应用脉搏血氧饱和度测量仪监测血氧饱和度，并监测 ABG 水平。根据医嘱吸氧以维持血氧饱和度 90%以上。
- 为患者实施心电监护并监测心律失常。
- 频繁评估患者的神经功能，开始至少每 15～30min 一次，之后根据需要每小时一次。观察颅内压升高的体征。
- 如怀疑有脑水肿，维持有效的颅内压水平以满足脑灌注，但颅内压降低可以避免脑疝形成。将床头抬高 20°～30°。
- 频繁评估血流动力学状态。根据医嘱补液并监测静脉液体入量以防止液体过量，液体过量时可提高颅内压。
- 对接受溶栓治疗的患者，每 15～30min 评估一次出血的症状和体征，并采取预防措施。监测凝血功能。
- 监测患者癫痫发作的情况，并根据医嘱给予抗惊厥药物。
- 如果患者有短暂性脑缺血发作（TIA），给予抗血小板治疗。如出现进展性卒中的体征、不稳定的卒中体征（如 TIA）或栓塞性卒中体征，应给予抗凝剂如肝素治疗，密切监测凝血功能。
- 勤翻身，变换体位时注意患者的姿势，穿高弹力抗栓袜和应用周期性加压装置。
- 采取措施防止皮肤破溃。
- 及早地开始锻炼，对受累和不受累的两侧肢体均实施积极的 ROM 训练，指导并鼓励患者用正常侧的肢体训练受损一侧的肢体。
- 管理胃肠道问题，注意便秘体征，因便秘时可增加颅内压。如果患者接受类固醇治疗，应监测应激性溃疡的体征。
- 根据病情给予合理膳食，如高纤维素饮食。

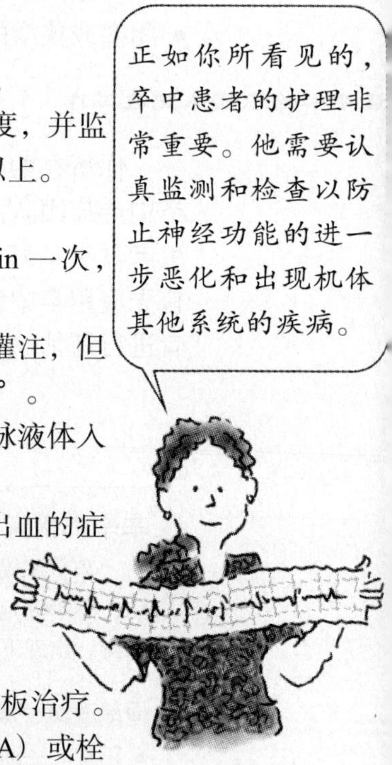

- 提供精细的眼部和口腔护理。
- 保持与患者交流。如患者失语，用微笑方式与其交流。
- 提供心理支持。

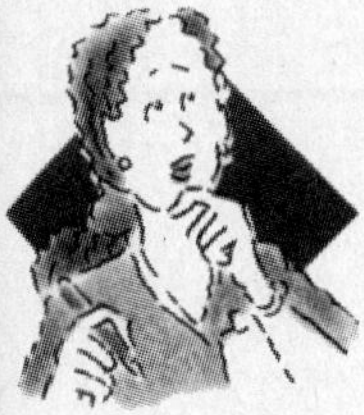

快速测试

1．神经系统功能变化最敏感的指标是：

A．意识水平

B．语言

C．行为

D．认知功能

答案：A。意识水平变化是神经功能变化最早和最敏感的指标。

2．造影剂的副作用不包括下面哪种体征：

A．烦躁

B．心动过缓

C．荨麻疹

D．面色潮红

答案：B。造影剂的副作用是心动过速。

3．格林–巴利综合征的主要神经系统症状是：

A．头痛

B．项强直

C．肌无力

D．意识水平改变

答案：C。肌无力通常最早出现于下肢，在 2 周或更短的时间内延及上肢和面部。

4．哪种类型癫痫发作以短暂的、不自主的肌肉阵挛为特征：

A．杰克逊癫痫

B．肌阵挛

C．全面性强直–阵挛发作

D．运动不能

答案：B。肌阵挛发作时，患者出现短暂的、不自主的肌肉阵挛。

评分

☆☆☆如果你答对了 4 道题，你可能已经知道你是个天才了。

☆☆如果你答对了 3 道题，不要难过，你已经具备了成功的能力。

☆如果答对的题少于 3 道，不要紧张，复习本章内容然后再次测试。

（姚艳敏　唐立斌　译　王秀艳　校）

4

第四章　心血管系统

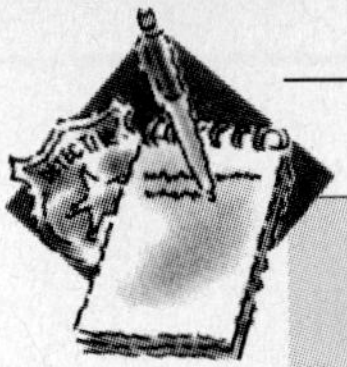

主要内容

在本章中,你将学习:

- ◆ 心血管系统的解剖结构和功能
- ◆ 心血管系统的评估
- ◆ 心血管系统疾病的诊断方法和步骤
- ◆ 心血管疾病及其治疗

心血管系统概述

心血管系统由心脏和血管构成。

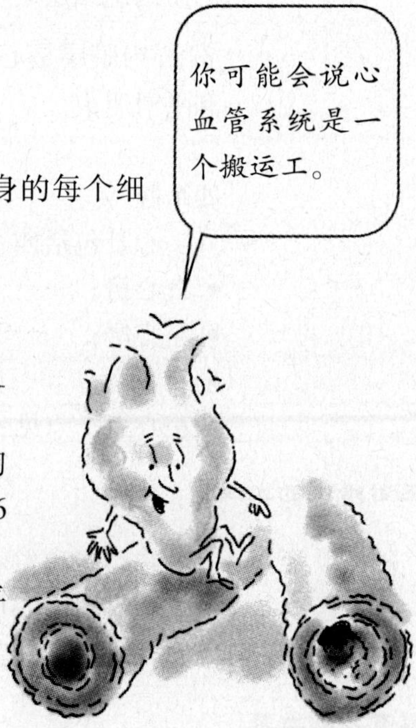

带来物质……带走物质

这个复杂系统的功能包括:

- 将血液中维持生命的氧气和营养物质输送到全身的每个细胞;
- 清除细胞代谢产生的废弃物;
- 将激素从身体的一部分运送到另一部分。

心脏

心脏的大小约相当于一个紧握的拳头，位于胸骨后面，纵隔内胸腔中（两肺之间），第 2 至第 6 肋骨之间。

心脏右缘与胸骨右缘平行，左缘与锁骨中线平行。每位患者心脏的确切位置都有细微差异。

心包

心包是包绕心脏的囊袋性结构，它由外纤维层和内浆膜层构成。心包的浆膜层分为脏层和壁层。

浆膜腔

心包腔将浆膜腔分为脏层和壁层。这个腔隙内含有 10～30ml 稀薄、清亮的心包液，可以起到润滑和缓冲的作用。

心壁

心壁分为三层：

- 心外膜包括心壁的外层和心包内浆膜层的脏层。它由覆盖在结缔组织上的鳞状上皮细胞构成。
- 心肌层是位于心壁中间最厚的一层，是随每次心搏而收缩的肌肉组织层。
- 心内膜层是心壁的最内层，它包括内皮组织构成的小血管和平滑肌束。

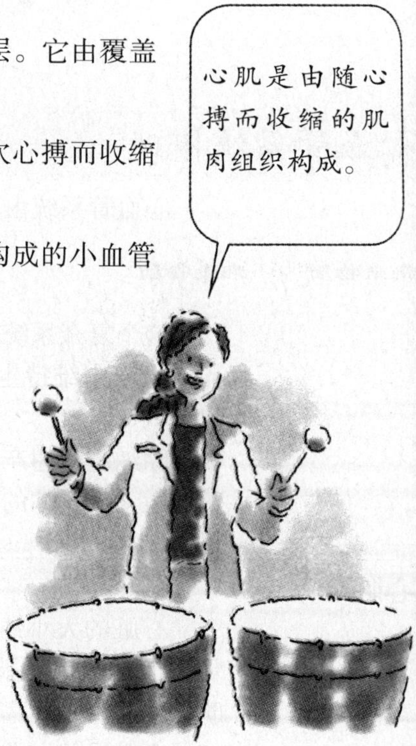

四个腔

心脏包括四个腔；

- 右心房；
- 左心房；
- 右心室；
- 左心室。（见：心脏解剖图）

感谢给予的血液!

右心房和左心房是贮存血液的部位，右心房接受全身回流心脏的去氧血。左心房接受由肺回流的氧合血，心房的收缩促使血液从心房流向心室。

强有力的血泵

右心室与左心室是心脏中的泵腔，与心房相比，心室壁更厚，内腔更大。它是由高度发达的肌肉构成的。

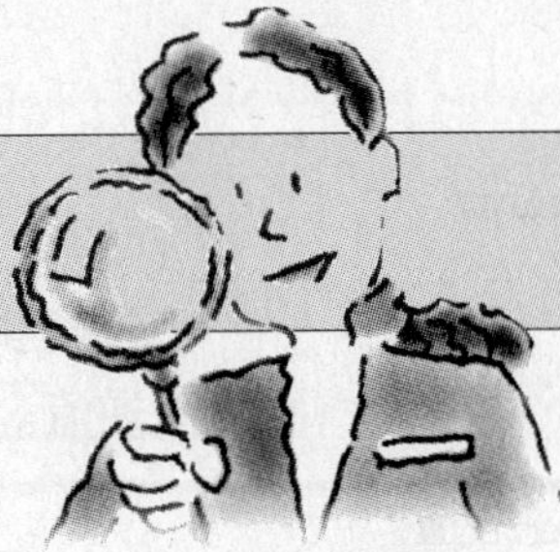

心脏解剖图

下图显示了心脏内部详细的解剖结构。

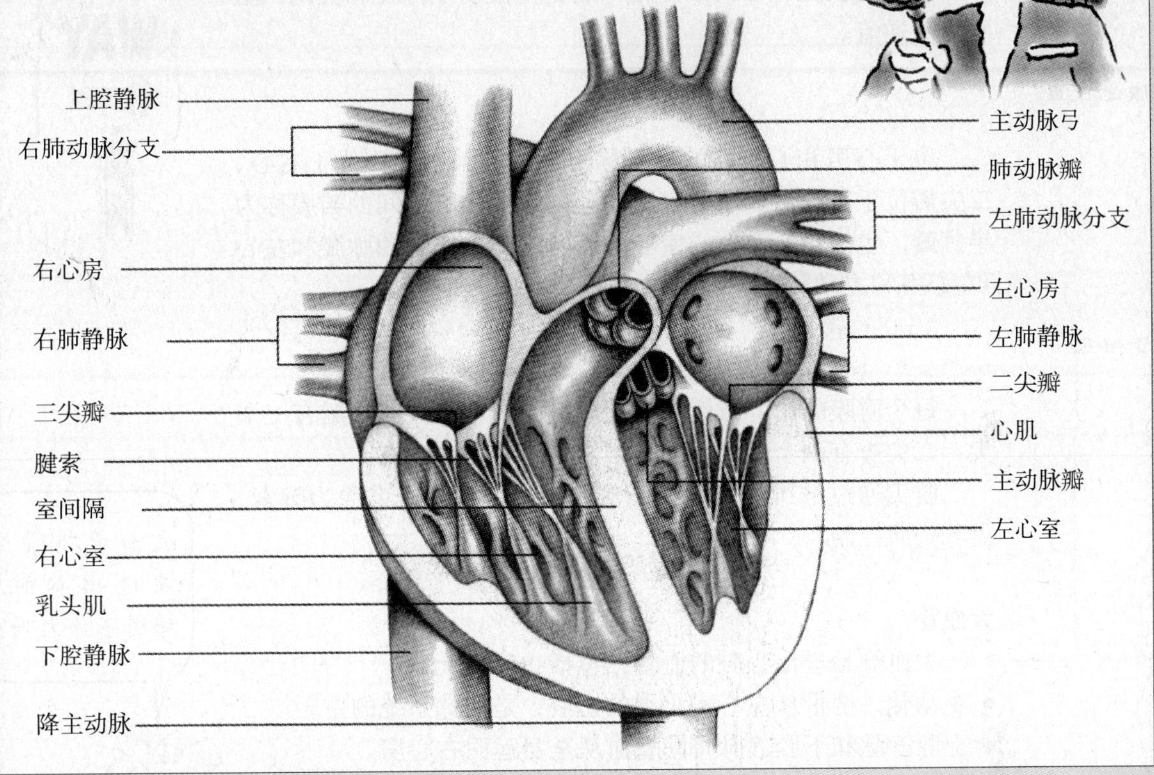

右心室将来自右心房的血液经肺动脉泵入肺。血液在肺内结合氧并释放出二氧化碳。左心室将来自左心房已氧合的血液，经主动脉泵向身体的其他部位。室间隔分隔左右心室，并协助泵血。

心脏瓣膜

心脏内的瓣膜保证血液单向流动。

单向流动

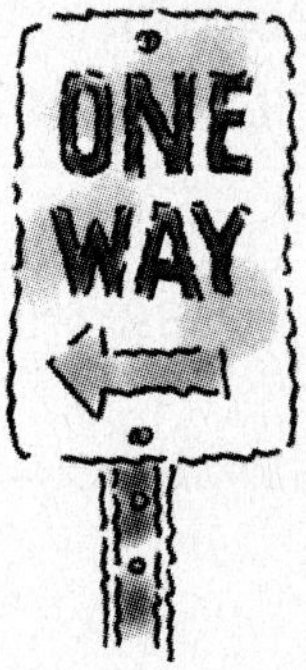
ONE
WAY

正常瓣膜随着心内四腔压力的变化被动地打开和关闭，阻止血液逆流。

瓣膜的位置

位于心房和心室间的瓣膜称为房室瓣。三尖瓣位于右心，二尖瓣位于左心，位于心室与肺动脉、主动脉之间的瓣膜称为半月瓣，包括右心（右心室和肺动脉之间）的肺动脉瓣和左心（左心室和主动脉之间）的主动脉瓣。

关于瓣尖

每个瓣膜的瓣叶或瓣尖都使瓣膜关闭紧密。三尖瓣有三个尖，二尖瓣有两个尖。

瓣尖通过纤维束固定在心室壁上，这些纤维束称为腱索，由乳头肌控制。

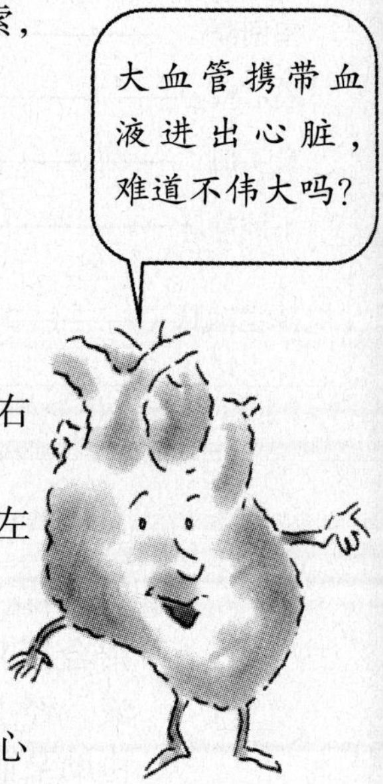
大血管携带血液进出心脏，难道不伟大吗？

大血管

大血管是进出心脏的血管，包括：

- 主动脉，携带从左心室泵出的血液，是动脉系统的主干。
- 上腔静脉和下腔静脉将去氧血从全身运回右心房。
- 肺动脉携带从右心室泵出的血液。位于心脏上部，分为左右肺动脉，分别将血液送至左右两肺。
- 四条肺静脉：两条在左侧，两条在右侧，将氧合的血液从左右肺转运至左心房。

冠状动脉

正如所有其他器官一样，心脏也需要充分的血供。位于心脏表面的冠状动脉为心脏提供血液和氧气。（见：心脏血管）

冠状动脉口

冠状动脉开口位于主动脉靠近主动脉瓣膜处，为冠脉供血。

心脏血管

下图是心脏血管前后两面观，包括大血管和一些主要的冠状血管。

前面观

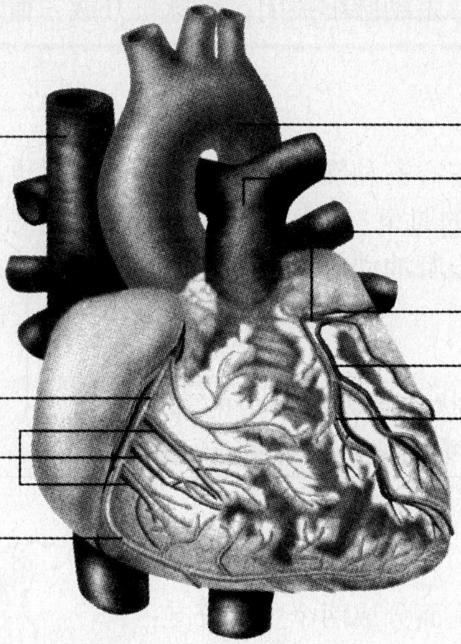

后面观

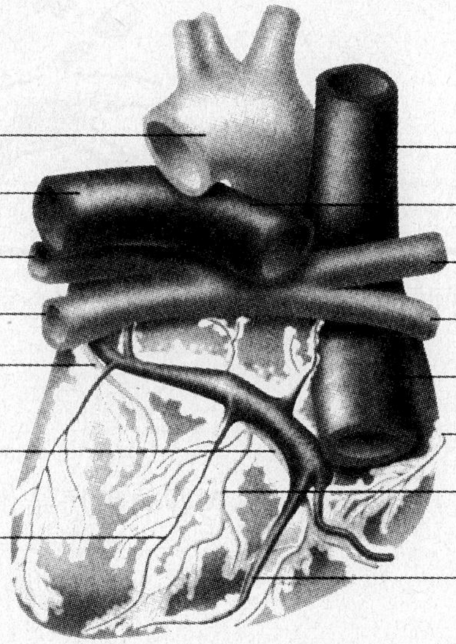

冠状动脉口的开闭

当左心室通过主动脉向外泵血时，主动脉瓣开放，部分覆盖冠脉口。当左心室充血时，主动脉瓣关闭，冠脉口开放，血液流入冠状动脉。

右冠状动脉

右冠状动脉为右心房、右心室和部分左心室供血，同时也为希氏束（联系心房、心室的肌束）、房室结（位于房间隔底部，负责传递由窦房结发放心脏冲动的纤维）供血。

关于窦房结

大约一半的人是由右冠状动脉为右心房的窦房结供血的。窦房结由特殊的肌纤维组成，形成引起心脏收缩的节律。

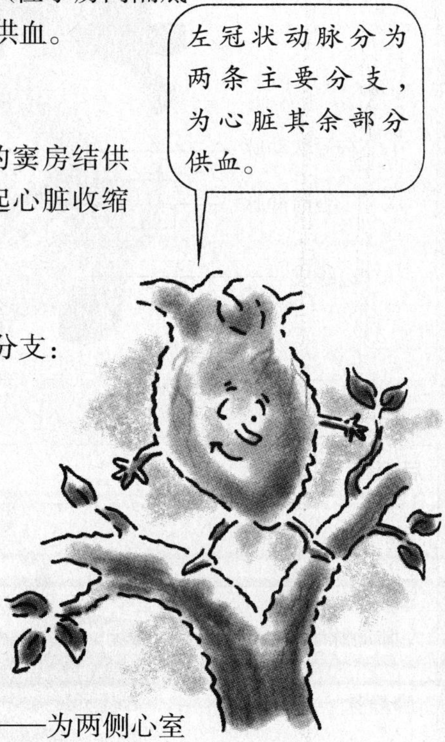
左冠状动脉分为两条主要分支，为心脏其余部分供血。

左冠状动脉

左冠状动脉在左心房的表面分成两个主要分支：左前降支和左回旋支。

左侧供血

左前降支供血范围如下：

- 左室前壁；
- 室间隔；
- 右束支（希氏束的一条分支）；
- 左束支的左前分支（丛状）。

左前降支的分支动脉——间隔支和对角支——为两侧心室供血。

回旋支的作用

回旋支为左室的侧壁、左房以及约 50%人群的窦房结供应氧合的血液。

左侧环绕

另外，回旋支也向左束支中的左后分支供血。它还包绕左室，供应左室后壁。

静脉

和身体的其他部位一样，心脏也有静脉系统，称为心脏静脉，负责收集心肌毛细血管内去氧合的血液。这些静脉汇集在一起，形成一条扩张的血管称为冠状窦。右心房通过冠状窦接受来自心脏去氧合的血液。

肺循环

在肺循环中，血液流至肺部进行氧和二氧化碳的交换。

心脏——肺——心脏

肺循环的过程：

- 去氧合的血液从右心室通过肺动脉瓣流至肺动脉。
- 血液通过小动脉和微小动脉流入肺毛细血管。
- 血液到达肺泡，进行二氧化碳和氧的交换。
- 氧合的血液通过小静脉和静脉返回肺静脉。
- 肺静脉将氧合的血液带回左心房。

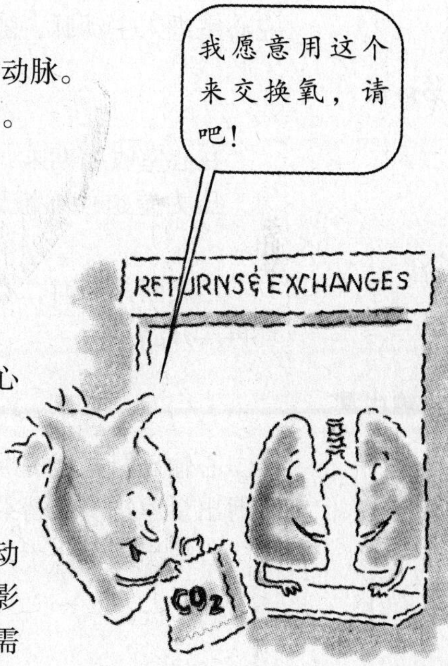

心脏节律

窦房结按照一定的节律发放冲动，支配心脏进行有规律的收缩。

自然的起搏

窦房结是心脏的起搏点。窦房结发出冲动传导至整个心脏。自主神经系统的活动可以影响窦房结，并改变其发放频率以适应机体的需要。

心动周期

心动周期分为两个阶段：收缩期和舒张期。

收缩期射血，舒张期充盈

收缩期心脏收缩并向外射血。舒张期心脏舒张并充盈血液；此时二尖瓣、三尖瓣开放，主动脉瓣、肺动脉瓣关闭。

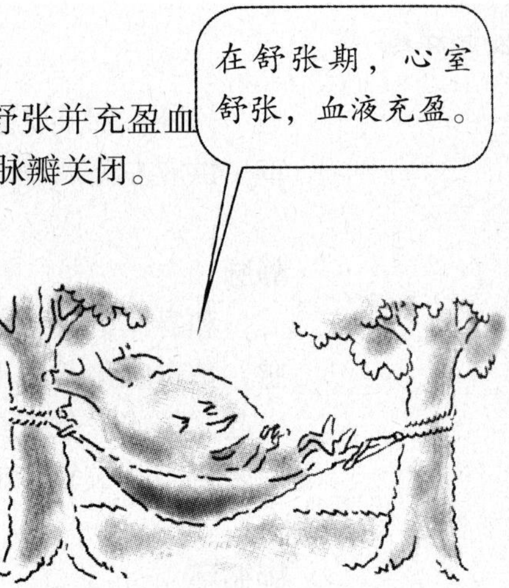
在舒张期，心室舒张，血液充盈。

充盈，再充盈

舒张期包括心室的充盈和心房的收缩。在心室充盈过程中，70%的血液依靠重力作用被动地由心房流入心室。在舒张期的主动阶段，心房收缩（也叫心房射血）将剩余的30%血液排入心室。

压力升高

当心室内压力高于主动脉和肺动脉内压力时，主动脉瓣和肺动脉瓣开放，血液从右心室流入肺动脉，然后流向肺部，从左心室进入主动脉，随后到达身体其他部位。

压力降低

在心室收缩期末，心室压下降，低于主动脉和肺动脉内压力，压力差迫使血液回流至心室，使主动脉瓣、肺动脉瓣关闭。

当瓣膜关闭时，心房充血，为下一个心动周期作准备，循环再次开始。

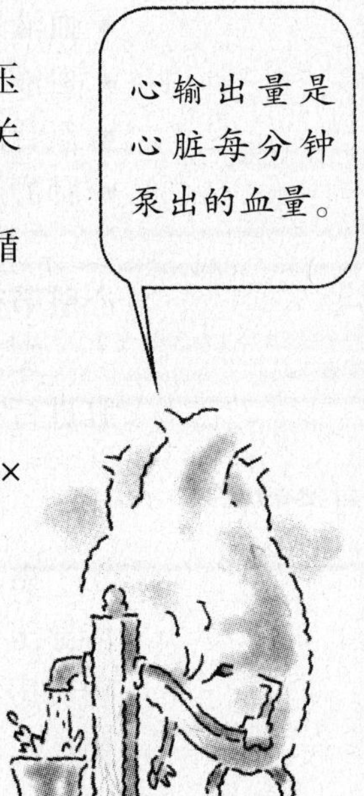
心输出量是心脏每分钟泵出的血量。

每分输出量

心输出量指的是每分钟心脏排出的血量。它相当于心率×心搏出量（每次心搏射出的血量）。

心搏出量取决于以下三个主要因素：

- 前负荷；
- 后负荷；
- 心肌收缩力。（见：前负荷、后负荷与心肌收缩力）

前负荷、后负荷与心肌收缩力

如果把心脏想象成气球，就会帮助你理解前负荷、后负荷与心肌收缩力。

吹气球

前负荷指的是心室肌纤维的伸展。这种伸展取决于心室舒张期末容积。根据 Starling 定律，心肌细胞在舒张期延伸越长，收缩期的心肌收缩力越大，正如向气球内吹入空气时气球膨胀，空气越多，气球就越膨胀。

气球膨胀

收缩性指的是心肌正常收缩固有的能力。受前负荷影响，心肌伸展越长，收缩力越强。或者说，气球内空气越多，膨胀越明显，而且当球内气体放出时，气球飞得越远。

系气球的结

后负荷指的是心室肌产生的克服主动脉内压力将血液排出心脏的压力。阻力是气球尾部的结，气球要排出内部的空气，必须要克服这种阻力。

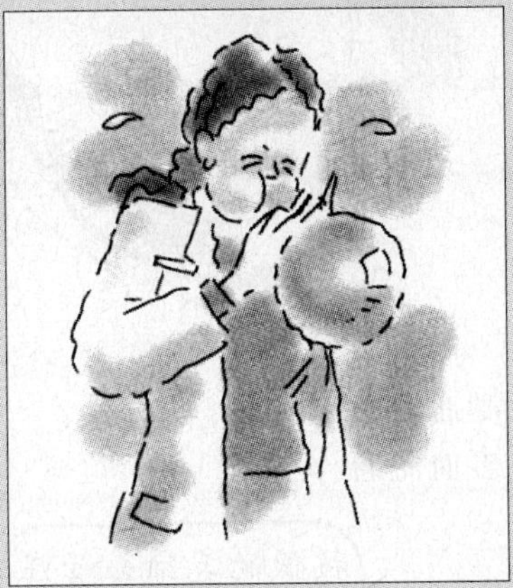
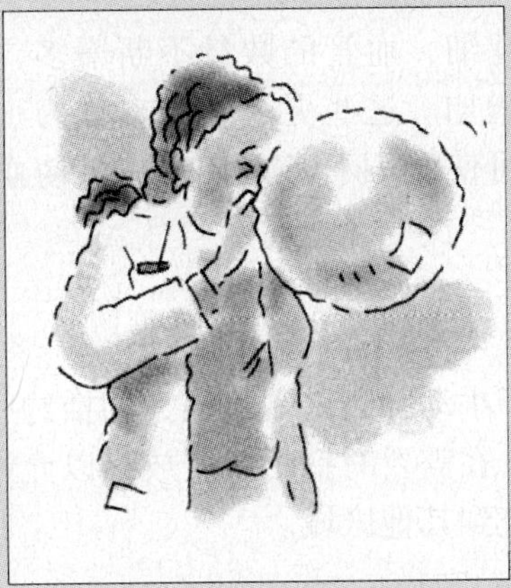
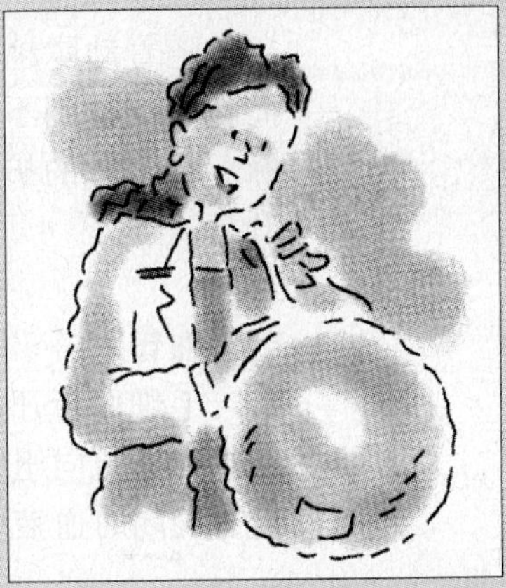

血管系统

血管系统是一个复杂的血管网，遍及全身的循环系统。血液把氧气和其他营养物质输送到机体的细胞，并将代谢废物带走。

动脉

主动脉分成多条血管，将血液输送到机体的特定器官和部位。

上部血液供应

主动脉弓向上分出三条动脉，分别向大脑、上肢和上胸部供血，分别是：

- 左颈总动脉；
- 左锁骨下动脉；
- 头臂动脉（也称无名动脉）。

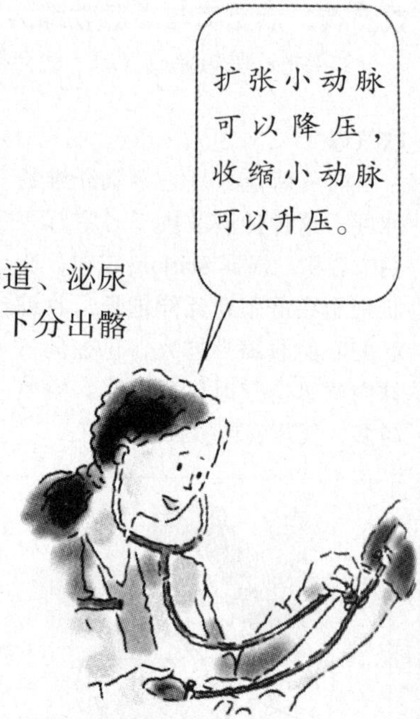

下部血液供应

降主动脉向下通过胸部和腹部，发出分支为胃肠道、泌尿生殖系统、脊柱、下胸部和腹肌供血。然后主动脉向下分出髂动脉，进而分出股动脉。

小动脉

随着动脉越分越细，血管的数量不断增多，从而灌注的范围不断增加。这些更小的分支称为小动脉。小动脉的扩张可使血压下降，其收缩可使血压升高。

毛细血管

毛细血管开始于小动脉的末端。强大的括约肌控制血液由毛细血管流向组织，在需要时括约肌开放，以允许更多血流通过，关闭时血液分流到其他区域。

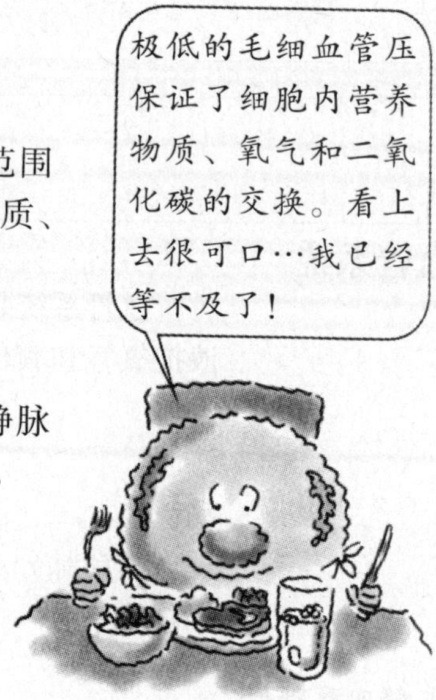

小血管，大面积分布

尽管毛细血管床由最小的血管组成，但其供血范围却是最广的。极低的毛细血管压保证了细胞内营养物质、氧气和二氧化碳的交换。

小静脉和静脉

血液从毛细血管回流至小静脉，然后到静脉。静脉瓣阻止血液逆流，同时骨骼肌的收缩协助静脉血回流。

分支返回右心房

血液沿融合的分支返回右心房。两条主要的分支为上腔静脉和下腔静脉。

心血管系统的评估

对患者心血管系统的评估包括询问病史和体格检查。

病史

在采集患者心血管系统病史之前，首先要进行自我介绍并告知患者询问病史和查体的过程，然后询问以下内容：

主诉

详细询问患者的主要症状，心血管病患者有以下典型症状：

- 胸痛；
- 心跳不规则或心悸；
- 活动、平卧或夜间气短；
- 咳嗽；
- 虚弱或疲劳感；
- 无法解释的体重改变；
- 肢端水肿；
- 头晕；
- 头痛；
- 末梢皮肤改变，如头发减少、皮肤颜色改变，皮肤变薄且无光泽或下肢溃疡不能愈合；
- 四肢疼痛，如下肢痛或痉挛。

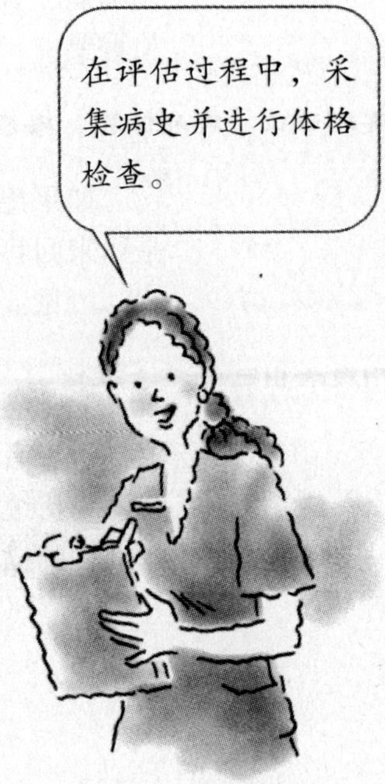

个人史和家族史

详细询问患者家族史和既往病史，以及：

- 生活中的压力及其应对策略；
- 目前的生活习惯，比如吸烟、饮酒、饮咖啡、锻炼以及饮食中脂肪和盐的摄入情况；
- 患者目前服用的药物，包括处方药、非处方药和中药制剂；
- 既往手术史；
- 周围环境或工作条件；
- 日常生活活动（ADLs）；
- 是否绝经（如果有必要）。

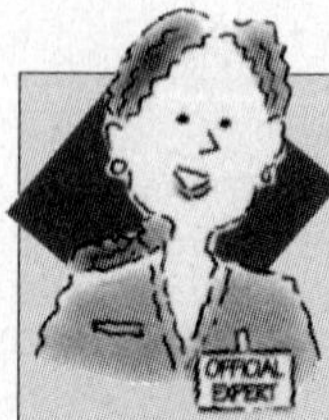

专家建议

关于心脏的问题

要对患者的心功能作全面评估，需要询问以下问题：

- 你是否疼痛？
- 疼痛部位在哪里？
- 是否感到烧灼样痛、紧缩样痛或压榨样痛？
- 疼痛是否向上肢、颈部、背部或下颌放散？
- 何时开始出现疼痛？
- 哪种情况下疼痛可减轻或加重？
- 是否有恶心、头晕或出汗？
- 是否感觉气短？是否有夜间憋醒？
- 是否有心悸或心跳间歇感？何时出现？
- 是否有头晕或晕厥？何时出现？
- 是否有踝部或足部肿胀？何时出现？何种情况下减轻？
- 是否夜尿增多？
- 活动量受限吗？

疼痛等级

许多有心血管疾病的患者都有胸痛。如果患者胸痛正在发作，可以让他按 0～10 级的标准评估一下疼痛等级，0 级表示无胸痛，10 级表示最严重的胸痛，这对全面评估疼痛程度至关重要。

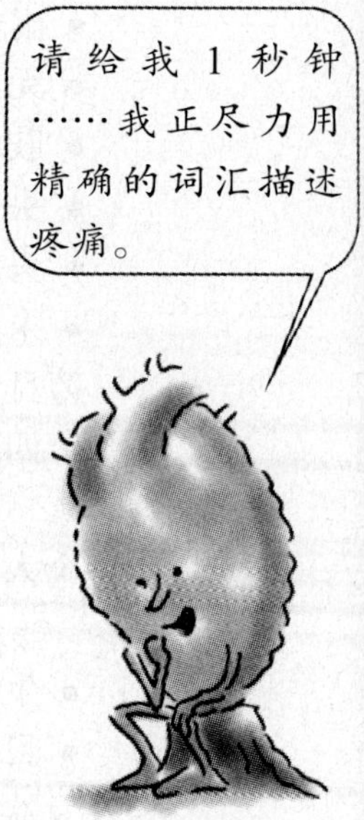

疼痛部位，疼痛性质，疼痛诱因

如果患者现在未发作，就不要仅仅询问用“是”或“不是”来回答的问题，尽可能用日常的语言而不是医学术语来提问。（见：关于心脏的问题）

用患者自己的语言表达

让患者用自己的语言表述病情，询问疼痛的位置、放散、强度、持续时间、伴随症状及加重和减轻的方式，以获得对胸痛准确的描述。（见：了解胸痛）

了解胸痛

下表有助于更准确地评估胸痛。

疼痛性质	疼痛部位	加重因素	病因	缓解因素
疼痛、压榨感、沉重感、烧灼痛，通常在10min内缓解	胸骨下段，可以放散到下颌、颈部、上肢和背部	进餐、体力活动、吸烟、冷空气、紧张、愤怒、饥饿、平卧	心绞痛	休息、硝酸甘油（注意：不稳定型心绞痛可在休息时发作）
紧缩感或压迫感、烧灼样痛、可能伴有呼吸困难、出汗、无力、焦虑或恶心；突然发作；持续半小时至2小时	典型症状是横贯前胸，也可向下颌、颈部、上肢或背部放散	劳累、情绪激动	急性心肌梗死	吗啡等阿片类镇痛药、硝酸甘油
持续锐痛，可能伴有摩擦音；突然发作	胸骨下段，可能放散到颈部或左上肢	深呼吸、仰卧位	心包炎	前倾坐位、抗生素
极度剧烈疼痛、撕裂样；可能伴有双上肢血压不一致；突然发作	胸骨后，腹部以上或上腹部；可能放散到背部、颈部或肩部	无	主动脉夹层动脉瘤	镇痛药、外科手术
突发的刺痛，可能伴有紫绀、呼吸困难、咳嗽、咯血	整个肺部	吸气	肺栓塞	镇痛药
突发的剧烈疼痛，有时伴呼吸困难，脉率加快，呼吸音减低或气管移位	胸部侧面	正常呼吸动作	气胸	镇痛药、胸导管引流

体格检查

心血管疾病影响各个年龄段的人群，而且形式多种多样。为了更好地发现异常情况，要采用统一的、系统的体格检查方法。

首要的事情

在开始查体之前，要彻底洗净双手。准备一个带钟式和膜式听头的听诊器，一个袖带尺寸合适的血压计和一个笔式电筒。还要保持室内安静。

让患者脱掉除内衣以外的所有衣服，换上检查用的外衣，仰卧在床上，床头抬高 30° ～45° 。

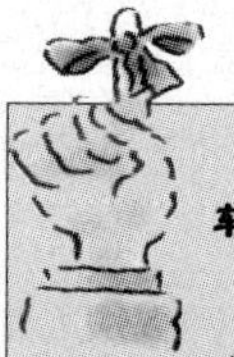

> **轻松记忆**
>
> 要牢记心血管系统评估的程序，只需记住 “I'll Properly Perform Assessment” 这句话，其字头分别表示：
>
> I：视诊
>
> P：触诊
>
> P：叩诊
>
> A：听诊

检查的核心

应按以下顺序对患者的心脏状况进行评估：

- 视诊
- 触诊
- 叩诊
- 听诊

视诊

首先，花一点时间评估一下患者的一般状况。

最初印象

患者是瘦还是胖？反应是否敏感？是否表现焦虑？注意患者皮肤色泽。是否有杵状指？（杵状指是长期患心脏或肺部疾病慢性缺氧的表现。）如果患者肤色暗，一定要检查其黏膜是否苍白。

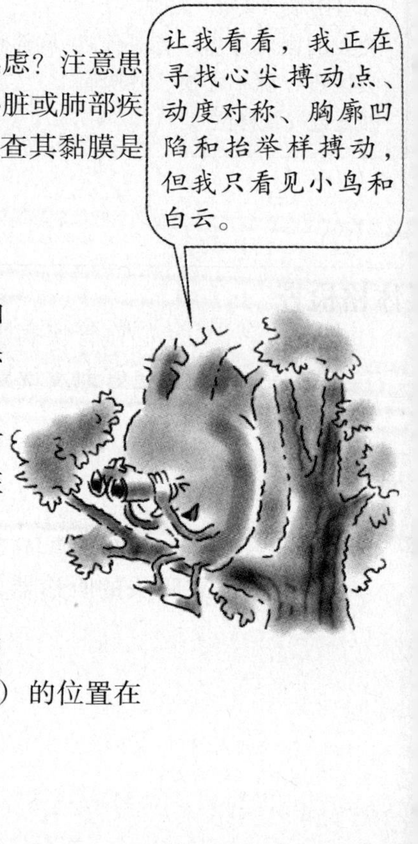
让我看看，我正在寻找心尖搏动点、动度对称、胸廓凹陷和抬举样搏动，但我只看见小鸟和白云。

检查胸部

下一步，检查胸部。注意用来描述体检发现和确定胸壁结构的标志（见：心血管查体的体表标志）。

寻找心尖搏动点，观察双侧胸廓动度是否对称，胸廓是否凹陷，心尖是否有抬举样搏动（心脏收缩时心尖剧烈撞击胸壁）。

检查心尖搏动

固定光源如笔式电筒的位置，以消除胸壁的阴影，注意心尖搏动的位置，通常搏动最强点（PMI）的位置在左锁骨中线第 5 肋间。

心血管查体的体表标志

下图可以帮助寻找用于心血管评估关键的体表标志。

前面

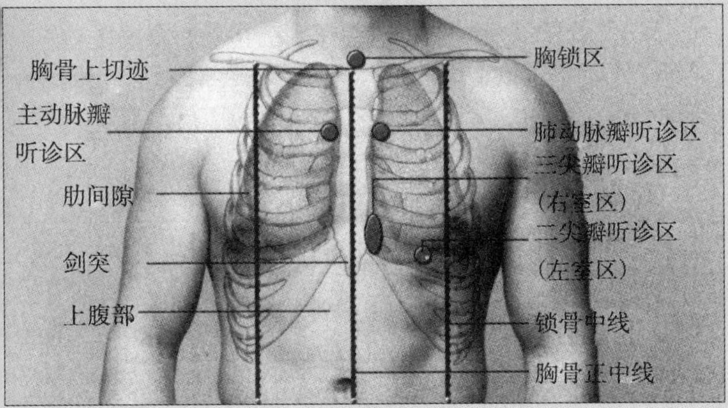

侧面

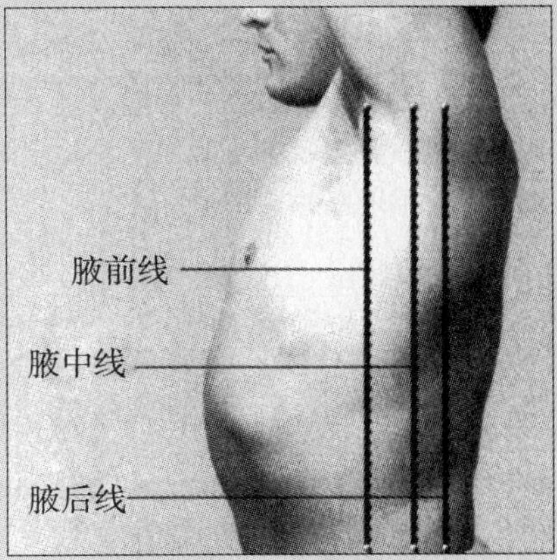

因为搏动最强点与心尖位置一致，所以可以帮助我们了解左室的大小。在检查乳房偏大的女性时，应将其乳房推开。

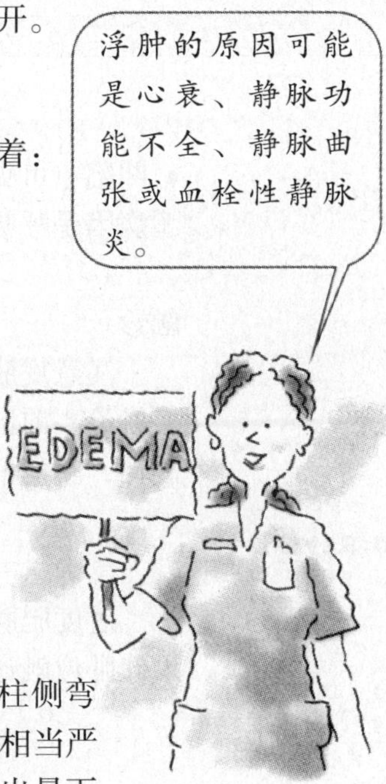
浮肿的原因可能是心衰、静脉功能不全、静脉曲张或血栓性静脉炎。
EDEMA

视诊的异常体征

以下是一些视诊中的异常发现，出现这些体征意味着：

- 发现患者紫绀、面色苍白或皮肤湿冷，提示心输出量下降和组织灌注减少。
- 如果患者发热，可以出现皮肤潮红。
- 四肢毛发稀疏表示该区域血供减少。（见：动静脉功能不全的评估）
- 肿胀和水肿提示心衰或静脉功能不全，也可能是静脉曲张或血栓性静脉炎所致。
- 慢性右心衰竭可以导致腹水和全身浮肿。

胸部查体的线索

- 桶状胸（慢性阻塞性肺疾病所致的胸廓呈桶状）、脊柱侧弯（脊柱向一侧弯曲）或驼背（脊柱后凸）。如果上述体征相当严重，可以使胸部扩张受阻，影响心肌收缩，从而使心输出量下降。

动静脉功能不全的评估

应该认识到动脉功能不全或慢性静脉功能不全患者与健康人之间的差异。

动脉功能不全

动脉功能不全的患者动脉搏动减弱或消失，皮肤发凉、苍白并发亮，可能出现下肢和足部疼痛。典型溃疡出现在足趾周围，站立时双足颜色深红，趾甲增厚并有突起的条纹。

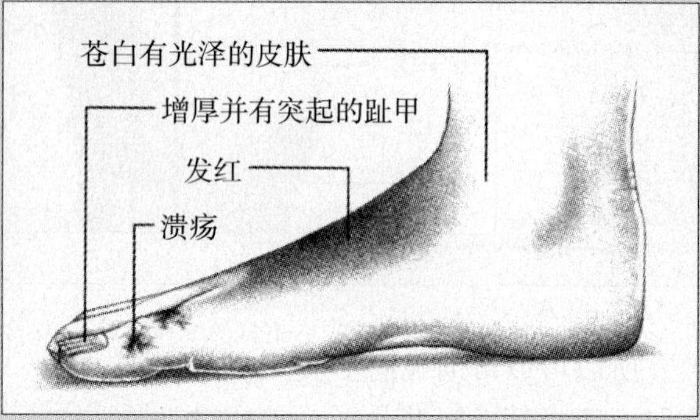

慢性静脉功能不全

对慢性静脉功能不全的患者应检查踝周围有无溃疡。动脉搏动存在，但因水肿可能会难以触及。站立时足部可发绀，踝部皮肤有棕色色素沉着并变厚。

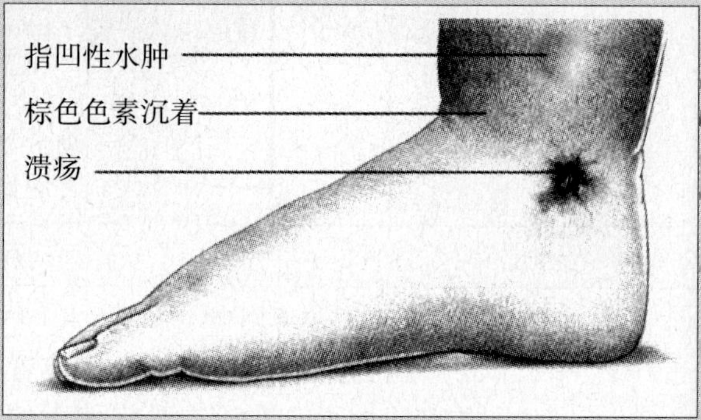

- 凹陷（可见的胸壁软组织凹陷）或辅助呼吸肌参与呼吸。典型病因是呼吸系统疾病，也可发生于先心病或心衰。

触诊

注意皮肤的温度、肿胀程度和质地。先用指腹再用指尖轻轻触诊心前区，确定心尖搏动位置，注意抬举或震颤（细微的震动，就像猫发出的呼噜声）。（见：心尖搏动评估）

困难的触诊

过度肥胖者、孕妇和胸壁很厚的患者心尖触诊很困难。如果仰卧位触诊困难，可让患者左侧卧位或坐直。

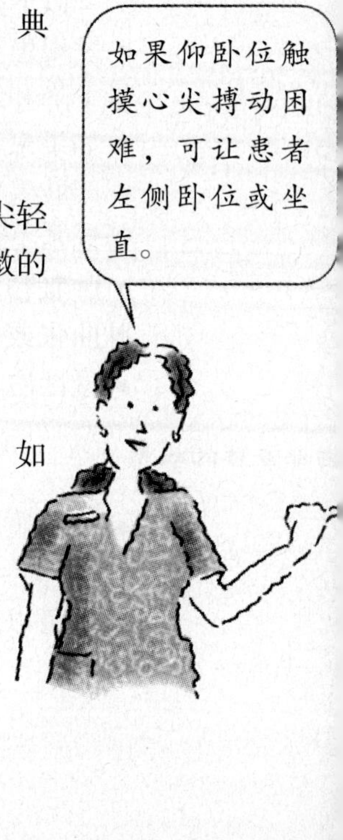

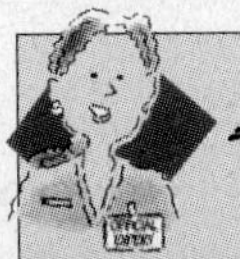

专家建议

心尖搏动评估

心尖搏动与第一心音和颈总动脉搏动相一致，为证实你触及的是心尖搏动而不是肌肉抽搐或其他搏动，用一只手触诊患者的颈总动脉，另一只手触诊心尖搏动，然后比较搏动的时间和规律，心尖搏动应与颈总动脉的搏动绝对一致。

注意心尖搏动的幅度、大小、强度、具体位置和持续时间，你将感觉到直径约1.5～2cm范围的轻微搏动。

其他部位触诊

还要触诊胸锁区、大动脉区、肺区、三尖瓣区和上腹部寻找异常搏动。这些区域通常触不到搏动。但是在体形偏瘦的患者，在胸锁区可触到主动脉弓搏动或在上腹部触到腹主动脉搏动。

叩诊

虽然叩诊不如其他的检查方法价值大，但可以帮助确定心界。

心界检查

从腋前线开始，沿第5肋间向胸骨方向叩诊，由清音到浊音的变化点即为心脏左缘，正常时位于左锁骨中线。心脏的右边界通常和胸骨在一条直线上而无法通过叩诊确定。

听诊

听心音可以掌握大量的心脏信息。心脏听诊需要正确的方法和大量的实践。

方法

首先要辨别听诊位置，包括4个瓣膜听诊区、体表投影点(胸骨左缘第3肋间)。用钟式听头听低调心音，膜式听头听高调心音。（见：心脏听诊位置）

听诊前先用手温暖一下听筒，再放在患者身上。听心音时患者常用三个体位：

- 患者半卧位，床头升高30°～45°；
- 坐位；
- 左侧卧位。

向上、向下、之字形、锯齿形

在心前区采用之字形顺序听诊，由心尖开始向上听诊或由心底部向下都是可行的。

心脏听诊位置

心音时，应把听诊器放在下图所示的 4 个不同位置。

正常心音是心动周期的表现，比如瓣膜关闭的声音可以投射到胸壁的特定区域。听诊位置根据心脏瓣膜命名，但不是瓣膜的实际部位，确切地说，是血液通过心室和瓣膜泵出的路径。

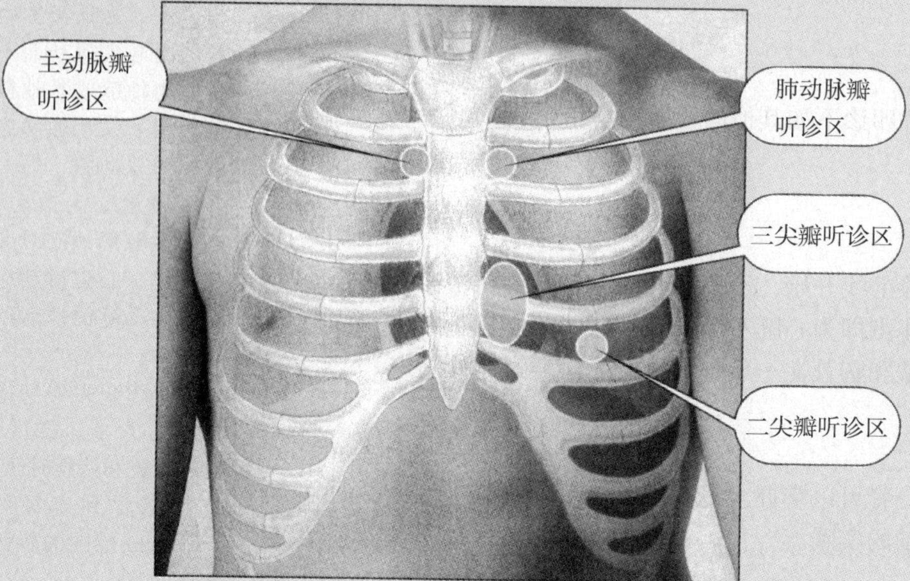

按一定方向用膜式听头去听，沿相反方向用钟式听头往回听，确保听诊整个心前区而非仅仅是瓣膜区，注意患者心率和心律。

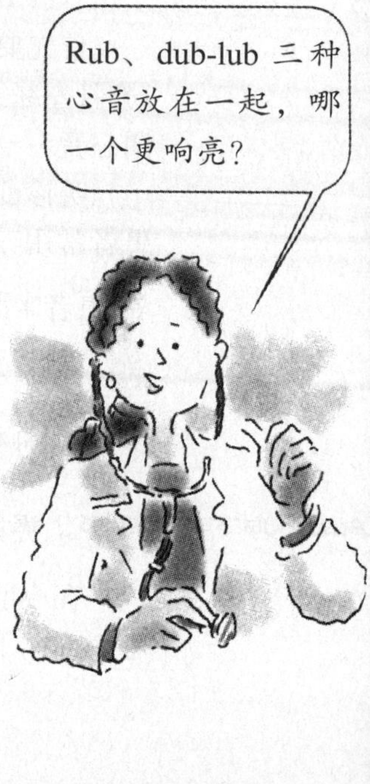
Rub、dub-lub 三种心音放在一起，哪一个更响亮？

第 1，2，3，4 心音和更多

收缩期是心室收缩的时期。心室内压力升高时，二尖瓣、三尖瓣突然关闭，就产生了第一心音，即 S_1。

心室收缩末期，主动脉瓣和肺动脉瓣突然关闭，产生了第二心音，即 S_2。

要分清 S_1 和 S_2，还要听附加音，如第三和第四心音（S_3 和 S_4）。（见：心动周期中的附加音）

还要倾听有无心脏杂音（震颤音、吹风样或隆隆样），有无摩擦音（粗糙、刺耳音、刮擦音或吱吱音）。

心动周期中的附加音

对比下图中的正常心音和附加音，就可以理解附加音与收缩期、舒张期和正常心音的关系。

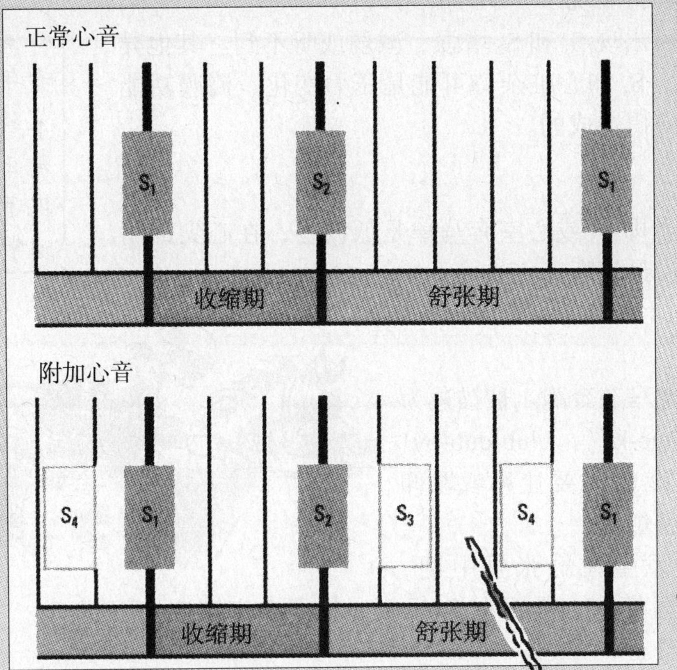

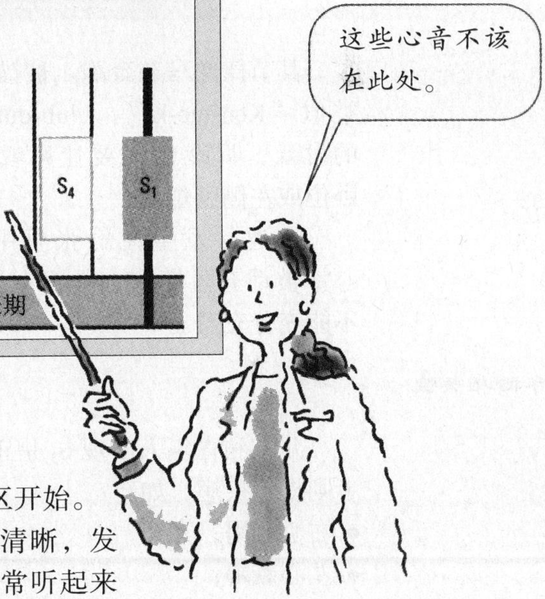

听诊“dub”音

听诊从 S_2 最响亮的主动脉瓣听诊区开始。

S_2 在心室收缩期于心底部听诊最清晰，发生于主动脉瓣和肺动脉瓣关闭时，通常听起来像“dub”。它比 S_1 短促、高调、响亮。

在吸气时肺动脉瓣关闭迟于主动脉瓣，可以听到 S_2 分裂。

听诊“lub”音

从心底部开始到肺动脉区，再下到三尖瓣区，而后至二尖瓣区，此处 S_1 最响亮。

S_1 在心尖部最清晰，它是由二尖瓣和三尖瓣关闭产生的，通常描述为“lub”，音调低钝。

S_1 发生在心室收缩早期，如果二尖瓣关闭发生在三尖瓣关闭之前，即可出现 S_1 分裂。

心脏听诊的异常表现

听诊时可出现 S_1 和 S_2 增强、减弱或听不到。其他异常心音如 S_3、S_4 和心脏杂音可能是压力变化、瓣膜功能不全和传导障碍造成的。

第三心音

第三心音即 S_3 或心室奔马律是低调音，在心尖部用钟式听头听诊最清晰。

肯塔基奔马律

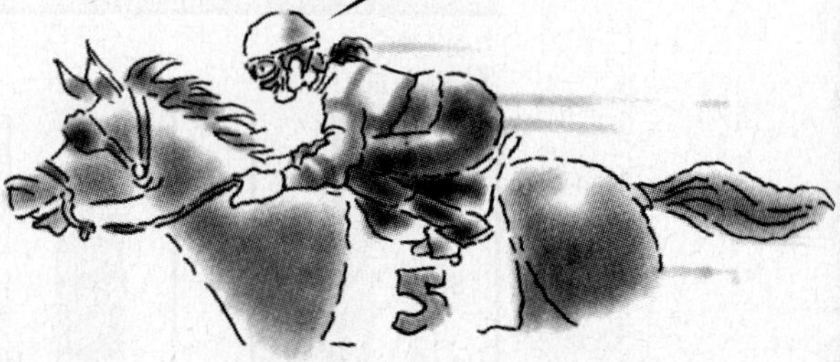
心室奔马律出现在青年人甚至3岁以上的儿童，都可能是正常情况。但出现于30岁以上患者通常是疾病的表现。
5

其节律像马在奔跑。被描述为类似“Ken-tuc-ky”（lub-dub-by）的发音，听诊 S_3 时要让患者取仰卧位或左侧卧位。

S_3 通常发生在舒张早中期，心室被动充盈期末，紧跟在 S_2 后面，提示心室顺应性下降，不能充分充盈。

年龄相关性

儿童和青年人出现 S_3 是正常的，但出现于30岁以上的患者则提示疾病，如：

- 右心衰竭；
- 左心衰竭；
- 肺淤血；
- 心内分流；
- 心肌梗死（MI）；
- 贫血；
- 甲状腺功能亢进；
- 二尖瓣关闭不全；
- 三尖瓣关闭不全。

第四心音

第四心音即 S_4，是出现在舒张晚期的少见异常心音，恰好在脉搏上升支之前。在下一个 S_1 前出现，发生在心房收缩期，被称为房性奔马律或收缩期前奔马律。

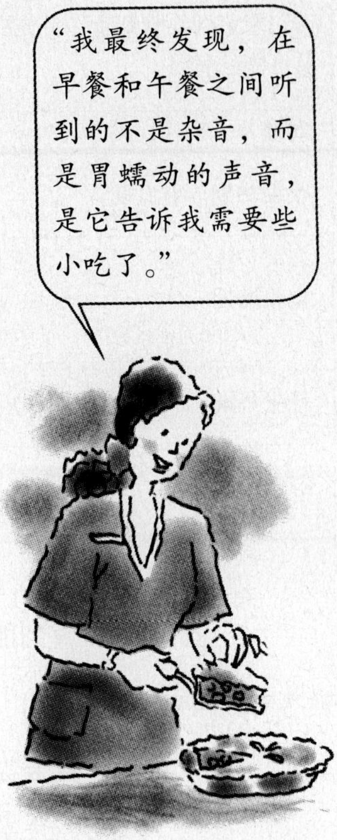
“我最终发现，在早餐和午餐之间听到的不是杂音，而是胃蠕动的声音，是它告诉我需要些小吃了。”

田纳西州步行者

S_4 的节奏就像“ten-nes-see” (le-lub-dub)。患者仰卧位时用钟式听头听诊最清晰。

S_4 的意义

S_4 提示心血管疾病的存在，如：

- 急性心肌梗死；
- 高血压病；
- 冠心病 (CAD)；
- 心肌病；
- 心绞痛；
- 贫血；
- 左室压升高；
- 主动脉瓣狭窄；
- 左室肥厚；
- 肺动脉高压；
- 肺栓塞。

如果 S_4 持续存在，提示心室顺应性下降或容量负荷过重，常见于老年性收缩期高血压和主动脉瓣狭窄的老年患者。

心脏杂音

心脏杂音是较心音时限长的震动、吹风样或隆隆样声音，就像是湍急的水流通过狭窄入口一样，湍急的血流产生了杂音。

如果发现杂音，要找到其最响亮的部位，确定在心动周期的哪一时期，并描述其音调、类型、性质和强度。(见：鉴别心脏杂音)

位置和时限

心脏杂音可以发生在心脏听诊区的任何位置，还可以传导到其他部位。

标记杂音

为了确定杂音的传导区域，要从杂音最响的位置开始听

鉴别心脏杂音

想鉴别心脏杂音，首先要认真判断杂音在心动周期的哪一时期，并寻找其他特征，包括音质、音调、位置以及可能的病因。

时期	音质和音调	部位	病因
收缩中期（射血期）	尖锐、粗糙、中高调音	肺动脉	肺动脉狭窄
	尖锐、粗糙、中高调音	主动脉及胸骨上切迹	主动脉狭窄
全收缩期	尖锐、高调音	三尖瓣	室间隔缺损
	吹风样高调音	二尖瓣、胸骨左下缘	二尖瓣关闭不全
	吹风样高调音	三尖瓣	三尖瓣关闭不全
舒张早期	吹风样高调音	胸骨左缘（不是主动脉区）	主动脉瓣关闭不全
	吹风样高调音	肺动脉	肺动脉瓣关闭不全
舒张中晚期	隆隆样低调音	心尖部	二尖瓣狭窄
	隆隆样低调音	三尖瓣区胸骨右下缘	三尖瓣狭窄

诊，直到能听到最远的位置。注意这个最远点的解剖标志。

确定杂音出现的时期

判断杂音出现在收缩期（S_1和S_2之间）还是舒张期（S_2和下一个S_1之间）。明确指出杂音在心动周期中出现的时间，如：收缩中期还是晚期。整个收缩期均能听到的杂音称为全收缩期杂音，全舒张期均能听到的杂音称为全舒张期杂音。偶尔也可在双期均能听到杂音，称为连续性杂音。

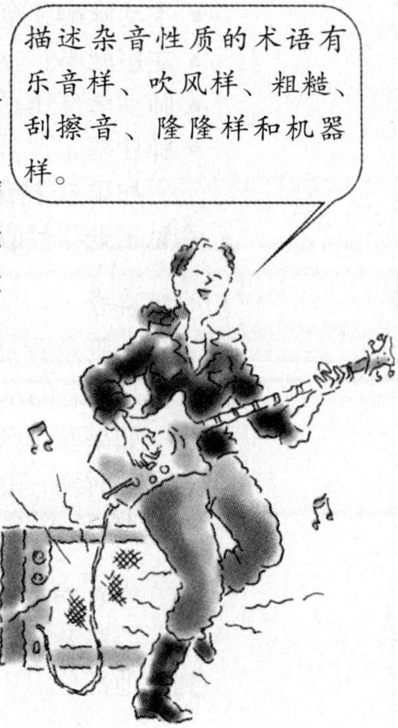
描述杂音性质的术语有乐音样、吹风样、粗糙、刮擦音、隆隆样和机器样。

音调

由于血流的速度和压力不同，决定了杂音可以是高调、中调或低调。低调杂音用钟式听头听诊最清晰，高调杂音用膜式听头，听中调音二者均可。

模式

血流速度越快，杂音越响亮，音调越高。血流速度越慢，杂音越弱，音调越低。

增强和减弱

用一条渐强–渐弱的曲线来描述杂音递增到递减的过程。

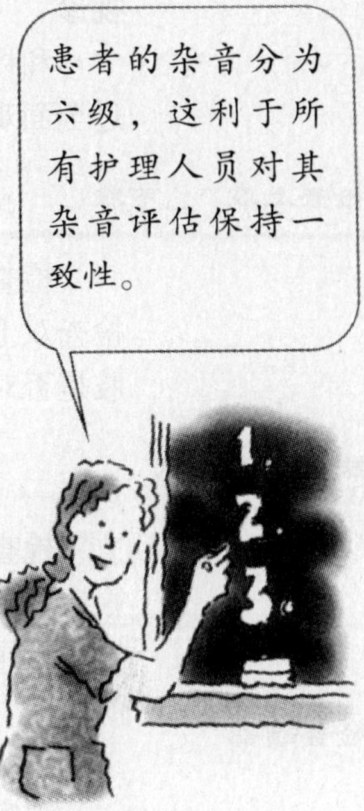
患者的杂音分为六级，这利于所有护理人员对其杂音评估保持一致性。
1.
2.
3.

音质

血流量、心肌收缩力和瓣膜的协调性都影响杂音的性质。描述杂音的术语包括乐音样、吹风样、粗糙、刮擦音、隆隆样和机器样。

强度

用六级标准描述杂音的强度：

Ⅰ级——极其微弱，即使是训练有素也难以听到。

Ⅱ级——柔和且低调，训练有素者容易听到。

Ⅲ级——中等响度，几乎相当于正常心音。

Ⅳ级——响亮并可在听到杂音部位触及震颤。

Ⅴ级——非常响亮，伴震颤，听诊器接触胸壁可听到。

Ⅵ级——极其响亮，伴震颤，听诊器不接触胸壁也可听到。

摩擦音

常用膜式听诊器在胸骨左缘第 3 肋间听诊心包摩擦音。

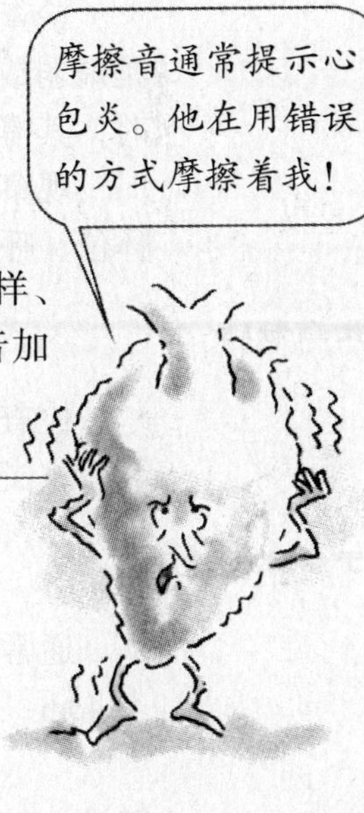
摩擦音通常提示心包炎。他在用错误的方式摩擦着我！

错误的摩擦方式

注意听诊发生在收缩期、舒张期或双期的尖锐、搔抓样、刮擦样或吱吱样声音。可让患者坐位前倾或呼气以使声音加强。摩擦音通常提示心包炎。

评估血管系统

血管系统的评估是整个心血管系统评估的重要组成部分。

视诊

和评估心脏系统一样，评估血管系统从视诊开始——要通过全面观察。

检查上肢！ …下肢！

检查患者的上肢和下肢能发现动脉或静脉疾病。查体时要检查双上肢是否粗细一致。评估下肢时要让患者站立。观察下肢是否对称。患者仰卧位查体时，最后也要检查下肢。

快速检查皮肤

检查皮肤色泽。注意体毛分布情况，还要注意有否损伤、瘢痕、四肢有无水肿及杵状指（趾），如果患者卧病在床，要检查骶尾部是否肿胀，检查指（趾）甲是否正常。

检查颈部

观察颈部血管，通过检查颈部血管可获得有关血容量和右心压力的信息。

描述搏动

检查颈部搏动，颈动脉应有轻柔的、局限的搏动——而不是虚弱或弥散的。当患者坐直、吸气或用手触摸颈动脉时，其搏动不会减弱。

观察颈静脉。颈内静脉搏动是柔和的、波动的。随体位、呼吸和触诊而变化。

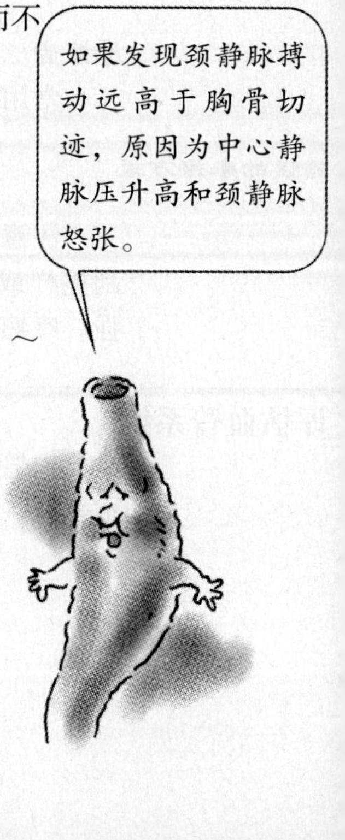
如果发现颈静脉搏动远高于胸骨切迹，原因为中心静脉压升高和颈静脉怒张。

寻找颈静脉

检查颈静脉的搏动，要让患者仰卧，床头抬高 30° ～ 45°，头部稍偏向对侧。

高于切迹的搏动

通常颈静脉搏动最高点不能高于胸骨颈静脉切迹以上 4cm，否则提示中心静脉压升高和颈静脉怒张。

触诊

第一步是评估皮肤的温度、纹理以及是否浮肿。

注意甲床

下一步，就是通过观察甲床，了解毛细血管的再充盈情况。再充盈时间不能少于 3 秒，否则如时间更长，则被称为“毛细血管再充盈”。

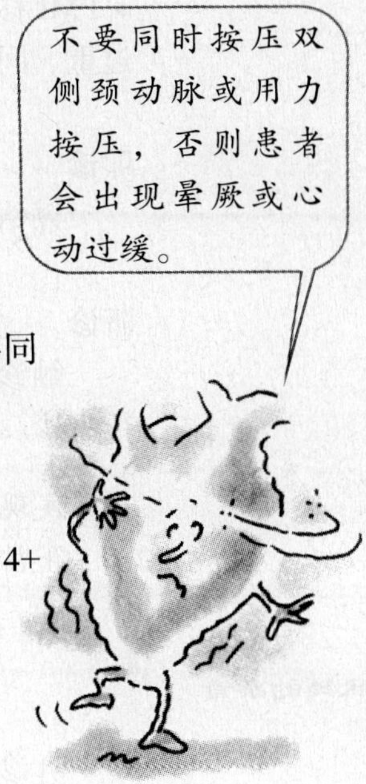

脉搏触诊

触诊双侧颈动脉搏动，对比脉搏强弱和是否对称，不要同时按压双侧或用力按压，否则患者会出现晕厥或心动过缓。

分级

所有的脉搏应该节律规整、强度一致。可划分为 0～4+ 级：
- 4+ 级是跳脉；
- 3+ 级是强脉；
- 2+ 级是正常脉；
- 1+ 级是弱脉；
- 0 级是无脉。

异常发现

异常的发现可以揭示：
- 弱脉：提示心输出量减少或末梢血管阻力增加，如动脉粥样硬化性疾病（注意老年人常有足部动脉搏动减弱）。
- 强的跳脉：发生在高血压及高心输出量时，如运动、妊娠、贫血和甲亢。
- 心尖搏动异常增强或持续时间超过 1/3 心动周期，多提示心输出量增加。
- 滑脉或脉搏弥散：提示可能左室肥厚。
- 主动脉、肺动脉或右室区的搏动提示心腔扩大或瓣膜疾病。
- 出现在胸锁区或上腹部的搏动是主动脉瘤的表现。
- 触及震颤，提示可能有血液湍流以及瓣膜功能不良。判断震颤传导的距离，并注意听诊是否有杂音。
- 胸骨左缘的抬举感提示右室肥厚。
- 左室区的抬举感提示左室室壁瘤形成。消瘦的患者在劳累、发热或焦虑时由于心肌收缩力增强和心输出量增加也会出现抬举样搏动。

● PMI 移位提示可能为二尖瓣或主动脉瓣狭窄引起的容量负荷过重、间隔缺损、急性心肌梗死或其他疾病导致的左室肥厚。

叩诊

评估血管系统通常不需要叩诊。

听诊

触诊后用钟式听头的听诊器开始听诊，按触诊顺序进行听诊。

异常发现

正常情况下，颈动脉区不能听到声音。如有嗡嗡样或吹风样杂音，则提示动脉硬化斑块形成。

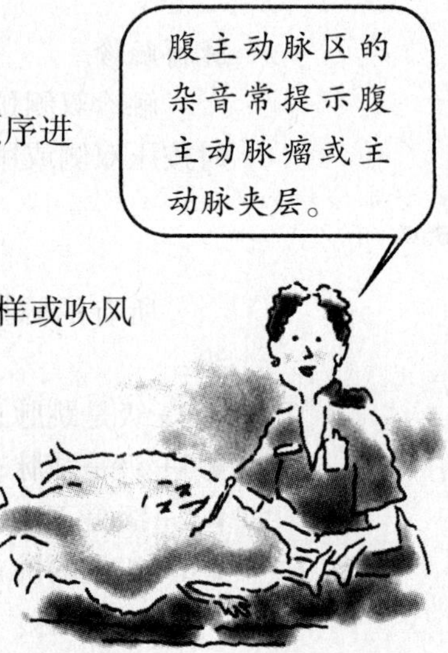

粗糙的杂音

听诊股动脉和腘动脉时，注意血管杂音或其他异常声音。股动脉和腘动脉的杂音常提示血管狭窄。

听诊中心和外周动脉时，要注意血液湍流导致的持续性杂音。腹主动脉区的杂音常提示腹主动脉瘤（动脉壁薄弱导致囊腔形成）或主动脉夹层（动脉壁撕裂）。

辅助检查

辅助检查能使我们更早、更容易地对心血管疾病进行诊治。例如，对于某些患者，超声心动图（一种无创性的、无风险的检查）可以提供和心导管术同样多的关于心脏瓣膜病的信息，而心导管检查是一种侵入性的、高风险的检查。

12 导联心电图

12 导联心电图（ECG）测量心脏的电活动，并用波形记录下来，是最有价值、最常用的诊断工具之一。

12 个视角的检查

标准 12 导联心电图就是将一套电极放置在患者四肢和胸壁上，通过 12 个视角（导联）评估心脏情况。这 12 个导联包括 3 个双极肢体导联（Ⅰ、Ⅱ和Ⅲ），3 个单极加压导联（aVR、aVL 和 aVF），和 6 个单极胸导联（V_{1-6}）。肢体导联和加压肢体导联显示心脏的额面，胸导联显示心脏水平面。

心电图可用于诊断心肌缺血、梗死、心律失常和传导阻滞、心脏扩大、电解质紊乱和药物中毒。

护理内容

- 用系统的方法分析心电图（见：正常心电图波形），如果可能的话，比较目前和既往心电图，这有助于识别其变化。

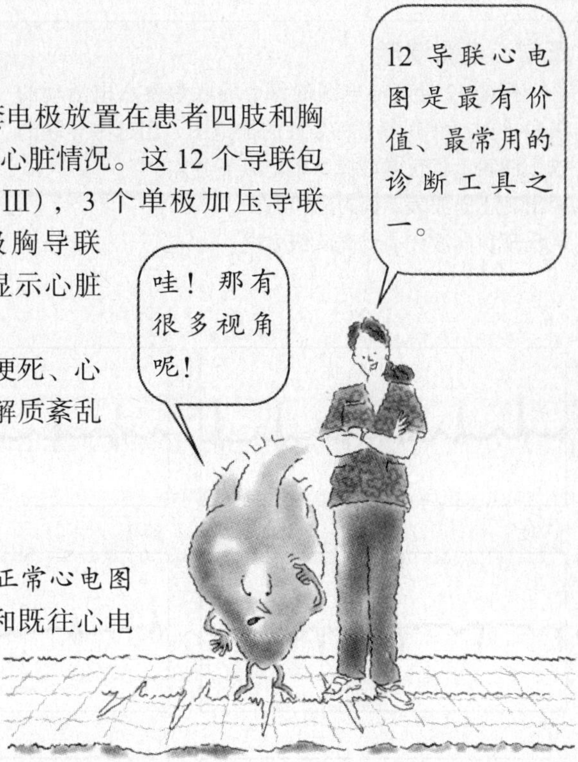
12 导联心电图是最有价值、最常用的诊断工具之一。
哇！那有很多视角呢！

波形的波动

- P 波通常是直立的，但在 aVR 导联可以倒置，在Ⅲ、aVL 和 V_1 导联可以双向或倒置。
- P 波应在 QRS 波群之前出现。
- PR 间期是固定的，就像 QRS 波群时限一样。
- 不同导联的 QRS 波群形态不同，注意观察病理性 Q 波。
- ST 段应该在等电位线或有轻微的偏移。
- ST 段较基线抬高大于 1mm，或压低 0.5mm，均考虑异常。面对心肌损伤区的电极 ST 段会抬高，背离损伤区的电极 ST 段会压低。
- T 波通常在Ⅰ、Ⅱ、V_{3-6} 导联是向上的，aVR 是倒置的，在其他导联是可变的。T 波的改变原因很多，并非都需要提高警惕。高耸、低平或倒置的 T 波如伴有胸痛等症状则提示缺血。
- 正常 Q 波的时限一般不超过 0.04s。时限大于 0.04s 或深度超过 4mm，或相当于 1/4 R 波高度，属异常 Q 波，提示心肌坏死。心肌组织损伤部位不能正常去极化，Q 波就会加深。
- 正常情况下，aVR 会有深大的 Q 波，不能认为是异常的。

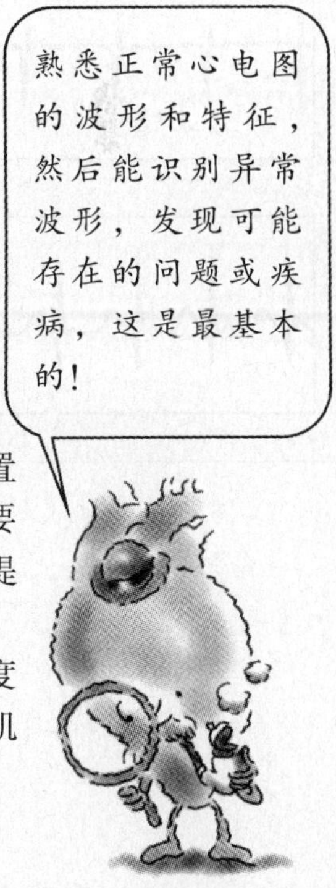
熟悉正常心电图的波形和特征，然后能识别异常波形，发现可能存在的问题或疾病，这是最基本的！

正常心电图波形

标准 12 导联心电图的每个导联观察心电活动的视角不同，有其各自特征性的描记图，用这些导联的描记图表示了正常心律。牢记以下各点：

- 出现正向波表示面对除极方向。
- 出现负向波代表背离除级方向。
- 出现正负双向相等的波形代表位置与除极方向垂直。

每个导联的方位代表了不同的解剖部位。当发现异常的图形时，对比不同导联，就可以指出心肌损害的部位。

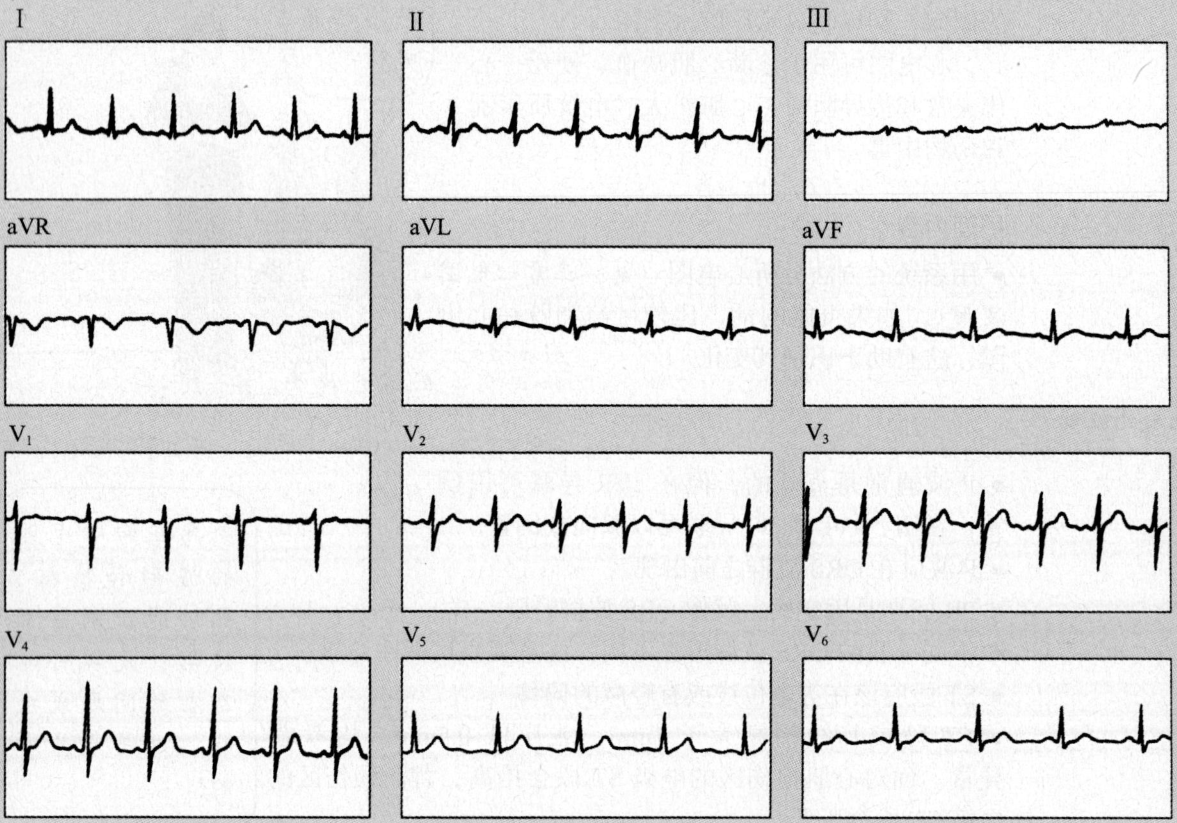

心肌标志物的研究

分析心肌标志物有助于诊断急性心肌梗死。

释放心肌酶

心肌坏死后，将大量心肌酶释放入血，连续监测心肌酶水平可以了解心肌损伤的程度，并有助于评估预后。

心肌酶

心肌酶包括肌酸激酶（CK）、肌酸激酶同工酶MB（心肌中特异的酶）、乳酸脱氢酶（LD）及其同工酶 LD_1 和 LD_2。

肌钙蛋白T和I以及肌红蛋白的心肌特异性更高，能更快地判断心肌损伤，以使患者得到更及时有效的治疗。

- 血清白蛋白与缺血组织接触时会产生缺血性修饰白蛋白（IMA）的变化。IMA比其他心肌酶升高得更迅速。

标志物的意义

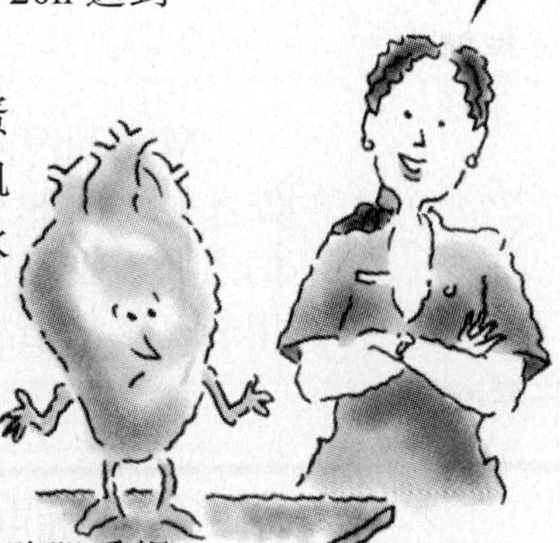

下面是心肌标志物的研究结果：

- CK-MB从急性心肌梗死发病4～8h后开始升高，20h达到高峰，持续72h后回落正常。
- 在心肌受损后3～6h内肌钙蛋白水平升高，肌钙蛋白I在14~20h达到高峰，在5~7d回到基线水平。肌钙蛋白T在12~24h达到高峰，在10~15d回到基线水平，因为肌钙蛋白水平升高持续时间较长，因此能够确诊数天前发生的心肌梗死。
- 急性心肌梗死后首先出现的心肌受损标志是肌红蛋白水平升高，肌红蛋白水平在30min～4h内升高，6～7h达到高峰，24h回至基线水平。但是，因为骨骼肌受损也可导致肌红蛋白水平升高，因此不能作为判定心肌损伤的特异性指标。
- IMA水平在心肌缺血后数分钟内升高，6h达峰值，12h回到基线水平。IMA与肌钙蛋白、肌红蛋白、CK-MB同时测定最有说服力。

护理内容

- 测定CK以前，告知患者按规定不能饮酒和摄入氨基酸和锂化物。如果患者必须持续摄入这些物质，则将具体情况记录在化验单上。并告知患者有必要连续抽血测定。

- 避免肌肉注射，因为这样可使肌肉损伤，并使某些心肌标志物升高。
- 心肌酶化验抽血后，要轻拿试管，避免溶血，并及时送检，时间过长会影响化验结果。

超声心动图

心脏超声可检查心脏的大小、形态和运动。将探头放在患者胸壁的声窗上（没有肋骨和肺组织覆盖的区域）。探头通过声波反射反映心内结构。

回声，回声

探头采集声波，将其转化成电脉冲传递到超声心动仪，显示在屏幕上，并以带状记录纸或录像带的形式记录下来。常用的超声技术包括M型超声和二维超声。

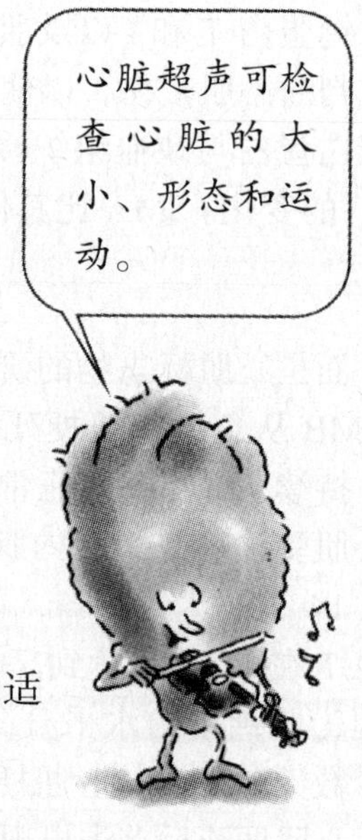

M型超声

M型超声是将一束铅笔形的超声波发射到心脏，产生“冰锥”样或垂直的图像来表现心脏结构。M型超声特别适用于观察心内结构。

二维超声

在二维超声心动图检查中，超声快速地弧形扫描，产生一个横截面的或扇形的心脏结构图像，这种技术能准确观察室壁运动和立体心脏结构，在许多情况下，这两种技术互相补充使用。

经食管超声

经食管超声（TEE）结合食管内窥镜可以提供更为清晰的心内结构图像。（见：详细了解TEE）

超声异常表现

超声心动图可以鉴别二尖瓣狭窄、二尖瓣脱垂、主动脉瓣

详细了解TEE

在TEE时，超声波和内镜检查相结合以提供更佳的心脏结构图像。

如何做？

在胃镜末端安装一小的换能器并送入食管，以便从心脏的后面获得心脏结构的图像。因该检查无需穿透较深的组织，来自胸壁结构的干扰较少，故可获得高质量的胸主动脉图像（升主动脉除外，因其被气管遮挡）

为什么要做？

TEE用于诊断：

- 胸主动脉和主动脉疾病
- 心内膜炎
- 先天性心脏病
- 心内血栓
- 肿瘤

也可用于评估瓣膜病变或修复的瓣膜。

关闭不全、室壁运动障碍和心包积液（超过正常量）。

护理内容

- 向患者解释检查程序，嘱患者在检查期间保持不动，以免因移动影响检查结果。提前告知患者须将传导凝胶涂于胸壁，并将探头的 1/4 置于其上。为保证探头与皮肤的良好接触，需要一定的压力，患者可能会感到轻微不适。
- 检查结束后，将皮肤上的凝胶擦净。

心脏导管术

心脏导管术包括左心导管术、右心导管术和全心导管术。

一种多用途的方法

心导管术可测量心腔内压力和血流流速；也可使医生直观了解冠状动脉，判断血管狭窄和阻塞情况；了解瓣膜功能和心壁收缩功能，并判断有无心内分流。

该检查还可用于血液标本的采集和获得心室造影和动脉造影（冠状动脉造影和血管造影术）的影像资料。

球囊导管治疗如球囊成形术或冠状动脉支架植入术可与心导管手术同时进行。

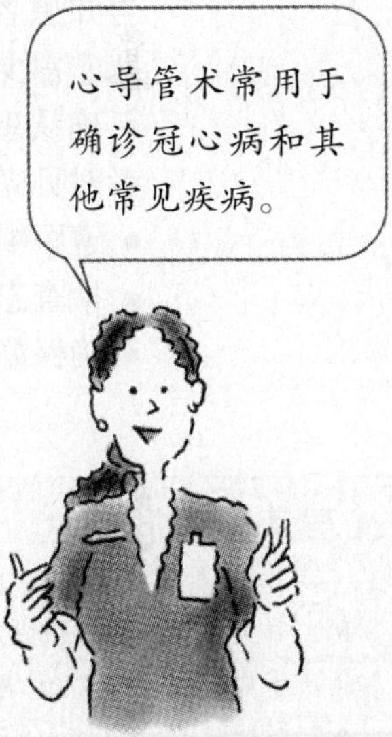

心脏的评估

应用热稀释导管可以计算心输出量，这些数值可用于评估瓣膜关闭不全或狭窄、间隔缺损、先天性畸形、心肌功能及血液供应和室壁运动。

常见病的确诊

心导管检查可确诊的常见病包括冠状动脉疾病、心肌病、心脏瓣膜病和间隔缺损。

护理内容

护理接受心导管检查的患者时，应向患者讲清操作步骤和术后可能出现的并发症及采取的预防措施。

术前

● 向患者解释该检查用于评估心脏功能和血管，在操作前至少6h禁食水，该检查一般需要1～2h，告知患者在操作期间可能给予少量的镇静剂。

● 告诉患者导管经上肢或下肢的动脉或静脉送入，在对穿刺部位进行局麻时，患者可能有一过性刺痛感。

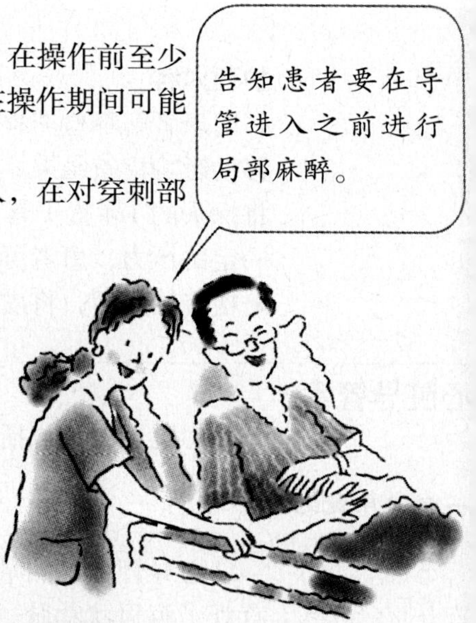

● 告知患者通过导管注射造影剂时会产生一种潮热感或恶心，但很快消失。告知患者按医嘱咳嗽或深呼吸。向患者说明如果在操作期间发生胸痛将会给予药物治疗。向患者说明会间歇地给予硝酸甘油以扩张冠状动脉并帮助显影。告知患者该检查的并发症如心肌梗死和血栓栓塞非常少见。（见：心导管术的并发症）

● 确认患者或家属已签字，询问并告知医生患者对贝壳类、碘或其他诊断检查中使用的造影剂有无过敏。

● 遵医嘱停用抗凝剂以减少出血并发症的危险。

● 检查患者肾功能（尿素氮和肌酐），并将异常结果报告医生。

● 确保静脉液路通畅。

心导管术的并发症

与其他检查相比，心导管术风险大，并发症发生率虽然低，但却危及生命。术中要严密观察患者，一旦出现以下并发症时，应及时认真报告医生。

左心或右心导管

● 心包填塞
● 心律失常
● 穿刺部位血肿或出血
● 低血容量性休克
● 感染（全身或局部）
● 心肌梗死
● 肺水肿
● 造影剂过敏

左心导管

● 动脉栓塞或血栓脱落
● 卒中或一过性缺血

右心导管

● 肺栓塞
● 血栓性静脉炎
● 血管迷走反射
● 刺激窦房结、心房肌组织或房室结的迷走神经分支

● 观察术后限制活动情况和患者应采取的体位，如果使用股动脉鞘，则下肢伸直平卧 4～6h，应用沙袋压迫穿刺部位。
● 记录术前外周脉搏，注意其强度，标记外周脉搏位置以便术后检查。

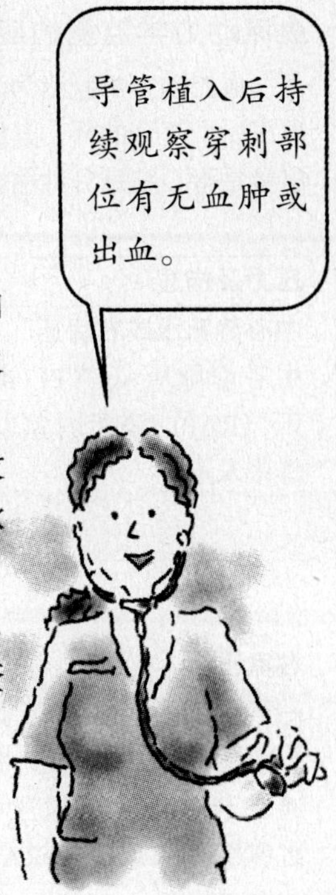
导管植入后持续观察穿刺部位有无血肿或出血。

术后

● 确定是否采用止血装置如胶原塞或缝合器闭合穿刺血管，如果使用了止血装置，应检查穿刺部位有无出血、渗血、肿胀及血肿形成，让患者卧床休息 1～2h。
● 如果未用止血装置，应让患者严格卧床休息 8h。如果经股动脉入路送入导管，让患者下肢伸直 6～8h；如果采用肘动脉入路，保持上肢伸直至少 3h。
● 前 2h 监测生命体征每 15min 1 次，而后 2h 每 30min 1 次，第三个 2h 每小时 1 次。如果没有血肿或其他问题，每 4h 检查 1 次。如果体征不稳定，每 5min 检查 1 次并通知医生。
● 持续观察穿刺部位有无血肿或出血，必要时加压包扎。
● 观察患者穿刺部位远端的肤色、皮肤温度和外周动脉搏动。
● 遵医嘱给予静脉输液（通常 100ml h）以促进造影剂排泄，观察有无液体过量的体征。
● 观察有无胸痛、气短、异常心率、头晕、出汗、恶心、呕吐或过度疲劳，如果有这些症状立即通知医生。

血流动力学监测

血流动力学监测用于评估心脏功能和根据以下指标确定治疗效果：

● 心输出量；
● 混合的静脉血；
● 氧饱和度；
● 心内压力。
● 血压（见：血流动力学监测的应用）

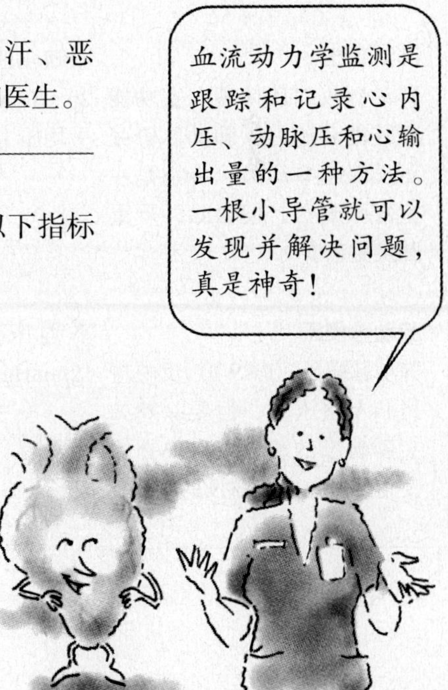
血流动力学监测是跟踪和记录心内压、动脉压和心输出量的一种方法。一根小导管就可以发现并解决问题，真是神奇！

监测仪的操作

根据设备的要求设置、归零、校正、维护

血流动力学监测的应用

血流动力学监测为测定心腔内压力、动脉压和心输出量提供信息。为理解心腔内压力，可以把心血管系统想象成一个闭合的环，其压力的不断变化使血液不停流动。血流动力学监测记录了血管和心腔内的压力阶差。心输出量是指心脏每分钟输出的血量。

压力及描述	正常值	导致压力升高的原因	导致压力降低的原因
中心静脉压或右房压 中心静脉压（CVP）或右房压（RAP）表示右室功能和舒张末压	正常平均范围 1～6mmHg （1.39～8cmH_2O）	• 右心衰竭 • 容量负荷过重 • 三尖瓣狭窄或关闭不全 • 缩窄性心包炎 • 肺动脉高压 • 心包填塞 • 右室梗死	• 循环血容量减少 • 血管扩张
右室压 一般仅指导管插入肺动脉后测量的右室压。右室收缩压通常与肺动脉收缩压相等，右室舒张末压等于 RAP，反映右室功能	收缩压正常范围 20～30mmHg， 舒张压 0～5mmHg	• 二尖瓣狭窄或关闭不全 • 肺动脉疾病 • 低氧血症 • 缩窄性心包炎 • 慢性心衰 • 房或室间隔缺损 • 动脉导管未闭	• 循环血容量减少 • 血管扩张
肺动脉压 肺动脉收缩压体现右室功能和肺循环压力，肺动脉舒张压反映左室压力，特别是左室舒张末压，但要除外严重肺疾病患者	收缩压正常范围 20～30mmHg， 平均压 10～15mmHg	• 左心衰 • 肺血流增加（房或室间隔缺损时向左或向右分流） • 某些原因导致肺动脉压升高（如肺动脉高压、容量负荷过重、二尖瓣狭窄或低氧血症）	• 循环血容量减少 • 血管扩张
肺动脉楔压 肺动脉楔压（PAWP）反映左房和左室压力，但要除外二尖瓣狭窄的患者。PAWP 的变化反映左室充盈压的变化	平均压正常范围 6～12mmHg	• 左心衰 • 二尖瓣狭窄或关闭不全 • 心包填塞	• 循环血容量减少

和修理。常用的监测包括动脉血压监测、中心静脉压（CVP）监测和肺动脉压（PAP）监测。

动脉血压监测

在动脉血压监测中，导管经桡动脉或股动脉置入以测量血压或为动脉血气分析（ABG）等诊断检查获取标本。

一个换能器将收缩和舒张期间的血流转换成波形，显示在示波器上（见：正常动脉压波形）。

护理内容

- 向患者和家属说明操作步骤，包括监测动脉血压的目的。

正常动脉压波形

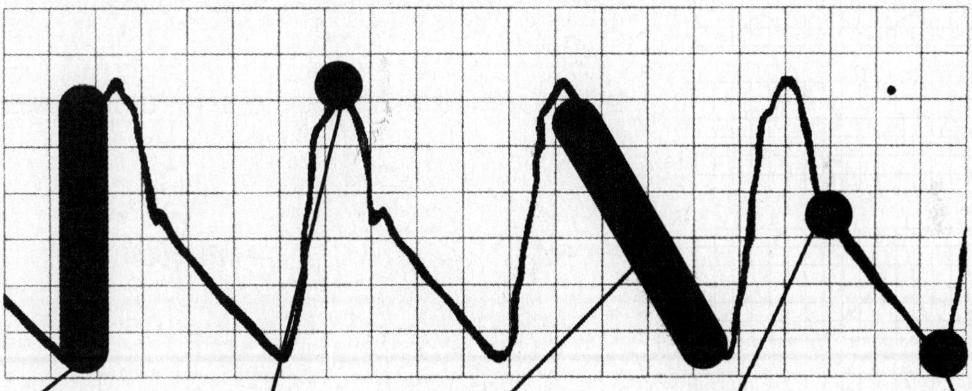

动脉压升支

动脉压升支记录的是波形最初的升支，发生于血液从心室经开放的主动脉瓣快速射出时。

收缩峰

动脉压随后快速升高，终点是收缩峰——波形的最高点。

重搏降支

当血液进入外周血管后，动脉压下降，波形呈下降趋势，称为重搏降支。直到心室压小于主动脉根部压力，动脉压下降才会停止。

重搏波切迹

当心室压小于主动脉根部压力时，主动脉瓣关闭，在波形上显示为一个小的切迹，称为重搏波切迹。

舒张末压

主动脉瓣关闭后舒张期开始，一直到主动脉根部压力降到最低点。在波形上称为舒张末压。

● 置入导管后，观察压力波形以评估动脉压（见：异常动脉压波形）。

● 评估穿刺部位有无感染的征象，如发红或肿胀，如果有这些征象立即通知医生。

异常动脉压波形

下表可以帮助认识并鉴别异常动脉压波形。

波形	异常表现	可能的原因
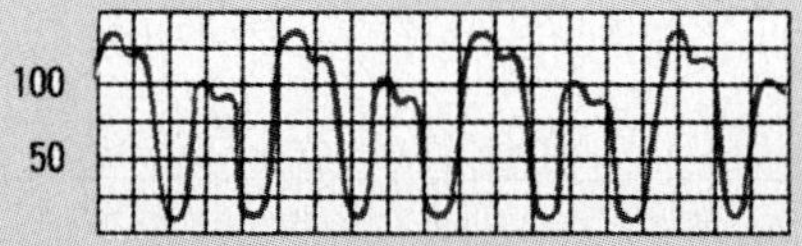	形态正常但波形高低交替	室早二联律
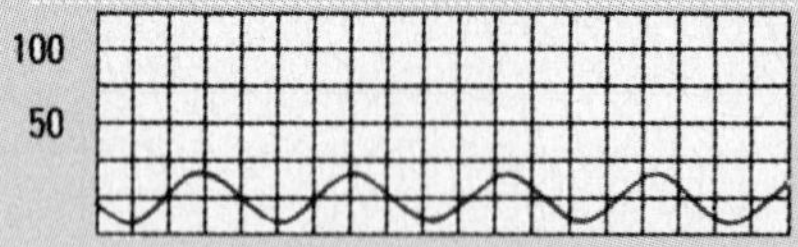	波形低平	高阻力波形或低血压患者
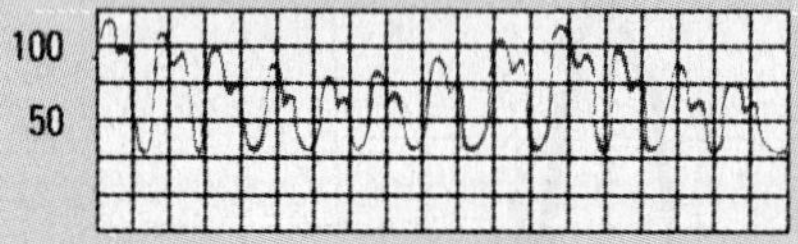	轻度弧形曲线，收缩峰高度保持不变	患者行呼气末正压机械通气
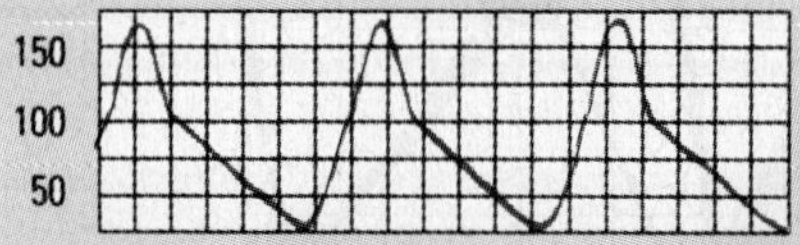	升支平缓	主动脉瓣狭窄
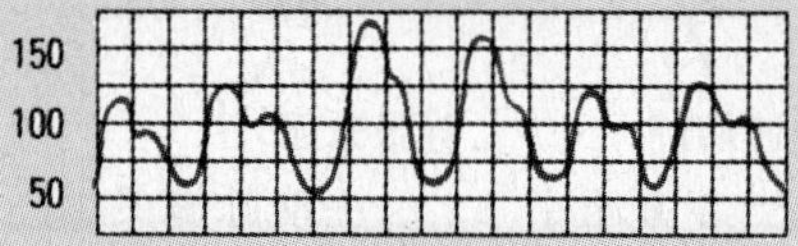	吸气时波形幅度变低	奇脉，可能的病因为心包压塞、缩窄性心包炎或肺部疾病
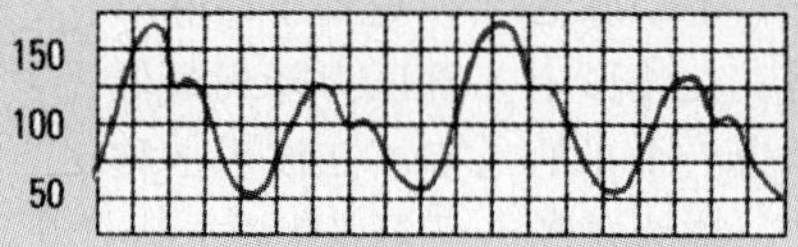	波形幅度随心搏交替（心律正常）	交替脉，可能提示左室衰竭

● 在压力囊内保持 300mmHg 的压力，以保证每小时 3～6ml 的冲洗液流。

● 记录日期、时间和穿刺部位、冲洗的方法、包扎敷料类型和患者对操作的耐受情况。

介入术后的护理

● 检查心电图有无室早二联律，表现为每两次心搏就包括一次室性期前收缩。

● 用血压计测量血压。如果过高怀疑阻力升高，可通过尝试抽吸动脉管解决问题。成功后冲洗管道。如果血压过低或测不到，考虑低血压。

● 定期测量患者收缩压。测得的最高值和最低值之差不能大于 10mmHg。否则考虑奇脉，可能是心脏压塞所致。

● 听诊有无主动脉狭窄的心脏杂音。还要通知医生，后者可在病程记录上记载怀疑主动脉瓣狭窄。

● 记录患者呼气和吸气时的收缩压，如果吸气时收缩压比呼气时至少低 10mmHg，要通知医生。

● 如果同时监测肺动脉压，要观察舒张期峰值。平均中心静脉压（右房压）、平均肺动脉压和平均肺动脉楔压（平均肺动脉阻塞压）任意二者之间差异大于 5mmHg 均为异常情况。

● 观察心电图，注意波形的异常变化。

● 发现任何新的和突发的异常情况都要通知医生。

中心静脉压（CVP）

进行 CVP 监测时，医生将一根导管送入静脉，将导管顶端置于右房内或接近右房。因为右房和腔静脉之间没有大型瓣膜，故可以测得舒张末压。连接换能器或压力计，就可以测得 CVP，反映右室功能。

护理内容

- 向患者和家属解释操作过程，包括监测 CVP 的目的。
- 导管进入后，要观察波形的变化以对 CVP 作出评估。（见：认识异常 CVP 波形）

认识异常 CVP 波形

下图显示了正常和异常的 CVP 波形，以及发生异常可能的原因。

正常 CVP 波形

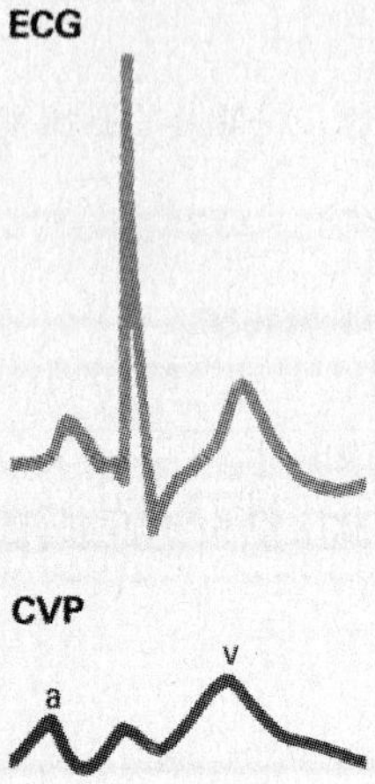

a 波升高

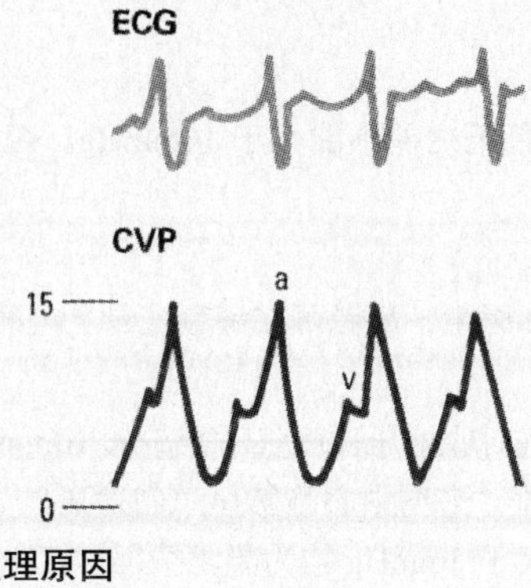

生理原因

- 心室充盈阻力升高
- 心房收缩力增加

相关病因

- 心衰
- 三尖瓣狭窄
- 肺动脉高压

v 波升高

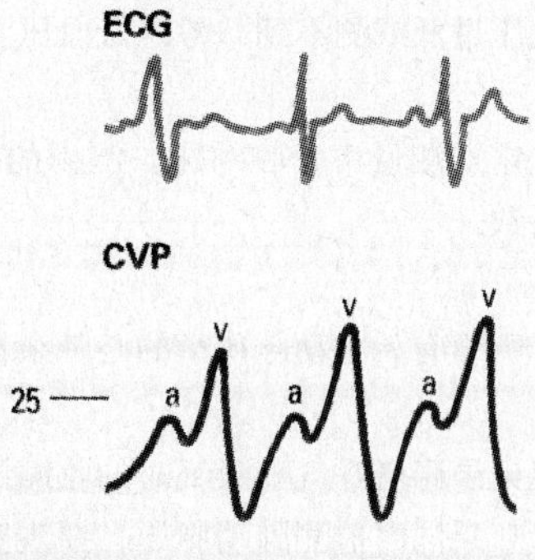

生理原因

- 血液反流

相关病因

- 三尖瓣关闭不全
- 心衰引起的三尖瓣不适当关闭

● 观察有无并发症如感染、气胸、空气栓塞以及血栓形成的发生。如果出现这些并发症要立即通知医生。

● 坚持按设备要求更换敷料、管路、导管和冲洗液。

● 记录植入导管的日期和时间、穿刺部位、冲洗液的类型、敷料的类型和患者对操作的耐受情况。

● 按设备要求或遵医嘱记录 CVP。

肺动脉压监测

持续肺动脉压（PAP）和间歇肺动脉楔压（PAWP）测定可提供有关左室功能和前负荷的重要的信息（见：了解肺动

a、v 波均升高

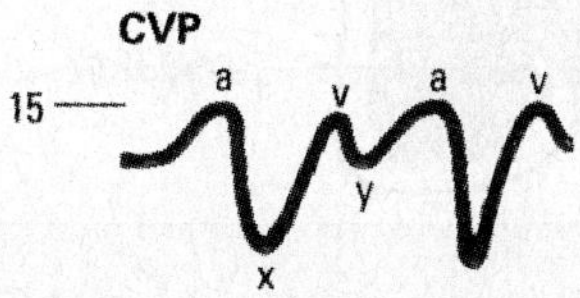

or

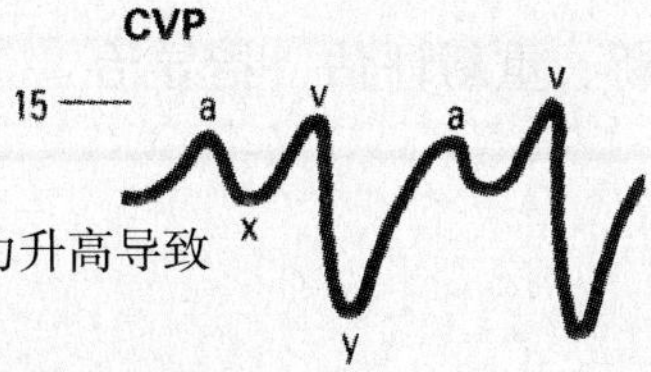

生理原因

● 心室充盈阻力升高导致 a 波升高

● 功能性反流导致 v 波升高

相关病因

● 心脏压塞（y 点下降幅度小于 x 点）

● 缩窄性心包炎（y 点下降幅度大于 x 点）

● 心衰

● 血容量过多

● 心房增大

a 波下降

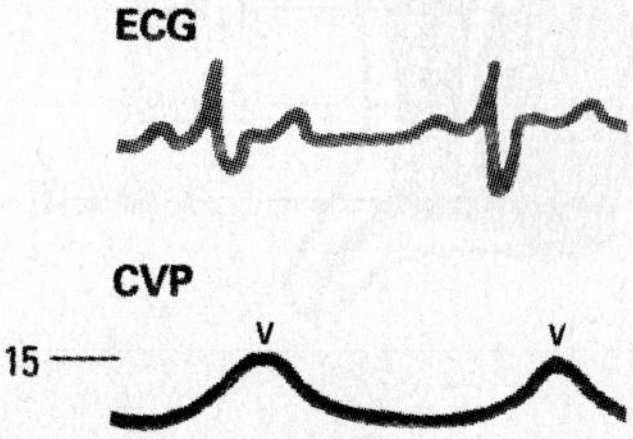

生理原因

● 心房收缩力降低或收缩无力

相关病因

● 心房纤颤

● 交界性心律失常

● 心室起搏

了解肺动脉压

肺动脉收缩压

肺动脉收缩压所测的是右室收缩射血，或简单地说是打开肺动脉瓣并将血液射入肺循环所需压力。肺动脉瓣打开时，肺动脉压和右室压力一致。

肺动脉舒张压

肺动脉舒张压是肺动脉瓣关闭，三尖瓣开放时所测，表示肺血管床的阻力。在一定程度上（绝对正常的条件下），肺动脉舒张压表现了左室舒张末压。

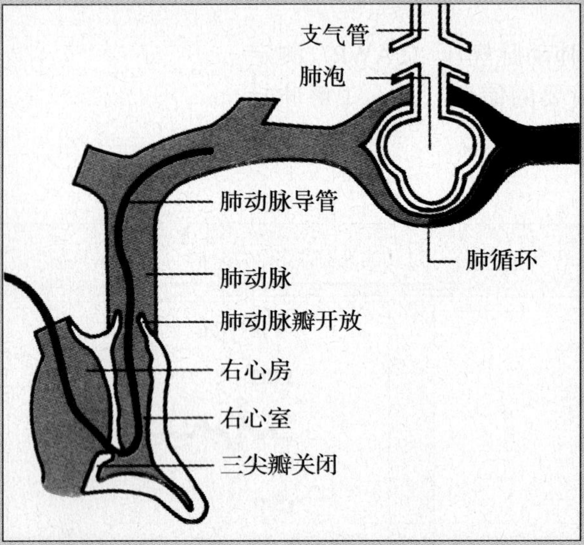

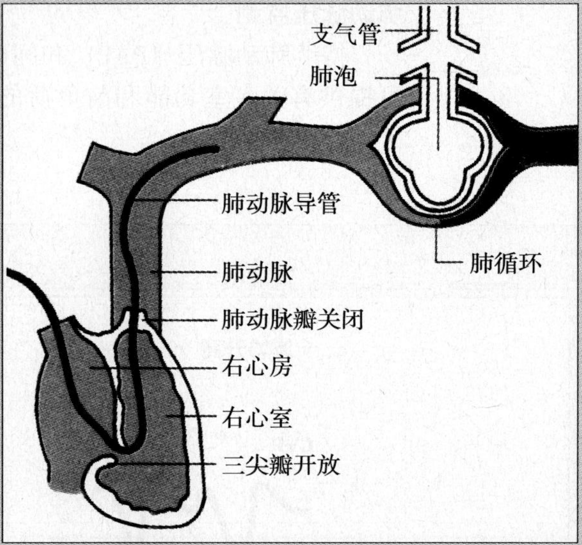

脉压）。这些信息有助于监测和辅助诊断、重新评估、指导治疗和预测转归。

肺动脉压监测的目的

以下患者有监测肺动脉压的指征：

- 血流动力学不稳定的患者；
- 需维持体液平衡或持续评估心肺功能的患者；
- 服用多种药物或经常服用心血管药物的患者；

监测肺动脉压对休克、创伤、心肺疾病或多器官功能衰竭患者的治疗有决定性作用。

肺动脉压监测的部件

一根肺动脉导管多达 6 个腔用于采集血流动力学信息。除了近端和远端测量压力的腔外，还有一个带气囊的腔，充气后可测量 PAWP，还有一个连接热敏传感器的腔，可以测定心输出量。

一些导管还带有起搏电极腔，提供临时起搏功能，并能持续测定混合静脉血的氧饱和度（见：肺动脉导管的接口）。

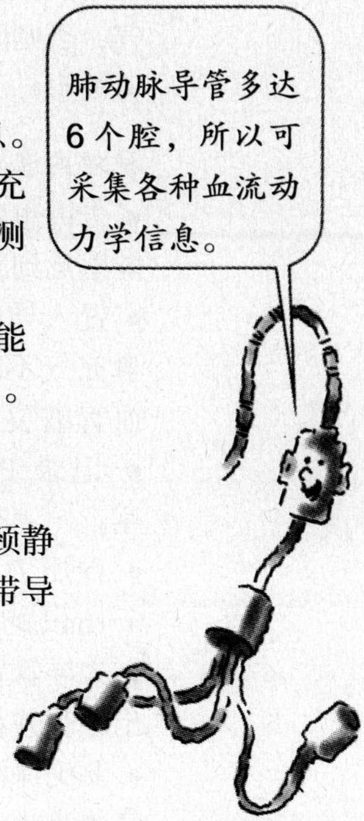

肺动脉压和肺动脉楔压的测量步骤

将顶端带气囊，尾端有多个输出接口的导管置入患者颈静脉或锁骨下静脉，到达右房后，将球囊充气，漂浮的气囊带导管经右心室到达肺动脉，导管末端开放后可测量 PAWP。

导管在肺动脉内放气，以测量肺动脉舒张期和收缩期压力。除了测量 PAWP 外，气囊均应彻底放

肺动脉导管的接口

肺动脉导管包括多个腔，具有多种功能：

- 导管远端有气囊腔，可测量 PAWP。
- 导管末端腔可连接换能器测量肺动脉压，并在气囊充气时测量 PAWP。还可以抽取混合静脉血样。
- 近端腔测量右室压（中心静脉压）。
- 热敏电阻连接腔包括热敏电线，可以连接计算机，计算心输出量。
- 另一个腔提供起搏器电极接口，或测量混合静脉血氧饱和度（$S\bar{v}o_2$）。

5 腔肺动脉导管

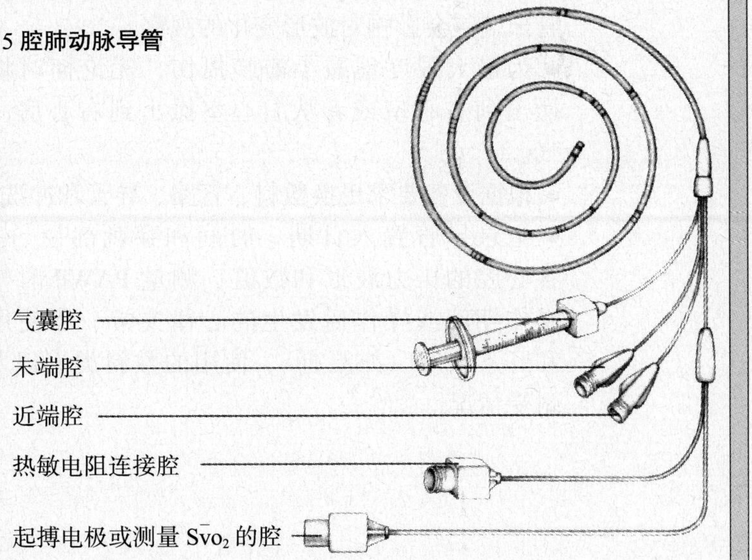

气，否则阻断血流时间过长会导致肺栓塞（见：正常肺动脉压力波形）。

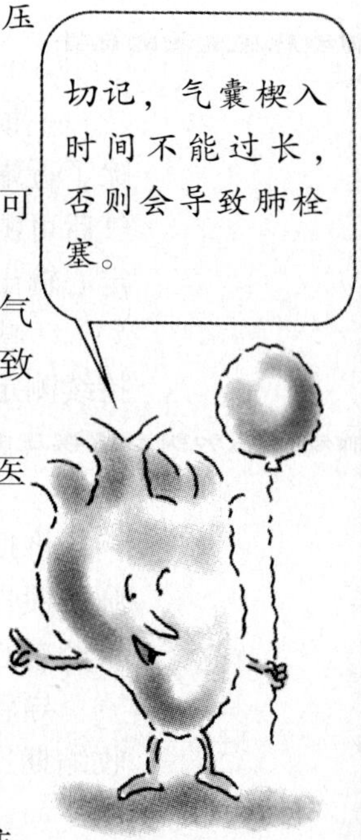

护理内容

- 告诉患者此项检查需在清醒状态下进行，由于局部麻醉，可能感觉到暂时的局部不适。置入导管时间约为 30min。
- 置入导管后，用注射器给气囊充气以测量 PAWP，注意气囊充气不能大于 1.5ml，因为过度充气可使肺动脉扩张导致血管破裂，气囊楔入时间不能过长，否则可导致肺栓塞。
- 记录 PAWP 后，冲洗管道，如果遇到困难应通知医生。
- 在压力囊内保持 300mmHg 的压力，以保证每小时 3～6ml 的冲洗液流。
- 如导管置入期间出现发热，应通知医生，医生可能撤出导管并将其远端送检验科做细菌培养。
- 要确保活塞在正确的位置，连接紧密。连接不紧可使气体进入系统或导致血液阻塞，静脉血漏出或压力读数不准。要确保导管接口与功能一致。

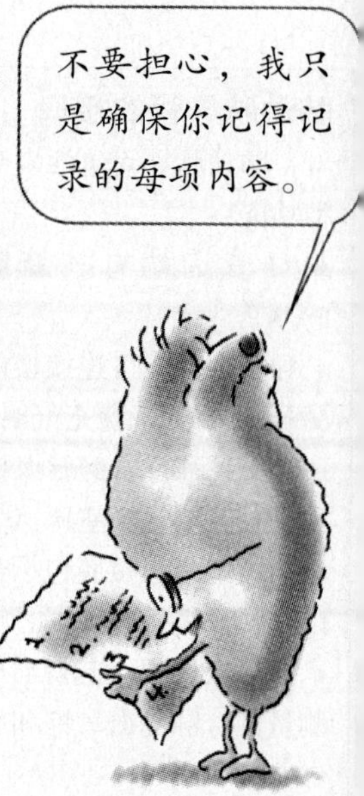

- 因为导管能够滑回入右心室并刺激右心室，观察监护图形是否为右心室压力波以及时地发现这一问题。要注意持续冲洗导管末端腔会影响对波形变化的观察。
- 为最大限度地减小瓣膜损伤，无论何时将导管从肺动脉撤出到右心室或者从右心室撤出到右心房一定要将气囊放气。
- 根据设备要求更换敷料、管路、导管和冲洗液。
- 记录导管置入日期、时间和穿刺部位、操作医生姓名、各心腔的压力波形和数值、测量 PAWP 时气囊充气值、在操作期间或操作后发生的心律失常、所使用冲洗液的类型和肝素浓度（如果有）、使用的敷料类型以及患者对操作的耐受情况。

正常肺动脉压力波形

在肺动脉导管置入期间，监护仪上的波形随着导管通过心脏的不同部位而变化。

右心房

当导管尖端进入右心房，即导管走行进入的第一个心腔，监护仪上显示的图形见下图，注意两个小的向上的波形，a 波代表右心室舒张末期的压力；v 波代表右心房充盈压。

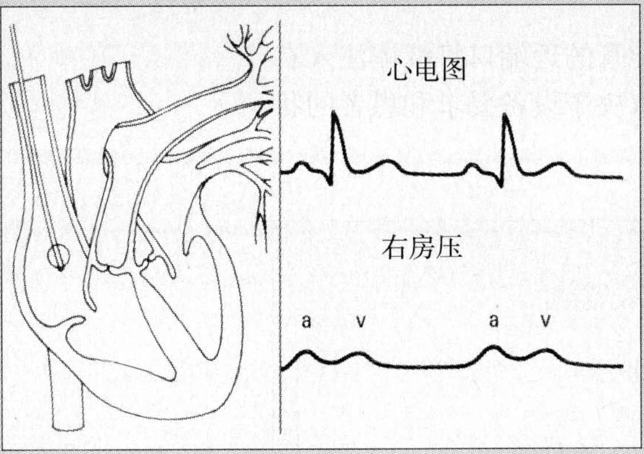

右心室

导管尖端到达右心室时，可看到一个尖的向上的收缩期波和低的负向舒张波，如下所示。

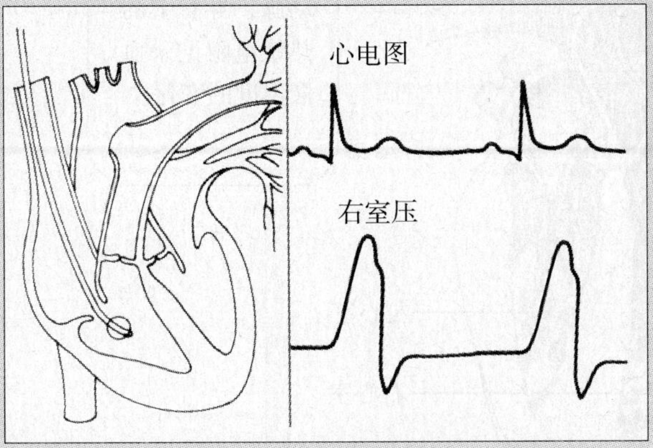

肺动脉

经过右心室后导管漂浮进入肺动脉，产生的肺动脉压（PAP）波形如下，注意向上的波形较右室压波形平滑，重搏波切迹代表肺动脉瓣闭合。

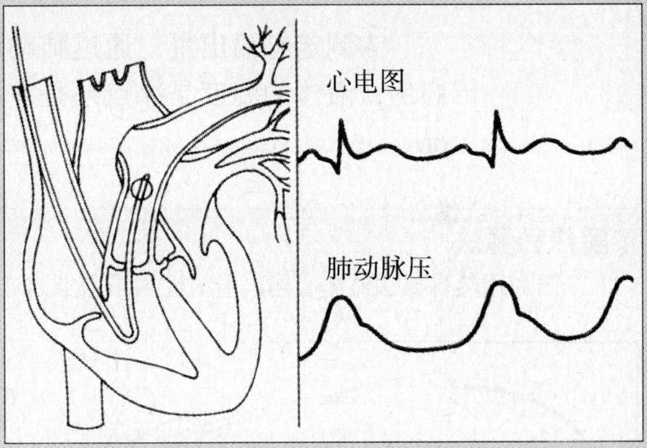

肺动脉楔压

导管继续漂浮进入肺动脉远端的分支，在血管细小至不能通过处嵌顿，监护仪显示 PAWP 波形为 2 个小的向上的波，如下面所示。a 波代表左心室舒张末压；v 波代表左心房充盈压，测完压后放掉气囊内的气体，导管撤至肺动脉。

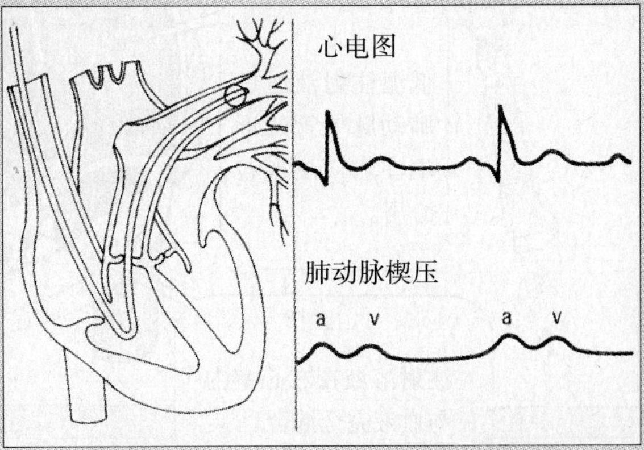

心输出量监测

监测心输出量，即每分钟心脏射出的血量，以评估心脏功能，心输出量的正常范围是 4～8L/min。

监测心输出量最常用的方法是快速注射热稀释法（见：了解热稀释法）。其他的方法包括 Fick 法和染色稀释试验（见：计算心输出量）。

低温或室温

为测定心输出量，通过肺动脉导管的近端口将液体注入右心房，液体的温度是冰点还是室温取决于设备要求和患者的状况。

了解热稀释法

下图为用热稀释法监测心输出量时注射溶液通过心脏的示意图。

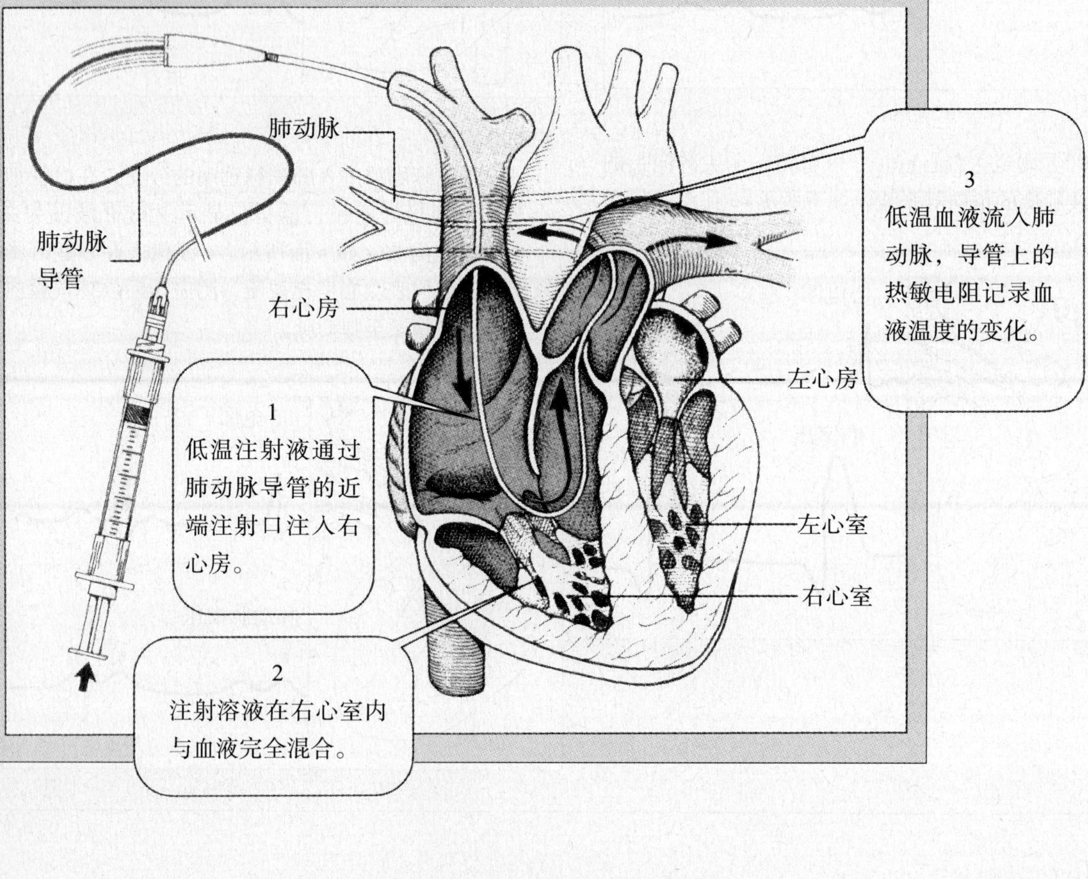

计算心输出量

计算心输出量（CO）的方法之一是 Fick 法：该方法是通过测定流经肺脏前后的血氧含量计算心输出量。首先从肺动脉及其分支动脉取血标本测定氧含量；而后使用肺量计测量氧消耗（每分钟进入肺的空气量）。

使用下面公式计算 CO：

$$CO(L/min)=\frac{氧耗量(ml/min)}{动脉血氧含量-静脉血氧含量(ml/min)}$$

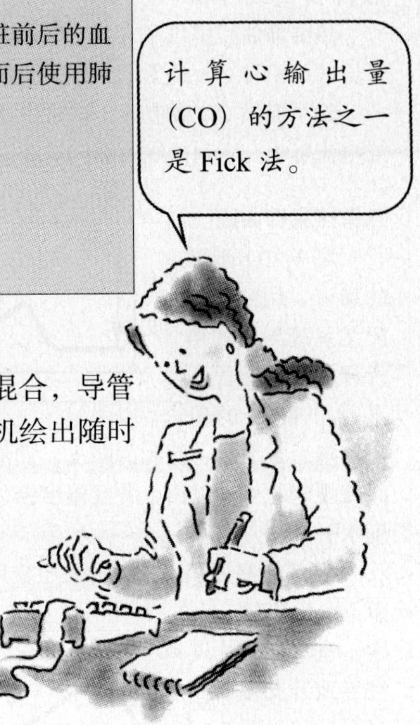

当注射的液体通过右心室进入肺动脉时与血液混合，导管上的热敏电阻将记录血流的温度变化。然后用计算机绘出随时间变化的温度曲线。（见：热稀释曲线分析）

持续监测

某些肺动脉导管带有一根细丝，可持续监测心输出量。每 30～60 秒更新一次心输出量数据，测量每 3min 的平均值。这种监测方式可以更密切地观察患者的血流动力学状态，一旦出现问题可及时处理。

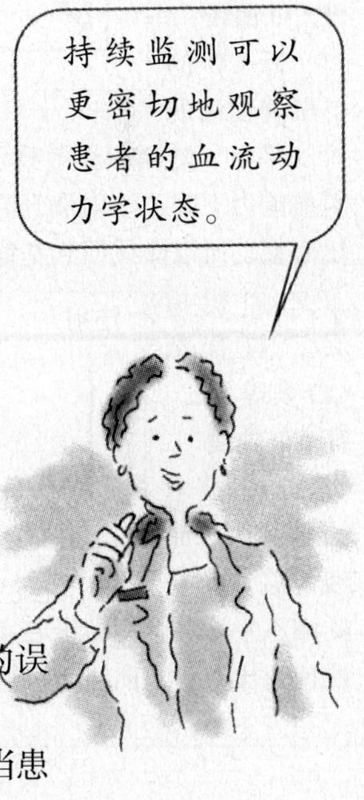

更好的评估方式

心脏指数把患者的身体因素作为指标纳入，能更好地评估心输出量。心脏指数要根据患者的体表面积、身高和体重来计算。成人心脏指数正常范围是 2.5～4.2L/（min·m²），妊娠期妇女是 3.5～6.5 L/（min·m²）。还有其他一些方法把心输出量和通过肺动脉导管和动脉管路测得的其他数据结合起来，可以测量心功能。（见：测量心功能）

护理内容

- 确保患者在测量期间不要移动，因为移动能导致测量上的误差。
- 至少每 2～4 小时测量一次心输出量并进行监测，特别是当患者正在接受血管活性药物或正性肌力药物治疗或增减液体时。

热稀释曲线分析

热稀释曲线提供了有关心输出量（CO）、注射技术以及设备问题很有价值的信息。研究该曲线时要记住曲线下方的面积与 CO 成反比：曲线下方面积越小，CO 越高；曲线下方面积越大，CO 越低。

除了提供 CO 数值外，该曲线还能揭示与操作技术相关的问题如注射不稳或过慢，还有其他问题如呼吸变化或电流影响。下列曲线为临床实践中这些问题的典型表现。

正常热稀释曲线

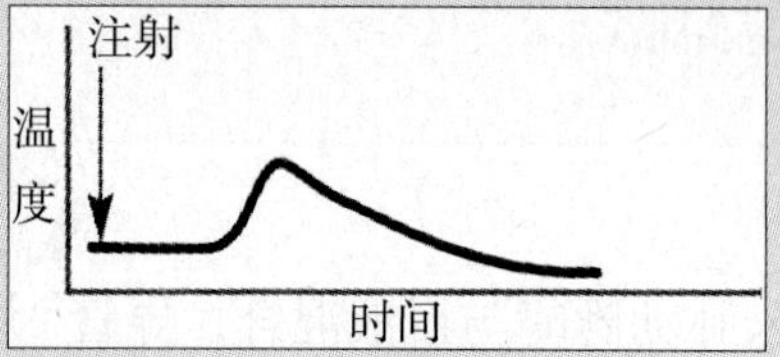

对于 CO 正常的患者，用精确的测量系统测得的热稀释曲线起始段为平滑、陡峭的升支，随后是平滑、缓和的降支。曲线下降表示注射时间在规定的 4 秒以内，并且温度恢复到了血液基础温度水平。

曲线升高原因不同，取决于应用的注射液温度是室温还是零度。室温注射液导致升支幅度低。

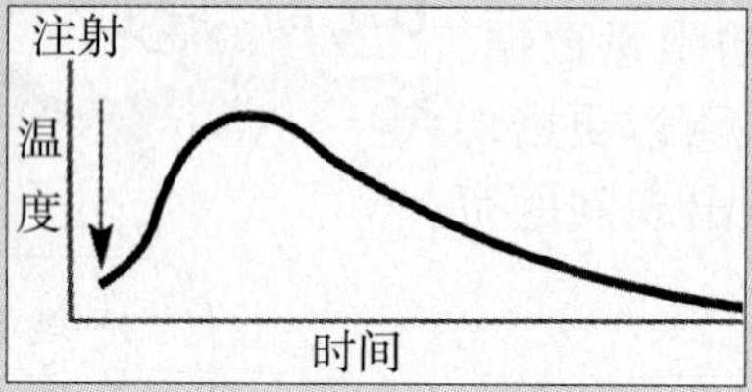

低 CO 曲线

低 CO 的热稀释曲线的升支平滑、陡峭（注射技术恰当）。然而，因为心室射血能力下降，注射液升温缓慢而且需要更长时间射出心室。所以曲线回到基线也需要更长时间，曲线下方的面积增大，符合低 CO 表现。

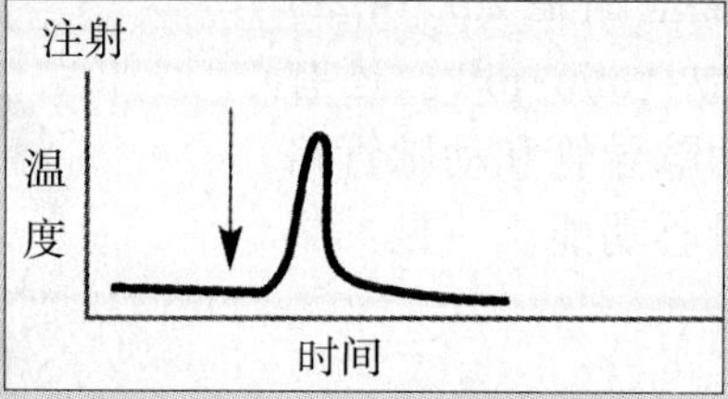

高 CO 曲线

注射技术恰当的话，曲线的升支还是陡峭、平滑的。但由于心室射血能力增强，注射液被快速射出心室，曲线以极快速度回落到基线。曲线下方的面积缩小提示高 CO。

注射技术差的曲线

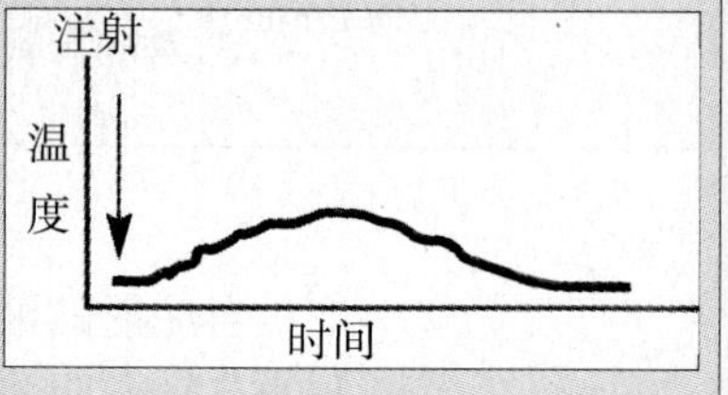

此曲线表现为不平稳或过慢（大于 4 秒）的注射。升支较正常曲线不稳定并缓慢，曲线下方面积大，易误认为是低 CO。导管扭结、注射时手不稳或注射腔置入不适当的鞘管中都可以出现这种曲线。

呼吸变化相关的曲线

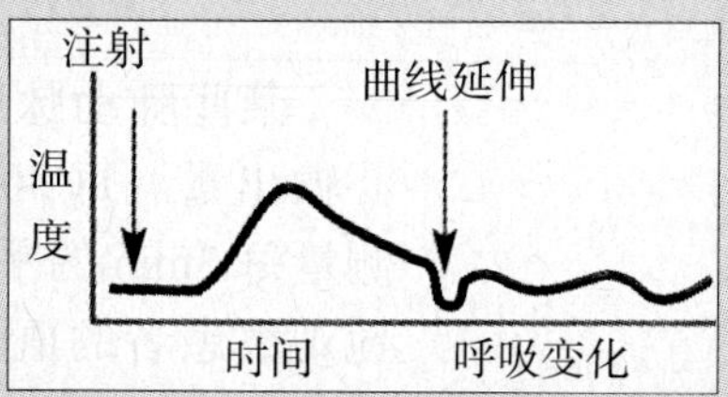

为了获得可靠的 CO 测量值，需要稳定的肺动脉血液温度基线值。如果患者呼吸急促或缓慢，或者正接受机械通气，热稀释曲线就可能会反映错误的 CO 值。接受机械通气患者的曲线表现为肺动脉血液温度上下浮动。热敏电阻将不稳定的温度作为基线值，结果导致曲线错误地表现为高 CO（曲线下方面积缩小）。（注意：在某些情况下，仪器检测没有完全回到基线，计算机会产生类似正弦波的曲线。）

测量心功能

以下为几种常见的根据肺动脉导管测得的数据测量心功能的方法。大多数测量心输出量的系统都可以自动计算这些数值。

	正常值	计算公式	数值升高原因	数值降低原因
每博输出量（SV） 心脏每次收缩泵出的血量	60～130 毫升 / 次	每搏输出量（SV）= 心输出量×1000/ 心率	● 败血症 ● 血容量过多 ● 服用强心药物	● 心律失常 ● 血容量减少 ● 心肌收缩力下降 ● 后负荷增加
每博指数（SVI） 判断每博输出量对于患者的身材大小是否足够	30～65 毫升 /(次·米^2)	每博指数 = 每博输出量 / 体表面积或每博指数 = 心指数 / 心率	● 与每搏输出量相同	● 与每搏输出量相同
全身血管阻力（SVR） 左心室阻力大小或者说后负荷	800～1400 dynes/（s·cm^{-5}）	全身血管阻力 = 平均动脉压–中心静脉压 / 心输出量×80	● 低体温 ● 血容量过多 ● 血管收缩	● 血管扩张 ● 应用血管扩张剂 ● 休克（过敏性、神经性或感染性）
肺血管阻力（PVR）	20～200 dynes/（s·cm^{-5}）	肺血管阻力 = 平均肺动脉压–肺动脉楔压 / 心输出量×80	● 低氧血症 ● 肺栓塞 ● 肺动脉高压	● 应用肺血管扩张剂（吗啡）

- 当患者血流动力学指标稳定，停用血管活性和正性肌力药物治疗时，停止测量心输出量。
- 观察患者有无灌注不足的症状和体征，包括烦躁、疲劳、意识水平的改变、毛细血管充盈时间下降、外周脉搏减弱、少尿和皮肤苍白湿冷。
- 为测定心输出量而注入的液体应计入患者的总摄入量。
- 记录患者在测量期间的心输出量、心脏指数和其他的血流动力学数值和生命体征，注意在测量期间患者的体位。

治疗

心血管疾病的治疗方法很多，最引人注目的是心脏移植和人造心脏植入已得到了推广。然而最常用的方法包括药物治疗、手术、球囊成形术、除颤、同步心脏电复律和起搏器植入。

药物治疗

很多种药物可以改善心功能，包括强心苷类、磷酸二酯酶（PDE）抑制剂、抗心律失常药、抗心绞痛药、降压药、利尿药、拟肾上腺素药和β受体阻滞剂。

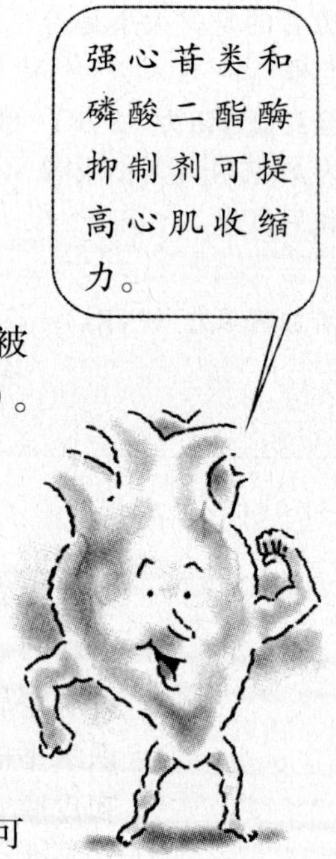

强心苷类和磷酸二酯酶抑制剂

强心苷类和磷酸二酯酶抑制剂可提高心肌收缩力。

提高心肌收缩力

提高心肌收缩力即所谓正性肌力作用，因此这些药物也被称作正性肌力药（产生收缩作用或为肌肉收缩提供能量）。（见：了解强心苷类和磷酸二酯酶抑制剂）

减慢心率

强心苷类药物如地高辛，可以减慢心率（称为负性变时作用）并减缓电脉冲在房室结的传导（称为负性传导作用）。

短期应用和长期应用

磷酸二酯酶抑制剂如氨力农和米力农，通常在心衰患者可短期应用，等待心脏移植的患者可长期应用。

增加心输出量

磷酸二酯酶抑制剂可通过增强心肌收缩力增加心输出量。这些药物可促进钙向心肌细胞内转移，并增加肌浆网内的钙浓度。

肺动脉导管插入术

肺动脉导管插入术可以提供有关心血管和肺动脉状态的信息。通过基本的肺动脉导管，可以测量心内压力、肺动脉楔压（PAWP）和心输出量。

当患者需要进行肺动脉导管插入术时，你的责任包括协助导管插入、护理穿刺部位和导管以及血流动力学监测。在护理接受肺动脉导管插入术的患者之前，首先要熟悉基本的导管。

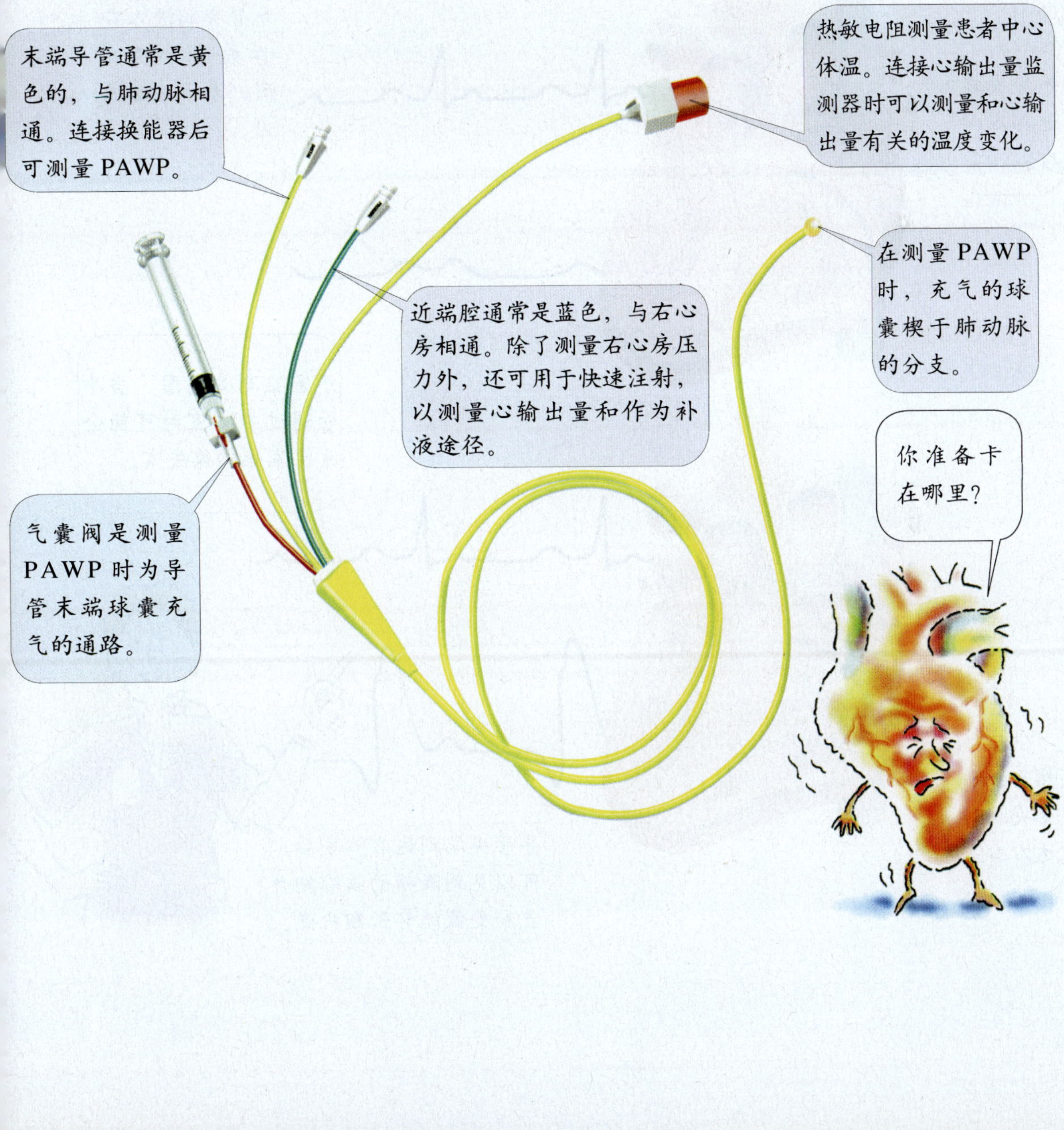

正常肺动脉波形

肺动脉导管插入大静脉（通常是锁骨下静脉、颈静脉或股静脉）后，沿腔静脉进入右房，通过右室进入肺动脉的分支。在插入过程中，随着导管进入心腔，监测图会表现出多种波形。

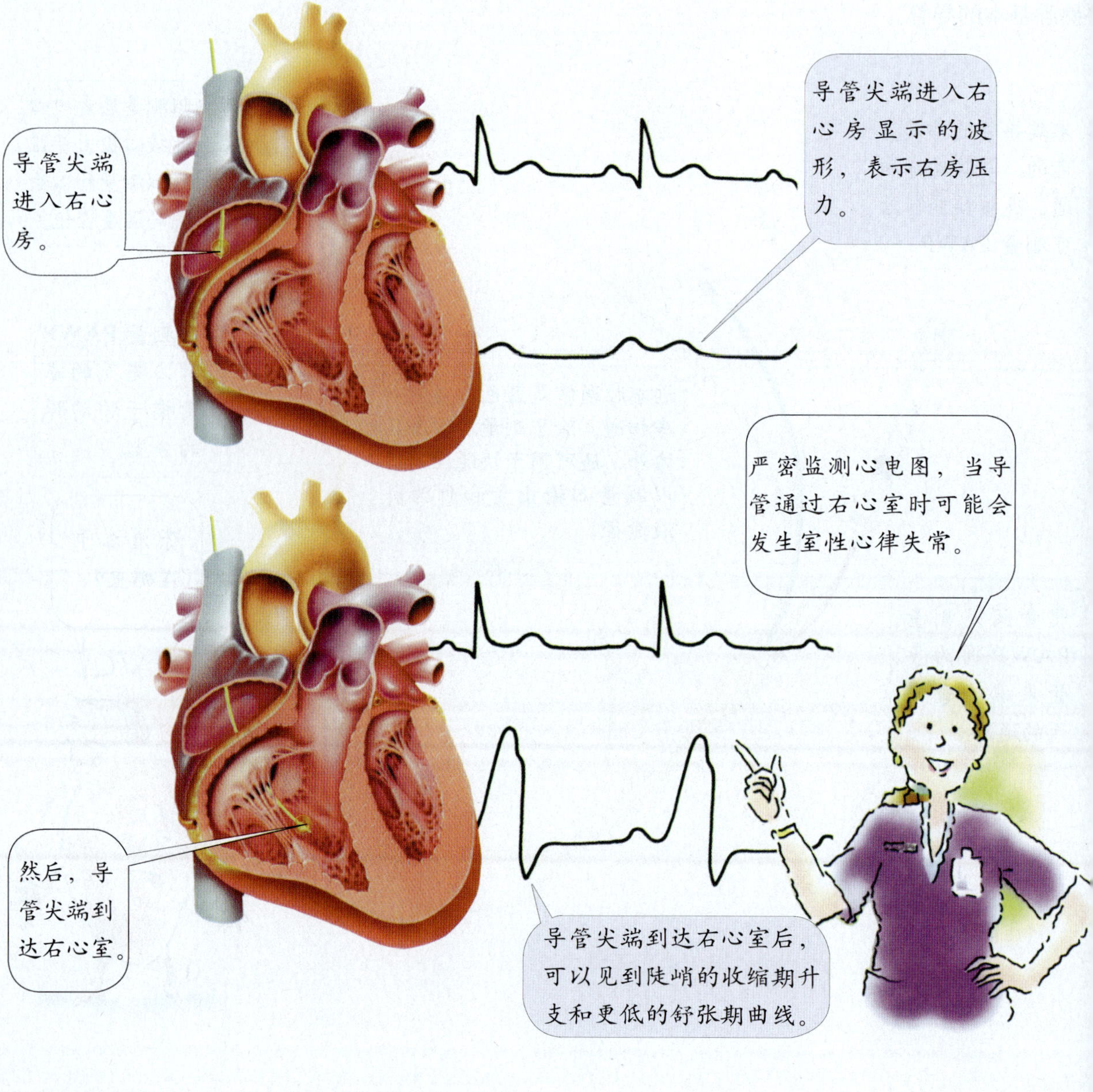

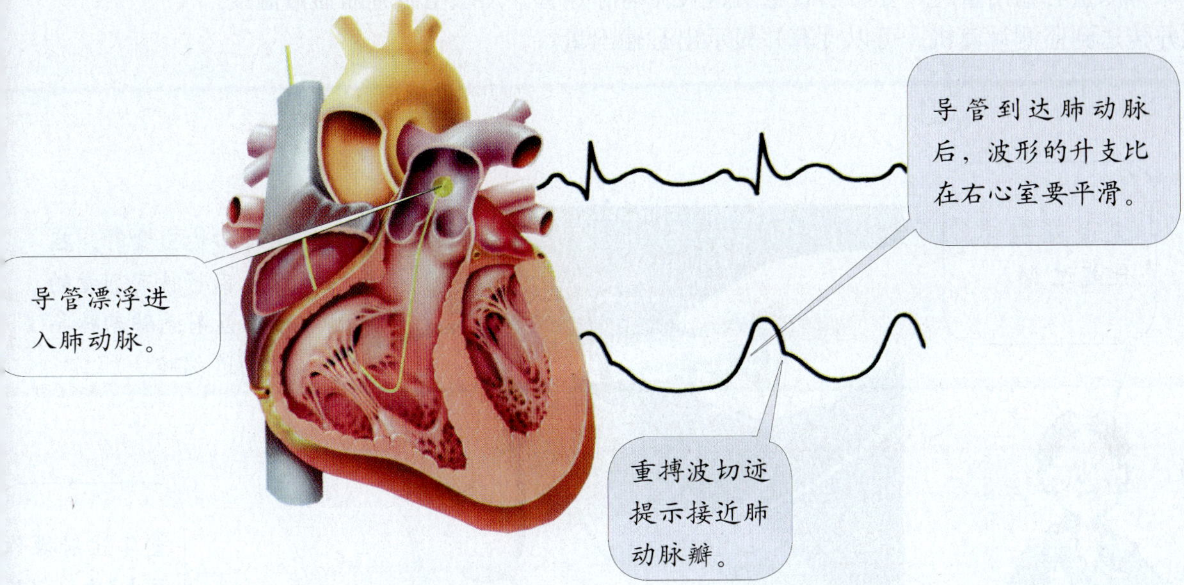
导管到达肺动脉后，波形的升支比在右心室要平滑。
导管漂浮进入肺动脉。
重搏波切迹提示接近肺动脉瓣。

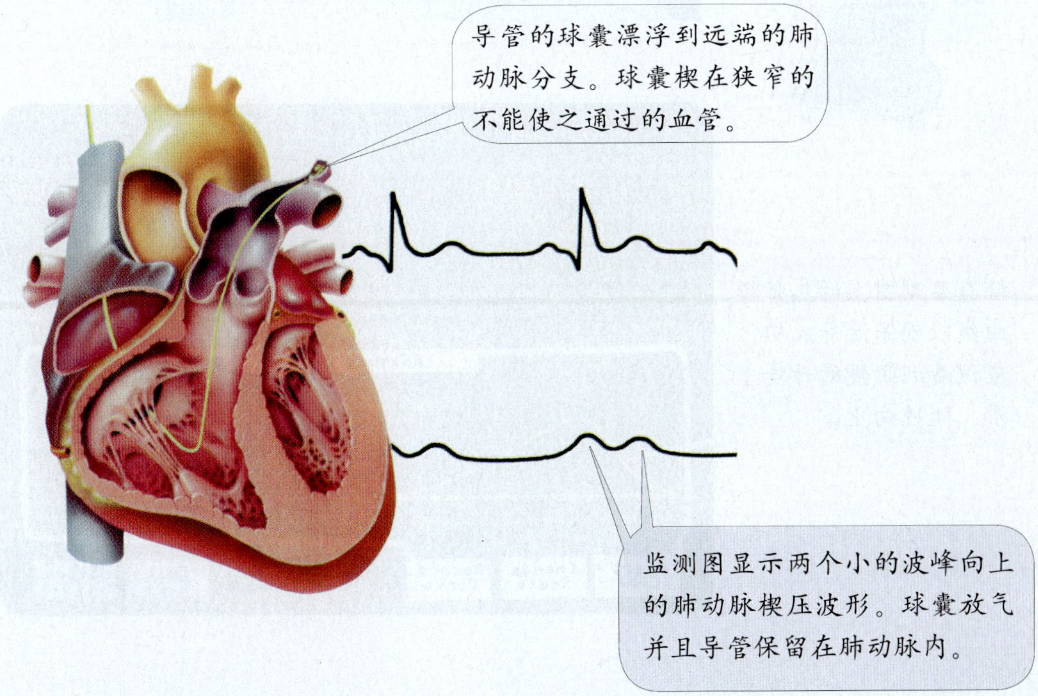
导管的球囊漂浮到远端的肺动脉分支。球囊楔在狭窄的不能使之通过的血管。
监测图显示两个小的波峰向上的肺动脉楔压波形。球囊放气并且导管保留在肺动脉内。

测量心输出量

测量心输出量有助于评估心功能。正常情况下心输出量的范围是 4 ～ 8L/min。需要床旁测量心输出量时，要将热敏电阻送入肺动脉导管。热敏电阻判断血液温度变化并传送到监测计算机，可以计算并显示出心输出量。

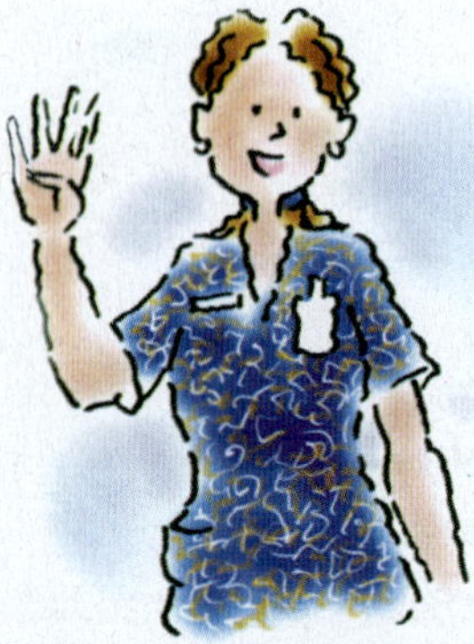
完成注射不能超过 4s。

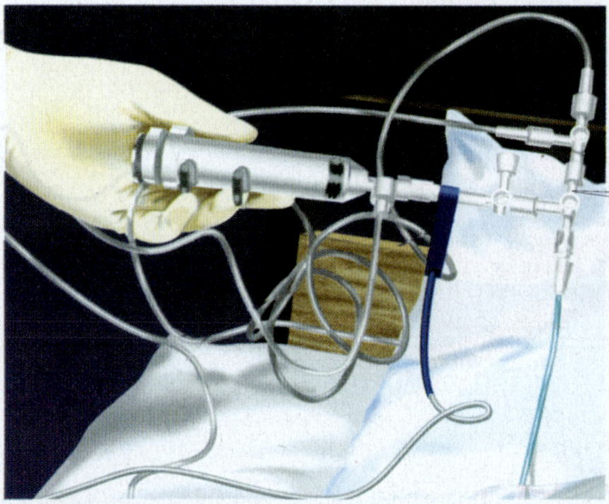

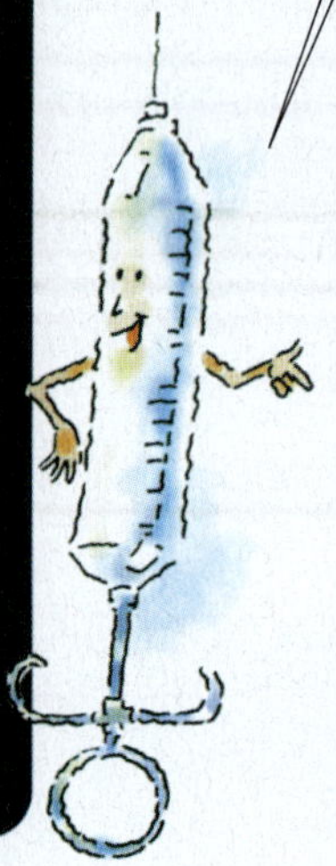
重复注射操作至少3次，以获得平均心输出量值。

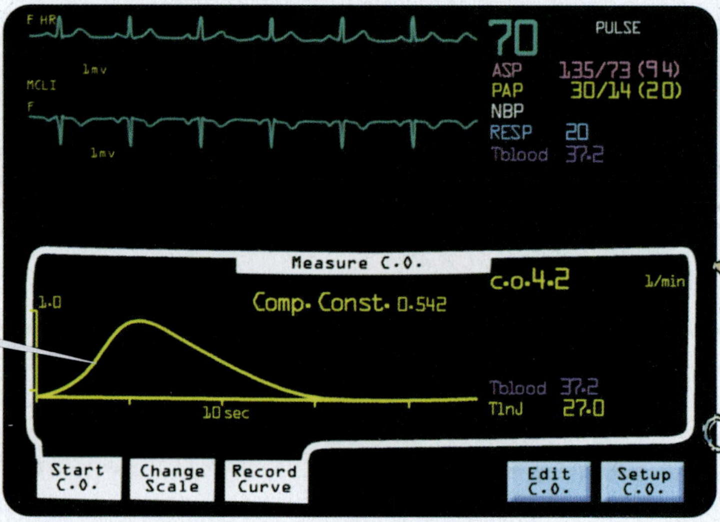

了解强心苷类和磷酸二酯酶抑制剂

强心苷类和磷酸二酯酶抑制剂有正性肌力作用，可增加心肌收缩力。下表可帮助了解药物的适应证、不良反应和注意事项。

药物	适应证	不良反应	注意事项
强心苷类			
地高辛	心衰，室上性心律失常	● 地高辛中毒（恶心、腹痛、头痛、易激惹、抑郁、失眠、黄视、绿视、心律失常） ● 心律失常 ● 食欲不振	● 如需快速起效时（如室上性心律失常），地高辛应给负荷量。 ● 给药前检查心尖搏动 1min；如低于 60 次 / 分应报告医生。 ● 有效血药浓度为 0.5 ～ 2ng/ml。
磷酸二酯酶抑制剂			
氨力农、米力农	对地高辛、利尿剂和血管扩张剂治疗效果差的心衰患者	● 心律失常 ● 恶心 ● 呕吐 ● 头痛 ● 发热 ● 胸痛 ● 低血糖 ● 血小板减少	● 这些药物禁用于心梗急性期和心梗后的患者。 ● 治疗前和治疗期间必须保持血清钾在正常范围。

它们还可以通过松弛血管平滑肌降低外周血管阻力（后负荷）并增加回心血量（前负荷）。

抗心律失常药物

抗心律失常药物用来治疗心律失常，即心脏正常节律的紊乱。（见：了解抗心律失常药物）

效益和风险

不幸的是，很多抗心律失常药物也可以导致或加重心律失常。某些情况下要衡量抗心律失常治疗的利弊。

了解抗心律失常药物

抗心律失常药可使心律失常患者恢复正常节律。下表可帮助了解相关药物的适应证、不良反应和注意事项。

药物	适应证	不良反应	注意事项
I_A类抗心律失常药			
磷酸丙吡胺（Norpace），盐酸普鲁卡因胺（Pronestyl），硫酸奎尼丁（Quinidex），葡萄糖酸奎尼丁制剂（Quinaglute）	• 室性心动过速 • 房颤 • 房扑 • 房性心动过速	• 腹泻 • 恶心 • 呕吐 • 心律失常 • 心电图改变 • 肝毒性 • 呼吸骤停	• 治疗前检查心尖搏动频率。如搏动处于极限，停止给药并通知医生。 • 哮喘患者慎用。
I_B类抗心律失常药			
利多卡因（Xylocaine），美西律（Mexitil）	• 室性心动过速、室颤	• 嗜睡 • 低血压 • 心动过速 • 心律失常 • QRS 波群时限增宽	• I_B类抗心律失常药，可增强其他抗心律失常药的作用。 • 输液泵静脉给药。
I_C类抗心律失常药			
氟卡尼（Tambocor），莫雷西嗪（Ethmozine），普罗帕酮（Rythmol）	• 室性心动过速、室颤和室上性心律失常	• 新的心律失常 • 心衰 • 心源性猝死	• 给药前纠正电解质平衡。 • 调整剂量前后，监测心电图。
Ⅱ类抗心律失常药			
醋丁洛尔（Sectral），艾司洛尔（Brevibloc），普萘洛尔（Inderal）	• 房扑、房颤和阵发性房性心动过速 • 室性心律失常	• 心律失常 • 心动过缓 • 心力衰竭 • 低血压 • 恶心和呕吐 • 支气管痉挛	• 监测心尖搏动及血压。 • 突然停药可加重心绞痛和导致突发心肌梗死。

了解抗心律失常药物（续）

药物	适应证	不良反应	注意事项
Ⅲ类抗心律失常药			
胺碘酮（Pacerone），依布利特（Corvert）	• 使用其他药物无效的危及生命的心律失常	• 心律失常加重 • 低血压 • 食欲减退 • 严重肺毒性（胺碘酮） • 肝功能异常	• 同服地高辛的患者增加中毒的危险性。 • 监测血压、心率和节律的变化。 • 监测肺毒性的征象（呼吸困难、无诱因的咳嗽及胸膜炎性疼痛）。
Ⅳ类抗心律失常药			
地尔硫䓬（Cardizem），维拉帕米（Calan）	• 室上性心律失常	• 四肢浮肿 • 低血压 • 心动过缓 • 房室传导阻滞 • 面色潮红（地尔硫䓬） • 心衰 • 肺水肿	• 治疗开始或增加剂量时密切监测心率、心律和血压。 • 钙剂可降低疗效。
多方面作用的药物			
腺苷（Adenocard）	• 阵发性室上性心动过速	• 面色潮红 • 气短 • 呼吸困难 • 胸部不适	• 给药时间不超过1～2秒，接着给予20ml生理盐水冲洗。 • 给药期间记录节律。

分成四类

抗心律失常药要主要分为四大类：Ⅰ类（分为$Ⅰ_A$、$Ⅰ_B$和$Ⅰ_C$类）、Ⅱ、Ⅲ和Ⅳ类，其药理作用非常广泛。还有些药物的作用不止一种，比如腺苷，就不能归于上述几类。

Ⅰ类药物

Ⅰ类抗心律失常药物是钠通道阻滞剂。这是最常见的一类药，通常可进一步细分为$Ⅰ_A$、$Ⅰ_B$和$Ⅰ_C$类。随着新药的开发，该类药物的使用正在减少。

$\mathrm{I_A}$类抗心律失常药

$\mathrm{I_A}$类抗心律失常药物通过改变心肌细胞膜和影响由自主神经系统控制的起搏细胞而控制心律。包括：

- 丙吡胺（Norpace）；
- 普鲁卡因胺（Procanbid，Pronestyl）；
- 奎尼丁（Quinidex）；
- 葡萄糖酸奎尼丁制剂（Quinaglute）。

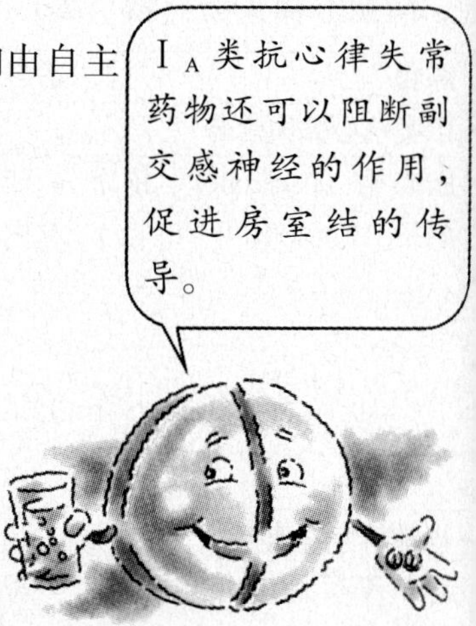

阻断（副）交感神经

$\mathrm{I_A}$类抗心律失常药物还可以阻断副交感神经对窦房结和房室结的作用。因为副交感神经的作用可以导致心率变慢，故阻断副交感神经的药物可促进房室结的传导。

节律的风险

如果心房率很快，那么传导性的增强可以增加心室率，从而产生危险，比如房颤的患者。然后，增加的心室率就会抵消掉抗心律失常药物的作用将房性心律失常转复成正常节律。

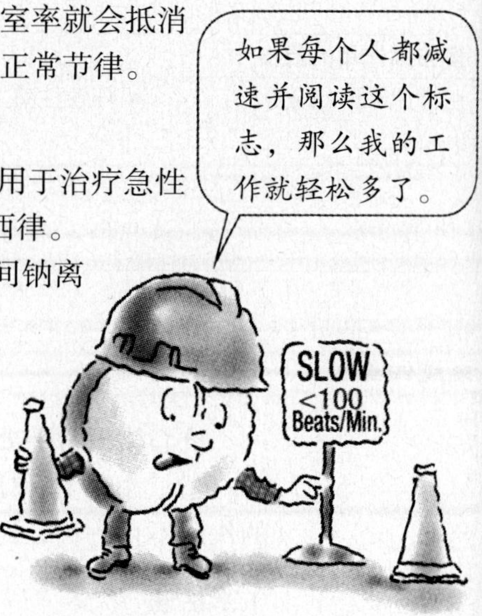

$\mathrm{I_B}$类抗心律失常药

利多卡因是$\mathrm{I_B}$类抗心律失常药物之一，常用于治疗急性室性心律失常的患者。其他$\mathrm{I_B}$类药物还包括美西律。

$\mathrm{I_B}$类抗心律失常药通过阻断心肌去极化期间钠离子的流入，使不应期延长，从而减少心律失常。

$\mathrm{I_B}$类药物仅作用于心室

因为$\mathrm{I_B}$类抗心律失常药仅对浦肯野纤维（心脏的传导纤维）和心室肌细胞起作用，所以仅应用于室性心律失常的患者。

$\mathrm{I_C}$类抗心律失常药

$\mathrm{I_C}$类抗心律失常药物用于治疗某些严重的、难以控制的室性心律失常，包括氟卡因（Tambocor）、莫雷西嗪（Ethmozine）和普罗帕酮（Rythmol）。

减慢传导

Ⅰ$_{C}$类药物主要是减慢心脏的传导。莫雷西嗪减慢动作电位中的钠离子内流，降低除极速度，并影响不应期。

Ⅱ类抗心律失常药物

Ⅱ类抗心律失常药物包括β受体拮抗剂，也就是众所周知的β受体阻滞剂。Ⅱ类抗心律失常药包括：

- 醋丁洛尔（Sectral）；
- 艾司洛尔（Brevibloc）；
- 普萘洛尔（Inderal）。

不要太冲动

Ⅱ类抗心律失常药物阻断心脏传导系统中β肾上腺素受体的多个位点，从而降低了窦房结自身发放冲动的能力，也降低了房室结和其他细胞接受冲动后向相邻细胞传导的能力。

有时无力也是件好事

Ⅱ类抗心律失常药物还能降低心肌收缩力。当心肌收缩力下降时，就会降低对氧的需求。

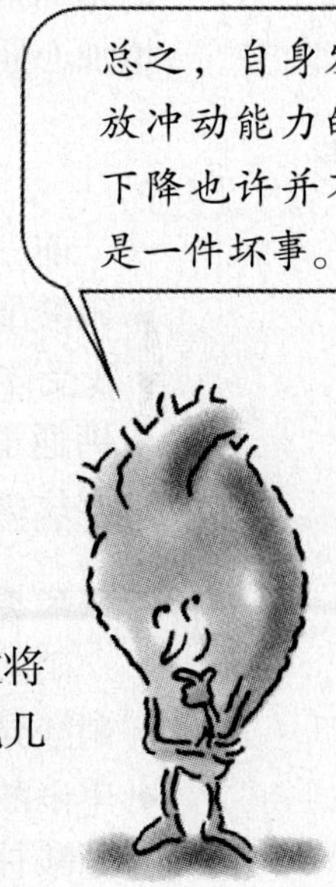

Ⅲ类抗心律失常药物

Ⅲ类抗心律失常药物通常用于治疗室性心律失常。胺碘酮（Pacerone）是应用最广泛的Ⅲ类药物。

单相到双相

尽管确切的机制尚不清楚，但人们认为Ⅲ类药物是通过将单向阻滞转变成双向阻滞而控制心律失常的。他们对去极化几乎无效。

Ⅳ类抗心律失常药物

Ⅳ类抗心律失常药物包括钙通道阻滞剂。这类药物能阻断动作电位2相钙离子内流并减慢传导，延长钙离子依赖性组织，包括房室结的不应期。该类药物包括维拉帕米（Calan）和地尔硫䓬（Cardizem）。

腺苷

腺苷（Adenocard）是一种静脉应用的抗心律失常药物，用于紧急治疗阵发性室上性心动过速。

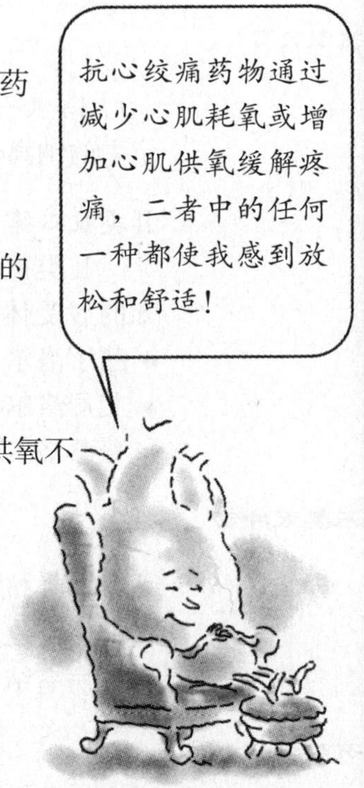

抑制起搏

腺苷抑制窦房结的激动，降低心率，并减慢房室结的传导能力。

抗心绞痛药物

当心肌需氧量大于供氧量时，心肌出现局部缺血（供氧不足），此时患者就会出现胸痛，这就是所谓的心绞痛。

降低需求，增加供给

尽管心绞痛的症状是胸痛，但治疗药物却并非典型的镇痛剂，而是能减少心肌耗氧（心肌作功的需氧量）、增加心肌供氧或二者兼具的药物。

前三名

前三类抗心绞痛的药物包括：

- 硝酸酯类（用于急性胸痛）；
- β 受体阻滞剂（用于长期预防发作）；
- 钙通道阻滞剂（用于其他药物无效时）。（见：了解抗心绞痛药物）

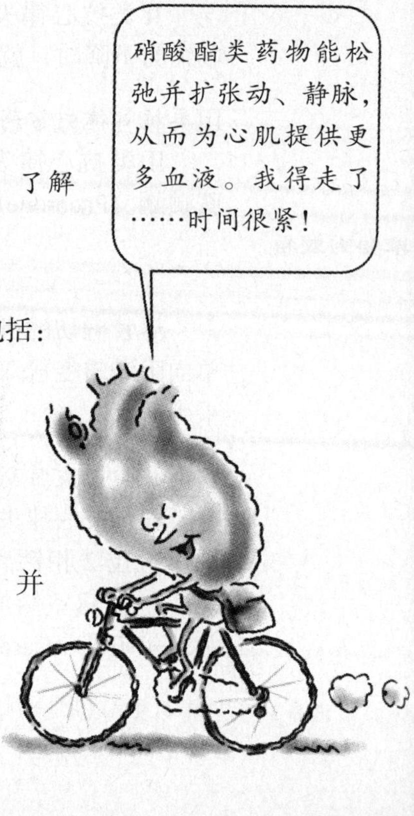
硝酸酯类药物能松弛并扩张动、静脉，从而为心肌提供更多血液。我得走了……时间很紧！

硝酸酯类

硝酸酯类是缓解急性疼痛的药物。常见药物包括：

- 硝酸异山梨酯；
- 单硝酸异山梨酯；
- 硝酸甘油。

抗心绞痛药物的作用

硝酸酯类药物可以轻度扩张静脉平滑肌组织，并扩张动脉，机制为：

- 静脉扩张时，回心血量减少。
- 因此，减少了心室充盈时舒张末期心室血容

了解抗心绞痛药物

抗心绞痛药物可以通过减少心肌耗氧和（或）增加心肌供氧控制心绞痛症状。通过下表可以了解其适应证、不良反应以及注意事项。

药物	适应证	不良反应	注意事项
硝酸酯类			
硝酸异山梨酯 单硝酸异山梨酯 硝酸甘油	减轻和预防心绞痛	• 头痛 • 低血压 • 头晕 • 增快心率	• 心绞痛发作时仅经舌下含服和经舌形式给药。 • 给药前后监测血压。 • 避免与治疗勃起功能障碍的药物合用，因为可以导致严重的低血压。
β 受体阻滞剂			
阿替洛尔 卡维地洛 美托洛尔 普萘洛尔	• 长期预防心绞痛 • 降压一线用药 • 因可降低左室射血分数，所以可稳定心衰	• 心动过缓 • 乏力 • 液体潴留 • 休克 • 心力衰竭 • 心律失常 • 恶心 • 腹泻 • 房室传导阻滞 • 支气管痉挛 • 低血糖	• 用药前监测心尖搏动，监测血压、心电图，观察心律和心率变化。 • 可能掩盖低血糖症状，注意糖尿病患者有无出汗、疲劳和饥饿。 • 有呼吸系统疾病的患者服用非选择性 β 受体阻滞剂时要监测有无呼吸困难。
钙通道阻滞剂			
氨氯地平 地尔硫䓬 尼非地平 维拉帕米	• 长期预防心绞痛（特别是变异型心绞痛） • 高血压病	• 直立性低血压 • 心力衰竭 • 低血压 • 心律失常 • 头晕 • 头痛 • 持续性周围水肿 • 肺水肿	• 开始用药或增加剂量时细心监测心率、心律和血压。 • 补充钙剂会减弱钙通道阻滞剂的效果

量（收缩期前心室血容量称为前负荷）。

• 硝酸酯类药物可以通过降低前负荷使心室缩小，降低室壁张力，因此左室不必随排血过度舒张，从而降低心肌耗氧量。

• 冠脉扩张时，更多血液分布至心肌，从而改善心肌供氧。

降低阻力

影响左室射血最大的阻力为小动脉阻力（称为外周血管阻力）。硝酸酯类药物通过扩张小动脉可降低后负荷，减小血管阻力，减少心脏作功，从而降低心脏需氧量。

β受体阻滞剂

β受体阻滞剂用于长期预防心绞痛，并且是治疗高血压的一线用药。包括：
- 阿替洛尔；
- 卡维地洛；
- 美托洛尔；
- 普萘洛尔。

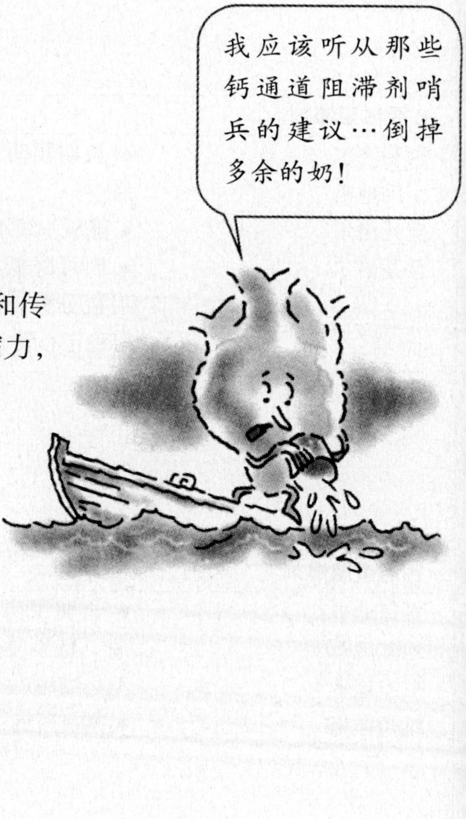
我应该听从那些钙通道阻滞剂哨兵的建议…倒掉多余的奶！

全方位下降

β受体阻滞剂可降低血压，并阻滞心肌和传导系统内的β受体，减慢心率，降低心肌收缩力，从而降低耗氧量。

钙通道阻滞剂

钙通道阻滞剂通常用于对其他抗心绞痛药物疗效不佳的心绞痛类型。某些钙通道阻滞剂还可用于抗心律失常治疗。

该类药物包括：
- 氨氯地平；
- 地尔硫䓬；
- 尼非地平；
- 维拉帕米。

阻滞部位

钙通道阻滞剂阻滞钙离子通过心肌细胞膜和血管平滑肌细胞，从而扩张冠脉和外周小动脉，降低心肌收缩力并减少心肌作功。

减慢心率

钙通道阻滞剂可以通过防止小动脉收缩减轻后负荷。另外，降低后负荷可以降低心肌耗氧量。

钙通道阻滞剂可以通过减慢窦房结和房室结的传导减慢心率。心率的下降可以降低心脏对氧的需求。

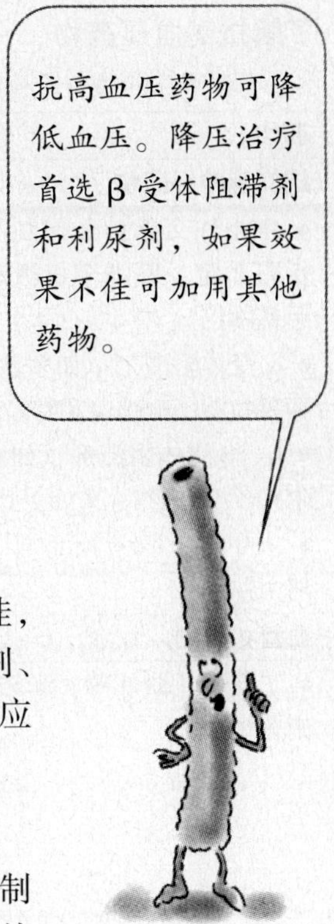
抗高血压药物可降低血压。降压治疗首选β受体阻滞剂和利尿剂，如果效果不佳可加用其他药物。

抗高血压药物

抗高血压药物可以降低血压，用于治疗收缩压和（或）舒张压升高的高血压患者。

药物选择顺序

降压治疗首选β受体阻滞剂和利尿剂，如果效果不佳，可应用抗交感神经药物（除了β受体阻滞剂）、血管舒张剂、ACEI类药物、血管紧张素Ⅱ受体拮抗剂和多种药物联合应用。（见：了解抗高血压药物）

抗交感神经药物

抗交感神经药物包括多种不同类型药物，但作用都为抑制或阻滞交感神经系统，可以舒张外周血管或降低心输出量，从而降低血压。

根据作用位点或机制不同，抗交感神经药物分类如下：

- 中枢性交感神经抑制剂，包括可乐定、胍那苄、胍法辛和甲基多巴；
- α受体阻滞剂，如多沙唑嗪、酚妥拉明、哌唑嗪和特拉唑嗪；
- α、β受体阻滞剂，如拉贝洛尔；
- 去甲肾上腺素耗竭剂，如胍那决尔。

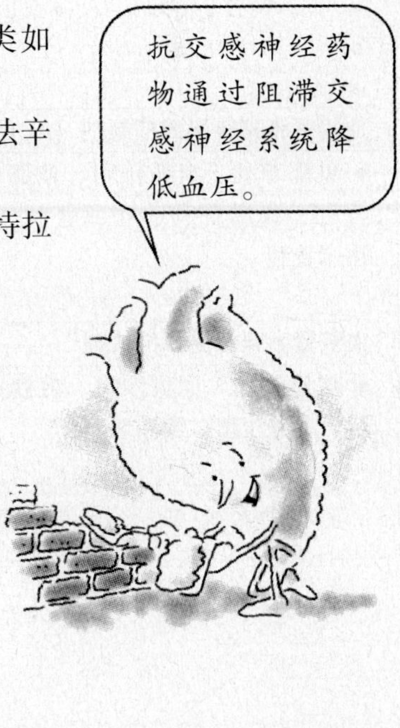
抗交感神经药物通过阻滞交感神经系统降低血压。

血管扩张剂

血管扩张剂包括钙通道阻滞剂和直接扩血管药物两种，可以降低收缩压和舒张压。

了解抗高血压药物

抗高血压药物可使高血压患者血压下降。通过下表可以了解这类药物的适应证、不良反应和注意事项。

药物	适应证	不良反应	注意事项
抗交感神经药物			
● 中枢性交感神经抑制剂（包括可乐定、胍那苄、胍法辛和甲基多巴） ● α 受体阻滞剂（如多沙唑嗪、酚妥拉明、哌唑嗪和特拉唑嗪） ● α、β 受体阻滞剂（如拉贝洛尔） ● 去甲肾上腺素耗竭剂（如胍那决尔）	● 高血压	● 低血压（阻滞 α 受体） ● 抑郁 ● 嗜睡 ● 水肿 ● 眩晕（中枢系统作用） ● 心动过缓 ● 肝毒性 ● 心律失常	● 用药前后监测血压和脉搏
血管扩张剂			
● 二氮嗪、肼屈嗪、米诺地尔、硝普钠	● 与其他药物联合应用治疗中重度高血压 ● 高血压危象	● 心动过速 ● 心悸 ● 心绞痛 ● 乏力 ● 头痛 ● 重度心包积液 ● 肝毒性 ● 恶心 ● 多形性红斑（Stevens-Johnson 综合征）	● 用药前后监测血压和脉搏 ● 对接受硝普钠治疗的患者要注意氰化物中毒的表现
血管紧张素转换酶抑制剂（ACEI）			
● 贝那普利、卡托普利、依那普利、赖诺普利、喹那普利、雷米普利	● 高血压 ● 心力衰竭	● 血管性水肿 ● 顽固性咳嗽 ● 皮疹 ● 肾损害	● 用药前后监测血压和脉搏
血管紧张素Ⅱ受体拮抗剂			
● 坎地沙坦、厄贝沙坦、氯沙坦、奥美沙坦、缬沙坦	● 高血压 ● 血管紧张素转换酶抑制剂治疗效果不佳的心力衰竭	● 乏力 ● 腹痛 ● 皮疹 ● 低血压	● 用药前后监测血压和脉搏

钙通道阻滞剂

钙通道阻滞剂通过阻止钙离子向细胞内转移，可抑制血管平滑肌收缩，舒张小动脉。

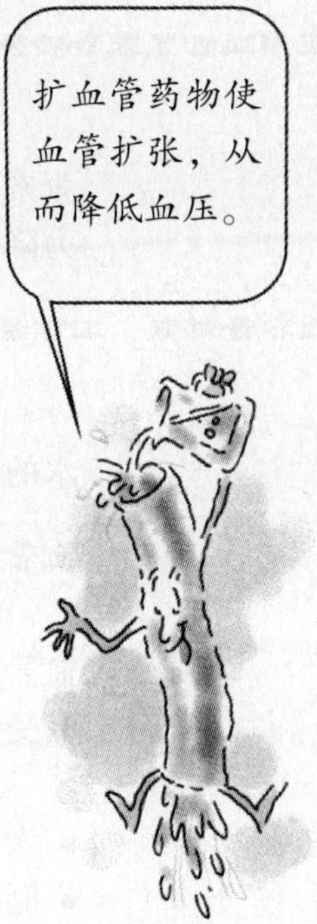

直接扩血管作用

直接扩血管药物作用于动脉和（或）静脉。他们通过舒张外周血管平滑肌使血管舒张，血管直径增加，外周阻力下降，从而降低血压。

直接扩血管药物包括：

- 肼屈嗪；
- 米诺地尔；
- 二氮嗪；
- 硝普钠。

肼屈嗪和米诺地尔常用于对其他药物抵抗或难治性高血压。二氮嗪和硝普钠用于高血压危象。

血管紧张素转换酶抑制剂

血管紧张素转换酶抑制剂（ACEI）通过抑制肾素–血管紧张素–醛固酮系统降低血压。

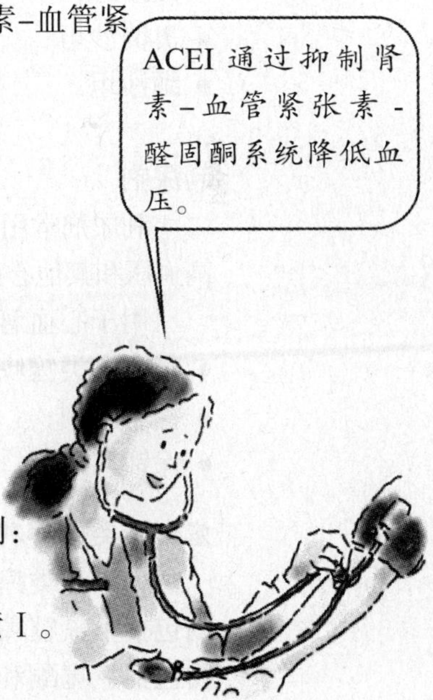

常用的血管紧张素转换酶抑制剂包括：

- 贝那普利；
- 卡托普利；
- 依那普利；
- 赖诺普利；
- 喹那普利；
- 雷米普利。

如果没有血管紧张素转换酶抑制剂

下面是肾素–血管紧张素–醛固酮系统的作用机制：

- 正常情况下，肾脏通过分泌肾素维持血压。
- 肾素作用于血浆内的血管紧张素原形成血管紧张素Ⅰ。
- 血管紧张素Ⅰ转化成血管紧张素Ⅱ。
- 血管紧张素Ⅱ是一种强有力的缩血管物质，可增加外周阻力并促进醛固酮的分泌。
- 接下来，醛固酮增加水钠潴留，加重心脏容量负荷。

应用血管紧张素转换酶抑制剂

血管紧张素转换酶抑制剂可以阻断血管紧张素Ⅰ向血管紧张素Ⅱ的转化。血管紧张素Ⅱ减少，小动脉扩张，从而外周阻力降低。

血容量越低，工作量越小

血管紧张素转换酶抑制剂通过减少醛固酮的分泌增加钠、水的排出，减少血容量，减轻心脏负荷，使血压下降。

血管紧张素Ⅱ受体拮抗剂

与血管紧张素转换酶抑制剂抑制血管紧张素的产生不同，血管紧张素Ⅱ受体拮抗剂（ARB）通过与组织中血管紧张素Ⅱ受体结合而阻止血管紧张素Ⅱ发挥作用。

常见的ARB包括：

- 坎地沙坦；
- 厄贝沙坦；
- 氯沙坦；
- 奥美沙坦；
- 缬沙坦。

利尿剂

利尿剂常用于促进肾脏对水和电解质的排出。因此，在治疗高血压和其他心血管疾病时起着重要作用（见：了解利尿剂）。

用于心血管系统的利尿剂主要包括：

- 噻嗪和类噻嗪利尿剂；
- 袢利尿剂；
- 保钾利尿剂。

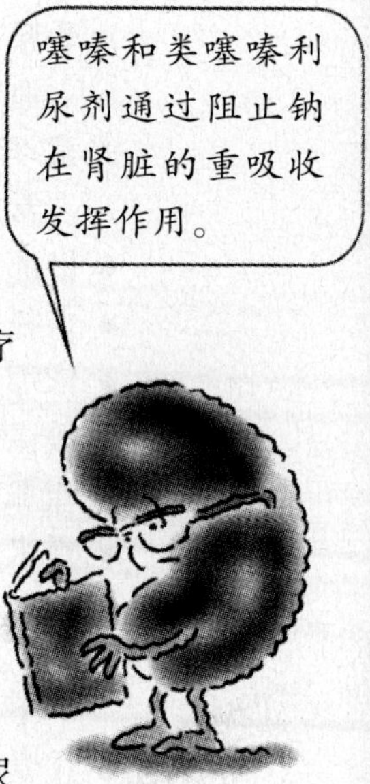

噻嗪和类噻嗪利尿剂

噻嗪和类噻嗪利尿剂是磺胺类药物的衍生物。噻嗪类利尿剂包括苄氟噻嗪、氢氯噻嗪、氢氟噻嗪、甲氯噻嗪。类噻嗪药物包括氯噻酮和吲达帕胺。

排钠作用

噻嗪和类噻嗪利尿剂通过阻止钠在肾脏的重吸收发挥作

了解利尿剂

利尿剂用于多种心脏疾病。它们通过促进肾脏对水和电解质的排出发挥作用。通过下表可以了解其适应证、不良反应和注意事项。

药物	适应证	不良反应	注意事项
噻嗪和类噻嗪利尿剂			
苄氟噻嗪 氯噻酮 氢氯噻嗪 氢氟噻嗪 吲达帕胺 甲氯噻嗪	• 高血压 • 浮肿	• 低钾血症 • 体位性低血压 • 低钠血症 • 头晕 • 恶心	• 监测血钾。 • 注意出入量平衡。 • 糖尿病患者监测血糖。噻嗪类利尿剂可升高血糖。
袢利尿剂			
布美他尼 依他尼酸 呋塞米	• 高血压 • 心衰 • 浮肿	• 脱水 • 体位性低血压 • 高尿酸血症 • 低钾血症 • 低钠血症 • 头晕 • 肌肉痉挛 • 皮疹	• 监测过度利尿的体征（低血压、心动过速、皮肤充盈度差和极度口渴）。 • 监测血压、心率和出入量。 • 监测电解质。
保钾利尿剂			
阿米洛利 螺内酯 氨苯蝶啶	• 水肿 • 心衰患者利尿后出现低血钾 • 肝硬化 • 肾病综合征 • 高血压	• 高血钾 • 头痛 • 恶心 • 皮疹	• 监测心律失常。 • 监测血钾。 • 监测出入量。

用。排钠同时也促进水的排出。此类药物还可以促进氯化物、钾和碳酸氢钠的排出，可导致电解质紊乱。

持续用药的稳定性

首先，这类药物可使循环血量减少，从而降低心输出量。但如果持续应用，则心输出量会保持稳定，而血容量会下降。

袢利尿剂

袢利尿剂（作用于髓袢升支）是一种强效利尿剂。包括：

● 布美他尼；
● 依他尼酸；
● 呋塞米。

高效，高风险

袢利尿剂的利尿作用最强，使尿量（生成尿）明显增多，但这也有可能导致严重的不良反应。

布美他尼是起效最快的利尿剂，它比另一种袢利尿剂呋塞米的作用强40倍。

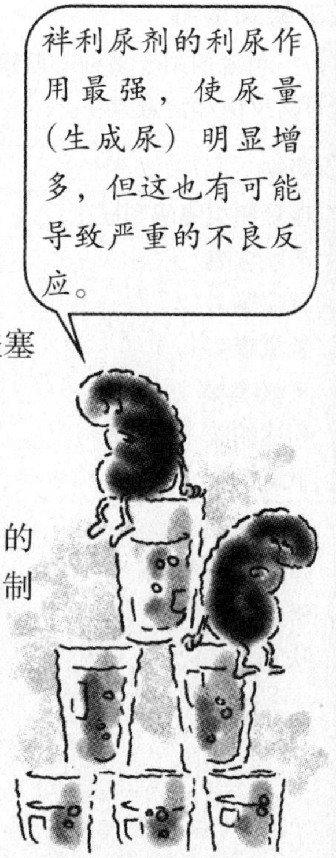

作用于髓袢

袢利尿剂因作用于髓袢升支（为肾单位浓缩尿的部位）的起始部位促进钠、氯和水的排出而得名。此类药物还可以抑制钠、氯和水的重吸收。

保钾利尿剂

和其他利尿剂相比，保钾利尿剂的利尿和降压作用相对较弱，但其优点在于保钾。

保钾利尿剂包括：

● 阿米洛利；
● 螺内酯；
● 氨苯蝶啶。

保钾利尿作用

保钾利尿剂直接作用于肾小管远端：

● 增加钠、水的排出；
● 增加氯和钙离子的排出；
● 减少钾和氢离子的排出。

这些作用使血压下降，血钾升高。

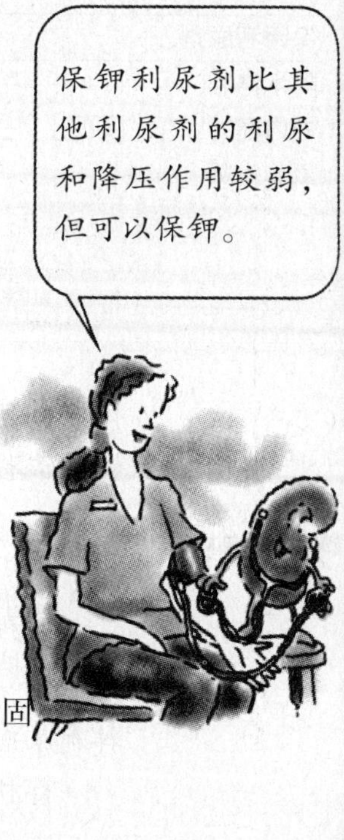

类醛固酮作用

螺内酯是一种主要的保钾利尿剂，和醛固酮结构相似，有醛固酮拮抗作用。

醛固酮促进钠、水潴留和钾的排出。螺内酯通过竞争醛固酮受体而拮抗这一作用，进而导致钠、氯、水排出和保钾。

了解抗凝药物

抗凝药物降低凝血功能，还用于治疗心脏瓣膜病。通过下表可以了解其适应证、不良反应和注意事项。

药物	适应证	不良反应	注意事项
肝素			
肝素和低分子肝素，如达肝素和依诺肝素	● 深静脉血栓（治疗和预防） ● 预防栓塞 ● 弥散性血管内凝血 ● 预防心肌梗死后并发症	● 血肿 ● 出血 ● 血小板减少	● 监测凝血时间，应控制在正常的 1.5～2.5 倍。 ● 监测患者的出血征象。 ● 与非甾体抗炎药、右旋糖苷铁、抗血小板药物同时应用可增加出血风险。 ● 硫酸鱼精蛋白可拮抗肝素的作用。
Ⅹa 因子抑制剂			
磺达肝素钠	● 深静脉血栓（治疗和预防） ● 急性肺栓塞	● 出血 ● 血小板减少 ● 恶心 ● 发热	● 该药物不能代替肝素或低分子肝素。 ● 监测出血征象。 ● 监测血常规和血小板计数。 ● 监测抗Ⅹa 因子活性。预防目标是 0.2～0.4 抗Ⅹa 单位 / 毫升，治疗目标是 0.5～1.0 抗Ⅹa 单位 / 毫升。
口服抗凝药			
华法林	● 预防深静脉血栓 ● 预防心脏瓣膜置换术后或二尖瓣病变的并发症 ● 房性心律失常	● 出血（可能有严重出血） ● 肝毒性 ● 腹泻	● 服用华法林的患者应监测凝血酶原时间和 INR。 ● 监测患者的出血征象。 ● 植物甲萘醌（维生素 K_1）可拮抗口服抗凝药的作用。
抗血小板药物			
阿司匹林 双嘧达莫 磺吡酮 噻氯匹啶	● 降低心梗后死亡率 ● 预防心脏瓣膜置换术后并发症 ● 降低心肌梗死的危险 ● 降低冠状动脉成形术后再狭窄的风险	● 胃肠道不适 ● 出血 ● 血小板减少 ● 血管性水肿	● 监测患者的出血征象。 ● 阿司匹林、噻氯匹定应与食物同服以避免胃肠道反应。 ● 双嘧达莫应于饭前至少 1h 用一整杯水送服。

抗凝药物

抗凝药物主要用于降低凝血功能（见：了解抗凝药物）。抗凝药物主要包括肝素、口服抗凝药物和抗血小板药物。

肝素

肝素是从动物组织中提取的用于防止血液凝固的物质。低分子肝素如达肝素和依诺肝素可预防外科手术后深静脉血栓形成（常见于下肢深静脉血栓形成）。

抑制新血栓

因为肝素对已合成的血栓成分没有作用，所以不能溶解已经形成的血凝块。它只能预防新的血栓形成。以下是它的作用机制：

- 肝素通过激活抗凝血酶III抑制血栓和纤维蛋白的形成。
- 抗凝血酶III使内源性和常规途径内的因子IXa、Xa、XIa、XIIa失活。最终阻止稳定的纤维蛋白凝块形成。
- 小剂量肝素可增强抗凝血酶III的活性，拮抗因子Xa和凝血酶，抑制血栓形成。大剂量肝素可抑制凝血块形成后的纤维蛋白形成。这种剂量和效应的关系是应用小剂量肝素抗凝的原理。
- 应用肝素时，全血凝固时间、凝血酶时间、部分促凝血酶原激酶时间均延长。然而应用低剂量或极低剂量肝素时，这些时间指标只会轻度延长。

循环通畅

肝素可在需要用机器进行体外循环的过程中预防血栓，比如使用体外循环机或血液透析机。

Xa因子抑制剂

- Xa因子抑制剂是一类新型的抗凝药物。目前，此类药物只有一种磺达肝素钠。该药物通过单独抑制Xa因子（内源性和外源性凝血途径共同的位点）发挥作用。抑制Xa因子可以防止血栓和血块形成。

口服抗凝药

口服抗凝药改变肝脏合成维生素K依赖性凝血因子包括

凝血酶原和凝血因子Ⅶ、Ⅸ、Ⅹ的能力。血液中的凝血因子在耗竭之前持续保持着凝血功能，所以口服药的抗凝作用不会立即出现。

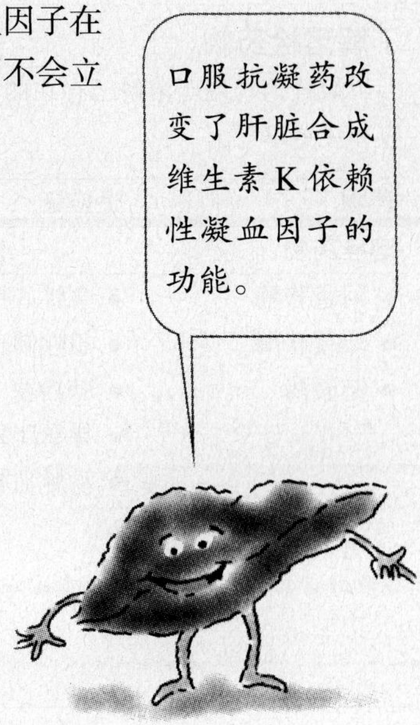
口服抗凝药改变了肝脏合成维生素K依赖性凝血因子的功能。

服华法林还是凝血?

华法林是目前美国主要的口服抗凝药物。

抗血小板药物

抗血小板药物有：

- 阿司匹林；
- 双嘧达莫；
- 噻氯匹啶；
- 氯吡格雷。

预防血栓栓塞

抗血小板药物用于防治动脉栓塞，特别是心肌梗死、卒中和动脉硬化的高危患者。他们通过不同的药理特性和相关剂量影响血小板活性。

小剂量

已证实小剂量阿司匹林（81mg/d）能抑制前列腺素合成，随之防止血小板聚集物血栓素 A_2 的产生，从而抑制血栓形成。双嘧达莫和氯吡格雷抑制血小板聚集。

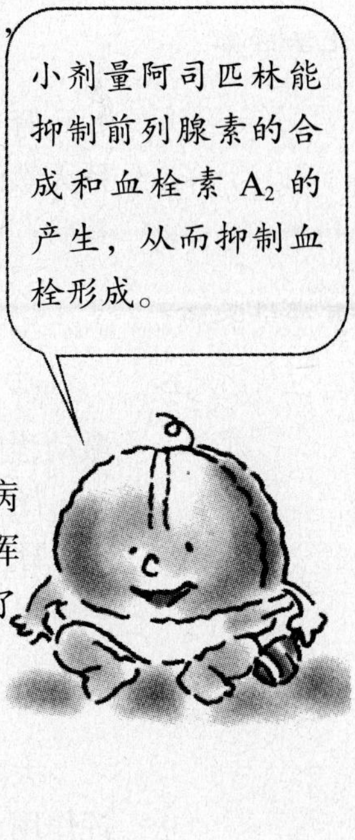
小剂量阿司匹林能抑制前列腺素的合成和血栓素 A_2 的产生，从而抑制血栓形成。

阻断结合

噻氯匹啶在凝血瀑布反应的第一阶段可抑制血小板和纤维蛋白原的结合。

溶栓药物

溶栓药物用于溶解已形成的血凝块或血栓，通常用于发病急性期或紧急情况时。他们通过将纤溶酶原转化成纤溶酶发挥作用，可以溶解血栓、纤维蛋白原和其他血浆蛋白。（见：了解溶栓药物）

一些常用的溶栓药物包括：

- 阿替普酶；
- 瑞替普酶；
- 链激酶。

了解溶栓药物

溶栓药物用于溶解已存在的血凝块或血栓，专门用于急症或紧急情况。通过下表可以了解其适应证、不良反应和注意事项。

药物	适应证	不良反应	注意事项
溶栓药物			
• 阿替普酶 • 瑞替普酶 • 链激酶	• 急性心肌梗死 • 急性缺血性卒中 • 肺栓塞 • 导管闭塞 • 动脉血栓	• 出血 • 过敏反应	• 在给药前、给药期间和给药后监测部分促凝血酶原激酶时间（PTT）、凝血酶原时间（PT）、国际标准化比值（INR）、血红蛋白和血细胞比容。 • 给药期间和给药后要反复监测患者生命体征，不要应用自动袖带测量血压。 • 监测穿刺部位有无出血，采血标本时不要使用止血带。 • 监测有无出血征象。

肾上腺素能药物

肾上腺素能药物也称为拟交感神经药，因为这些药物有类似交感神经的作用。

化学分类

肾上腺素能药物根据化学结构分成两类：儿茶酚胺类（包括天然的和合成的）和非儿茶酚胺类。（见：了解肾上腺素能药物）

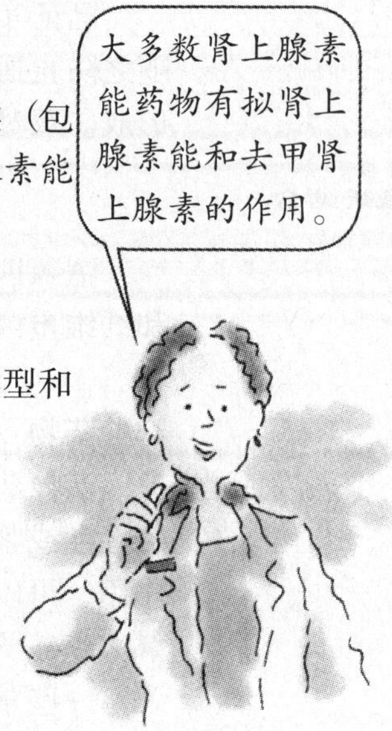
大多数肾上腺素能药物有拟肾上腺素能和去甲肾上腺素的作用。

有哪些受体？

肾上腺素能药物的治疗作用依赖于他们激动的受体类型和激动程度。此类药物可影响：

- α 肾上腺素能受体；
- β 肾上腺素能受体；
- 多巴胺受体。

拟去甲肾上腺素和肾上腺素作用

大多数肾上腺素能药物通过激动 α、β 肾上腺素能受体发挥作用，这些药物有拟去甲肾上腺素和肾上腺素的作用。

了解肾上腺素能药物

肾上腺素能药物产生的作用和交感神经系统类似，可以影响α受体、β受体和多巴胺受体。然而，其中大部分作用于α、β受体，类似去甲肾上腺素和肾上腺素的作用。多巴胺类药物只作用于专门的多巴胺受体。

通过下表可以了解其适应证、不良反应和相关注意事项。

药物	适应证	不良反应	注意事项
儿茶酚胺类			
多巴酚丁胺	• 在心肌收缩力下降失代偿的短期治疗中，增加心输出量	头痛、感觉异常、麻木感、支气管痉挛、心悸、心动过速、心律失常（室早）、低血压、高血压及高血压危象、心绞痛、皮疹、发热、恶心、呕吐、组织坏死和剥脱（如果儿茶酚胺类药物由静脉渗入周围组织）	• 用药前纠正低血容量。 • 与碱性溶液（碳酸氢钠）有配伍禁忌，不要混合或经共同液路给药。不要与其他药物混合。 • 用输液泵持续给药。 • 通过大静脉给药以防穿刺部位刺激或外渗。 • 在开始用药和增加剂量时密切监测心率、心律和血压。
多巴胺	• 治疗休克和纠正血流动力学失衡 • 增加心输出量 • 低血压	头痛、心动过缓、心悸、心动过速、传导阻滞、心律失常（室性）、低血压、高血压及高血压危象、氮质血症、心绞痛、恶心、呕吐、大剂量时肢端坏疽、组织坏死和剥脱（如果儿茶酚胺类药物由静脉渗入周围组织）、支气管痉挛	• 用药前纠正低血容量。 • 用输液泵持续给药。 • 通过大静脉给药以防外渗。如果出现外渗，停止注入并用酚妥拉明局部浸润治疗防止组织坏死。 • 在开始用药和增加剂量时密切监测心率、心律和血压。 • 治疗期间，特别是大剂量用药时监测尿量。
肾上腺素	• 支气管痉挛 • 超敏反应 • 过敏性疾病 • 心脏停搏时恢复心律	烦躁、焦虑、头晕、头痛、心动过速、心悸、心律失常（室颤）、低血压、高血压及高血压危象、卒中、脑出血、心绞痛、血糖升高、组织坏死和剥脱（如果儿茶酚胺类药物由静脉渗入周围组织）	• 用药前纠正低血容量。 • 用输液泵持续给药。 • 通过大静脉给药以防穿刺部位刺激或外渗。 • 在开始用药和增加剂量时密切监测心率、心律和血压。

（待续）

了解肾上腺素能药物（续）

药物	适应证	不良反应	注意事项
儿茶酚胺类			
去甲肾上腺素	• 在急性低血压状态时维持血压	焦虑、头晕、头痛、心动过缓、心律失常、低血压、高血压、组织坏死和剥脱（如果儿茶酚胺类药物由静脉渗入周围组织）、发热、代谢性酸中毒、血糖升高、呼吸困难	• 用药前纠正低血容量。 • 用输液泵持续给药。 • 通过大静脉给药以防外渗。如果出现外渗，停止注入并用酚妥拉明局部浸润治疗防止组织坏死。 • 在开始用药和增加剂量时密切监测心率、心律和血压。
非儿茶酚胺类			
麻黄碱	• 在急性低血压状态时维持血压，尤其是脊髓麻醉时 • 治疗体位性低血压和支气管痉挛	焦虑、头晕、头痛、心悸、低血压、高血压、恶心、呕吐、心动过速	• 用药前纠正低血容量。 • 通过大静脉给药以防穿刺部位刺激或外渗。 • 在开始用药和增加剂量时密切监测心率、心律和血压。
去氧肾上腺素	• 在急性低血压状态时维持血压，尤其是脊髓麻醉时出现的急症低血压	烦躁不安、焦虑、头晕、头痛、心悸、心律失常、高血压、组织坏死和剥脱（如果药物由静脉渗入周围组织）。	• 用药前纠正低血容量。 • 用输液泵持续给药。 • 通过大静脉给药以防外渗。如果出现外渗，停止注入并用酚妥拉明局部浸润治疗防止组织坏死。 • 在开始用药和增加剂量时密切监测心率、心律和血压。

类多巴胺作用

多巴胺类药物主要作用于交感神经系统的多巴胺受体，该受体本来由多巴胺激动。

儿茶酚胺类

由于共同的基本化学结构，儿茶酚胺类药物具有某些特定的共性，他们刺激神经系统，收缩外周血管，提高心率并扩张支气管。可在体内产生或在实验室合成。常见的儿茶酚胺类药物包括：

- 多巴酚丁胺；
- 多巴胺；

- 肾上腺素；
- 去甲肾上腺素。

直接的兴奋或抑制作用

儿茶酚胺类药物主要是直接作用。当儿茶酚胺类药物与α、β受体结合时会产生兴奋或抑制作用。激动α受体的典型表现都是兴奋反应，但肠道受体是使其肌肉松弛。激动β受体多数引起抑制性反应，只有心肌细胞除外，去甲肾上腺素可使其兴奋。

如何发挥作用

儿茶酚胺类药物临床作用的发挥取决于药量和给药途径。该类药物有强大的正性肌力作用，意味着使心脏收缩更有力，因此，每次心搏心室排空更完全，这也增加了心脏作功和心肌耗氧量。

心率加快

儿茶酚胺类药物还有正性变时作用，这意味着使心跳加快。原因是窦房结的起搏细胞去极化速度加快。当儿茶酚胺类药物引起血管收缩和血压升高时，机体可通过降低心率防止血压过度升高。

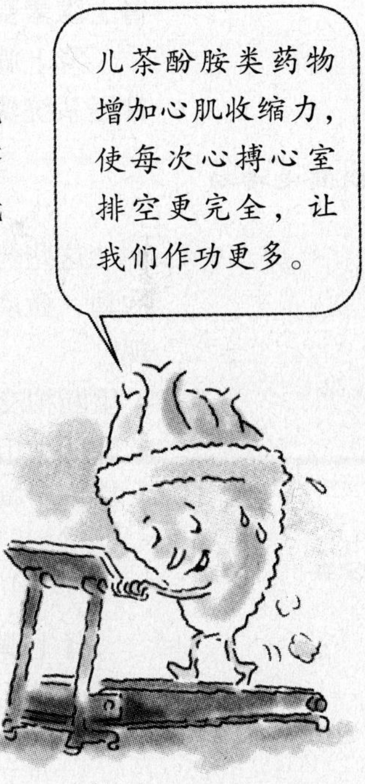
儿茶酚胺类药物增加心肌收缩力，使每次心搏心室排空更完全，让我们作功更多。

心律失常

儿茶酚胺类药可引起浦肯野纤维（一个复杂的能够将电冲动传导到心室的纤维网）自发激动，可能引起异常心律，如室早或室颤。肾上腺素比去甲肾上腺素更容易引起这种自发激动。

非儿茶酚胺类药物

非儿茶酚胺类肾上腺素的治疗作用是多种多样的，因为这些药物对身体有多种作用，比如去氧肾上腺素能引起局部或全身的血管收缩。

α 受体激动

直接激动 α 受体的非儿茶酚胺类药物包括甲氧明和去氧肾上腺素。

β 受体激动

选择性作用于 β_2 受体的药物有：

- 沙丁胺醇；
- 乙基异丙肾上腺素；
- 间羟异丙肾上腺素。

双重激动

双重作用的非儿茶酚胺类药物可同时激动 α、β 受体，如麻黄碱。

肾上腺素受体阻断剂

肾上腺素受体阻断剂也叫抗交感神经药物，用于阻断交感神经系统功能。（见：了解肾上腺素受体阻断剂）

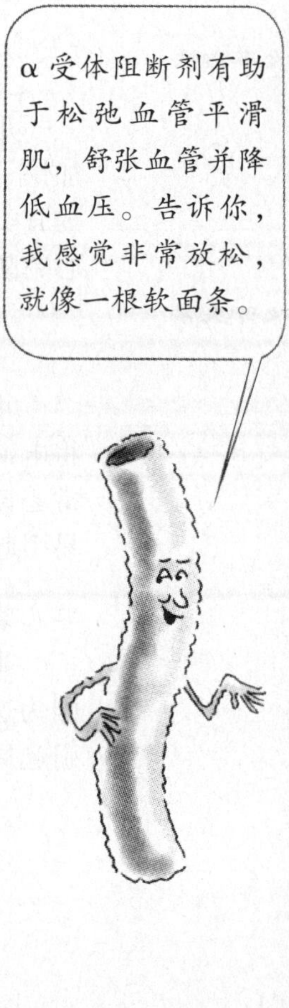

阻断电冲动

这些药物可阻断肾上腺素能神经或肾上腺素受体介导的电冲动（激动交感神经）的传导。这种阻断作用通过以下途径实现：

- 阻断拟交感神经（肾上腺素能）药物的作用；
- 降低去甲肾上腺素的作用；
- 拮抗胆碱能药物的作用。

分类

肾上腺素受体阻断剂根据其作用位点分为 α 受体阻断剂和 β 受体阻断剂。

了解肾上腺素受体阻断剂

肾上腺素受体阻断剂通过阻断肾上腺素作用阻止由肾上腺素受体介导的电冲动的传导，降低去甲肾上腺素作用，阻断拟胆碱作用。

通过下表可以了解其适应证、不良反应和相关注意事项。

药物	适应证	不良反应	注意事项
α 受体阻断剂			
酚妥拉明 哌唑嗪	● 高血压 ● 嗜铬细胞瘤	体位性低血压、心动过缓、心动过速、水肿、呼吸困难、面色潮红、乏力、心悸、恶心	● 用药前、用药期间和用药后监测生命体征和心律。 ● 教会患者缓慢站立，防止体位性低血压。
β 受体阻断剂			
非选择性 卡维地洛 拉贝洛尔 普萘洛尔 索他洛尔 噻吗洛尔 选择性 醋丁洛尔 阿替洛尔 艾司洛尔 美托洛尔	防止心肌梗死后并发症，心绞痛、高血压、室上性心律失常、焦虑、特发性震颤、与甲亢有关的心血管症状、偏头痛、嗜铬细胞瘤	低血压、心动过缓、外周血管功能不全、心衰、支气管痉挛（非选择性）、咽痛、房室传导阻滞、血小板减少、低血糖	● 密切监测生命体征和心律。 ● β 受体阻断剂可以影响胰岛素和口服降糖药的用量。

α 受体阻断剂

α 受体阻断剂通过阻断拟交感神经中的 α 受体发挥作用。

结果导致：

- 血管平滑肌舒张；
- 血管扩张；
- 血压降低。

此类药物包括酚妥拉明和哌唑嗪。

双重作用

麦角胺具有激动和阻断 α 受体的双重作用。大剂量应用时有 α 受体阻断作用。

α受体阻断剂通过以下两种途径之一发挥作用：

☝ 干扰或阻断神经元对去甲肾上腺素的合成、储存、释放以及重新摄取。

✌ 在α受体位点拮抗肾上腺素、去甲肾上腺素或肾上腺素能（拟交感神经）药物的作用。

细微的区别

α受体包括α_1和α_2受体，α受体阻断剂包括阻断α_1和α_2受体的药物。

降低血管阻力

α受体阻断剂与血管平滑肌的α受体位点相结合。

这样可阻断儿茶酚胺在该位点结合并激动α受体。这种作用导致血管扩张，增加皮肤和其他器官的血流。周围血管阻力（血流阻力）降低有助于降低血压。

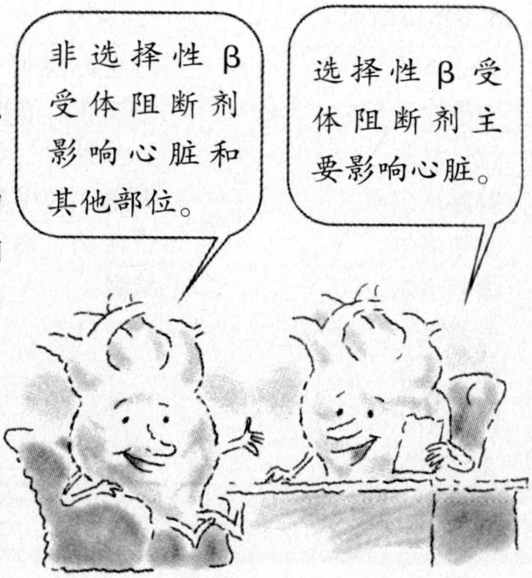
非选择性β受体阻断剂影响心脏和其他部位。
选择性β受体阻断剂主要影响心脏。

β受体阻断剂

β受体阻断剂是应用最广泛的肾上腺素能受体阻断剂，通过抑制儿茶酚胺和拟交感神经物质在β受体位点的作用阻断交感神经系统的活性。

选择性（或非选择性）

β受体阻断剂包括选择性和非选择性两类。非选择性的β受体阻断剂影响：

- β_1受体（主要存在于心脏）；
- β_2受体（存在于支气管、血管和子宫）。

非选择性的β受体阻断剂包括卡维地洛、拉贝洛尔、普萘洛尔、索他洛尔和噻吗洛尔。

高度选择

选择性β受体阻断剂主要作用于β_1受体，包括醋丁洛尔、阿替洛尔、艾司洛尔和美托洛尔。

内源性交感神经活性

一些 β 受体阻断剂如醋丁洛尔，具有内源性交感神经活性。这意味着这些药物结合并激活 β 受体而不是阻断这些受体。这些药物有时被归类为 β 受体部分激活剂。

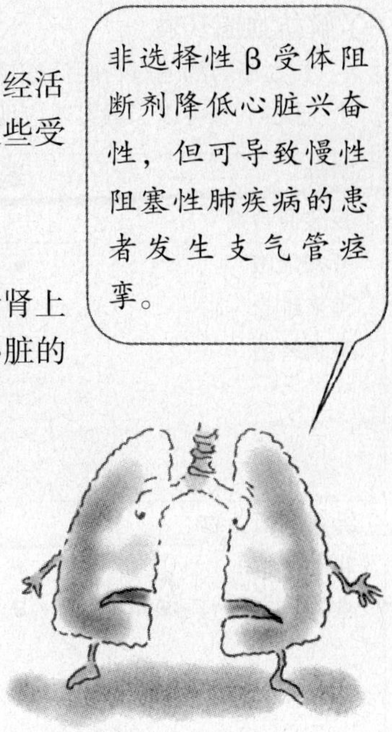
非选择性β受体阻断剂降低心脏兴奋性，但可导致慢性阻塞性肺疾病的患者发生支气管痉挛。

作用广泛

β 受体阻断剂在体内作用广泛，因为他们不仅阻断肾上腺素能神经末梢，还在肾上腺髓质发挥阻断作用。对心脏的影响包括：

- 增加外周血管阻力；
- 降低血压；
- 降低心肌收缩力；
- 降低心肌耗氧量；
- 减缓房室传导；
- 降低心输出量。

选择性或非选择性

β 受体阻断剂的一些药理作用取决于该药是否具有选择性。选择性 β 受体阻断剂可以选择性阻断 β_1 受体，降低心脏兴奋性。他们通常被称作心脏选择性 β 受体阻断剂。

非选择性 β 受体阻断剂同时阻断 β_1 和 β_2 受体，降低心脏兴奋性，并引起支气管收缩，该作用可导致慢性阻塞性肺疾病的患者发生支气管痉挛。

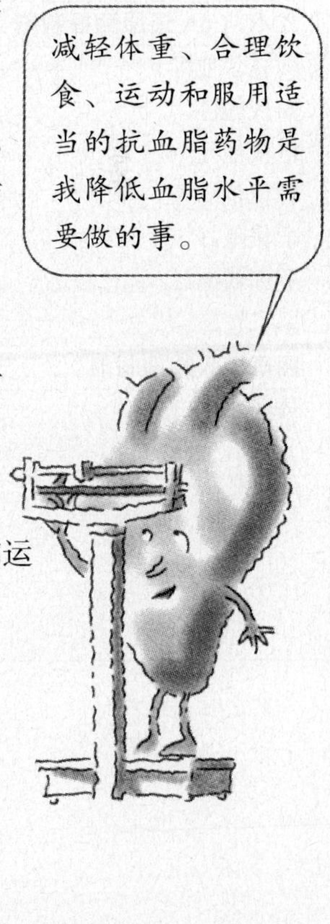
减轻体重、合理饮食、运动和服用适当的抗血脂药物是我降低血脂水平需要做的事。

抗血脂药物

抗血脂药物用于降低异常升高的血脂，包括胆固醇、甘油三酯和磷脂。

联合降脂

抗血脂药物可与改变生活方式（合理饮食、减轻体重和运动）联合应用降低患者血脂水平。

分类

抗血脂药物主要包括以下几类：

- 胆酸螯合剂；
- 纤维酸衍生物；

了解抗血脂药物

抗血脂药物通过与胆汁酸结合、减少胆固醇生成、抑制酶和抑制胆固醇吸收降低升高的血脂水平。

通过下表可以了解其适应证、不良反应和安全用药相关的注意事项。

药物	适应证	不良反应	注意事项
胆酸螯合剂			
考来烯胺 考来维仑 考来替泊	• 胆固醇升高	• 便秘 • 增加出血倾向 • 肌肉和关节疼痛 • 恶心、烧心 • 头痛	• 告知患者定期验血。 • 饭前服药。 • 不要干服粉剂，要用水送服。 • 服用其他药物前 1h 或后 4～6h 服药。
纤维酸衍生物			
非诺贝特 吉非贝齐	• 高胆固醇血症 • 高甘油三酯血症	• 皮疹、恶心、呕吐和腹泻 • 肌痛，flulike 综合征 • 勃起功能障碍 • 头晕、视物模糊 • 腹痛、剑下痛	• 告知患者定期验血。 • 教育患者改变饮食和生活方式帮助降低胆固醇和甘油三酯。 • 药与食物同服。
HMG-CoA 还原酶抑制剂			
阿托伐他汀 氟伐他汀 洛伐他汀 普伐他汀 辛伐他汀 罗苏伐他汀	• 高胆固醇，高甘油三酯和低密度脂蛋白（LDL）升高 • 对于没有冠心病临床证据但有多项危险因素的患者，可预防心血管疾病的发生	• 横纹肌溶解伴急性肾衰竭 • 头痛 • 腹胀、腹痛、便秘和恶心	• 告知患者定期验血。 • 定期监测肝功能。 • 每天定时服药，不必与食物同服。 • 教育患者改变饮食和生活方式帮助降低胆固醇和甘油三酯。
胆固醇吸收抑制剂			
依泽替米贝	• 高胆固醇，高甘油三酯和 LDL 升高 • 可以作为辛伐他汀的辅助治疗	• 咳嗽 • 肌痛、关节痛 • 头痛、头晕	• 告知患者定期验血。 • 教育患者改变饮食和生活方式帮助降低胆固醇和甘油三酯。 • 与 HMG-CoA 还原酶抑制剂合用时，要同时服药。

● HMG-CoA 还原酶抑制剂；

● 胆固醇吸收抑制剂（见：了解抗血脂药物）。

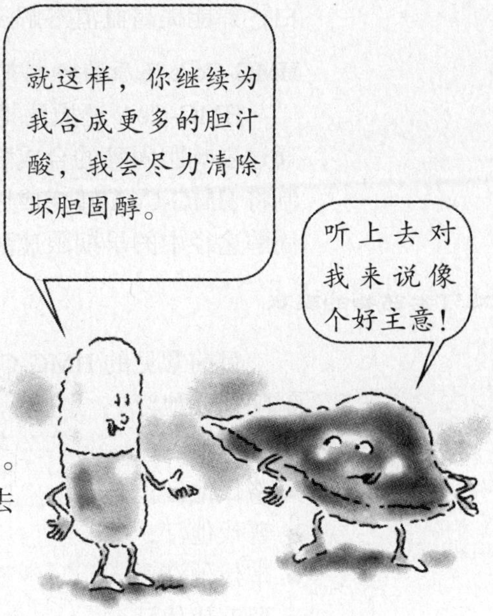
就这样，你继续为我合成更多的胆汁酸，我会尽力清除坏胆固醇。
听上去对我来说像个好主意！

胆酸螯合剂

胆酸螯合剂在肠内结合胆汁酸形成不溶性的复合物并排泄出体外，有助于降低低密度脂蛋白（LDL，或者说不良胆固醇）。

请跟随出口指示牌前进

胆囊内胆汁酸水平的下降促使肝脏用更多的胆汁酸前体——胆固醇去合成胆汁酸。当胆固醇离开血液和其他贮藏处去补充失去的胆汁酸时，血液中胆固醇水平即下降。

都在一个大家庭里

家族性高胆固醇血症患者控制饮食不能降低 LDL 水平时可用胆酸螯合剂进行选择性治疗。几种胆酸螯合剂包括：

● 考来烯胺；

● 考来维仑；

● 考来替泊。

纤维酸衍生物

纤维酸衍生物主要降低甘油三酯水平，也有一定的降低 LDL 作用。

降低升高的血脂

尽管具体的药物作用机制尚不知晓，但人们认为有以下几点：

● 在胆固醇形成之初就减少其生成；

● 动员组织中的胆固醇；

● 增加胆固醇的排泄；

● 降低脂蛋白的合成和分泌；

● 降低甘油三酯的合成。

常用的药物

非诺贝特和吉非贝齐是两种常用的纤维酸衍生物，既能降低甘油三酯又能降低胆固醇。吉非贝齐还能升高高密度脂蛋白，并能提高血清溶解多余胆固醇的能力。

HMG-CoA 还原酶抑制剂

HMG-CoA 还原酶抑制剂如众所周知的他汀类药物，可以通过影响胆固醇的合成降低血脂水平。更准确地说，是通过抑制将 HMG-CoA 转变成甲羟戊酸的酶发挥作用。该酶是合成胆固醇途径中的早期限速酶。

他汀类药物的现状

目前常见的 HMG-CoA 还原酶抑制剂包括：

- 阿托伐他汀；
- 氟伐他汀；
- 洛伐他汀；
- 普伐他汀；
- 辛伐他汀；
- 罗苏伐他汀。

升高、降低和意外的益处

他汀类药物主要用于降低 LDL 和全血胆固醇水平，还可以轻度增加高密度脂蛋白（HDL，或者说好胆固醇）。由于对 LDL 和总血胆固醇的影响，这些药物不仅用于治疗高脂血症，还用于心血管事件的一级和二级预防。

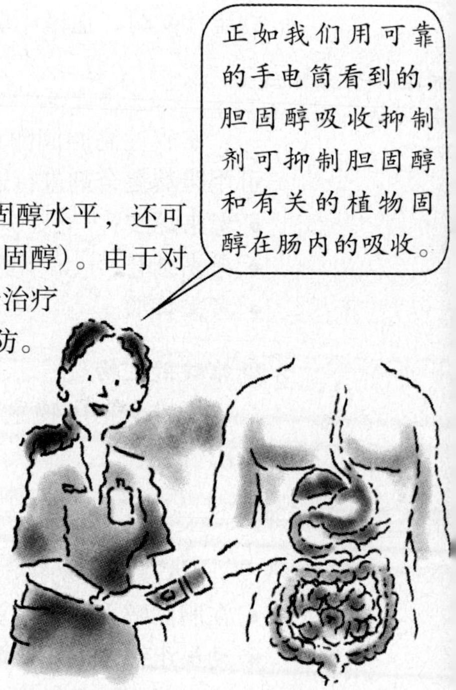
正如我们用可靠的手电筒看到的，胆固醇吸收抑制剂可抑制胆固醇和有关的植物固醇在肠内的吸收。

胆固醇吸收抑制剂

顾名思义，胆固醇吸收抑制剂抑制胆固醇和有关的植物固醇在肠内的吸收。

唯一一种

目前，依泽替米贝是该类药中唯一的一种。它可以通过抑制胆固醇在小肠内的吸收降低胆固醇水平。这也减少了小肠内胆固醇向肝脏的转运，从而降低了肝内胆固醇的贮藏量，并增加了血液内胆固醇的清除。

双药冲击

依泽替米贝可单独应用或与他汀类药物联用降低胆固醇。目前市场上常见一种药 Vytorin 包含他汀类和依泽替米贝两种成分，可以降低总胆固醇和 LDL，并升高 HDL。

外科手术

治疗心血管系统疾病的外科手术包括冠状动脉旁路移植术（CABG）、心脏移植术、瓣膜手术、血管修复术、心室辅助装置植入术（VAD）。

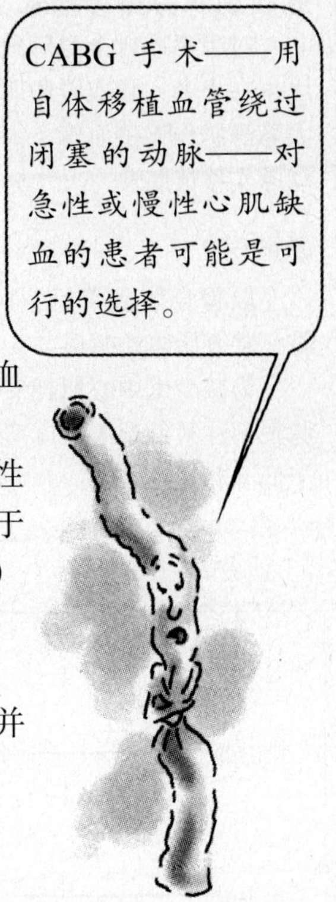
CABG 手术——用自体移植血管绕过闭塞的动脉——对急性或慢性心肌缺血的患者可能是可行的选择。

冠状动脉旁路移植术

CABG 是用自体的移植血管（通常是下肢的大隐静脉或内乳动脉的一段）绕过闭塞的冠状动脉，从而恢复心肌的血流。

CABG 是最常见的外科手术之一，因为此手术可防止急性或慢性心肌缺血患者发生心肌梗死。是否需要 CABG 取决于冠脉造影的结果和患者的症状。（见：冠状动脉旁路移植术）

为何需要旁路移植术?

成功的旁路移植术可以减轻心绞痛症状、改善心功能，并有可能提高患者的生活质量。

CABG 的种类

CABG 的术式取决于患者的条件和桥血管的数量。

对仅需要 1～2 根血管移植的患者采用新型外科手术如微型 CABG 和冠脉直接分流术，能减少脑部并发症，并促进恢复。

有些患者行 CABG 期间可以不使用体外循环机，这样做可缩短康复时间并减少并发症。

缩短时间并减少并发症

一些患者适于微创冠脉旁路移植术（MIDCAB）。MIDCAB 也是在心脏不停跳的情况下进行，但用胸壁小切口替代了传统的胸正中切口。与传统的 CABG 相比缩短了患者的住院时间，并减少了并发症。

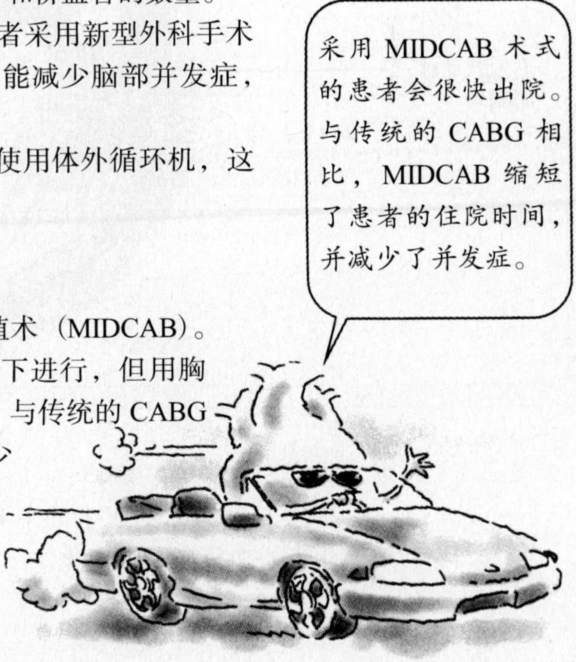
采用 MIDCAB 术式的患者会很快出院。与传统的 CABG 相比，MIDCAB 缩短了患者的住院时间，并减少了并发症。

冠状动脉旁路移植术

对患者进行全身麻醉后，开始取移植血管。外科医生在患者大腿或腓肠肌部位做一系列切口，取多段大隐静脉作移植血管。大多数外科医生喜欢选用内乳动脉作移植血管。

暴露心脏

取得自体血管后，医生行胸骨正中切口暴露心脏，并开始体外循环。

为减少术中心肌耗氧量并保护心肌，医生在主动脉根部注射低温心脏麻痹液（高钾盐溶液）使心肌处于低温和停顿状态。

完美的缝合

准备工作完成后，外科医生将移植血管的一端缝合于升主动脉，另一端缝合到冠状动脉闭塞处的远端，主动脉端移植血管位置相对以保持血流通畅。医生多次重复这一过程以使每处闭塞均形成旁路。

在下面的图例中，选取三段大隐静脉与冠脉缝合成三根动脉桥。

手术完成

一旦血管移植成功，医生就会冲洗心脏，排出心脏麻痹液并结束体外循环，植入心外膜起搏电极，插入胸部引流管，关闭切口，覆盖无菌敷料。

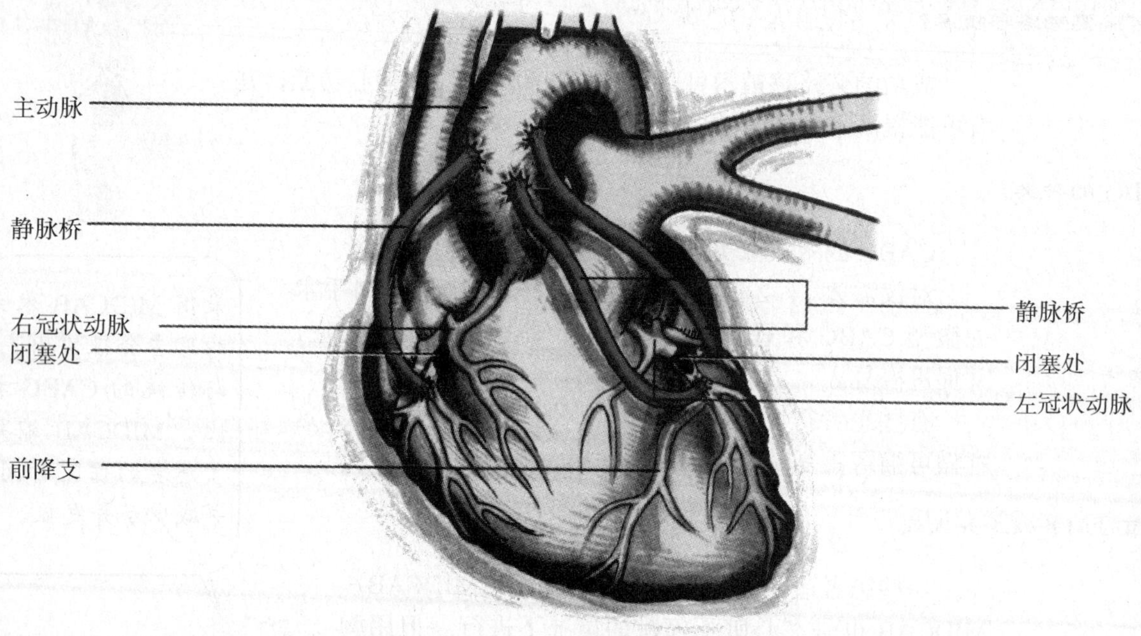

护理内容

护理 CABG 术后患者的主要工作包括对患者进行指导和观察患者心血管方面的变化。

术前

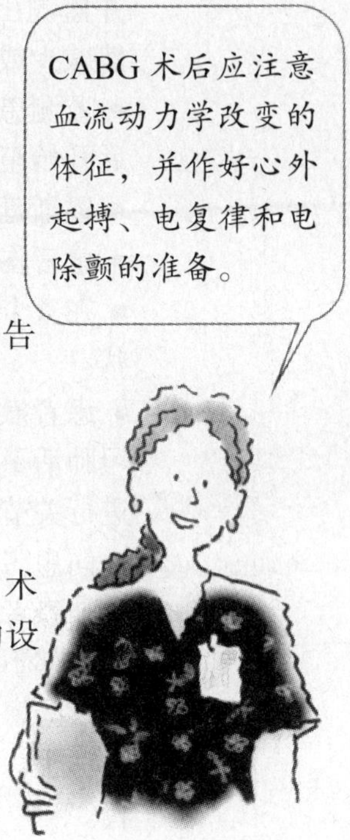
CABG 术后应注意血流动力学改变的体征，并作好心外起搏、电复律和电除颤的准备。

- 医生向患者讲解手术过程后，再进行详细的解释和补充。
- 向患者讲解重症监护室（CCU）和麻醉后监护病房（PACU）的复杂设备和操作过程。
- 向患者讲解术后苏醒时的气管插管和与之相连的机械通气设备。同时要进行心电监护、鼻饲、胸部引流管、导尿管、动脉供血管、心外膜起搏线，还可能放置肺动脉导管，告知患者会有轻微不适，而且这些设备会尽快撤除。
- 让患者练习肺活量和进行关节活动度（ROM）锻炼。
- 确保患者或家属签署知情同意书。
- 术前遵医嘱备皮。
- 术前迅速进行心电监测，插入肺动脉导管和动脉供血管。术前应在手术室准备好插入肺动脉导管和动脉供血管必需的设备。

术后

- CABG 后，应密切观察血流动力学改变的体征，如严重低血压、低心输出量和休克。
- 根据仪器说明书进行复温操作。
- 每隔 5～15min 观察并记录生命体征和血流动力学参数，直到患者病情稳定。遵医嘱并根据患者的反应进行静脉给药。
- 持续监测心电图，观察有无心率和心律异常。如果发现严重异常，要通知医生并准备心外起搏，必要时进行电复律或电除颤。
- 为确保心肌得到充分灌注，要将动脉压保持在医生要求的范围内，通常平均动脉压（MAP）低于 70mmHg 可导致心肌组织灌注不足；高于 110mmHg 可导致出血和移植血管断裂。遵医嘱监测肺动脉压（PAP）、中心静脉压（CVP）、左房压和心输出量。
- 经常评估患者外周循环情况、毛细血管再充盈时间和皮肤温度、颜色，听诊心音，及时报告异常情况。
- 通过呼吸音、呼吸动度和胸廓的对称性评估组织是否缺氧。每 2～4h 查动脉血气，通过调整呼吸机参数将其保持在正常范围。
- 使胸部引流管保持负压状态（通常压力为-10～-40cmH_2O），

并监测出血情况及是否出现引流量过多（大于 200ml/h）、突然减少或无引流液等情况。

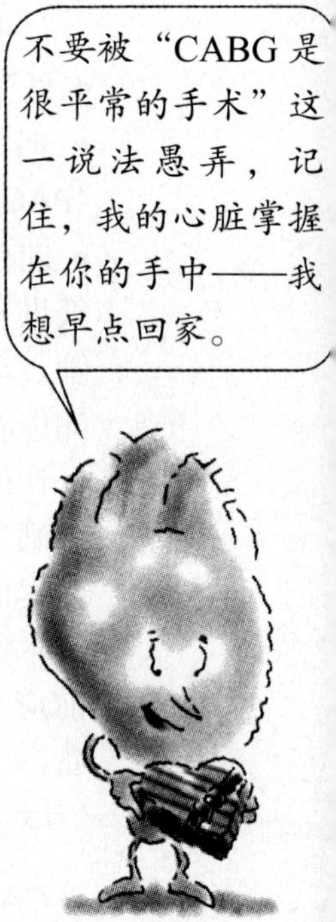

- 监测患者出入量和电解质平衡，特别是低钾和低镁血症。术后开始至少每小时观察一次尿量，随病情逐渐稳定，观察间隔可逐渐延长。
- 患者伤口疼痛加重时，遵医嘱给予止痛药或其他药物。
- 在整个恢复期内，要警惕出现卒中、肺栓塞和肾脏损害的症状。
- 患者撤除气管插管和呼吸机后，要进行胸部理疗。嘱患者练习肺活量，鼓励患者咳嗽、勤翻身和深呼吸。遵医嘱帮助患者进行关节活动度练习，以改善外周循环，并预防血栓形成。
- 向患者解释开放性心脏手术后常见的心包切开术后综合征。告知患者相关的症状和体征，如发热、肌肉和关节疼痛、乏力和胸部不适。
- 有些患者可能会发生术后抑郁症，这种情况在术后数周内不会加重。要使患者确信这种抑郁是正常现象，而且会很快好转。
- 在肠鸣音恢复之前要禁食水，然后开始进流食或遵医嘱进食，限制钠盐和胆固醇的摄入，并向患者解释这种饮食可以减少再发动脉闭塞的风险。

心脏移植

心脏移植是将供体的心脏替换受者的心脏，这是终末期心脏病患者的一种治疗选择。这种患者预后极差，估计生存期 6～12 个月，生活质量极差。需心脏移植的典型患者症状难以控制，而且也没有其他外科手术方案可供选择。

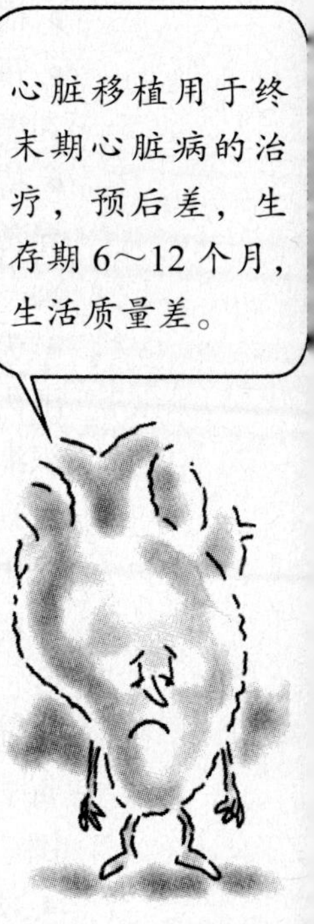

没有保障

心脏移植不能保证疗效。严重的术后并发症包括感染和组织排异。大多数患者出现过其中的 1～2 种术后并发症。

排异反应和感染

典型的排异反应发生在术后最初 6 周内，治疗上需应用单克隆抗体和强有力的免疫抑制剂，而这种免疫抑制剂将患者置于致命性感染的威胁之下。

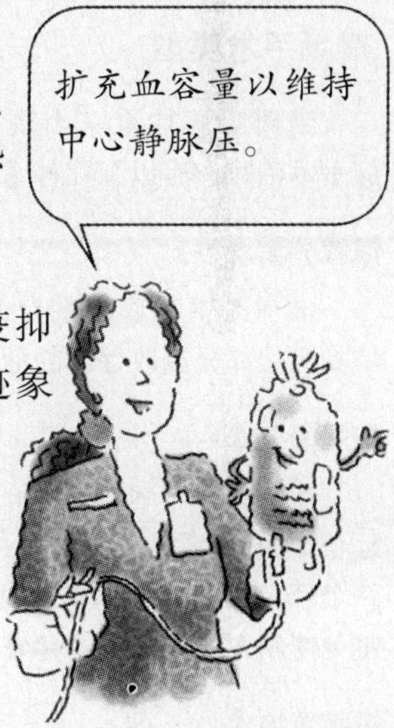

护理内容

- 对患者和家属要给予情感上的支持。通过讨论手术过程、可能的并发症、移植的影响和长时间的恢复期来消除其恐惧心理。
- 手术后对患者进行保护性隔离。
- 给予免疫抑制剂，密切观察有无感染迹象。因为免疫抑制剂可以掩盖临床表现，所以接受移植的患者其感染迹象很隐匿。
- 每隔 15min 观察一次生命体征，直到病情稳定，并评估患者有无血流动力学改变，如低血压、心输出量下降和休克。
- 必要时在最初 24～48h 内用硝普钠，静脉应用多巴胺可以提升收缩压并改善肾灌注。
- 用生理盐水、血浆扩容剂或血液制品扩充血容量，以维持中心静脉压。
- 肺动脉压升高可能促进肺血管舒张，并降低右室后负荷。
- 监测心电图，观察心律失常。
- 使胸部引流管保持规定的负压状态，观察有无出血或突然性断流。
- 持续观察有无组织排异反应（心电图示电活动减少、电轴右偏、房性心律失常、传导阻滞、体重增加、嗜睡、心室功能衰竭、颈静脉怒张、T 细胞计数增多）。
- 牢记切除神经或心肌去神经支配（心脏移植术中会切断迷走神经）会导致依酚氯铵（腾喜龙）或抗胆碱药物（如阿托品）无效。

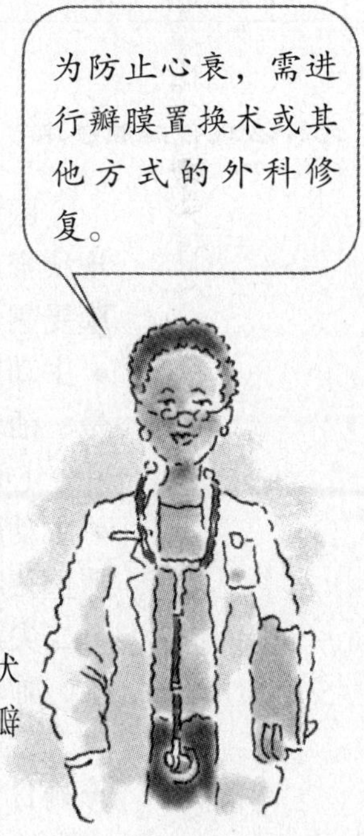

瓣膜手术

瓣膜狭窄或关闭不全的患者出现严重、难以纠正的症状时，为防止心衰，需进行瓣膜置换术（机械瓣或生物瓣）、瓣膜修复术或分离术。（见：瓣膜手术类型）

瓣膜手术类型

当瓣膜病加重，出现严重症状时，应手术治疗。有以下几种术式：

瓣膜分离术

术中医生会切开融合的二尖瓣叶并切除钙化部分以改善瓣的活动度。

瓣膜修复术

瓣膜修复术包括瓣叶的切除或修补、延长或缩短腱索或在扩张的瓣环内放置一个环（瓣环成形术）。瓣膜修复术可以避免使用人工瓣相关的并发症。

瓣膜置换术

瓣膜置换术是用机械瓣或生物瓣置换患者病变的瓣膜。

在 Ross 术式中，用患者自身的肺动脉瓣替换病变的主动脉瓣，用尸体的同种异体瓣膜替换其肺动脉瓣。这种术式的优点在于儿童时期自体瓣膜移植手术后，瓣膜可随身体发育而生长，且不需抗凝治疗，使用时间也长。

微创小切口瓣膜手术

微创小切口瓣膜手术可以不需要胸骨正中大切口完成主动脉和二尖瓣的修复或置换。微创手术还可用于应用血管内心肺分流的二尖瓣手术。这种手术的优势在于减少手术创伤、缩短住院时间、减少术后并发症、降低费用和减小手术切口。

为什么进行瓣膜手术？

因为左室收缩压力高，故二尖瓣和主动脉瓣最常受累，出现狭窄或关闭不全。其他瓣膜手术的指征取决于患者症状和瓣膜受累情况：

- 主动脉瓣关闭不全患者出现以下症状应进行手术：心悸、头晕、活动后呼吸困难、心绞痛和出现心脏杂音，症状进展或胸片、心电图提示左室肥厚。
- 主动脉瓣狭窄可能没有症状，如果心导管检查提示主动脉瓣严重狭窄，可建议行换瓣手术治疗。
- 二尖瓣狭窄的患者如果出现乏力、呼吸困难、咯血、心律失常、肺动脉高压或右室增大等症状加重，均为手术指征。
- 二尖瓣关闭不全的患者如果因呼吸困难、乏力、心悸等症状影响日常活动，或是乳头肌断裂引起的急性二尖瓣关闭不全，通常均需手术治疗。

护理内容

在瓣膜手术后，应遵循以下护理要求：

- 密切监测患者血流动力学改变的迹象，特别是严重的低血压、心输出量下降和休克。每15min观察记录一次生命体征直到情况稳定。经常听诊心音，如心音遥远或出现新的杂音提示可能换瓣失败。
- 持续监测心电图，观察有无心律失常如心动过缓、室速或传导阻滞。这些心律失常均提示心脏传导系统损伤，可能发生于换瓣术中，因为心房和二尖瓣与房室结位置接近。心肌兴奋性升高、缺血、体液和电解质失衡、低钾或低体温也可引起心律失常。如果发现严重异常情况，应及时通知医生，并准备临时心外起搏。
- 设法使患者的平均动脉压保持在70～100mmHg。同时遵医嘱监测肺动脉压和左房压。
- 经常评估患者外周循环情况、毛细血管再充盈时间和皮肤温度、颜色，听诊心音。通过呼吸音、呼吸动度和胸廓的对称性评估组织是否缺氧。报告异常情况。
- 每2～4h查动脉血气，根据需要调整呼吸机参数。
- 使胸部引流管保持负压状态（通常压力为–10～–40cmH_2O），并密切监测出血情况及是否出现引流量过多（大于200ml/h）、突然减少或无引流液等情况。
- 遵医嘱给予镇痛剂、抗凝剂、抗生素、抗心律失常药物、影响心肌收缩力和血压的药物、静脉液体和血液制品，监测出入量，并评估电解质是否平衡，特别是低血钾。开始抗凝治疗时要每天监测凝血酶原时间（PT）和国际标准化比值（INR），以评估抗凝效果。
- 在整个恢复期内，认真观察患者有无并发症。
- 患者撤除气管插管和呼吸机后，要进行胸部理疗。嘱患者练习肺活量，鼓励患者咳嗽、勤翻身和深呼吸。

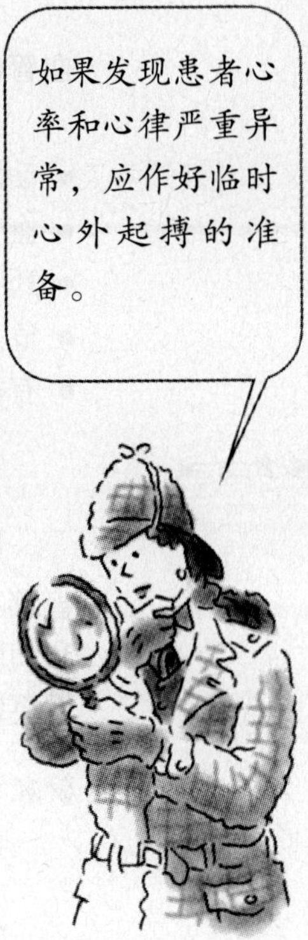
如果发现患者心率和心律严重异常，应作好临时心外起搏的准备。

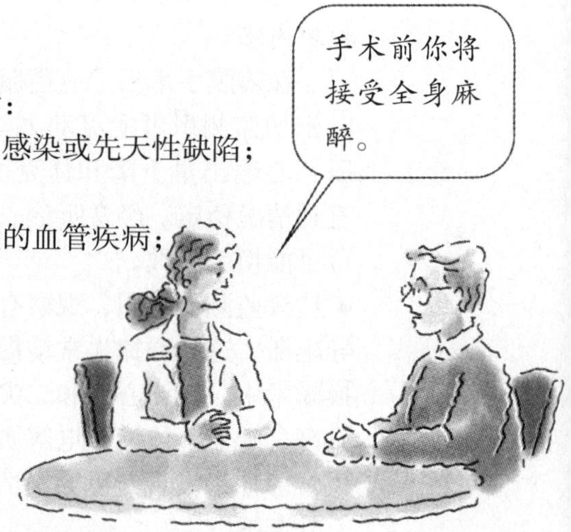

血管修复

血管修复适用于合并以下疾病的患者：

- 动脉硬化或血栓栓塞症所致血管损伤、感染或先天性缺陷；
- 血管闭塞导致严重循环障碍；
- 药物或非手术性如球囊介入治疗效果差的血管疾病；
- 危及生命的主动脉夹层动脉瘤；
- 有截肢危险的急性动脉闭塞。

修复方式

血管修复方式包括动脉瘤切除、血管移植、栓子清除术、腔静脉滤器置入和动脉内膜切除术。术式据血管闭塞或损伤的类型、位置和范围决定。（见：血管修复的方式）

护理内容

血管修复手术前后，应遵循以下护理要求：

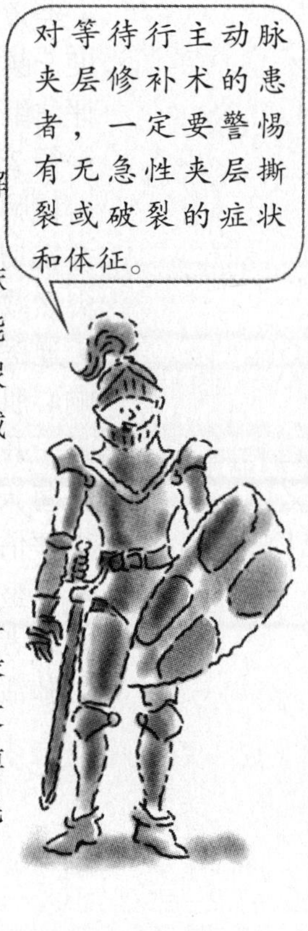

术前

- 确保患者和家属理解医生关于手术及可能出现的并发症的解释。
- 告知患者会进行全身麻醉，而且需在 CCU 或 PACU 进行麻醉后复苏。并向患者解释将会接受输液、持续心电监护、可能会置入动脉供血管或肺动脉导管以持续监测压力。还会保留尿管以准确记录尿量。适当时候还要解释将进行气管插管并机械通气。

血流检查

- 术前要进行全面血管评估。检查生命体征的基线值；评估血流的强度、声音以及脉搏是否对称，注意有无血管杂音。记录四肢的温度，运动及感觉刺激的敏感性，有无苍白、紫绀或发红。根据肢端脉搏的大小和强度分成 0（无脉）到 4 级（脉搏弥漫而有力）。通过按压手指甲或脚趾甲的发白程度来检查毛细血管再充盈时间，正常充盈时间小于 3s。
- 遵医嘱告知患者术前至少 12h 禁食水。

血管修复的方式

修复损伤和闭塞的血管有很多方式，其中一些包括主动脉夹层修复、腔静脉滤器置入、栓子清除术和血管移植术。

主动脉夹层修复

主动脉夹层修复就是切除主动脉发生夹层的一段。外科医生首先做一切口暴露出夹层的位置，必要时连接体外循环机，然后夹闭主动脉，切除夹层段，损伤的主动脉即修复完成。

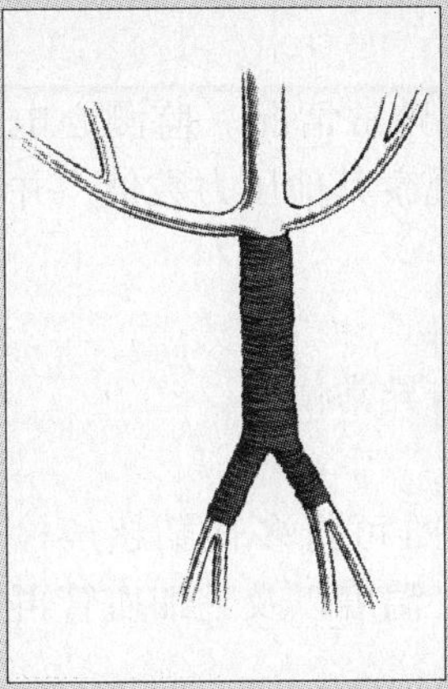

栓子清除术

栓子清除术是清除动脉内的栓子。术中，医生沿动脉送入一根顶端带球囊的导管，使其顶端穿过栓子，然后使球囊膨胀，再回撤导管，以拖出栓子。

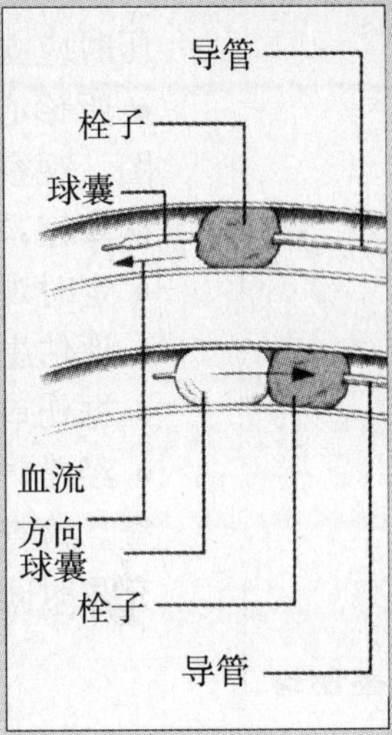

腔静脉滤器置入

置入腔静脉滤器可拦截腔静脉内的栓子，防止其进入肺动脉。腔静脉滤器或滤伞经导管由静脉置入腔静脉的适当位置，就可以拦截栓子，但不影响血流通过。

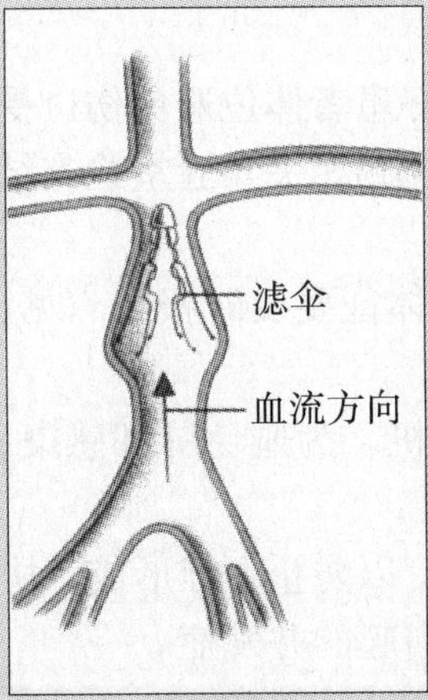

血管移植

血管移植是用桥血管分流因硬化而闭塞的动脉。暴露受累的血管后，医生用一段人造血管或自身移植血管做吻合，使血流绕过闭塞的动脉段。自身移植血管可以是身体其他部位取得的静脉或动脉。图示即为股动脉–腘动脉分流术。

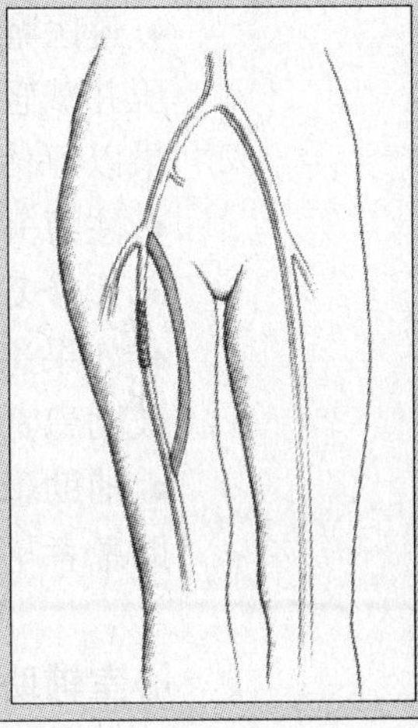

警惕！

- 对等待行主动脉夹层修补术的患者，一定要警惕有无急性夹层撕裂或破裂的症状和体征。特别要注意突发的严重胸痛、腹痛或下背部疼痛、极度虚弱、大汗、心动过速或血压骤降，一旦出现上述症状，马上通知医生。

术后

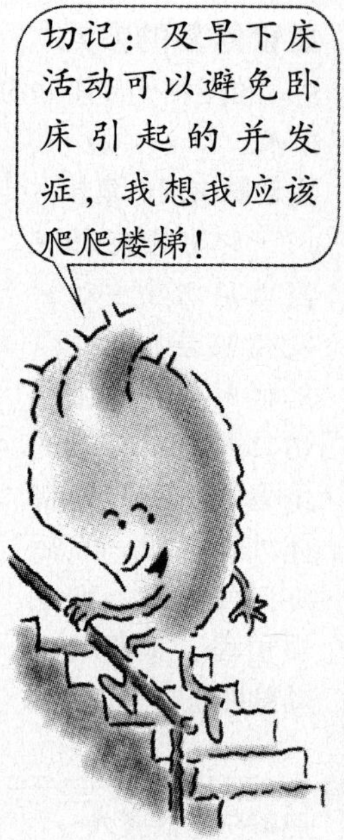
切记：及早下床活动可以避免卧床引起的并发症，我想我应该爬爬楼梯！

- 每 15min 观察记录一次生命体征直到情况稳定，然后 1h 内每 30min 一次，随后 2～4h 内每 1h 一次。出现低血压或高血压时应立即报告。
- 听诊心音、呼吸音和肠鸣音，并报告异常情况。监测心电图，观察有无异常的心率和心律。还要观察其他压力数值，并认真记录出入量。
- 定时观察患者伤口包扎处有无大量渗血。
- 评估患者神经系统功能和肾功能并报告异常情况。
- 据伤口疼痛情况遵医嘱给予镇痛剂。
- 经常评估外周动脉搏动，如果触诊困难可行多普勒超声检查。检查四肢肌张力和运动情况、颜色、温度以及毛细血管再充盈时间。

检查伤口

- 遵医嘱更换敷料并进行切口护理，摆好患者体位避免伤口受压并减轻水肿。遵医嘱给予抗凝药物，监测相关实验室检查结果以评估疗效。
- 注意并发症的发生，如有相关的症状体征要及时报告（见：血管修复的并发症）。
- 如果患者症状好转，条件允许可以脱机。为避免肺部感染，鼓励患者经常咳嗽、翻身和深呼吸。
- 辅助患者遵医嘱进行关节活动度练习，以防止血栓形成。协助患者早期下床活动，以避免长期卧床引起的并发症。

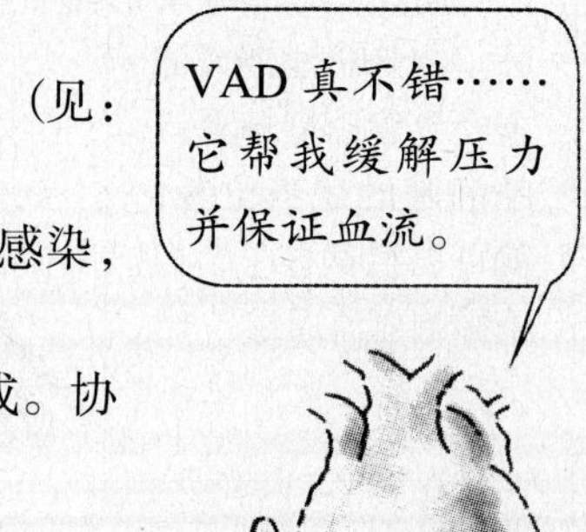

心室辅助装置植入

心室辅助装置（VAD）是一种在体内为衰竭的心脏提供支持的设备。包括：

- 血泵；
- 插管；
- 电气设备控制台。

作功更少，输出更多

VAD 是为了给心衰患者减轻心脏工作量并增加心输出量而设计的。

血管修复的并发症

血管修复术后的患者，要观察有无下列并发症。

并发症	症状和体征
肺部感染	● 发热 ● 咳嗽 ● 肺淤血 ● 呼吸困难
伤口感染	● 发红 ● 皮温升高 ● 渗出 ● 疼痛 ● 发热
肾功能障碍	● 尿量减少 ● 血肌酐、尿素氮升高
血管闭塞	● 周围动脉搏动减弱或消失 ● 感觉异常 ● 剧烈疼痛 ● 发绀
出血	● 低血压 ● 心动过速 ● 烦躁不安和意识模糊 ● 呼吸变浅 ● 腹痛 ● 腹围增加

血液的暂时转移

VAD通常用于等待心脏移植的患者。在术中，血液由心室转移到一个人工泵。这个泵与心电图同步，可以起到心室的作用。（见：VAD：拯救衰竭的心脏）

注意！

VAD也适用于大剂量药物无效的心源性休克患者或不能进行心肺分流术的患者。

VAD：拯救衰竭的心脏

心室辅助装置（VAD），通常被称作“心脏移植之桥”，是一种用于在心脏康复期或移植心脏到位前减轻心室工作量的机械血泵。

可植入性

典型的 AVD 通常被植入上腹壁。血液由心室经流入管导入血泵，再经流出管被泵入主动脉。

泵的选择

VAD 泵有持续型和脉冲型两种。持续型泵始终保持充盈，并以恒定持续的速率向主动脉泵血。脉冲型泵有两种工作方式：一种是在收缩期充盈，在舒张期向主动脉射血；另一种是与患者本身心动周期无关的射血方式。

VAD 系统有很多种。下图所示 VAD（Baxter Novacor）植入左腹壁，用一根经皮导线连接体外控制器。患者还可以带一个备用电源。监测器由电驱动，也是一个备用电源。

潜在的并发症

尽管应用抗凝剂，VAD 还是可能导致血栓形成，引起肺栓塞或卒中。其他并发症包括心衰、出血、心包填塞或感染。

植入左侧 VAD

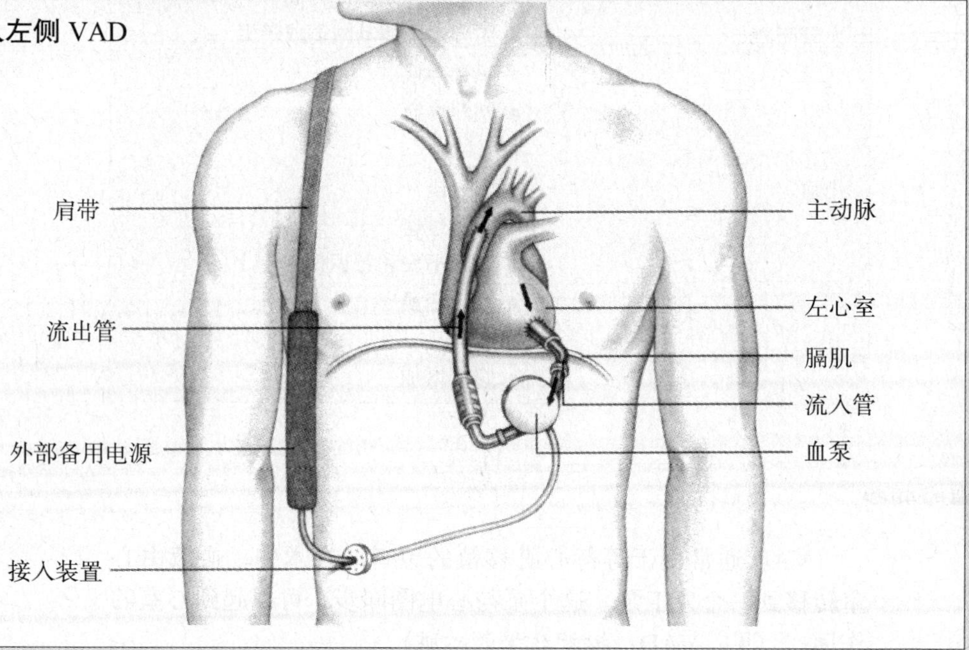

左心还是右心?

VAD 用于支持体循环或肺循环，或二者兼顾：

- 右心辅助装置（RVAD）连接肺动脉，将血液从衰竭的右心转移到 VAD，然后泵入肺循环，从而支持肺循环。

● 左心辅助装置（LVAD）连接主动脉，血流由左心室进入VAD，通过和主动脉的连接被泵回全身。

● 同时应用RVAD和LVAD时，可为双侧心室提供支持。

护理内容

植入VAD手术前后，应遵循以下护理要求：

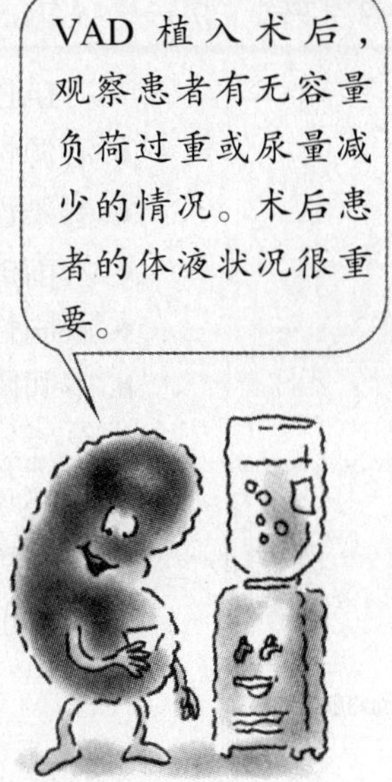
VAD植入术后，观察患者有无容量负荷过重或尿量减少的情况。术后患者的体液状况很重要。

植入前

● 向患者和家属讲解手术，补充讲解装置本身、植入目的以及术后预期达到的效果。

● 确保患者知情同意。

● 对患者进行持续密切监测，包括持续心电监测、肺动脉压、血流动力学状态和出入量。

植入后

● 至少每15min一次评估患者心血管状态直到情况稳定，以后每1h一次。监测血压和血流动力学参数，包括心输出量、心脏指数、心电图和外周动脉搏动。

● 起初至少每小时检查一次切口和辅料情况，而后根据情况每2～4h检查一次。

● 监测每小时尿量并遵医嘱持续静脉输液。观察有无容量负荷过重或尿量减少的情况。

● 经常检查胸导管的引流量和功效，如果引流量连续2h大于150ml，要通知医生。听诊肺部是否有异常呼吸音。评估氧饱和度和混合静脉血氧饱和度，并遵医嘱按需给氧。

● 遵医嘱检测血红蛋白、血细胞比容和凝血系统状态，根据结果和遵医嘱给予成分输血。

● 观察出血的症状和体征。

● 每2h翻身一次，情况稳定后开始关节活动练习。

● 可根据医嘱预防性应用抗生素。

球囊导管治疗

心血管系统的球囊导管治疗包括主动脉内球囊反搏（IABP）和经皮球囊导管扩张术（PTCA）。

IABP

IABP 可以暂时减轻左室负荷并改善冠脉供血。

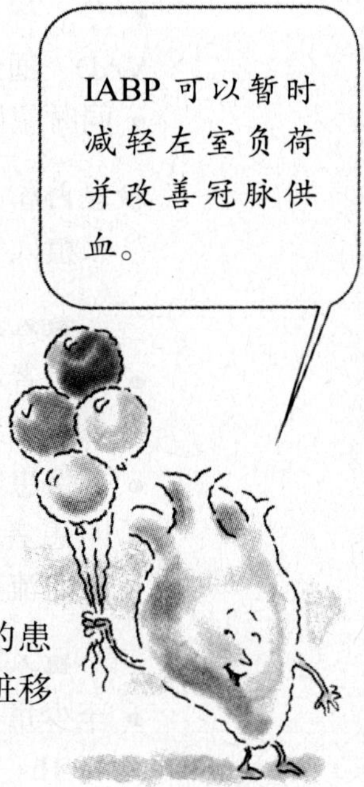

为何做？

IABP 可使下列患者获益：

- 心源性休克；
- 感染性休克；
- 术前的顽固性心绞痛；
- 顽固性室性心律失常；
- 室间隔破裂或乳头肌断裂；
- 急性心肌梗死合并左室衰竭。

还可用于心脏手术前、手术中和手术后出现泵衰竭的患者，并可作为其他治疗如植入心室辅助装置、CABG 或心脏移植手术前的过渡治疗。

如何做？

医生可在紧急状态下在床旁进行或在手术室内实施该手术。（见：了解球囊泵）

护理内容

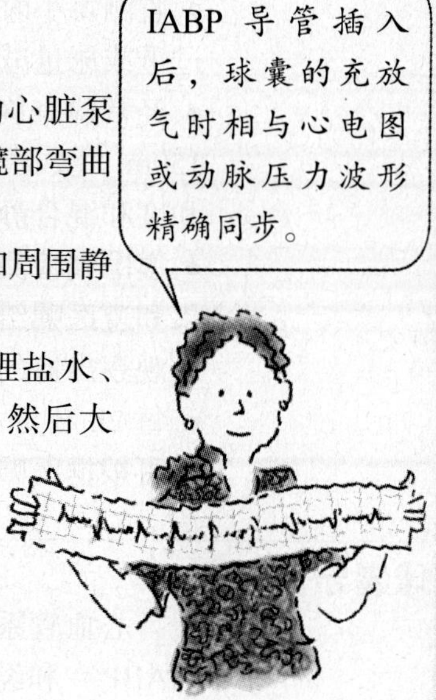

- 向患者说明医生要将一根导管送入其主动脉以协助心脏泵血。告知患者当导管送入后，患者不能坐起、曲膝或髋部弯曲超过 30°。
- 持续监测心电图，并确保动脉供血管、肺动脉导管和周围静脉液路通畅。
- 准备好经皮导管介入的手术工具托盘、肝素、生理盐水、IABP 导管和泵控制器。将心电监测和泵控制器连接。然后大腿根部备皮。
- IABP 导管插入后，根据心电图或动脉压力波形调节球囊的充放。与心电图曲线同步时，球囊在 T 波中间（舒张期）充气，在 R 波出现时（收缩期前）放气。与动脉压力波形同步时，曲线升支触发球囊充气。（见：IABP 的时相）
- 经常检查穿刺部位。床头不能高于 30° 角，以防止导管移

了解球囊泵

主动脉内球囊反搏泵包括一个与体外泵控制器相连的聚氨酯球囊和一根大内径导管构成。导管经皮插入股动脉，送至左锁骨下动脉开口远端至肾动脉以上的降主动脉段。

体外的泵工作精确配合左室舒缩，在左室舒张早期向球囊内充入氦气，收缩期前放气。球囊充气时，迫使血液流向主动脉瓣，从而提高主动脉根部压力并提高舒张压，以改善冠脉灌注。还可以迫使血液流向主动脉干分出的头臂干、颈总动脉和锁骨下动脉，以改善周围循环。

球囊在舒张末期迅速放气收缩，在主动脉内形成真空，降低主动脉内容量和压力，从而降低左室射血的阻力（后负荷）。负荷的降低降低了心肌耗氧量并改善了心肌灌注，有助于防止或减少心肌缺血的发生。

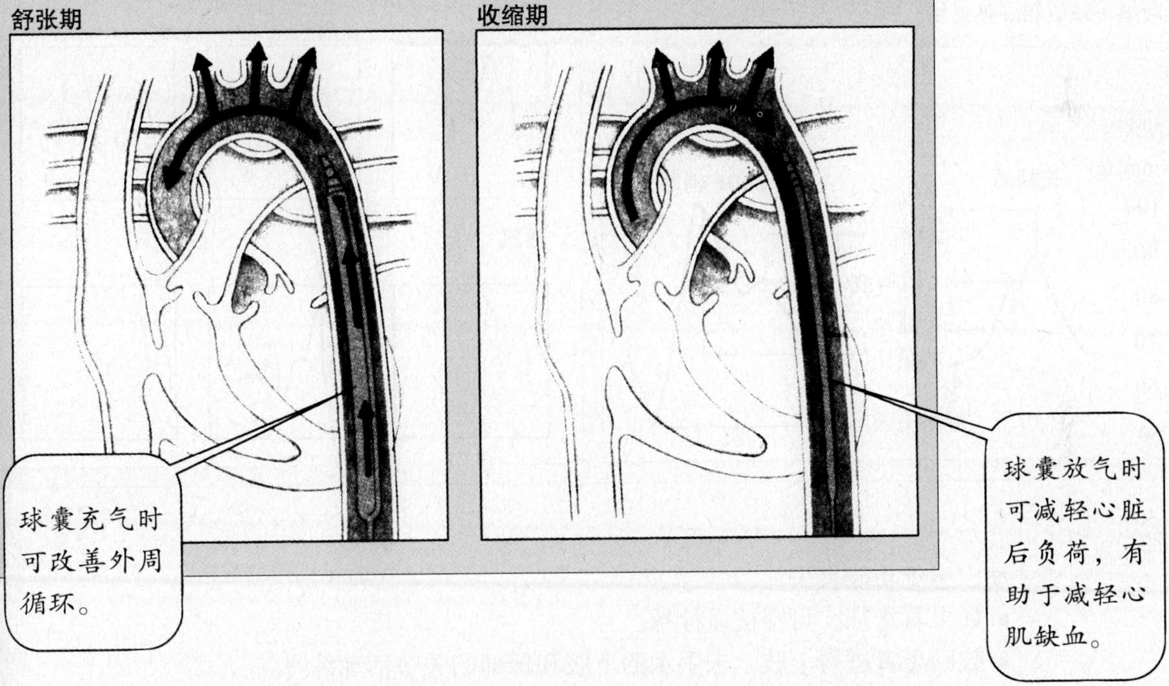

位或左锁骨下动脉阻塞。如果球囊阻塞动脉，会出现桡动脉搏动减弱，患者会诉头晕。错误的气囊位置会造成患者胁部疼痛或尿量突然下降。

- 置入后最初 4h 内每 15min 检查一次患者肢端脉搏、颜色、温度和毛细血管再充盈时间，4h 后，在 IABP 期间每小时一次。
- 观察有无血栓形成的表现，如足动脉搏动减弱、疼痛以及运

IABP 的时相

IABP 既可与心电图又可与动脉压力波形同步。理想状态下，球囊充气应始于主动脉瓣关闭——在动脉波形的重搏波处。放气应在收缩期前。

心动周期的适当时相

充气过早会迫使主动脉瓣关闭从而损伤瓣膜，而充气过晚则使大部分心室内血液流过了球囊，降低疗效。

放气过晚会增加左室射血阻力，可能导致心脏停搏。

动脉曲线

下图说明了 IABP 如何升高舒张压峰值并降低收缩压峰值和舒张末压。

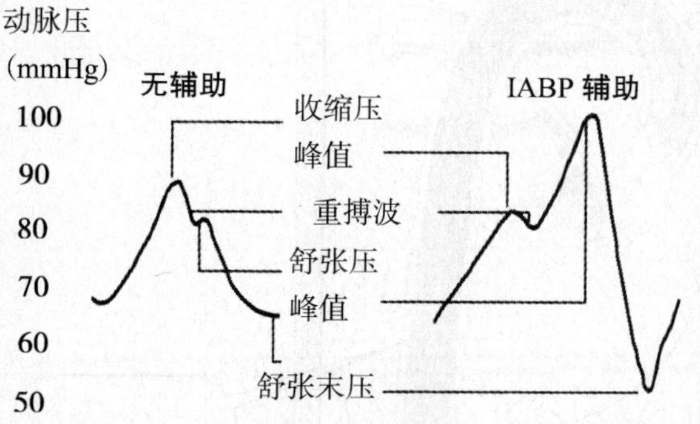

时相影响波形

下图说明球囊充放气正确和错误的波形。

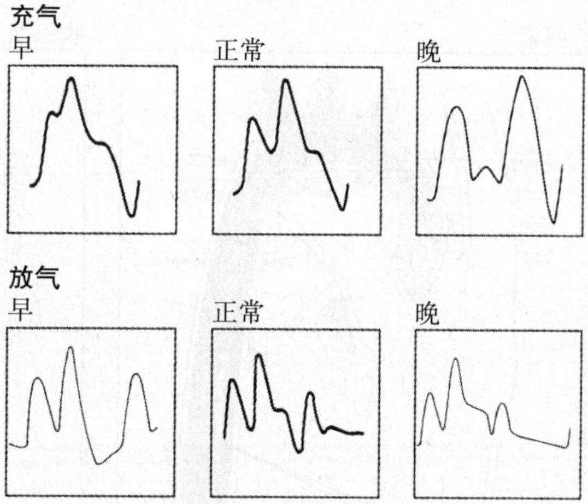

动、感觉功能丧失。

- 如果有指征，可穿抗血栓袜。
- 鼓励患者进行上肢、未手术的下肢和踝部的关节活动练习。
- 保持体内水分充足以防止血栓形成。
- 如果穿刺部位发生出血，直接按压止血并报告医生。
- 每 2h 检查一次导管插入部位。
- 至少每 4h 一次评估患者心血管和呼吸状态，如果可能的话，让 IABP 处于待机状态以消除外部噪音。
- 遵医嘱应用抗凝药物以防止血栓形成。

报警！

● 控制器报警可能提示导管受损或气囊破裂导致的气体泄漏。如果有报警声或发现导管内有血，要立即关闭控制器并使患者处于头低脚高位，防止栓子进入大脑，然后通知医生。

准备脱机

● 当患者左心衰的症状、体征减轻，仅需要最小剂量药物维持治疗时，医生应使其逐渐脱离 IABP，这可通过逐渐减少泵的频率和充气量来实现，但要保持最小的球囊充气量和泵频率以防止血栓形成。大多数控制器都有飘动功能，可以使球囊飘动以防止形成血凝块。脱离反搏时要使导管继续飘动，但还不能撤出。
● 停止使用 IABP 时，医生要将气囊放气，剪断缝线，撤出导管，穿刺点放血 5 秒钟以排出血凝块。
● 医生停止 IABP 后直接压迫伤口 30min，然后加压包扎。随后 4h 内每小时检查一次有无出血和血肿形成。

经皮球囊瓣膜成形术

该手术在导管室内进行，对于先天疾病、钙化、风湿热和老年退行性变引起的瓣膜狭窄可以改善瓣膜功能。需将一根带小球囊的瓣膜成形导管经皮插入股静脉（见：经皮球囊瓣膜成形术）。

当不选择手术的时候

当瓣膜病患者的治疗手段只剩下手术时，经皮球囊瓣膜成形术为个别外科手术条件差者提供了另外一种选择。不幸的是老年的主动脉瓣病变患者在瓣膜成形术后 1～2 年常出现再次狭窄。

经皮球囊瓣膜成形术

在球囊成形术中，医生将带有小球囊的导管经皮插入股静脉，送到相关瓣膜。然后球囊充气，使瓣膜开放。

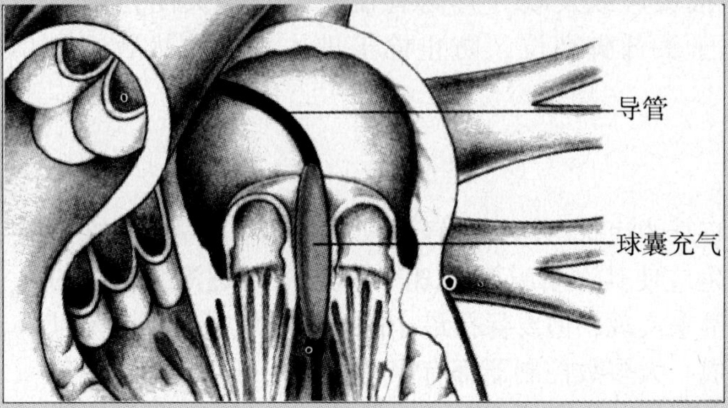

相关并发症

尽管和其他有创性操作相比危险性较低，球囊瓣膜成形术也存在并发症，包括：

- 瓣膜成形失败导致瓣膜关闭不全进行性加重，不能完全闭合。
- 钙化瓣膜断裂后的碎片可能会随血流到大脑或肺部形成栓塞。
- 脆弱的瓣叶严重损伤，需要紧急外科换瓣手术（少见）。
- 穿刺点出血和血肿形成。

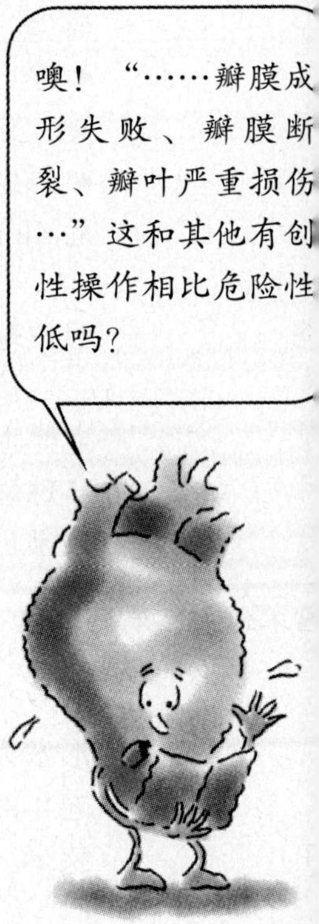

护理内容

经皮球囊瓣膜成形手术前后的护理要遵循以下要求：

术前

- 向患者说明要将导管由腹股沟插入动脉。
- 向患者保证，虽然在术中保持清醒，也会给予其镇静治疗。

检查所有项目

- 询问患者过敏史。如果患者对贝壳类、碘剂或造影剂过敏，要报告医生。

● 确保凝血系列、全血细胞计数、电解质、血型和交叉配血、尿素氮和血肌酐结果已回报。

● 检查基础生命体征并评估外周动脉搏动。

● 检查心电图并建立静脉液路。

● 根据设备要求进行备皮。

● 遵医嘱给予镇静治疗。

术后

● 评估患者生命体征并监测氧饱和度，术后最初 1h 每 15min 1 次，随后 4h 内每 30min 1 次，除非患者病情需要更频繁的监测。

心律、心音和脉搏

● 持续监测心电图心律变化，并严密观察血流动力学参数的变化。要警惕新出现的心律失常的进展情况。

● 每 4h 一次检查患者心音和呼吸音，如果有新出现的心脏杂音或瓣膜功能不全的体征进行性加重要报告医生。

● 检查穿刺点远端肢体颜色、感觉、温度和手术侧肢端毛细血管再充盈时间以评估外周动脉搏动情况。

黑色、蓝色或出血

● 检查穿刺部位有无血肿、瘀斑和出血。如果发生出血，要固定动脉并手工按压，然后通知医生。

● 监测患者神经系统状况，如果有变化要报告医生。

PTCA 术

PTCA 是一种扩张冠状动脉硬化性狭窄的非外科手术治疗方法。通常和心导管同时使用以评估狭窄程度和血管成形术的疗效，还可作为引导球囊导管穿过狭窄血管的可视化工具。

PTCA 治疗疼痛

PTCA 术中要将一根顶端带球囊的导管送入狭窄的冠脉。操作在心导管室进行，局麻下完成，可缓解因心绞痛、心肌缺血引起的疼痛。（见：了解血管成形术）

了解血管成形术

经皮冠状动脉腔内成形术（PTCA）可在不开胸的情况下扩张闭塞的冠脉。下图演示了手术过程。

首先，医生送入一根导管。当造影提示导引导管到达闭塞部位时，谨慎地通过导管送入一个小双腔球囊，通过闭塞部位。

通过闭塞部位后，球囊被充盈，使动脉扩张，斑块破裂。球囊要反复充放数次，直至扩张成功。

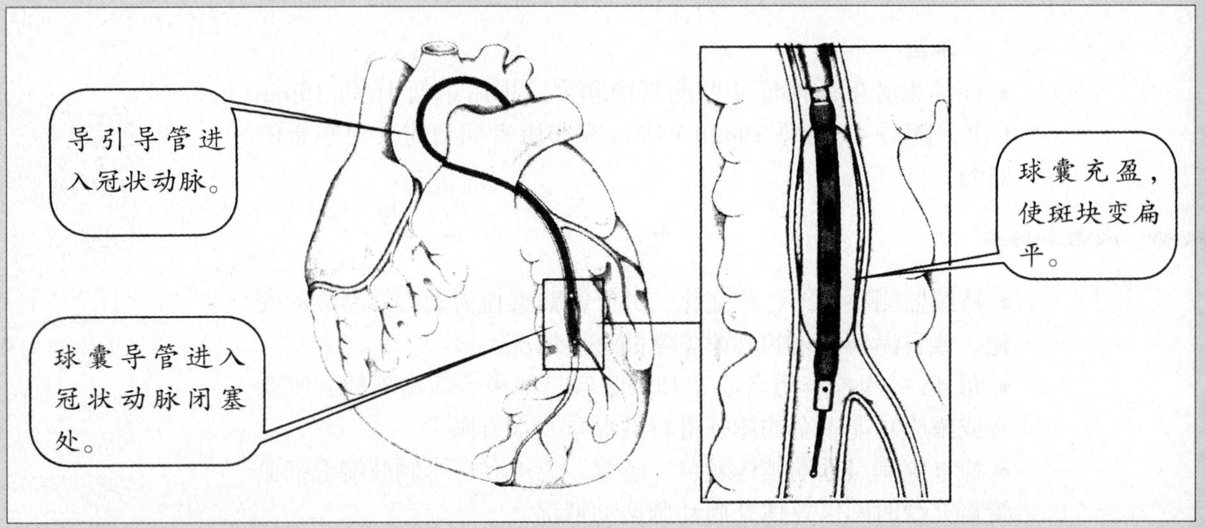

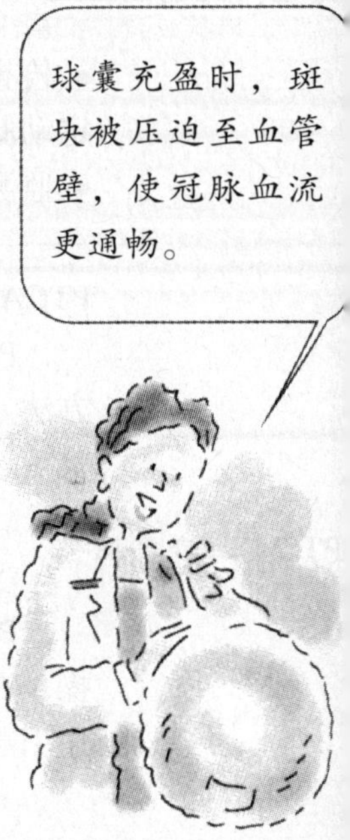

进入一根动脉，然后是另一根

当冠脉造影证实病变存在，并确定狭窄部位后，医生在透视引导下将导引导管经股动脉穿刺送至冠脉。

斑块和球囊

在透视下确定导引导管到达狭窄部位后，医生谨慎地将一个双腔球囊送入导管并通过狭窄区，此处可能存在显著的压力阶差。医生交替充放球囊直到造影提示动脉成功扩张，压力阶差降低。球囊充盈时，斑块被压迫至血管壁，使冠脉血流更通畅。

冠状动脉支架

冠状动脉内放置支架可以支撑扩张的血管壁。一些支架可缓慢释放药物以进一步抑制纤维蛋白或血凝块的聚集。

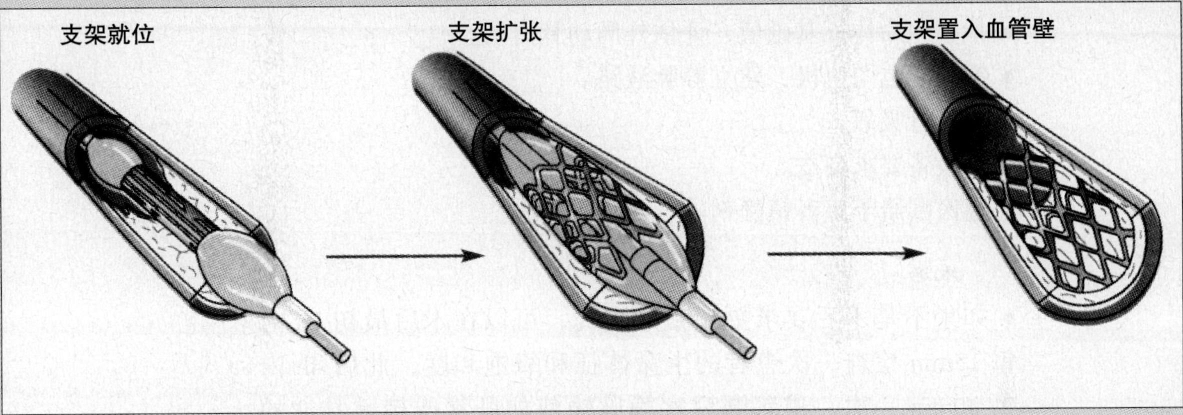

在血管成形术过程中可同时置入冠脉支架（见：冠状动脉支架）

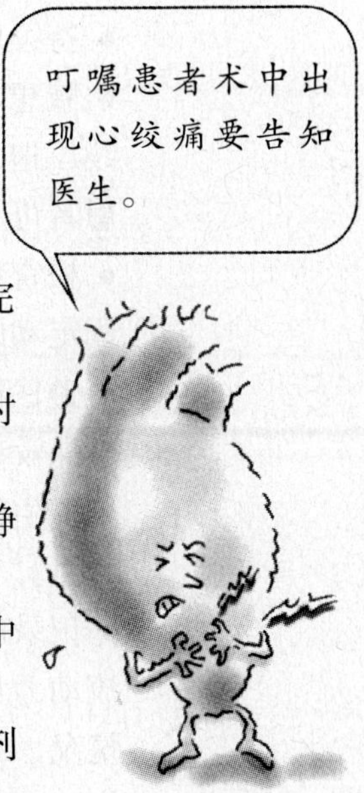

护理内容

心导管术前后应遵循以下护理要求：

术前

- 向患者和家属说明手术过程，并告知手术大约需要 1～4h 完成。
- 解释导管将由腹股沟进入动脉或静脉，当导管沿血管前行时可能感到有压力。
- 使患者放心，尽管手术过程中患者保持清醒，也会给予镇静剂。叮嘱患者术中出现心绞痛要告知医生。
- 告知患者，医生会注射造影剂以显示病变位置，注射过程中可能感觉发热、潮红和短暂的恶心。
- 询问患者过敏史。如果患者曾对贝壳类动物、碘剂、造影剂过敏，应通知医生。
- 手术前一天晚上遵医嘱给予患者阿司匹林 650mg，以防止血小板聚集。

- 确保患者已签字同意手术。
- 术前至少 6h 禁食水。
- 确保患者的凝血系列、全血细胞计数（CBC）、电解质、血型和交叉配血试验、尿素氮和血肌酐结果已回报。
- 检查生命体征基础值，评估外周动脉搏动。
- 准备心电图电极，建立静脉液路。
- 鼻导管吸氧。
- 据设备要求备皮。
- 遵医嘱给予患者镇静剂。

术后

- 如果不是术后要求更频繁的检查，可以在术后最初 1h 内每 15min 检查一次患者的生命体征和氧饱和度，此后 4h 内每 30min 一次。遵医嘱观察静脉输液如肝素或硝酸甘油的情况。
- 观察穿刺点远端外周动脉搏动以及手术侧肢体的颜色、感觉、温度和毛细血管再充盈时间。
- 持续监测心电图心律变化和血流动力学参数变化。
- 嘱患者卧床 8h，术侧肢体伸直。穿刺点加压包扎，沙袋持续压迫。头部抬高 15°～30°。如果穿刺点使用了止血设备，患者可在数小时内下床。
- 检查穿刺点是否出现血肿、瘀斑和出血。如果发生出血，要固定动脉，手工压迫血管，然后通知医生。
- 遵医嘱给予静脉输液（通常 100ml/h）以促进造影剂排出。确保没有体液过多的迹象。
- 医生撤出导管后，至少直接加压止血 10min，并经常检查穿刺点。
- 记录患者对手术的耐受性和术后的状况，包括生命体征、血流动力学参数和穿刺点的情况、心电图表现、穿刺点远端肢体情况、并发症以及必要的处理。

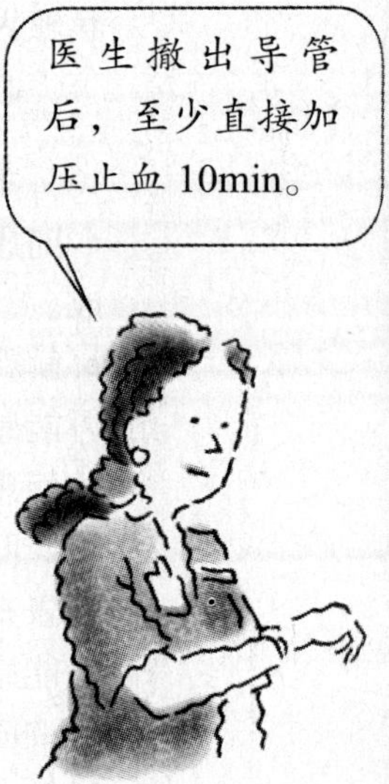

其他治疗

心血管疾病的其他治疗包括同步电复律、电除颤和起搏器植入。

同步电复律

电复律（同步直流电复律）是一项可择期或紧急进行的操作，用于纠正快速性心律失常（如房性心动过速、房扑、房颤和有症状的室速）。也可用于药物治疗无效的心律失常患者。

电复律经验

同步电复律中会释放电流到心脏以纠正心律失常。与电除颤相比，同步电复律使用能量更低，并且电流的释放与R波同步。（见：正确选择电复律能量）

这一过程导致心肌快速去极化，中断折返环（当心肌组织被反复激活2次以上时发生的冲动异常传导，称为折返性心律失常）并使窦房结恢复控制。

与R波同步确保了电流不会释放到易损的T波上以及影响复极。这样就确保降低了电流落在相对不应期和导致室颤的风险。

护理内容

- 向患者讲述操作过程，并确保患者知情同意。
- 操作前6～12h禁食水，如果情况紧急，尽可能早些禁食。
- 查常规12导联心电图。
- 连接脉搏血氧计和血压袖带。
- 如患者神志清醒，遵医嘱给予镇静剂。
- 放置胸部导联电极，并观察患者心律。
- 将导电凝胶涂到除颤电极上或将除颤垫贴到胸壁上。一个除颤垫放在胸骨右缘锁骨下方，另一个在左腋前线第5～6肋间。

正确选择电复律能量

选择电复律能量时，要首先从最低能量开始。如果未能纠正心律失常，再用下一能量水平重复电击。反复进行直到心律失常被纠正或达到最大电能为止。用于电复律的单相电能（或临床上等效的双相电能）为：

- 100，200，300，360焦耳用于有脉搏的不稳定室速
- 50，100，200，300，360焦耳用于不稳定的阵发性室上速
- 100，200，300，360焦耳用于不稳定的房颤伴快速心室率
- 50，100，200，300，360焦耳用于不稳定房扑伴快速心室率

准备复律

- 打开除颤器，选择指定的能量，通常在 50～100 焦耳之间。
- 按下同步按钮开启同步模式。
- 检查仪器是否能正确识别 R 波。
- 将除颤电极放于胸前并按压固定。
- 为电极充电。
- 嘱周围人员站离患者和床以避免受到电击。

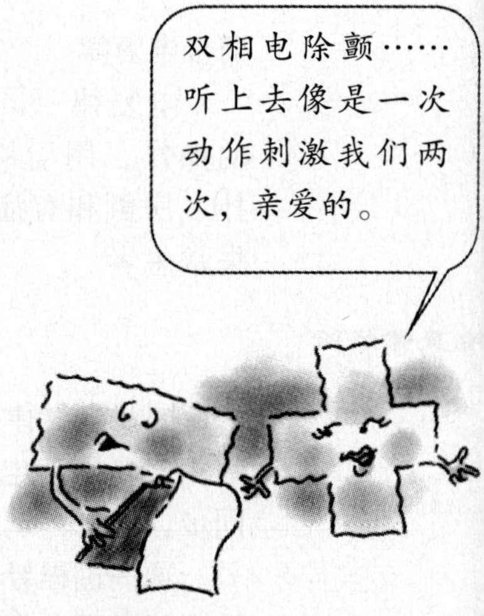
双相电除颤……
听上去像是一次
动作刺激我们两
次，亲爱的。

放电

- 同时按下电极上的“DISCHARGE”（放电）按钮进行放电。
- 如果电复律失败，遵医嘱重复电击 2～3 次，逐渐增加能量。
- 如果恢复正常节律，继续监测，并根据需要提供辅助通气治疗。
- 如果心律转为室颤，则需将同步模式转变为除颤模式，并在仪器充电后马上进行除颤。
- 使用手持电极板时，要将电极板持续放在患者胸壁，直到电流释放。
- 记住每次完成同步电复律后要重置同步模式。因为大多数除颤器可自动重置为非同步模式，因此这一步骤非常必要。
- 记录每次电复律的应用，复律前后的心律情况、电流值以及患者如何经受这一过程。

电除颤

电除颤时，电极板释放电流直接通过心脏，使心肌去极化，从而使窦房结重新恢复对心脏电活动的控制。

电极板可以放置在患者胸部释放电流，也可在外科手术中直接对心肌放电。（见：双相电除颤）

双相电除颤

大多数医院的除颤器是单相的，单相电流在患者胸部的除颤垫或电极板之间沿单一方向传导。有效的单相除颤需要大量电流。

电流往返

双相除颤器最近已被引进医院。除颤垫或电极板的位置和单相除颤一样。区别在于双向电除颤中，电流在放电期的特定时限内从除颤垫或电极板正向传导，然后在余下时间内逆向传导。

高效率能量

双相除颤器释放两次电流，并降低了心肌除颤的阈值，使更小能量成功除颤成为可能。初始能量 150 焦耳而不是 200 焦耳即有效。

可调节性

双相除颤器可以因流经胸部的电流阻抗或电阻差异作出调整，这样就减少了终止室颤所需的电击次数。

心肌损伤更小

因双相除颤器所需能量和电击次数更少，对心肌的损伤也更小。临床上适当水平能量的双相除颤器可用于电除颤的同步模式下的电复律。

早期迅速进行

因某些心律失常如室颤若不纠正则有生命危险，所以成功的除颤取决于早期识别和迅速治疗。

除了治疗室颤外，电除颤还可用于治疗无脉性室速和有脉搏的多形性室速。

护理内容

- 评估患者是否没有脉搏，求助并进行心肺复苏（CPR），直到除颤器和其他急救设备到位。（见：自动体外除颤器）
- 为患者连接除颤器的监测电极导联，并用两个导联观察心律。
- 暴露患者胸部，将除颤电极上的导电垫安放到位。（见：除颤器电极板的位置）
- 打开除颤器，为成年患者进行体外除颤时，将能量设定为 360 焦耳。

自动体外除颤器

自动体外除颤器（AED）具有心律分析系统，可以解析患者的心律，并为操作者进行逐步提示。大多数AED都具有“快看”功能，允许在连接导联电极前用除颤电极板获得心律的图形。

计算机辅助系统

AED内置微型计算机，按下按钮就可以感知并分析患者的心律。然后用声音或画面提示进行电击。

所有型号AED都有基本功能，但提供的操作方式不同。与操作者沟通的方式包括屏幕显示信息、语音发布指示或二者兼有。有些AED能同步显示患者心律。

所有设备都可通过盒式磁带或固态记忆模块记录除颤过程中对患者进行的操作。有些AED带有打印机，实现事件的即刻记录。

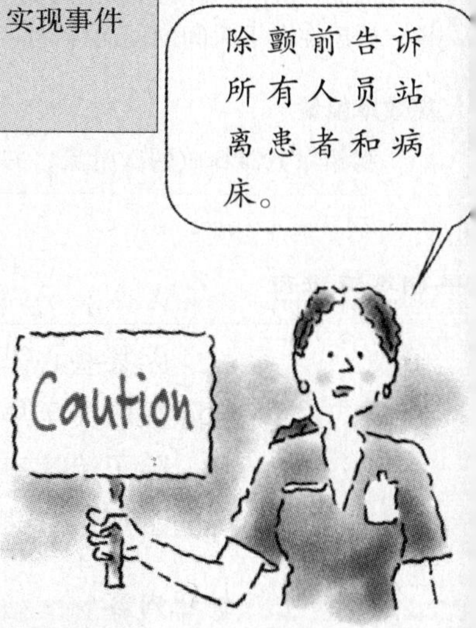

放电……

- 按下“充电（CHARGE）”按钮为电极板充电，该按钮在机身和电极板上都有。
- 将电极板放在导电除颤垫上并用力按压在患者胸前，施加25磅（11.3kg）压力。
- 通过两个导联检查患者心律。
- 如果患者持续室颤或无脉性室速，则指示所有人员站离患者和病床，并观察确保所有人已站离。
- 同时按下两个电极板的“放电（DISCHARGE）”按钮以放电。
- 再次评估患者脉搏并给予2min CPR。再次评估心律。

……再次放电

- 必要时用360焦耳电能再次除颤。宣布准备除颤，并重复上述程序。
- 再次评估患者并持续CPR。
- 如果两次电除颤和CPR后患者仍无脉搏，给予氧气吸入，并给予适当药物如肾上腺素。另外，要寻找复律失败的原因如酸中毒或低氧血症。
- 除颤后如患者恢复了正常心律，可对患者进行评估。查基本动脉血气值和12导联心电图。根据需要给予吸氧、辅助通气和药物治疗。准备好除颤器已备再次使用。

除颤器电极板的位置

以下是除颤器电极板安放的正确位置。

前尖位放置

前尖位放置指将一个电极板放在胸骨上端右缘，右锁骨下方；另一个放在左腋前线第5～6肋间。

前后位放置

前后位放置指将前电极直接放在胸骨左下缘的心前区部位，后电极放在身体背部肩胛下心脏后方（不是脊柱后方）。

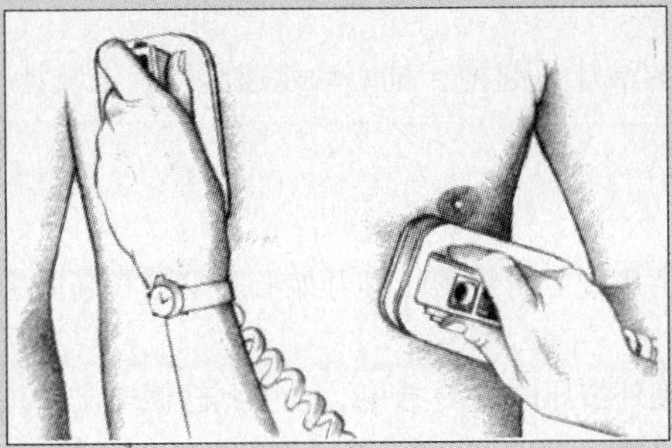

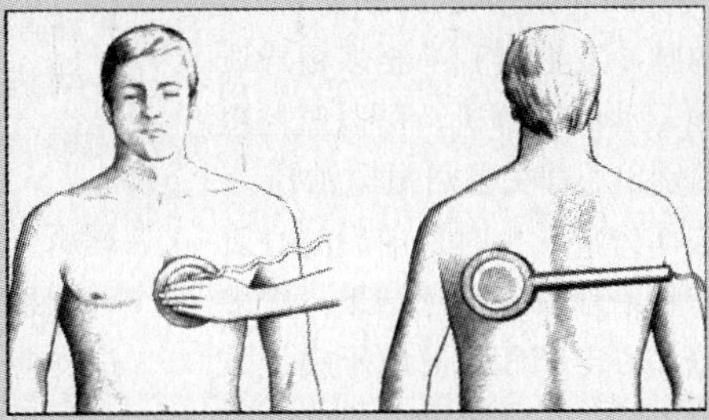

记录

- 记录整个过程，包括患者除颤前后心电图节律、除颤次数、每次除颤电压、脉搏是否恢复、用药剂量、给药途径和给药次数、是否心肺复苏、如何保持呼吸道通畅以及治疗效果。
- 尽可能为患者作好植入埋藏式心脏复律除颤器的准备。（见：埋藏式心脏复律除颤器）

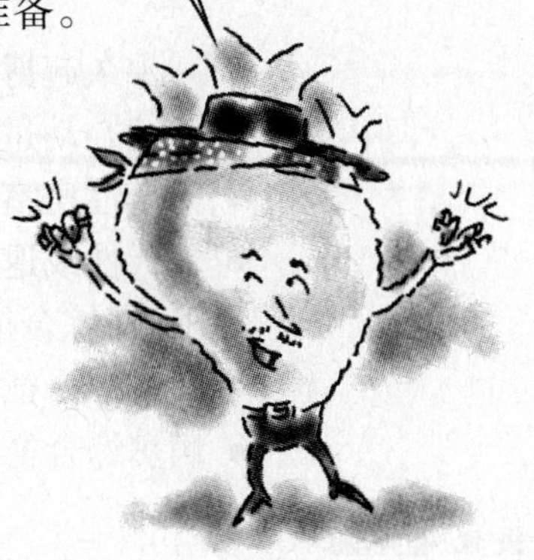
永久起搏器阻止我的心率低于预先设定的水平。所以我可以一直跳舞。

永久起搏器植入术

永久起搏器是通过外科手术植入患者皮下囊袋的一个独立装置。通常在手术室或心导管室进行手术。

永久起搏器按需要的模式起搏，允许患者心脏自主搏动，但可防止心率低于预先设定的水平。

埋藏式心脏复律除颤器

埋藏式心脏复律除颤器（ICD）可被植入患者体内，持续监测有无心动过速、室速、室颤，既可以电复律又可以起搏。

ICD 通常适用于药物、手术或介入治疗无效的恶性心律失常患者。

ICD 是什么？

ICD 由一个可程控的脉冲发生器和一至多根导线组成。脉冲发生器是电池驱动的计算机，可以监控患者的心脏电活动，一旦识别出心律失常可放电治疗。

它还可以存储患者心律失常发生时及前后的心脏电活动，直到跟踪进行何种治疗以及治疗结果。很多设备还可以存储电描图（和心电图相似的电子描记方式）。通过一台分析设备，医生可以回放这些信息以评价 ICD 功能和电池状态并调整 ICD 的系统设定。

如何程控

护理带有 ICD 的患者时，了解其如何程控非常重要。医生或经专业培训的技师从分析设备获取并打印出的 ICD 状态报告中可取得相关信息。需将一台专门的设备置于脉冲发生器的上方以获取 ICD 功能的信息。

如果患者出现心律失常或 ICD 进行了一次放电治疗，可以用程控信息评价其功能。程控信息包括：

- ICD 的型号和模式
- 设备状态（打开或关闭）
- 检测频率
- 可进行的治疗（起搏、抗心动过速起搏、电复律、除颤）

应该了解

- 如果患者出现心脏停搏，即开始心肺复苏和高级生命支持。
- 如果在胸外按压时 ICD 放电，会感到轻微电击，可戴上手套避免。
- 只要除颤电极不直接放置在脉冲发生器上方，体外电除颤对植入 ICD 的患者就是安全的，建议采用前后位除颤。

植入起搏器的适应证

永久起搏器适用于以下患者：

- 持续心动过缓；
- 完全性房室传导阻滞；
- 先天性或退化性心脏病；
- 阿-斯综合征；
- 预激综合征（Wolff-Parkinson-White 综合征）；
- 病窦综合征。

设置起搏器

起搏电极可放置在心房、心室或双腔（房室顺序型或双室）。双室起搏器也可用于某些心衰患者的心室再同步化治疗。（见：了解起搏器代码）

了解起搏器代码

起搏器的功能可用 5 个字母的代码系统来描述，但常用的只是前三个字母。

第一个字母

第一个字母代表起搏的心腔。用下列字母表示：

- V= 心室
- A= 心房
- D= 双腔（心室和心房）
- O= 无

第二个字母

第二个字母代表起搏器感知心内电活动的心腔：

- V= 心室
- A= 心房
- D= 双腔
- O= 无

第三个字母

第三个字母代表起搏器在心房或心室内感知到心内电活动后的反应方式：

- T= 触发起搏
- I= 抑制起搏
- D= 双重方式，根据起搏模式和心内电活动发生位置决定触发还是抑制
- O= 无，起搏器不根据感知电活动而改变模式

第四个字母

第四个字母表示起搏器的程控功能。说明起搏器是否能用体外程控仪进行调整：

- P= 基本功能程控
- M= 多种功能程控
- C= 交互功能比如遥控
- R= 频率应答（心率根据患者的代谢需要而调整，并达到正常的血流动力学状态）
- O= 无

第五个字母

第五个字母代表起搏器对快速性心律失常的反应方式：

- P= 起搏功能—起搏器以超出自身心率的快速猝发频率超速抑制心动过速
- S= 电击—埋藏式心脏复律除颤器可以识别室性心动过速并放电终止之
- D= 既有电击又有起搏功能
- O= 无

最常见的起搏器是单腔 VVI 起搏器和双腔 DDD 起搏器。为保证患者的健康和运动能力，新型的起搏器已设计成功，可随运动量提高心率。

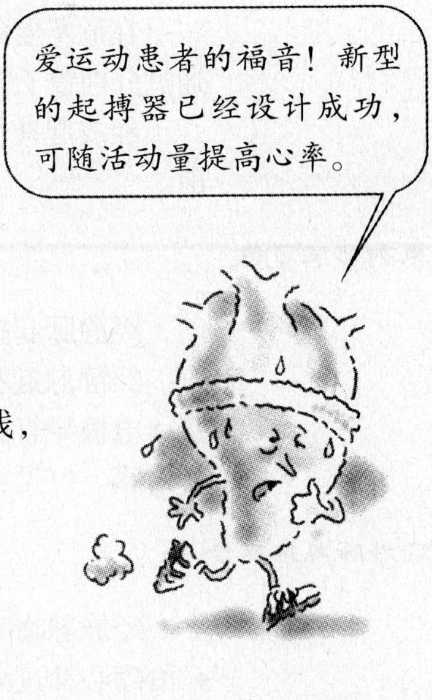
爱运动患者的福音！新型的起搏器已经设计成功，可随活动量提高心率。

护理内容

植入起搏器手术前后要对患者进行精心护理。手术过程中要保持高度责任心，包括监测心电图和保持无菌操作。

术前

- 向患者解释手术过程。
- 术前备皮范围在医生选定的一侧由腋窝至胸正中线，上至锁骨下到乳头。
- 建立静脉液路。
- 检查基本生命体征和常规心电图。
- 遵医嘱给予镇静剂。

术后

- 监测患者心电图，观察有无心律失常，并确保起搏器功能正常。
- 检查敷料，观察有无出血或感染的迹象。
- 根据相应的规程更换敷料。
- 术后最初 1h 内每隔 15min 检查一次生命体征和意识状态，此后 4h 内每小时一次，然后每 4h 一次。
- 给患者提供识别卡，记录起搏器的类型和制造商、序列号、起搏器设定心率、植入日期和医生姓名。

临时起搏器植入

临时起搏器通常在紧急情况下植入。临时起搏器包括一个电池驱动的体外脉冲发生器和导线或电极系统。

临时起搏器有三种类型：

☝ 经皮植入；

✌ 经静脉植入；

🤟 心外膜起搏。

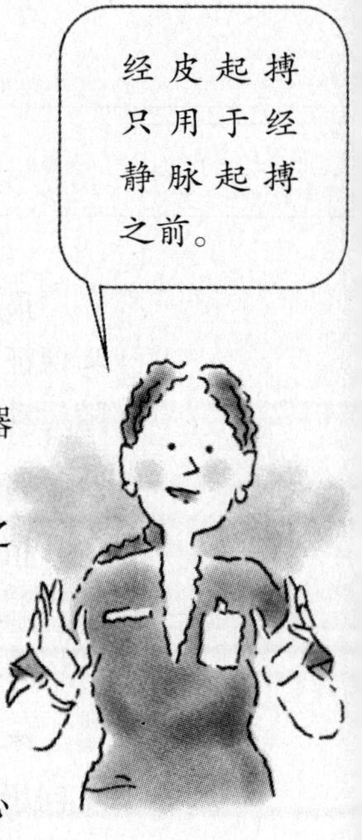

危急情况下的选择

在危及生命的情况下，经皮起搏是最好的选择。脉冲发生器通过分别置于患者胸部和背部的两个电极向心脏发放电脉冲。

经皮起搏快捷而有效，但只限用于医生进行经静脉起搏之前。

更加舒适可靠

经静脉起搏不但比经皮起搏感觉舒适，而且还更可靠。

经静脉起搏是将一根电极导管经静脉送入右心房或右心室。电极导管连接体外脉冲发生器，后者产生电脉冲直接刺激心内膜。（见：经静脉临时起搏器）

经静脉起搏基于

经静脉临时起搏的适应证包括：

- 治疗心动过缓；
- 存在快速性心律失常；

经静脉临时起搏器

经静脉起搏器提供更可靠的起搏。因为这种起搏器的导线通过大静脉植入心脏，所以患者感觉更舒适。

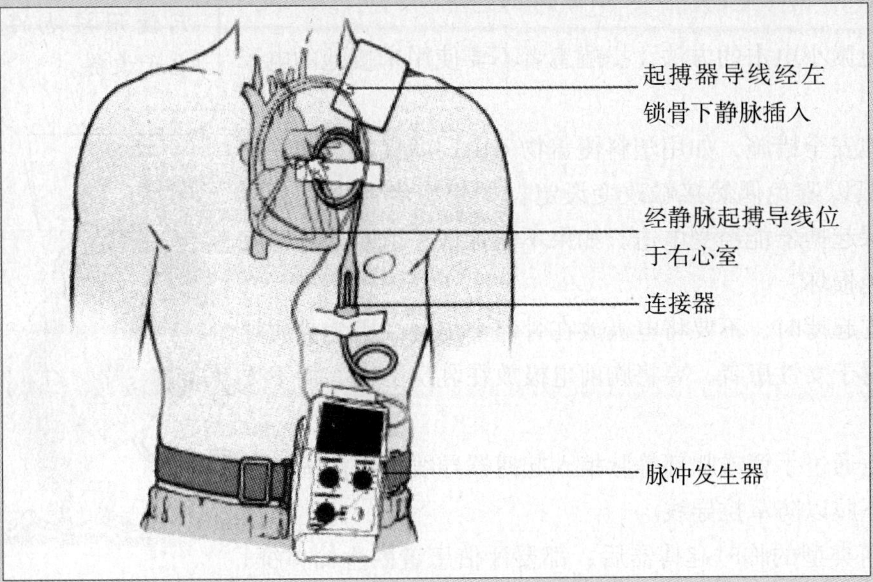

- 其他的传导系统病变。

经静脉起搏的目的是：

- 在突发完全性传导阻滞时提供备用起搏保证循环完整；
- 在发生症状性心动过缓时提高心率；
- 有时也用于控制室上性或室性心动过速。

起搏方式选择

在心脏手术中，医生可以由右室心外膜植入电极，如果需要房室顺序起搏，也可在右房心外膜植入电极。电极通过心外膜到胸壁。在需要临时起搏时就可以派上用场。这就是心外膜起搏。经静脉临时起搏也可使用同样的装置，但只用于手术后。

经静脉起搏的禁忌证

起搏治疗的禁忌证是电机械分离和室颤。

护理内容

- 讲授避免微小电击的方法，提醒患者不要使用未接地的电子设备。
- 采取其他安全措施，如用塑料覆盖物（由厂商提供）盖住起搏器控制板以避免偶然接触改变设定。如果患者需要紧急除颤，要确保起搏器能经受电击。如果不能保证，就断开脉冲发生器以避免损坏。
- 使用经皮起搏时，不要将电极放在骨骼突出处，因为骨质导电性差。对于女性患者，要将胸前电极放在乳房下面，而不要放在膈上。
- 如果医生通过手臂或腿部静脉植入起搏器导线，则需固定患者上肢或下肢以防牵拉导线。
- 植入任何类型的临时起搏器后，都要评估患者的生命体征、皮肤颜色、意识水平和外周动脉搏动，以判断起搏心律的疗效。行 12 导联心电图作为基本参考，每天检查心电图，或在出现临床病情变化时随时复查。另外，如果可以的话，在起搏器手术前、手术中和手术后、改变起搏器设定参数时以及患者因起搏器引起并发症接受治疗时都要查心电图。
- 持续监测心电图，注意夺获、感知功能、心率、自身心率以及起搏心率和自身心率的竞争。
- 记录起搏器植入的日期和时间、起搏器类型、植入原因和患者反应。记录起搏器设定。记录任何并发症和采取的处理措施。
- 如患者心外膜起搏导线无移位，清洁穿刺点并每日更换敷料。同时观察植入部位是否有感染征象。床旁随时准备临时起搏器以备必要时起搏。

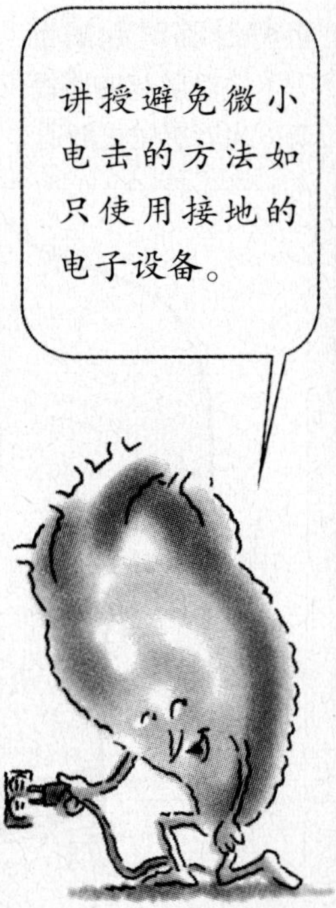

疾病

常见的心血管疾病包括急性冠脉综合征、动脉瘤、心律失常、心脏压塞、心源性休克、心肌病、心力衰竭、高血压危象、心包炎和心脏瓣膜病。

急性冠脉综合征

急性冠脉综合征患者有一定程度的冠状动脉阻塞。根据阻塞程度将急性冠脉综合征分为：

- 不稳定型心绞痛；
- 非 ST 段抬高型心肌梗死（NSTEMI）；
- ST 段抬高型心肌梗死（STEMI）。

斑块部位

任何急性冠脉综合征均始于斑块（一种不稳定的富含液体的物质）破裂或侵蚀。斑块破裂导致血小板聚集、纤维斑块形成和凝血酶激活。

病因

具有某些危险因素的患者更易于发展为急性冠脉综合征。这些因素包括：

- 心脏病的家族史；
- 肥胖；
- 吸烟；
- 高脂、高碳水化合物饮食；
- 久坐的生活方式；
- 绝经；
- 压力；
- 糖尿病；
- 高血压；
- 高脂血症。

发病机制

当血栓进展阻塞血流时最易发生急性冠脉综合征（早期斑块不一定阻塞血流）。结果，心肌的氧供需失衡。

程度和持续时间

阻塞的程度和持续时间不同决定了梗死类型的不同：

- 如果患者患有不稳定型心绞痛，则为血栓部分阻塞冠状动脉。血栓成分为血小板。某些心肌梗死中，部分阻塞的血管可能形成远端微血栓从而引起坏死。
- 如小血管闭塞，则患者发生心肌梗死的风险高，可能进展为非 ST 段抬高型心肌梗死。通常仅心内膜受累。
- ST 段抬高型心肌梗死是由于通过一条冠状动脉的血流减少从而导致心肌缺血、损伤和坏死。损伤可累及心肌全层。

女性患者的不典型胸痛

女性冠心病患者可能有典型的胸痛，但更常见不典型胸痛、模糊的胸痛或没有胸痛。她们比男性更多见牙痛、上肢痛、肩痛、下颌痛、颈痛、咽喉痛、后背痛、乳腺痛或胃痛。

临床表现

典型的心绞痛患者可出现：

- 烧灼感；
- 压迫感；
- 胸骨后或心前区压榨感并放散至左臂、颈部、下颌或肩胛区。

女性患者胸痛特点

有些患者可出现不典型胸痛，更常见于女性。（见：女性患者的不典型胸痛）

发病情况

心绞痛常于体力活动后发作，但也可见于情绪激动、受凉或饱餐后，服硝酸甘油和休息可缓解，较急性心肌梗死的疼痛程度轻、持续时间短。

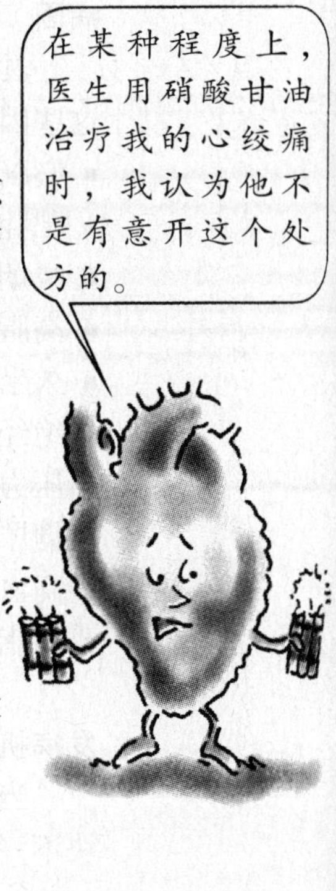

四种形式

心绞痛主要有四种形式：

1. 稳定型——疼痛频率和持续时间可以预见，服硝酸甘油和休息可缓解。
2. 不稳定型——疼痛加重，易于诱发。
3. 普林兹迈托（Prinzmetal's）或变异型——不可预见的冠状动脉痉挛引起的疼痛。
4. 微血管型（X 综合征）——冠脉正常患者血管扩张储备下降，出现类似心绞痛的疼痛。

心肌梗死的疼痛

心肌梗死患者出现剧烈、持续胸痛，休息或服用硝酸甘油不能缓解。患者可诉疼痛为挤压或紧压感。常为胸骨后疼痛，但可向左臂、颈部、下颌或肩胛放散。

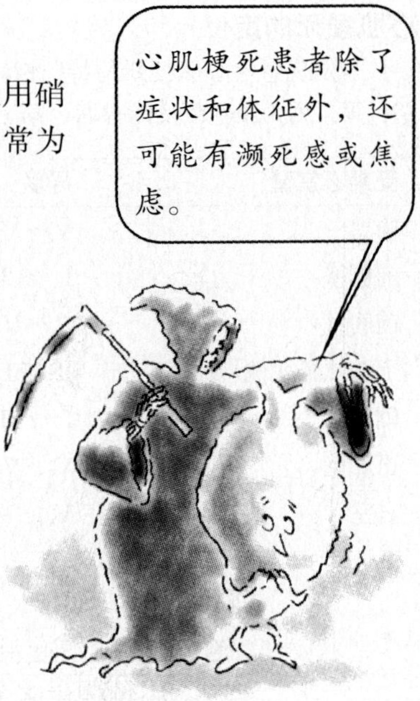
心肌梗死患者除了症状和体征外，还可能有濒死感或焦虑。

其他症状

心肌梗死的其他症状和体征包括：

- 濒死感；
- 乏力；
- 恶心和呕吐；
- 气短；
- 四肢冰冷；
- 出汗；
- 焦虑；
- 低血压或高血压；
- 心尖搏动明显；
- 心音低钝。

辅助检查

下列检查用于诊断 CAD：

- 心绞痛发作时心电图可显示心肌缺血。心梗后的最初几小时连续 12 导联心电图可能正常或不能提供诊断依据。异常情况包括：NSTEMI 的相关导联 ST 段下降，STEMI 出现 ST 段抬高和异常 Q 波，表示瘢痕和坏死。（见：心肌梗死的定位）。
- 冠脉血管造影术可显示冠状动脉狭窄或闭塞、侧支循环和狭窄远端动脉情况。
- 踏车运动后的铊-201 心肌灌注显像可显示心肌缺血部位，表现为“无放射性”。
- 心肌梗死者的心脏标志物化验示肌酸激酶（CK），尤其是肌酸激酶同工酶（CK-MB）（心肌内的 CK 成分）、肌钙蛋白 T 和 I、肌红蛋白和缺血修饰白蛋白升高。
- C 反应蛋白（CRP）有助于评价心脏病的危险性。胸痛患者 CRP 升高则冠心病危险增加。PLAC 测定是一项新型的检查，也可以鉴别冠心病的高危患者。
- 超声心动图可显示 STEMI 患者心室壁运动障碍。

心肌梗死的定位

当发现急性心肌梗死的特征性心电图导联变化时，可以用下表判断心肌梗死的部位。第一列为受累的心室壁，第二列为发生改变的导联，第三列是相关闭塞动脉，第四列是镜像导联。

受累心室壁	导联	相关动脉	镜像导联
前壁	V_2～V_4	左冠前降支（LAD）	II、III、aVF
前侧壁	I、aVL、V_3～V_6	前降支、回旋支	II、III、aVF
前间壁	V_1～V_4	前降支	无
下壁（膈肌侧）	II、III、aVF	右冠状动脉	I、aVL
侧壁	I、aVL、V_5、V_6	回旋支、左冠状动脉分支	II、III、aVF
正后壁	V_8、V_9	右冠状动脉、回旋支	V_1～V_4
右室	V_{4R}、V_{5R}、V_{6R}	右冠状动脉	无

治疗

心绞痛患者的治疗目标是降低心肌需氧并增加供氧量。

心绞痛可以采用以下治疗：

- 硝酸酯类药物可以降低心肌耗氧量。
- β 受体阻滞剂可以减少心脏作功并降低心肌需氧量。
- 如果心绞痛是由冠脉痉挛引起的，可以使用钙通道阻滞剂。
- 抗血小板药物可以减少血小板聚集，并降低冠脉闭塞的危险。
- 降血脂药物可降低升高的胆固醇或甘油三酯。
- 闭塞性病变需要行 CABG 或 PTCA 术。其他可选择的治疗包括激光血管成形术、微创外科手术、经皮血管内斑块旋切术或支架置入术。

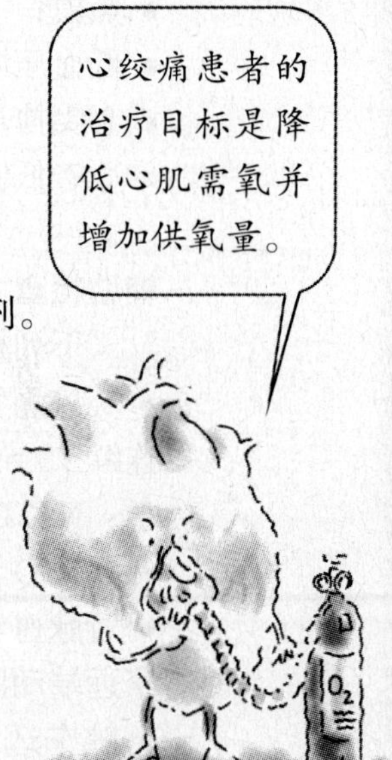

心肌梗死的治疗

心肌梗死的治疗目标是缓解胸痛、稳定心律失常、重建冠状动脉、保护心肌组织和减少心脏负荷。

以下是一些治疗方法：

- 心梗发病 6h 内可以进行溶栓治疗（除非有禁忌证）。溶栓药物包括链激酶、阿替普酶或瑞替普酶。
- PTCA 和支架置入术可用于打开闭塞或狭窄的血管。

● 吸氧可增加血氧浓度。

● 可舌下含服硝酸甘油以缓解胸痛，除非收缩压低于 90mmHg 或心率低于 50 次 / 分或高于 100 次 / 分。

心脏疼痛

● 可用吗啡止痛，因为疼痛可刺激交感神经系统，导致心率增快和血管收缩。

● 服用阿司匹林和抗血小板药物可抑制血小板聚集。

● 应用组织纤维蛋白溶酶原激活剂的患者静脉使用肝素可以增加病变冠脉开放的机会。

● 利多卡因、经皮起搏（或经静脉起搏）、电除颤或肾上腺素可用于出现心律失常的患者。

● 发病初 12h 限制体力活动以降低心脏负荷，进而限制坏死区域。

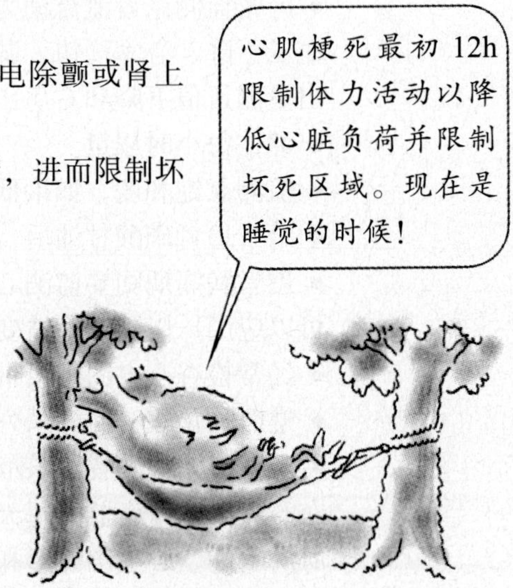

● 没有低血压、心动过缓或明显心动过速的患者可静点硝酸甘油 12～48h，以降低前后负荷并缓解胸痛。

● 血小板膜糖蛋白 IIb/IIIa 受体拮抗剂（如阿昔单抗）用于持续不稳定型心绞痛、急性胸痛或心脏有创手术后的患者，以减少血小板聚集。

● 心肌梗死急性期可早期静脉应用 β 受体阻滞剂，随后改为口服，以降低心率和心肌收缩力，降低心肌需氧量。

● 血管紧张素转换酶抑制剂用于合并 ST 段抬高或左束支传导阻滞的急性心梗患者，可降低前后负荷并防止心室重构。

● 激光血管成形术、经皮血管内斑块旋切术或支架置入术有可能使用。

● 降脂药物用于 LDL 和胆固醇升高的患者。

护理措施

● 心绞痛发病期间，要监测血压和心率。服用硝酸甘油或其他

硝酸酯类药物之前要记录心电图。记录疼痛的持续时间、缓解疼痛所用药物的剂量以及伴随症状。

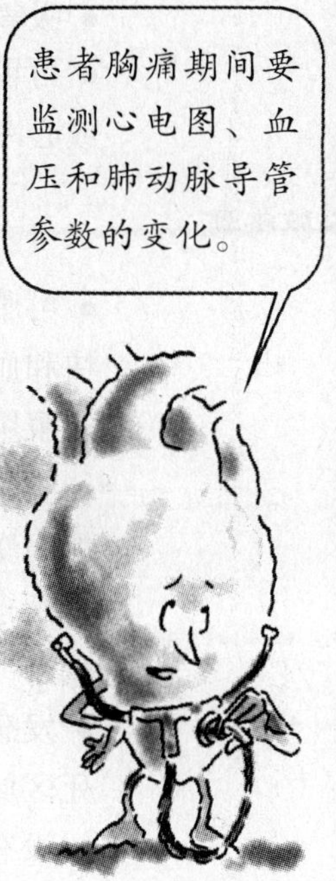

冠心病监护室、心电图和其他

- 将患者收入冠心病监护室后，监测并记录心电图、血压、体温、心音和呼吸音。另外，要记录胸痛的严重程度、部位、类型和持续时间。
- 患者发作急性胸痛的时候做 12 导联心电图，并检查心率和血压。
- 严密监测患者血流动力学状态。警惕心输出量下降的表现如血压下降、心率增快、肺动脉压升高、肺动脉楔压升高、心输出量测量值下降和右房压下降。
- 评估每小时尿量。
- 监测氧饱和度，如果低于 90%要报告医生。
- 给予患者硝酸甘油后，特别是首次给予后要测量血压。
- 患者胸痛期间要监测心电图、血压和肺动脉导管参数（如果可以应用）以判断病情变化。
- 经常检查心电图记录带，以发现心率变化和心律改变。
- 遵医嘱化验心肌酶系列。
- 观察有无湿啰音、咳嗽、气促和水肿表现，这提示即将出现左心衰竭。严密监测每天的体重变化、出入量、呼吸频率、心肌酶水平、心电图波形和血压变化。听诊有无第三心音或第四心音奔马律。
- 遵医嘱准备进行再灌注治疗。
- 遵医嘱给予并逐渐增加药量。避免肌肉注射，静脉输液能更快地缓解症状。

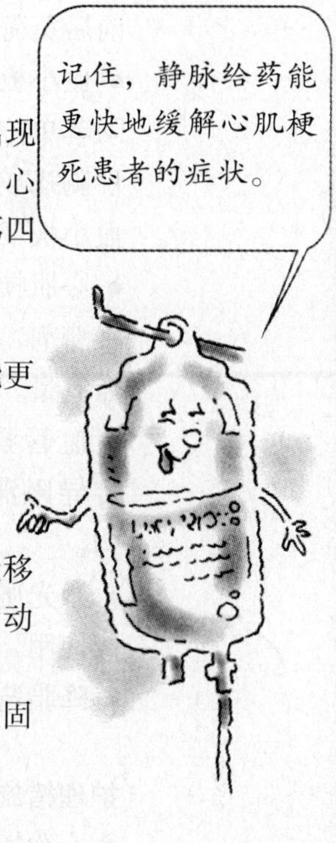
记住，静脉给药能更快地缓解心肌梗死患者的症状。

我需要突破

- 在患者休息期间安排好护理和适当的活动。如果患者不能移动，要勤翻身并使用间歇加压设备。据患者体力逐渐增加活动量。
- 给予清淡流食直到恶心好转。按预期可能的医嘱给予低胆固醇、低盐和无咖啡因的饮食。
- 给予软便剂以防排便期间用力过度。

主动脉瘤

主动脉瘤是指薄弱的主动脉壁局限性的外凸或异常的膨胀。典型的主动脉瘤发生在肾动脉和髂动脉之间，但腹主动脉、胸主动脉或降主动脉也会受累。

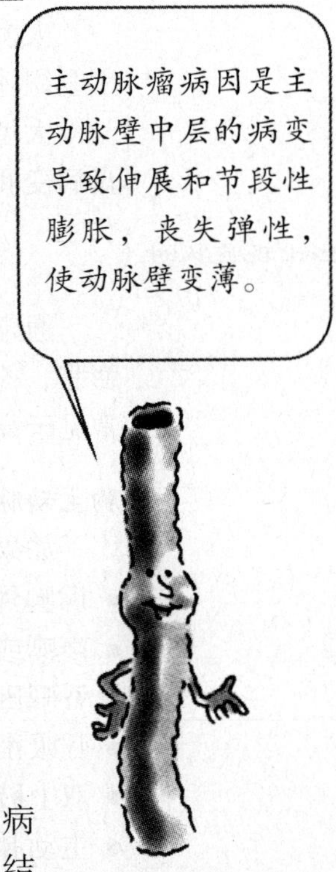

病因

主动脉瘤的确切病因尚不知晓，但有几个条件是发生该病的危险因素，包括：

- 年龄增长；
- 高血压病史；
- 吸烟；
- 动脉粥样硬化；
- 糖尿病；
- 创伤。

发病机制

主动脉瘤源自主动脉壁中层（也叫中膜或中间层）的病变。一旦血管中层的弹力纤维和胶原蛋白受损，就会出现，结果导致中层丧失弹性并断裂。平滑肌细胞丧失，血管壁变薄。

越来越薄

变薄的血管壁内的钙化和动脉粥样硬化斑块使血管壁变脆。随着年龄增长，血管壁弹性下降，使血管更加脆弱。如果有高血压和血流缓慢，就会造成局部缺血和血管脆弱性加重。

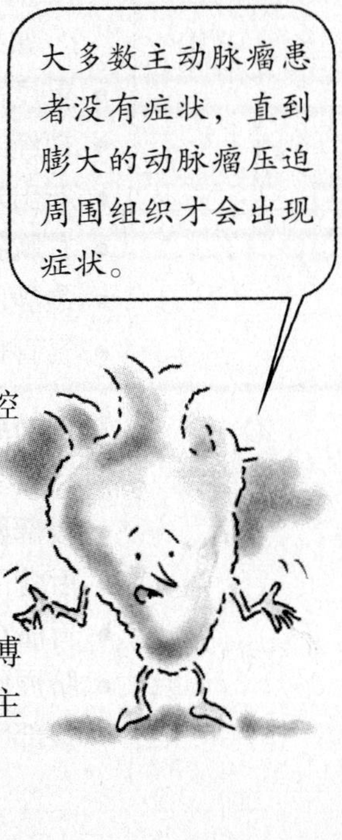

粗大的血管，缓慢的血流

一旦主动脉瘤加重，动脉壁侧面压力就会增加，使血管腔更粗大，血流更缓慢。随着时间的流逝，机械性因素会使动脉瘤继续延伸。

血液的压力

血流动力学因素也有一定作用，可对薄弱的血管壁施加搏动性压力，并压迫给动脉壁供给养分的小血管。可导致发生主动脉瘤的血管变得弯曲和扭转。

临床表现

大多数主动脉瘤患者没有症状，直到膨大的动脉瘤压迫周围组织才会出现症状。

大型的主动脉瘤可能出现类似心肌梗死、肾结石、腰椎间盘病变和十二指肠痉挛的症状和体征。

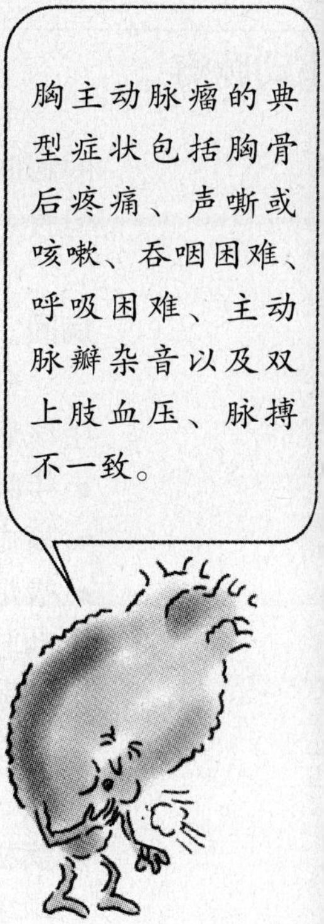
胸主动脉瘤的典型症状包括胸骨后疼痛、声嘶或咳嗽、吞咽困难、呼吸困难、主动脉瓣杂音以及双上肢血压、脉搏不一致。

当出现症状时

通常当患者出现症状的时候，往往是因为主动脉瘤破裂、膨胀、栓塞、血栓形成或瘤体压迫周围组织所致。动脉瘤破裂常见于高血压或瘤体大于 6cm 的患者。

胸主动脉瘤

如果怀疑患者有胸主动脉瘤，要评估有无以下症状：

- 诉胸骨后疼痛，并可能向颈部、背部、腹部或肩部放散
- 声嘶或咳嗽；
- 吞咽困难；
- 呼吸困难；
- 双上肢血压、脉搏不一致；
- 主动脉瓣关闭不全的杂音。

急性膨胀

如果胸主动脉瘤出现急性膨胀，要评估有无以下症状：

- 重度高血压；
- 神经系统改变；
- 新出现主动脉瓣关闭不全的杂音；
- 右胸锁区抬高；
- 颈静脉充盈；
- 气管偏斜。

腹主动脉瘤

腹主动脉瘤患者可能会有以下症状：

- 腹部隐痛；
- 后背下方疼痛，与活动无关；
- 胃胀或腹胀；
- 脐周触及搏动性包块（如果患者并不算肥胖）；
- 腹部听诊可闻及主动脉收缩期杂音；

- 低血压（合并动脉瘤破裂）。

辅助检查

没有特异性的实验室检查确诊主动脉瘤，但以下检查有助于诊断：

- 如果主动脉瘤发生出血，可以出现白细胞增多和血红蛋白、血细胞比容下降。

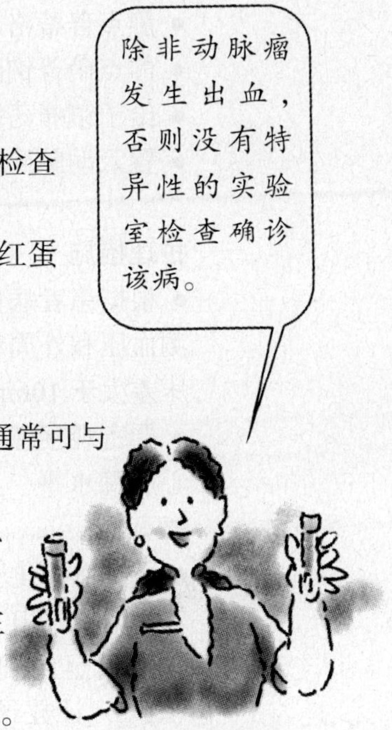
除非动脉瘤发生出血，否则没有特异性的实验室检查确诊该病。

经食管超声心动图

- 经食管超声心动图（TEE）可以发现胸主动脉瘤。通常可与多普勒血流监测合用以提供有关血流的信息。
- 腹部超声和超声心动图能用于判断动脉瘤的大小、形态和位置。
- 胸腹部正侧位 X 线平片可判断主动脉是否钙化和主动脉宽度。
- CT、MRI 能显示动脉瘤的大小和对周围器官的影响。
- 连续 6 个月多次复查超声可显示动脉瘤的生长情况。
- 心电图没有心肌梗死的表现。
- 主动脉造影用于判断动脉瘤的大小并显示内脏血管。

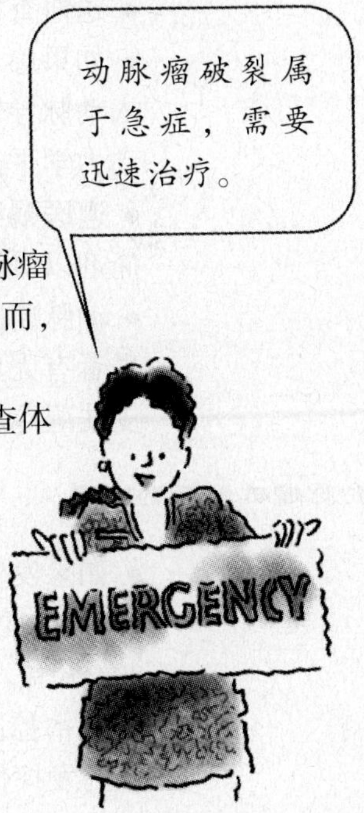
动脉瘤破裂属于急症，需要迅速治疗。
EMERGENCY

治疗

动脉瘤的治疗包括外科手术和适当的药物治疗。主动脉瘤通常需要被切除，代之以移植血管或人工特氟隆血管。然而，还要记住以下几点：

- 如果动脉瘤很小，而且没有症状，可以推迟手术，定期查体并做超声以监测其进展。
- 大的或有症状的动脉瘤有破裂的风险，需要立即修补。
- 腹主动脉瘤的患者可接受血管内移植术。该手术可在局部麻醉下进行，是损伤很小的有创操作，可以修补主动脉壁以防止动脉瘤延伸或破裂。
- 可以使用药物降压、缓解焦虑并止痛。

对破裂作出迅速反应

动脉瘤破裂属于急症，需要迅速治疗，包括：

- 补充体液和血液复苏治疗。

- 静点普萘洛尔以降低心肌收缩力。
- 静点硝普钠降低血压，收缩压维持在 90～100mmHg 水平。
- 给予镇痛药缓解疼痛。
- 置入动脉导管并保留尿管以监测患者术前情况。

护理措施

- 根据患者病情，每 2～4h 或更频繁地评估患者生命体征。监测血压和外周动脉搏动，并比较双侧是否一致。如果双侧收缩压差大于 10mmHg，要立即通知医生。
- 严密观察患者心血管系统状态，包括心率、心律、心电图和心肌酶水平。如果动脉瘤破裂累及冠状动脉，会发生心肌梗死。
- 采集血样化验尿素氮、肌酐和电解质以评估肾功能。根据患者病情统计出入量，必要时每小时一次。
- 监测全血细胞计数包括血红蛋白、血细胞比容和红细胞（RBC）计数寻找失血的证据。
- 送血查血型和交叉配血，以备患者输血之需。
- 如果患者病情危急，遵医嘱查血气分析并监测患者心律。置入动脉导管以持续监测血压变化，置入肺动脉导管以评估血流动力学平衡。
- 遵医嘱给予患者药物以防止动脉瘤进展。如果必要可给予镇痛剂以缓解疼痛。
- 动脉瘤破裂可迅速致命，观察患者有无相应表现。严密观察患者有无急性失血的表现：血压下降、脉率和呼吸频率增快、皮肤湿冷、坐立不安和意识水平下降。

动脉瘤破裂后的治疗

- 如果发生动脉瘤破裂，要插入一根大内径的静脉输液管进行补液，并遵医嘱静点硝普钠，通常将 MAP 控制在 70～80mmHg。还要遵医嘱静点普萘洛尔（可降低左室射血速度）将心率控制在 60～80 次 / 分。每 4～6h 增加一次剂量直到口服药发挥作用。
- 如患者疼痛剧烈，可遵医嘱静脉注射吗啡。
- 为患者进行急诊手术的准备。

手术后

- 给予硝普钠或硝酸甘油并逐渐加量，将血压维持在正常状态。
- 给予镇痛剂缓解疼痛。
- 给予抗凝药物如肝素以防止血栓形成。
- 持续监测心电图观察变化。至少每 4h 评估 1 次患者的血流动力学状态。患者有可能出现 CVP、PAP 和 PAWP 的下降。
- 遵医嘱给予静点液体。
- 观察患者有无出血表现如低血压和血红蛋白、血细胞比容的下降。
- 采取措施严格保持呼吸道卫生，如吸痰、胸部理疗和深呼吸。
- 监测每小时尿量。
- 保持胃管通畅以确保胃肠减压。
- 连续查四肢多普勒以评估血管修复是否充分以及是否存在血栓。
- 观察有无动脉供血不足的表现，比如疼痛、感觉异常、苍白、无脉、麻木和变凉。

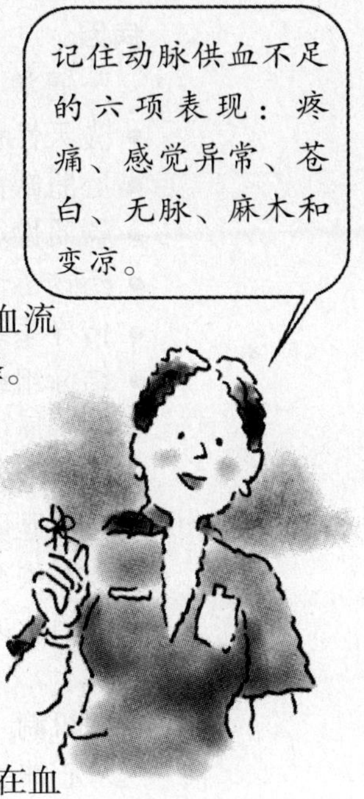

心律失常

心律失常是指异常的心电传导和自律性使心率和心律发生改变。

无症状到严重

心律失常的严重程度不同，从轻的、无症状和不需要治疗的（如窦性心律不齐使心率随呼吸而升降）到严重的室颤都有，而后者需要立即进行复苏治疗。

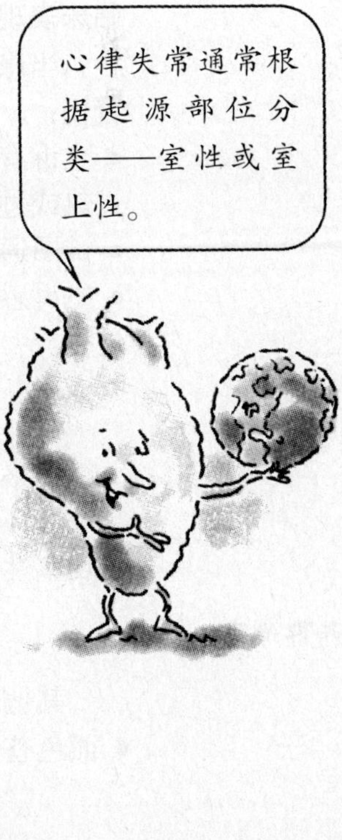

根据起源和影响分类

心律失常通常根据其起源部位（室性或室上性）分类。其对心输出量和血压的影响（起源点的不同是其中部分原因）可据临床表现判断。致命性的心律失常如室速和室颤是心源性猝死的主要原因。

病因

通常心律失常的原因包括：
- 先天性疾病；
- 心肌缺血或心肌梗死；
- 器质性心脏病；
- 药物毒性；
- 传导系统退行性变；
- 结缔组织疾病；
- 电解质失衡；
- 细胞缺氧；
- 心肌肥厚；
- 酸碱失衡；
- 情绪压力。

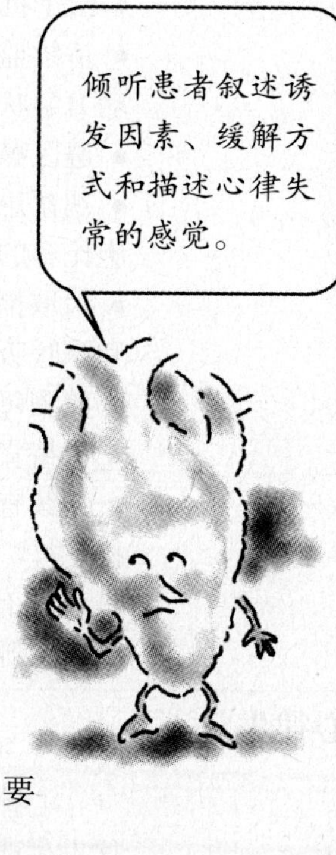
倾听患者叙述诱发因素、缓解方式和描述心律失常的感觉。

发病机制

心律失常原因可能为：
- 自律性增强或减弱；
- 传导途径改变；
- 传导异常。

临床表现

当患者有心律失常的主诉或曾接受抗心律失常治疗时，要警惕：
- 主诉有诱发因素如劳累、吸烟、睡眠障碍、情绪压力、环境过热或过冷、摄入咖啡因、位置改变或近期患病。
- 试图通过咳嗽、休息、服药或深呼吸缓解症状。
- 主诉感到心律变化，如心悸、心律不齐、漏搏、心动过速或过缓。

程度

体格检查结果随心律失常和血流动力学受损程度而异。

循环衰竭伴脉搏、呼吸停止表现为心搏停止、室颤，有时出现室性心动过速。

其他表现

其他表现包括：
- 面色苍白；

- 四肢湿冷；
- 尿量减少；
- 呼吸困难；
- 低血压；
- 乏力；
- 胸痛；
- 眩晕；
- 晕厥；
- 焦虑；
- 疲劳；
- 可闻及 S_3。

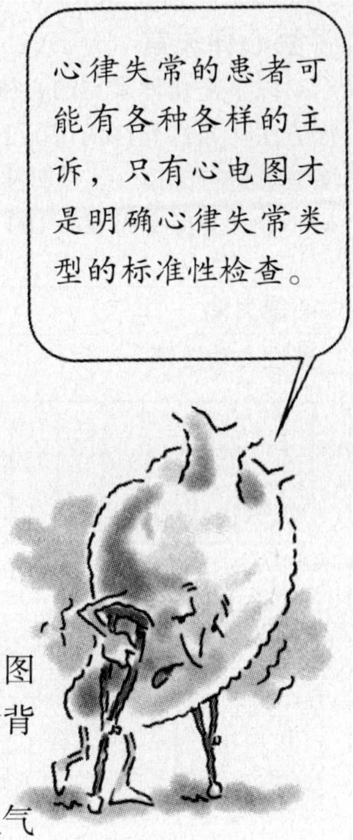
心律失常的患者可能有各种各样的主诉，只有心电图才是明确心律失常类型的标准性检查。

辅助检查

- 12 导联心电图是确诊心律失常的标准检查。15 导联心电图（附加导联置于右胸部）或 18 导联心电图（附加导联置于后背部）可明确患者右室或左室后壁情况（见：了解心律失常）。
- 实验室检查可发现电解质紊乱、低氧或酸碱失衡（动脉血气分析）或药物毒性所致的心律失常。
- 运动试验可发现运动导致的心律失常。
- 电生理检查可揭示心律失常发生机制及旁道位置，并评估抗心律失常药物的疗效。

治疗

治疗目标是恢复窦房结起搏功能，将心室率提高或降低至正常，恢复房室同步性并维持正常窦性节律。

纠正异常节律的治疗包括：

- 抗心律失常药物；
- 电复律和电除颤；
- Valsalva 动作；
- 植入临时或永久性起搏器以维持心率；
- 如有指征，植入埋藏式心脏复律除颤器（ICD）；
- 手术切除或冰冻治疗异位起搏点预防心律失常复发；
- 治疗原发病，如纠正低氧血症。

了解心律失常

以下是几种常见的心律失常及其特征、病因及治疗方法。条件允许的情况下将正常心电图与下列心电图波形进行比较。正常窦性节律包括：

- 心室和心房率为 60～100 次 / 分
- QRS 波群和 P 波规则、一致
- PR 间期为 0.12～0.20 秒
- QRS 波群时限<0.12 秒
- 心房率＝心室率，PR 间期恒定

心律失常	特征
窦性心动过速 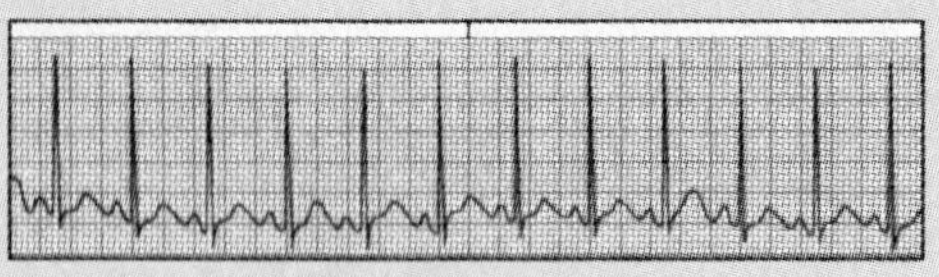	● 心房心室节律规则 ● 心率 >100 次 / 分，>160 次 / 分少见 ● 每个 QRS 波群前均有正常 P 波
窦性心动过缓 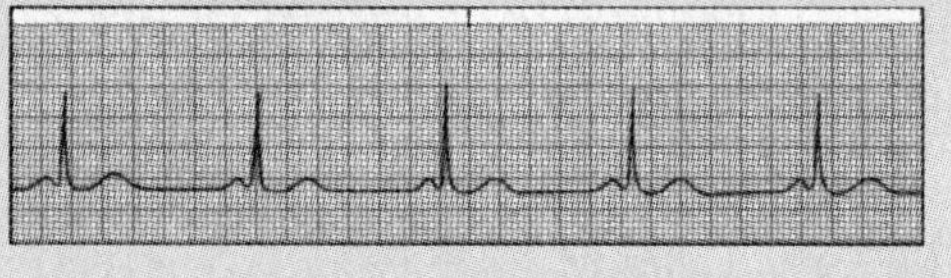	● 心房律、心室律规则 ● 心率 <60 次 / 分 ● 每个 QRS 波群前均有正常 P 波
阵发性室上性心动过速 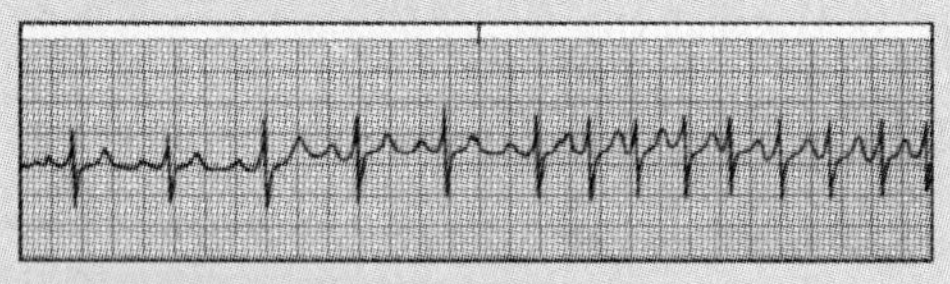	● 心房律、心室律规则 ● 心率 >160 次 / 分，>250 次 / 分少见 ● P 波规则但异常，很难与之前 T 波区别 ● 每个 QRS 波群前均有 P 波 ● 突发突止
心房扑动 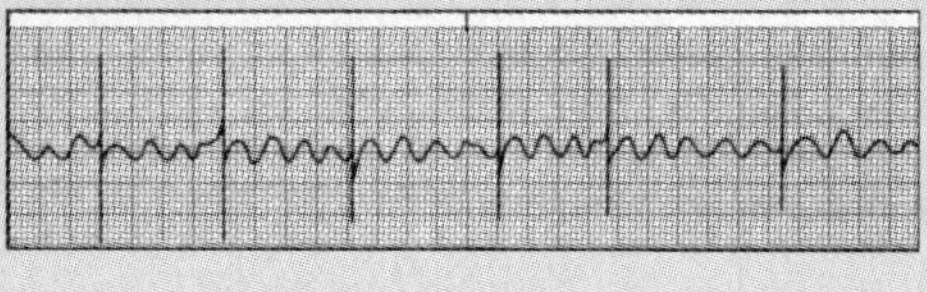	● 心房律规则，频率为 250～400 次 / 分 ● 心室律不规则，取决于房室阻滞程度（常为 60～100 次 / 分） ● P 波缺失，心房活动表现为扑动波（F 波）；II 导联常见锯齿样波 ● QRS 波群形态一致，但节律不规则

病因	治疗
● 人体对发热、运动、焦虑、疼痛、脱水的正常生理反应；也可能伴有休克、左心衰竭、心脏压塞、甲状腺功能亢进、贫血、低血容量、肺栓塞和前壁心肌梗死 ● 也见于服用阿托品、肾上腺素、异丙肾上腺素、奎尼丁、咖啡因、酒精、可卡因、苯丙胺、尼古丁的患者	● 纠正原发病 ● 应用 β 受体阻滞剂或钙通道阻滞剂
● 正常心脏，如运动员或睡眠状态下 ● 颅内压增高、迷走神经兴奋、呕吐、病态窦房结综合征、甲状腺功能减退、下壁心肌梗死和低体温 ● 应用钙通道阻滞剂、β 受体阻滞剂、地高辛和吗啡	● 纠正原发病 ● 出现心输出量低、头晕、乏力、神志改变或低血压时，高级心脏生命支持治疗（ACLS）方案是给予阿托品兴奋起搏点 ● 植入临时或永久起搏器 ● 给予多巴胺或肾上腺素
● 应激、缺氧、低钾、心肌病、心肌梗死、心脏瓣膜病、预激综合征、肺源性心脏病、甲亢、焦虑和风湿性心脏病 ● 还可见于地高辛中毒、应用咖啡、大麻或中枢神经兴奋剂、尼古丁或酒精	● 如患者病情不稳定，立即给予心脏复律 ● 如患者病情稳定，可刺激迷走神经、Valsalva 动作、颈动脉按摩或应用腺苷 ● 心脏复律后应用钙通道阻滞剂或 β 受体阻滞剂
● 心力衰竭、三尖瓣或二尖瓣病变、肺栓塞、肺源性心脏病、心包炎和甲状腺功能亢进 ● 地高辛中毒或饮酒	● 如患者病情不稳定，心室率＞150 次 / 分，进行紧急心脏复律 ● 如患者病情稳定，根据 ACLS 方案行心脏复律及药物治疗，药物包括钙通道阻滞剂、β 受体阻滞剂、胺碘酮或地高辛 ● 有必要进行抗凝治疗 ● 行射频消融术控制心律

（待续）

了解心律失常（续上表）

心律失常	特征
心房颤动 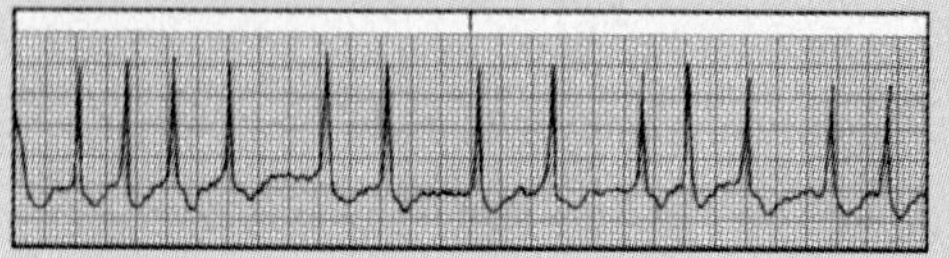	• 心房律极不规则，>400 次 / 分 • 心室律极不规则 • QRS 波群形态、时限一致 • PR 间期难以识别 • 无 P 波，心房活动无规律，基线出现颤动波（f 波）
交界区性心律 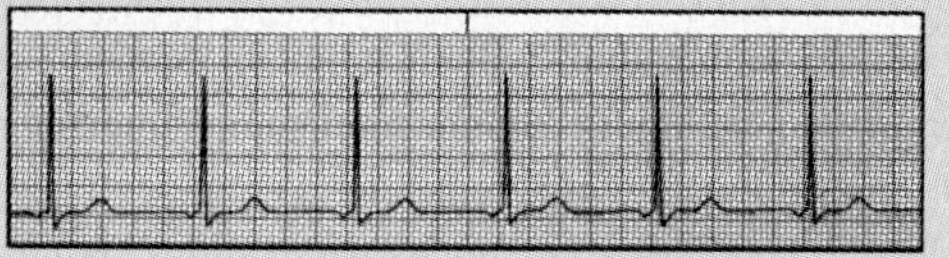	• 心房、心室律规则；心房率 40～60 次 / 分；心室率常为 40～60 次 / 分（60～100 次 / 分常为加速性交界区性心律） • P 波可位于 QRS 波群之前、之后或隐匿其中（缺失）；如可见，常为倒置 • PR 间期＜0.12s（如存在） • QRS 波群形态、时限正常，异常传导除外
Ⅰ度房室传导阻滞 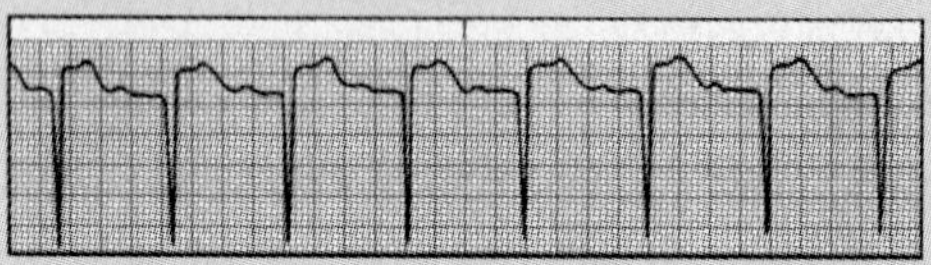	• 心房、心室律规则 • PR 间期＞0.20s • P 波位于 QRS 波群之前 • QRS 波群正常
Ⅱ度房室传导阻滞莫氏Ⅰ型（文氏） 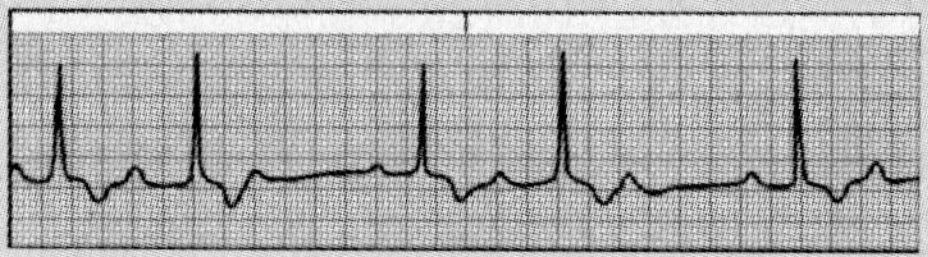	• 心房律规则 • 心室律不规则 • 心房率大于心室率 • PR 间期逐渐延长直至 QRS 波群脱落（漏搏）；PR 间期漏搏后缩短
Ⅱ度房室传导阻滞莫氏Ⅱ型 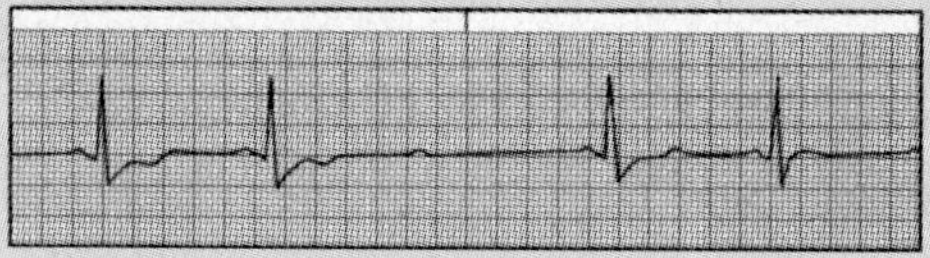	• 心房律规则 • 心室律规则或不规则，随阻滞程度变化 • PR 间期固定 • P 波大小形成正常，但其后可无 QRS 波群

病因	治疗
● 心力衰竭、慢性阻塞性肺疾病、甲状腺毒症、缩窄性心包炎、缺血性心脏病、肺栓塞、高血压、二尖瓣狭窄、心房刺激、冠状动脉旁路移植术后或瓣膜置换术后并发症 ● 也可见于服用硝苯地平、地高辛的患者或饮酒者	● 如果患者病情不稳定，心室率 >150 次 / 分，紧急行电复律 ● 如果患者病情平稳，遵循 ACLS 方案及药物治疗，包括钙通道阻滞剂、β 受体阻滞剂、胺碘酮或地高辛 ● 可能有必要抗凝治疗 ● 对于无法用药物控制的难治性房颤患者行射频消融术
● 心肌梗死或缺血、缺氧、迷走神经刺激和病态窦房结综合征 ● 瓣膜手术 ● 也可见于地高辛中毒	● 纠正原发病 ● 用阿托品治疗有症状的心动过缓 ● 药物无效患者植入起搏器 ● 病情允许可停用地高辛
● 可见于健康人 ● 心肌梗死或心肌缺血、高钾血症、冠状动脉旁路移植术或瓣膜置换术后并发症 ● 也可见于地高辛中毒，应用 β 受体阻滞剂、钙通道阻滞剂或胺碘酮	● 纠正原发病 ● 如果心动过缓出现严重症状，应用阿托品 ● 谨慎应用地高辛、钙通道阻滞剂和 β 受体阻滞剂
● 下壁心肌梗死、心脏手术、传导系统疾病和迷走神经刺激 ● 也见于地高辛中毒，应用 β 受体阻滞剂和钙通道阻滞剂	● 治疗原发病 ● 用临时起搏器治疗有症状的心动过缓（阿托品常常无效） ● 病情允许可停用地高辛
● 严重的冠心病、前壁心肌梗死和急性心肌炎、高血压、传导系统疾病和心脏手术后的并发症	● 植入临时或永久性起搏器 ● 有症状的心动过缓应用多巴胺或肾上腺素（阿托品常常无效）

（待续）

了解心律失常（续上表）

心律失常	特征
III 度房室传导阻滞（完全阻滞） 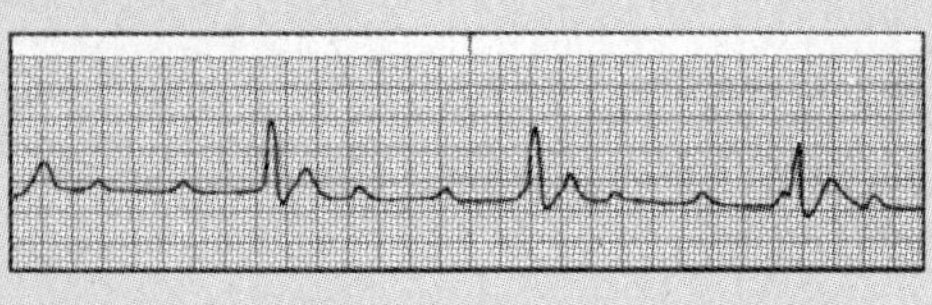	● 心房律规则 ● 心室律规则，但心室率＜心房率 ● P 波和 QRS 波群无相关性 ● PR 间期不恒定 ● QRS 波群间期正常（交界区起搏点）或宽大畸形（心室起搏点）
● 室性早搏（PVC） 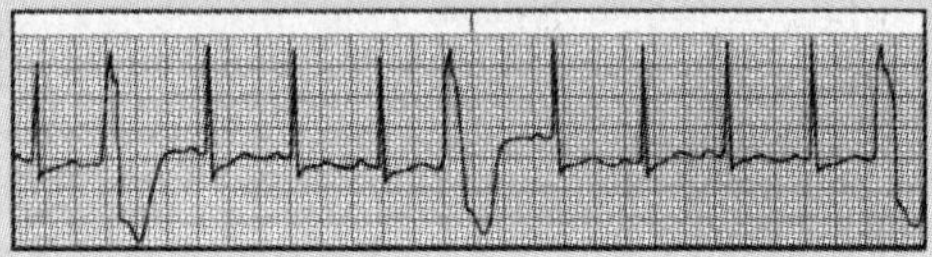	● 心房律规则 ● 心室律不规则 ● QRS 波群提前出现，其后有一完全代偿间歇 ● QRS 波群增宽或变形，常＞0.12s ● 提前出现的 QRS 波群可单独、成对或三个一起出现，与正常波群交替出现；一个或多个起源 ● 成串、多源性常预示着 R-on-T 现象
室性心动过速 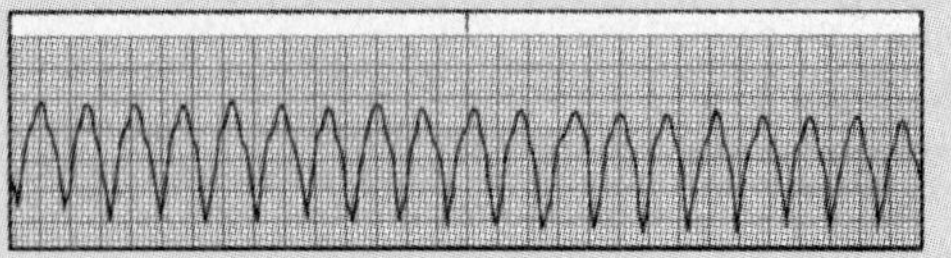	● 心室率 100～220 次 / 分，节律规则 ● QRS 波群变宽、畸形，P 波孤立 ● P 波无法识别 ● 突发突止
心室颤动 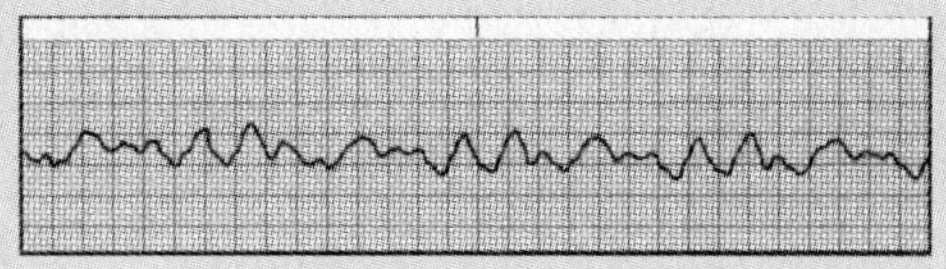	● 心室律杂乱不规则，心室率快 ● QRS 波群增宽、不规则；无 P 波

病因	治疗
● 下壁心肌梗死、心脏手术后并发症、房室结内或邻近组织射频消融术后并发症和血钾异常 ● 也见于地高辛中毒	● 对于有症状的心动过缓应用阿托品、多巴胺或肾上腺素 ● 植入临时或永久性起搏器
● 心力衰竭、陈旧性或急性心肌梗死、心肌缺血或损伤、心室导管或起搏器引起的心肌刺激、、低钾血症、低钙血症、低镁血症、心肌病、缺氧和酸中毒 ● 也见于药物中毒（地高辛、氨茶碱、三环类抗抑郁药、异丙肾上腺素或多巴胺） ● 应用咖啡因、吸烟或饮酒 ● 心理压力、焦虑、疼痛或劳累	● 如需要，静脉予普鲁卡因胺、胺碘酮或利多卡因 ● 治疗原发病 ● 停用致中毒药物 ● 如出现低血钾所致 PVC，静脉补充氯化钾 ● 如出现低血镁所致 PVC，静脉补充硫酸镁
● 心肌缺血、心肌梗死或动脉瘤、冠心病、风湿性心脏病、二尖瓣脱垂、原发性心肌病、心室导管刺激、低钾血症、低钙血症、低镁血症、心肌再灌注损伤、酸中毒和缺氧 ● 也见于地高辛、普鲁卡因胺、肾上腺素或奎尼丁中毒 ● 焦虑	● 如果 QRS 波群规律（呈单一形态），应用胺碘酮或利多卡因（遵循 ACLS 方案）；如果药物无效，行心脏复律 ● 如果 QRS 波群呈多形性，QT 间期延长，停用可延长 QT 间期的药物，纠正电解质失衡，应用镁剂，如果无效，行电复律 ● 如果 QRS 波群呈多形性，QT 间期正常，停用可延长 QT 间期的药物，纠正电解质失衡，给予胺碘酮，如果药物无效，行心脏复律 ● 无论 QRS 波群是单形性还是多形性，如果患者病情不稳定，都要立即进行电除颤 ● 如果无脉：行 CPR，遵循 ACLS 方案进行除颤，气管插管，并使用肾上腺素或垂体加压素，随后应用胺碘酮或利多卡因；如无效，应用硫酸镁或普鲁卡因胺 ● 如室性心动过速复发，植入埋藏式心脏复律除颤器（ICD）
● 心肌缺血、心肌梗死、未治疗的室性心动过速、R-on-T 现象、低钾血症、低镁血症、缺氧、碱中毒、电休克、低体温 ● 也见于地高辛、肾上腺素或三环类抗抑郁药物中毒	● CPR；遵循 ACLS 方案行心脏除颤，气管插管，并应用肾上腺素、垂体加压素、胺碘酮或利多卡因；如无效，应用硫酸镁或普鲁卡因胺 ● 如果有室颤复发危险则植入 ICD

了解心律失常（续上表）

心律失常	特征
心脏停搏 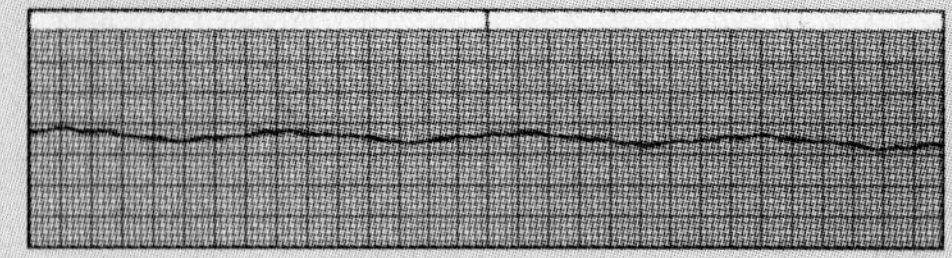	• 无心房、心室律及心率 • 无 P 波、QRS 波群或 T 波

护理措施

按如下步骤护理心律失常患者：

- 定期观察患者心电图，并遵医嘱监测血流动力学参数。发现心律失常后记录并立即告知医生。
- 如出现危及生命的心律失常，迅速查看患者的意识水平（LOC）、脉搏和呼吸频率、血流动力学参数。持续监测患者心电图。如有指征，准备行心肺复苏。
- 吸氧有助于改善心肌供氧。
- 根据病情给予镇静剂，帮助患者缓解焦虑。
- 监测患者存在的诱发因素，如体液和电解质失衡，药物中毒尤其是地高辛中毒。
- 遵医嘱给予药物，监测药物不良反应，监测生命体征、血流动力学参数（根据具体病情），并进行相关的实验室检查。必要时准备行心脏复律或电除颤。
- 如疑为药物中毒，立即通知医生并停用该药。
- 如需植入临时起搏器，确保内置新的电池，以免起搏器失灵，仔细固定外部导线和起搏器机盒。
- 起搏器植入后，定期监测患者脉搏，观察有无起搏器故障和心输出量下降的表现。

心脏压塞

心脏压塞是指心包内压力急剧、无法控制的增加。这种压力挤压心脏，舒张期充盈减少，从而减少心输出量。

病因	治疗
● 心肌缺血、心肌梗死、心力衰竭、缺氧、低钾血症、严重酸中毒、休克、室性心动过速、房室传导阻滞、肺栓塞、心脏破裂、高钾血症、电机械分离 ● 可卡因过量	● 持续 CRP，遵循 ACLS 方案行气管插管、临时起搏，并给予肾上腺素或垂体加压素以及阿托品治疗

心包压力

血液或液体积聚在心包内引起心包压力升高。如果迅速积聚的话，即使是非常少的积液（50～100ml）也可引起严重的压塞。

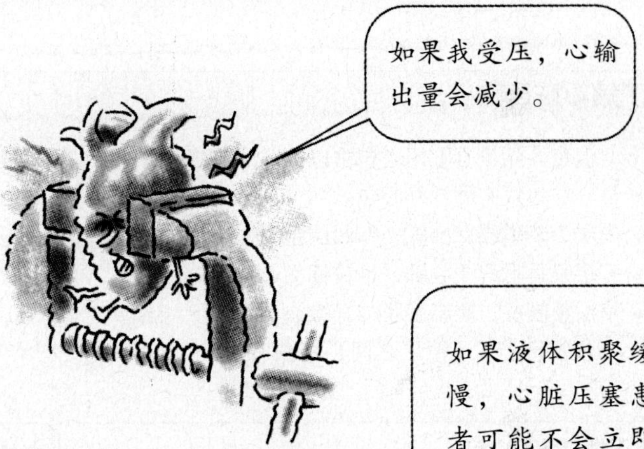
如果我受压，心输出量会减少。

如果液体积聚迅速，需要对心脏压塞患者实施紧急生命救助措施以防止死亡。缓慢的积聚引起的压力升高可能不会立即出现症状，因为心包纤维壁能够逐渐伸展，可容纳大约 1～2L 液体。

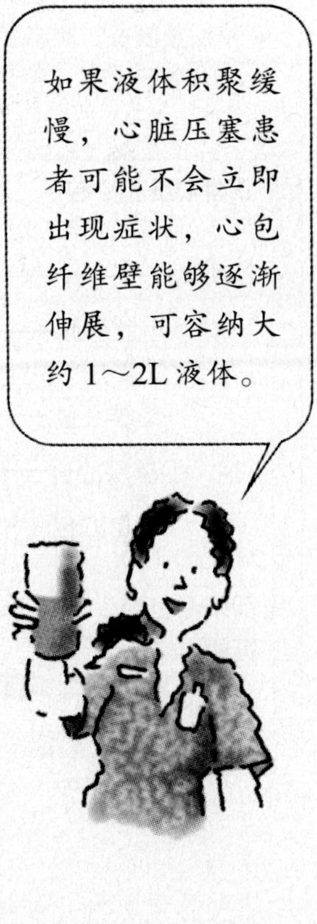
如果液体积聚缓慢，心脏压塞患者可能不会立即出现症状，心包纤维壁能够逐渐伸展，可容纳大约 1～2L 液体。

病因

心脏压塞可能是由于：

- 特发性疾病（如 Dressler 综合征）；
- 渗出（肿瘤、细菌感染、结核病，急性风湿热引起罕见）；
- 外伤性出血（如胸部的枪伤或穿刺伤）；
- 非外伤性病因所致出血（如心包炎、心脏或血管破裂患者应用抗凝剂）；
- 病毒性或放射性心包炎；
- 慢性肾衰需要透析者；
- 服用普鲁卡因胺、肼苯哒嗪、米诺地尔、异烟肼、青霉素或柔红霉素等药物反应；

- 结缔组织病（如类风湿性关节炎、系统性红斑狼疮、风湿热、脉管炎及硬皮病）；
- 急性心肌梗死。

发病机制

心脏压塞时，心包内液体积聚使心腔受压。这种受压阻碍血液流向心室，并使每搏射血量减少。（见：了解心脏压塞）

了解心脏压塞

包裹并保护心脏的心包由以下几层构成：

- 最外层为致密的纤维心包。
- 内层为浆膜层，由脏、壁两层组成。
- 脏层浆膜附着于心脏，也被称为心外膜。
- 壁层浆膜位于脏层浆膜与纤维心包之间。
- 心包腔位于脏、壁层之间，腔内有 10～30ml 心包液，心脏收缩时减少摩擦起润滑作用。

心脏压塞时，如右下图所示，血液或液体充满心包腔，心腔受压，阻碍静脉回流。由于流进心室的血液减少，心输出量减少。如不及时进行治疗，低心输出量可致死亡。

正常心脏和心包

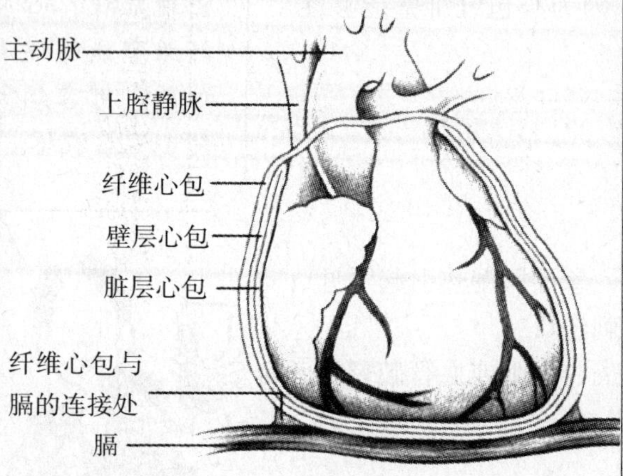

心脏压塞

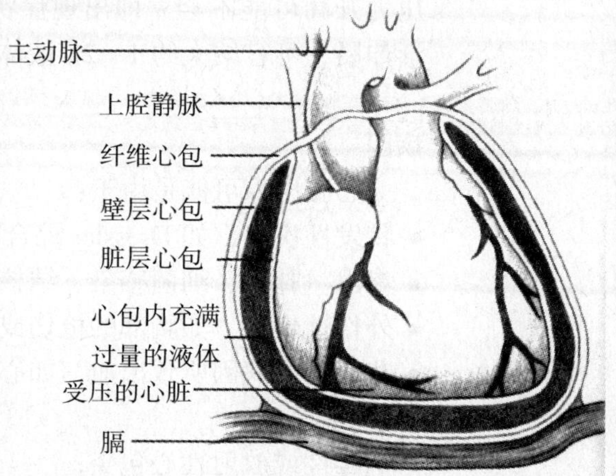

临床表现

心脏压塞有三个典型特征，称之为贝克三联征：

- CVP 升高引起颈静脉怒张；
- 心音低钝；
- 收缩压下降。

其他征象

其他征象包括：

- 脉压减小；
- 端坐呼吸；
- 焦虑；
- 烦躁不安；
- 吸气时颈静脉怒张；
- 紫绀；
- 呼吸音清晰（这有助于鉴别心力衰竭引起的心脏压塞）。

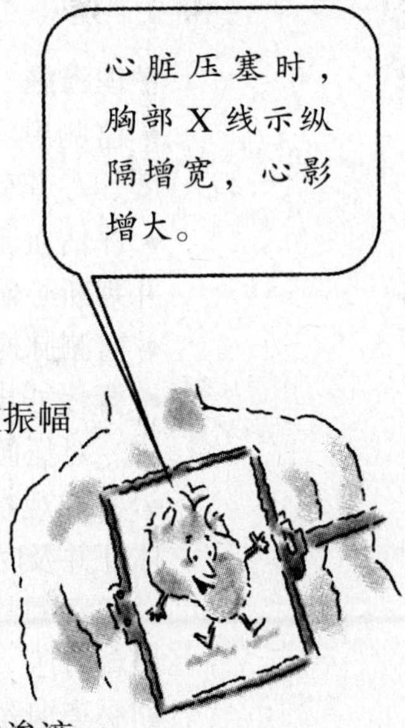

辅助检查

- 胸部 X 线显示纵隔轻度增宽，心影增大。
- 心电图示：QRS 波群振幅减低，P 波、QRS 波群、T 波振幅随心脏搏动改变。各导联 ST 段抬高。排除其他心脏疾病后，可考虑心脏压塞。
- 肺动脉导管（PA）检查示中心静脉压（CVP）、右室舒张压和 PAWP 升高，且心输出量和心指数下降。
- 超声心动图可显示心包积液，右心房、室受压征象。
- CT 扫描或 MRI 可用于鉴别由缩窄性心包炎引起的心包渗液和心包增厚。

治疗

治疗目标是通过去除心包内的液体或血液以降低心包内压力，减轻心脏受压。有三种不同的方法：

- 心包穿刺（心包腔针吸）；
- 外科方法使心包腔开放，也称作心包开窗；

心包腔置管引流出渗液。

低血压的处理

如患者出现低血压，静点晶体液如生理盐水尝试增加容量负荷，通常可维持收缩压。应用血管收缩药物，如多巴胺，可改善心肌收缩力，直至心包积液消失。

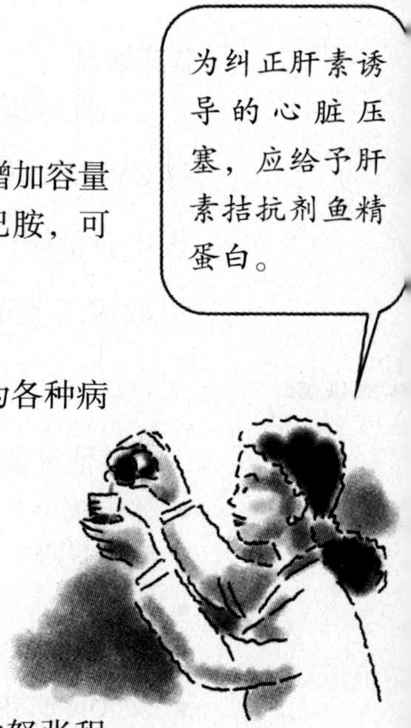
为纠正肝素诱导的心脏压塞，应给予肝素拮抗剂鱼精蛋白。

辅助治疗

是否需要辅助治疗取决于心脏压塞的原因。以下为各种病因及治疗方法：

- 创伤——输血或开胸去除积液并修补出血点；
- 肝素诱导的心脏压塞——应用肝素拮抗剂鱼精蛋白；
- 华法林诱导的心脏压塞——给予维生素 K。

护理措施

- 监测患者的心功能，至少每小时一次，记录颈静脉怒张程度、心音和血压。
- 评估血流动力学状态，包括 CVP、右房压、PAP 和 PAWP，并判断心输出量。
- 监测脉搏有无奇脉。
- 警惕心电图 ST 段和 T 波变化，注意心率和心律的变化。对任何心律失常应及时报告。
- 密切观察有无压塞加重、呼吸困难加重和心律失常的体征并及时报告。
- 遵医嘱静脉输入液体或血管收缩剂如多巴胺，以维持患者血压。
- 必要时给予吸氧治疗，评估氧饱和度。监测患者的呼吸状态，有无呼吸窘迫征象如严重的呼吸困难和患者 LOC 变化。如果患者呼吸状态恶化，给予气管插管和机械通气。
- 准备行心包穿刺或开胸手术。

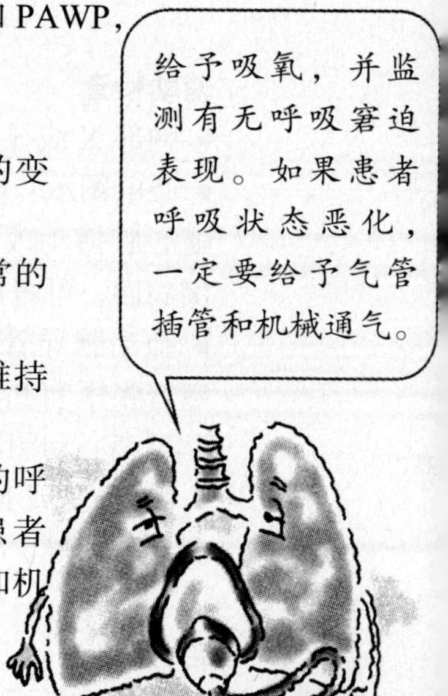

降低心包压力

- 如果患者为外伤所致心脏压塞，评估其他外伤征象并给予恰当护理，加压输入包括胶体液、晶体液和成分血，如需大量液体则迅速扩容；肝素所致心脏压塞给予鱼精蛋白；华法林所致心脏压塞给予维生素 K。

- 密切注意患者肾功能，监测每小时尿量，如果尿量<05mg/（kg·h），则及时通知医生。
- 观察毛细血管充盈时间、意识水平、外周动脉搏动和皮温寻找组织灌注不足的征象。

心源性休克

心源性休克是心输出量减少，严重损害组织灌注的一种状态，有时被称之为泵衰竭。

休克状态

心源性休克是一种严重的并发症，院内急性 MI 患者中 15%可出现心源性休克，多见于左室心肌梗死范围大于或等于 40%者。这些患者的死亡率超过 85%。

病因

任何可引起左室功能障碍并使心输出量减少的情况均可导致心源性休克，如：

- 心肌梗死（最常见）；
- 心肌缺血；
- 乳头肌功能障碍；
- 终末期心肌病；
- 慢性或急性心力衰竭；
- 酸中毒。

其他原因

其他原因包括心肌炎、心脏停搏或长时间心脏手术后心肌收缩力下降。

心室机械性异常病变，如急性二尖瓣或主动脉瓣关闭不全、急性获得性室间隔缺损、室壁瘤等也可导致心源性休克。

发病机制

无论何种原因，发病机制是一样的：

- 左室功能障碍，导致一系列代偿机制，心输出量增加以维持重要器官的灌注。

● 心输出量下降，刺激交感神经系统中的主动脉弓、颈动脉窦压力感受器，使得心率加快、左室充盈压升高、周围血管阻力增加以增加静脉回心血量。

● 这些代偿反应初期可稳定患者状况，但之后随着已受损心肌耗氧量的增加，患者病情进一步恶化。

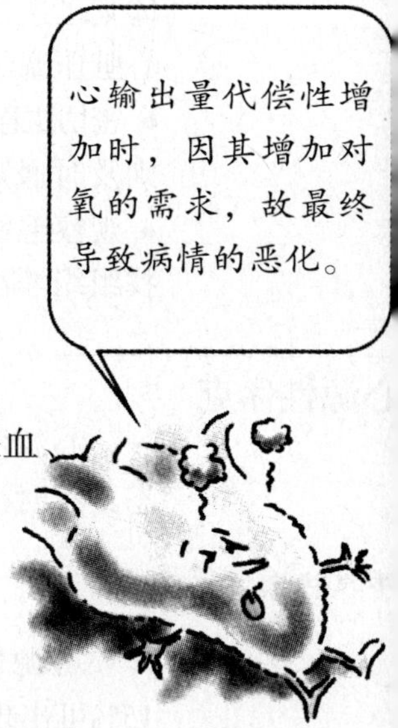
心输出量代偿性增加时，因其增加对氧的需求，故最终导致病情的恶化。

心输出量越来越少

● 在心源性休克中，低心输出量、交感神经代偿、心肌缺血、更低的心输出量形成一个恶性循环。

临床表现

心源性休克引起组织低灌注，表现为：

● 皮肤苍白、湿冷；

● 收缩压较基线水平下降大于30mmHg，或非药物引起收缩压持续低于90mmHg；

● 心动过速；

● 呼吸急促；

● 少尿（尿量＜20ml/h）；

● 焦虑；

● 意识障碍；

● 脉压减小；

● 双肺听诊湿啰音；

● 可闻S_3，心音低钝，可能出现全收缩期杂音。

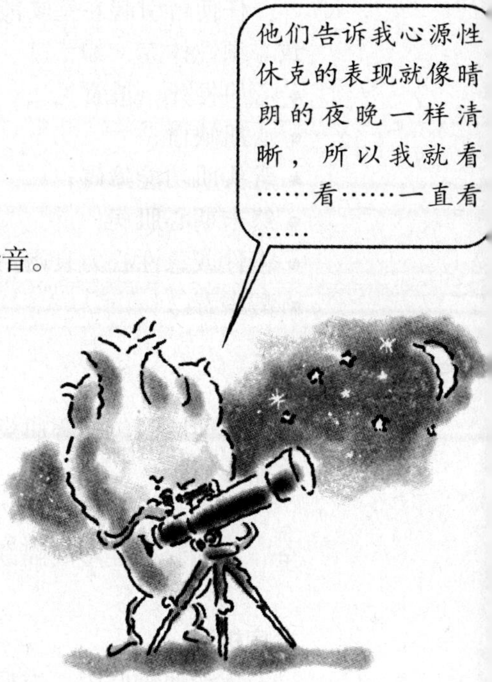
他们告诉我心源性休克的表现就像晴朗的夜晚一样清晰，所以我就看……看……一直看……

辅助检查

● 肺动脉压监测显示CVP、PAP、PAWP和SVR升高，无效泵血和外周血管阻力增加，反映为左室舒张末压（前负荷）升高和左室排空阻力（后负荷）增加。热稀释法导管检查显示心脏指数下降。

● 有创动脉压监测显示由于心室射血功能受损，收缩期动脉压低于90mmHg。

● 血气分析显示代谢性和呼吸性酸中毒以及缺氧。

- 心电图可发现急性心肌梗死、心肌缺血或室壁瘤改变。
- 超声心动图可判断左室功能和显示瓣膜病变。
- 血清酶学测定可发现 CK、天冬氨酸转氨酶、丙氨酸转氨酶水平升高，提示可能有心肌梗死或缺血，并可提示心衰或休克。CK-MB（心肌组织中的肌酸肌酶）和肌钙蛋白水平可证实急性心肌梗死的存在。
- 脑钠肽水平（BNP）升高提示心室后负荷增加。
- 心导管和心脏超声可发现引起泵功能障碍或衰竭的其他疾病，如心脏压塞、乳头肌梗死或断裂、室间隔穿孔、肺栓塞、静脉淤血（与应用扩血管药和间断 / 持续正压通气有关）、低血容量和急性心力衰竭。

治疗

治疗的目标是通过增加心输出量、改善心肌灌注和减轻心脏负荷，提高心血管功能状况。包括药物治疗和机械辅助治疗两方面。

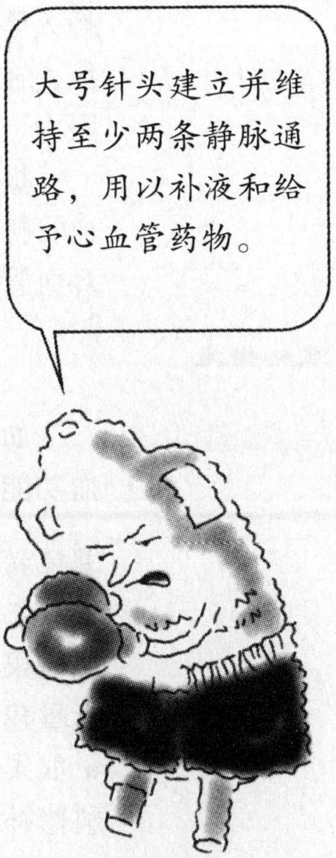

治疗措施

开始以下治疗：

- 保持气道通畅；如患者呼吸困难，准备行气管插管和机械通气。
- 吸氧，增加氧合。
- 持续心脏监测，注意心率和心律变化，必要时给予抗心律失常药物。
- 大号针头建立并维持至少两条静脉通路，用以补液和给药。
- 静脉输入晶体或胶体液，必要时输血以维持血容量。

心血管药物

药物治疗包括静脉应用多巴胺、肾上腺素或去甲肾上腺素以升高血压、增加肾血流。常用正性肌力药物——氨力农或多巴酚丁胺增加心肌收缩力和心输出量。

降低外周血管阻力和压力

常用血管扩张剂硝酸甘油或硝普钠降低外周血管阻力（后负荷）并降低左室舒张末压（前负荷），以进一步增加心输出量。然而，应用硝普钠时，必须密切监测患者血压，使血压保持在正常范围。

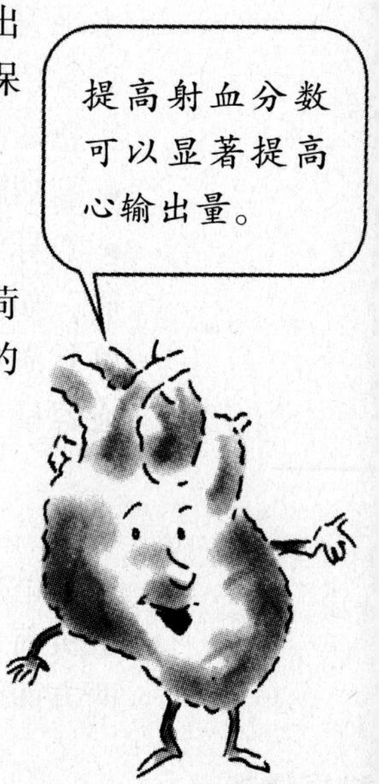

负荷过重且无法控制时

如果患者容量负荷过重，可应用利尿剂降低前负荷（PAWP）。抗心律失常药物可用于预防或控制心律失常引起的心输出量下降。

机械辅助措施

治疗还包括IABP（主动脉内球囊反搏）机械辅助措施，以改善冠状动脉灌注，减少心脏作功。IABP由股动脉插入至降主动脉，球囊在舒张期充气，增加冠状动脉灌注压，在收缩期前排气（主动脉瓣开放前），以减小心脏射血阻力（后负荷），进而减少心脏作功。

提高心室射血分数，可显著提高心输出量，继之外周血管扩张，降低前负荷，减轻左室负荷。这是由于降低了体循环血管阻力。

最终措施

如药物治疗和IABP置入无效，可植入VAD辅助心脏泵血功能。当所有药物和机械措施均失败，可考虑心脏移植。

其他措施

心源性休克的其他治疗方法包括：

- 如果心源性休克由急性心肌梗死引起，行溶栓和冠状动脉血运重建术以恢复冠脉血流。
- 如果心源性休克由乳头肌断裂或室间隔穿孔引起，行紧急外科修补术。

护理措施

- 用大口径（14～18G）套管针静脉输入生理盐水或乳酸林格液，方便后续输血治疗。

● 通过面罩吸氧或人工气道吸氧，确保组织充分氧合。根据 ABG 结果调整氧流量。许多患者需要纯氧，一些患者需要 5～15cmH₂O 的呼气末正压通气或持续正压通气。

PAWP 升高应立即报告。这提示心力衰竭、体循环血管阻力增加、心输出量减少和心指数下降。

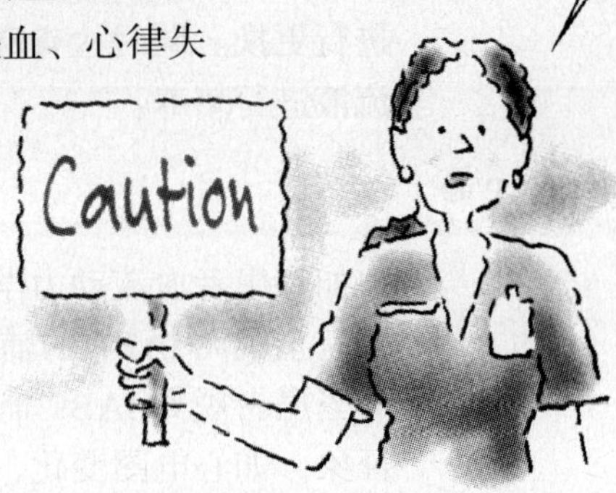

监护、记录，继续监护

● 监测并记录血压、脉搏、呼吸频率、外周脉搏，每 1～5min 记录一次，直至患者病情稳定。持续监测心律。收缩压＜80mmHg 常因冠脉灌注不足、心肌缺血、心律失常和引起低心输出量的其他疾病所致。

● 通过肺动脉导管密切监测患者 CVP、PAP、PAWP、SVR 和心输出量。高 CVP 和 PAWP 提示心力衰竭，体循环血管阻力增加，心输出量减少，心脏指数减小，应立即报告。

监测液体出入量

● 通过监测患者血压、尿量、CVP 或 PAWP 来决定液体输入量。加快液体输入速度时，注意观察有无容量负荷过重的征象，如 PAWP 升高。如果患者血容量低，则需要静脉补液增加前负荷。然而静脉补液必须谨慎，在密切监测血流动力学参数下逐渐增加。该情况下不要给予利尿剂。

● 留置尿管测定每小时尿量。如果成人尿量＜30ml/h，可加快输液速度，但是必须观察有无容量负荷过重的征象，如 PAWP 升高。如果尿量无增加则通知医生。

● 遵医嘱给予利尿剂，如速尿或布美他尼，以减小前负荷，改善容量负荷和心输出量。

● 监测 ABG、全血细胞计数和电解质水平，如果患者有酸中毒，静脉给予碳酸氢钠。遵医嘱调整电解质水平。

● 治疗期间，观察皮肤颜色和温度，并记录其改变。皮肤湿冷可能是周围血管持续收缩的征象，提示休克加重。

制动!

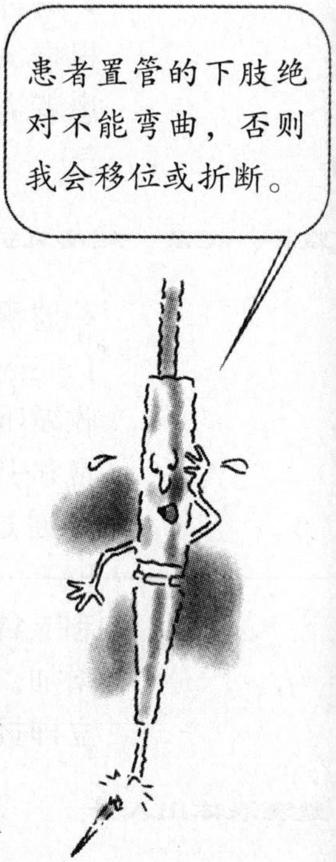

- 患者行 IABP 期间，尽可能少搬动。患者置管的下肢绝对不能弯曲，以免导管移位或折断。气囊充气时，不论何种情况（包括胸部 X 线检查），都不能让患者处于坐位，因为气囊可在主动脉内破裂导致立即死亡。
- 行 IABP 期间，检查足背动脉、皮温和颜色，确保充分的外周循环。经常检查穿刺点敷料是否有出血，并据设备要求进行更换。同时检查穿刺点是否有血肿和感染的迹象，并对引流液进行培养。

脱离 IABP 时

- 如果患者血流动力学稳定，逐渐降低气囊充气频率，直至患者完全脱离 IABP 的辅助。
- 当患者脱离 IABP 辅助时，观察有无心肌缺血或休克复发的征象，如心电图变化、胸痛。
- 对有可逆性损伤的患者，准备紧急心导管，以决定是否行 PTCA 或 CABG 以恢复再灌注。
- 缓解紧张情绪，让患者多休息并保持静养。允许家属探视并尽量安慰患者。

心肌病

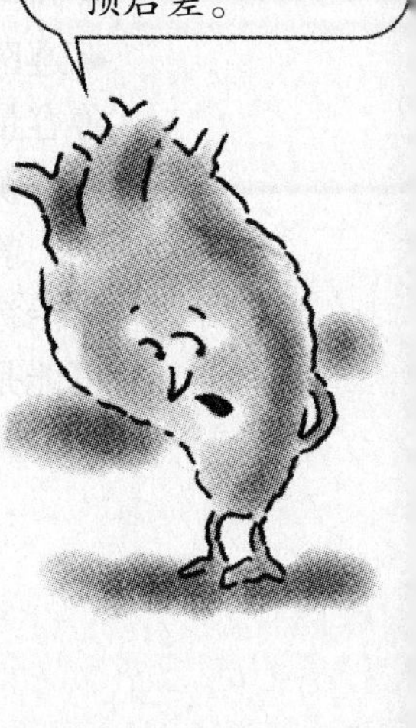

心肌病常指心肌纤维病变，主要有三种类型：

- 扩张型；
- 肥厚型；
- 限制型（罕见）。

心肌病是猝死的第二大病因（冠心病是首要死因）。由于扩张型心肌病如果不发生进展常不能被发现，所以通常预后差。

病因

大多数心肌病患者是原发性的，但也有些是继发于明确病因的。肥厚型心肌病是常染色体显性遗传疾病。

男性、黑人患心肌病的危险性最高；其他危险因素包括高血压、妊娠、病毒感染和饮酒。

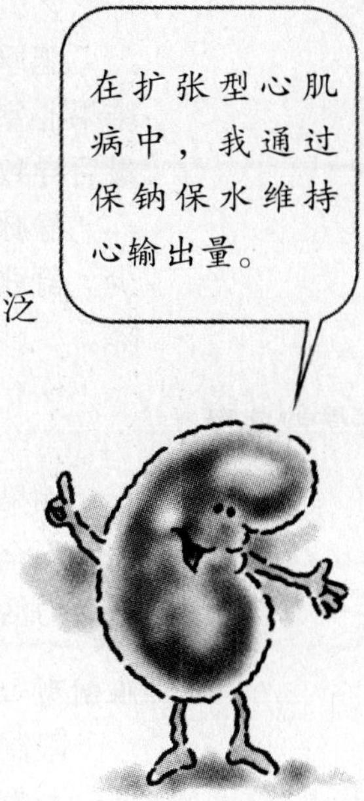
在扩张型心肌病中，我通过保钠保水维持心输出量。

发病机制

不同类型的心肌病病程不同，如下所述：

扩张型心肌病

扩张型心肌病首先影响心脏收缩功能。由于心肌纤维广泛受损导致左室收缩功能的下降。

代偿不足

收缩功能下降，每搏输出量、射血分数和心输出量随之下降。当舒张末期容量增加时，可出现肺淤血。而舒张末期容量增加是射血分数下降时维持每搏输出量的代偿反应。

交感神经系统受刺激可使心率加快，心肌收缩力增强。

肾脏功能

肾脏受刺激后保钠保水以维持心输出量。肾素-血管紧张素系统激活使血管收缩。当这些代偿机制无法维持心输出量时，心脏发生衰竭。

恶性扩张

静脉回流增加和体循环血管阻力增加使左室扩张。左心室的扩张最终导致二尖瓣关闭不全。因将血泵至整个心室使作功量增加，心房随后也发生扩张。心脏扩大是心房和心室共同增大的结果。心室血液淤积增加了血栓形成的危险。

肥厚型心肌病

肥厚型心肌病主要影响心脏舒张功能。肥厚型心肌病的特征包括：

- 不对称性左室肥厚；
- 室间隔肥厚；
- 左室快速、有力收缩；
- 舒张功能受损；
- 左室流出道梗阻。

充盈障碍

肥厚的左室变得僵硬，无顺应性，心室充盈期无法舒张。结果心室充盈下降而左室充盈压升高，左房和肺静脉压升高，最后导致静脉淤血和呼吸困难。

静脉压升高和静脉淤血导致心动过速，使心室充盈时间减少。舒张期心室充盈减少和左室流出道梗阻导致心输出量下降。

肥厚的危害

如果乳头肌肥厚，收缩期不能完全闭锁，就会发生二尖瓣关闭不全。进而壁内的冠状动脉异常变小，不能满足肥厚心肌高动力活动对血氧需求的增加。

限制型心肌病

限制型心肌病是以左心室肥厚和心内膜纤维变性增厚为特征。心室舒张能力和舒张期充盈下降，进而僵硬的心肌在收缩期不能完全收缩，结果导致心输出量下降。

临床表现

扩张型和限制型心肌病一般起病隐匿。随着病情进展，无论何种心肌病都会不断恶化并反复住院治疗。

扩张型心肌病

扩张型心肌病患者的症状和体征常被忽视，直至出现左心衰。应评估患者目前病情，并与 6～12 个月前做比较。扩张型心肌病的症状和体征包括：

- 呼吸困难，端坐呼吸，活动后呼吸困难，乏力；
- 周围水肿，肝大，颈静脉怒张；
- 心动过速、心悸；
- 二尖瓣、三尖瓣关闭不全引起的全收缩期杂音；
- S_3、S_4 奔马律；
- 如有房颤，则脉律不规则；

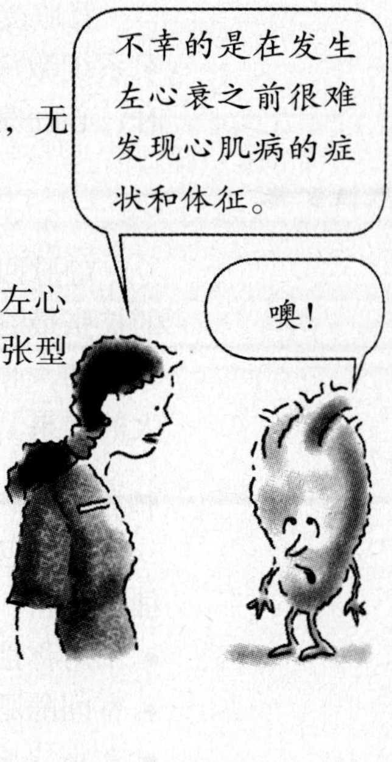
不幸的是在发生左心衰之前很难发现心肌病的症状和体征。
噢！

● 双肺湿啰音。

肥厚型心肌病

肥厚型心肌病患者的症状和体征多种多样。最常见的症状是晕厥和心脏性猝死，其他可能的症状和体征包括：

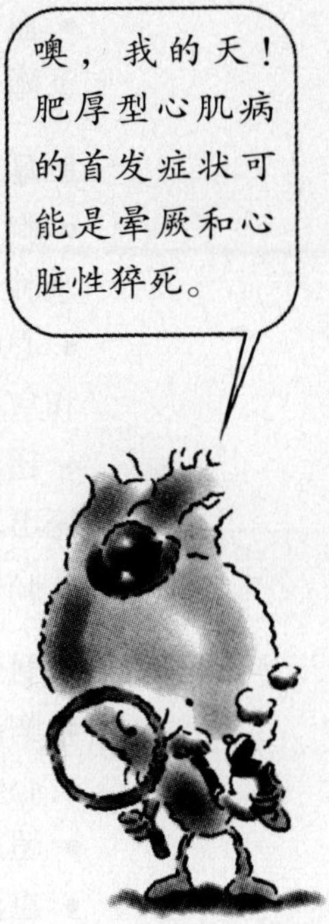
噢，我的天！肥厚型心肌病的首发症状可能是晕厥和心脏性猝死。

● 心绞痛；
● 呼吸困难和端坐呼吸；
● 乏力；
● 胸骨左缘和心尖部收缩期喷射性杂音；
● 室性心律失常；
● 房颤时脉搏不规则、心悸；
● S_3、S_4奔马律和S_2分裂。

限制型心肌病

限制型心肌病患者可出现心衰症状，其他症状和体征包括：

● 乏力和虚弱；
● 呼吸困难；
● 端坐呼吸；
● 胸痛；
● 肝大；
● 外周水肿；
● S_3、S_4奔马律；
● 收缩期杂音；
● 心脏传导阻滞。

辅助检查

以下检查用于诊断心肌病：

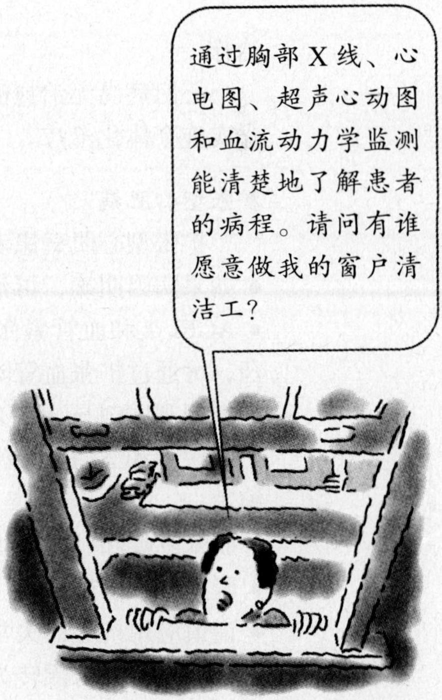
通过胸部X线、心电图、超声心动图和血流动力学监测能清楚地了解患者的病程。请问有谁愿意做我的窗户清洁工？

扩张型心肌病

● 胸部X线片可以显示心脏扩大和肺水肿。

● 超声心动图可发现心室运动幅度减低和射血分数下降。还可以显示房室腔的扩大和室壁运动异常，并显示二尖瓣关闭不全。

● 血流动力学监测可以发现 PAWP 和 PAP 升高以及 CO/CI 的下降。晚期的 CVP 也会升高。

肥厚型心肌病

● 胸部 X 线片可以发现左房显著扩大的心脏，还可以发现肺水肿。

● 心电图可发现左房扩大和左室肥厚，有 ST-T 段改变。房颤和室性心律失常如室速和室颤也很常见。

● 超声心动图可发现左心房增大和室间隔肥厚，如果存在左室流出道狭窄也可以发现；并可显示室壁运动异常。

● 心导管检查可以做心肌活检明确诊断。

限制型心肌病

● 胸部 X 线片可以显示心脏扩大和肺水肿。

● 心电图可出现 QRS 波群低电压，并常见房室传导阻滞。

● 超声心动图可见心房扩大，心室壁增厚但内腔缩小。

● 血流动力学监测显示 PAP 和 PAWP 升高。左右心舒张末压均升高。

治疗

心肌病尚无治愈的方法。可根据心肌病的类型和患者的情况实施个体化治疗。

扩张型心肌病

扩张型心肌病患者的治疗可能包括：

● 如果病因明确，可治疗原发病。

● ACEI 类和血管紧张素受体拮抗剂（ARB）药物作为一线用药，可通过扩张血管降低后负荷并增加心输出量。

● 加用利尿剂与 ACEI 类药物合用，以减少液体潴留。

● 利尿剂和 ACEI 类药物无效的患者可使用地高辛增强心肌收缩力。

● 肼苯哒嗪和硝酸异山梨酯合用以扩张血管。

● 轻中度心衰患者应用 β 受体阻滞剂。

● 谨慎应用抗心律失常药如胺碘酮以控制心律失常。

● 电复律可将房颤转为窦性心律。

● 植入起搏器以纠正心律失常。

● 用抗凝剂降低栓塞的危险。

● 由心肌缺血所致的扩张型心肌病可行血运重建术，如 CABG 手术。

● 如果瓣膜功能障碍所致扩张型心肌病，可行瓣膜修复或置换术。

● 改变生活方式，如戒烟、低盐低脂饮食、锻炼身体和戒酒。

● 药物治疗无效者行心脏移植手术。

● 应用正性肌力药物如多巴酚丁胺以增强心肌收缩力并改善心衰。

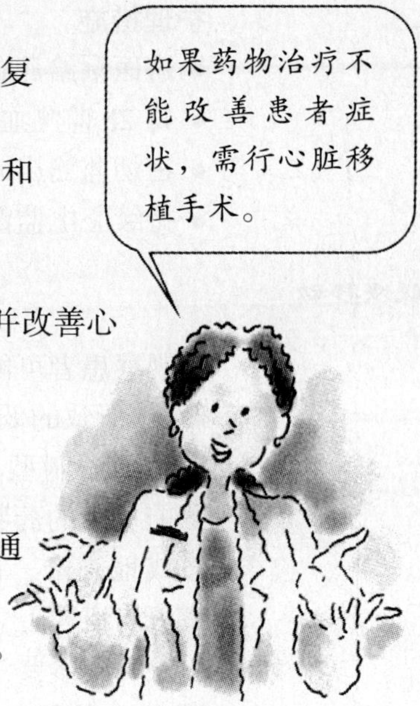
如果药物治疗不能改善患者症状，需行心脏移植手术。

肥厚型心肌病

对肥厚型心肌病患者的治疗包括：

● 应用 β 受体阻滞剂减慢心率，减少心肌需氧量，通过舒张梗阻心肌使心室充盈，从而增加心输出量。

● 应用抗心律失常药如胺碘酮，减少心律失常的发生。

● 行心脏电复律治疗房颤。

● 应用抗凝剂减少房颤引起的体循环栓塞危险。

● 维拉帕米和地尔硫䓬改善心肌僵硬度并升高舒张压。

● 对肥厚性梗阻型心肌病和室性心动过速患者，部分切除房室结并置入双腔起搏器（尚有争议），通过改变心室收缩方式，降低流出道压力阶差。

● 植入 ICD 纠正室性心律失常。

● 心室肌切除（肥厚的室间隔切除）减轻流出道梗阻，缓解症状。

● 行二尖瓣置换术治疗二尖瓣关闭不全。

● 对重症者行心脏移植。

限制型心肌病

限制型心肌病患者的治疗包括：

● 治疗原发病，如血色素沉着病引起的限制型心肌病给予脱铁胺结合铁。

● 尽管对心室充盈受限无法治疗，但地高辛、利尿剂和限盐饮食可以缓解心衰症状。

- 可口服血管扩张剂控制难治性心衰。

护理措施

- 遵医嘱给药，使心功能得到改善。
- 每 2h 监测血流动力学，必要时时间可缩短。
- 密切监测出入量和体重变化，遵医嘱限制液体量。
- 持续心电监测以观察心律失常。

缓慢移动

- 观察患者可能出现的药物不良反应，如扩血管药、利尿剂或 ACEI 所致的低血压，嘱患者缓慢改变体位。
- 注意限制型心肌病的患者不能应用降低心脏前负荷的药物（利尿剂和硝酸酯类）、多巴胺或地高辛，因为心肌收缩力增加可加重心室流出道梗阻。
- 心肺听诊要注意有无 S_3、S_4、心脏杂音、湿啰音、干啰音和喘鸣音等提示心衰的体征；监测生命体征的变化，特别是心率＞100 次 / 分、呼吸＞20 次 / 分和收缩压＜90mmHg，均提示心衰。
- 帮助使用日常生活辅助器（ADLs）的患者减少需氧量。

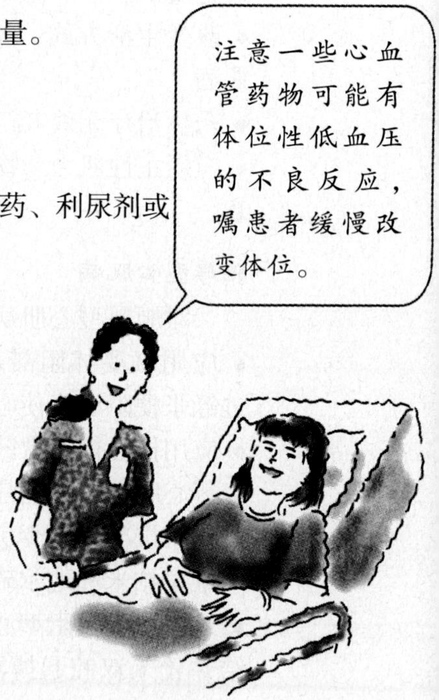
注意一些心血管药物可能有体位性低血压的不良反应，嘱患者缓慢改变体位。

吸氧

- 遵医嘱给予氧气吸入。评估意识水平的变化，如烦躁不安或反应迟钝，提示脑灌注下降。如患者已置入 PA 导管，测定混合静脉血氧饱和度水平；如未置导管，应用脉搏血氧监测仪监测患者血氧饱和度。
- 分组护理，使患者充分休息。
- 对有植入起搏器、ICD、IABP 或心脏移植指征的患者进行术前准备。

心力衰竭

当心脏不能充分泵血以满足机体代谢需要时，将发生心衰。

心衰导致血管内和组织间隙液体潴留，组织灌注不足。心衰患者活动耐力下降，生活质量下降而且寿命缩短。

病因

心衰的最常见病因为冠心病，但无论是婴儿、儿童还是成人，均可因先天性或获得性心脏病而发生。

发病机制

心衰通常分为四类：

1. 左心衰；
2. 右心衰；
3. 收缩功能障碍；
4. 舒张功能障碍。

左心功能障碍

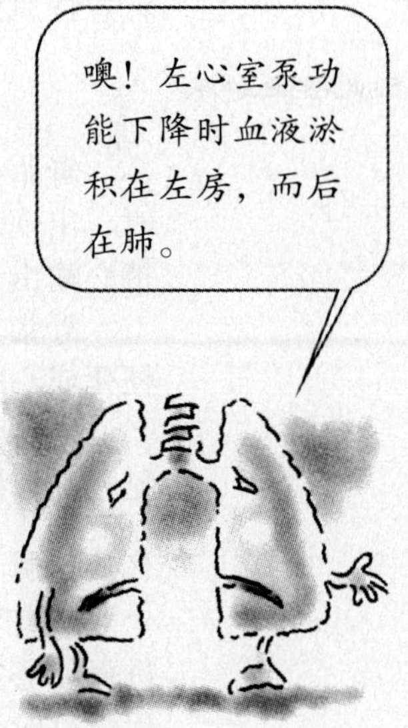
噢！左心室泵功能下降时血液淤积在左房，而后在肺。

左心衰是左室收缩功能障碍的结果。

左心泵功能下降使心输出量下降。血液不能有效地泵入体循环，在左房随后在肺内淤积，引起肺淤血、呼吸困难和活动耐力下降。

如果该状况持续存在，可出现肺水肿和右心衰，常见病因包括：

- 左心室心肌梗死；
- 高血压；
- 主动脉瓣和二尖瓣狭窄。

右心衰

右心衰是右室收缩功能障碍所致。

当血液不能有效地由右室泵入肺脏，就会淤积在右房从而导致体循环淤血，使患者体重增加并出现外周水肿、肾脏及其他脏器肿胀。

归因于左心衰

右心衰可由于急性右室梗死和肺栓塞所致。然而，最常见的原因为左心衰引起的逆向血流。

引起右心衰的其他原因包括：

- 心律失常；
- 血容量增加；
- 二尖瓣和肺动脉瓣狭窄；
- 心肌病。

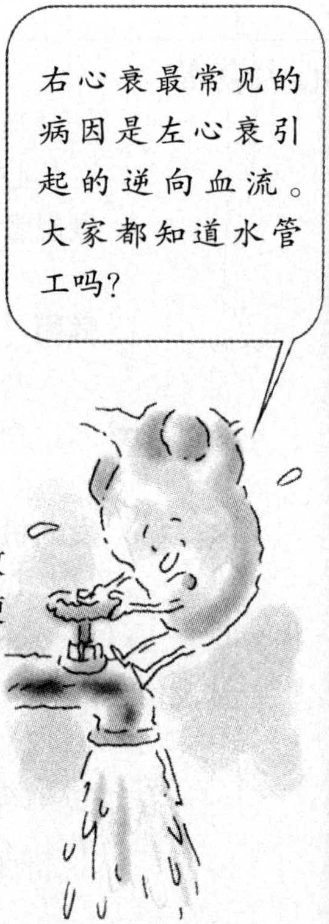
右心衰最常见的病因是左心衰引起的逆向血流。大家都知道水管工吗？

泵血不足

当左室在收缩期不能将足够的血液泵入体循环和射血分数降低时，就会出现收缩功能障碍。继而血液淤积在肺循环，使肺静脉压升高。心输出量下降，出现虚弱、乏力和呼吸短促。

引起收缩功能障碍的原因包括：

- 心肌梗死；
- 扩张型心肌病；
- 心律失常；
- 主动脉瓣关闭不全；
- 急性风湿热。

因此导致肿胀

舒张期左室舒张和充盈能力下降和每搏输出量下降时，出现舒张功能不全。因此，心室需要更多的血液以维持心输出量，进而发生肺淤血和外周水肿。

舒张功能障碍可由左室肥厚、高血压、心肌病、心肌梗死或心脏压塞引起。

由舒张功能障碍所致心衰较由收缩功能障碍所致者少见，治疗措施尚不明确。

代偿机制

所有类型心衰终将导致心输出量下降，进而使心室作功增加，作为增加心输出量的代偿反应。代偿机制包括：

- 交感神经活性增强；
- 肾素-血管紧张素-醛固酮系统激活；
- 心室扩张；
- 心室肥厚。

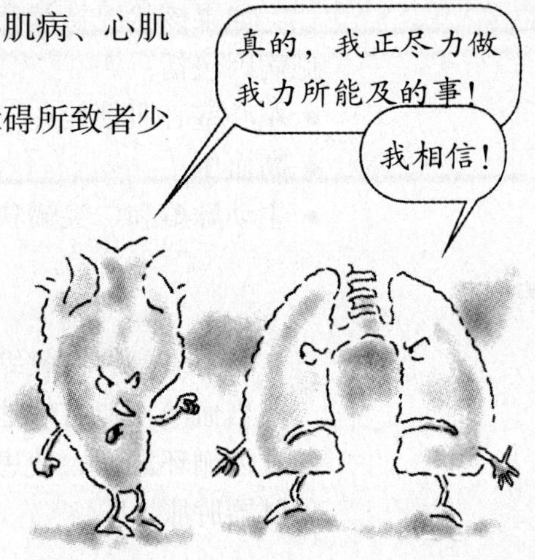
真的，我正尽力做我力所能及的事！
我相信！

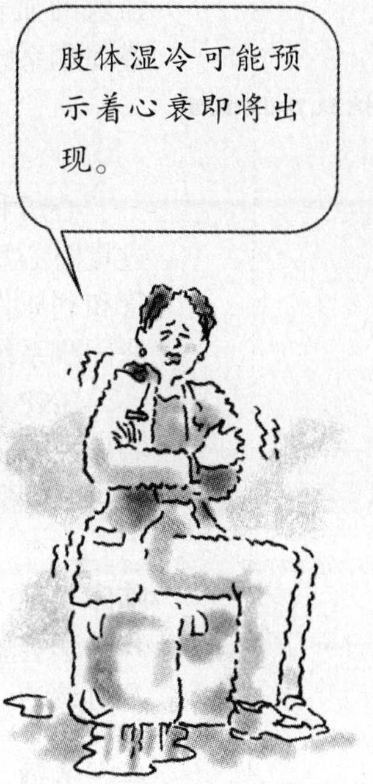
肢体湿冷可能预示着心衰即将出现。

交感神经活性增强

交感神经活性增强——心输出量和血压下降的反应——使外周血管阻力增加，心肌收缩力增强，心率加快，静脉回流增加。交感神经活性增强的征象如肢体湿冷，可能预示着即将出现心衰。

肾素-血管紧张素-醛固酮系统

交感神经活性增强，肾血流减少，引起肾素分泌；肾素使血管紧张素原转化为血管紧张素Ⅰ，进一步转化为血管紧张素Ⅱ——一种强效缩血管物质。血管紧张素使肾皮质释放醛固酮，导致钠、水潴留，循环血量增加。

肾脏代偿机制是有益的。但是如果该情况持续存在，血容量增加会使心脏作功增加，导致心衰加重。

心室扩张

心室扩张，舒张末期心室容量负荷（前负荷）增加，导致收缩期每搏作功和每搏输出量增加。这使心室肌纤维拉长，从而容纳更多的血液。最终，肌纤维伸展超出限度，使收缩力下降。

心肌肥厚

心室肥厚时，心室肌重量增加以对抗血流阻力的增加，从而增加心输出量。然而，心肌重量增加也使得心肌需氧量增加。

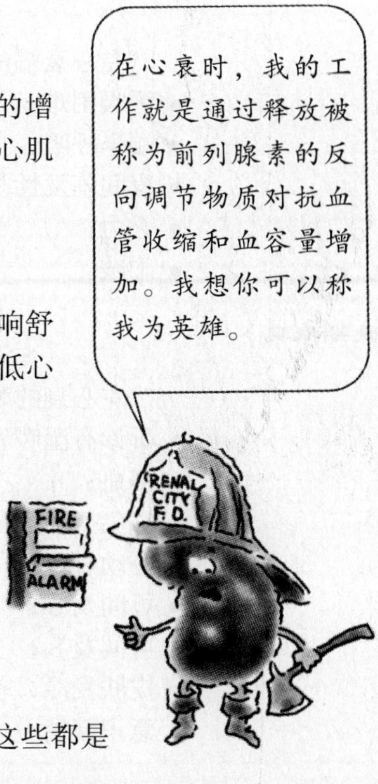
在心衰时，我的工作就是通过释放被称为前列腺素的反向调节物质对抗血管收缩和血容量增加。我想你可以称我为英雄。
RENAL CITY F.D.
FIRE
ALARM

危害

心室舒张压增加必然使扩张的心室充盈，可能影响舒张期冠脉血流量，减少心室氧供，导致心肌缺血并降低心肌收缩力。

反向调节物质

心衰时，反向调节物质——前列腺素、心房利钠因子和BNP——减轻代偿机制所致的容量负荷过重和血管收缩。

肾脏的作用

肾脏释放前列腺素、前列环素和前列腺素 E_2，这些都是强效的血管扩张剂。这些扩血管物质通过肾素-血管紧张素-醛固酮系统抑制肾脏对钠、水的重吸收，从而减轻容量负荷。

拮抗作用激素

心房利钠因子是由心房分泌的一种激素，容量负荷过重时心房内压力感受器受刺激而分泌。可以通过扩血管和利尿作用拮抗交感神经兴奋性和肾素-血管紧张素-醛固酮系统的不利作用。

BNP 是心室压力增加后分泌的另外一种激素。他与心房利钠因子的作用机制相同，通过拮抗交感神经和肾素-血管紧张素-醛固酮系统而发挥作用。

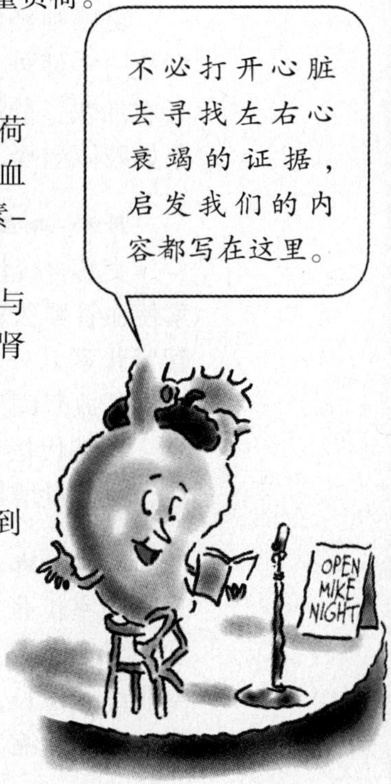
不必打开心脏去寻找左右心衰竭的证据，启发我们的内容都写在这里。
OPEN MIKE NIGHT

临床表现

学会鉴别左右心衰竭的症状和体征以确保患者得到及时诊治。

左心衰竭

下面是左心衰竭的早期和晚期表现。

早期表现

左心衰竭的早期症状和体征包括：

- 呼吸困难；
- 端坐呼吸；
- 夜间阵发性呼吸困难；
- 乏力；
- 干咳。

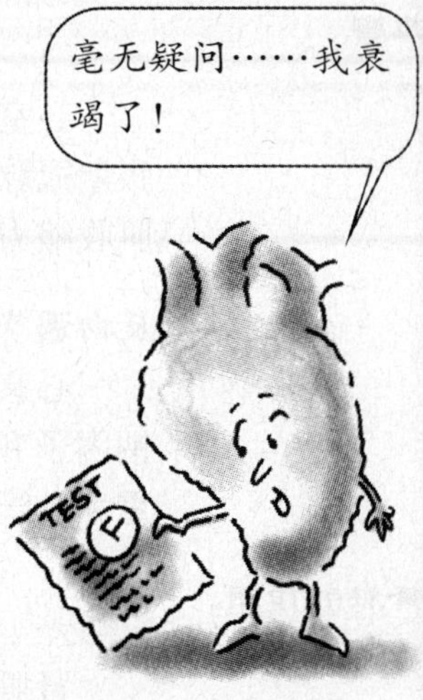
毫无疑问……我衰竭了！
TEST
F

晚期表现

左心衰的晚期临床表现包括：

- 听诊有湿啰音；
- 咯血；
- 心尖搏动点（PMI）位于腋前线，向左侧移位；
- 心动过速；
- 可闻及 S_3；
- 可闻及 S_4；
- 皮肤发冷，苍白；
- 意识模糊。

右心衰竭

右心衰竭的临床表现包括：

- 颈静脉怒张；
- 肝–颈静脉回流和肝肿大；
- 右上胸部疼痛；
- 食欲减退和恶心；
- 夜尿；
- 体重增加；
- 指凹性水肿；
- 腹水或全身水肿；
- 可闻及 S_3。

辅助检查

下列辅助检查通常用于诊断心衰：

- 胸部 X 线示肺血管纹理增多，肺间质水肿或胸膜渗出和心脏增大。
- ECG 示心肌肥厚、缺血或梗死改变，也可能出现心动过速。
- 实验室检查可见肝功能异常，BUN 和肌酐水平升高，BNP 水平增高（见：BNP 与猝死）。
- 血气分析可见由于患者气体交换受损出现低氧血症，并由于代偿性呼吸增快，二氧化碳呼出增多而出现呼吸性碱中毒。

评估证据

BNP 与猝死

背景

心衰患者猝死的发生率很高，研究人员找到了可以发现猝死高危人群的检查手段。脑钠肽（BNP）对心衰有很高的诊断价值。

结论

对 452 名心衰患者的 BNP 水平进行为期 3 年以上的研究分析。最终结论是 BNP 水平可以用于预测心衰患者猝死的发生。

源自：Berger R, et al. B-type Natriuretic Peptide Predicts Sudden Death in Patients with Chronic Heart Failure. Circulation 2002,105(20):2392-2397

● 超声心动图可示左室肥厚、扩张或收缩异常。
● 肺动脉压监测示 PAP 和 PAWP 增高，左心衰时左室舒张末压升高且 CO/CI 下降，右心衰时右房压或 CVP 升高。
● 放射性核素心室显像示射血分数 <40%；舒张功能障碍时，射血分数可正常。

治疗

治疗目标是改善泵功能。纠正心衰的治疗包括：
● 如已知原发疾病，需进行治疗。
● 利尿剂可减轻容量负荷，减少静脉回流和前负荷。
● 对左心功能障碍患者，ACEI 减少血管紧张素 II 的生成，从而减轻心脏前后负荷。
● 对左室收缩功能障碍所致的轻、中度心衰患者，β 受体阻滞剂可预防左室重构。
● 地高辛能增加心衰患者的左室心肌收缩力，增加心输出量，降低心室容量，降低心室张力。
● 利尿剂、硝酸酯类药物、吗啡和氧气用于治疗肺水肿。
● 用合成的 BNP 类药物如奈西立肽（Natrecor）增强心肌收缩力。
● 改善生活方式可减轻心衰症状，如肥胖者减轻体重、限盐(2g/d)、限制饮酒、减少脂肪摄入、戒烟、减轻压力、制定适宜的锻炼计划。
● 由冠心病所致的心衰可行 CABG 手术和血管成形术。
● 接受有创性治疗者如仍有活动受限或反复入院，宜行心脏移植术。
● 其他外科手术或有创性治疗，如心肌成形术、IABP 植入、左室部分切除术、使用心室辅助装置、ICD 植入或双心室同步起搏。

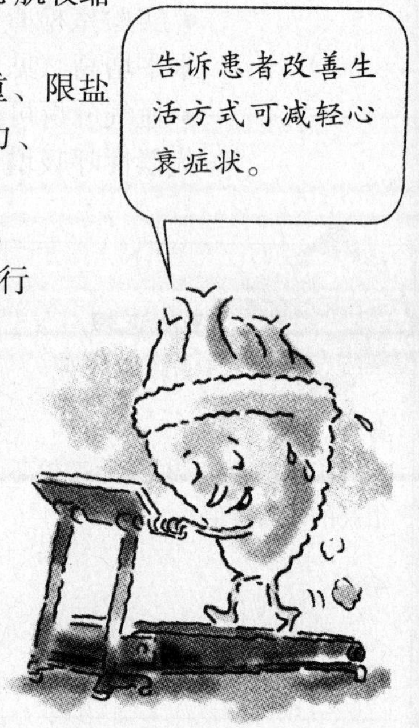

护理措施

● 将患者置于斜坡体位（Fowler 体位）使胸廓得到最大程度的扩张，并遵医嘱给予充足的氧供，以利于患者呼吸。监测血氧饱和度和血气分析。如呼吸状态恶化，行气管插管和机械通气。

注意心律

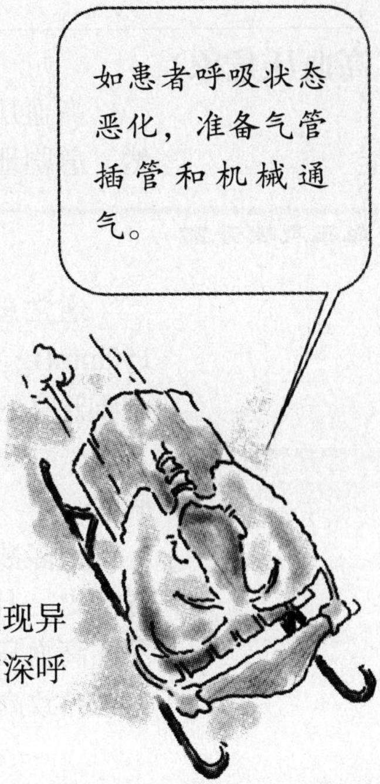
如患者呼吸状态恶化，准备气管插管和机械通气。

● 持续心电监测，如有心率和心律变化通知医生。如患者出现心动过速，遵医嘱给予β肾上腺素受体阻滞剂；如出现房颤，遵医嘱给予抗凝剂和抗血小板药以防止血栓形成。

● 如患者出现新的心律失常，立即行12导联心电图检查。

● 监测血流动力学状态，包括心输出量、心脏指数、肺动脉压和血压，至少每小时一次，并记录变化趋势。如有条件，持续监测心输出量。

● 遵医嘱给药，应用地高辛之前检查最高心率。

● 频繁监测呼吸功能，至少每1～2h 1次。听诊肺部以发现异常呼吸音，如湿啰音、喘鸣音和干啰音。鼓励患者咳痰和深呼吸。

● 每日测体重，并观察外周水肿情况。

● 监测每小时尿量，同时监测液体入量，包括静脉液体量。

● 每日监测尿素氮、肌酐、肝功能、血钾、钠、氯、镁。

具体措施

● 限制患者活动使患者得到充足的休息。评估患者不能耐受活动时出现的症状，如气短、胸痛、心律失常增加、心率＞120次/分、ST段改变以及迫使患者停止活动的表现。

● 为防止血管受压形成深静脉血栓，帮助患者被动锻炼，强制患者卧床休息，使用抗血栓弹力袜或间歇性加压装置。

● 如有适应证，需做好外科手术或植入IABP或ICD的准备。

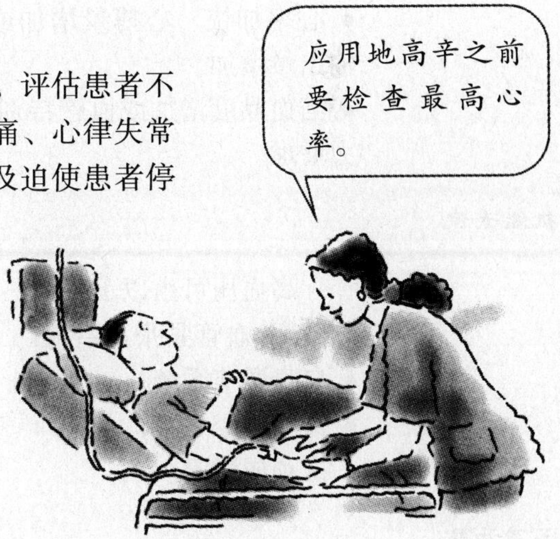
应用地高辛之前要检查最高心率。

高血压危象

高血压急症，常称为高血压危象，指血压从基线水平突然、急剧地显著升高，最终导致靶器官急性、进行性损害。

血压急剧升高

通常患者舒张压超过 120mmHg，而且平均压大于 150mmHg。尽管血压升高水平很重要，但相比较而言，血压升高的速度更为重要。

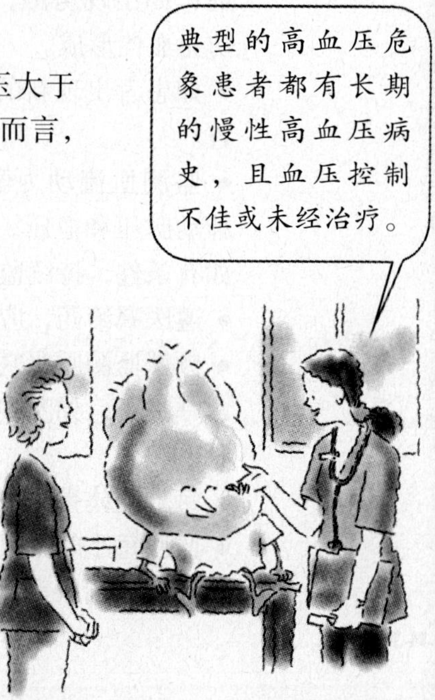

病因

大多数高血压危象患者有长期的慢性高血压病史，且血压控制不佳或未经治疗。引起继发性高血压的疾病如嗜铬细胞瘤、库欣综合征也是导致高血压危象的原因。

发病机制

动脉血压高低由外周血管阻力和心输出量决定。

- 心率加快、心搏量增加或二者均增加时，心输出量增加。
- 当血黏度增加或血管特别是小动脉管径减小时，外周血管阻力增加。

机能紊乱

高血压可由以下任何一种调节机制紊乱引起，包括：

- 肾素-血管紧张素系统；
- 自身调节系统；
- 交感神经系统；
- 抗利尿激素。

压力升高

肾素-血管紧张素系统通过下列方式使血压升高：

- 低盐、降压、脱水可刺激肾素释放。
- 肾素作用于血管紧张素原（一种肝脏产生的酶），将其转化为血管紧张素Ⅰ，血管紧张素Ⅰ能增加心脏前后负荷。
- 血管紧张素Ⅰ在肺脏转化为血管紧张素Ⅱ，血管紧张素Ⅱ为强有力的缩血管物质，主要作用于小动脉。
- 循环中的血管紧张素Ⅱ通过刺激肾上腺髓质释放醛固酮而增加心脏的前后负荷，通过钠水潴留使血容量增加。

维持血流

自身调节方面，尽管收缩压可波动，但是几种自身调节机制共同调节动脉管径以维持组织和器官灌注。

这些机制包括压力调节和毛细血管血液流动：
- 在压力调节方面，当血压升高时，血管内径逐渐增大，使外周血管阻力降低。
- 在微循环中，血浆在血管内外交换以维持血管内容量。

控制血压

交感神经调节机制可控制血压。当血压降低时，主动脉弓和颈动脉窦压力感受器可降低对髓质血管舒缩中枢的抑制作用。

结果，通过增加去甲肾上腺素的释放增加交感神经对心脏的刺激，进而通过下列机制增加心输出量：
- 增加心肌收缩力；
- 加快心率；
- 通过收缩血管增加外周阻力。

压力也刺激交感神经系统增加心输出量和外周阻力。抗利尿激素的释放能通过肾脏对水的重吸收而调整过低的血压。经过重吸收后血容量增加，血压也升高。高血压危象时，上述一种或多种调节机制受损。

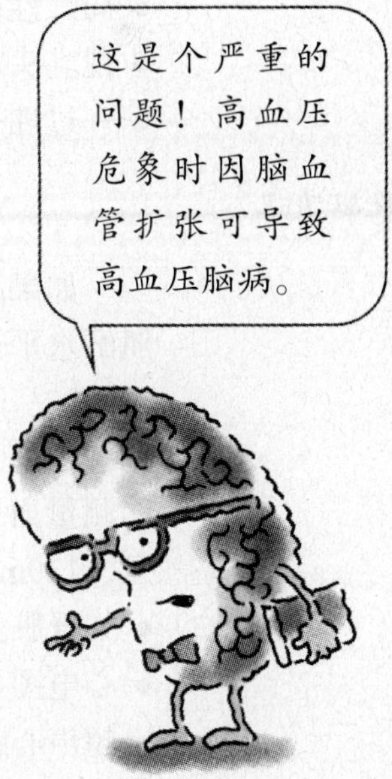
这是个严重的问题！高血压危象时因脑血管扩张可导致高血压脑病。

脑损伤

高血压危象时，脑血管扩张超过自身调节能力，可导致高血压脑病。脑血流量增加，引起颅压升高，继而出现脑水肿。压力的升高可损伤小动脉内中膜的连接。

临床表现

对高血压危象的评估主要看是否有控制不良的高血压病史。症状和体征包括：

- 严重的搏动性头痛；
- 呕吐；
- 易怒；
- 意识模糊；
- 视力下降，视物不清或复视；
- 劳累后呼吸困难、端坐呼吸和夜间阵发性呼吸困难；
- 心绞痛；
- 二尖瓣区可触及心尖抬举性搏动；
- 可闻及 S_4；
- 急性渗出性视网膜病变。

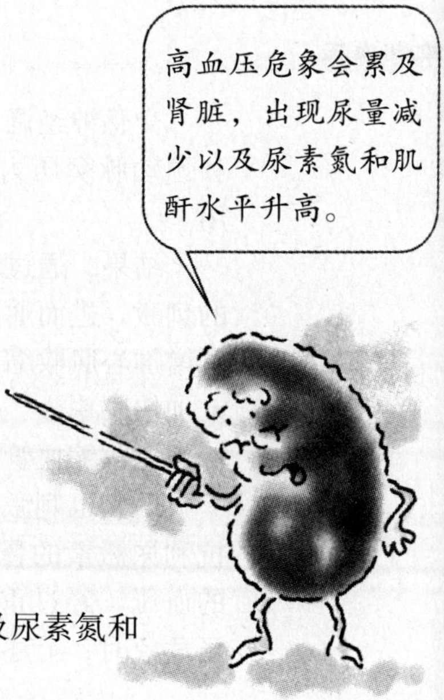

头部检查

如果患者发生高血压脑病，可出现：

- 意识水平下降；
- 定向力障碍；
- 癫痫发作；
- 局灶性神经功能缺损，如偏瘫和偏身感觉障碍；
- 视乳头水肿；
- 一过性视力丧失。

肾脏情况

如果高血压危象累及肾脏，会出现尿量减少以及尿素氮和肌酐水平升高。

辅助检查

- 测量血压可确诊高血压危象。至少每 2min 测量一次，舒张压＞120mmHg 可确诊。
- 如肾脏受累，BUN＞120mg/dl，肌酐＞1.3mg/dl。
- 心电图可见缺血性改变或左室肥厚。
- 超声心动图可发现室壁增厚，伴或不伴左心室扩大。

● 胸部 X 线可发现左室扩大所致心影增大，心衰时可见肺淤血和胸腔积液。

● 尿液检查可正常（肾功能损害除外）；可见低比重尿（< 1.010）、血尿或蛋白尿。如高血压危象继发于其他疾病，如嗜铬细胞瘤，则 24h 尿检可见香草基扁桃酸和儿茶酚胺升高。

● 肾脏超声可见肾动脉狭窄。

● 头颅 CT 和 MRI 可见脑水肿或出血。

治疗

治疗的关键是立即静脉应用抗高血压药物降低患者血压。但是，必须注意血压下降速度不能过快，因为此时患者自身调节机制已受到损害。

缓慢降压

目前推荐，最初 2h 内平均动脉压下降不超过 25%。随后几天内缓慢降低血压。

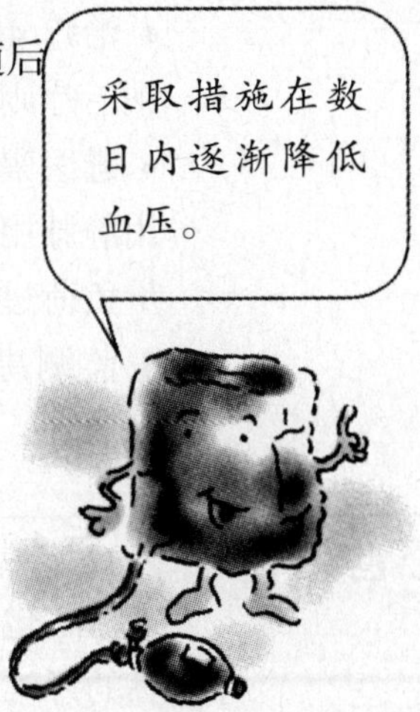

其他治疗措施

● 静脉应用硝普钠，并根据患者的反应调整滴注速度。硝普钠起效快，且停药 1～5min 内作用消失。一旦患者血压降得过低，立即停用，血压可回升。

● 其他药物包括拉贝洛尔、硝酸甘油（此药用于心肌缺血、心肌梗死或肺水肿患者合并高血压危象时）、肼屈嗪（专门用于治疗妊娠妇女先兆子痫合并高血压危象时）。

● 改变生活方式包括减轻体重、戒烟、锻炼和控制饮食。

● 当高血压急性症状得到控制，继续应用药物控制血压变得至关重要。

护理措施

● 立即测量患者血压。

● 如未监测血压，开始心脏和动脉压监测直接评估血压水平；监测患者 MAP。

● 行动脉血气分析，通过脉搏血氧监测仪监测患者氧饱和度水平；行血流动力学监测，评估患者混合静脉血氧饱和度，并根据监测结果遵医嘱给氧。

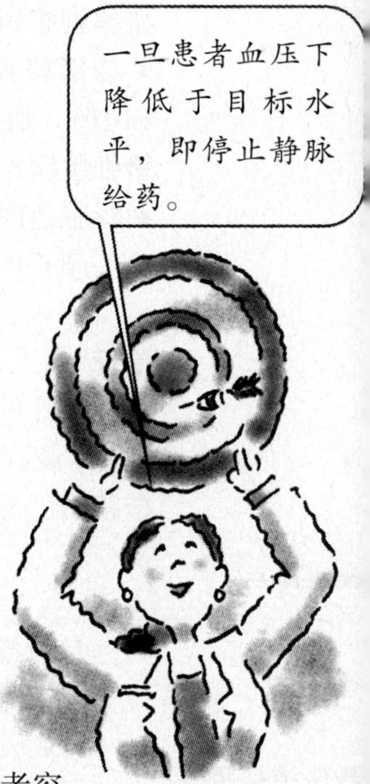
一旦患者血压下降低于目标水平，即停止静脉给药。

- 遵医嘱静脉给予抗高血压药物。如应用硝普钠则需避光，并根据规定的目标血压水平调整药物剂量，如血压低于目标血压，则立即停药。
- 静脉给药时，每 1～5min 测量血压 1 次；病情稳定后，每 15min～1h 测量 1 次。
- 持续心电监测，如发生心律失常则给予相应治疗。行心脏听诊，监测有无心衰的征象，如 S_3、S_4。
- 最初每 1h 评估患者神经状态 1 次，病情稳定后每 4h 1 次。
- 监测每小时尿量，如果 <0.5ml/（kg·h），则通知医生。监测尿素氮、肌酐水平，每日监测体重。
- 治疗 48h 后，测定血清硫氰酸水平，如患者接受硝普钠治疗则应定期监测。
- 遵医嘱给予其他降压治疗，如患者病情平稳，逐渐停用静脉用药，改为口服降压药，以防止出现低血压。如患者容量负荷过重，遵医嘱给予利尿剂。
- 监测患者视力变化并记录，如视物不清、复视、视野缺损。

心包炎

心包炎是一种心包炎性疾病。心包是包绕、支撑、保护心脏的纤维组织。心包炎包括急性和慢性两种。急性心包炎可以是纤维性，也可能是渗出性，渗出物可能为化脓性、浆液性或血性。慢性缩窄性心包炎表现为纤维心包致密增厚。

病因

心包炎可能由以下原因引起：

- 特发性（急性心包炎最常见的类型）；
- 细菌、真菌或病毒感染（感染性心包炎）；
- 肿瘤（原发性肿瘤或继发于肺癌、乳腺癌或其他器官的肿瘤)；

- 胸部接受大量放射线照射；
- 尿毒症；
- 过敏性或自身免疫性疾病，如急性风湿热（儿童心包炎的最常见原因)、系统性红斑狼疮和类风湿性关节炎；
- 既往心脏损害，如心肌梗死（梗死后综合征)、创伤或手术（心脏切开术后综合征)，心包受损，血液渗入心包腔；
- 药物作用，如肼屈嗪、普鲁卡因胺或柔红霉素。

发病机制

以下是心包炎的病理生理改变：

- 当心包受细菌或其他物质侵袭时，可释放炎症介质（前列腺素、组胺、缓激肽和五羟色胺）至周围组织，从而引起炎症反应。
- 受感染的心包层互相摩擦产生心包摩擦。
- 组胺和其他炎症介质可扩张血管并增加血管通透性，液体和蛋白外渗至组织，引起细胞外水肿。
- 存在于组织中的巨噬细胞，与中性粒细胞和单核细胞一起吞噬入侵的细菌。
- 几天后，心包腔内出现由坏死组织、死亡的细菌、中性粒细胞和单核细胞构成的渗出液。
- 最后，心包腔内成分自溶并被健康组织吸收。
- 如液体积聚在心包腔则出现心包渗出。
- 如心包腔内液体迅速积聚则可引起心包压塞，压迫心脏，影响舒张期灌注，导致心输出量下降。
- 如果心包由于慢性或反复发作的炎症而增厚、变得坚硬，就形成慢性缩窄性心包炎。此时，心脏外包裹一层坚硬的外壳，限制其舒张期充盈，导致心脏左右心腔充盈压升高，每搏量和心输出量下降。

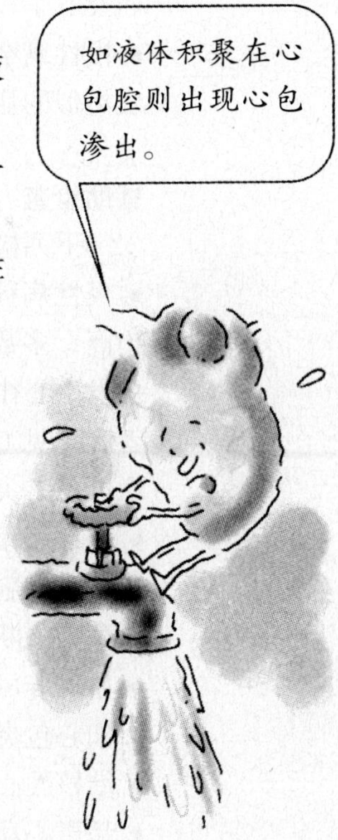

临床表现

● 急性心包炎患者的典型表现为胸部突发的锐痛，多位于胸骨后，并向颈、肩、背和上肢放散。疼痛是由胸膜炎所致，常随深吸气加重，坐位或前倾位减轻，这是由于前倾位时可使心脏和膈胸膜分开。胸骨左缘可闻及心包摩擦音。

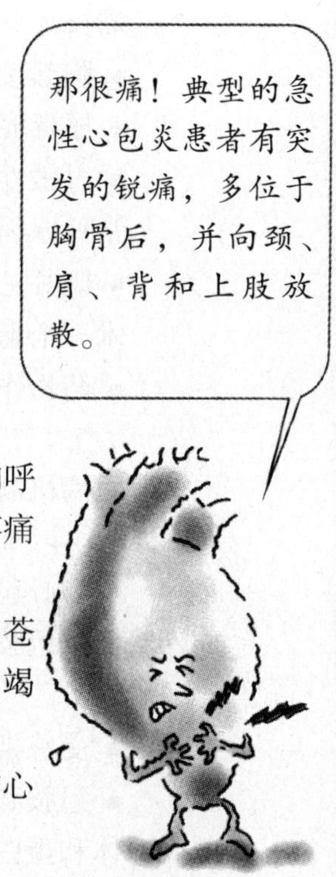

心脏并发症

● 急性心包炎的主要并发症为心包渗出引起的心衰表现，如呼吸困难、端坐呼吸和心动过速。也可引起边界不清的胸骨疼痛和胸部胀满感。

● 如果液体迅速积聚，可发生心包压塞症状，引起皮肤苍白湿冷、低血压、奇脉、颈静脉怒张，最终导致心力衰竭而死亡。

● 慢性缩窄性心包炎引起静脉压进行性升高，产生与慢性右心衰类似的症状，包括液体潴留、腹水和肝肿大。

辅助检查

下列检查用于诊断心包炎：

● 炎性病程中，心电图表现肢体导联和多数胸导联广泛 ST 段抬高，多数导联 T 波直立。心包渗出时，QRS 波群振幅降低。可发生心律失常，如房颤、窦性心动过速。慢性缩窄性心包炎者，可见 QRS 波群低电压，T 波低平或倒置，Ⅰ、Ⅱ、V_6 导联可见二尖瓣 P 波（P 波增宽）。

● 炎性病程尤其是感染性心包炎中，实验室检查可发现血沉增快，白细胞计数可正常或升高；尿毒症性心包炎时尿素氮化验对病因诊断有帮助。

● 血培养可用于明确感染病因。

● 如心包炎由风湿热所致，抗链“O”可阳性。

● 结核性心包炎结核菌素试验可阳性。

● 超声心动图可见室壁和心包间的无回声区，并可发现心脏泵功能下降。如果存在心包渗出也有助于诊断，并有助于发现心包渗出。

- 急性心包炎时胸部 X 线检查可正常。如有心包渗出可见心影增大呈烧瓶样改变。

治疗

心包炎的治疗包括：

- 缓解症状；
- 防止或治疗心包渗出和心包压塞；
- 治疗原发病。

卧床休息和药物治疗

原发性心包炎、心梗后心包炎、胸廓切开引流术后心包炎，治疗是双重的，包括：

- 卧床休息直至发热和胸痛症状消失；
- 应用非甾体抗炎药，以缓解疼痛症状并减轻炎症反应。

如症状持续不缓解，应给予皮质激素以迅速有效止痛。应用激素应慎重，因为激素停用心包炎可复发。

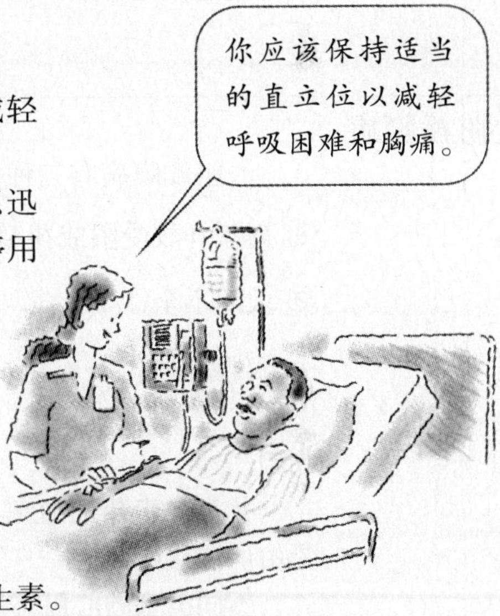

进一步治疗

如感染性心包炎是由左侧胸膜疾病、纵隔脓肿或败血症所致，需给予抗生素及外科引流治疗。

如心脏压塞有所进展，医生应实施紧急心包切开引流，并直接向心包腔注射抗生素。

其他治疗

复发性心包炎需行心包部分切除术，即在心包开窗以使液体流入胸膜腔。对于缩窄性心包炎，应切除整个心包以利于心脏充分充盈和收缩。

护理措施

- 发热和疼痛症状未消失前患者应卧床休息。如需要，协助患者洗澡。令患者在床上大便，以降低心肌耗氧量。
- 使患者处于直立位以缓解呼吸困难和胸痛症状。至少每 2h

听诊一次肺部呼吸音。根据氧合状态和混合静脉血氧饱和度情况给予适当氧疗。

● 遵医嘱给予止痛药镇痛，非甾体抗炎药抗炎。如果非甾体抗炎药效果差，可给予甾体类抗炎药。

● 如患者已置入肺动脉导管，监测血流动力学状态。频繁评估患者的心血管状态，监测心包压塞的征象。

● 按时给予抗生素，以维持有效血药浓度。

● 持续心电监测以了解心电图变化。第一周末注意观察 ST 段回落及 T 波低平改善情况。

● 如疑有心包渗液，准备行心包穿刺。

● 提供适当的术后护理，护理同心胸外科手术术后。

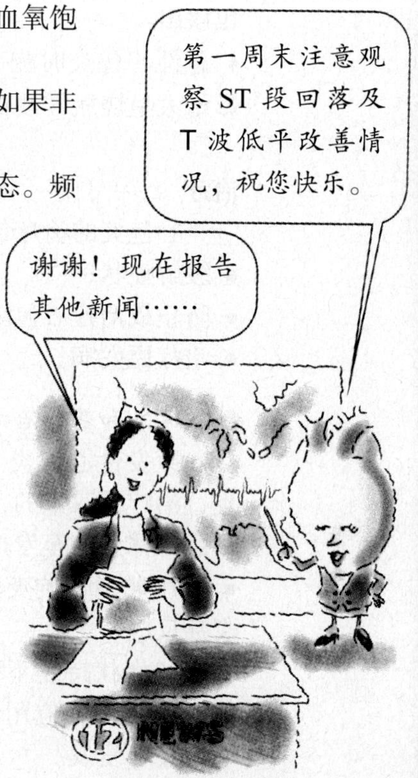
第一周末注意观察 ST 段回落及 T 波低平改善情况，祝您快乐。
谢谢！现在报告其他新闻……
NEWS

心脏瓣膜病

心脏瓣膜病有三种类型：

瓣膜开放受限或狭窄；

关闭不全；

瓣膜脱垂。

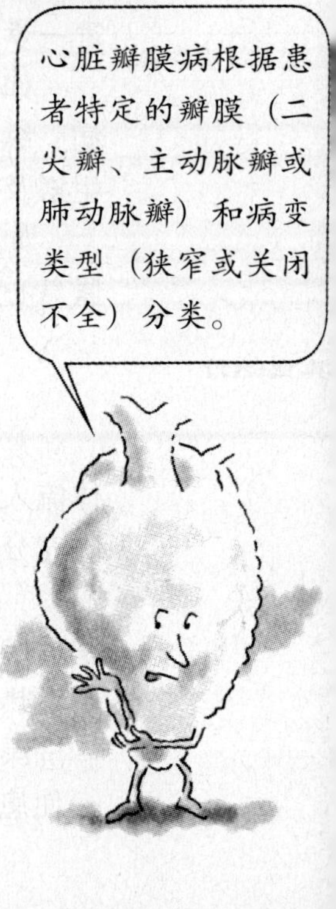

病因

儿童和青年心脏瓣膜病多为先天性异常，成人则主要是由风湿热所致。

不同类型的心脏瓣膜病其病因不同，如下所述：

二尖瓣关闭不全

● 肥厚型心肌病
● 乳头肌功能失调
● 心衰后左室扩大

二尖瓣狭窄

● 心内膜炎
● 左房黏液瘤
● 二尖瓣环钙化

主动脉瓣关闭不全

- 钙化
- 心内膜炎
- 高血压
- 药物，特别是减肥药

主动脉瓣狭窄

- 钙化

肺动脉瓣狭窄

- 类癌综合征

发病机制

心脏瓣膜病可由多种疾病引起，不同的瓣膜和不同的病变会有不同的病理生理和临床表现。

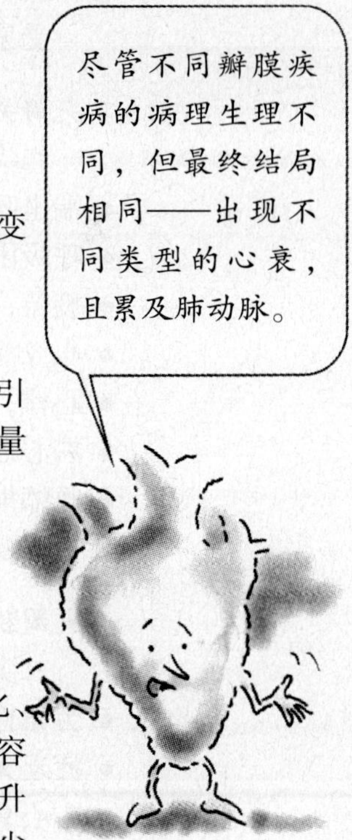
尽管不同瓣膜疾病的病理生理不同，但最终结局相同——出现不同类型的心衰，且累及肺动脉。

二尖瓣关闭不全

二尖瓣关闭不全时，在收缩期左心室血液反流入左房，引起左心房增大以容纳反流的血液。结果为容纳左房增加的血量并代偿心输出量的下降，左室也增大。

左室肥厚和舒张末压增加导致肺动脉压增加，最终出现左心衰和右心衰。

二尖瓣狭窄

二尖瓣狭窄，狭窄的瓣膜是由于瓣膜发育异常、纤维化、钙化所致。瓣膜狭窄使血液从左房流入左室受限，结果左房容量和压力增加，使左房增大。严重的血流受阻导致肺动脉压升高，右心室压力增加，出现右心衰。同时，左心回心血量减少导致心输出量下降。

主动脉瓣关闭不全

主动脉瓣关闭不全时，在舒张期血液反流入左心室，使左心室容量负荷增加，导致左室扩张、肥厚。过多的容量负荷也使左心房负荷增加，进而累及肺动脉系统，最终出现左心衰和肺水肿。

主动脉瓣狭窄

主动脉瓣狭窄时，左心室压力增加以克服狭窄瓣膜的阻力，心脏工作负荷的增加导致心肌耗氧量增加并心输出量减少，导致冠状动脉供血不足、左心室缺血和左心衰。

肺动脉瓣狭窄

肺动脉瓣狭窄时，狭窄的肺动脉瓣阻止血液从右心室流入肺动脉，为克服狭窄的瓣膜引起的阻力增加，出现右心室肥厚，最终导致右心衰。

临床表现

受累的瓣膜不同，病史和临床表现不同。

二尖瓣关闭不全

二尖瓣关闭不全的症状和体征包括：

- 端坐呼吸；
- 呼吸困难；
- 疲劳；
- 心绞痛（少见）；
- 心悸；
- 右心衰（颈静脉怒张、外周水肿和肝肿大）；
- 收缩期杂音；
- 可闻及 S_2 分裂以及 S_3 和 S_4。

二尖瓣狭窄

二尖瓣狭窄的症状和体征包括：

- 劳累性呼吸困难，夜间阵发性呼吸困难，端坐呼吸；
- 疲乏无力；
- 右心衰；
- 肺部闻及湿啰音；
- 心悸；
- 可闻及 S_3 和 S_4；
- 可闻及舒张中期杂音。

主动脉瓣关闭不全

主动脉瓣关闭不全的症状和体征包括：

- 呼吸困难；
- 咳嗽；
- 左心衰；

- 水冲脉（脉搏突然增强或减弱）；
- 可闻及舒张期叹气样杂音或 S_3；
- 劳累后胸痛；
- 可闻及湿啰音。

主动脉瓣狭窄

主动脉瓣狭窄的症状和体征包括：

- 劳累性呼吸困难，夜间阵发性呼吸困难；
- 疲劳；
- 晕厥；
- 心绞痛；
- 心悸和心律失常；
- 左心衰；
- 主动脉根部收缩期杂音；
- 劳累后胸痛；
- 可闻及 S_1 和 S_2 分裂。

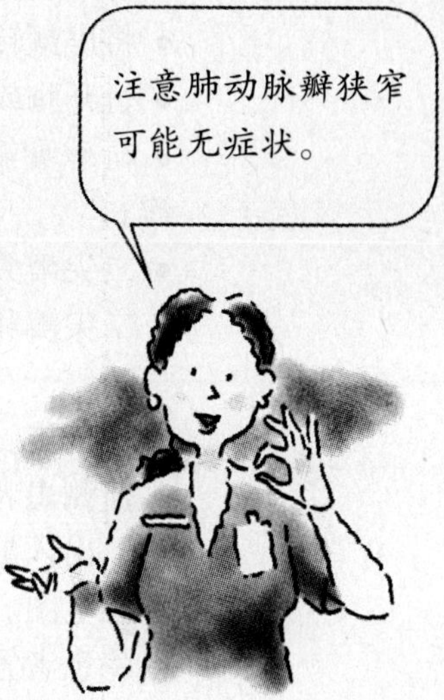

肺动脉瓣狭窄

肺动脉瓣狭窄患者可能无症状，可能出现的症状和体征包括：

- 劳累性呼吸困难；
- 右心衰；
- 收缩期杂音。

辅助检查

心脏瓣膜病的确诊借助于下列检查：

- 心导管检查；
- 胸部 X 线；
- 超声心动图；
- 心电图。

治疗

心脏瓣膜病的治疗常包括：

- 地高辛、低盐饮食、利尿剂、血管扩张剂，尤其应用 ACEI 类药以改善左心衰。
- 急性情况下给氧治疗增加氧供。

- 瓣膜病或换瓣手术时给予抗凝治疗以防止血栓形成。
- 外科手术或拔牙前预防性应用抗生素以防止心内膜炎的发生。
- 主动脉瓣狭窄患者应用硝酸甘油以缓解心绞痛症状。
- 房颤或房扑时应用β受体阻滞剂或地高辛减慢心率。
- 将房颤转为窦性心律。
- 行开胸或闭式瓣膜分离术分离增厚或粘连的瓣膜。
- 行球囊瓣膜成形术扩张狭窄的二尖瓣、主动脉瓣和肺动脉瓣。
- 二尖瓣关闭不全时应用瓣膜成形术修复瓣膜。
- 二尖瓣和主动脉瓣疾病时行瓣膜置换术。

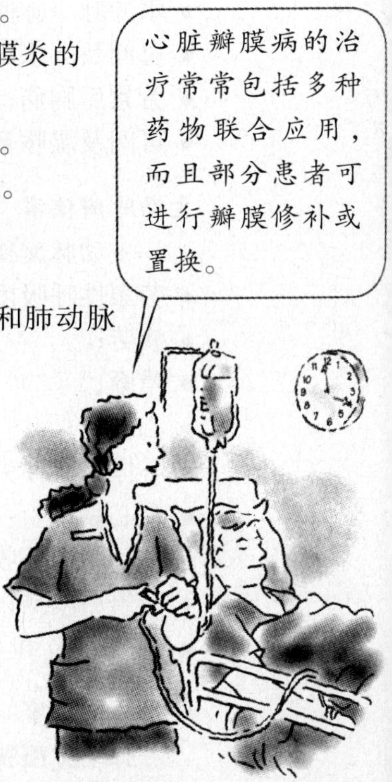

护理措施

- 监测患者的生命体征、血气分析、脉搏血氧测定、出入量、每日体重、血生化检查、胸部X线和心电图。
- 将患者置于直立位以减轻呼吸困难症状。根据血气分析及脉搏血氧测定结果供氧，防止组织缺氧。
- 持续心电监测以了解心律失常情况，如出现心律失常，根据监测和医嘱给予相应的治疗。
- 对主动脉瓣关闭不全患者，监测心电图以发现心律失常，因其能增加肺水肿、发热和感染的风险。
- 如患者为二尖瓣狭窄，密切观察肺动脉高压的表现、血栓引起局部缺血的改变，并观察对药物治疗的反应。
- 对二尖瓣关闭不全患者，注意观察左心衰的症状和体征、肺水肿和药物不良反应情况。

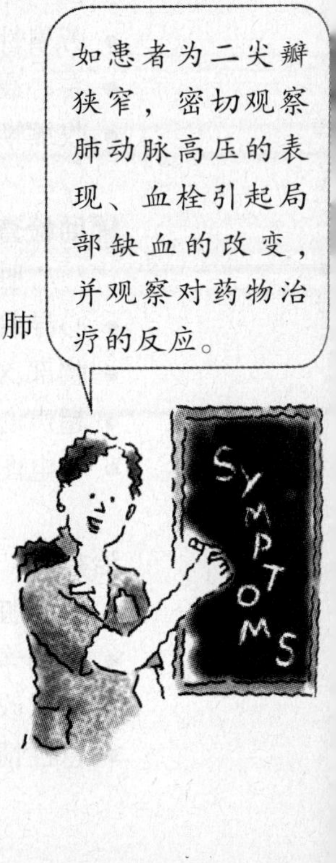

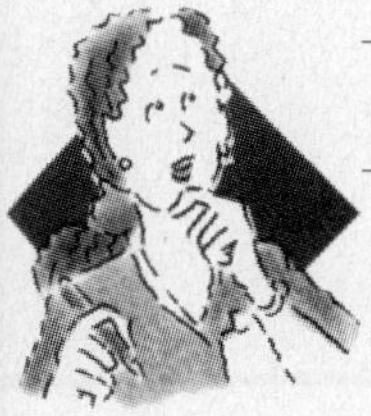

快速测试

1．下列哪项是心包压塞的特征性表现？

A．气短

B．奇脉

C．全收缩期杂音

D．毛细血管搏动

答案：B。奇脉是心包压塞的三个特征性表现之一。另两个为 CVP 升高伴颈静脉怒张和心音低钝。

2．下图为何种心律失常？

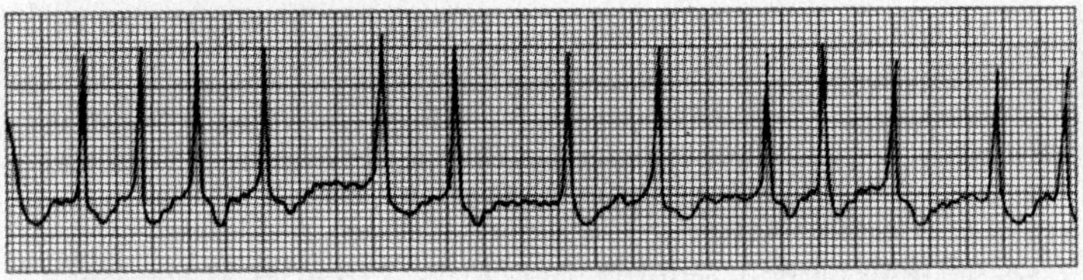

A．房扑

B．窦性心动过速

C．交界性心律

D．房颤

答案：D。心电图为房颤。无 P 波，心室率不等，QRS 波群形态一致但间期不等。

3．下列哪种药物用于轻至中度高血压？

A．新福林

B．胺碘酮

C．伊布利特

D．米力农

答案：A。新福林用于治疗轻至中度高血压。

4．右心衰时下列哪项升高？

A．CVP

B．左室舒张末压

C．PAWP

D. 心输出量

答案：A。右心衰时 CVP 升高。

5. ACEI 纠正心衰通过：

A. 增加前负荷

B. 引起血管收缩

C. 增加后负荷

D. 降低后负荷

答案：D。ACEI 通过扩张血管降低后负荷，从而治疗心衰。

评分

☆☆☆ 如果 5 个问题均回答正确，说明你是全身心地投入了学习！（你通过了这个练习！）

☆☆ 如果你回答对 4 个问题，那么再用心一点，要想获得成功需全心全意付出努力。

☆ 如果你回答正确问题少于 4 个，请再复习这一章。之后你将做得更好。

（常玉坤　胡艳玲　杨俊泉译　黄　喆　陈淑媛　吴寿岭校）

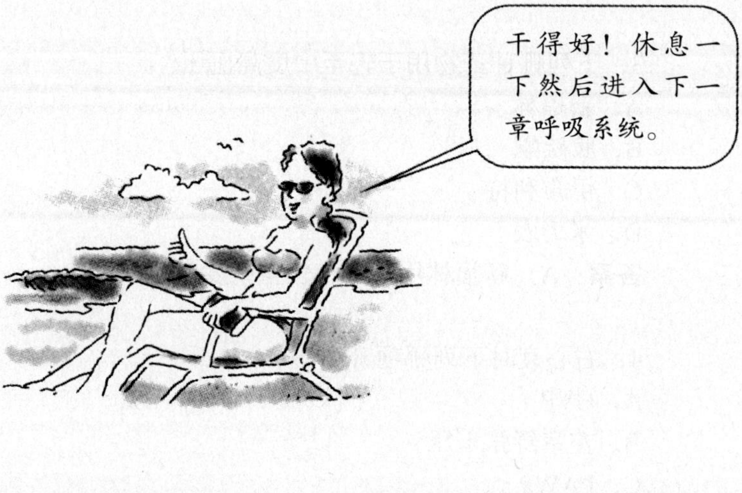

5

第五章　呼吸系统

主要内容

在本章，你将学习：

- 呼吸系统的结构与功能
- 呼吸系统的评估
- 呼吸系统诊断方法及相关步骤
- 呼吸系统疾病与治疗

呼吸系统概述

呼吸系统将氧气输送到血液系统中并将二氧化碳排出体外。

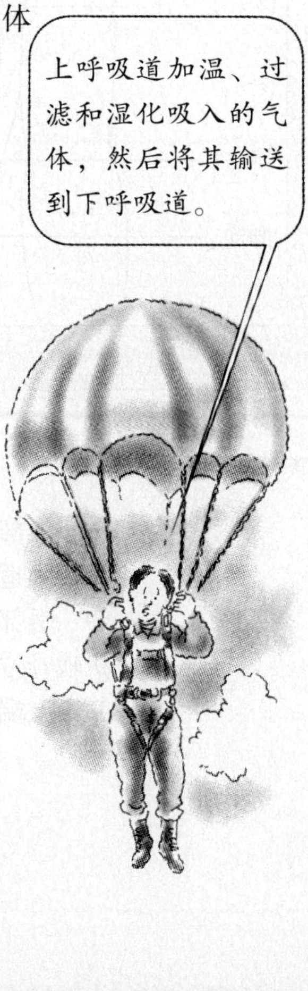

呼吸系统的结构

呼吸系统包括呼吸道、肺脏、骨性胸腔及呼吸肌。(见：呼吸系统详解)

呼吸道与肺脏

呼吸道由两部分组成，即上呼吸道和下呼吸道。下呼吸道与双肺相连，胸腔内为心脏、大血管、气管、食管及支气管。

上呼吸道

上呼吸道加温、过滤、湿化吸入的气体，然后将其输送到下呼吸道。上呼吸道的结构参与声音。上呼吸道由鼻腔、口、咽和喉组成。

呼吸系统详解

为进一步了解呼吸系统的结构和功能以便于鉴别异常情况，下图列出上呼吸道和下呼吸道的主要结构。插图显示为一个肺泡或腺泡。

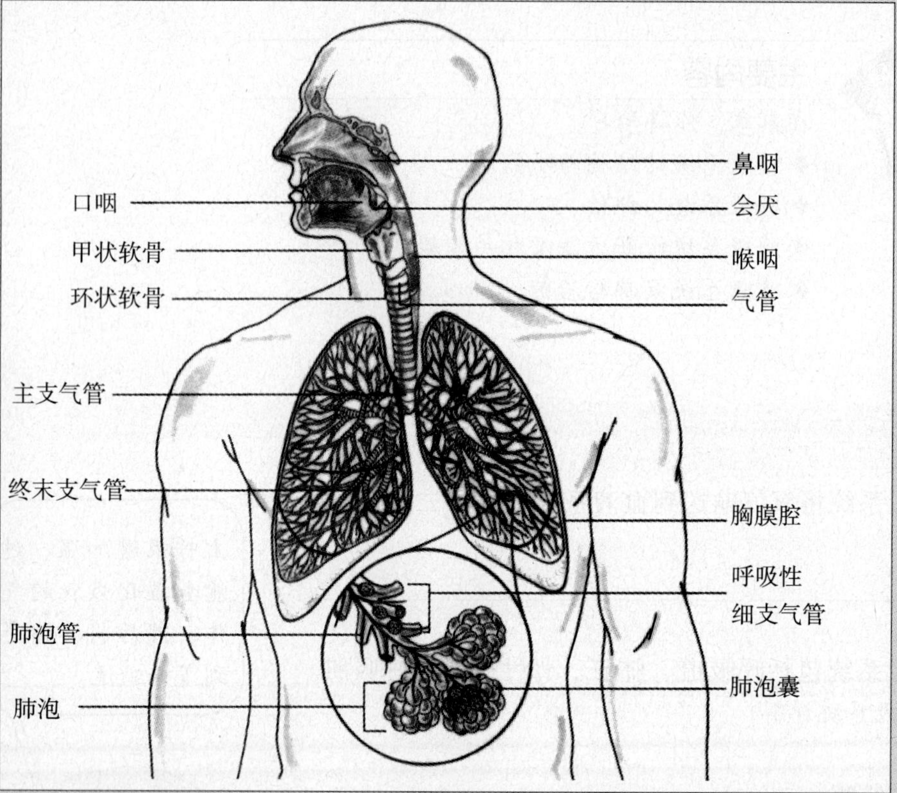

喉部

喉部位于气管的顶端，是声带的所在地。喉是上呼吸道和下呼吸道的交界点。

喉部由 9 块软骨组成，最大的一块是盾状的甲状软骨。环状软骨位于喉下部，是唯一呈完整环形的软骨，将喉的下部与气管上端相连。

会厌

会厌是位于喉顶端的活瓣样组织，吞咽时闭合喉上部防止食物和液体进入下呼吸道。

下呼吸道

下呼吸道包括：

- 气管；
- 支气管；
- 肺。

下呼吸道的组成

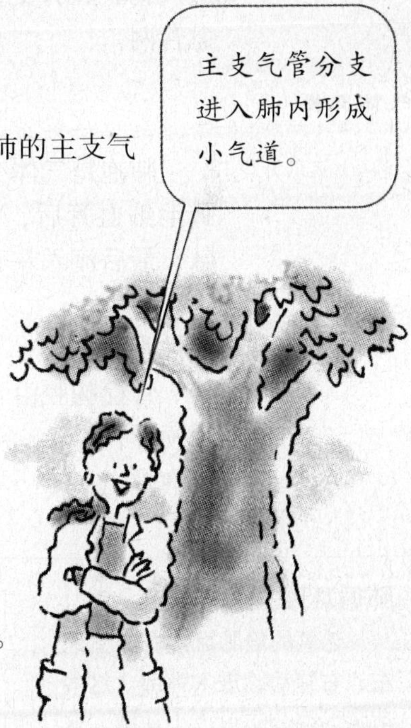

下呼吸道起始于气管，在隆突部位分为左、右肺的主支气管。右主支气管较短、宽且角度较小。

主支气管分支进入肺部，形成：

- 肺叶支气管；
- 三级支气管；
- 终末细支气管；
- 呼吸性细支气管；
- 肺泡管；
- 肺泡。

肺和肺叶

右肺较大由三个肺叶构成：上叶、中叶和下叶。左肺较小由上、下两个肺叶组成。

胸膜

两侧肺部均有脏层胸膜包裹，脏层胸膜与壁层胸膜之间以胸膜腔相隔，共同包裹肺部。

在两层胸膜之间的胸膜腔中有少量的液体，当肺膨胀时起润滑作用，胸膜腔内分布有神经末梢，当出现炎症时可引起疼痛。

肺泡

肺泡是肺的气体交换单位。普通成年人双肺约有 3 亿个肺泡。

肺泡由Ⅰ型和Ⅱ型肺泡上皮细胞组成：

- Ⅰ型肺泡上皮细胞构成肺泡壁，通过肺泡壁进行气体交换。
- Ⅱ型肺泡上皮细胞生成表面活性物质，即覆盖于肺泡表面的一种脂类物质。吸气时，肺泡表面活性物质起协同肺泡扩张的作用；呼气时，肺泡表面活性物质可防止肺泡塌陷。

肺部血液循环

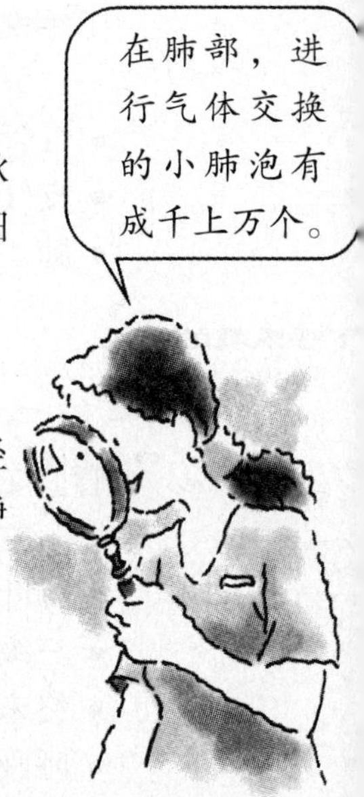

乏氧的静脉血从右心室的肺动脉进入肺部，流经主肺动脉进入胸膜腔和支气管的小血管，通过小动脉最后进入肺泡毛细血管网。

气体交换

肺泡是气体交换（氧和二氧化碳弥散）的场所，血液流经肺毛细血管后，氧合血进入逐渐增大的血管，然后经过肺静脉，最后流入左心房。（见：肺循环路径）

骨性胸腔

骨性胸腔由下列几个部分组成：

- 锁骨；
- 胸骨；

肺循环路径

乏氧的静脉血由右心室经左、右肺动脉进入肺部。这些动脉远端分支形成小动脉，这些小动脉最终形成肺泡和肺泡囊的毛细血管网。气体交换在毛细血管网中进行。

小静脉是肺静脉的终末分支，从毛细血管网中收集氧合血，送入到较大的血管，血液经过这些血管进入肺静脉，经肺静脉进入左心系统，进而这些氧合血被输送到全身各个组织。

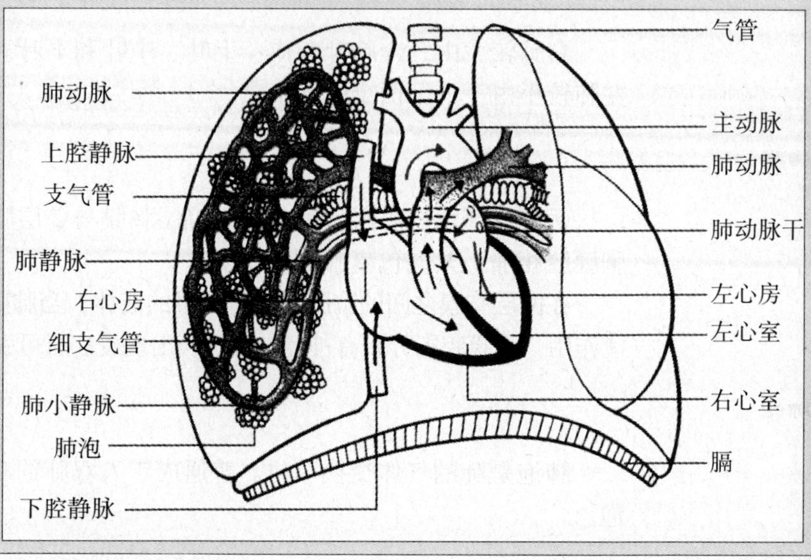

- 肩胛骨；
- 12 对肋骨；
- 12 节胸椎。

假想的线

为方便胸部评估，以胸部的各部分和假想的垂线作标记以描述胸部体检发现。（见：呼吸系统检查标记）

肋骨

骨和软骨共同组成肋骨，每次呼吸时，使胸廓扩张和回缩。所有肋骨均与胸椎相连，第 1～7 对肋骨也直接连接胸骨，第 8～10 对肋骨连接于同一肋骨上，第 11 和 12 对肋骨因为其前端不与任何骨骼相连接而称为浮肋。

呼吸肌

主要的呼吸肌是膈肌和肋间外肌，这些肌肉在吸气时收缩，呼气时舒张。

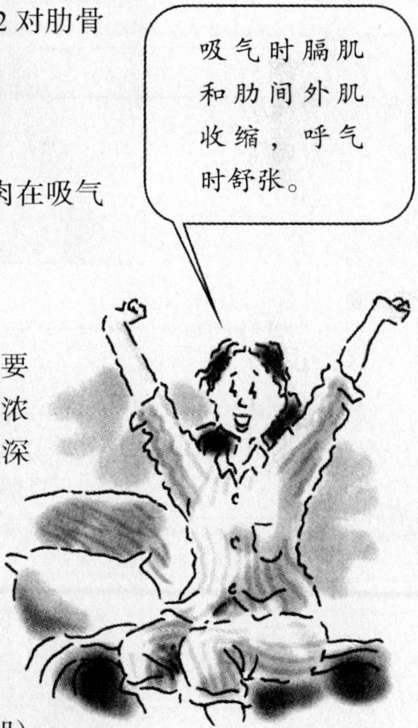

呼吸中枢

延髓的呼吸中枢通过膈神经发出冲动到主要的呼吸肌启动呼吸。根据脑脊液中二氧化碳的浓度和 pH 值，这些神经冲动控制呼吸频率和呼吸深度。

辅助呼吸肌参与

下面是辅助呼吸肌如何工作的：

吸气时

辅助吸气肌（斜方肌、胸锁乳突肌和斜角肌）提升肩胛骨、锁骨、胸骨和肋骨。当膈肌和肋间外肌不能有效工作时，这将使胸廓的前后径增加。

呼气时

膈肌和肋间外肌舒张时进行呼气。如果患者气道受阻，腹部的肌肉和肋间内肌也将帮助呼气。（见：呼吸机械机制详解）

呼吸系统检查标记

下图列举了呼吸系统常用的标志。

正面观

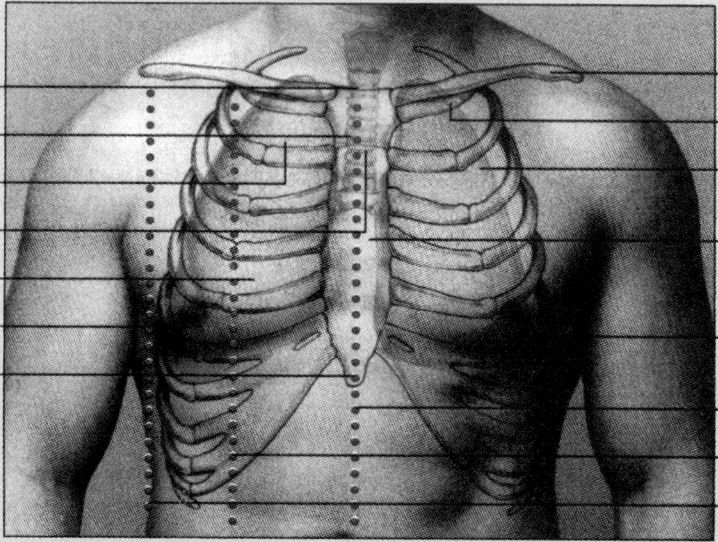

背面观

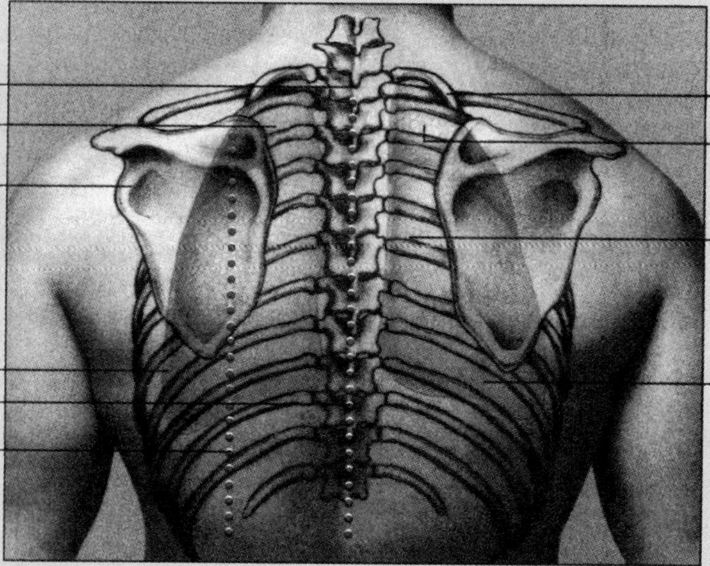

呼吸机械机制详解

机械力量（例如肋间肌和膈的运动）驱动呼吸过程。在描述中，加号代表正压，减号代表负压。

静息

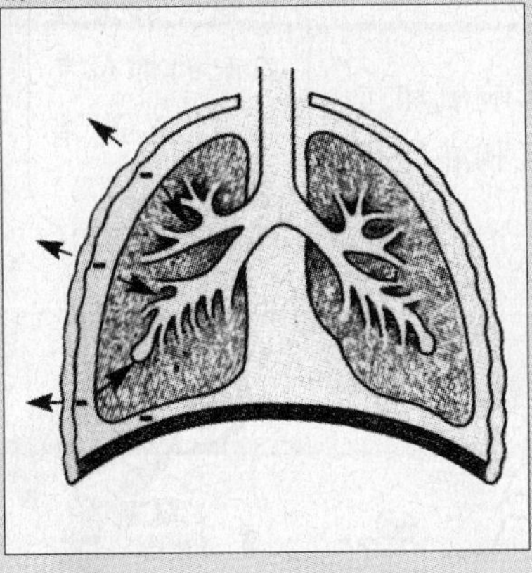

- 吸气肌松弛。
- 支气管中的大气压保持不变。
- 无空气流动。

吸气

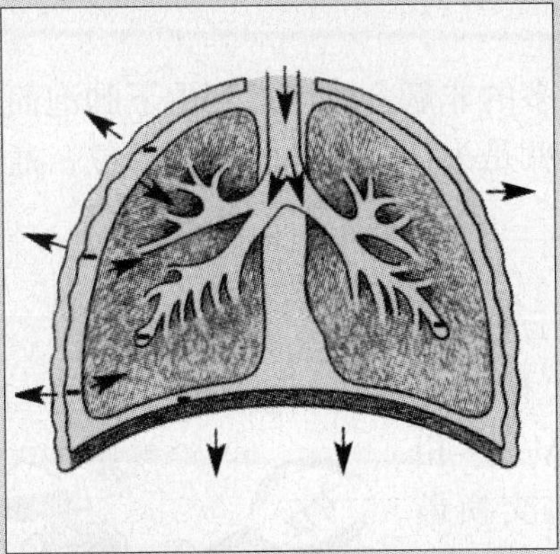

- 吸气肌收缩。
- 膈肌下降。
- 肺泡保持负压。
- 空气进入肺。

呼气

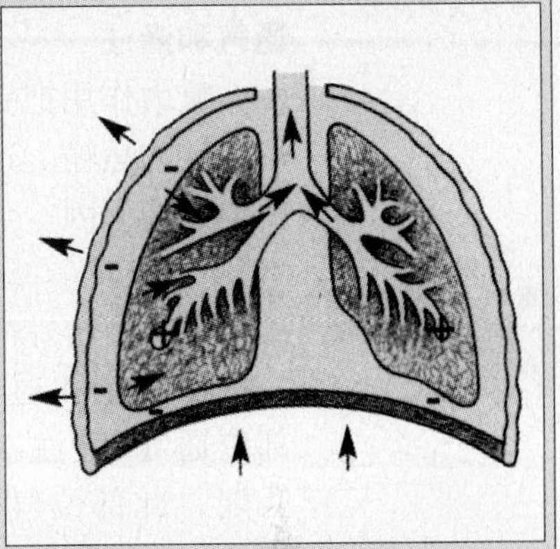

- 吸气肌松弛，导致肺回缩到静息时的大小和位置。
- 膈肌升高。
- 肺泡保持正压。
- 空气从肺中排出。

呼吸

有效的呼吸需要在肺部（外呼吸）和组织（内呼吸）中进行气体交换。

氧气进入肺

要保持合适的氧合作用和酸碱平衡需要三个外呼吸过程。

☝ 肺通气（进出呼吸道的气体分布）；

✌ 肺灌注（来自右心的血液通过肺循环进入左心）；

🤟 弥散（气体通过半渗透膜从高浓度部位向低浓度部位扩散）。

氧气进入组织

通过弥散，红细胞释放氧和吸收二氧化碳而进行内呼吸。

通气和灌注

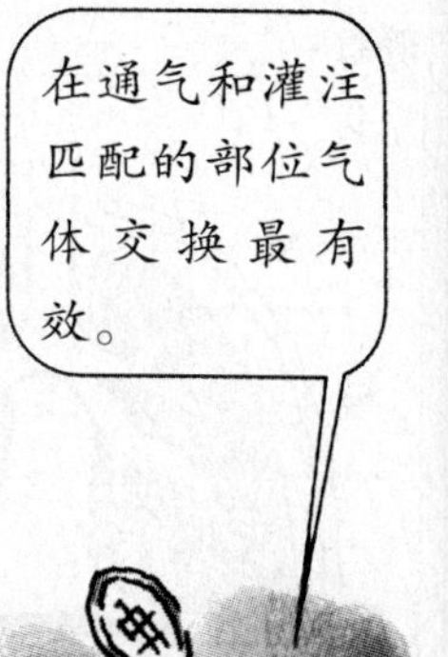

重力作用把更多的非氧合血运送到中下肺泡而影响氧和二氧化碳的运输。这就是为什么在肺的不同部位，通气和灌注有所差别的原因。

通气和灌注匹配

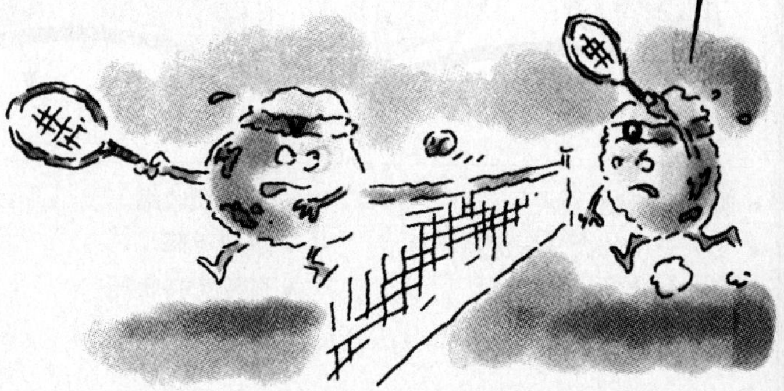

在灌注和通气相似的部位通气-灌注（$\dot{V}/\dot{Q}$）相匹配，此部位气体交换最有效。

例如，肺功能正常时，当毛细血管以 5L/min 的速度供应肺泡血液时，肺泡以 4L/min 的速度吸入空气。那么 $\dot{V}/\dot{Q}$ 比值为 4∶5 或 0.8（见：通气和灌注详解）。

通气和灌注不匹配

由于肺通气-灌注功能失调或肺机械性损伤导致 V/Q 不匹配，在呼吸系统疾病中引起气体交换受损。

肺泡和肺毛细血管间的无效气体交换通过改变运送到机体细胞中的氧含量而影响全身系统。无效气体交换产生三种结果：

- 分流（单位肺的通气减少）导致非氧合的血从右心进入左心，从而进入循环系统。分流可以由使非氧合血绕过具有气体交换功能肺泡的生理缺陷所致。当气道阻塞阻止氧到达有适当灌注的部位时也可产生分流。常见的原因包括急性呼吸窘迫综合征、肺不张、肺炎、肺水肿。
- 当没有足够的血液供应肺泡进行气体交换时，可产生通气死腔（每单位的肺灌注减少），如肺栓塞和肺梗死。

通气和灌注详解

有效的气体交换取决于通气和灌注之间的关系，或 $\dot{V}/\dot{Q}$ 比值。下图显示了 $\dot{V}/\dot{Q}$ 比值正常和异常的情况。

通气和灌注正常

当通气和灌注匹配时，携带二氧化碳的非氧合血从静脉系统流经右心，然后通过肺动脉进入到肺脏。流经动脉分支最后进入到发生气体交换的肺泡毛细血管中。

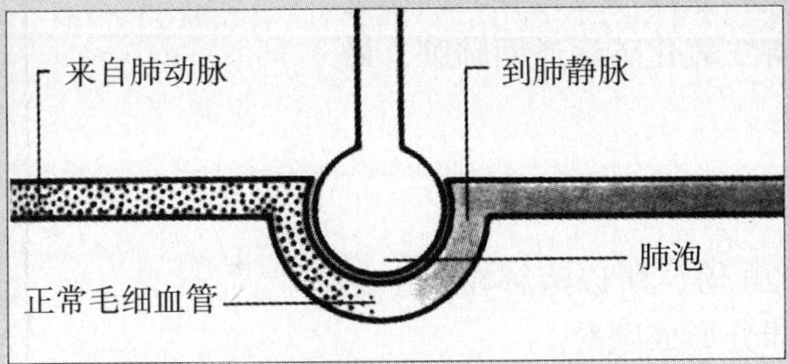

灌注不足（通气死腔）

如下所示，当 $\dot{V}/\dot{Q}$ 比值增高时，通气正常，但肺泡灌注减少或缺失。注意狭窄的毛细血管提示灌注不良。这种情况通常由灌注缺损所致，例如肺栓塞或导致心输出量减少的疾病。

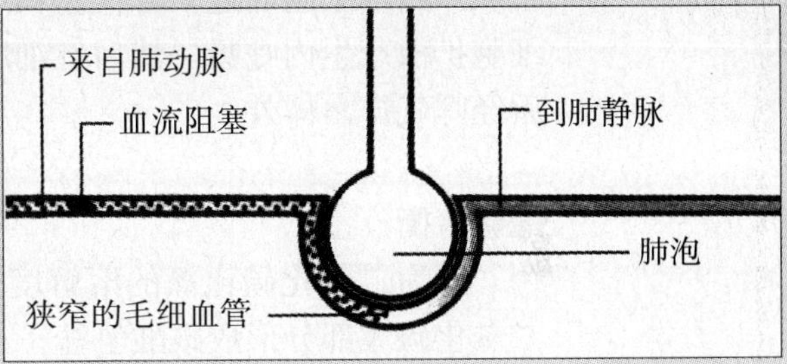

通气不足（分流）

当 $\dot{V}/\dot{Q}$ 比值降低时，肺循环正常，但肺泡没有足够的氧气供应。这时部分通过肺血管的血流无法进行氧合作用。

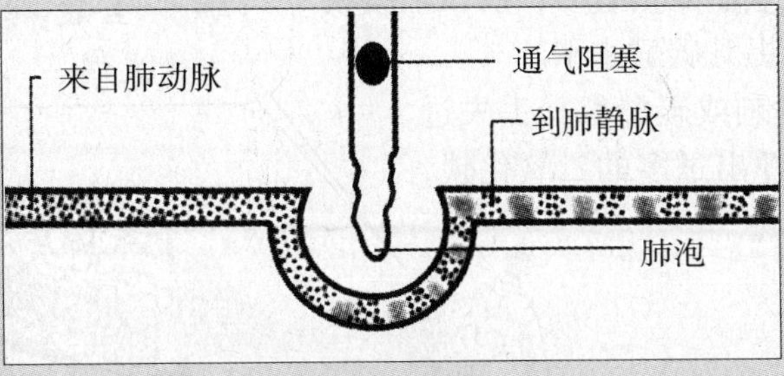

通气和灌注均不足（冬眠单元）

冬眠单元表示肺脏存在缺乏通气和灌注功能的区域。但是冬眠单元可通过将血流运送到通气功能正常的肺脏来帮助弥补 $\dot{V}/\dot{Q}$ 平衡。

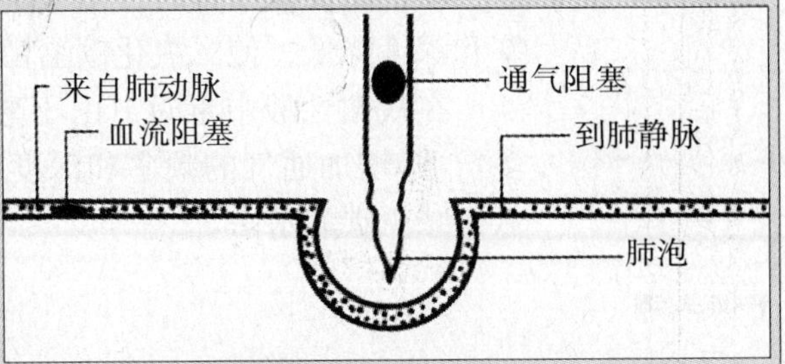

注： 含 CO_2 的血液　　含 O_2 的血液　　含 CO_2 和 O_2 的混合血液

- 当通气很少或消失而灌注存在时产生冬眠单元（分流和通气死腔的结合体），例如气胸和重度呼吸窘迫综合征。

氧的运输

聚集在肺脏的大部分氧与血红蛋白相结合形成氧合血红蛋白，也有小部分氧溶解在血浆中。溶解在血浆中的氧可以作为动脉血氧分压被测定。

红细胞携氧

氧结合血红蛋白后，红细胞携带它通过循环系统进入全身组织。当红细胞通过新陈代谢释放氧和吸收二氧化碳时，通过细胞扩散产生内呼吸。然后红细胞将二氧化碳运送回肺脏，最后经呼气排出体外。

酸碱平衡

因为二氧化碳比氧的溶解度强 20 倍，所以溶解在血中的二氧化碳大部分形成碳酸氢盐，小部分形成碳酸。

酸碱调节

肺通过将碳酸氢盐转换成二氧化碳和水的形式排出而控制碳酸氢盐水平。根据信号的传导，肺能够改变通气的频率和深度。这样通过调节二氧化碳排出的量来控制酸碱平衡。

在代谢性碱中毒时，由于碳酸氢盐潴留过多，所以呼吸频率和深度降低，使二氧化碳潴留，提升碳酸水平。

在代谢性酸中毒时（由于酸过剩或碳酸氢盐丢失过多），肺增加通气的频率和深度以呼出过多的二氧化碳，从而减少碳酸水平。

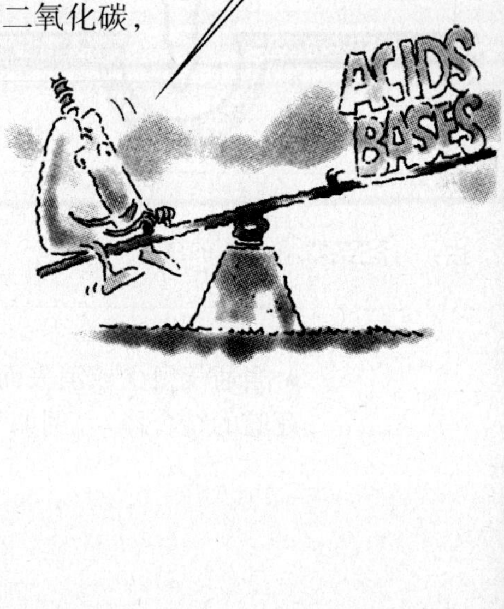

平衡失调

肺功能降低能导致酸碱失衡。例如，通气不足（减少通气频率和深度）导致二氧化碳潴留，引起呼吸性酸中毒。相反，通气过度（增加通气频率和深度）导致二氧化碳排出过多，引起呼吸性碱中毒。

肌梗死

所有梗死部位的中心为一坏死区域，其周围被潜在的可恢复的缺氧损伤区所环。如果血液循环环恢复，这一可恢复的区域可以被挽救。如果不能恢复血液循环，进一步发展为坏死。同样，这一缺氧损伤区域被可恢复的缺血组织所环绕。

肌梗死时的组织破坏

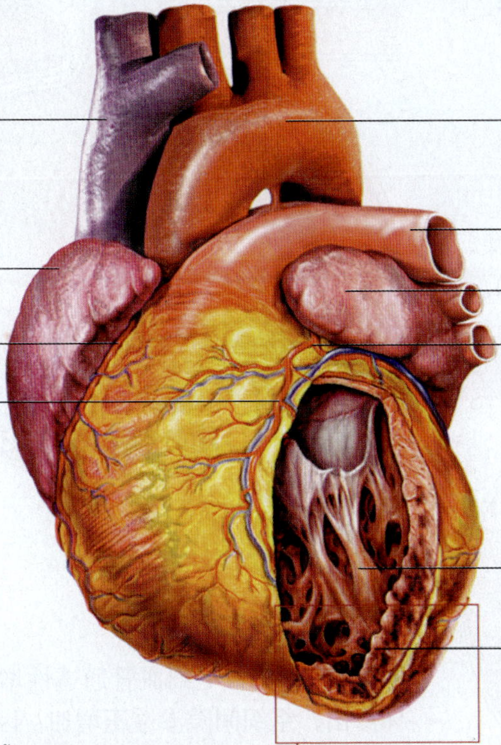

肌梗死时损伤区域

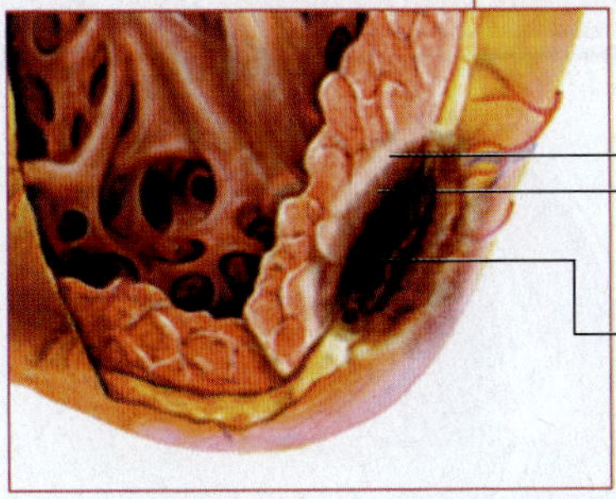

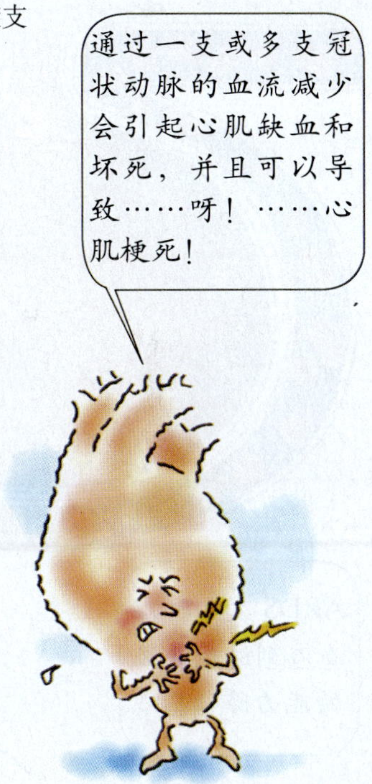
通过一支或多支冠状动脉的血流减少会引起心肌缺血和坏死，并且可以导致……呀！……心肌梗死！

急性呼吸窘迫综合征（ARDS）时肺泡的变化

ARDS是肺水肿的一种类型，可以快速导致急性呼吸衰竭。ARDS也称休克肺、白肺、湿肺或Da Nang肺。直接或间接肺损伤均可导致ARDS，并可迅速发展为急性呼吸衰竭。无论如何，ARDS的诊断很困难，如果不及时诊断和治疗，发病48h内可引起死亡。

第1阶段：损伤导致入肺血流减少，血小板聚集，释放组胺（H）、5-羟色胺（S）和缓激肽（B）。

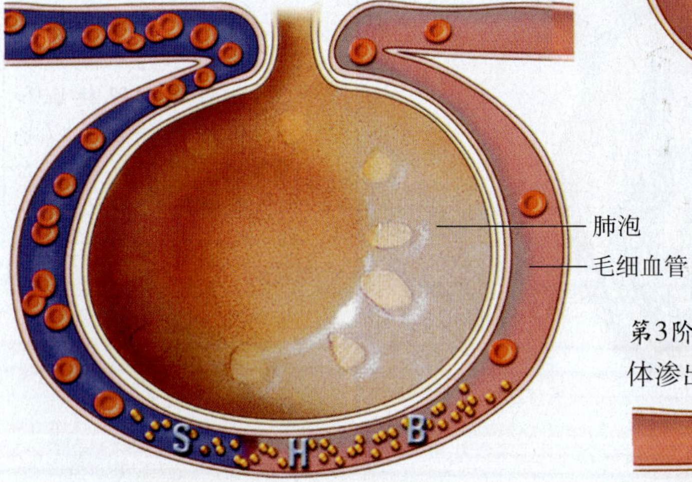

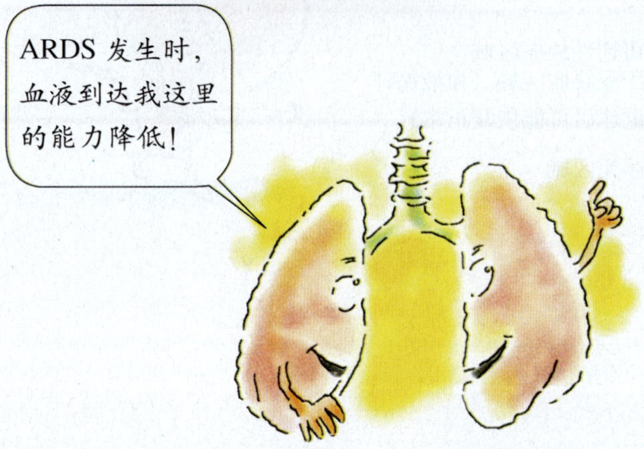

第2阶段：那些物质——特别是组胺——使肺泡细血管膜肿胀和破坏，增加毛细血管通透性。液进入肺泡间隙。

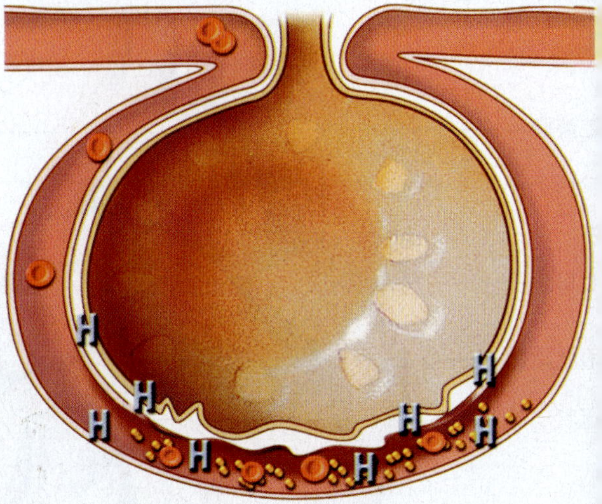

第3阶段：随着毛细血管通透性增加，蛋白质和体渗出，组织间隙渗透压增加，因而引起肺水肿

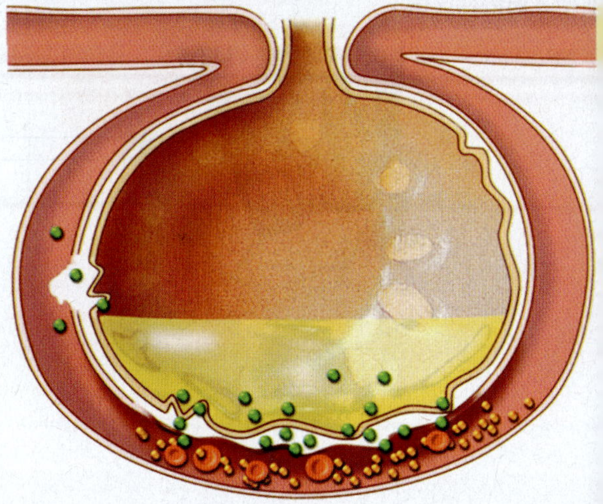

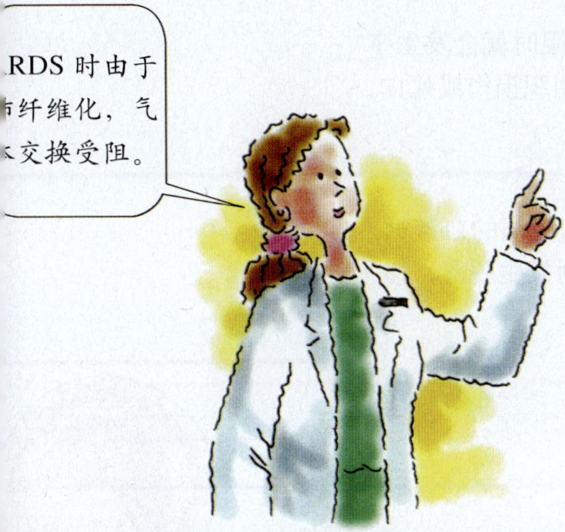

4阶段：血流速度减慢，肺泡中的水分破坏肺泡表面的活性物质，损坏细胞的合成表面活性物质能力。结果导致肺刨塌陷，破坏气体交换并降低顺应性。

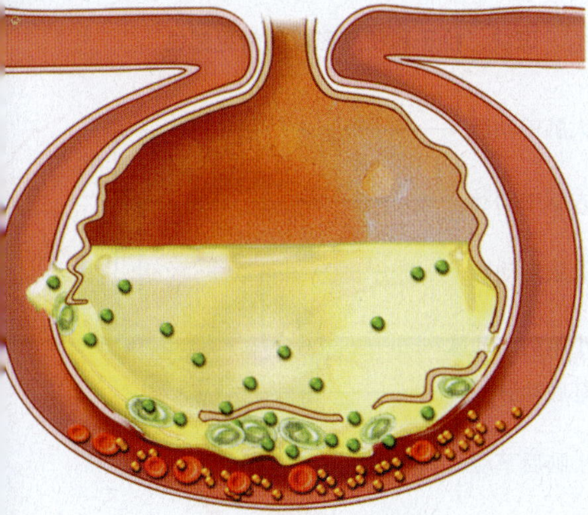

第 5 阶段：足够的 O_2 不能透过肺毛细血管膜，但 CO_2很容易通过肺泡膜并通过每次呼吸被呼出，血中 O_2 和 CO_2 水平均降低。

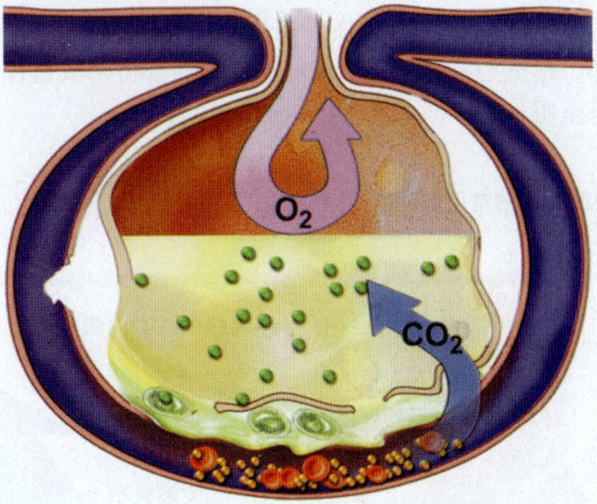

第6阶段：肺水肿进一不恶化，炎症反应导致纤维化，气体交换进一步受阻。

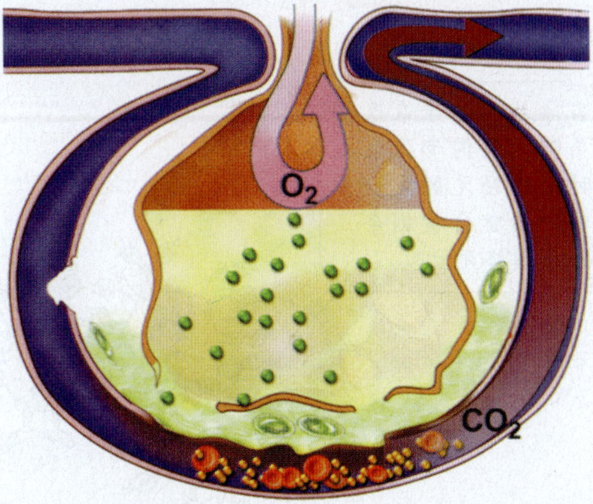

卒中

当供应脑组织的一支或多支血管其血液循环突然受阻时就会发生卒中。循环受阻时，脑的氧供应减少或中断，从而引起脑组织损伤或死亡。病因可以是缺血性的也可以是出血性的。

缺血性卒中

缺血性卒中时，血管内形成血栓或斑块，阻断了脑组织的血液循环。根据心脏的潜伏情况可在其不同部位形成血栓。有时发生脱落，移行至脑循环。

心脏血栓的常见部位

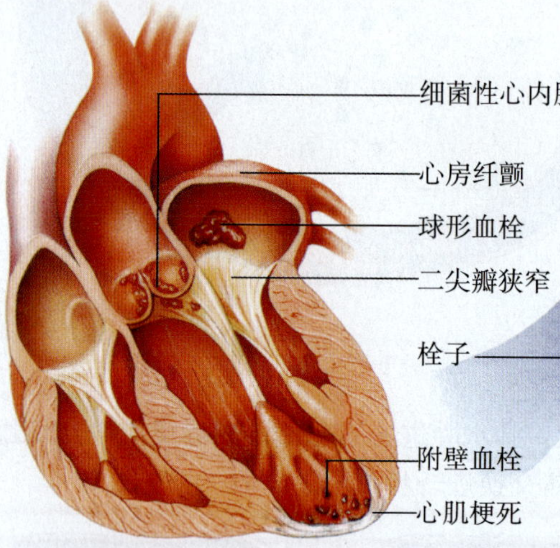

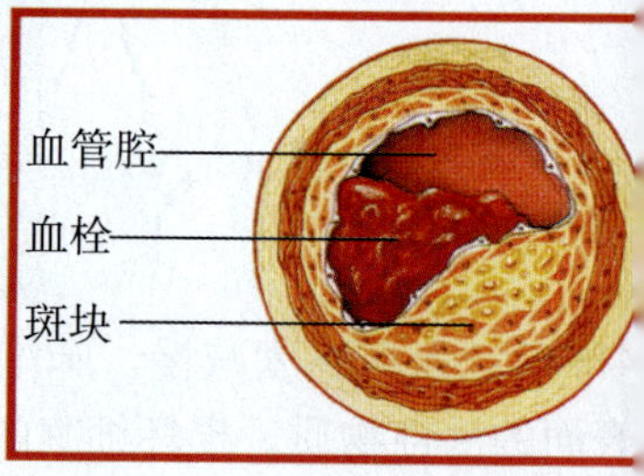

斑块、栓子和梗死形成的常见部位

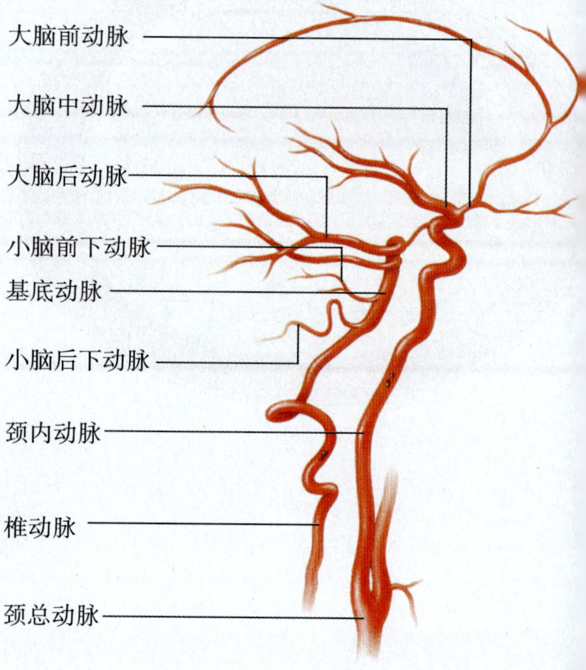

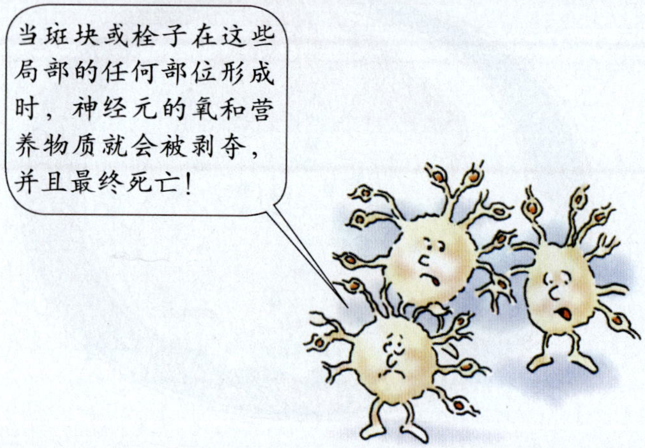
当斑块或栓子在这些局部的任何部位形成时，神经元的氧和营养物质就会被剥夺，并且最终死亡！

呼吸系统的评估

呼吸系统评估是一项重要的护理职责。全面评估既能发现明显的，也能发现微小的呼吸变化。

病史

通过简短、有针对性的提问明确患者的健康史。根据患者病情的严重程度，必要时尽可能在短时间内完成问诊。如果患者本人不能回答，可向家属询问病情。

呼吸系统疾病常因肥胖、吸烟和工作环境而产生或恶化，应该询问这些情况。

当前健康状况

以问诊开始疾病的诊治工作。因为很多呼吸系统疾病是慢性的，所以要询问患者最近一次急性发作的情况并与之前相对比，同时问清缓解方式。

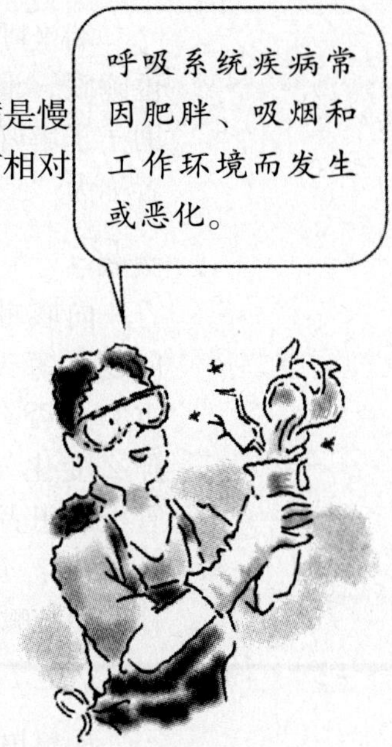

呼吸系统的主诉

患有呼吸系统疾病的患者经常叙述下列症状：

- 气短；
- 咳嗽；
- 咳痰；
- 喘息；
- 胸痛；
- 睡眠障碍。

气短

依据患者呼吸困难的评分（在0～10级之间）来评估气短的程度，即0级表明没有呼吸困难，10级表明呼吸困难最重。询问患者近来呼吸困难的程度。也有一些方法评估呼吸困难与活动的关系，例如爬梯子或在城市街区行走。（见：呼吸困难分级）

除使用呼吸困难评分外，还应询问下列问题：气短的缓解方式是什么？什么时候出现症状？

呼吸困难分级

评估呼吸功能时，尽可能使用客观指标。要求患者简单描述活动对呼吸的影响，而后记录下患者对分级系统的反应。

- 0级：重体力活动时才出现呼吸困难。
- 1级：在平地上快步走或爬坡时感到气短。
- 2级：和同龄人相比，在平地上行走速度较慢（因气短），或走一段平路后，需要停下来以调整呼吸。
- 3级：在平路上走100码（91米）就需要停下来休息。
- 4级：因喘息不能到室外活动或日常活动即喘息。

高枕卧位

端坐呼吸的患者（平卧感到气短）往往采取半卧位睡眠，询问这些患者睡眠时需要几个枕头，这将有助于了解呼吸困难的程度。例如，需要三个枕头的患者称为“三枕呼吸”。

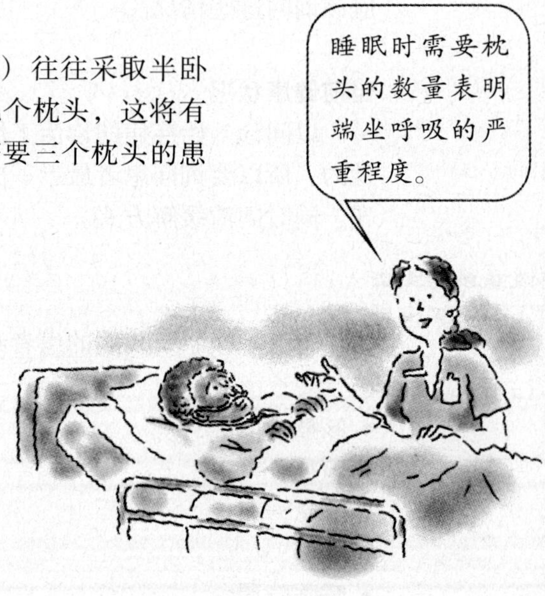
睡眠时需要枕头的数量表明端坐呼吸的严重程度。

咳嗽

向咳嗽的患者询问下列问题：每天什么时间咳嗽最重？是否有痰？最近是否有什么变化（如果是慢性支气管炎的患者）？如果是，有什么改变？什么使咳嗽减轻？什么使咳嗽加重？

痰

如果患者有痰，向其询问咳痰的量，同时询问下列问题：痰的颜色，是否黏稠？最近是否有什么变化（如果是慢性支气管炎的患者）？如果是，有什么改变？是否有咯血？如果有，咯血量多少？多久咯一次？

喘息

如果患者喘息，询问下列问题：什么时候出现的喘息？什么使你喘息？当你明显喘息的时候，周围的人是否能听见？什么能帮助你停止喘息？

胸痛

如果患者诉胸痛，询问下列问题：哪个部位疼痛？什么性质的疼痛？是刀割样的、针刺样的、烧灼痛还是隐隐作痛？是否向其他部位放射？持续多长时间？什么原因引起疼痛？什么使疼痛减轻？

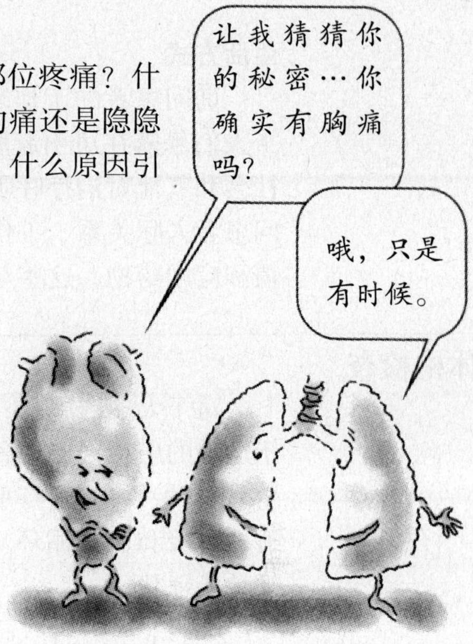
让我猜猜你的秘密…你确实有胸痛吗？
哦，只是有时候。

刺激性疼痛

呼吸系统疾病引起的胸痛多由胸膜炎症、肋软骨炎或咳嗽后引起的肌肉疼痛，也可由消化不良引起，由于骨质疏松症引起的肋骨或椎骨骨折较少见。

睡眠障碍

睡眠障碍可能与阻塞性呼吸睡眠暂停或影响睡眠的疾病有关，需要进一步评估。

日间嗜睡

如果患者抱怨白天嗜睡或易怒，询问下列问题：晚上可连续睡几个小时？睡眠中是否经常醒来？是否你的家人因你的鼾声而抱怨影响他们休息？

既往史

询问患者的既往史，尤其是下列情况：

- 吸烟史；
- 被动吸烟；
- 过敏反应；
- 既往手术史。
- 呼吸系统疾病，如肺炎或肺结核（TB），询问目前的免疫情况，如注射流感或肺炎球菌疫苗，应确定患者是否应用辅助通气的设备，如吸氧或雾化吸入。

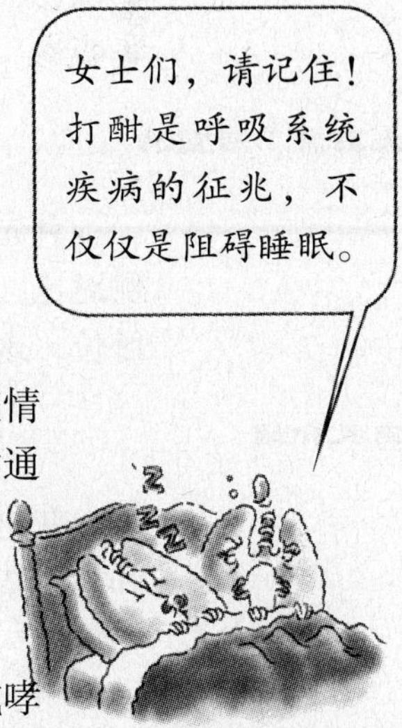

家族史

询问患者家族中是否有肿瘤、镰状细胞贫血、心脏病或哮喘、肺气肿等慢性疾病，这些因素决定患者是否生活在易感染的环境中，如结核或流行性感冒。

生活方式

询问患者的工作环境，因为一些工作如煤矿业和建筑业，工人们暴露在可引起肺部疾病的环境中。也询问患者的家庭、社会和其他对治疗呼吸系统疾病有影响的环境因素，例如，询问患者人际关系、工作压力和缓解方法，询问患者的性生活习惯和应用药物，这些与艾滋病相关的肺病有关。

体格检查

对于大多数患者，应在询问病史后进行体格检查，然而对于危重的患者如出现急性呼吸窘迫时，可能无法完整地了解病史。这时，首先进行重要的护理评估，改善最重要的因素（气道、呼吸和血液循环【即 ABC】）以降低危险。（见：急诊呼吸功能评估）

四步检查法

用系统的方法观察细微的和明显的呼吸变化，呼吸系统体格检查的四步法是：

- 视诊；
- 触诊；
- 叩诊；
- 听诊。

先后背，后前胸

首先通过视诊、触诊、叩诊和听诊检查背部，同时进行两侧对比，然后用同样的方法检查前胸，检查前胸时，患者可仰卧位，这样可让患者感到舒适一些。

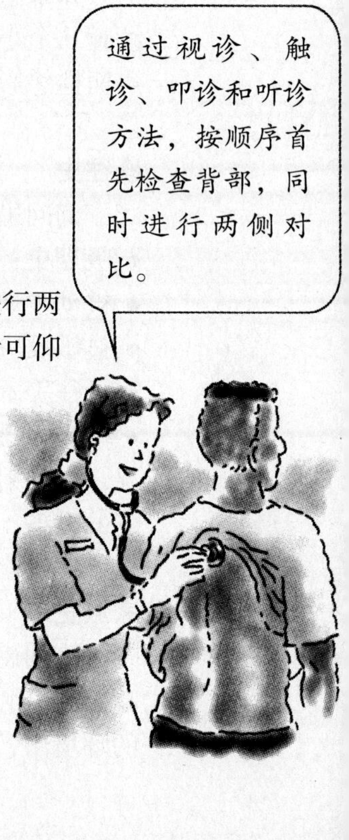
通过视诊、触诊、叩诊和听诊方法，按顺序首先检查背部，同时进行两侧对比。

自我介绍

在进行体格检查之前，调整好检查室的灯光和室温，向患者介绍自己并解释做这些检查的必要性。

视诊

进入房间后仔细观察患者，这些观察将有助于

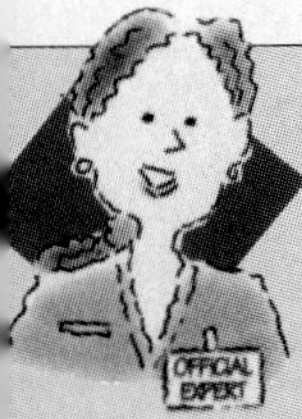

专家建议

急诊呼吸功能评估

如果患者出现急性呼吸窘迫，立即进行 ABCs 评估——气道、呼吸和循环。如果呼吸或循环停止，立即进行呼救并进行心肺复苏。

接下来，通过检查判断是否发生危及生命的情况：

- 患者有呼吸困难吗？
- 是否有辅助呼吸肌协助呼吸？如果胸廓运动的幅度小于正常 3～6cm，检查辅助呼吸肌参与呼吸的证据，包括肩部抬高、肋间肌收缩、使用斜方肌和胸锁乳突肌。
- 患者是否意识清楚？
- 患者是否神志不清、焦虑或易怒？
- 患者是否变换体位以减轻呼吸困难？
- 皮肤是否苍白、出汗或紫绀？

首先采取的措施

如果患者处于呼吸窘迫状态，首先进行呼吸状况评估，不要进行假设。记录各项有利和不利因素，开始处理最危重的因素（ABC），并使其逐渐减少。

如果没有足够的时间进行具体护理评估，应确保获取足够的信息评估重要问题。一个简单的症状或体征可能有多种解释，收集足够的证据以评估患者并制订治疗方案。

评估，记录患者的体位，看上去是否舒适？是坐位、卧位还是不断变换体位？表现出焦虑吗？有呼吸困难吗？需要吸氧吗？需要通气设备吗？

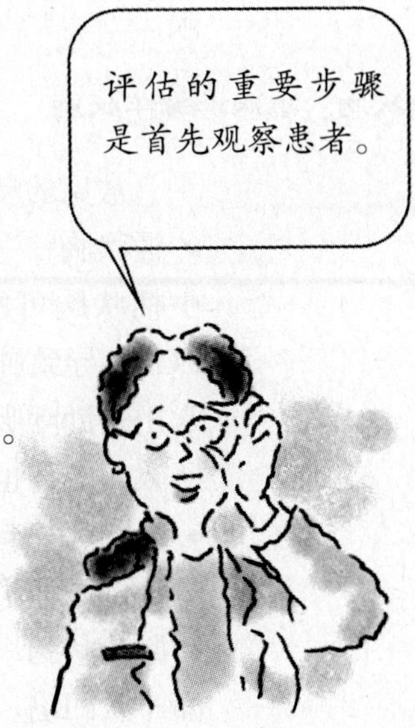

胸部视诊

尽可能协助患者保持直立位。最理想的是让患者裸露腰以上的部分，或只穿医院提供的服装。检查患者胸部的外形、气管的位置、胸部对称情况、皮肤情况、鼻腔（鼻翼煽动）和辅助呼吸肌运动情况。

对称情况

检查双侧胸廓对称，休息时双侧胸廓对称且吸气时扩张幅度一致。胸廓的前后径约是横径的 1/2。

一个新角度

观察剑突上肋骨与胸骨之间的角度。这一角度称为肋角，在成人应该小于 90° 。假如肋间肌肥厚导致胸廓长期扩张可以使该角度增加，例如，慢性阻塞性肺疾病（COPD）可发生此种改变。

呼吸类型

成人、儿童和婴儿通常用腹式呼吸或是横膈膜呼吸。运动员和歌唱家也一样。然而，大多数女性通常是采取胸式或使用肋间肌呼吸。

肌肉运动

当患者吸气时，横膈膜下降而肋间肌收缩。这种双重的运动使腹肌向外扩张，肋骨向下运动，胸廓向两侧扩张。（见：呼吸类型）

当患者呼气时，腹肌和肋骨会回到原来位置。上胸腔不会移动太大。辅助呼吸肌由于频繁的运动而发生肥厚。在某些运动员中可能是正常的，但大多数是由于呼吸系统疾病引起的，尤其是同时伴缩唇呼吸和鼻翼煽动时。

胸廓畸形

检查胸廓是否异常，记住胸廓畸形患者的双肺可完全正常，但呼吸受限。因而肺活量较正常减少和活动耐力受限。

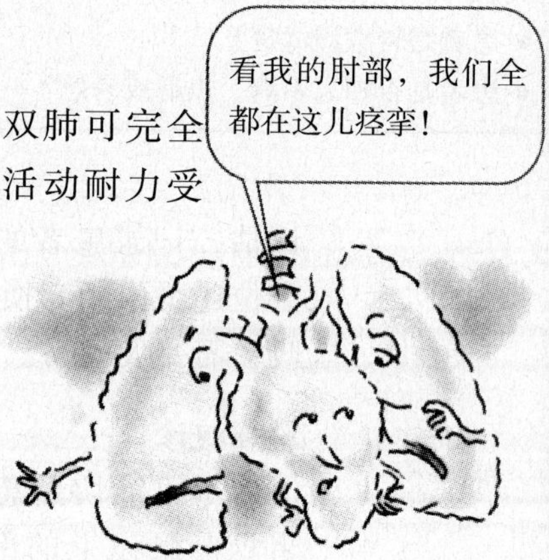

桶状胸、鸡胸和漏斗状胸

常见的畸形包括：

- 桶状胸——表现为环形膨出。在婴儿和老年人中桶状胸可能是正常的。在其他患者中，由于 COPD 导致肺组织失去弹性可引起桶状胸。患者常用辅助呼吸肌来帮助呼吸且容易出现呼吸困难。由胸椎疾病所致的驼背也会引起桶状胸。
- 鸡胸——鸡胸或胸廓隆起的患者是指胸骨较腹壁突出。胸骨的错位增加了前后径，但轻微的畸形通常不用治疗。
- 漏斗状胸——漏斗状胸或胸廓凹陷的患者全部或部分胸骨呈漏斗状凹陷。可能导致呼吸或心脏功能紊乱，压迫心脏和大血管引起杂音。

● 胸椎向后凸——患者的脊柱向一边弯曲和椎骨移位。因为椎骨的移位可以挤压肺组织，这可能使评估呼吸情况更为困难。

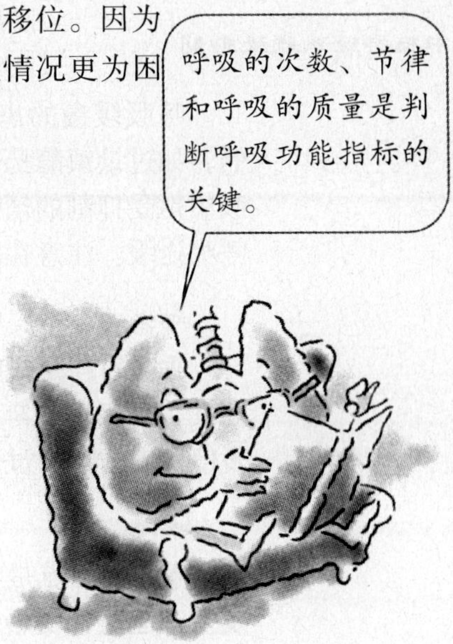
呼吸的次数、节律和呼吸的质量是判断呼吸功能指标的关键。

注意异常表现

注意观察患者可能出现的胸壁矛盾或规则运动。矛盾运动表现为吸气时胸廓塌陷呼气时扩张 。无论哪种情况，例如胸壁不规则运动提示胸壁正常功能丧失。

呼吸频率和类型

依据呼吸的次数、节律和呼吸的质量来评估患者呼吸功能。

计算

成人正常的呼吸频率是 12～20 次 / 分。为确定呼吸频率需要计数 1min 的呼吸次数。如发现有异常应计数更长时间的呼吸次数，不要告诉患者你在做什么，否则他会改变自己的呼吸方式。

呼吸模式应该是平稳的，协调有规律的。正常的吸气与呼气之比大约是 1∶2。

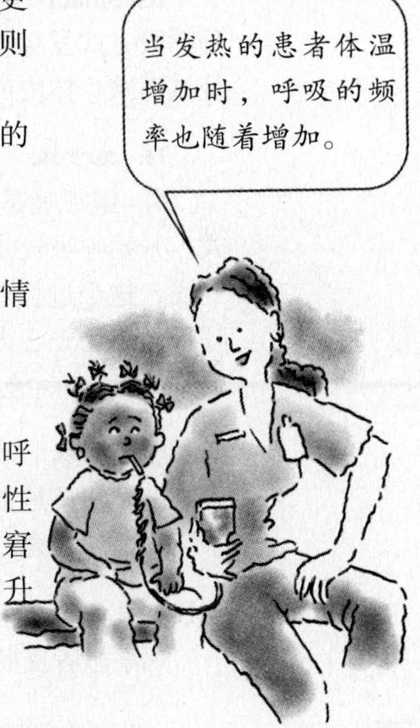
当发热的患者体温增加时，呼吸的频率也随着增加。

异常呼吸模式

确定呼吸类型对了解患者的呼吸状况和全身的情况有很大的帮助。

呼吸急促

呼吸急促是指每分钟呼吸的次数大于 20 次；呼吸的幅度可以正常或变浅。其常见的原因包括限制性肺部疾病、疼痛、脓毒血症、肥胖、焦虑和呼吸窘迫。发热也能引起呼吸急促。随着人体体温每上升 0.6℃，呼吸频率随之上升 4 次 / 分。

呼吸缓慢

呼吸缓慢是指呼吸频率小于 10 次 / 分。它通常发生在呼吸暂停或呼吸完全停止之前。

中枢神经系统受抑制

呼吸缓慢的患者可能其中枢神经系统（CNS）受到了抑制，如过量镇静药物、组织损伤，糖尿病昏迷或任何引起脑呼吸中枢受抑制的情况。颅内压增加和代谢性碱中毒也可以导致呼吸迟缓。注意在睡眠期间呼吸频率会变慢。

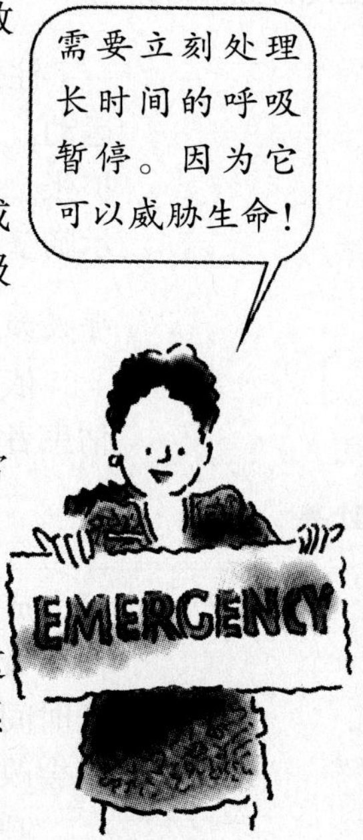
需要立刻处理长时间的呼吸暂停。因为它可以威胁生命！
EMERGENCY

呼吸暂停

呼吸暂停是指呼吸的突然停止。呼吸暂停的时限可短暂或偶发，可表现为陈-施呼吸或是其他异常的呼吸模式。如呼吸暂停发生的时间过长将会威胁生命，应立刻处理。

喘息

喘息的特点是呼吸加深但频率可正常或加快。这种情况常发生于运动、发热、缺氧或酸中毒时。

Kussmaul 呼吸

Kussmaul 呼吸是深而快的呼吸，常伴有叹气样呼吸。这种呼吸方式发生在酸中毒，尤其是酮症酸中毒时，此时呼吸系统试图减少体内的二氧化碳含量和维持正常的 pH 值时。

陈-施呼吸

陈-施呼吸是一种呼吸频率及深度呈周期性变化的呼吸方式。开始呼吸较浅但逐渐变得越来越深直至出现呼吸暂停后再变浅，这个过程共持续 20～60s，然后开始下一次循环。这种呼吸模式见于心力衰竭、肾衰竭或中枢神经系统损伤患者。在老年患者中陈-施呼吸可能是一种正常的呼吸模式。

Biot 呼吸

Biot 呼吸是指快而深的呼吸突然停止。它是严重中枢神经系统损伤的前兆。

观察相关的体征

观察患者皮肤是否苍白、紫绀和有无出汗。

紫绀

在患者中间，皮肤颜色各不相同，但是患者的皮肤、甲床和黏膜发蓝时应考虑为紫绀。当组织氧合减少时可产生紫绀，是低氧血症的表现。

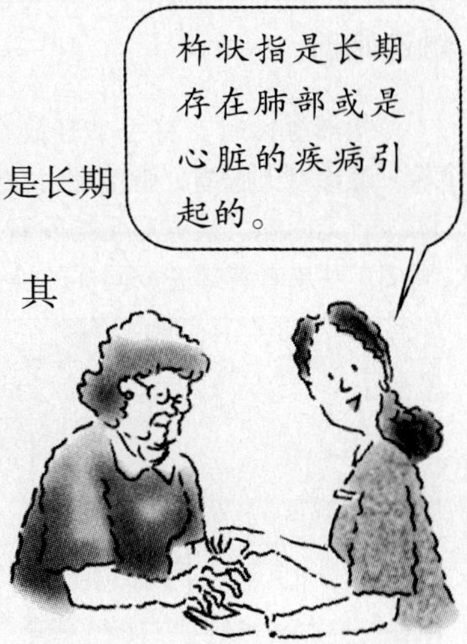
杵状指是长期
存在肺部或是
心脏的疾病引
起的。

杵状指

当检查患者手指时应注意是否有杵状指，杵状指是长期心肺疾病的征象之一。

甲床与皮肤的角度常小于 180° 。出现杵状指时，其角度大于或等于 180° 。

触诊

胸部触诊可以提供呼吸系统和呼吸系统疾病的重要信息。（见：胸部触诊）

皮下气肿

胸壁应是平滑、温暖、干燥。捻发音，感觉像是皮肤下松软的稻米爆裂声音，提示空气从肺脏或呼吸道中渗入皮下。

如患者置有胸导管，可以在导管周围皮下发现少量皮下气体。如患者无胸导管或捻发音的区域扩大，应立即通知医生。

触痛

轻轻的触诊不应引起患者疼痛。如患者主诉胸部疼痛，应确定胸壁疼痛的区域。下面是评估胸部疼痛的指南：

- 典型的肋软骨疼痛位于锁骨中线或胸骨旁；
- 肋骨或脊椎骨骨折的位置疼痛剧烈；
- 剧烈的咳嗽可以导致肌肉疼痛；
- 除呼吸困难外，肺萎陷还可引起疼痛。

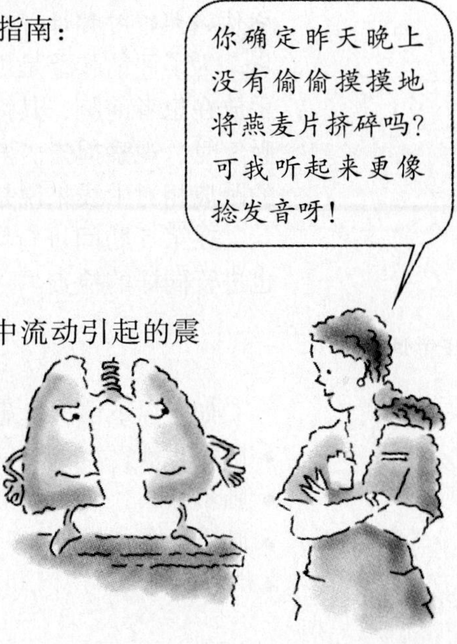
你确定昨天晚上
没有偷偷摸摸地
将燕麦片挤碎吗?
可我听起来更像
捻发音呀!

触觉语颤

触觉语颤（触诊到因空气在支气管和肺中流动引起的震颤）。当患者轻声言语时，胸腔积液的部位触觉语颤减弱，气胸、肺不张和肺气肿时触觉语颤也减弱。在大支气管上方或肺泡内充满液体及渗出物的区域触觉语颤增强，如肺炎时。（见：触觉语颤检查）

触诊胸部

胸部触诊时，将手掌轻放在胸壁上，如左图所示。触诊有无胸痛，胸壁是否完整、膨出，胸壁和肋间隙有无回缩。检查有无捻发音，尤其在引流部位的周围。在患者背部完成同样的检查。

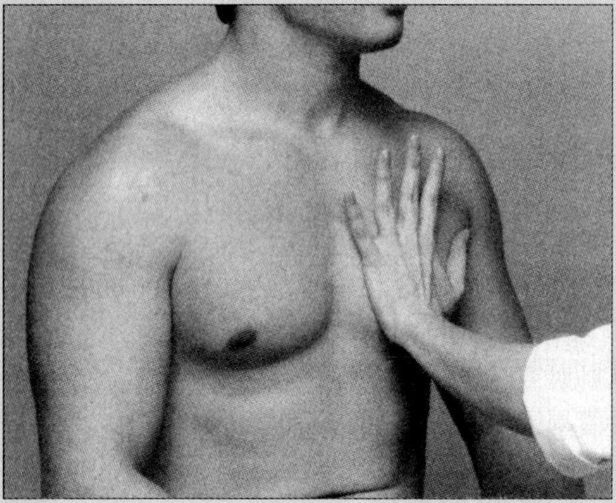

接下来，用指腹（如右图所示）在胸廓的前后触诊。将手指放在肋骨瘢痕、肿块、损伤和溃疡上。注意皮肤的温度、弹性和湿度。也应注意有无骨擦音和皮下捻发音。肌肉应平滑且富有弹性。

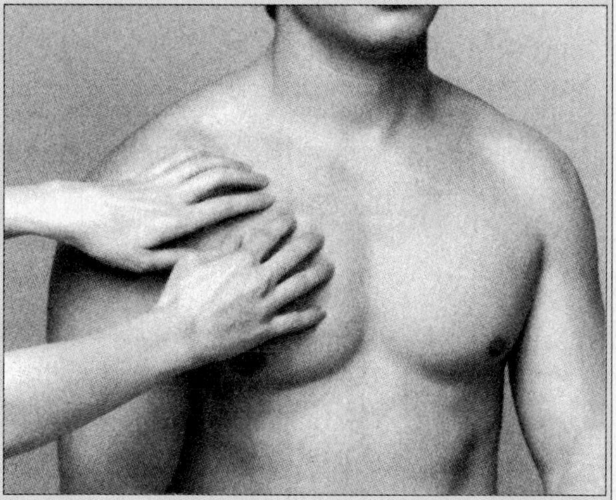

评估胸部的对称性

为了评估胸壁是否对称和呼吸动度情况，检查者将双手放在患者前胸，其拇指在第2肋间隙水平对接。当患者吸气时，观察拇指。两侧的拇指应该同时分开，而且分开的距离相对中线来说是相同的。

在第5肋间进行同样的检查。在胸廓后部第10肋间也进行同样的检查。

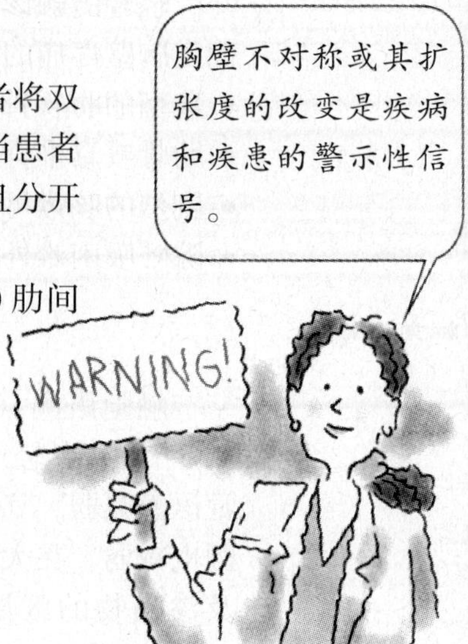
胸壁不对称或其扩张度的改变是疾病和疾患的警示性信号。
WARNING!

警示性征象

如有以下情况，患者的胸部可出现不对称扩张：

- 胸腔积液；
- 肺不张；
- 肺炎；
- 气胸。

检查触觉语颤

在检查触觉语颤时，嘱患者两臂在胸前交叉，如图所示。这样可使肩胛骨相互分开。

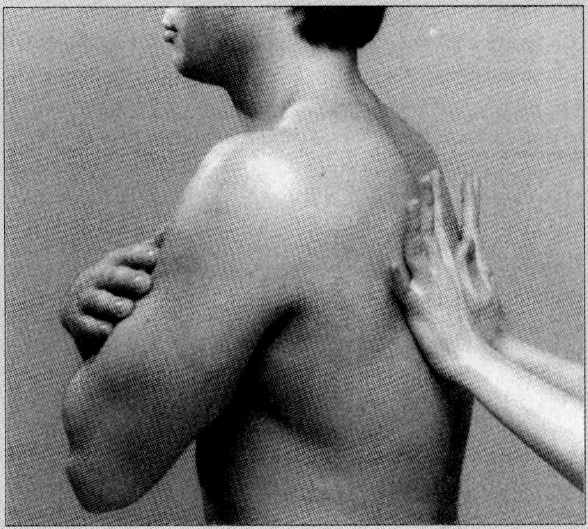

方法

检查者将两个手掌轻放在患者后背的两侧，手指不要接触皮肤，如图所示。要求患者反复读“ninety-nine”，声音要大至能感觉到震颤。然后按同样的方法检查前胸。

意义

一侧震颤大于另一侧时，提示震颤增强一侧的组织实变。如果震颤减弱说明有肺气肿、气胸或是胸腔有渗出物。在上后胸廓震颤微弱或消失，提示可能有支气管阻塞或大量胸腔积液。

如患者有以下情况，胸廓扩张度可能减小：

- 肺气肿；
- 呼吸窘迫；
- 肺不张；
- 肥胖；
- 腹水。

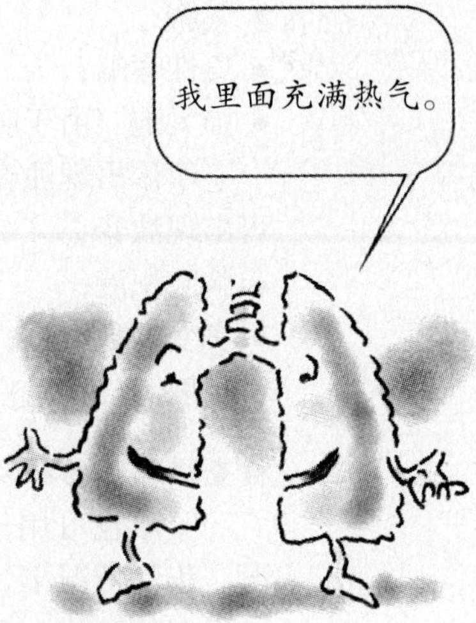

叩诊

胸部叩诊：

- 可确定肺的界限。
- 确定肺脏是否充满空气、液体或是实性物质。
- 评估患者呼气和吸气时膈肌的移动度。（见：胸部叩诊）

位置和声音

胸部大多数部位可听到正常共鸣的声音。在左前胸自胸骨旁3、4肋间至左侧锁骨中线第3、4肋间隙叩诊呈浊音；这是心脏的位置。当肺组织正常时，通过仔细的叩诊

胸部叩诊

如检查者是右手优势型则将左手中指，如为左手优势型则将右手中指伸长，紧贴在胸壁上，用优势手的中指——如为右手优势型用右手，左手优势型用左手中指的末梢叩击放在胸壁上的中指（如图所示）。

用优势手的腕部发力，不要移动肘部和上臂。不要留长指甲避免伤及手指。按顺序叩诊患者的前后胸部。

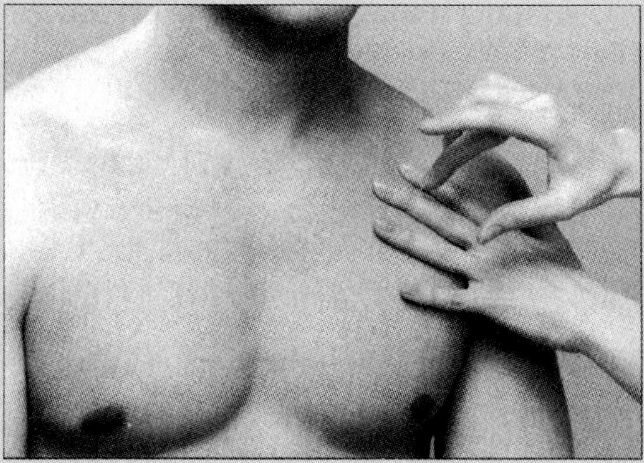

可以测量出心脏的边界。在第6肋间扣诊也呈浊音。背部的叩诊顺序与前胸略有不同。(见：叩诊顺序)

异常叩诊音

叩诊过程中发现过清音，提示过清音区域内的肺或胸腔内气体增加。下列疾病时，叩诊可出现过清音：

- 气胸；
- 急性哮喘；
- 肺大泡（由于肺泡的破坏导致的肺部的空腔）。

叩诊出现浊音时，意味该区域内肺部空气减少。下列疾病可出现浊音：

- 胸腔积液；
- 实变的肺不张；
- 肿瘤。

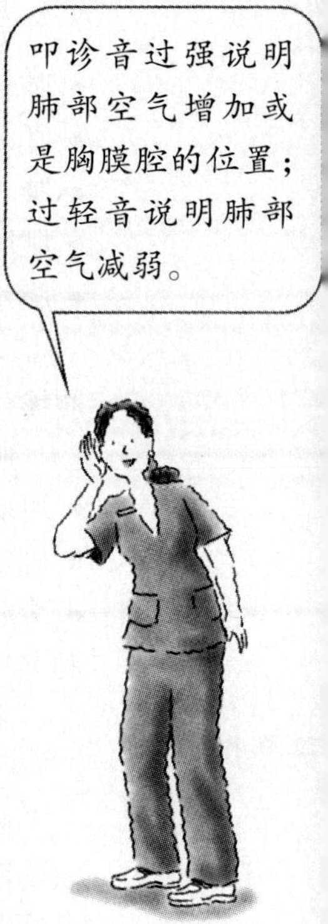
叩诊音过强说明肺部空气增加或是胸膜腔的位置；过轻音说明肺部空气减弱。

检查横膈膜的移动

叩诊也可用于判断横膈膜在吸气和呼气过程中的移动情况。正常情况下，患者吸气时横膈膜向下移动3～5cm。当患者患有肺气肿、呼吸窘迫、膈肌麻痹、肺不张、肥胖或是腹水时膈肌的移动度减少。

叩诊顺序

按下列顺序叩诊确定患者肺部叩诊音正常与否。在叩诊过程中比较两侧的声音变化。详细描述异常叩诊音并标记其位置。（与听诊的顺序相同）

正面

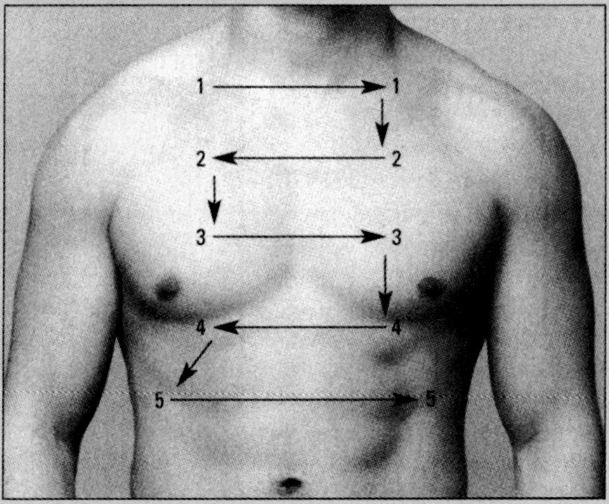

背面

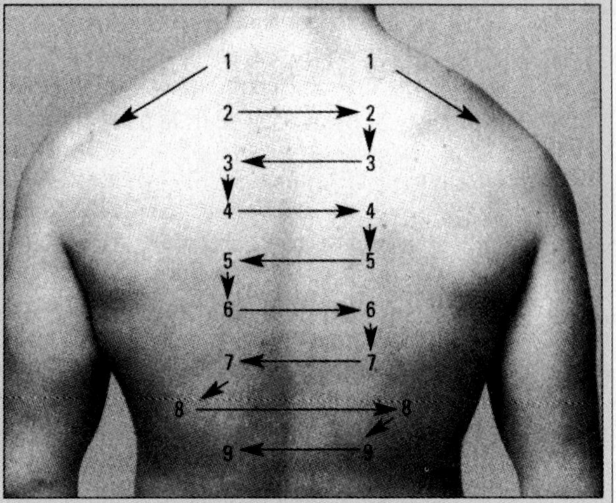

听诊

空气在气管中流动时产生的声波可传导致胸壁。当气体由大气道向小气道移动时呼吸音产生变化。通过胸壁我们能听到声音。声音的产生是由于气体在大小气道中的流动。如果气体通过液体、黏液或狭小的气道时呼吸音也会发生改变。

听诊前准备

听诊的位置与叩诊的位置相同。用膜式听诊器听诊吸气到呼气的一个循环周期。如果没有困难的话要求患者用口呼吸，用鼻呼吸可以改变呼吸音的性质。

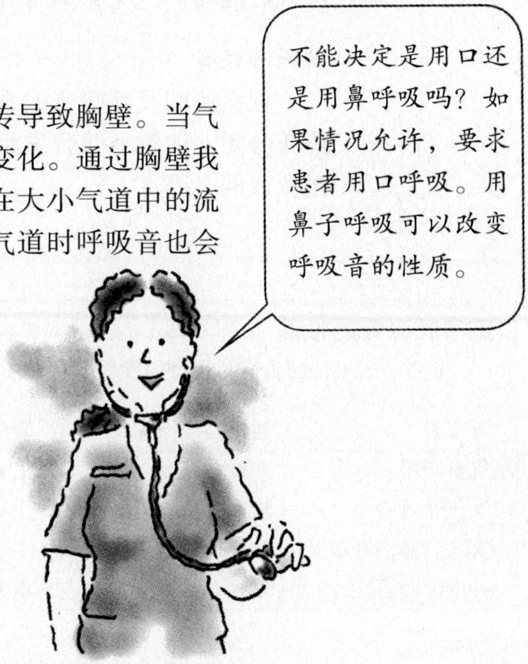
不能决定是用口还是用鼻呼吸吗？如果情况允许，要求患者用口呼吸。用鼻子呼吸可以改变呼吸音的性质。

注意胸毛对听诊的影响

假如患者有很多胸毛，那么用湿毛巾将其弄湿，避免毛发引起的声音误诊为爆裂音。

紧贴皮肤

为了听清呼吸音，用听诊器的膜部紧贴皮肤。切记假如隔着衣服或胸毛听诊，呼吸音会不清楚，而且可能闻及异常和伪性呼吸音。

正常呼吸音

听诊时，在正常的肺组织上可以闻及四种呼吸音。（见：正常呼吸音的位置）

下面是正常的依次减弱的呼吸音及特点：

- 气管呼吸音：在气管上闻及的不连续的高调呼吸音。在吸气和呼气时出现。
- 支气管呼吸音：常在气管旁锁骨上下方闻及，为响亮、高调、不连续的声音。患者呼气时声音最大。
- 支气管肺泡呼吸音是一种连续的中等程度的呼吸音。其最佳听诊区胸骨上 1/3 和肩胛骨内，吸气呼气时最为明显。
- 肺泡呼吸音，是一种低调、柔和的呼吸音。在吸气时延长，呼气时缩短。（见：正常呼吸音的性质）

解释呼吸音

根据所闻及呼吸音的强度、音调、持续时间、特点和位置进行分类。注意呼吸音发生的时间，是在吸气过程，还是呼气过程或两者都有。

正常呼吸音的位置

这些照片显示了正常呼吸音的位置。

前胸

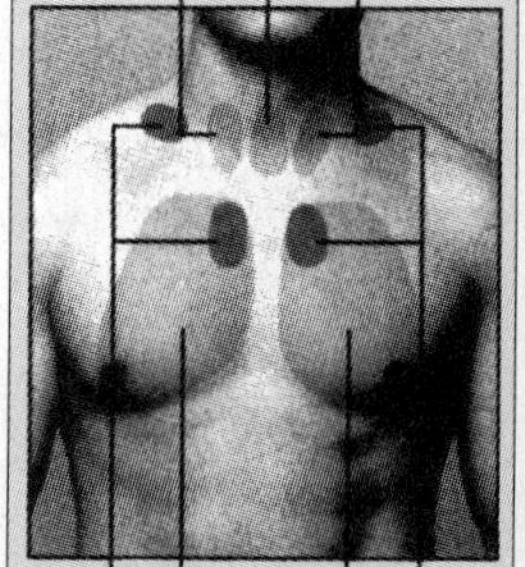

后胸

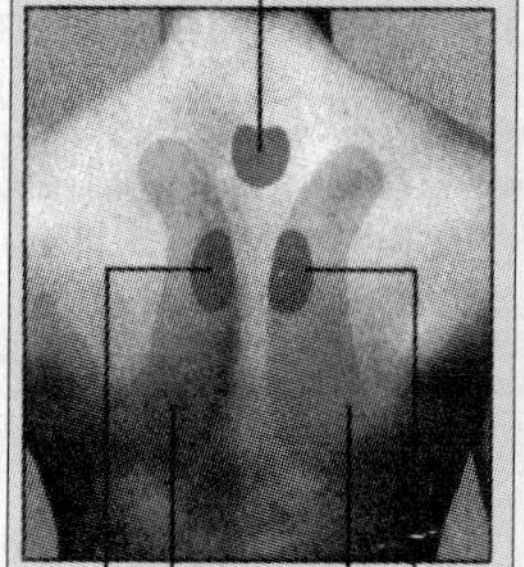

正常呼吸音的性质

参考下表可快速确定呼吸音的性质。

呼吸音	性质	吸气和呼气的比	位置
气管呼吸音	粗糙，高调	I <E	气管上
支气管呼吸音	响亮，高调	I <E	气管旁
支气管肺泡呼吸音	中等强度、中等音调	I =E	肩胛骨之间，胸骨旁
肺泡呼吸音	低调，柔和	I >E	剩下的双肺区域

异常呼吸音

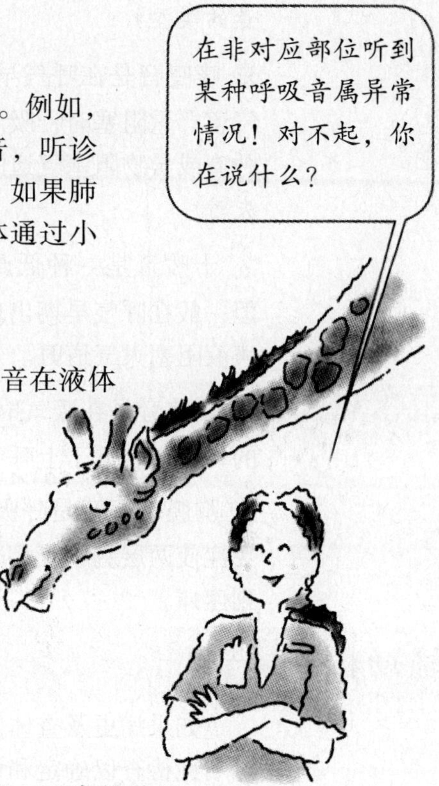
在非对应部位听到某种呼吸音属异常情况！对不起，你在说什么？

出现在非对应区域的呼吸音为异常呼吸音。例如，在应闻及肺泡呼吸音的区域闻及支气管呼吸音，听诊的区域可能充满了液体或分泌物，例如肺炎。如果肺泡呼吸音在应存在的区域消失，可能是无气体通过小的气道。

语音震颤

当患者说话时胸壁振动产生语音震颤。声音在液体中易于传导。因此在肺实变区域声音传导发生异常改变。以下是三种常见的异常语音：

- 支气管肺语音——要求患者读“ninety-nine”或“blue moon”。在正常的肺组织，声音会一定程度的减弱，但是在变实的区域，声音会被异常的放大。
- 羊鸣音——要求患者读“E”。在正常的肺组织，声音会有一定程度的减弱，但是在肺部变实的区域，听起来如读字母“A”。
- 耳语音增强——要求患者小声读“1、2、3”。正常的肺组织，这些数字完全不能辨别。但是在肺部变实的区域，这些数字可以听得很清楚。

异常呼吸音

由于声音在固体中传递优于气体和液体，实变区域的呼吸音（及讲话或是低语）较正常区域的呼吸音增强。假如胸膜腔中充满脓液、液体或是空气，呼吸音会变小。假如气管中有异物或分泌物，呼吸音会变弱或消失。

额外音

不论在哪些听诊区域闻及额外音均为异常。（见：异常呼吸音）

有五种类型的额外音：

☝ 湿啰音是患者吸气时塌陷或充满液体的肺泡突然开放而间断产生的短暂刺耳的额外音。可分为粗细湿啰音，通常在咳嗽后消失。如果有，主要由分泌物引起。（见：湿啰

音的类型）

嗜鸣音是在呼气早期闻及的高调音，由气道狭窄所致。当气道严重阻塞时，吸气时也可闻及。在哮喘、炎症、心衰以及肿瘤或异物阻塞气道的患者可闻及哮鸣音。（见：当哮鸣音消失时）

干啰音是一种低调鼾样啰音，尽管在吸气时也可以听到，但一般在呼气早期出现，可随咳嗽而改变或消失。主要发生在痰液阻塞大气道时。

喘鸣音是在吸气时不需要听诊器就可以听到的响亮、高调的鸟鸣音，见于上呼吸道阻塞时，需要立即引起注意。

胸膜摩擦音是呼吸两相均可听到的一种低调摩擦音，胸膜炎症使两层胸膜互相摩擦，在闻及摩擦音的部位患者可以感觉到疼痛。

异常呼吸音

下面是判断异常呼吸音的快捷方法：

- 湿啰音：在吸气时闻及，多发生于老年人，分为粗细两种，系由于吸气时气体通过呼吸道内的分泌物使水泡破裂所产生的声音或小支气管壁因分泌物黏着而陷闭，当吸气时重新充气发出的一种间断的爆裂音。
- 哮鸣音：气道阻塞时发出的高调音，呼气时可闻及。
- 干啰音：一种低调音，呈呻吟声或鼾声的性质，呼气时可闻及。
- 喘鸣音：在吸气时发出的响亮高调音。
- 胸膜摩擦音：呼吸两相均可听到的一种摩擦音，常伴随疼痛。

辅助检查

如果病史及查体发现了肺功能异常的证据，那么就需要做诊断性检查以确定和评估肺功能，这些检查包括：

- 血液及痰液检查；
- 内窥镜及影像学检查；
- 肺血管造影；
- 床旁检查操作。

患者准备

诊断检查对医务人员来说可能很普通，但可能会使患者感到害怕。要采取相应措施使患者及家属对整个检查过程的每一步都有所准备，在检查期间和检查后监测患者。

一些检查可以在重症监护病房床旁操作，但很多检查必须在影像科进行，在这种情况下需要护理人员陪伴情绪不稳定的患者。

湿啰音的类型

下面是区分粗细湿啰音的方法，这是一种评估肺啰音的重要鉴别方法。

细湿啰音的主要特征

- 吸气后期出现。
- 常在肺底闻及。
- 听起来像是用手指捻搓一束头发或撕开尼龙扣带时发出的声音。
- 多发生在限制性肺部疾病，如肺纤维化、石棉沉着病、矽肺、肺膨胀不全、心衰及肺炎。

粗湿啰音的主要特征

- 吸气早期出现，也可发生在呼气时。
- 在双侧肺部均可闻及，甚至在上部也可闻及。
- 当气体通过大气道内的分泌物时听起来如同水泡声或气过水声。
- 发生在慢性阻塞性肺疾病、支气管扩张、肺水肿或者病重者不能咳嗽的患者。
- 粗啰音也可称作“致死性啰音”。

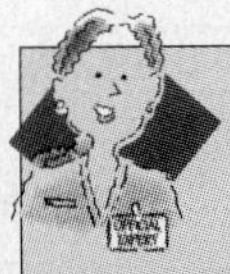

专家建议

当哮鸣音消失时

急性哮喘的患者，如果哮鸣音突然消失，不能说明病情好转。因为当支气管痉挛或黏膜水肿时，只有极少量气体通过气道，所以哮鸣音消失。

如果出现其他病情危重的表现（如呼吸费力、呼气时间延长、需要辅助呼吸等），提示急性支气管阻塞（急症），遵医嘱维持气道开放、吸氧、给予药物以缓解支气管阻塞。当气道进一步开放后可再次闻及哮鸣音。

血液及痰液检查

血液及痰液检查包括动脉血气分析及痰液分析。

动脉血气分析

动脉血气分析通过测量部分溶解在动脉血中的气体压力来评估肺部气体交换。

动脉血气分析的意义

使用动脉血是因为它能够反映可被外周组织所利用的氧量。总之，动脉血气分析可以确定患者通气良好与否以及是否存在酸碱中毒。

下面是常用的血气分析指标及其意义：

- pH 为测量血液中的氢离子浓度，提示血液的酸碱度。
- $PaCO_2$ 准确反映肺通气情况。
- PaO_2 反映机体从肺部摄取氧的能力。
- HCO_3^- 反映肾脏潴留及排泄碳酸氢盐的能力。
- 动脉血氧饱和度（SaO_2）指的是血红蛋白实际携带氧量与血

红蛋白最大携氧能力之比。（见：动脉血气正常值）

动脉血气正常值

动脉血气值提供血液酸碱平衡氧合方面的信息。

正常值是：

- pH 7.35～7.45
- $PaCO_2$ 35～45mmHg
- PaO_2 80～100mmHg
- HCO_3^- 22～26mEq/L
- SaO_2 95%～100%

动脉血气值解析

下面是动脉血气分析值的可能解释：

- PaO_2＞100mmHg 反映供氧过量，而＜80mmHg 提示缺氧。
- SaO_2＜95%说明饱和度过低，可能因氧分压过低所致。
- pH＞7.45（碱中毒）反映 H^+ 缺乏，而＜7.35（酸中毒）说明 H^+ 过多。

范例

当 pH 值＞7.45，提示碱中毒，要进一步检查 $PaCO_2$ 值，此值为呼吸参数，反映肺清除 CO_2 的能力。$PaCO_2$＜35mmHg 提示呼吸性碱中毒或通气过度。

下一步检查 HCO_3^- 值，此值为代谢性参数，高于 26mEq/L 提示代谢性碱中毒。

同样的，pH＜7.35 提示酸中毒。$PaCO_2$＞45mmHg 提示呼吸性酸中毒，HCO_3^-＜22mEq/L 提示代谢性酸中毒。

进一步了解呼吸与代谢系统

呼吸系统和代谢系统共同工作保持机体的酸碱平衡正常。例如，当发生呼吸性酸中毒时，肾脏通过储存 HCO_3^- 进行代偿。这就是预期出现 HCO_3^- 高于正常的原因。 相似的，当发生代谢性酸中毒时，肺通过增加呼吸频率来排出 CO_2。（见：酸碱平衡紊乱疾病详解）

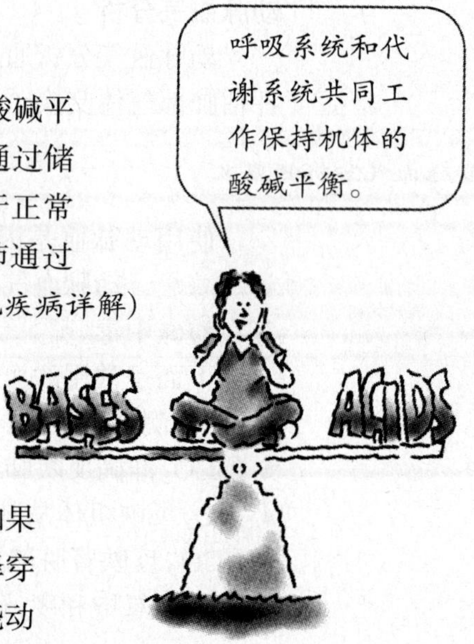

护理内容

- 在大多数重症监护病房，由呼吸科医生或受过专门培训的护士抽取血气样本。如果患者已建立动脉通路，常在动脉通路抽取。如果必须经皮穿刺，抽血部位要仔细选择。一般选择穿刺桡动脉，但也可选肱动脉或股动脉。在选择桡动脉抽血之前要做 Allen 试验，以防在桡动脉损伤时，尺动脉应有足够的血液供应。（见：Allen 试验）
- 抽完血气标本后要压迫穿刺部位 5min，并用纱布垫覆盖。

酸碱平衡紊乱疾病详解

下表是关于酸碱平衡紊乱的概述。

紊乱及动脉血气结果	病因	症状及体征
呼吸性酸中毒 （过量二氧化碳潴留） pH<7.35 碳酸氢根（HCO_3^-）>26mEq/L (如果代偿) 二氧化碳分压（$PaCO_2$）>45mmHg	● 由于药物、创伤或疾病导致的中枢神经系统抑制 ● 呼吸停止 ● 肺、心脏及神经肌肉疾病导致的通气不足	早期：心动过速，呼吸急促晚期：呼吸缓慢，低血压，昏睡，昏迷（临终体征）
呼吸性碱中毒 （二氧化碳排出过多） pH>7.45 HCO_3^-<22mEq/L (如果代偿) $PaCO_2$ <35mmHg	● 由于焦虑、疼痛或不适当的通气设备导致的通气过度 ● 因药物、疾病或发热导致的通气过度 ● 革兰阴性细菌感染 ● 肺栓塞	感觉异常，意识障碍，轻度头晕，焦虑或心悸
代谢性酸中毒 （碳酸盐丢失，酸性物质潴留） pH<7.35 HCO_3^-<22mEq/L $PaCO_2$ <35mmHg（如果代偿）	● 由于腹泻，HCO_3^-排出过多 ● 由于内分泌紊乱、休克或药物中毒导致的有机酸产物过多 ● 肾脏疾病导致酸性物质排出不足	呼出气体有水果味，头痛，昏睡，恶心，呕吐，腹痛，颤动，意识障碍，昏迷（如果严重）
代谢性碱中毒 （碳酸盐潴留，酸性物质丢失） pH>7.45 HCO_3^->26mEq/L $PaCO_2$>45mmHg (如果代偿)	● 由于长时间呕吐或胃引流导致盐酸丢失 ● 肾脏排泄过多或使用类固醇激素导致低血钾（由于利尿治疗） ● 碱摄入过多 ● 肝脏疾病	呼吸缓慢，肌张力增加，肌肉振颤，意识障碍，手足搐搦，癫痫发作，头晕，昏迷（如果严重）

要定期检测穿刺部位出血，检查上臂并发症的体征，如肿胀、变色、疼痛、麻木、麻刺感（见：获取动脉血气样本）。

● 标注患者当时吸入的是空气还是氧气。如果用鼻导管吸氧，则需标注升数，如果用面罩吸氧或机械通气，需要注明FiO_2。

● 如果在抽血气标本前没有将注射器肝素化或将样本暴露于空气则可能会干扰测试结果。静脉血样本可能导致PaO_2过低或

Allen 试验

从桡动脉抽动脉血气标本前，必须做 Allen 试验以评估尺动脉的血液供应。

- 嘱患者握拳，同时按压桡动脉和尺动脉 10～30s，观察手是否苍白。
- 嘱患者将手张开，继续在桡动脉和尺动脉上施加压力。
- 去除尺动脉上的压力，患者手部颜色会在 15s 内恢复。如果未恢复颜色，则选择其他部位抽血气标本。

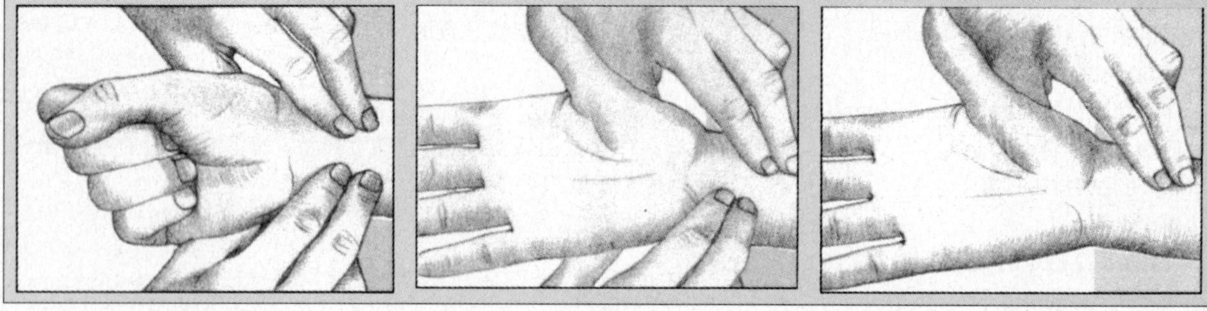

$PaCO_2$ 过高。要保证排出注射器内的气泡，因气泡可能会改变测试结果。

- 要保证低温保存动脉血标本，并尽快送到化验室分析，因为血液抽出后可能会发生一些化学反应而改变测试结果。对样本快速冷却并进行分析能减少这些改变。

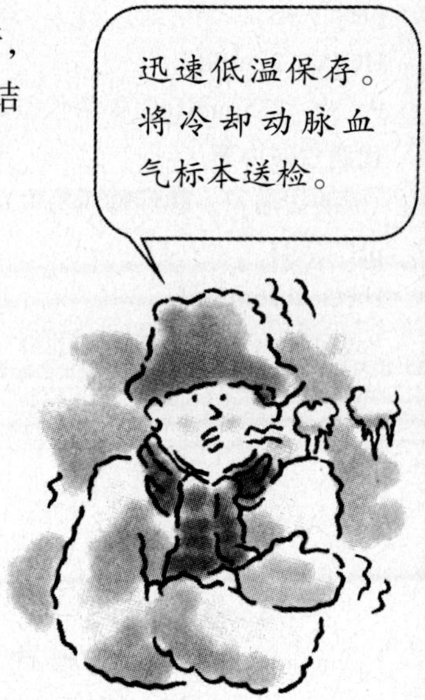

痰液分析

痰液分析通过评估痰液样本（患者用力咳嗽从肺及支气管咳出的物质）来诊断呼吸系统疾病，确定肺部感染的原因（包括病毒及细菌），确定肺部异常细胞以及治疗肺部疾病。

显微镜检查

根据患者情况，痰液样本需染色后在显微镜下检查，有时需要做培养。培养和敏感试验用来确定微生物及其敏感抗生素。阴性培养结果可提示病毒感染。

获取动脉血气样本

按下列步骤获取动脉血气标本：

- 做完 Allen 试验后，进行经皮穿刺（如果有动脉通路，则在动脉通路部位抽血气标本）。
- 使用肝素化的注射器抽血气标本。
- 排空血标本中的气体，立即放入冰中，送检分析。
- 压迫穿刺部位 3～5min，如果患者正在使用抗凝剂或有凝血障碍，则必要时压迫 5min 以上。
- 用纱布垫覆盖固定在穿刺点上。如果穿刺点在上肢不要全环形固定，否则影响血液循环。

护理内容

- 如果患者情况允许且不需要控制液体量，则在收集痰液前一晚多摄入液体以助排痰。
- 要防止异物污染痰液，嘱患者留痰前勿进食，并刷牙、漱口。也可用水冲洗口腔。
- 当患者准备留痰时，嘱其深呼吸三次后用力咳嗽。
- 将痰液送检验科之前，一定要保证标本是痰液而不是唾液。唾液更稀薄一些，且泡沫更多。

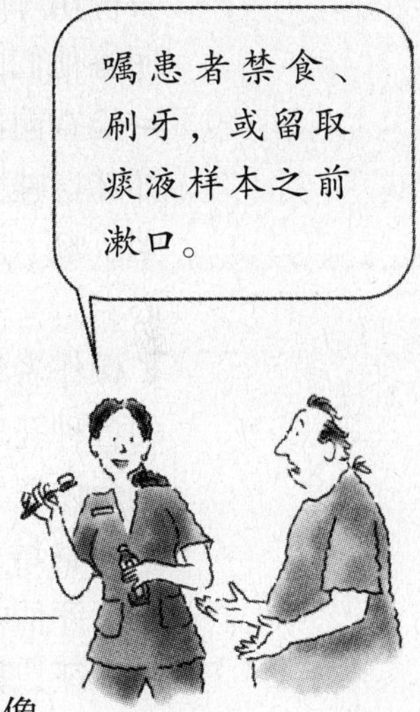
嘱患者禁食、刷牙，或留取痰液样本之前漱口。

内镜及影像学检查

内镜及影像学检查包括支气管镜、胸片、磁共振成像、CT 及通气–灌注扫描。

支气管镜

通过纤维支气管镜（细长软管末端带有镜片）可以直视喉、气管及支气管。纤维支气管镜更小，能够更好地观察支气管，并减少损伤。

取出异物和评估病情

支气管镜的作用：

- 从气管、支气管中摘取异物、良恶性肿瘤、黏液栓、过多的分泌物，也可治疗严重咯血。
- 通过刷或活检钳或导管从支气管镜中获取标本进行细胞学评估。

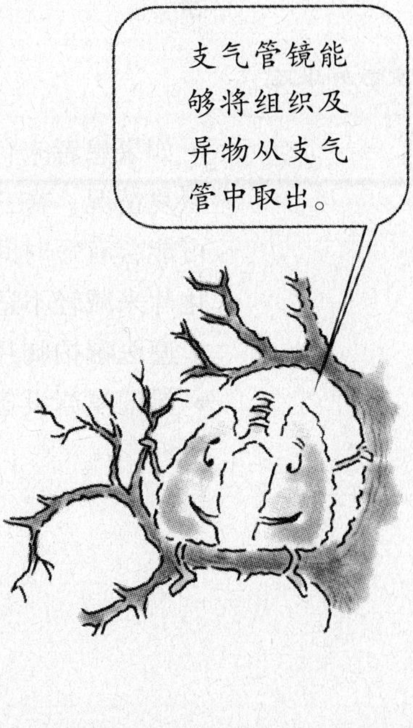
支气管镜能够将组织及异物从支气管中取出。

护理内容

- 在行支气管镜检查之前先采集病史并查体。检查前应做的相关检查包括胸片、动脉血气分析和血凝检查。

内镜室检查

- 患者通常需到内镜室进行支气管镜检查，某些情况下，如患者使用呼吸机，可在床旁进行。向患者及家属解释操作步骤并回答他们的问题。
- 检查前给予阿托品以减少分泌物，用微效镇静剂或抗焦虑药如咪达唑仑来帮助患者放松。在插入支气管镜之前在口咽、鼻咽、喉、声带和气管施用局部麻醉剂以抑制咳嗽反射和防止恶心。
- 操作者将支气管镜导管经患者口或鼻送入气道。支气管镜上的各种孔道可用来吸痰、给氧以及取活检。操作过程中需监测生命体征、指尖血氧饱和度、脉搏、心律。
- 检查结束后，患者需侧位或床头抬高 30° ，直至咽反射恢复。评估呼吸状态、血氧饱和度和心律。报告呼吸窘迫的症状和体征，如呼吸困难、喉痉挛或低氧血症。
- 监测心率及心律的不断变化，报告心动过速或各种心律失常。

预防并发症

- 如果患者未行插管，则需评估咽反射、咳嗽反射及吞咽反射恢复情况。在三种反射恢复前应禁食水。向患者解释，操作后可能会有短时间的声音嘶哑或疼痛，可遵医嘱给予漱口液或含化片来减轻不适。
- 遵医嘱拍胸片，以发现气胸以及评估肺部情况。
- 保证复苏设备在检查过程中及检查后 24h 之内随时可用。

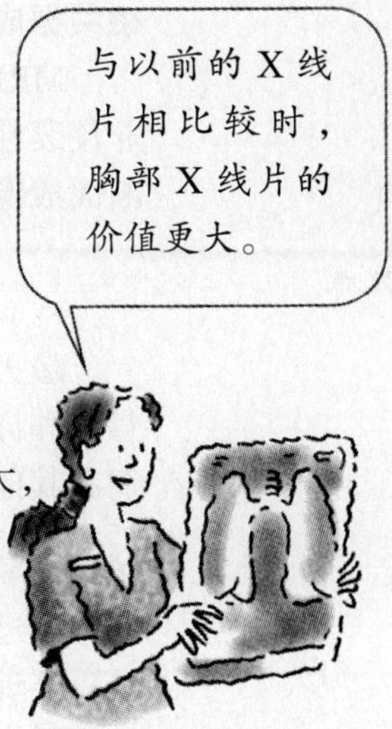

胸部X线检查

在胸部照相时（通常被称为胸部X线），X线光束穿透胸部，投射到特殊感光底片上。因正常组织可透过X线，而异常组织，如胸腔积液、异物、液体、肿瘤通透性差故在底片上显影浓密。

越多越好

当与患者以往的底片相比较时，胸部X线片的价值更大，可使医生区分出变化。

胸部X线本身并不能提供明确的诊断信息，如它不能显示轻中度肺部阻塞性疾病。但它可以显示病变的位置和大小，可以确定影响通气和弥散的结构异常。

X线片

X线片上可见的异常包括：

- 气胸；
- 肺纤维化；
- 肺膨胀不全；
- 浸润性病变；
- 肿瘤。

护理内容

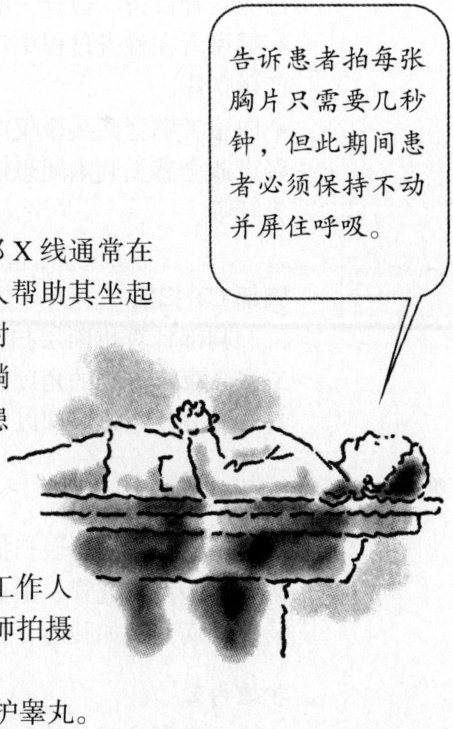

- 重症监护病房的患者不能移动，所以胸部X线通常在床旁进行拍摄。向患者解释，照相时将有人帮助其坐起并需把一个冷的硬板放到背部。如果在放射科拍摄胸片，可能需要陪伴患者。患者常躺在担架或X线床上。进行X线照射时，让患者深呼吸后屏住气数秒钟，保持不动。

最大限度地减少X线照射

- 要保证最大限度地减少X线照射。因为工作人员每天要多次暴露在X线下，因此，当技师拍摄X线时，室内工作人员要离开。
- 保证育龄女性患者穿围裙。男性患者要保护睾丸。

磁共振成像

MRI是利用强大的磁场、无线电波和计算机进行的一项非侵袭性检查。通过追踪血流和对肺部结构进行高分辨率、横断面成像对呼吸系统疾病进行诊断。

优点

最大益处是不需要使用离子辐射和对比介质就能“看清”骨骼和详细的描记充满液体的软组织情况。通常用它来区分肿瘤和其他结构，如血管。

护理内容

- 患者进入磁共振室前要去除身上的所有金属物。（见：金属不能接近MRI设备）
- 如果患者有幽闭恐惧，遵医嘱给予镇静剂，护理人员常陪同患者进入磁共振室。
- 告诉患者检查时要躺在床上，该床可向磁共振机内移动2.4m。一些医院使用开放式磁共振仪，患有幽闭恐怖的患者更适应这种设备。检查一般耗时15～30min。
- 嘱患者在检查过程中正常呼吸，但不要讲话或活动以免产生伪影。
- 向患者解释磁共振仪产生杂音，声音时小时大，有些患者可能会感觉到幽闭恐怖或烦躁。鼓励患者放松并集中精力呼吸。

金属不能接近MRI设备

患者进入磁共振室前要确定未安装起搏器，无外科金属关节、金属夹、金属瓣，或金属泵。因强磁场可能吸引这些制品。

询问患者体内是否有金属物，甚至眼中是否有金属物。一些单位有相关的表格帮助询问患者身体内是否有金属。如有，不能进行检查。

胸部CT扫描

胸部计算机断层扫描（CT）通过计算机扫描仪的X线光束以不同的角度和深度穿过人体进行断层扫描。有时需要使用造影剂以增强血管显影获取更清晰的图像。

三维CT

胸部计算机断层扫描可提供肺部三维成像，使医生能够评估气管、主支气管的异常形态以及肿块及肺部病变，如肿瘤、脓肿和异常肺阴影。

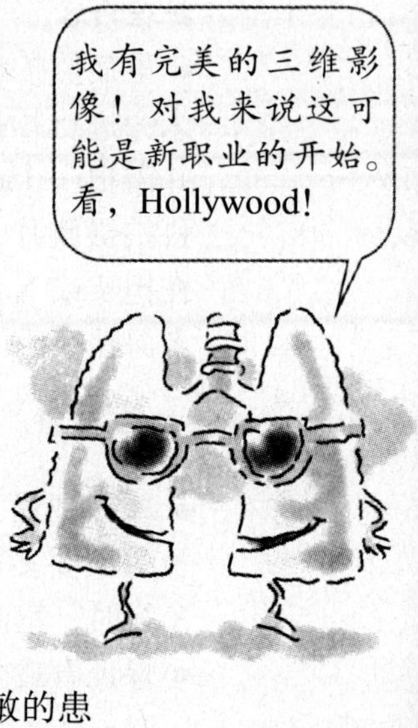
我有完美的三维影像！对我来说这可能是新职业的开始。看，Hollywood!

护理内容

- 确定患者是否对碘和贝壳类食物过敏。对这些物质过敏的患者可能会对造影剂产生不良反应。

- 如果需要使用造影剂，向患者说明要通过已有的或新建立的静脉通路注入。
- 向患者说明，注射造影剂时他可能会感觉到脸红或口中有金属味或咸味。
- 说明根据检查方式，CT 扫描仪需要围绕患者身体旋转10～30min，可能会让患者感到幽闭恐怖。
- 嘱患者在检查时平卧不动。
- 告诉患者造影剂可能会使其尿液在 24h 内改变颜色。
- 嘱患者多饮水促进造影剂排出，除非有禁忌或不能进食者。医生可以开医嘱增加静脉液体输注。

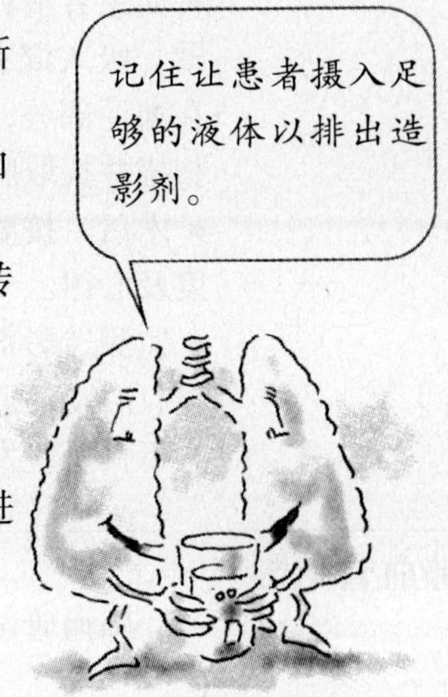

通气–灌注扫描

通气–灌注扫描的作用：

- 评估通气–灌注不匹配；
- 诊断肺栓塞；
- 评估肺功能，尤其是患者的肺功能储备处于临界时。

通气–灌注扫描分两步骤

通气–灌注扫描包括两部分：

☝ 在检查的通气部分，患者吸入气体对比介质，扫描仪上可显示通气模式及通气频率。

✌ 在灌注扫描时，静脉注射造影剂，扫描仪上可显示血液流入肺部。

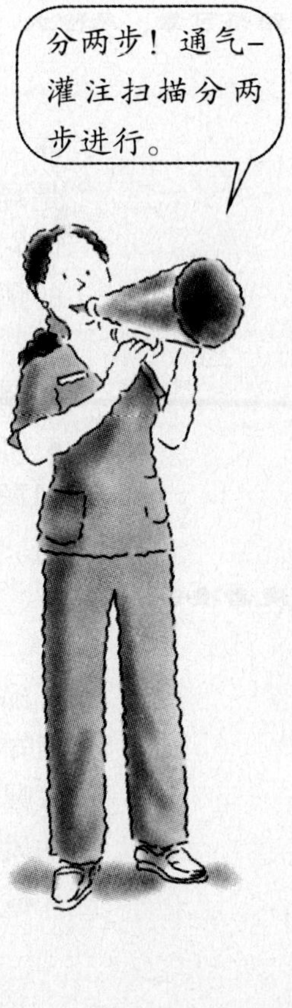

限制条件

应用呼吸机通气的患者不能进行通气–灌注扫描，因为检查时难以维持通气。（对于怀疑肺栓塞的危重患者，肺血管造影是首选检查。）

护理内容

- 向患者及家属说明检查的地点及操作者。
- 与肺血管造影术相似，通气–灌注扫描需要注射造影剂。确定患者对造影剂不过敏。

- 向患者解释该检查分两步进行。在通气部分，患者戴口鼻面罩，吸入混有空气的造影剂气体，同时扫描并提取肺部图像。在灌注部分，患者仰卧于移动平台上，静脉注射造影剂，同时扫描并提取肺部图像。
- 术后，按要求卧床休息，并监测患者的生命体征、血氧饱和度及心律。
- 监测造影剂的不良反应，可能出现躁动、呼吸急促、呼吸窘迫、心动过速、荨麻疹和恶心、呕吐。将急救设备放置旁边以备不良反应发生时使用。

肺血管造影

肺血管造影亦称肺动脉造影，是通过 X 线检查肺循环情况。

经导管向肺动脉或其一个分支注射放射性显影剂后，摄取一系列的 X 线以确定可能由栓子引起的血流异常或肺梗死。

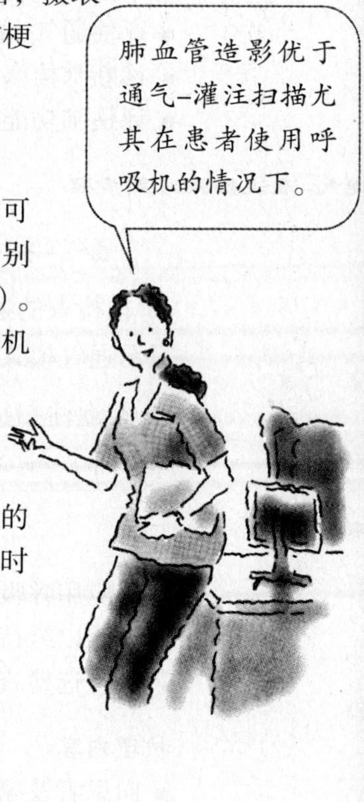
肺血管造影优于通气–灌注扫描尤其在患者使用呼吸机的情况下。

结果可靠，风险大

肺血管造影的结果比通气灌注扫描的结果更可靠。但在某些情况下危险性更大，如心律失常（特别是导管通过心腔时刺激心肌产生的室性心律失常）。但它可能是优先选择的检查，尤其在患者使用呼吸机的情况下。

护理内容

- 向患者及其家属解释整个检查的程序并回答他们的问题，告知其检查的执行者、地点及操作需要的时间。

患者准备

- 确定患者对贝类或碘不过敏。如果患者有过敏史，通知术者，因为患者可能对造影剂产生不良反应。按医嘱在术前给予苯海拉明和泼尼松以减少造影剂带来的风险。
- 检查前的实验室检查应包括评价肾功能（血肌酐和尿素氮水

平）、潜在出血风险（凝血酶原时间、部分凝血活酶时间和血小板记数），通知术者异常结果。

- 告知患者在检查时需要平卧。
- 向患者讲明注射造影剂时面部可能有烧灼感。

检查后护理

- 遵医嘱保持卧床休息，并监测患者的生命体征、血氧饱和度及心律。
- 按医嘱在穿刺部位上方放置沙袋或股动脉加压装置。
- 术后检查加压敷料有无渗血，监测患者手臂或下肢用于导管插入的动脉远端搏动，检查穿刺点周围的皮肤温度、颜色和搏动，并与对侧比较。
- 除非禁忌，鼓励患者多摄入液体，以促进造影剂排出体外，或者遵医嘱增加输液速度。
- 在术后，检查血肌酐和尿素氮水平，因为造影剂可以造成急性肾衰竭。
- 监测造影剂的不良反应，不良反应包括躁动、呼吸急促、呼吸窘迫、心动过速、面部潮红、荨麻疹和恶心、呕吐。将急救设备放置旁边以备不良反应发生时使用。

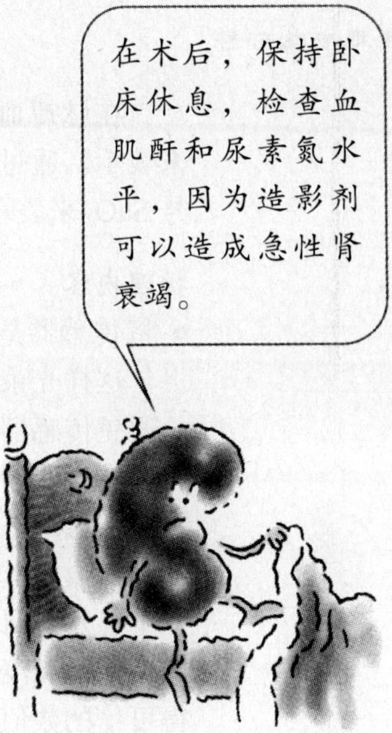

床旁检查项目

用于评估呼吸功能的床旁诊断性检查包括脉搏血氧监测、混合静脉血氧饱和度和呼气末二氧化碳监测。

脉搏血氧监测

脉搏血氧仪是相对简单的无创仪器，用于监测动脉血氧饱和度，可以间断或持续监测。

将传感器置于监测部位

监测时，两个二极管发出红外线通过指套中搏动的动脉血管床。

一个光电探测器（也称感应器或换能器）检测血管床中通过的光度，确定由动脉血吸收的相对色度并计算不受静脉血、

皮肤、结缔组织干扰的血氧饱和度。反映血红蛋白中氧含量的百分比。（见：脉搏血氧监测仪详解）

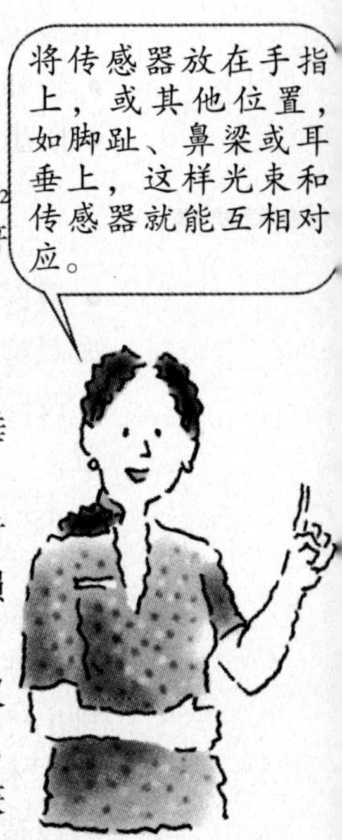

注意表达符号

在脉搏血氧浓度监测时，动脉血氧饱和度常用符号 SpO_2 来表示。通过有创的动脉血气分析测得动脉血氧饱和度常用符号 SaO_2 来表示。

护理内容

- 将传感器放在手指上，或其他部位，如脚趾、鼻梁或耳垂上，这样光束和传感器就能互相对应。
- 避免传感器暴露在如荧光这样的强光下，以免影响结果。时常检查传感器，确保其在正确的位置，同时检查皮肤是否磨损及血液循环是否受阻。
- 脉搏血氧监测仪可以显示患者的脉率和血氧饱和度值。在仪器上显示的脉率必须与患者的实际脉率相一致，如果不一致，则血氧饱和度值不可信，这时，需要重新放置传感器，以期获得可信的数值。
- 至少每 4 小时更换一次传感器的位置，或按制造商说明书和单位的要求时间更换，以免皮肤受损或血液循环受阻。
- 如果正确使用血氧测量仪，血氧饱和度读数与动脉血气分析值相差不到 2%，正常值为 95%～100%。

中毒时不应使用脉搏血氧监测仪

- 怀疑 CO 中毒时不能用脉搏血氧监测仪，因为该仪器不能区分与血红蛋白结合的 O_2 和 CO，在这种情况下应该采用动脉血气分析。

脉搏血氧监测仪详解

该仪器可以被用来间歇或连续地监测动脉血氧饱和度。成人正常血氧饱和度值为 95%～100%。低于正常值可提示低氧血症或干扰。

影响因素

特定的因素能影响仪器读数的准确性。例如胆红素水平升高将导致仪器读数假性降低，而升高的碳氧血红蛋白、高铁血红蛋白将导致血氧饱和度的读数假性升高。

某些血管内的物质，例如脂质乳液和染色质，也能使读数出错，其他的影响因素还有过度光照（如光疗和直接的太阳照射）、病人过度移动、耳垂色素沉着、体温过低、低血压和血管收缩。

带有丙烯酸树脂的指甲和一定颜色的指甲抛光剂（蓝色、绿色、黑色和红棕色）也可能影响读数。

混合静脉血氧饱和度监测

SVO_2 反应静脉血血氧饱和度，它通过测量被身体吸收、利用、消耗的氧而得出的。

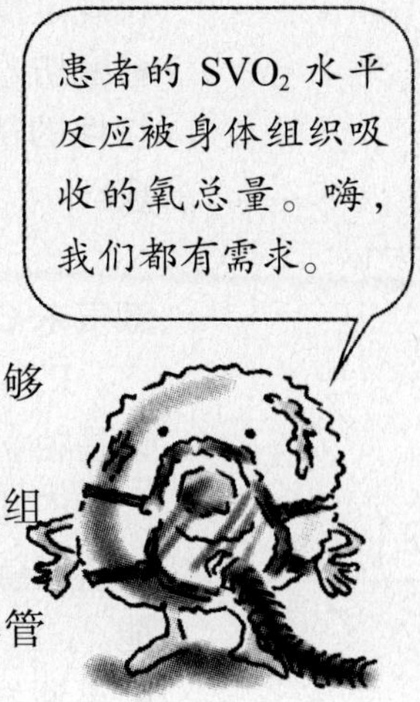
患者的 SVO_2 水平反应被身体组织吸收的氧总量。嗨，我们都有需求。

SVO_2 的意义

健康成人 SVO_2 水平在 60%～80%之间时提示组织有足够的灌注。

当数值低于 60%时提示组织耗氧增加。输氧量下降或组织需氧过多均可导致此现象。

数值超过 80%时提示输氧增加或者组织耗氧降低（尽管有氧可以利用但组织缺氧）。

从正确的位置采血

理想状态下，SVO_2 标本应从肺动脉导管的末端获取，此处是心脏所有静脉血混合最佳的部位。如果不能从肺动脉导管抽取血标本，也可以用中心导管抽取。

一个可以计算的导管

可以通过 SVO_2 或血氧 PA 导管实施持续的 SVO_2 监测。这些特殊的 PA 导管可以通过导光纤维镜反射光的波长来计算血红蛋白氧饱和度。

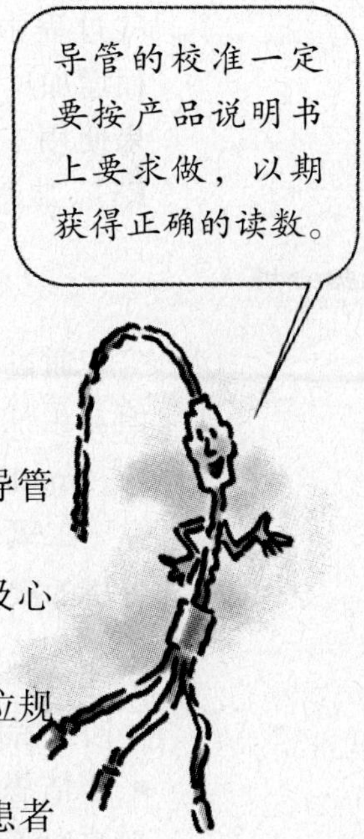
导管的校准一定要按产品说明书上要求做，以期获得正确的读数。

信息可以以数字或图标的形式显示在床旁电脑上。导管的校准一定要按产品说明书的要求做，以期获得正确的读数。

护理内容

- 向患者及家属解释操作过程，确保他们理解预期的值和导管操作过程中可能的风险，如气胸、心律失常和感染。
- 如果护理人员协助导管操作，要监测患者的生命体征及心律，并评估换气功能。
- 用无菌敷料或透明无菌敷料覆盖在导管穿刺点。根据单位规定更换敷料和 PA 监测系统（导管和溶液）。
- 记录导管插入的日期和时间及 SVO_2 的初始读值，记录患者情况的任何改变。监测肺动脉压和 SVO_2 读数，每小时或按单

位规定描记一次。（见：正常和异常的 SVO_2 波形）

- 密切监视患者的血流动力学状况。反复检查影响检测结果确切性的情况，如导管连接松弛、球囊破裂、导管头血凝块形成。

潮气末 CO_2 浓度(CT_{CO_2})监测

ET_{CO_2} 用来测量呼吸末 CO_2 的浓度。一台 ET_{CO_2} 监测仪可以是独立的，或者是患者床旁血流动力学监测系统的一部分。

ET_{CO_2} 监测的指征包括：

- 监测急性呼吸道阻塞和呼吸暂停时的气道开放状态及呼吸功能。
- 早期发现因过度通气治疗、高碳酸血症、高热状态时 CO_2 生成和排出的变化。
- 评估干预效果，如评估机械通气和肌肉神经阻滞与机械通气合用及卧姿治疗后的效果。

重点提示

在 ET_{CO_2} 监测过程中，一个光电探测器测量在吸气和呼气过程中气道吸收的红外线(光吸收度随着 CO_2 浓度的增加而增加)。检测仪将这些数据转换为 CO_2 值和相应的波形，如果使用二氧化碳描记法，则转换为二氧化碳描记图。（见：ET_{CO_2} 监测详解）。

数据分析

通过监测来自 ET 管或口鼻气道呼出的气体样本获得数值。虽然数值相似，但 ET_{CO_2} 值通常比肺泡二氧化碳分压低 2～5mmHg。

二氧化碳描记图和 ET_{CO_2} 监测仪减少了需要进行动脉血气分析的次数。

护理内容

- 向患者及家属解释操作过程。
- 评估患者的呼吸情况、生命体征、氧饱和度和 ET_{CO_2} 值。观察波形质量、ET_{CO_2} 读数变化趋势及突然增高（可提示过度

正常和异常的 SVO_2 波形

该描记图反应了一个稳定的、正常的 SVO_2 水平，大于 60%且小于 80%。注意是一相对连续的曲线。

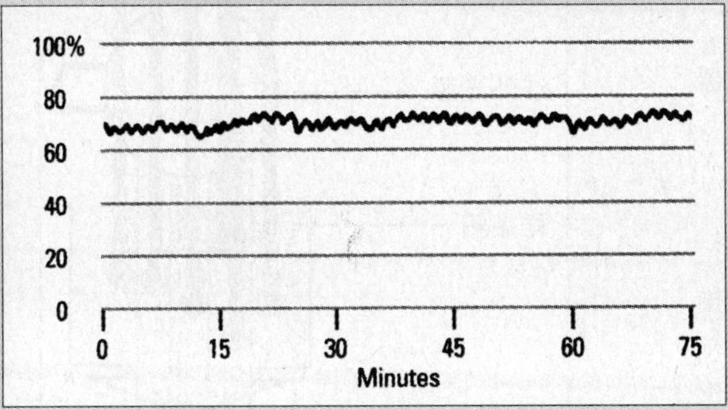

该波形显示了各种活动引起的 SVO_2 水平的典型变化。

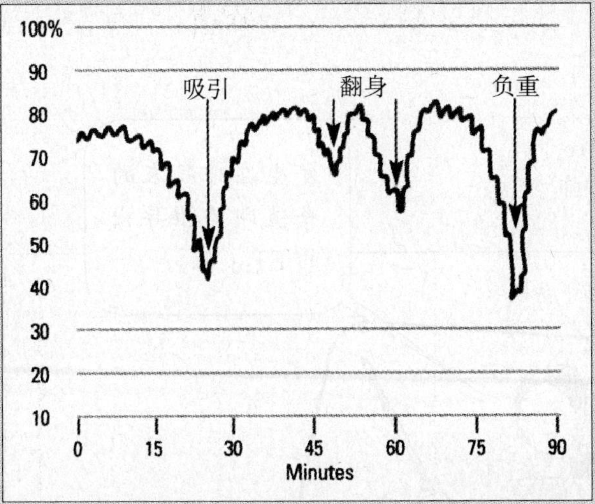

该描记图代表了患者对肌肉松弛剂的反应。

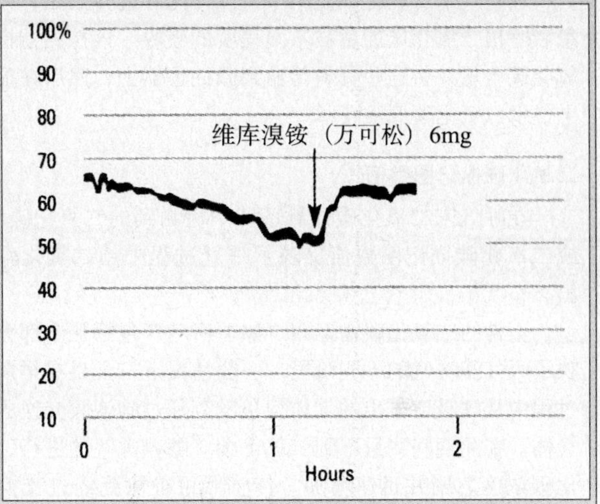

该波形显示了患者对呼吸机设置变化的反应。注意增加呼气末正压通气可以引起 SVO_2 增加；因此，吸入氧浓度可被降低。

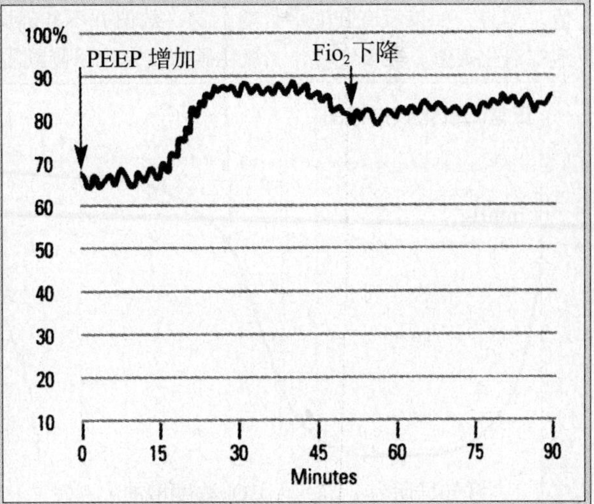

ET_{CO_2} 监测详解

呼气末二氧化碳监测的光学部分，包含一个红外光源、样品箱、特殊的二氧化碳过滤器、一个光电探测器。

在呼气末二氧化碳监测中，红外光穿过样品箱，并根据患者呼出二氧化碳的量被不同程度的吸收。该探测器检测二氧化碳含量并将这些资料传输到微处理器上，然后在显示器上显示二氧化碳值及波形。

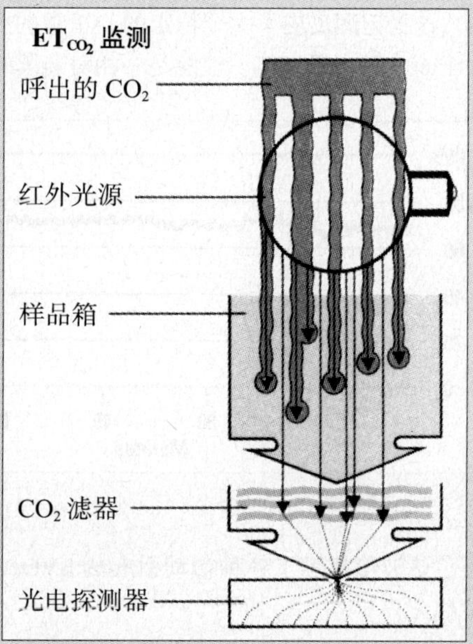

二氧化碳描记图数值

在呼气末二氧化碳监测系统中检测到的二氧化碳波形，或二氧化碳描记图数值反映了呼气过程中的二氧化碳的排出。

正常的二氧化碳描记图（如下所示）包括几个部分，反映了吸气和呼气的不同阶段。一般情况下，凡是在早期呼气过程中从呼吸道排出的气体均是没有经过肺泡膜交换的死腔气体。在此期间测量不到二氧化碳。随着呼气的进行，二氧化碳浓度急剧并迅速增加。传感器可检测到经过交换的气体，对二氧化碳进行定量测定。

肺泡排空的最后阶段发生在呼气末。在肺泡的平台期，因为肺泡排空是相对恒定的，所以二氧化碳浓度逐渐增加。

当二氧化碳浓度达峰值时，即可推断出呼气末期 ET_{CO_2} 值。但是，如果没有肺泡平台期，这一数值并不准确反映肺泡二氧化碳值。在吸气时，二氧化碳浓度急剧下降到零。

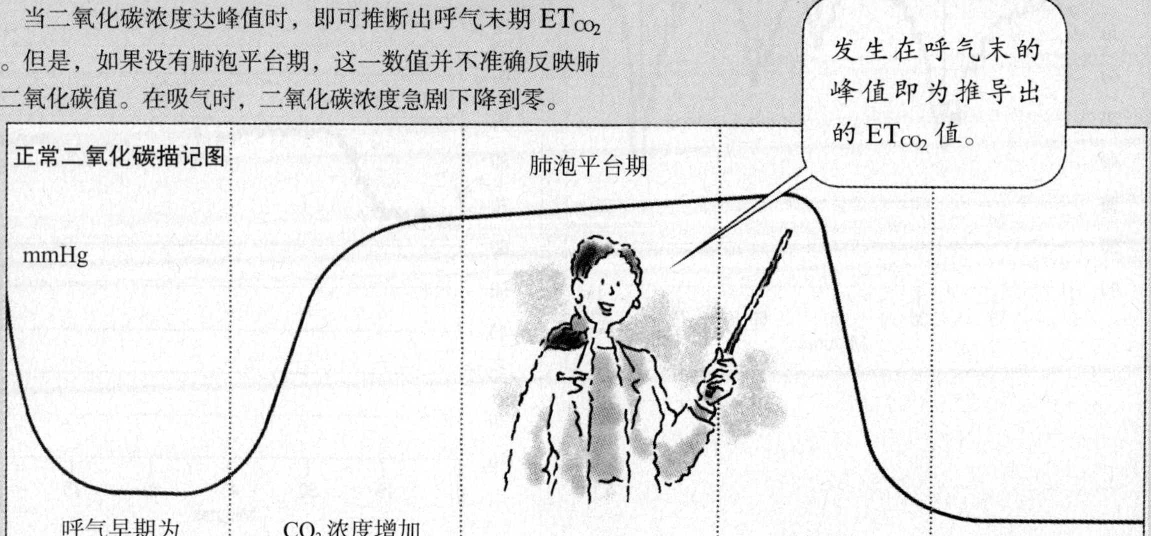

通气、部分气道阻塞或源于药物的呼吸抑制作用）或降低（由于气道完全阻塞、ET 移动或呼吸机障碍）。

治疗

呼吸系统疾病妨碍了呼吸道的清洁、呼吸和气体交换。如果得不到纠正，它们可对身体各个系统产生不利影响，甚至危及生命。呼吸系统疾病的治疗包括药物治疗、外科手术和吸入疗法。

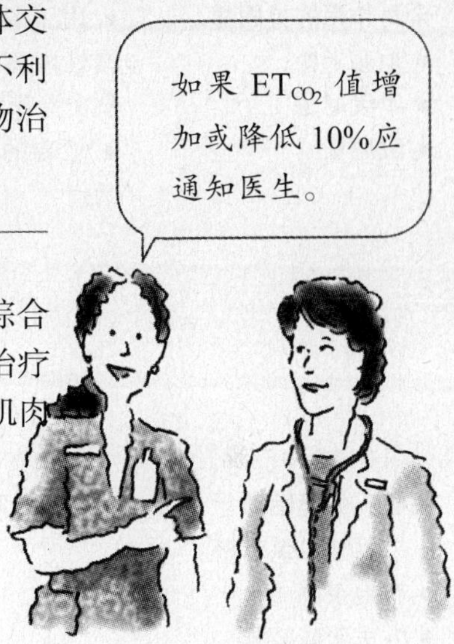
如果 ET_{CO_2} 值增加或降低 10%应通知医生。

药物治疗

药物可用于治疗急性呼吸衰竭、急性呼吸窘迫综合征、哮喘、肺气肿、慢性支气管炎的患者。常用于治疗危重症的药物，包括抗炎药、支气管扩张剂、神经肌肉阻断剂和镇静剂。

抗炎药物

抗炎药物（类固醇）常用于减轻支气管炎症。

减少气道阻塞

对可逆性气道阻塞的患者，皮质类固醇药物是最有效的抗炎制剂。其机制是抑制免疫反应，减轻炎症。

此类药物，如地塞米松、甲泼尼龙（甲强龙）、泼尼松用于治疗急性呼吸系统疾病，如急性呼吸衰竭或慢性阻塞性肺病加重期。这些药物最初均经静脉给予，当病情稳定后，逐渐减少剂量并口服给药。

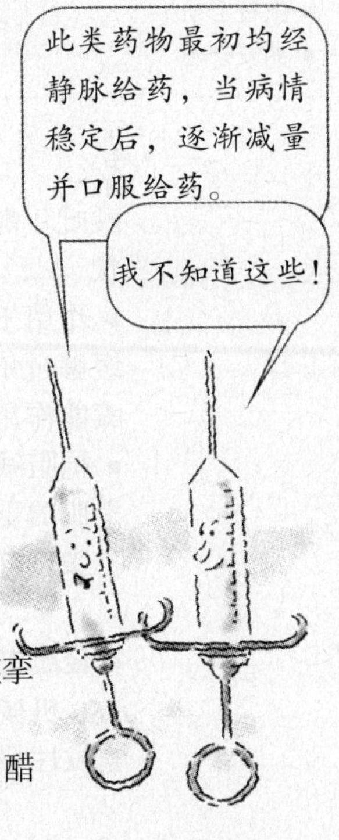

哮喘患者常吸入类固醇，如丙酸倍氯米松、布地奈德、氟尼缩松、替卡松和曲安奈德。这些药物的作用机制也是抑制免疫反应和减轻气道炎症（见：类固醇制剂详解）。

气管扩张剂

支气管扩张剂可松弛支气管平滑肌，用于治疗支气管痉挛的患者。下面是一些可供使用的支气管扩张剂：

- 短效可吸入的 β_2 肾上腺素受体激动剂，如沙丁胺醇和醋

类固醇制剂详解

使用下表可以了解类固醇的适应证、不良反应和注意事项。

药物	适应证	不良反应	注意事项
全身作用的类固醇 • 地塞米松 • 甲泼尼龙 • 泼尼松	• 用于急性呼衰、ARDS、慢性阻塞性肺疾病急性期抗炎治疗 • 哮喘的抗炎及免疫抑制治疗	• 心衰 • 心律失常 • 水肿 • 循环衰竭 • 血栓栓塞 • 急性胰腺炎 • 失眠 • 消化性溃疡 • 高血糖症 • 低钾血症 • 急性肾上腺皮质功能不全	• 近期心肌梗死、高血压、肾脏疾病、消化性溃疡的患者慎用 • 监测血压与血糖水平
可吸入的类固醇 • 二丙酸倍氯米松 • 布地奈德 • 9-去氟肤轻松 • 氟替卡松 • 曲安奈德	• 长期控制哮喘	• 嘶哑 • 口干 • 喘息 • 支气管痉挛 • 口腔念珠菌病 • 头痛	• 不要用于急性哮喘发作 • 使用储雾器以减少不良反应 • 用药后漱口以防止真菌感染

酸吡丁醇，可用于缓解哮喘和支气管痉挛的急性症状。

• 作用于α和β肾上腺素受体的肾上腺素，可用于缓解过敏反应及其他一些高敏反应。它的β肾上腺素能作用可松弛支气管平滑肌，减轻支气管痉挛。

• 抗胆碱能制剂，如异丙托溴胺，通过抑制支气管平滑肌的受体而抑制乙酰胆碱的作用，因此产生支气管扩张。（见：支气管扩张剂详解）

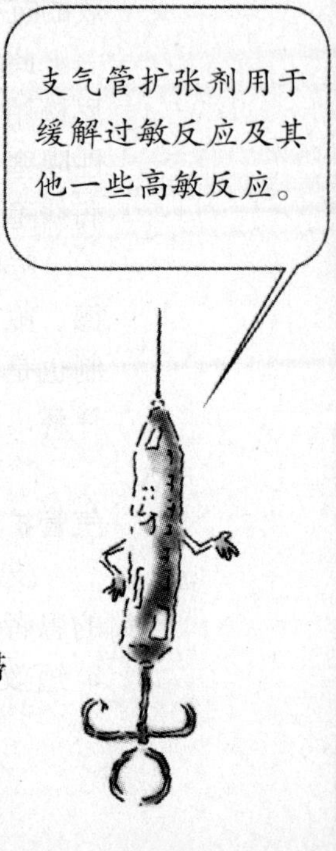

神经肌肉阻滞剂

机械通气患者可能需要神经肌肉阻滞剂，以消除自发性呼吸的努力，后者可干扰呼吸机的功能。神经肌肉阻滞

支气管扩张剂详解

使用下表可以了解有关支气管扩张剂的适应证、不良反应和注意事项。

药物	适应证	不良反应	注意事项
β_2 肾上腺素受体激动剂			
• 沙丁胺醇	• 短期缓解急性哮喘和支气管痉挛 • 预防运动诱发的支气管痉挛	• 矛盾性支气管痉挛 • 心动过速 • 心悸 • 震颤 • 多动	• 提醒患者可能出现矛盾性支气管痉挛。一旦发生，停用药物并立即就医治疗。 • 老年患者可能需要较低的剂量。 • 监测呼吸状态、生命体征及心脏节律。
• 肾上腺素	• 通过刺激 β_2 肾上腺素受体舒张支气管平滑肌；用于支气管痉挛、高敏性反应、过敏反应、急性哮喘	• 心室颤动 • 心悸 • 心动过速 • 脑出血 • 高血压	• 在老年患者和慢性哮喘和肺气肿患者以及退行性心脏患者中慎用。 • 监测呼吸状态、生命体征及心脏节律。 • 闭角型青光眼、冠状动脉功能不全和脑动脉硬化为禁忌证。
• 吡布特罗	• 缓解哮喘和支气管痉挛急性症状	• 心悸 • 心动过速 • 震颤 • 矛盾性支气管痉挛 • 焦躁情绪 • 易怒	• 提醒患者可能出现矛盾性支气管痉挛。一旦发生，停用药物并立即就医治疗。 • 老年患者可能需要较低剂量。 • 监测呼吸状态、生命体征及心脏节律。
抗胆碱能制剂			
• 异丙托溴铵	• 减少与慢性支气管炎和肺气肿有关的支气管痉挛	• 支气管痉挛 • 心悸 • 神经质	• 由于支气管扩张作用出现较慢，不推荐该药用于治疗急性呼吸窘迫。 • 闭角型青光眼、膀胱颈梗阻、前列腺增生者慎用。 • 监测呼吸状态、生命体征及心脏节律。

剂可引起瘫痪，而不改变患者的意识水平。（见：神经肌肉阻滞剂详解）

镇静剂

苯二氮䓬类药品，如劳拉西泮、咪达唑仑、异丙酚通常在诊断或外科操作前使用，以减轻焦虑和意识水平。

这些药也用于减轻机械通气患者的焦虑和加强镇静作用，

神经肌肉阻滞剂详解

通过下表可了解神经肌肉阻滞剂的适应证、不良反应及注意事项。

药物	适应证	不良反应	注意事项
去极型			
琥珀酰胆碱	● 与麻醉合用诱导骨骼肌松弛 ● 使气管插管及机械通气更容易进行	● 心动过缓、心律失常、心跳骤停 ● 术后肌肉疼痛 ● 呼吸抑制、呼吸暂停、支气管收缩 ● 高热、眼内压升高、脸红 ● 过敏	● 注意本药的禁忌证是高热史、闭角型青光眼、眼外伤。 ● 监测组胺释放可能引起的血压过低、脸红。 ● 注意突发事件、保证通气装置良好。
非去极型			
阿曲库胺	● 常与全身麻醉剂合用，使气管插管容易进行，在手术或机械通气过程中使骨骼肌松弛	● 皮肤潮红、心动过缓 ● 与剂量相关的呼吸抑制 ● 过敏	● 注意本药不影响意识也不减缓疼痛。必要时可给予镇静剂或止痛药 ● 注意本药仅轻微或不影响心率和传导，且不会消除或逆转麻醉或迷走神经刺激引起的心动过缓，因此，使用阿曲库胺比其他神经肌肉阻滞剂更易出现心动过缓，建议预先给予抗胆碱能药物（阿托品或格隆铵） ● 本药只用于气管插管、正压给氧、人工呼吸或立即进行辅助或控制通气的患者 ● 重症护理过程中可以用刺激周围神经的办法来评价恢复情况以防止阿曲库胺过量

神经肌肉阻滞剂详解（续）

药物	适应证	不良反应	注意事项
非去极型（续）			
顺式阿曲库胺	● 与全身麻醉合用，使气管插管容易进行，在手术或机械通气过程中使骨骼肌松弛 ● 维持神经肌肉阻滞	● 低血压 ● 皮肤潮红	● 注意本药与异丙酚和酮吡酸不能采用Y型管混合应用，它是酸性的，不能和任何pH>8.5的碱性溶液如巴比妥溶液混合应用。因为化学性质不稳定，不要用乳酸林格液稀释 ● 注意本药是其中间产物发挥作用故不推荐用于快速序列插管时 ● 注意对患有神经肌肉疾病的患者（如重症肌无力、肌无力综合征患者）可能发生神经肌肉阻滞时间延长的副作用 ● 监测患者酸碱平衡及电解质水平
泮库溴铵	● 用于麻醉的辅助用药，使骨骼肌松弛，使气管插管容易进行，癫痫时的肌肉收缩减弱	● 遗留肌肉无力 ● 长时间剂量相关的呼吸浅慢和呼吸暂停 ● 过敏或特异性超敏反应 ● 心动过速	● 如使用了琥珀酰胆碱，待其作用消失后再用本药 ● 不要将本药或其他碱性溶液混在同一注射器或通过同一针头注射 ● 注意大剂量可增加心动过速发生的频率及程度
氯筒箭毒碱	● 用于全身麻醉的辅助用药。使骨骼肌松弛，使气管插管容易进行，减少骨折和脱臼的发生 ● 辅助机械通气	● 心律失常 ● 心脏骤停、心动过缓 ● 呼吸浅慢或暂停，支气管痉挛 ● 高敏反应	● 注意治疗剂量与引起呼吸麻痹的剂量相近 ● 用药前评估肾功能和电解质水平。电解质失衡，特别是高钾或高镁，会增强药效
维库溴铵	● 用于麻醉的辅助用药。使气管插管容易进行，在手术或机械通气过程中使骨骼肌松弛	● 呼吸抑制或暂停 ● 骨骼肌无力	● 应快速静注或静点，不要肌注 ● 在肝硬化或胆汁淤积的患者其恢复时间比正常人延长一倍 ● 用药前评估血清电解质水平，酸碱平衡，肾、肝功能

尤其是使用神经肌肉阻滞剂时。引起麻痹而不改变患者意识水平的神经肌肉阻滞剂（无镇静作用），对患者来说是可怕的。(见：镇静剂详解)

镇静剂详解

通过下表了解镇静药的适应证、不良反应及注意事项。

药物	适应证	不良反应	注意事项
劳拉西泮	• 焦虑 • 癫痫 • 失眠 • 术前用药	• 嗜睡 • 急性停药综合征（生理依赖的患者突然停药） • 尿潴留	• 注意本药不能用于闭角型青光眼患者 • 对于肺、肾、肝损伤的患者或老年、重症、虚弱的患者慎用 • 静脉给药时要用匹配的等容溶液如 D_5W，注射用无菌水或生理盐水稀释本药。 • 直接将本药静脉注射或用 D_5W 或生理盐水静点，速度不要超过 2mg/min。给药时要准备好急救设备和氧气 • 检查患者肝功能以防药物蓄积，保证药物正常代谢 • 注意老年患者经胃肠外给药容易出现呼吸暂停、血压过低、心动过缓和心脏骤停
咪达唑仑	• 术前镇静（诱导睡眠或嗜睡减轻恐惧） • 内镜检查术及侵入性检查前的镇静	• 注射部位疼痛 • 心脏骤停 • 恶心 • 呃逆 • 呼吸频率减慢 • 呼吸暂停 • 低血压 • 健忘	• 注意本药不能用于闭角型青光眼、休克、昏迷及急性酒精中毒的患者 • 对于急性疾病、老年或虚弱患者慎用 • 密切监测患者心肺功能，持续观察患者是否有危及生命的呼吸抑制

镇静剂详解（续）

药物	适应证	不良反应	注意事项
咪达唑仑（续）	● 在机械通气或重症治疗过程作为一种麻醉剂持续输注镇静		● 准备好急救设备，偶可出现喉和支气管痉挛 ● 注意只能用 D_5W、生理盐水或乳酸林格液作为稀释液
异丙酚	● 诱导和维持麻醉 ● 机械通气时的镇静	● 低血压 ● 心动过缓 ● 高脂血症 ● 呼吸暂停	● 注意本药不得用于对异丙酚或大豆油、鸡蛋黄、甘油过敏患者。因为本药是乳剂，所以对脂代谢紊乱患者（胰腺炎、糖尿病、高血脂）慎用。对于全静脉营养的患者，脂质剂量要减少。对于老年、虚弱、循环紊乱或癫痫的患者慎用 ● 注意虽然本药可改变血流动力学，但对自主通气的患者主要改变是动脉血压过低（动脉血压可降低 30%），对心率及心输出量影响很小。但是，辅助或正压通气的患者可出现心输出量下降 ● 不要将异丙酚与其他药物或血液制品混合。如果静点前稀释，只能使用 D_5W，且浓度不要低于 2mg/ml。稀释后，存放在玻璃容器中要比塑料容器中更稳定 ● 每 12h 更换输液瓶和输液管

外科治疗

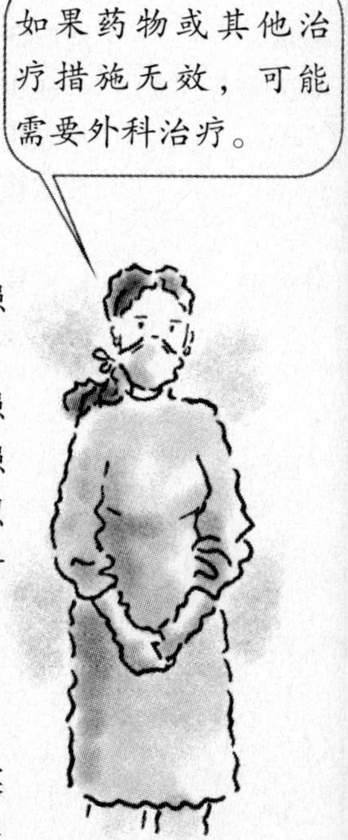
如果药物或其他治疗措施无效，可能需要外科治疗。

如果药物或其他治疗措施不能维持患者的气道开放，不能保护健康组织，必要时可采取外科治疗。呼吸系统的外科治疗包括：气管切开术、胸腔置管、胸廓切开术和肺移植。

气管切开术

气管切开术是开放气道的外科方法，通过置入插管保持患者气道畅通。

气管切开插管采用塑料聚氯乙烯或金属插管，且可根据患者情况选用不同尺寸、长度、型号的插管。接受机械通气的患者需使用带气囊的导管，带囊导管可以防止气流逆流，还可以防止昏迷或麻醉的患者误吸食物或分泌物。（见：气管切开所用插管比较）

急诊或择期手术

在紧急情况，如过敏性休克时出现的喉头水肿或异物阻塞气道时，可在床旁行气管切开术。大多数情况，当患者需要长时间机械通气时，需在手术室进行择期气管切开术。

护理内容

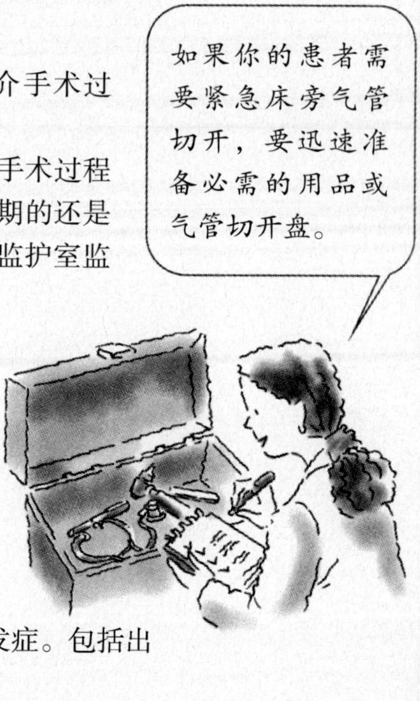
如果你的患者需要紧急床旁气管切开，要迅速准备必需的用品或气管切开盘。

- 如时间允许，在急诊气管切开术前向患者简介手术过程，并迅速准备好用品或气管切开盘。
- 在择期的气管切开术前，向患者及其家属解释手术过程和需要麻醉。如有可能，需要讲明气管切开是长期的还是临时的。告诉家属患者在术前和术后需要在重症监护室监护。
- 确保已进行 ABG 分析及其他诊断试验，且患者或授权的家属已签知情同意书。

术后监护

- 手术后，要监测患者的呼吸状况、呼吸音、氧饱和度、生命体征和心律。记录任何捻发音、干啰音、喘鸣音或减弱的呼吸音。
- 监测患者在 48h 内可能出现的气管切开插管并发症。包括出

气管切开所用插管比较

气管切开插管可由塑料或金属制成，分无囊、有囊和带开窗等几类。导管的选择取决于患者的状况或术者的习惯。一定要熟悉这些常用的气管切开插管的优点和缺点。

无囊（塑料或金属）

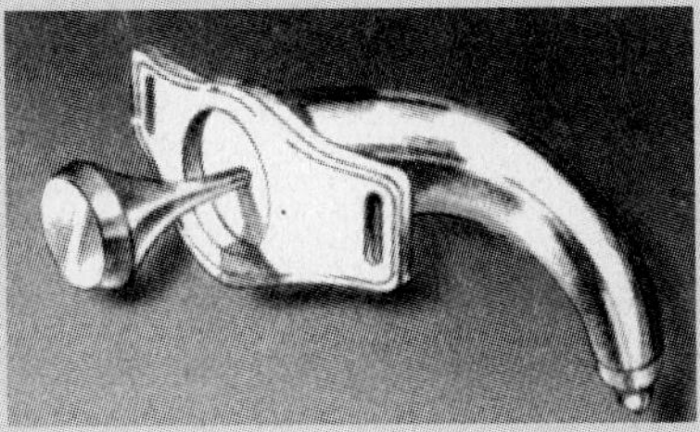

优点

- 气流可以在导管与喉之间自由流动
- 减少气管损伤的风险
- 可用于神经肌肉疾病患者的机械通气

缺点

- 由于没有气囊，增加成人误吸风险
- 通气时需要适配器

塑料带气囊（低压大容量）

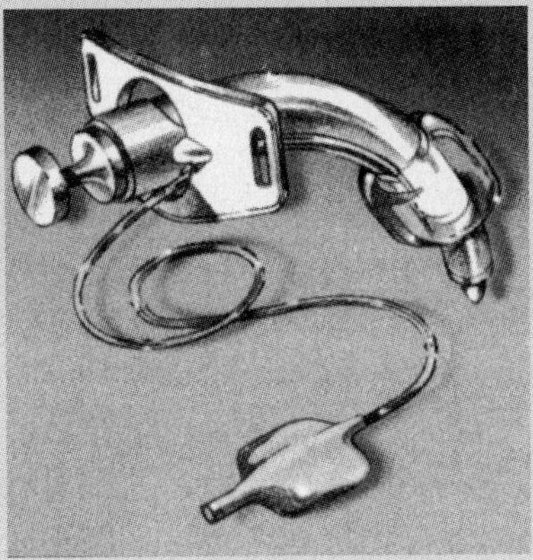

优点

- 一次性使用
- 气囊可以固定导管（不会脱出气管）
- 低囊压可以紧贴气管壁（不用定时放气减压）
- 减少气管损伤风险

缺点

- 可能比其他导管费用高

开窗的

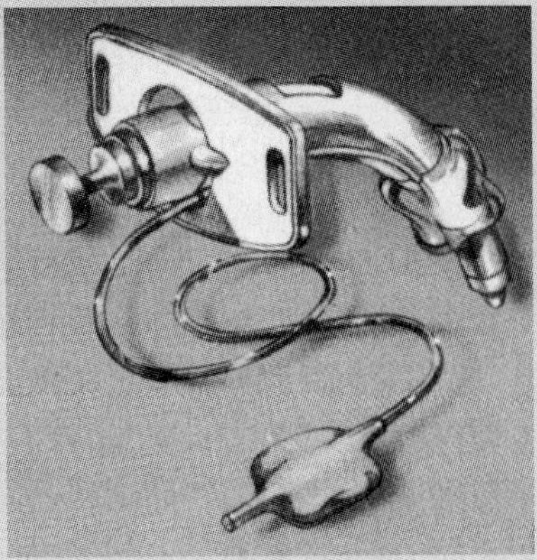

优点

- 当外口盖上和气囊放气时可以讲话
- 内部套管闭合，气囊充气时可以使用机械通气
- 内部套管易清洗

缺点

- 开窗可能闭塞
- 内部套管可能脱位
- 气囊充气需要移开外盖

血、组织水肿引起气道阻塞、分泌物吸入、低氧血症、空气由切口进入周围组织所致的皮下气肿。

- 在床旁准备好急救设备以备急需之用（见：紧急气管切开所需设备）。
- 气管切开术后需每 8h 或需要时进行护理。因为被渗出物或分泌物弄湿了的敷料会引起患者表皮脱落、破溃、感染，所以需要及时更换敷料。

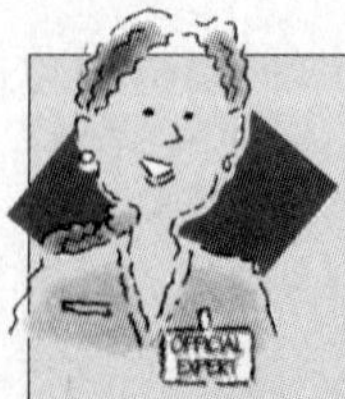

专家建议

紧急气管切开所需设备

确保患者床旁放有紧急气管切开设备，包括：

- 消毒的气管扩张器，消毒的止血钳
- 消毒的气管插管塞子
- 备用消毒的插管和合适型号的塞子
- 吸引器和其他用品

确保患者房间有急救设备以便在紧急情况时使用。将一个消毒好的气管切开插管放在床头。如果患者咳嗽或拔掉气管切开插管，可以使用消毒的开口器来保持开口及通气直到换上新插管。

- 在术后4天内不要更换固定气管插管的线结以避免导管移位。
- 记录手术过程，分泌物的量、颜色和粘稠度，气门和皮肤状况，患者的呼吸状况，气囊放气的时间，充气时的气囊压。（见：气管切开插管气囊的放气和充气）

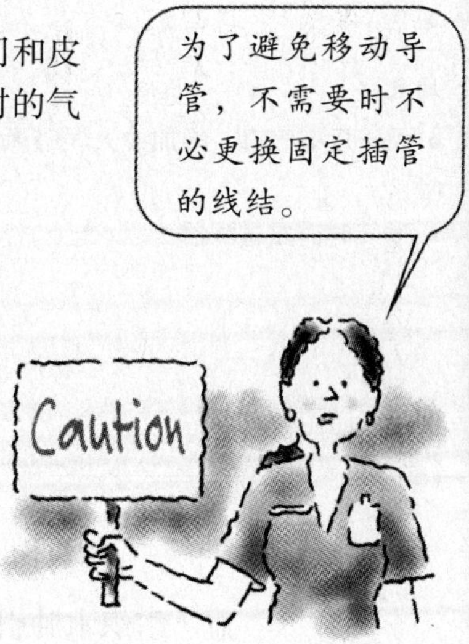
为了避免移动导管，不需要时不必更换固定插管的线结。
Caution

胸腔置管

当处理气胸、血胸、脓胸、胸腔积液或乳糜胸时可能需要胸腔置管。置入胸腔的导管可以使血、液体、脓或气体排出胸腔从而使肺复张。

获得负压

导管通过水屏封吸引系统使胸腔恢复负压。该系统中的水可以防止吸气时空气被回吸入胸腔。如果支气管出现破损且不能封闭，水屏封系统可以使胸腔排出的气体多于进入胸腔的气体。

气管切开插管气囊的放气和充气

在气管切开护理过程中，气囊需要放气和充气。准备 5ml 或 10ml 注射器、止血钳和听诊器，按下述步骤进行：

1. 阅读气囊的产品说明书，因为气囊种类不同其使用方法也不同。

2. 评估患者的状况，向他解释操作过程，术者彻底清洗双手。

3. 将患者置于半坐位或仰卧位，这样患者在接受正压通气时，可使气囊上方的分泌物进入口腔。

4. 气囊放气时吸引咽部分泌物以防止其进入气管。

5. 如果使用止血钳，气囊充气时放开止血钳。

6. 将 5ml 或 10ml 注射器插入气囊的测试孔，慢慢抽气。将备用注射器接于气囊用于稍后再充气。

7. 移开所有通气设备。通过现有导管吸引下气道以清除分泌物，再将通气装置接好。

8. 按规定时间放气。观察患者通气，需要时进行吸引。如果患者呼吸困难，立刻慢慢推动注射器针栓充气。用听诊器听气管观察是否有漏气，再注射达到密闭气道所需的最小气体。

9. 在充气时，应用最小缝隙法或最小容积法确定其合适的充气点。

10. 如果使用气囊压测量充气，注意不要超过 25mmHg。

11. 气囊充气后，如果导管末端没有单向阀门，用止血钳夹住（以保持充气管充气），移开注射器。

12. 查找最小导管密闭缝隙，不应听到任何气体从患者口、鼻或切开术切口中排出，神志清醒的患者不能说话。警惕气体向气囊漏出。

13. 精确记录导管充气所需的的气体量，如果超过此量说明气管软化。

14. 确保患者舒适，能够容易地按呼叫铃和获得信息帮助。

15. 按照规定适当清洁和处理设备、供应品、垃圾。补充供应品并确保床旁备有紧急情况时所需物品。

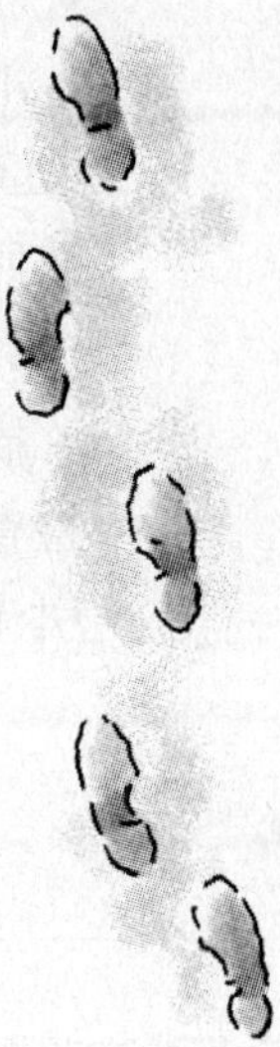

安装阀门

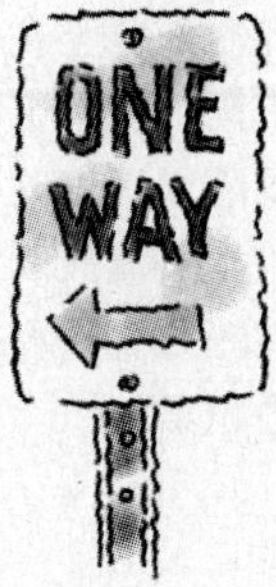

一个单向阀门，如海姆利克阀门，有时用来代替水密封装置。单向阀门连接到胸腔插管末端，只允许气体排出，不允许进入。这种阀门可以使长期插管的患者行动便利。

护理内容

- 向患者及家属解释手术过程。确定已签知情同意书。
- 获取患者基础生命体征。
- 准备好必要的设备，包括：气管切开盘和水密封引流装置。准备利多卡因局部麻醉。术者使用聚维酮碘液清洁插管部位。按照水密封引流装置产品说明书连接好放在旁边。（见：胸腔闭式引流装置）
- 插管后立刻监测呼吸状况，获取生命体征和氧饱和度。例行检查胸腔插管状况。至少每 8h 观察记录引流量。如果每小时引流量超过 200ml 立即通知医生。

胸腔闭式引流装置

单体，一次性塑料引流装置，如胸腔闭式引流装置，包括三个腔。引流腔在右边，由 3 个圆柱构成，可显示引流液的量。当第一个圆柱注满时，引流液进入第二个圆柱，第二个注满后，引流液进入第三个。

水密封瓶位于中间。引流控制瓶位于左边，充水以获得不同引流水平。装置后面是橡皮隔膜用于改变水面或取样或排出引流液。水密封瓶出口有调压装置，释放压力，以防压力积累。

胸腔闭式引流装置

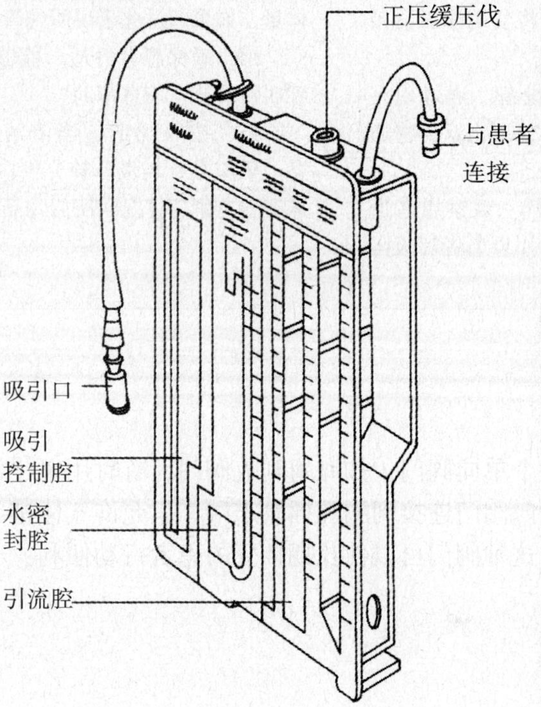

● 吸气时水密封管内液面上升，呼气时下降。如果患者正在接受正压通气，情况正好相反。

● 避免造成导管缠绕、打结或压迫。避免将水密封引流装置放于高于患者胸部的位置，因为这样会造成液体回流胸腔。放置两把带橡胶套的夹子以备胸腔插管破裂或检查漏气部位时使用。（见：检查胸部引流管有无漏气）

● 如果引流瓶已满，按相关规定进行更换。更换时，双重夹闭胸腔引流管的近胸端（两个夹子以相反方向夹闭引流管），更换装置后，放开夹子，开通装置。

● 为避免出现张力性气胸（夹子夹闭气体或液体出口时），夹闭导管时间不应超过 1min。

● 如果患者出现紫绀、浅快呼吸、胸部皮下气肿、胸痛、出血过多，立即通知医生。

检查胸部引流管有无漏气

当检查胸部引流管有无漏气，采取下列步骤：

● 短暂夹闭引流管的不同部位，自近胸端开始逐步向下靠近引流装置。

● 特别注意连接管之间的密封情况。

● 将松动的连接处重新夹紧固定。

冒泡可能意味着出故障了

在漏气和水封屏之内夹闭引流管时，引流装置内的气泡停止。如果沿引流全长关闭后，气泡仍未停止，可能需要更换引流装置，因为引流装置可能有裂缝。

胸廓切开术

胸廓切开术，是将胸腔打开的外科手术，用于定位和检查，如肿瘤、出血点、胸部外伤、活组织检查或患病肺组织切除。更多用于切除部分或全部肺叶，保留健康肺组织。

肺切除

肺切除术式包括全切、肺叶切除、部分切除和楔形切除。

全肺切除

全肺切除指切除整个肺脏。一般用于治疗支气管肺癌患者，也可用于肺结核、支气管扩张，或者肺脓肿的治疗。全肺切除通常是在不能切除全部病变肺组织时采用。全切术后，胸腔压力稳定，而且随时间推移，切除的肺组织部位被液体填充，以防止纵隔移位。

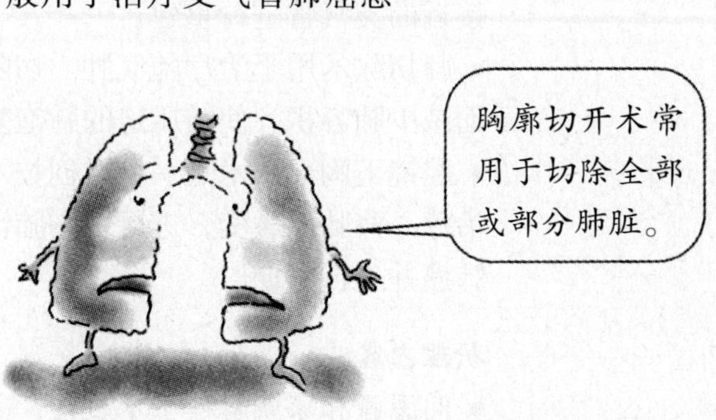

肺叶切除

肺叶切除术是指切除5个肺叶中的一个，此手术用于治疗支气管肺癌、肺结核、肺脓肿、肺大疱、良性肿瘤或局部真菌感染，术后剩余的肺叶代偿性膨胀以充满整个胸腔。

切除种类

部分切除是指将肺的一个或多个肺叶部分切除，此方法较肺叶切除术保留了更多的健康组织，通常用于支气管扩张患者的治疗。

楔形切除术是指切除肺的一小部分，并非节段性切除。此方法保护了几乎所有其余的正常肺组织，但只适合病变小且分界清晰的病变。剩余的肺组织会代偿性扩张。

其他胸部手术

下面再介绍几种其他类型的胸部手术：

- 胸廓切开探查术用于探查肺、胸腔的创伤和肿瘤。
- 皮质剥除术用以帮助脓胸患者胸廓复张，该手术涉及剥除覆盖在脏层胸膜上厚的、纤维化的膜。
- 胸廓成形术是指切除肋骨的一部分或全部，使胸廓容积减少。当肺结核引起肺容积减少时，这种方法可以降低纵隔移位的危险。
- 支气管切除成形术包括切除左支气管或右支气管的一部分，然后将远端支气管和其最接近的支气管进行重建。
- 肺切除术用于治疗肺气肿。切除肺大疱从而减少肺容积，使被压迫的肺泡复张。
- 腔镜下胸部手术是一项微创技术，可用来治疗一些肺部病变，进行开胸肺活检，诊断肺癌并进行分期。

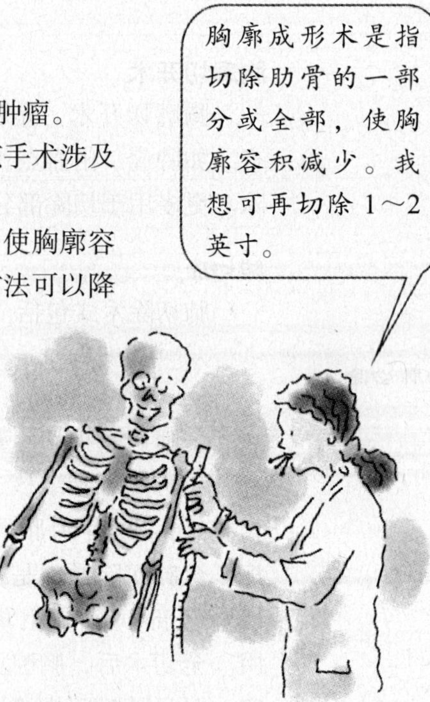

护理内容

- 向患者和家属解释手术过程，并告知患者术后可能需要胸部插管和吸氧。
- 胸部手术后，要监测患者的生命体征、血氧饱和度水平、呼吸音和心肺血流动力学数据。心电监护，监测有无心律失常。肺切除后由于肺部血流动力学改变和心房扩大，所以常发生房性心律失常特别是房颤。应给患者应用强心药物进行预防。

- 注意胸导管插入的部位，评估并记录引流液的量和性质。术后不必进行机械吸引，因为胸导管可根据重力原理自行排液。
- 肺切除术的患者在病情平稳前应患侧卧位或平卧，这样可以防止万一缝合的支气管破裂时引流液从患侧流向健侧。
- 注意胸廓切开术的并发症情况，包括出血、感染、张力性气胸、支气管胸膜瘘和脓胸。

肺移植

肺移植指将供者的一侧或双侧肺移植到患者身上。需要进行肺移植治疗最常见的疾病是肺囊性纤维化，其他包括支气管、肺发育异常，如肺动脉高压、肺纤维化。

一些患者仅需移植一叶肺。终末期 COPD 患者需要移植一侧肺。通常情况下选择预期生存期小于 2 年的患者进行肺移植。术后一年生存率达 80%，4 年生存率可达 60%。

适应证

根据原发病的不同，肺移植的适应证差异较大。但患者必须有严重的肺部疾病并符合其他特殊标准。

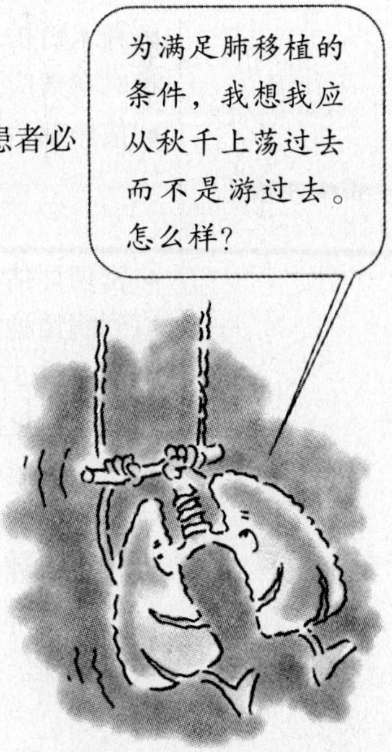
为满足肺移植的
条件，我想我应
从秋千上荡过去
而不是游过去。
怎么样？

禁忌证

肺移植绝对禁忌证：

- 重要器官功能衰竭，尤其肾脏或心血管系统；
- HIV 感染；
- 恶性疾病活动期；
- 丙型肝炎伴活检证实的肝脏损害；
- 乙肝病毒表面抗原阳性。

相对禁忌包括骨质疏松症。

肺移植过程

肺移植手术需在全身麻醉下进行，先通过双侧前胸廓切开术和横向的胸骨切开术暴露胸腔，继而切除患者的肺，再将捐献者的肺与患者的支气管吻合。

通常在移植过程中需采用心肺旁路术。

并发症

肺移植术后的主要并发症是排斥反应，因为移植物对于受体方面而言为异物，可触发机体免疫反应，这将导致纤维化和瘢痕形成。另一个主要并发症主要是由于使用免疫抑制治疗引起的感染。其他可能出现的并发症包括出血和再灌注水肿。远期并发症（一般在3年后）包括致死性细支气管炎和移植后淋巴组织增生性炎症。无论哪一种情况都可致命。

护理内容

做好移植前后的护理工作。

宣教和管理

- 回答患者关于移植的所有问题及患者希望解答的问题。解释术后护理（例如插管），术后早期阶段使用的设备，疼痛时有效应用止痛剂。
- 按医嘱给予药物并进行实验室检查。

连续评估

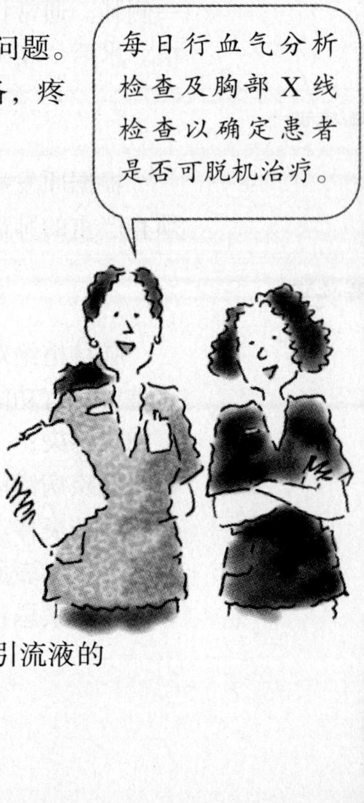
每日行血气分析检查及胸部X线检查以确定患者是否可脱机治疗。

- 密切评估心肺状态（术后即刻每5～15min一次）直到病情稳定。对患者心脏指数低于2.2、低血压、体温超过37.5℃，肺脏听诊出现捻发音或干啰音以及氧饱和度降低的情况要保持高度警惕。
- 密切监测呼吸情况和通气设备，必要时吸引呼吸道分泌物。要经常进行ABG分析，每日行胸部X线检查以评估患者何时能脱机治疗。
- 观察胸部引流管引流液的量、颜色和特性，观察有无出血。按照医院和外科医生规定向医生汇报正常引流液的参数。

- 密切监测液体出入量。如患者出现血流动力学不稳定时应按医嘱给予血管活性药和强心剂，逐渐调整药物剂量以达到预期效果。
- 拔管后密切观察患者有无喘息、呼吸急促、呼吸困难、不适和痰液增多等症状，这些都提示急性排斥反应。
- 单侧肺移植后新植入的肺是切除神经的，但患者的剩余肺依旧向大脑发送缺氧的信息。即使血氧饱和度水平大于90%时，患者也会主诉气短、呼吸困难。
- 主张严格预防性控制感染，如认真洗手等。
- 术后早期检查伤口敷料有无出血，后期检查手术切口有无红肿以及其他感染迹象。

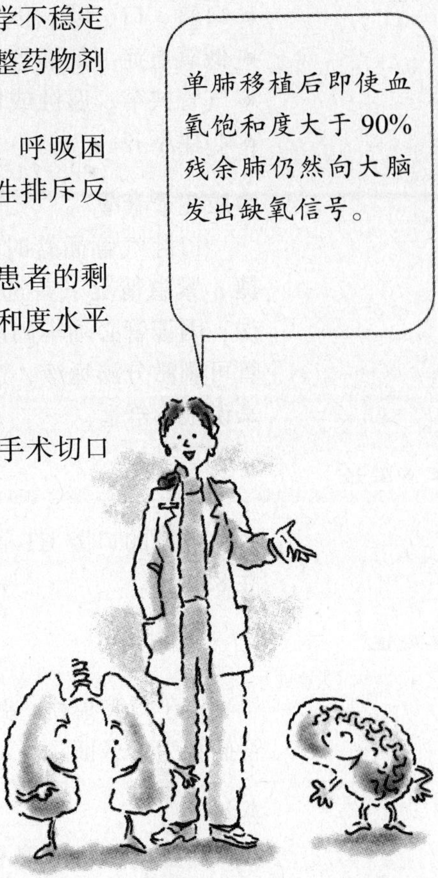
单肺移植后即使血氧饱和度大于90%残余肺仍然向大脑发出缺氧信号。

吸入治疗

吸入治疗是指通过严格的控制通气技术帮助患者维持理想通气以防呼吸衰竭。这些技术包括气管插管、机械通气和氧供。正确的脱机也是吸入治疗的一部分。

气管插管(ET 插管)

ET 插管是指通过口或鼻将管插入到气管以建立开放气道。气管插管可保护患者，防止食物从消化道误吸入气道、阻塞气道，帮助不能有效咳嗽的患者清除气管、支气管分泌物。ET 插管也为呼吸机治疗和氧供提供通道。

有何不足

ET 插管的缺点是减弱了正常呼吸道防御感染的能力，咳嗽的有利作用被削弱，患者有不舒适感，限制语言交流。

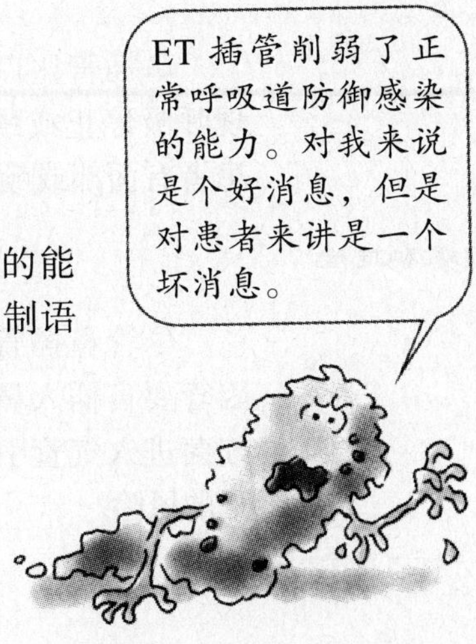
ET 插管削弱了正常呼吸道防御感染的能力。对我来说是个好消息，但是对患者来讲是一个坏消息。

ET 插管的潜在并发症包括：

- 支气管痉挛或喉痉挛；
- 吸出血、分泌物或胃内容物；
- 牙损伤或缺失；

- 口唇、口、咽、声带损伤；
- 低氧血症（如插管时间过长或输氧中断）；
- 气管狭窄、腐蚀或坏死；
- 心律不齐。

口腔气管插管

口腔气管插管时将口腔作为插入通道，因其更容易更快捷，紧急情况下首选此途径。然而难以保持置管位置准确无误，因该管必须牢固以防支气管阻塞或意外脱出。口腔气管插管可刺激分泌唾液，造成咳嗽、恶心，所以对于有意识的患者来说很不舒适。

正常型号

典型的口腔 ET 管型号为女性 7.5mm（指内腔尺寸），男性 8.0mm。

禁忌证

对于口腔损伤、颈部脊髓损伤、脊髓退行性病变，口腔气管插管为禁忌证。

鼻插管

鼻插管，即把鼻作为插管通道，当患者有短期的自主通气时可选鼻插管。

适应证

鼻插管比口腔插管更舒适，主要用于具有即将出现呼吸停止或颈部脊髓损伤但意识清醒的患者。但当患者有面部或颅底部骨折时则为禁忌证。

困难和危险

尽管鼻插管比口腔插管要舒适些，但操作困难。因管要盲插入鼻腔，会引起更多组织损伤，增加鼻腔细菌进入气管引起感染的风险，增加鼻黏膜压迫性坏死的风险。

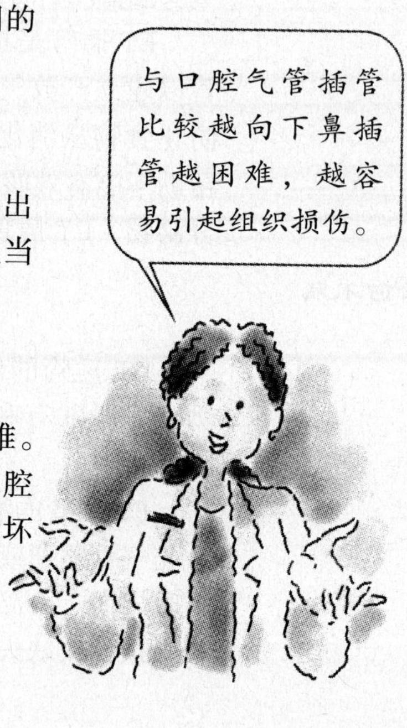
与口腔气管插管比较越向下鼻插管越困难，越容易引起组织损伤。

护理内容

- 安全置入 ET 管后，通过观察两侧呼吸音及 ET 二氧化碳参数再次来确认 ET 的位置（见：ET 管的固定）。
- 通过听诊呼吸音和观察双侧胸廓运动来确认 ET 管的位置是否正确，是否有充足的肺通气。
- 行胸部 X 线检查以确定置管的位置。
- 在急诊科复苏室、ICU 病房等不需要连续监测 ET_{CO_2} 的科室，使用一次性 ET 二氧化碳探测器确定置管的情况。按照制造商的要求正确使用设备。不要用带有加热的加湿器或喷雾器的监测仪，因为湿热可影响设备。（见：二氧化碳水平分析）
- 根据患者的情况按照标准的预防措施通过气管插管吸引以清除分泌物防止黏液栓阻塞管道。应用带有手动复苏包的呼吸机持续高流量供氧。如可能，用密闭气管吸引系统，该系统可使吸引期内继续保持通气。（见：密闭式支气管吸引系统）

ET 管的固定

固定气管插管时可用胶带或系带（绳），以确保插管固定不动。

使用胶带固定

- 撕取一条长约 60 厘米的胶带，将两端撕成两部分，撕开部分长约 10 厘米，将撕好的胶带黏性面向上放在光滑的平面上备用。
- 另外撕取一条长约 25 厘米的胶带，黏性面向下粘在前一条胶带的正中。
- 将粘好的胶带滑至患者颈后正中。
- 将胶带右端撕开部分提取，上一部分逆时针缠绕在插管上，下一部分固定在患者的下唇下方。
- 将胶带左端撕开部分提取，下一部分顺时针缠绕在插管上，上一部分固定在患者的上唇上方。

使用系带固定

- 剪一条长约 60 厘米的气管切开专用系带，置于患者颈后。
- 提取系带两端至插管上方并打结。
- 将两端再绕至插管下方并打结；然后用方结（右边压左边，然后左边压右边）固定系带。

二氧化碳水平分析

如果使用的监测器不同，那么监测器顶部颜色的变化所代表的意义也有所不同，下面以EASY CAP监测器为例，说明各种颜色变化所代表的意义：

- 监测器顶部的边缘部分按顺时针分为四个部分：验校键、A、B、C。验校键为纯紫色时表示无二氧化碳。
- 其他部分的数字范围为0.03～5，代表呼出气体中CO_2的百分比。在通气过程中，颜色在吸气时的紫色（A部）在呼气末的黄色（C部）间变化，这一变化提示$ETCO_2$水平正常（>2%）。
- 呼气末颜色变化由C转为B，是患者血流动力学不稳定的早期征象。
- 心肺复苏期内（CPR），呼气末颜色由A或B转为C，提示患者恢复了自主呼吸。
- 如果心跳停止时间比较长，由于肺灌注不足导致气体交换不足，患者只能呼出少量或几乎不呼出二氧化碳，所以即使患者进行了插管，呼气相的颜色仍显示为紫色。无效的CPR也可导致肺灌注的不足。

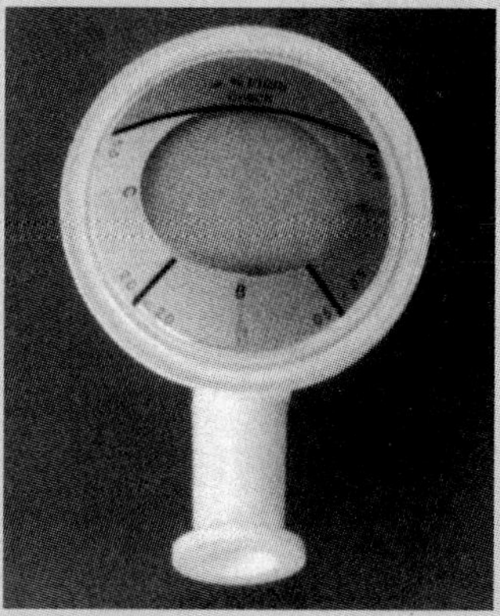

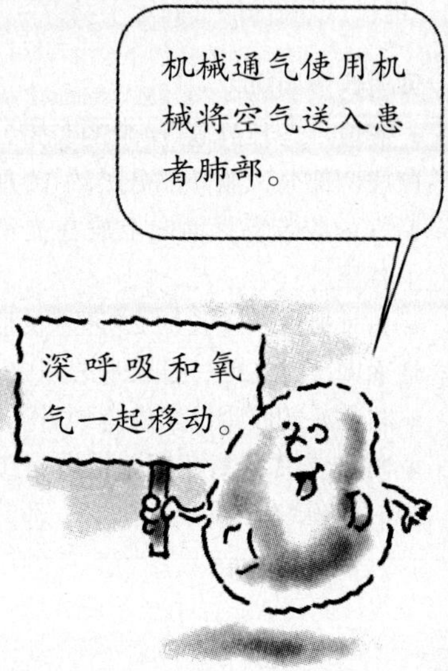

机械通气

机械通气是应用机械将空气送入患者肺部。可使用正压或负压进行机械通气。

适应证

机械通气适应证包括：

- 各种原因引起的急性呼吸衰竭，如ARDS、肺炎、COPD急性加重期、肺栓塞、心衰、创伤、肿瘤和药物过量。
- 由于卒中、脑损伤或外伤所致呼吸中枢

密闭式支气管吸引系统

密闭式支气管吸引系统可有效地清除分泌物减少患者并发症。该系统有一个安装在透明塑料套管上的无菌吸引导管。该系统可保证吸引过程中仍继续机械通气，在吸引期内患者仍可维持潮气量、氧饱和度、呼气末正压机械通气，减少了吸引诱发的低氧血症。

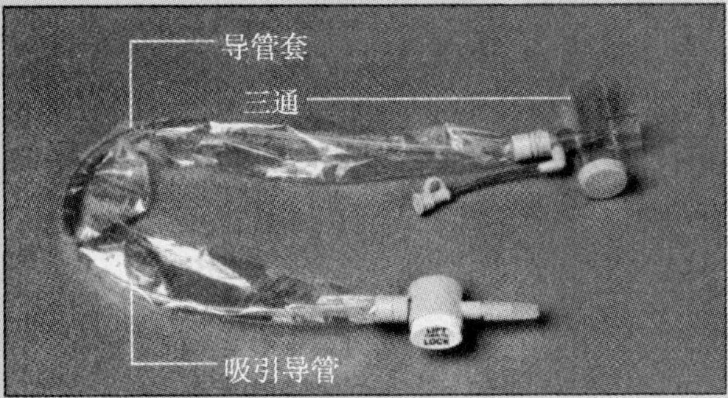

该系统的另一个优点是减少了感染危险。即使同一根管使用多次也不致感染。医护人员不需要接触导管，通气环路仍密闭。

操作过程

首先，要准备以下装置：一个密闭的控制阀，一个三通用于连接通气环路，一个导管套，将引流管装入导管套，使其两端分别连接控制阀和三通。然后，按以下步骤操作：

- 打开密闭或吸引的包装，将控制阀装到连接套管上。
- 用拇指按下控制阀直至达到理想压力。
- 先把三通的一端连接到呼吸机的呼吸回路，要确保灌洗口是关闭的；然后再把三通管另一端连接到患者的气管插管或气管造瘘处（见上面右图）。
- 用一只手保持 T 型管与患者的下颌平行，用另一只手的拇指和食指将导管插入患者气管插管，并到达气管支气管树（如下图）。

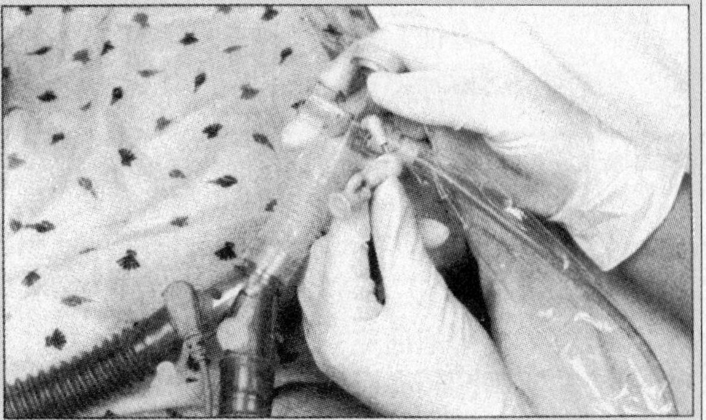

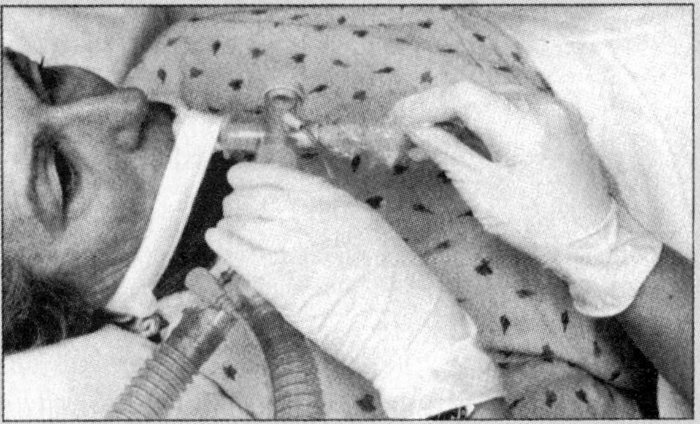

- 必要时在插管过程中可轻轻收撤导管套。
- 在连接三通和控制阀的同时，可间断抽吸并反复收撤导管直至达到导管套的长度。必要时重复以上步骤。
- 完成抽吸后，从灌洗口缓慢注入生理盐水或消毒水，通过持续抽吸来冲洗导管。
- 用拇指将控制阀拨到关闭位置。
- 根据单位规定丢弃或重复使用吸引装置及消耗器。
- 根据单位规定调整闭式引流系统。

抑制。

● 神经肌肉系统疾病引起的神经肌肉功能障碍，如格林巴利综合征、多发性硬化和重症肌无力；外伤，包括脊髓束损伤和中枢神经系统损伤。

正压通气

正压呼吸机给予气道正性压力，使患者吸气，潮气量增加(VT)，高频通气采用高呼吸频率和低 VT 的通气方式以保证肺泡通气。

呼吸机的吸气周期可通过容积、压力或时间来调整。

● 最常用的是容量循环呼吸机，无论肺阻力的数值是多少，每次均按预先设定的容量通气。

● 压力循环呼吸机直到机械达到预先设置的压力时才会产生气流，不考虑达到一定压力所需的容量和时间。

● 时间循环呼吸机是根据预先设置的时间进行通气。

呼吸机有几种不同的通气调节模式。选择什么样的模式取决于患者的呼吸状况。（见：通气模式）

扩张胸腔，吸入空气

负压呼吸机利用负压使胸廓扩张，促进肺通气。主要用于治疗慢性进展性神经肌肉疾病。这样的呼吸机包括铁肺、胸甲、胸腹雨披。

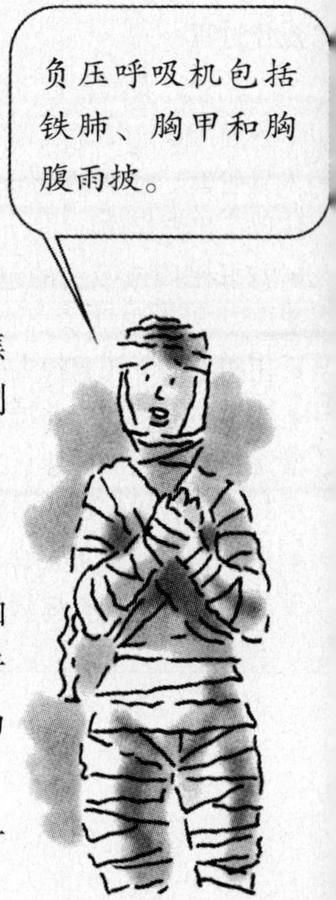

护理内容

在机械通气过程中要为患者提供精神支持以减轻患者的焦虑，促进治疗成功。即使患者无反应，仍要将各方面解释到位。

注意

● 确定报警装置始终处于工作状态以便能及时发现潜在危险和患者病情变化，如果不明原因报警且未能发现问题，应使患者脱机，并使用手动复苏袋为患者通气。（见：呼吸机报警时的处理）

● 至少每 2～4h 观察一次心肺情况，必要时还可以更频繁一

通气模式

正压通气分为容量通气和压力通气，有不同的模式和选项。

容量模式

容量模式包括控制通气（CV）和强制控制通气（CMV）、辅助控制（A/C）或辅助强制通气（AMV）、间歇强制通气（IMV）或同步间歇强制通气（SIMV）。

CV 或 CMV

在 CV 或 CMV 模式中呼吸机为患者提供所有的通气。预调呼吸频率、潮气量（Vr）、吸气时间和呼气末正压。这种模式用于不能自主呼吸的患者，如脊髓束受伤引起的瘫痪或神经肌肉疾病，或应用神经阻滞剂引起的化学麻痹。

A/C 或 AMV

在 A/C 或 AMV 模式中，基础呼吸频率根据 VT、吸气时间和 PEEP 来设置，但患者的呼吸频率可以比设定频率快。设定感应功能以便当患者有自主呼吸时呼吸机输送充分的潮气量，无论由患者触发还是由设置的频率触发，潮气量均相同。如果患者疲惫，呼吸动力减弱，呼吸机仍以预先设定的频率进行通气。

IMV 或 SIMV

IMV 或 SIMV 模式需要预先设置呼吸频率、VT、吸气时间、灵敏度和 PEEP。在两次强制呼吸期内，患者可以按自主的频率和 VT 进行呼吸。由于呼吸取决于患者胸部产生负压的能力，这些自主呼吸的 VT 变异很大。用 SIMV 时，呼吸机与患者的自主吸气同步强制呼吸。

压力模式

压力模式包括压力支持通气（PSV）、压力控制通气（PCV）和压力控制 / 反比通气（PC/IRV）。

PSV

PSV 模式为有自主呼吸的患者增加吸气量。预先设置吸气压水平、PEEP 和灵敏度。患者开始呼吸时，呼吸机按预先设定的压力水平在整个吸气过程中通气。患者决定 VT、呼吸频率和吸气时间。

PCV

PCV 模式预先设定吸气压、吸气时间、呼吸频率和 PEEP。VT 随患者气道压力和依从性而改变。

PC/IRV

PC/IVR 联合模式是以呼气与吸气的反转比例来进行压力限制通气，在这种模式下，吸气压力、呼吸频率、吸气时间（1∶1、2∶1、3∶1 或 4∶1）以及 PEEP 都是预先设定好的。PCV 和 PC/IRV 模式可以用于急性呼吸窘迫综合征的患者。

些。评估生命指征，听诊呼吸音，根据医嘱监测脉搏血氧或 ET 二氧化碳水平和血流动力学参数，监控入量和出量，评估液体是过量还是不足。

- 要警惕与机械通气相关的并发症，这些并发症包括：心输出量下降（特别是使用 PEEP 的时候）、气压伤、气胸、肺不张、氧中毒、应激性溃疡及呼吸机相关性肺炎（VAP）。（见：VAP 的诊断与治疗）
- 除非有禁忌证，每隔一到两小时给患者翻身，这有助于肺扩

呼吸机报警时的处理

下表概括了呼吸机报警的可能原因及报警时的处理。

报警提示	可能原因	处理措施
低压报警	气管插管与呼吸机脱离	重新将气管插管与呼吸机连接。
	气管插管移位至声带上或气管切开术后的气管插管移位	检查插管位置，如需要重新放置插管。如插管脱落或移位，给予患者手动通气并立即呼叫医生。
	由于袖带压低使潮气量耗散（由于充气不足、袖带破裂、袖带漏气或单向阀）	如在插管周围听到嘶嘶的声音，提示有气体泄漏。如听到这种声音，检查袖带压力，如压力维持不住，呼叫医生，医生可能重新置管。
	呼吸机故障	将患者与呼吸机脱离，必要时给予手法通气，改用另一台呼吸机。
	呼吸机环路泄漏（连接部松弛，插管有洞，无温度感应装置或气罐受潮，破裂）	确保各种连接紧密。必要时检查插管有无泄漏并重新安装。检查受潮的气罐，如破裂需重新安装。
高压报警	病情加重引起的气道压力增加或肺顺应性降低	肺部听诊查找肺实变，气压损伤的证据或喘鸣音增加。如发现异常立即呼叫医生。
	患者因经口气管插管并感疼痛	必要时插入牙垫。
	气道分泌物	寻找气道分泌物，通过吸引口吸引分泌物。
	大孔插管中有冷凝物	检查插管上的冷凝物，擦干上面液体
	插管进入右主支气管	检查插管位置，如有移动呼叫医生，医生可能重新置管。
	患者咳嗽、作呕或试图说话	如患者对抗呼吸机，医生可常规应用镇静剂或神经肌肉阻滞剂。
	胸壁有阻力	改变患者体位以改善胸部扩张，如果改变体位无效，给予止痛剂。
	高压缓解阀失灵	更换有故障的设备。
	支气管痉挛	查找支气管痉挛的原因，向医生汇报，根据医嘱给予治疗。

证据评估

VAP 的诊断与治疗

下面的流程图是由美国胸科协会制订的，描述了呼吸机相关肺炎（VAP）的诊断和推荐的治疗方法。

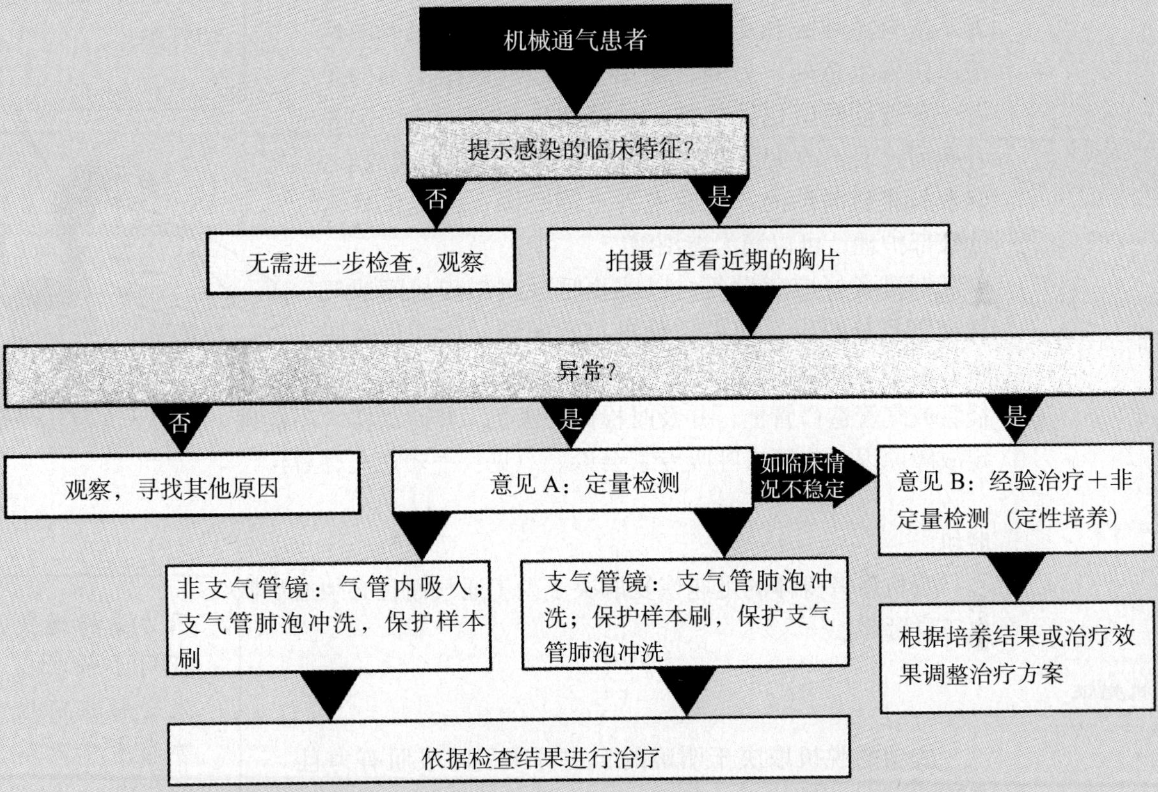

Grossman, RF and Fein A. Evidence-based assessment of diagnostic tests for ventilator-associated pneumonia: executive Summary.Chest 117(4 suppl:2) : 177s-181s, April 2000.

张以及肺分泌物的排出。主动或被动地进行全范围肢体运动（ROM）以减少制动引起的并发症。

- 由于气管插管和机械通气消弱了患者的语言表达能力，因此在患者能够到的地方放置一叫铃并建立一条交流途径（如交流板）。

● 遵医嘱使用镇静剂或神经肌肉阻滞剂以使患者放松或消除患者自主呼吸的努力，后者可干扰呼吸机的正常工作。

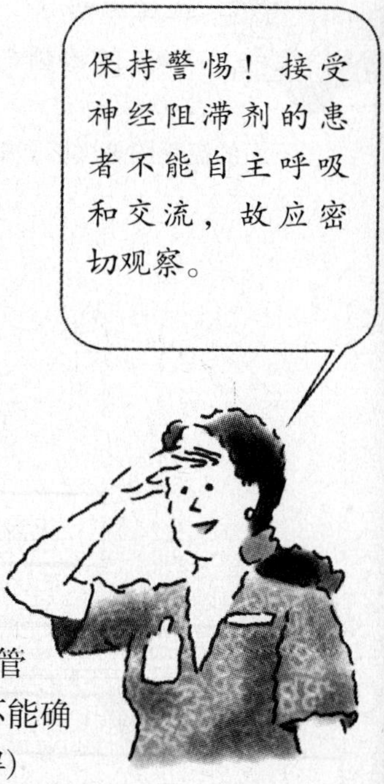
保持警惕！接受神经阻滞剂的患者不能自主呼吸和交流，故应密切观察。

需特别警惕的情况

● 切记当一个患者应用了神经肌肉阻滞剂时，因为患者不能自主呼吸和交流，所以需要密切观察患者的病情以防发生意外。另外，使用了神经肌肉阻滞剂的患者一定要同时应用镇静剂。神经肌肉阻滞剂能引起患者麻痹，而不改变患者神志水平。请患者和家属放心，麻痹只是暂时性的。因为患者不能眨眼，需提供日常的眼部护理，可以滴人造泪液。

● 随时准备好应急设备，以防止呼吸机出现故障或气管插管意外脱出。如果呼吸机出现问题，应使患者脱机并给予100%纯氧人工通气。用一个手动复苏袋连在气管插管或气管造口管上，并及时检修呼吸机，排除故障。不能确定故障原因时应请求呼吸专家会诊。（见：手动通气详解）

脱机

脱机患者身体的迅速恢复取决于人工通气而且必须逐步恢复正常呼吸。

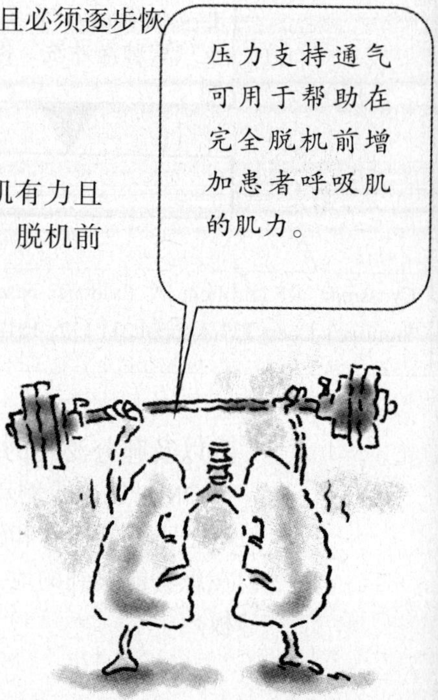
压力支持通气可用于帮助在完全脱机前增加患者呼吸肌的肌力。

脱机指征

成功的脱机取决于明确的自主呼吸、呼吸肌有力且意识水平能够维持自主呼吸、心血管系统稳定。脱机前必须达到规定的标准。（见：脱机指征）

脱机方法

有以下几个方法：

● IMV 模式时，逐渐减低呼吸机的呼吸频率，并允许患者自主呼吸，逐渐减少呼吸次数可使患者呼吸肌的力量和耐量逐渐增加。

● PSV 模式，在脱机过程中可单独使用 PSV 模式，也可结合 IMV 模式。在脱机过程中，对正

手动通气详解

手执复苏袋是一个可充气的设备，能连接面罩或直接连在气管切开插管和气管插管上，通过手动方式向不能自主呼吸的患者肺部输送氧气或空气。除了常用于紧急情况，手动通气还可用于患者与呼吸机暂时脱离时，如清洁插管时、移动患者或吸引前，在这些情况下使用手动复苏袋维持患者通气。通过复苏袋给氧有助于改善受损的肺功能。

通气指南

为气管插管或气管切开插管的患者手动通气应遵循以下指南：

- 如果氧气已准备好，将手动通气袋与氧气相连，将管子的一头连在通气袋的底部，另一头连在氧气流量表的接头上。
- 打开氧气并根据患者情况调节流量。
- 在连接手动复苏袋之前要吸出气管插管或气管切开插管中的分泌物，避免阻塞气道。
- 将面罩从呼吸机上取下，将手动复苏袋与气管插管相连。
- 将非优势手放在复苏袋与插管的连接处，每 5 秒钟用优势手挤压囊袋一次，每次约输送 1ml 气体。

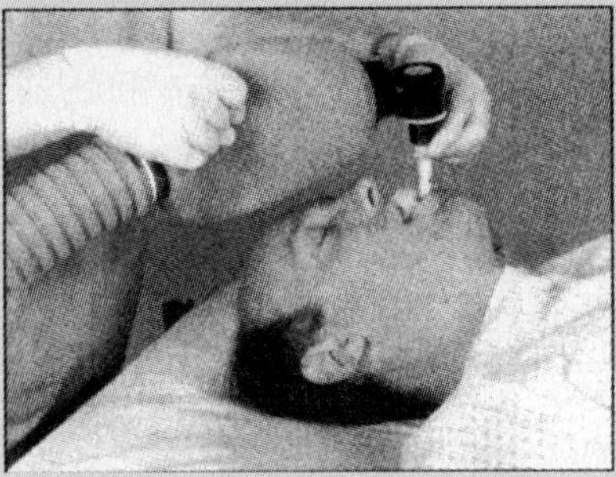

- 对有自主呼吸的患者应在吸气时挤压囊袋，不要在患者呼气的时候挤压。
- 观察患者的胸部应随着每次挤压上抬和下降，如果通气失败，应检查连接处和患者气道是否开放；必要时调整头部位置并吸痰。
- 注意可能出现的通气不足，因为手动复苏袋难以保证气道开放的位置，因此通气不足时常发生。另外，通气量通常随着所用囊袋的型号不同以及人挤压囊袋手的大小而改变。一个偏小或中等手型的成人挤出的气量可能不足 1 升。基于以上原因，在此过程中应有助手帮忙。
- 应切记：气体有可能会被挤入患者的胃内，患者有吸入呕吐物的危险（可能导致肺炎）和胃扩张。
- 记录日期和时间、患者脱离呼吸机改用手动通气的原因和时间、各种并发症及所做的护理工作，以及患者对操作的承受能力。

常呼吸的患者设定吸气相的气道压力，以加强患者的呼吸肌的力量。

- 脱机的下一步是尝试自主呼吸，在这一过程中，将一三通管与气管插管相连或将气管套管与气管造口管相连，而后脱离呼吸机，而患者可以通过其气管插管或气管造口管自主呼吸。最初的脱机时间较短，约 1～2min，当患者适应后逐渐增加脱机时间。

脱机指征

是否能成功撤机依赖于患者的自主呼吸能力。患者必须有自主呼吸以保证有效通气，同时还需要稳定的心血管系统，有效的呼吸肌肉运动和支持自主呼吸的意识水平。

肺功能标准：

肺功能标准包括：

- 每分钟通气量≤10L/min，说明患者有足够的肺活量，呼吸频率比较稳定
- 负吸气压≥20cmH_2O时，说明患者有能力自主呼吸
- 潮气量≥5ml/kg，说明患者有足够的通气能力
- 动脉血氧分压≥60mmHg（有慢性肺病患者要求≥50mmHg或保持基线水平）
- 动脉血二氧化碳分压≤40mmHg（或相对患者正常）
- 动脉血pH值在7.35～7.45间（或相对患者正常）
- 吸入氧浓度≤0.5

其他标准

其他标准包括：

- 气道通畅，气管插管正常
- 患者有咳嗽和排出气道分泌物的能力
- 成功停用神经肌肉阻滞剂，如：泮库溴胺或维库溴胺，或减少镇静剂用量
- 胸部X线片清晰或正在变得清晰
- 感染、酸中毒、电解质紊乱、糖尿病、心律失常、肾衰竭、贫血、发热、过度疲劳等症状改善或消失

脱机后

脱机以后患者应达到以下标准：

- 呼吸频率小于24次/分
- 心率和血压在正常的10%范围内
- 潮气量不少于3～5ml/kg
- 动脉血pH大于7.3
- PaO_2维持在60mmHg以上
- $PaCO_2$维持在45mmHg以下
- 血氧饱和度维持在90%以上
- 无心律失常
- 辅助肌未参与呼吸运动

护理内容

- 撤机时要严密监测患者有无呼吸窘迫、疲劳、低氧血症、心律失常。
- 制定完善的撤机计划，尽量使患者舒适，了解患者每天的生活规律，避免在就餐、洗澡及长时间治疗过程中撤机。
- 记录撤机尝试的时间及患者对撤机尝试的耐受情况。
- 成功撤机和拔管后，给予适当的氧疗（见：氧疗种类）

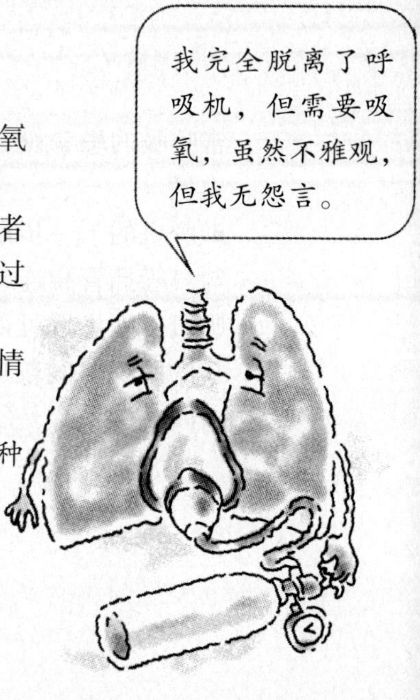

氧疗种类

多种装置可以用来进行氧疗。不管用什么方法，都要密切观察患者的状态，调节氧流量后每 20～30min 监测患者的脉搏血氧结果或动脉血气分析。

输氧装置	给予的氧浓度	用法指南
鼻导管	低流量，1～6L/min（吸入氧浓度在 24%～44%之间[FiO_2]）	● 用手电筒观察，确保鼻腔通畅；将吸氧管尖头放于患者鼻孔。 ● 把套管钩在患者耳后及颌下，将颌下的调节器向上滑动到安全范围。 ● 或者将松紧带绕过患者的耳后，并绕过头后部，避免过紧而压迫患者面部使套管闭塞。 ● 注意这种装置能使口部呼吸达到与鼻呼吸同样的氧气量。 ● 注意如果流速大于 6L/min，患者可能头痛。 ● 如果氧流量为 4L/min 或更高，应加湿以避免鼻黏膜过度干燥。
简易面罩	6～10L/min（40%～60% FiO_2）	● 选择与患者完全合适的面罩。 ● 把面罩罩在患者的鼻、口和下颌上，将面罩金属边缘按患者鼻梁的形状卡在患者的鼻部。 ● 调整患者头部的松紧带，除了要保证患者舒适，还要保持面罩稳定。 ● 必要时，把纱布垫做成封条，用带子绑在面罩上，放于患者颊部。 ● 如果面罩不合适，室内的空气将稀释氧气，降低规定的吸氧浓度。 ● 注意各种面罩都要求氧流量至少要 6L/min，以便使患者不再重新吸入二氧化碳。
局部再呼吸面罩	6～10L/min（35%～60% FiO_2）	● 除了遵循简易面罩的用法外，还要遵循以下事项： —监测储气袋的萎缩情况，如果吸气过程中储气袋过于萎缩，应提高气体流量至储气袋只略有萎缩。 —储气袋若显著或完全萎缩，提示氧流量不足，可导致面罩中二氧化碳积聚。 —注意不要让储气袋折叠和缠绕在一起。 —储气袋要放在患者衣服及床罩的外面以确保能自由膨胀。
非再呼吸面罩	6～10L/min（60%～100% FiO_2）	● 在没有插管和机械通气的情况下，这种面罩是能输送最高浓度氧气的面罩。 ● 对于这个简单的面罩，还要遵循额外的一些事项： —确保面罩舒适、单向阀门稳定且功能良好。 —观察由于单向阀故障造成 CO_2 蓄积并引起的体征。 —监测储气袋萎缩情况，如在吸气过程中萎缩明显，增加气体流量直至储气袋呈轻微萎缩。 —注意储气袋明显或完全萎缩，提示氧流不充分，可导致面罩内 CO_2 蓄积。 —避免储气袋扭曲或扭结。 —确保储气袋在患者的衣服或床单外面以保证自由膨胀。

氧疗种类（续）

输氧装置	给予的氧浓度	用法指南
文氏面罩	4 ～10L/min（24% ～55% FiO_2），可准确控制氧浓度	● 当使用简单面罩治疗时，有以下建议： —确保正确应用面罩，根据每一个面罩设置特定的氧流量。 —确保按理想的 FiO_2 调整高压阀。 —确保面罩密闭，但要舒适、合适。面罩松、扭曲、打结或输氧部分阻塞可以改变给氧浓度。
持续正压面罩吸氧（CAPD）	可变	● 不管有无人工气道，此系统允许有自主呼吸的患者接受 CPAP。 ● 注意下列疾病是这种类型面罩的禁忌证：慢性阻塞性肺疾病，肺大疱，低心输出量，张力性气胸。 ● 将一条带放置患者的床后，其他带置于其上以保证面罩密闭。 ● 每小时监测一次患者的呼吸、心率、循环和胃肠功能。
经气管给氧	可变	● 注意导管装置在整个呼吸周期供氧。 ● 置入后，根据医嘱拍 X 线片以确认导管的位置。 ● 检查患者是否有出血、呼吸抑制、气胸、疼痛、咳嗽或声音嘶哑。 ● 导管置入不要超过 1 周，以减少皮下气肿的发生。
气雾剂	可变，高湿度氧经喷雾剂喷散前可加热或至冷却	● 警惕凝集水阻塞管路，应定期清洁管路。 ● 确保冷凝水不进入气管。 ● 监测气管切开插管的部位（若患者有气管切开插管），观察刺激征象和压力。 ● 当使用高输出量喷雾器时，观察有无水中毒及肺水肿的征象、有无湿啰音及电解质失衡。

呼吸系统疾病

在 CCU 病房，常见的呼吸系统疾病包括：

- ARDS；
- 急性呼吸衰竭；
- COPD；
- 肺炎；
- 气胸；
- 肺栓塞；
- 肺动脉高压；
- 哮喘持续状态。

急性呼吸窘迫综合征（ARDS）

ARDS 是一种与心衰无关的肺水肿，ARDS 也称休克肺、白肺、湿肺或 Da Nang 肺。直接或间接肺损伤均可导致 ARDS，并可迅速发展为急性呼吸衰竭。

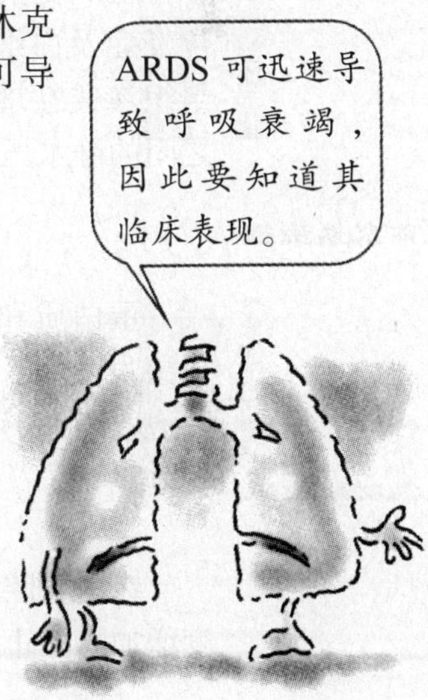
ARDS 可迅速导致呼吸衰竭，因此要知道其临床表现。

ARDS 的三个特点：

1. 胸片显示双肺片状浸润；
2. 无心衰的症状、体征；
3. 尽管增加氧供，但 PaO_2 不增加。

ARDS 患者的预后取决于病因、患者的年龄、发展成 ARDS 之前的健康状况。

病因

常见的 ARDS 易患因素有：

- 脓毒血症；
- 创伤所致肺损伤，如胸部挫伤；
- 肺栓塞（空气、脂肪、羊水、血栓）；
- 休克（任何类型）；
- 弥散性血管内凝血；
- 胰腺炎；
- 大量输血；
- 烧伤；
- 心肺旁路；
- 药物过量；

- 吸入胃内容物；
- 肺炎；
- 溺水；
- 肺炎；
- 吸入有害气体（例如氨气或氯气）。

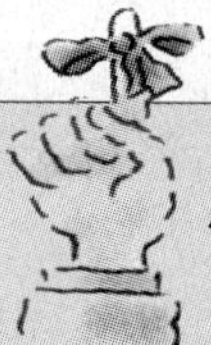

轻松记忆

为记忆 ARDS 的进程，可采用记忆：

A，攻击肺部

R，呼吸窘迫

D，肺顺应性下降

S，重度呼吸衰竭

发病机制

胃内容物反流或吸入有害气体可直接致肺损伤，作为机体对全身性疾病的反应，释放的化学物质可间接致肺损伤，造成肺泡组织和肺毛细血管受损并引发 ARDS。

损伤后炎症反应

组织受损伤后释放细胞因子和其他分子，引起损伤部位炎症及白细胞聚集，发生炎症反应，引起局部肿胀。肺组织渗透性增强，水和蛋白质易于渗透，肺泡和毛细血管之间的静水压力梯度发生逆转。

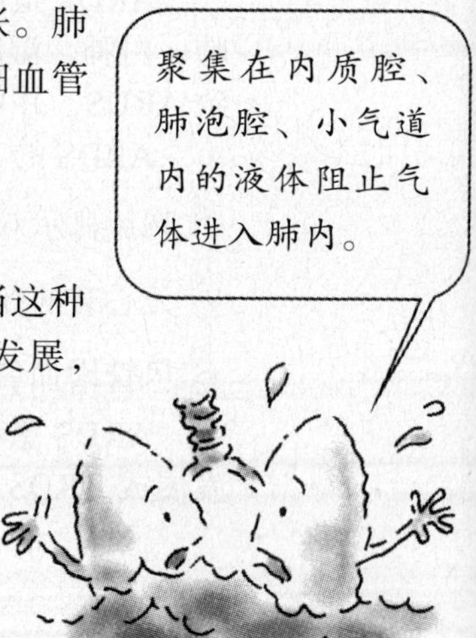
聚集在内质腔、肺泡腔、小气道内的液体阻止气体进入肺内。

气体交换受损

蛋白质和水开始从肺毛细血管进入到肺泡中，当这种现象发生时，肺泡的气体交换功能受损。如进一步发展，肺泡萎陷，不能进行气体交换。

通气功能受阻

在内质腔、肺泡、小气道内的液体，引起肺僵硬度增加，阻止空气进入肺（通气）。

短路分流

当肺泡内充满液体或肺泡萎陷时，肺泡内的毛细血管不能吸收氧气。机体对于这种情况的反应是将肺泡周围的血液分流，此过程称为右向左分流。

对于肺泡内液体积聚的反应

当肺泡内液体积聚时，患者出现泡沫黏痰、低氧血症，呼吸系统抑制。随着肺水肿进一步发展，炎症导致肺纤维化，进一步阻止气体交换。

碱水平下降

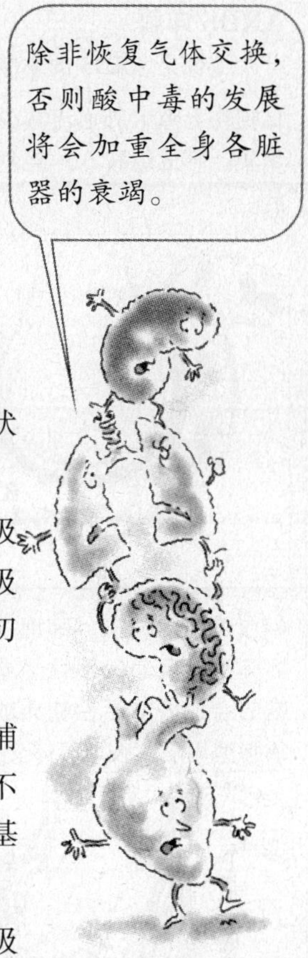
除非恢复气体交换，否则酸中毒的发展将会加重全身各脏器的衰竭。

由于呼吸窘迫引起的呼吸气促等致二氧化碳水平下降，发生呼吸性碱中毒。机体通过代谢性酸中毒进行代偿。缺氧导致机体进行无氧代谢，又进一步加重了酸中毒。除非恢复气体交换，逆转此过程，否则酸中毒进一步恶化，直至全身各系统受到影响，出现衰竭。

临床表现

ARDS 的发展有四个发展阶段，每一阶段都有典型的症状和体征。

第一阶段：包括呼吸困难，尤其是劳力性呼吸困难。呼吸频率和心率正常或高于正常，听诊呼吸音减弱，尤其患者呼吸急促时。作为对低氧血症的状态造成反应，第一阶段通常在初始损害 12h 内发生。

第二阶段：以呼吸窘迫为特征。患者呼吸频率快，使用辅助呼吸机帮助呼吸。患者出现烦躁、恐惧、反应迟钝、焦虑不安。可有干咳或咳泡沫痰。心率增加，皮肤湿冷。肺部听诊基底部可闻及捻发音。此阶段的症状易被误认为创伤所致。

第三阶段：有明显的呼吸窘迫、呼吸急促、使用辅助呼吸肌呼吸，反应迟钝。患者出现快速性心律失常（以室性早搏为多见），血压不稳定。皮肤苍白、紫绀。肺部听诊示呼吸音减弱，基底部干、湿啰音。通常此阶段需要气管插管和呼吸机治疗。

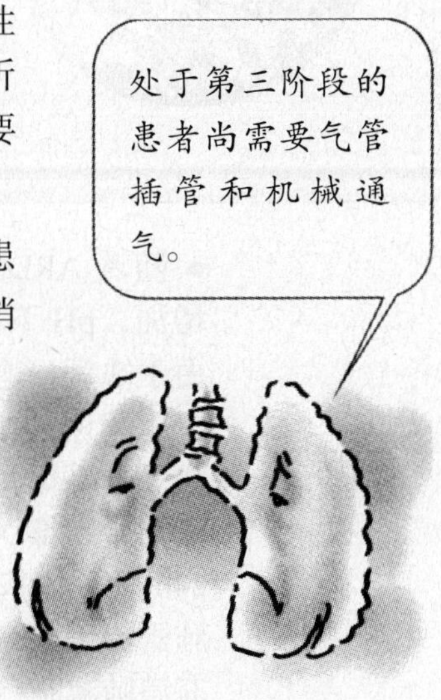
处于第三阶段的患者尚需要气管插管和机械通气。

第四阶段：此阶段特点是呼吸频率和心率均降低。患者几乎无意识，皮肤冷而紫绀，呼吸音减弱或几乎消失。（见：ARDS 详解）

辅助检查

下列实验结果可用于诊断 ARDS：

- 尽管有氧供，初始 ABG 分析显示 PaO_2 下降，由于呼吸急促造成 $PaCO_2$ 也下降，血 pH 增加（呼吸性碱中毒）。

ARDS 详解

下面是 ARDS 的发展过程。

1. 损伤导致入肺血流减少，血小板聚集，释放组胺、5-羟色胺、缓激肽。

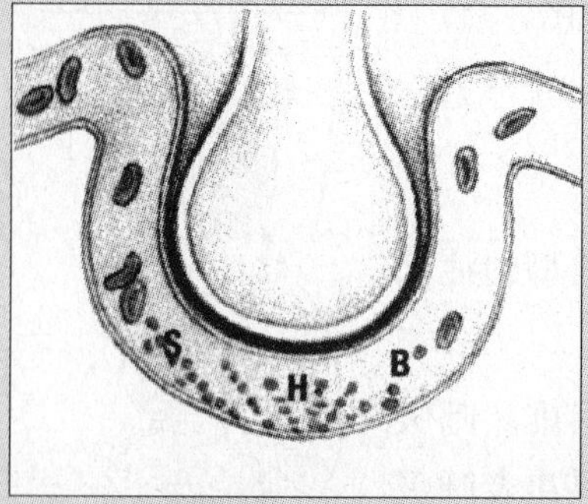

2. 释放炎症物质，破坏肺泡毛细血管膜，增加毛细血管通透性，液体进入间隙。

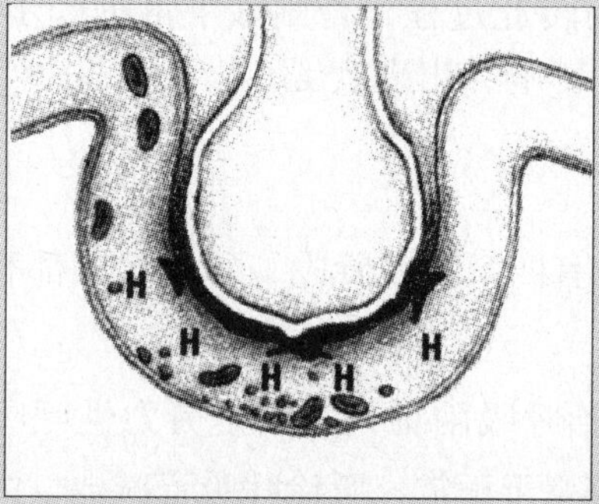

3. 毛细血管渗透性增加，蛋白质和液体渗出，组织间隙渗透压增加，因而引起肺水肿。

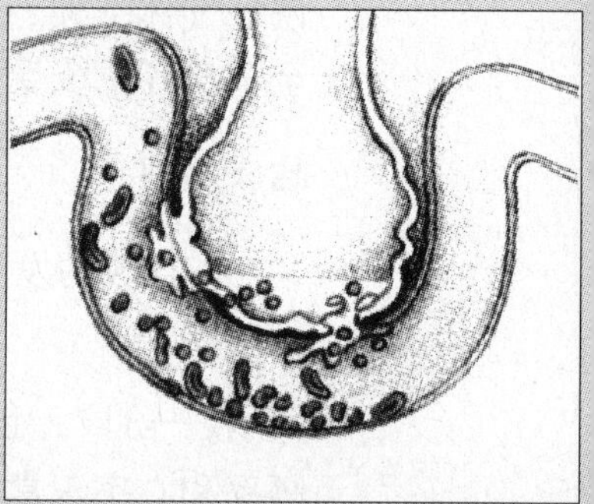

4. 血流速度减慢，肺泡中的水分破坏肺泡膜表面的活性物质，损坏细胞的合成表面活性物质的能力，导致肺泡塌陷，破坏气体交换。

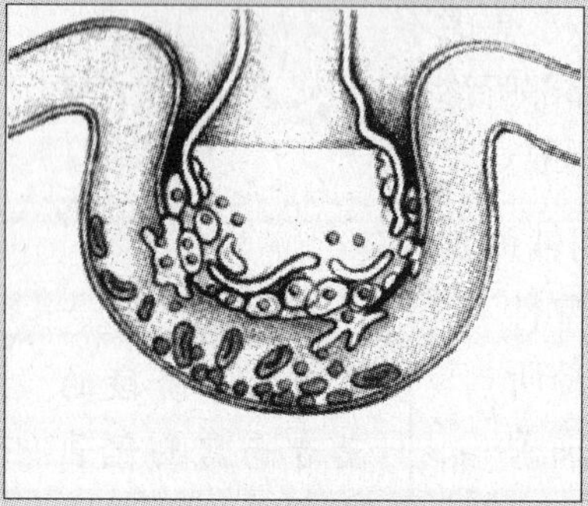

5. 氧合作用受损，但 CO_2 很容易通过肺泡膜被呼出，血中 O_2 和 CO_2 水平低。

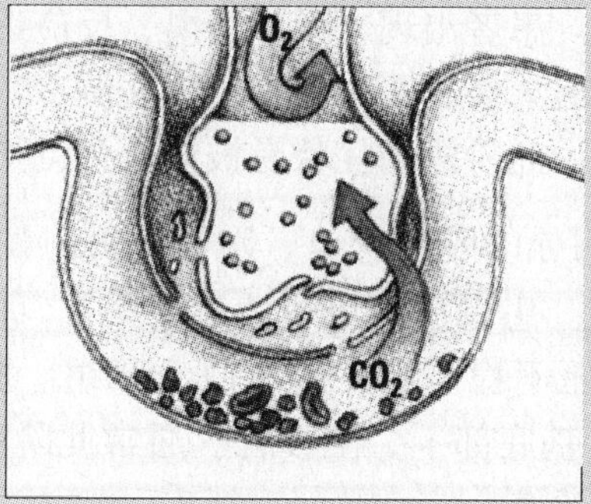

6. 肺水肿进一步恶化，炎症反应导致纤维化，气体交换进一步受阻。

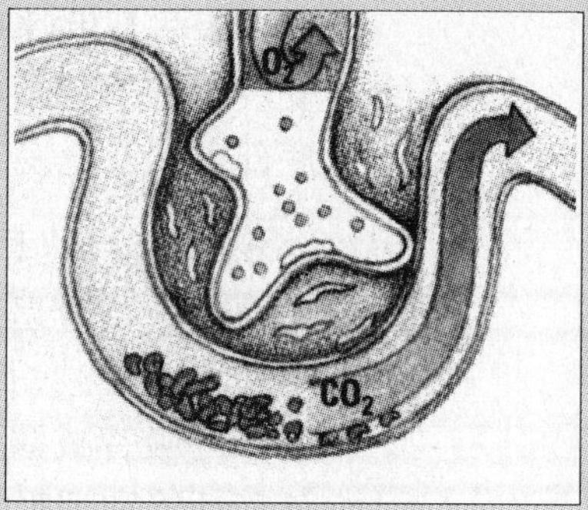

- 随着 ARDS 进一步恶化，$PaCO_2$ 增加，pH 下降，患者出现酸中毒。由于缺氧，迫使机体进行无氧代谢，产生代谢性酸中毒，患者的酸中毒进一步恶化。
- 初始胸部 X 线片可能正常。大约 24h 后，肺基底部出现渗出，随之，肺野有毛玻璃样改变，最后，当水充满肺泡时，出现白色斑点、斑片。

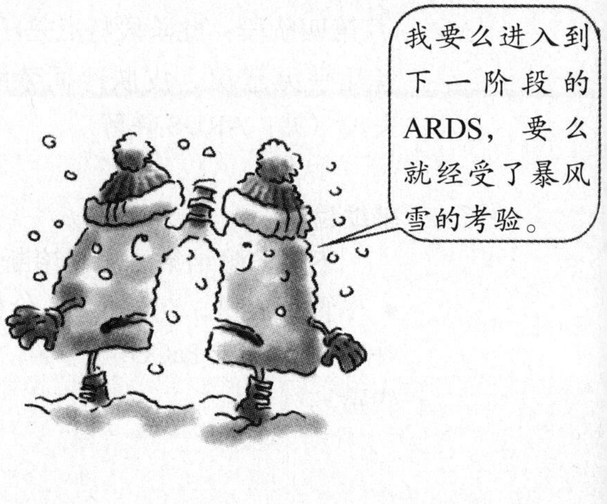
我要么进入到下一阶段的 ARDS，要么就经受了暴风雪的考验。

在 ARDS 的最后阶段，以上变化可在全部肺野出现。

- 肺动脉导管检查可通过测定肺动脉楔压（PAWP）鉴别肺水肿的病因。ARDS 患者的 PAWP≤19mmHg。
- 要进行鉴别诊断以除外：心源性肺水肿、肺血管炎、弥散性肺出血。常需进行以下检查以明确病因：痰液检查、血培养、毒物检查、血清淀粉酶（排除胰腺炎）。

治疗

治疗的目标是纠正病因，如果可能，给机体提供足够氧以维持正常功能直至肺病治愈。

- 给予抗生素和类固醇激素治疗控制感染，减少炎症反应。
- 给予利尿剂治疗减少间质水肿和肺水肿。然而在 ARDS 的晚期阶段。常应用血管加压素以维持血压和向重要组织的血液供应。
- 呼吸支持是最主要的，可通过密闭的面罩和应用 CPAP 给予充分的湿化氧气，通常需要气管插管和机械通气。PEEP 可预防肺泡塌陷，有时需要高频喷射通气，必要时进行吸引清除气管树内积聚的分泌物。
- 俯卧位可以改善患者的氧合（见：俯卧位治疗）。

其他药物

当使用气管插管和呼吸机治疗时，常要使用一些辅助药物，如包括阿片类药物在内的镇静剂，有时应用神经肌肉阻滞剂，以最大限度地降低呼吸阻力以促进通气。

护理措施

ARDS 需要严密监护及支持治疗，当患者不需要气管插管时，应认真观察呼吸衰竭的征象，因呼吸衰竭发展快，可很快需要气管插管和呼吸机治疗。

- 至少每 2h 一次监测呼吸状况，如果病情需要，可缩短监测间隔时间。观查呼吸频率、节律、深度，记录呼吸困难出现情况，辅助呼吸肌参与呼吸情况，警惕吸气时三凹征的出现情况。
- 遵医嘱吸氧，监测 FiO_2 水平。
- 双肺听诊，观察有无异常呼吸音或呼吸音减弱。观察痰的颜色和性状，泡沫痰提示肺水肿。为了维持 PEEP，只有需要时

俯卧位治疗

俯卧位（也称前屈位）是一种治疗方法，用以改善急性肺损伤或急性呼吸窘迫综合征（ARDS）患者的氧合和肺功能。俯卧位指患者身体面朝下，这样可使肺部血液流向通气更好的区域。

俯卧位的适应证包括：

- 急性呼吸衰竭的急性期。
- 低氧血症，指急性肺损伤时，动脉血氧分压 / 吸入气中氧浓度（PaO_2/FiO_2）比值≤300，ARDS 时≤200。
- 影像学证实双肺均有弥漫性渗出。

新型设备

新型设备，如轻便、有缓冲作用的支架，在翻转患者前将此架固定在患者的前面，可减少与翻转患者有关的危险，一次可保持俯卧位数小时。使用合适的设备，俯卧位可使腹部充分扩张，从而有助于膈肌运动。采用俯卧位的时间为每天 6h 或更长时间，连续 10d。直到患者不再需要高浓度吸氧。患有肺外 ARDS 的患者（如复合性创伤引起的 ARDS）对俯卧位反应良好。

俯卧位的益处

经证实，俯卧位对于使用机械通气需要高浓度的 ARDS 患者有利。对于俯卧位有反应的患者，该体位可以纠正严重的低氧血症，有利于维持急性肺损伤的患者足够的供氧（动脉血氧分压大于 60%），而避免了呼吸机介导的肺损伤。尚不清楚该方法是否可提高患者的生存率。

俯卧位的禁忌证

头部不能支持面部朝下或不能耐受头低位的患者，俯卧位为禁忌证。相对禁忌证包括颅内压增加、脊柱不稳固、不稳定骨折、多重创伤、左心衰（非肺部原因引起的呼吸衰竭）、休克、腹腔手术、腹部外科疾病、极度肥胖（体重超过 136.1kg）、妊娠。尽管积极应用液体进行复苏和应用升压药后血流动力学仍不稳定的患者（收缩压低于 90mmHg），在采用俯卧位前应作充分评估。

才进行吸引。

- 反复检查呼吸机设置。连续用脉搏血氧计来监测氧饱和度或经肺动脉导管测得 SVO_2。连续监测 ABG 水平，记录并报告氧饱和度的变化，以及代谢性呼吸性酸中毒和 PaO_2 的改变。

监测重点

- 监测生命体征。监测心脏情况，观察由于低氧血症、酸碱失调、电解质紊乱引起的心律失常。
- 监测患者的意识水平，注意有无意识紊乱和反应迟钝。
- 警惕与治疗相关的并发症，包括：心律失常、弥散性血管内凝血、胃肠道出血、感染、营养不良、麻痹性肠梗阻、气胸、肺纤维化、肾衰竭、血小板减少症和气管狭窄。
- 警惕出现多脏器功能衰竭综合征。注意肾、胃肠道和神经系统功能。
- 遵医嘱给予镇静剂以减少患者躁动。如患者应用机械通气并使用神经肌肉阻滞剂，可定时给予镇静剂和止痛剂。

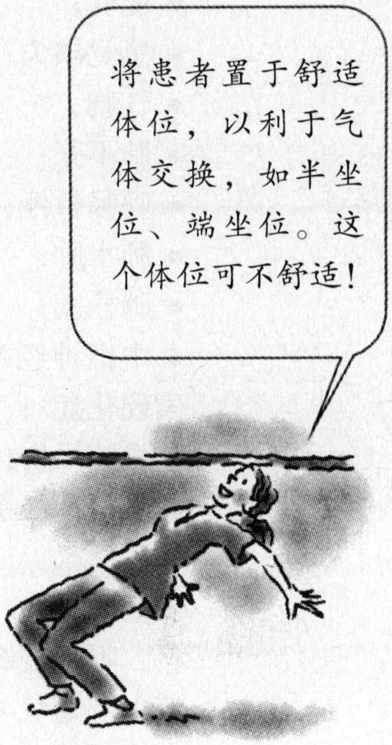

- 应用了神经肌肉阻滞剂的机械通气患者，丧失眨眼反射时，可给予常规的眼部护理，滴注人造泪液来防止角膜干燥磨损。
- 如果原发病是脓毒血症或感染，根据医嘱给予抗感染药物。
- 将患者置于舒适体位以利于气体交换，如半坐位、端坐位。可能需要可持续旋转的病床或俯卧位。

其他护理措施

- 可让患者休息一段时间防止疲劳和减少氧需求。
- 如果患者留置肺动脉导管，应了解理想的 PAWP 水平，检查显示的数值，观察 SVO_2 的下降情况，因为 PEEP 可降低心输出量，观察是否有低血氧、心动过速和尿量减少。
- 根据医嘱反复检查患者血电解质水平。记录每小时尿量，确保正常的肾功能。监测液体出入量，每天为患者称体重。
- 记录热量的摄入，按医嘱给予管道喂养和肠外营养。
- 为患者做被动的 ROM 训练以保持关节灵活性，给予细心的皮肤护理，以防皮肤破溃。

急性呼吸衰竭

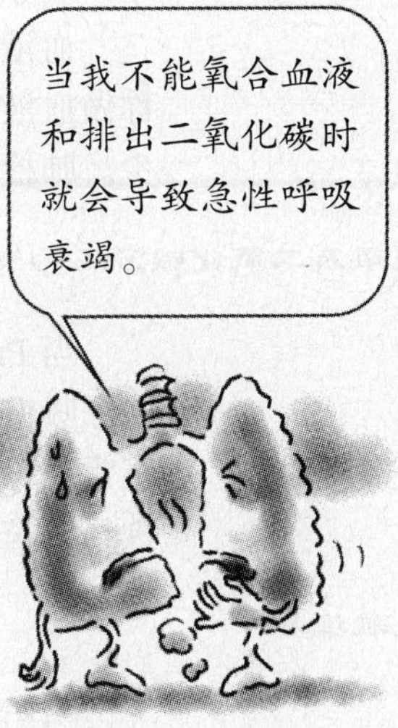

当肺部不能充分地氧合血液和排出二氧化碳时就会导致急性呼吸衰竭。

如果患者肺组织正常，当 $PaCO_2$ 大于 50mmHg 且 PaO_2 低于 55mmHg 时就提示有呼吸衰竭。但以上标准不适合于有慢性肺病（如 COPD）的患者，典型的慢性肺部疾病患者可有持续性的高 $PaCO_2$ 和低 PaO_2。

病因

所有能导致肺泡换气不足、通气–血流比值失调和右向左分流的病因均能导致呼吸衰竭。包括：

- COPD 病情急剧恶化；
- 吸入性肺炎；
- 肺炎；

- 肥胖；
- 感觉缺失；
- 气胸；
- 肺不张；
- 呼吸暂停；
- 肺水肿；
- 肺栓塞；
- 中枢神经系统疾病（如肌无力，格林-巴利综合征，脊髓侧索硬化症）；
- 颅脑损伤；
- 中枢神经系统抑制。

发病机制

呼吸衰竭源于气体交换受损。任何肺通气不足以及肺内分流引起通气-血流比值失调的疾病。如果治疗不及时均可导致急性呼吸衰竭。

通气不足

当呼吸运动受限或气道阻塞导致肺泡气流减少时即发生肺通气不足。神经肌肉疾病或呼吸受干扰时均可以发生肺通气不足。

缺氧

血液流经肺部时由于肺通气不足使血液未被氧合，称做血液分流。肺部血流可能由于阻塞或低血容量而减少。肺栓塞是血流阻塞最常见的原因。

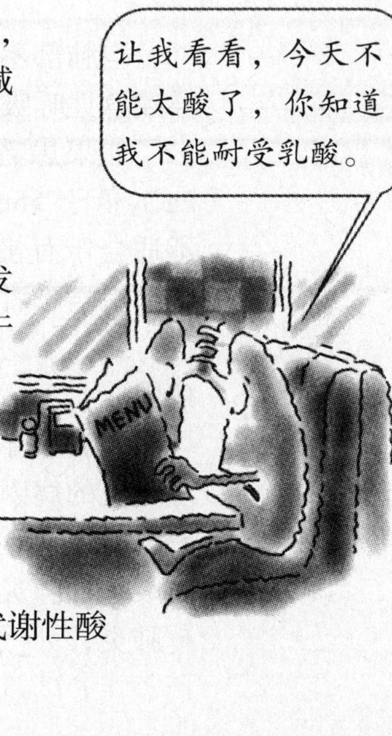
让我看看，今天不能太酸了，你知道我不能耐受乳酸。
MENU

血氧及二氧化碳分压的变化

当 $PaCO_2$ 水平高于正常及 pH 值低于正常时，即发生呼吸性酸中毒。（在急性呼吸衰竭时 $PaCO_2$ 也可低于正常）。这时其他器官会发生代偿反应，例如：交感神经兴奋使血管收缩，增加外周阻力，心率增快。

乳酸堆积

当组织缺氧进一步发展，则转向无氧代谢，导致乳酸（无氧代谢产物）堆积和代谢性酸中毒。产生代谢性酸中毒所需时间要长于呼吸性酸中毒所需时间，但可使血液进一步酸化，从而影响其他器官的正常代谢。

临床表现

患者常有慢性肺部疾病病史或导致呼吸衰竭的急症（如窒息、药物过量、创伤）。

时间不允许

通常没有时间全面地收集病史，而且患者常不能自己叙述病史，此时患者的家属和医疗记录就成了病史的主要来源。

时间是关键

体格检查发现变异，取决于病程的长短。最初机体的反应是分泌肾上腺素，最终随病情进一步恶化，肾上腺素的作用有所减弱。

视诊时，注意有无黏膜苍白和口唇、黏膜、甲床紫绀。患者可用辅助呼吸肌呼吸、端坐呼吸或轻微弯腰。患者可表现为烦躁不安或高度焦虑。进一步发展，随着血容量减少所致意识水平下降，患者可出现卧床不起，意识障碍，定向力障碍。

如存在气胸，查体可见患者呼吸运动及触觉震颤不对称。

呼吸衰竭的体征

寻找呼吸衰竭的体征：

- 呼吸急促：患者的呼吸频率增加，大于正常的16～20次/分。
- 心动过速：心率大于100次/分。正在使用阻止心率增快药物的心脏病患者，可能无心动过速的表现。最初患者的脉搏可能强而快，但随病情发展可能变成既微弱又不规则。
- 皮肤湿冷、出汗，以颜面部为著。
- COPD患者肺部叩诊呈过清音。肺炎和肺不张的患者叩诊为浊音或实音。
- 肺部听诊常有呼吸音减低。气胸的患者病变部位呼吸音消失。在其他原因引起的呼吸衰竭患者，可出现额外呼吸音如喘鸣（哮喘）或干啰音（支气管

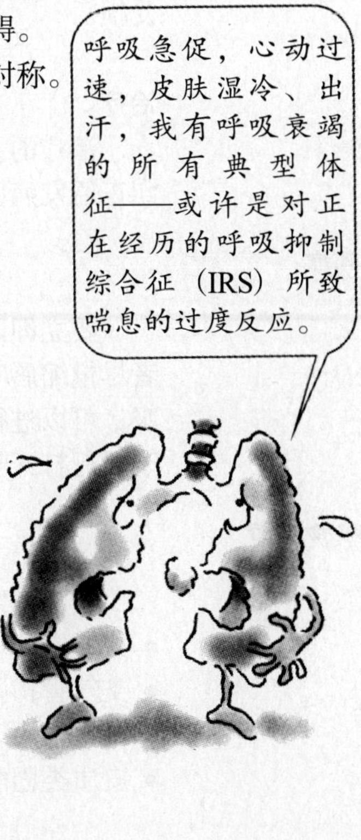
呼吸急促，心动过速，皮肤湿冷、出汗，我有呼吸衰竭的所有典型体征——或许是对正在经历的呼吸抑制综合征（IRS）所致喘息的过度反应。

炎)，如果闻及捻发音，应怀疑呼吸衰竭的原因为肺水肿。

辅助检查

- 如 PaO_2 低（通常低于 60mmHg）和 $PaCO_2$ 高（高于 45 mmHg）且 HCO_3^- 正常时，动脉血气分析可提示早期呼吸衰竭，此时 pH 值也降低。COPD 患者的血气分析很难解释，要与以前的数值进行对比。
- 胸部 X 线检查用于如肺气肿、肺不张、气胸、浸润和渗出等肺部的疾病诊断。
- 心电图可以发现有无心律失常，心律失常通常见于肺心病和心肌缺氧。
- 脉搏血氧监护可以发现 SpO_2 水平下降。
- 白细胞计数有助于诊断潜在感染。血培养、痰培养、革兰染色可识别病菌。
- 异常的血红蛋白，血细胞比容减少是失血的征象，提示血液携氧能力下降。
- 肺动脉导管用于鉴别急性呼吸衰竭是肺源性还是心源性，同时可以监测治疗效果。SVO_2 水平低于 50%提示组织氧合作用受损。

治疗

治疗的主要目标是恢复充足的气体交换。次要目标是纠正原发病因，阻止呼吸衰竭进一步发展。

氧疗

要立即开始氧疗以使肺部血液充分氧合。可以指导患者尽量缩唇呼吸以防肺泡萎陷。如果患者不能充分自主呼吸，可以进行气管插管和机械通气。高频高压通气通常用于强行打开气道。

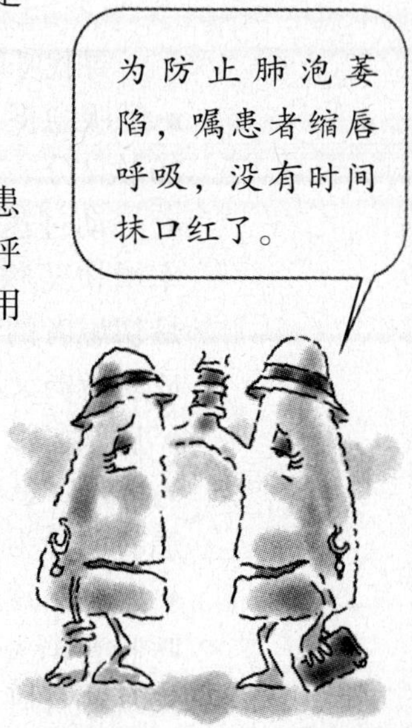
为防止肺泡萎陷，嘱患者缩唇呼吸，没有时间抹口红了。

药物治疗

遵医嘱给予不同药物治疗：

- 如考虑药物过量所致可以给予催醒剂，如纳洛酮。
- 支气管扩张剂用于开放气道。
- 抗生素用于控制感染。
- 皮质类固醇用于抗炎。

● 连续静脉注射正性肌力药物可以增加心输出量，血管加压药物可促进血管收缩，维持正常血压。
● 限制液体入量以减少心脏负荷和水肿。
● 利尿剂用于减少液体负荷和水肿。

护理措施

● 根据情况至少每 2h 或更短时间评估一次患者的呼吸情况。观察患者对氧疗的反应，如呼吸、颜色、血氧饱和度和动脉血气分析数据的改善情况。
● 如果患者未插管，将患者置于最有利于呼吸的体位，使呼叫器位于患者最容易触摸到的位置以减轻患者的精神压力，让他需要呼叫护士时尽量减少不必要的劳累。
● 保持周围环境温度正常以减少患者的需氧量。
● 监测生命体征、心律、液体出入量，包括每天称体重以确定是否液体负荷过多（源于静脉输液和药物治疗）或是否脱水（利尿剂应用过量）。
● 插管后听诊肺部以检查是否误将气管插管插入食管或主支气管。避免造成误吸、碰掉牙齿、鼻出血和迷走神经反射引起心动过缓、心律失常和低血压。
● 在未确定呼吸机报警原因的情况下，不要频繁吸引。吸引时要严格遵循无菌技术。ET 插管绕过了许多机体防御感染的屏障，所以在插管的患者具有感染的高风险。
● 观察血氧情况和二氧化碳浓度，二者是反映机体变化的重要指标。
● 注意肺部分泌物的性质和量，观察患者的各种监测数据。
● 检查 ET 管的气囊压以防止过度膨胀引起气管侵蚀。正常气囊压应为 20 mmHg 左右。
● 采取措施预防鼻黏膜坏死，保持鼻导管位于正中位置，并每天重置。小心固定导管，注意应用无刺激的胶带以避免皮肤损伤。
● 警惕消化道出血。尤其是对于置胃管或诉腹痛和腹部有压痛的患者要检查胃内有无血性分泌物。血红蛋白水平和血细胞比容降低、便潜血也是消化道出血的信号。
● 对于插管且神志清醒的患者要提供和外界交流的方法。可以使用手势、表情，或者交流板等等。向患者和家属解释所有的操作过程。

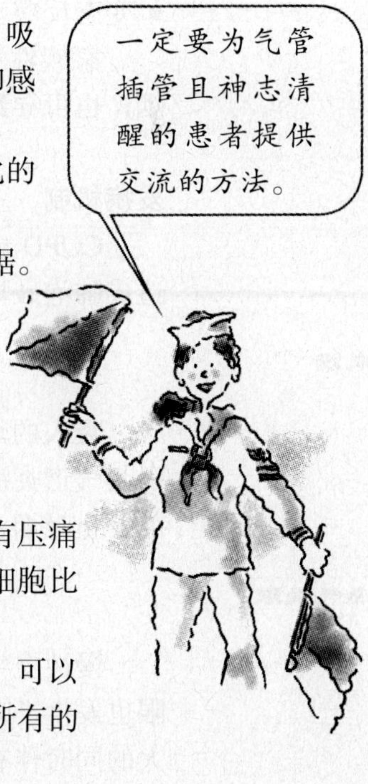
一定要为气管插管且神志清醒的患者提供交流的方法。

慢性阻塞性肺疾病（COPD）

肺气肿、慢性支气管炎、哮喘或或上述疾病联合发病可导致 COPD，在美国是最常见的慢性肺病。

院外

COPD 是慢性疾病，尽管在进展期需要持续吸氧治疗，仍能在门诊得到控制。

院内

许多因素可加重呼吸系统的负担，使 COPD 病情恶化，需要住院治疗，如感染、心衰、接触过敏原。

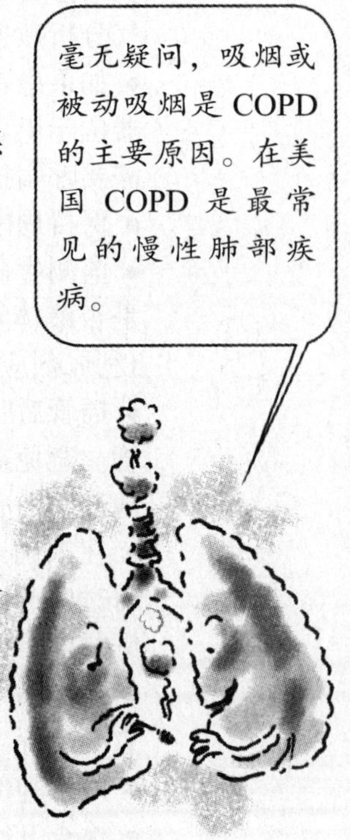
毫无疑问，吸烟或被动吸烟是 COPD 的主要原因。在美国 COPD 是最常见的慢性肺部疾病。

病因

引起 COPD 的常见原因有：

- 吸烟或被动吸烟；
- 反复发作或慢性的呼吸道感染；
- 空气污染；
- 变态反应。

家族性和遗传性因素如 α_1 抗胰蛋白酶缺乏并同时吸烟，也可导致肺气肿。

发病机制

COPD 患者由于长时间接触烟及化学性刺激性物质，造成肺泡破坏，引起气体交换能力下降。

戒烟

吸入的烟雾减弱了纤毛的运动，损害了巨噬细胞的功能，引起气道炎症，增加了黏液的产生。如果患者在肺部疾病恶化前停止吸烟，早期的炎症改变是可逆的。

通气受限

慢性支气管炎的黏液栓和狭窄的气道使通气受限，通气受限也发生于哮喘和肺气肿的患者。肺气肿的患者，肺泡持续增大的同时伴有肺泡壁的损害，气道的闭塞和通气受限缘于组织的改变，而不是黏液的产生。

通气受限后可出现：呼气末肺泡过度膨胀。吸气时气道扩张，空气可通过梗阻部位，呼气时气道狭窄阻碍气体流通。

压力囊

随着肺泡壁被破坏，肺泡就不再互相分开了，而是融合成大的气囊，增大了对周围组织的压力。由于增加了血液流入肺的压力，影响到肺血供。这种高压状态被称为肺动脉高压。

负荷过重

最终负荷过重导致右心肥大和右心衰（肺源性心脏病），患者常出现室上性心律失常，如房颤，这又增加了血栓形成的危险。

由于气体交换受损，患者常出现高碳酸血症（$PaCO_2$＞40mmHg）。当 $PaCO_2$ 升高时刺激呼吸的大脑呼吸中枢依赖于低氧的刺激。当吸氧治疗低氧血症时一定要考虑到这一点。

临床表现

患者很可能有 COPD 病史，可发现易患因素（如暴露于过敏原）。

快速和非快速异常

早期和非早期可见患者也可能有心动过速和不规则心律，同时伴有劳力时呼吸急促和呼吸困难，如果存在感染，可能会出现发热，但如果患者规律应用类固醇药物，此免疫反应可被抑制。

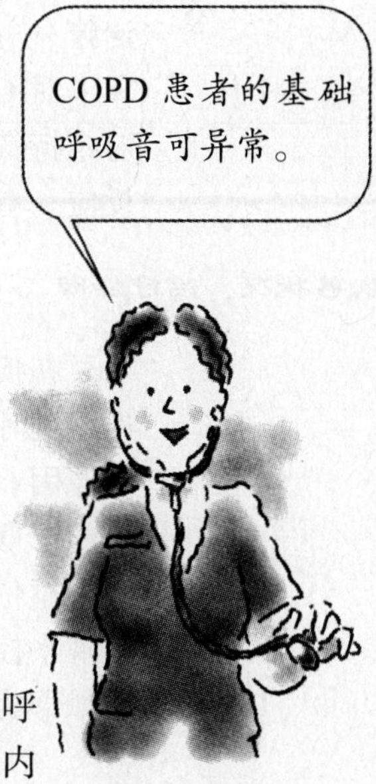

胸部检查可见胸部前后径增加（桶状胸），患者可出现恶病质。可有咳嗽，咳大量痰，如有慢性支气管炎，可出现喘息。

听诊时可见呼气相延长，可闻及干湿啰音，气体流动减弱。

时间会证明

COPD 患者发病时呼吸音就可异常，很难区分哪些异常呼吸音是原本就有的，哪些是新出现的。如果在数小时或几天内反复听诊，异常呼吸音最终会明显起来。

辅助检查

稳定的 COPD 患者可有异常的实验室检查结果，这些结果可以看作是基线值。

- 肺功能试验显示残气量增加，伴有肺活量和第一秒用力呼气量降低。
- 胸部 X 线显示支气管血管影增多和肺透光度增加，疾病晚期膈肌变平，支气管血管影减少。
- ABG 分析显示 PaO_2 降低，$PaCO_2$ 正常或增高。晚期 COPD 患者 $PaCO_2$ 基线水平常为≥50mmHg。
- ECG 显示房性心律失常，晚期出现右室肥大。
- 血细胞计数显示血红蛋白增高。

疾病恶化时

疾病恶化过程中，实验室检查还可出现下列结果：

- ABG 分析显示 PaO_2 低于患者的基线水平。$PaCO_2$ 可以降低、正常或增高，这取决于患者的基线水平。
- 如有肺炎，胸部 X 线显示肺浸润。
- ECG 显示窦性心动过速，伴有室上性或室性心律失常。

治疗

对 COPD 患者提供支持治疗，支气管扩张剂和膜稳定剂对维持气道的开放是有效的。必要时可用类固醇药物抑制炎症反应。有些患者需持续吸氧。

改善状况，治疗病因

在疾病进展过程中，治疗是双方面的，首先给予呼吸支持以避免呼吸衰竭和心跳骤停。同等重要的是治疗疾病恶化的根本原因。

- 给予吸氧，当 $PaCO_2$ 基线水平升高时需引起注意，患者呼吸中枢依赖于低血氧刺激呼吸，应通过监测 ABG 水平和患者表现来控制氧疗。
- 如即将出现呼吸衰竭，需进行 ET 插管和机械通气。

- 给予雾化的支气管扩张剂，如舒喘灵，以开放气道。
- 可应用肾上腺素，它是强力的支气管扩张剂。
- 可应用皮质类固醇药物（一般采用静脉注射），抑制炎症反应。
- 可应用利尿剂以消除水肿和减轻心脏负担。
- 应用抗心律失常药来控制心律失常。通常给予持续心电监测来观察心律和心率。
- 应用抗生素治疗或预防感染。
- 如出现气胸，可行胸腔置管。

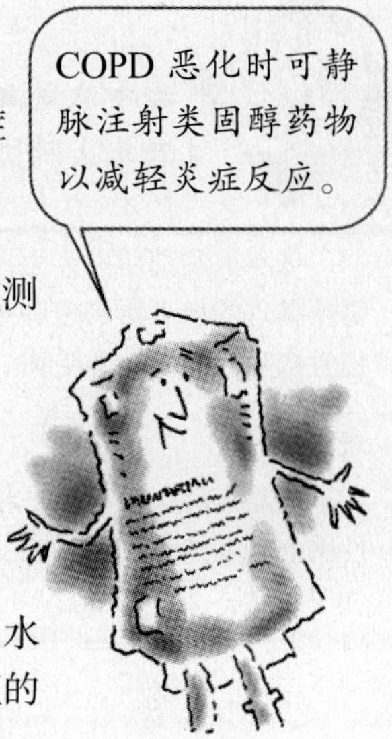
COPD 恶化时可静脉注射类固醇药物以减轻炎症反应。

护理措施

- 观察呼吸情况，听诊呼吸音，监测血氧饱和度和 ABG 水平。观察氧疗的积极反应，如呼吸、颜色、血氧及血气数值的改善。判定是否需插管或机械通气。
- 反复认真地评估以上指标。病情变化可以轻微但可迅速恶化。一定要观察好患者的精神状态，它是反应患者呼吸状态的早期而敏感的指标。新出现的意识障碍是预警信息。
- 监测生命体征和心律，若出现心律失常，提示有低氧血症、右心衰竭或支气管扩张剂的不良反应。
- 根据医嘱行实验室检查并迅速报告结果。
- 提供情感支持，尽可能保持环境安静，室温温暖。由于呼吸困难患者可能说话困难，所以及时向患者解释病情，尽量预测到患者的需求。

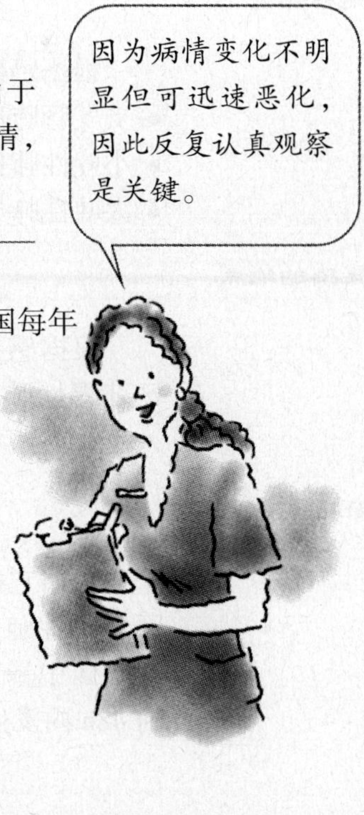
因为病情变化不明显但可迅速恶化，因此反复认真观察是关键。

肺炎

肺炎是肺实质急性感染，它能减弱气体交换。在美国每年诊断 300 多万肺炎病例。

危险因素

无其他疾病的肺炎患者预后好。身体虚弱的患者危险较大，细菌性肺炎是导致这些患者死亡的主要原因。肺炎的发病与性别和年龄无关，但老年人患肺炎的危险较大。（见：老年人肺炎）

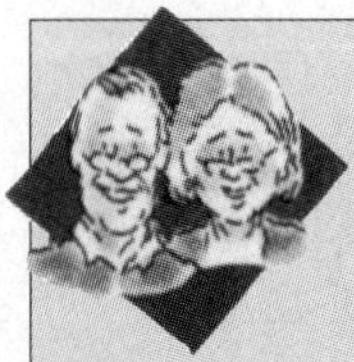

老年病讲座

老年人肺炎

老年人胸部肌肉无力导致排痰能力减弱，使得患肺炎危险增加，尤其那些长期卧床需要护理的患者更易患肺炎。最常见的类型是细菌性肺炎，其次是病毒性肺炎、卒中或慢性疾病致吞咽功能受损、呕吐反射减弱会导致吸入性肺炎。

表现

老年人肺炎可有以下临床表现：疲乏，轻微咳嗽，呼吸频率增加。也可出现胸膜炎性胸痛和发热。无发热症状并不意味着不存在感染，许多老年人对于感染的反应是体温低于正常。

发病原因

感染源可以是细菌、病毒、支原体、立克次体、真菌、原生物或微生物。

感染部位

根据感染的部位可将肺炎分为以下类型：

- 支气管肺炎，包括末梢细支气管和肺泡；
- 小叶性肺炎，累及部分肺叶；
- 大叶性肺炎，累及整个肺叶。

感染的地点

根据感染的地点可将肺炎分为社区获得性肺炎、医院获得性肺炎或吸入性肺炎。（见：肺炎类型）

社区获得性肺炎

正如它的名字所提示的一样：社区获得性肺炎发生在社区，或者因为在社区中暴露，在进入健康护理中心前 48h 内发生。

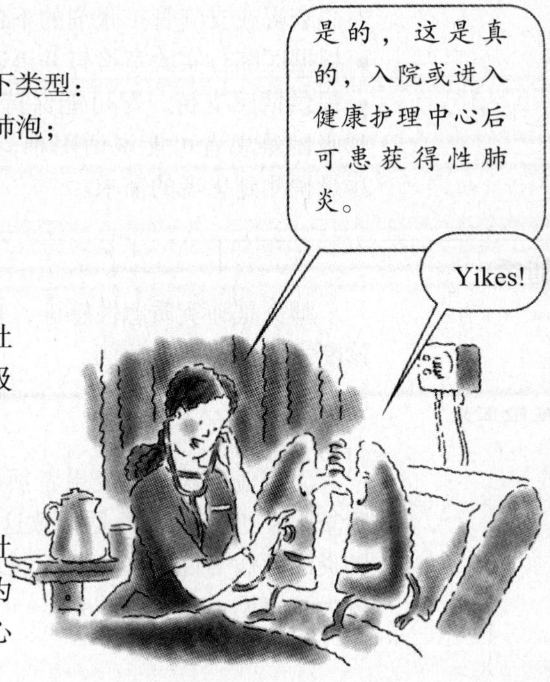
是的，这是真的，入院或进入健康护理中心后可患获得性肺炎。
Yikes!

肺炎类型

以下是各种肺炎的表现，包括感染源和常见临床表现。

种类	致病原	临床表现
吸入性肺炎	将胃内容物或口、咽内容物吸入到气管、肺	• 发热 • 捻发音 • 呼吸困难 • 低血压 • 心动过速 • 发绀 • 胸部X线有渗出性病变
社区获得性肺炎		
链球菌性肺炎	链球菌	• 突然发作寒颤 • 发热，体温38.9～40℃ • 上呼吸道感染病史 • 胸膜炎性胸痛 • 严重咳嗽 • 铁锈色痰 • 胸片上实变区域（常常是肺叶） • 白细胞总数升高 • 痰培养可发现革兰染色阳性肺炎球菌
流感嗜血杆菌肺炎	流感嗜血杆菌	• 隐匿性发作 • 2～6周前有上呼吸道感染病史 • 发热 • 寒战 • 呼吸困难 • 咳痰 • 胸片显示一叶或多叶浸润性病变
支原体肺炎	支原体	• 隐匿性发作 • 喉痛 • 耳痛 • 头痛 • 低热 • 胸膜炎性胸痛 • 红斑 • 干咳 • 肌痛
病毒性肺炎	流感病毒A	• 初始症状如同上呼吸道感染 • 咳嗽（开始为干咳，以后脓痰） • 低热 • 寒颤 • 身体不适 • 呼吸困难 • 前额部疼痛 • 胸片示从肺门向双侧支气管弥散的肺炎 • 白细胞总数正常或轻微升高 • 疲乏
军团菌肺炎	军团菌	• 流感样症状 • 身体不适 • 24h内头痛 • 发热 • 寒颤 • 疲乏 • 精神障碍

（续表）

肺炎类型（续）

种类	致病原	临床表现
社区获得性肺炎（续）		
军团菌肺炎（续）		• 厌食 • 恶心、呕吐 • 肌痛 • 胸片示片状浸润、实变，可能出现渗出
医院获得性肺炎		
克雷伯杆菌肺炎	克雷伯杆菌	• 发热 • 反复寒颤 • 铁锈色痰、血色黏痰 • 口唇和甲床紫绀 • 呼吸浅急 • 严重的胸膜炎性胸痛 • 典型病变胸片示肺上叶实变 • 白细胞总数升高 • 痰培养和染色可发现革兰染色阴性球菌
医院获得性肺炎（续）		
假单胞菌肺炎	假单胞菌	• 发热 • 寒颤 • 呼吸困难 • 紫绀 • 痰绿色、有臭味 • 胸片示弥漫性实变
葡萄球菌肺炎（也可能是社区获得性肺炎）	葡萄球菌	• 咳嗽 • 寒颤 • 高热，体温 38.9～40℃ • 胸膜炎性胸痛 • 进行性呼吸困难 • 血痰 • 呼吸急促 • 低氧血症 • 胸片示多发脓肿、浸润、脓胸 • 白细胞计数增多 • 痰培养染色检查可发现革兰染色阳性葡萄球菌

医院获得性肺炎

医院获得性肺炎是指住院 48h 后发生的肺炎，例如气管插管和呼吸机治疗后发生的肺炎也是医院获得性肺炎的一种类型。

发生地点并不是主要的

吸入性肺炎在社区或医院内都可发生。

病因

肺炎最常见的病因是吸入病原体，如细菌或病毒引起。例如肺炎球菌肺炎和病毒性肺炎。

其次是由于有毒的化学物质造成原发肺损害，或者上呼吸道感染，或较远部位的细菌经血液播散引起。

吸入性肺炎是由于将异物，例如呕吐物或食物吸入支气管所致，在老年人或抵抗力低的患者，经鼻胃管喂食、呕吐反射功能受损、口腔卫生差、意识水平低的患者中经常发生。

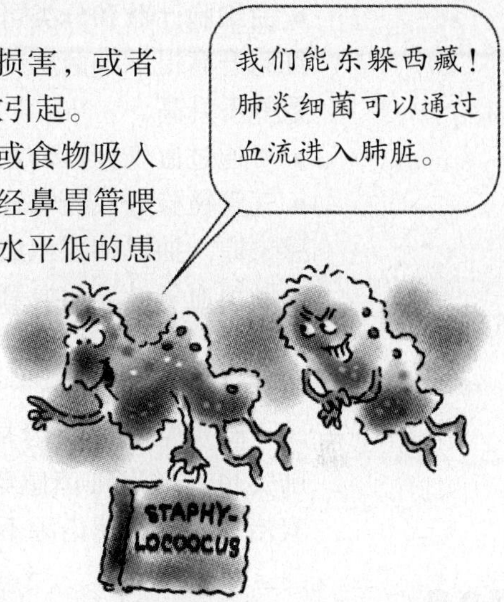
我们能东躲西藏！肺炎细菌可以通过血流进入肺脏。
STAPHY-
LOCOOCUS

发病机制

细菌性肺炎、病毒性肺炎、吸入性肺炎的发病过程不同。

- 细菌性肺炎可以影响肺的任何一部分，感染最先引起肺泡炎症和水肿，肺毛细血管充血，引起血流淤滞。当肺泡毛细血管膜被破坏时，肺泡内充满血和炎性分泌物，导致肺膨胀不全。
- 病毒性肺炎常常侵犯支气管上皮细胞，引起组织间隙炎症和脱落，而后播散至肺泡。感染进一步进展，可形成透明膜，进而影响气体交换。
- 吸入性肺炎在受感染的部位触发类似的炎症反应，引起大面积的肺泡表面活性物质失活，导致肺泡塌陷。酸性胃内容物可直接破坏气道和肺泡，小的微粒可以引起阻塞。其炎症结果使肺易于继发细菌性肺炎。

临床表现

肺炎的症状、体征是胸膜炎性胸痛、咳嗽和发热。

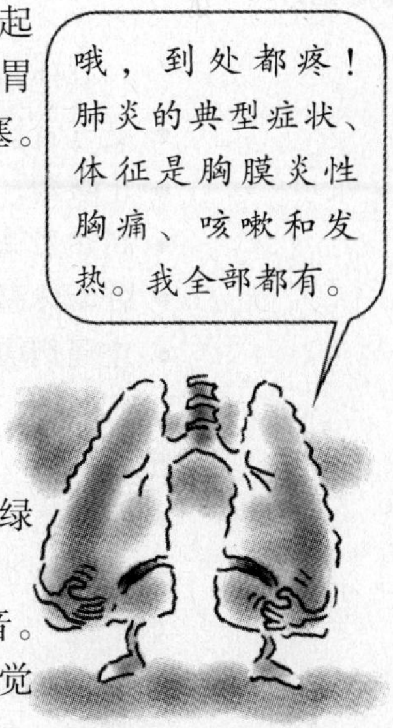
哦，到处都疼！肺炎的典型症状、体征是胸膜炎性胸痛、咳嗽和发热。我全部都有。

、触、叩、听

支原体肺炎的患者可干咳或多痰。痰可为奶黄色、绿色或铁锈色痰。

所有类型的重症肺炎，在受感染的部位叩诊呈浊音。听诊可闻及捻发音、喘鸣音、干啰音、呼吸音减低。触觉语颤减弱。

辅助检查

- 胸部 X 线片显示浸润病变可明确诊断。
- 痰培养和革兰染色检查、药敏试验可发现炎症细胞及细菌。
- 白细胞计数和分类可提示感染是否存在及感染类型。中性白细胞升高提示细菌感染，而病毒性肺炎或支原体肺炎白细胞总数并不升高。
- 可通过血气分析确定肺泡炎症引起的呼吸系统病变的程度。
- 气管镜检查或经气管抽吸可收集标本进行培养，以确定特殊感染原。抽取胸腔积液进行培养和革兰染色检查。
- 脉搏血氧计显示血氧饱和度水平下降，提示需要吸氧治疗。

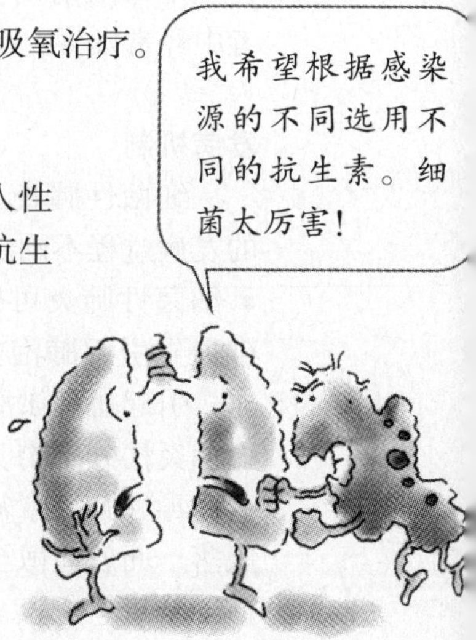
我希望根据感染源的不同选用不同的抗生素。细菌太厉害！

治疗

肺炎常见的病因是感染，即使是继发性或吸入性肺炎也有继发细菌感染的危险，所以应立即给予抗生素治疗。根据感染源不同选用不同抗生素。

请吸氧

患者需要吸氧治疗，包括当病情危重，即将发生呼吸停止时，进行气管插管和呼吸机治疗。在严重病例，需要 PEEP 治疗以防肺泡塌陷。

其他治疗

其他治疗措施包括：
- 支气管扩张剂；
- 止咳药；
- 高热量饮食和补充足够的液体；
- 卧床休息；
- 止痛剂缓解胸膜炎胸痛。

护理措施

- 保持气道开放和氧合作用，患者采用福勒体位以使胸部最大扩张，根据医嘱给予吸氧，根据医嘱监测血氧饱和度和 ABG 水平。
- 至少每 2h 评估一次呼吸状态。进行双肺听诊，以发现异常呼吸音，如捻发音、喘鸣音、干啰音。鼓励患者咳嗽及深呼吸。

● 如果患者呼吸状况恶化，应作好气管插管、呼吸机治疗的准备。

● 根据病原菌采取相应的预防措施，坚持标准的预防措施。

● 进行心脏监护，监测有无低氧造成的心律失常。

● 变换患者体位，使其胸部最大扩张，允许休息，减少患者的不适与焦虑。

● 按医嘱进行诊断性检查，及时报告结果。

● 按医嘱给予药物治疗。

● 认真监测患者的出入量，早期识别脱水、水钠潴留，正确评价营养状况。

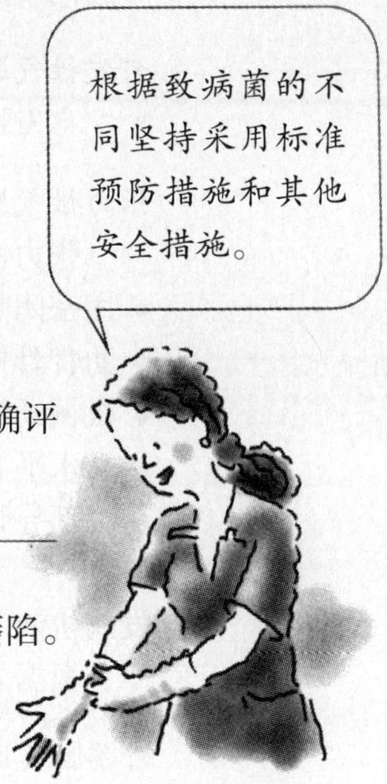
根据致病菌的不同坚持采用标准预防措施和其他安全措施。

气胸

气胸是指气体在胸膜腔内积聚，导致肺部分或完全萎陷。胸膜腔内积聚的气体量决定了肺萎陷的程度。一些患者因气胸导致静脉回流受阻，造成危及生命的情况，即张力性气胸。

气胸分为外伤性气胸和自发性气胸。外伤性气胸可进一步分为开放性气胸和闭合性气胸（注意开放性外伤也可造成闭合性气胸）。自发性气胸常为闭合性气胸，经常发生在老年 COPD 患者，但也可发生在健康年轻人。

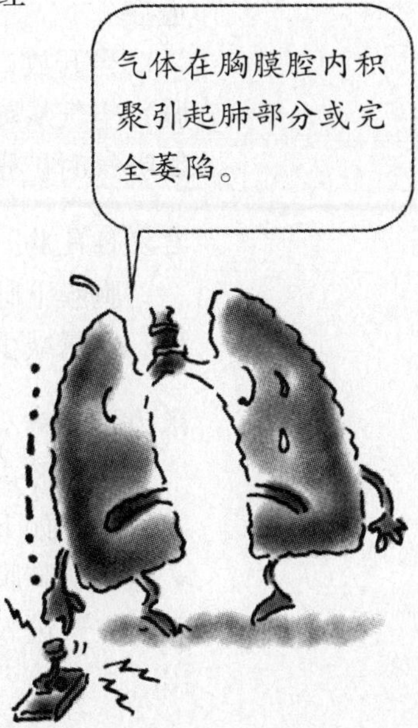
气体在胸膜腔内积聚引起肺部分或完全萎陷。

病因

引起气胸的病因很多，根据病因进行分类。

外伤性气胸

开放性气胸病因包括：

● 胸部穿透伤（刺伤或枪伤）；

● 植入中心静脉导管；

● 胸部外科手术；

● 支气管镜活检；

● 胸腔穿刺术或闭合性胸膜活检。

闭合性气胸病因包括：

● 胸部钝性外伤；

● 肺大疱破裂导致空气漏入胸腔；

- 在机械通气过程中，胸腔内高压造成的气压性创伤破裂；
- 结核或肿瘤病变侵蚀到胸膜腔；
- 肺间质病变，如嗜酸性肉芽瘤。

自发性气胸

自发性气胸常常由于肺表面的肺大疱破裂所致。

张力性气胸

张力性气胸病因包括：

- 用密闭敷料治疗胸部穿透伤；
- 肋骨骨折；
- 机械通气；
- 高水平 PEEP 引起肺大疱破裂；
- 胸部导管闭塞或故障。

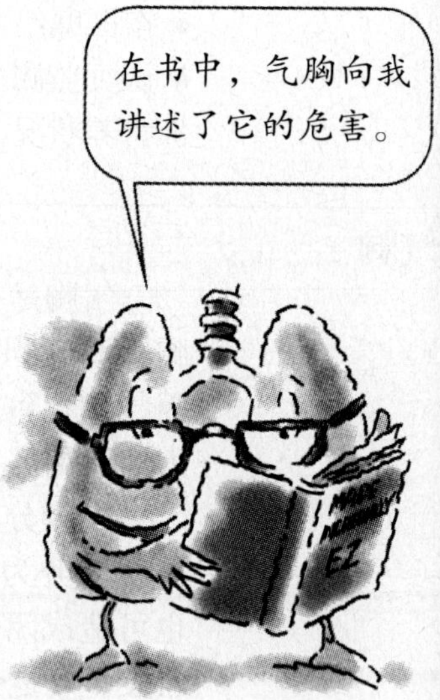

发病机制

根据分类不同，气胸的病理生理机制不同。

外伤性气胸

当空气直接进入胸腔内时发生开放性气胸（负压下）。随着空气进入胸腔内，变成正压，患侧肺组织萎缩，肺容积缩小。其结果为 $\dot{V}/\dot{Q}$ 不平衡，进而导致低氧血症。

当开放口位于胸膜腔和肺组织之间时发生闭合性气胸，空气从肺组织进入胸膜腔，引起胸腔压力增加、阻止肺组织吸气时扩张。

自发性气胸

胸膜下肺大疱破裂，空气进入胸腔，引起肺萎陷。总肺容积、容量减少，肺顺应性降低，导致低氧血症发生。

张力性气胸

当胸腔内压力高于临近肺组织压力时，发生张力性气胸。发生过程如下：

- 空气从胸膜破裂处进入胸腔，破裂口扮演了活瓣的功能，吸气时空气进入胸腔，但呼气时破裂口关闭，空气不能自胸腔排出。

张力性气胸详解

张力性气胸：空气进入胸腔、积聚在胸腔内，但不能离开胸腔。随着胸腔内压力增加，患侧肺出现萎缩。

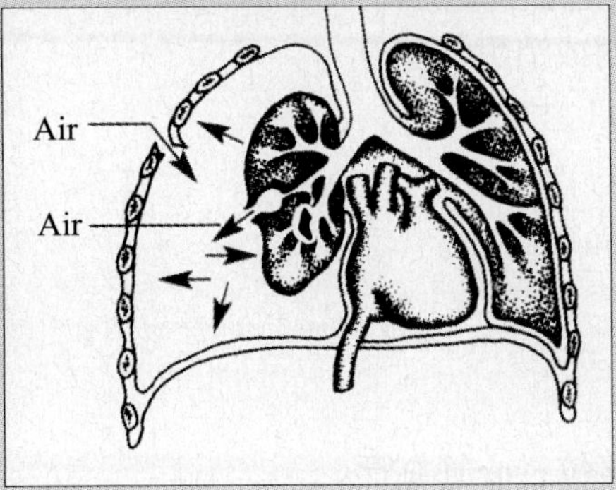

吸气时，纵隔向健侧肺移动，使通气功能受损。

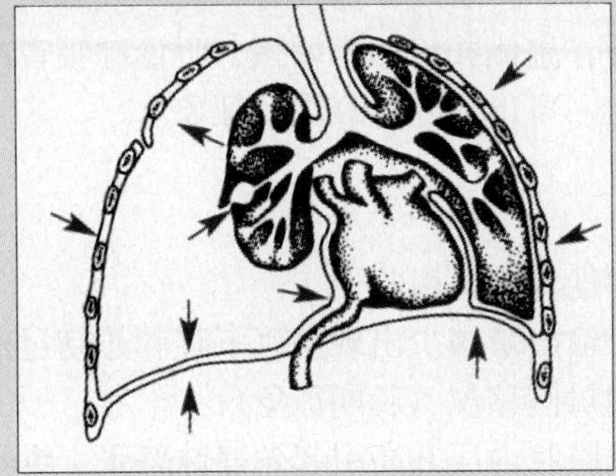

呼气时，纵隔移动造成腔静脉扭曲，减少了静脉回流。

- 越来越多的空气在吸气时进入胸腔，胸腔内压力渐渐超过大气压。
- 进入胸腔内的空气挤压已经萎陷的肺，引起压迫性肺不张，挤压纵隔、心脏和大血管。
- 纵隔最终移向健侧，影响静脉回流，心脏、大血管、气管、对侧肺受到比以往更大的压力。

如不及时处理，将很快危及生命（见：张力性气胸详解）。

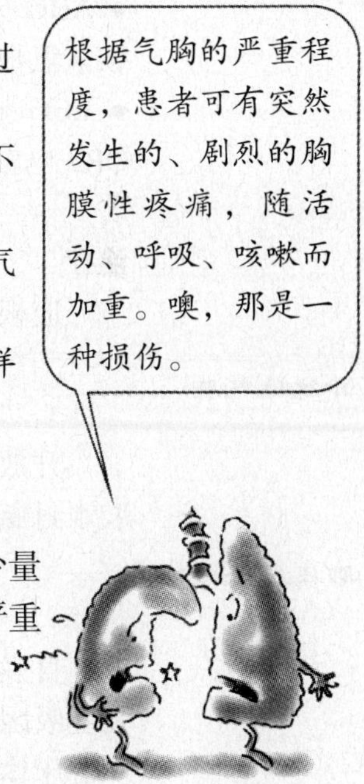
根据气胸的严重程度，患者可有突然发生的、剧烈的胸膜性疼痛，随活动、呼吸、咳嗽而加重。噢，那是一种损伤。

临床表现

临床表现取决于气胸的严重程度，自发性气胸时，若少量气体进入胸腔可以无症状、体征。通常张力性气胸可引起严重的呼吸系统症状、体征。

呼吸时症状加剧

患者有突然剧烈的胸痛病史。患者诉说活动、呼吸、咳嗽都可使胸痛加重，也可有气短症状。

其他表现

查体可有患侧胸廓隆起和呼吸运动减弱。皮肤湿冷、发绀。胸部触诊可有皮下捻发音（皮下气肿）、触觉语颤减弱。

此外，患侧扣诊回声增强，听诊呼吸音减弱或消失，随着呼吸窘迫，可出现呼吸衰竭的征象。

张力性气胸

张力性气胸可引起：
- 由于心输出量减少出现血压下降和心动过速；
- 气管向对侧移位（后期征象）；
- 由于胸膜腔内压升高引起颈静脉怒张，纵隔移位，心脏血管承受的压力升高。

辅助检查
- 胸部 X 线显示气胸常见的胸腔积气和纵隔移位。
- ABG 分析显示低氧血症，早期常表现为 $PaCO_2$ 升高和标准碳酸氢根水平正常。
- ECG 显示 QRS 波群振幅降低，心前导联 T 波倒置，额面 QRS 电轴右偏，心前导联 R 波降低。

治疗

应根据气胸的病因和严重程度选择适当的治疗方式。

开放性气胸

开放性气胸需要外科手术修补患处组织，术后留置胸腔水封瓶闭式引流装置。

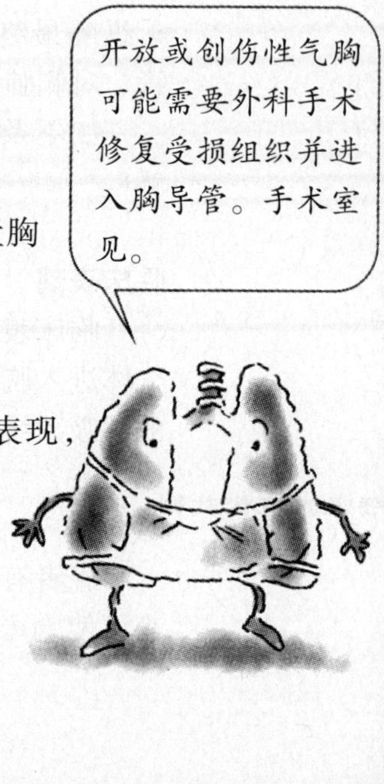

肺压缩轻微时

自发性气胸肺压缩少于 30%且无胸腔压力增加的表现，无呼吸困难或生理功能受损表现时，可做如下处理：
- 卧床休息以保存体力；
- 监测生命体征以及时发现生理功能受损；
- 吸氧以改善组织缺氧；
- 用大口径针头连接注射器抽吸胸腔内气体以恢复胸膜

腔负压。

肺压缩明显时

肺压缩超过 30%时需其他治疗措施，如：

- 在锁骨中线第 2 或第 3 肋间放置胸腔引流管，通过恢复胸腔负压使肺复张。
- 连接胸腔水封瓶闭式引流管负压吸引使肺复张。

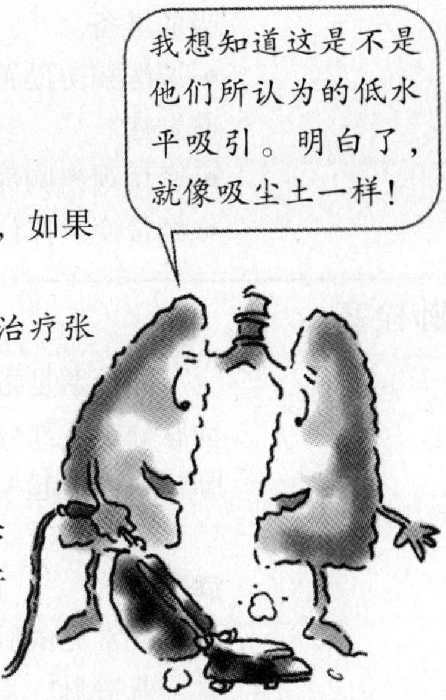
我想知道这是不是他们所认为的低水平吸引。明白了，就像吸尘土一样！

张力性气胸

治疗典型张力性气胸的措施包括：

- 立即于第 2 肋间用大口径针头穿刺排气使肺复张，如果有大量气体自针头排出，应置胸腔引流管。
- 应用镇痛药物，鼓励患者深呼吸和咳嗽。（见：治疗张力性气胸）

护理措施

- 至少每 1～2h 评估一次患者的呼吸情况，包括听诊双侧呼吸音。严密监控氧饱和度的变化，根据医嘱行 ABG 分析。

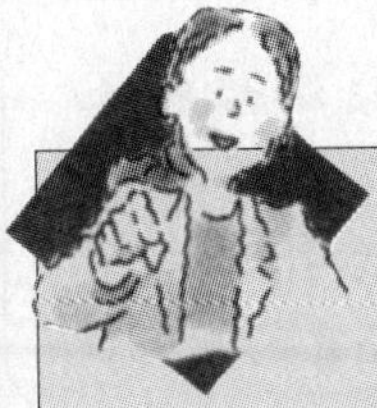

高度注意

治疗张力性气胸

张力性气胸时，空气进入胸膜腔，如不及时治疗可危及生命。

张力性气胸的病因是什么？

胸部引流管阻塞或移位是张力性气胸的常见原因，其他原因包括胸部顿挫创伤或高压机械通气。张力性气胸时，患者的胸腔内正压增加，压缩患肺和纵隔，使之向对侧移位，使静脉回流和心输出量减少，可引起肺萎陷。

诊断依据

如胸部顿挫创伤或留置有胸部引流管的患者出现呼吸困难、胸痛、刺激性咳嗽、眩晕、晕厥、焦虑应怀疑有张力性气胸。应查看患者是否有皮肤苍白、湿冷，呼吸、脉率增快，两侧胸腔呼吸动度不一致。

如出现这些症状、体征，应触诊患者的颈部、面部、胸壁查看有无皮下气肿，触诊其气管是否偏离中线。听诊肺部一侧呼吸音是否减弱或消失。然后扣诊是否呈过清音，如怀疑张力性气胸，立即通知医生协助查找原因。

● 密切监测血流动力学参数，血氧低的患者有心律失常倾向，要严密监控心脏情况。

● 通过观察患者有无面色苍白、呼吸困难和突发胸痛以及时发现并发症。至少每小时检查一次生命体征以发现休克、呼吸窘迫和纵隔移位的征象。

● 如果患者呼吸情况恶化，作好 ET 插管和机械通气及辅助呼吸的准备。

● 遵医嘱协助置入胸部引流管连接吸引器，注意患者有无插管并发症。

● 密切观察胸部插管引流和其他功能是否正常。

● 经常变换体位以提高患者舒适度，有利于引流。

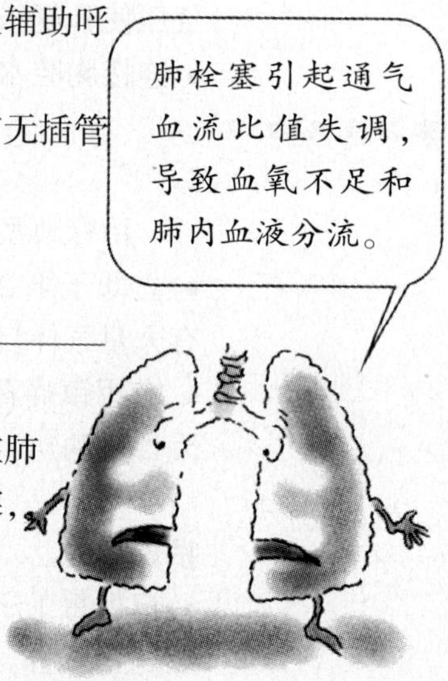
肺栓塞引起通气血流比值失调，导致血氧不足和肺内血液分流。

肺栓塞

肺栓塞是指肺动脉血管床阻塞。当大的栓子阻塞在肺动脉分支，部分或完全阻断远端血流时即发生了肺栓塞，肺栓塞可引起 V/Q 失调，导致低氧血症和肺内分流。

病因

最常见的肺栓塞原因是下肢深静脉血栓脱落，其次是骨盆、肾静脉、肝静脉或右心的血栓脱落。其他栓子可源于脂肪、空气、羊水、肿瘤细胞，异物，如穿刺针、导管的一部分或粉剂（来源于吸毒成瘾者将本应口服的毒品经静脉注射）。

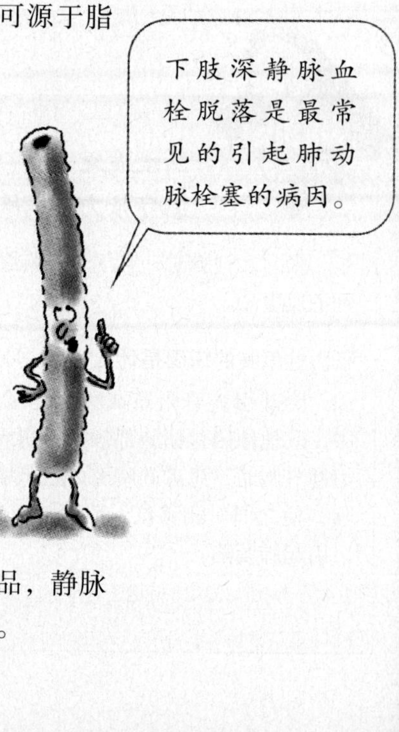
下肢深静脉血栓脱落是最常见的引起肺动脉栓塞的病因。

警示信号

肺栓塞的危险因素包括：

● 易患疾病包括肺部疾患、心脏病（瓣膜病和心律失常，如房颤）、感染、糖尿病、血栓栓塞病史、镰状细胞病和红细胞增多症。

● 静脉血淤滞：长期卧床、制动、肥胖、烧伤患者、大于 40 岁患者、石膏固定。

● 外科情况（特别是下肢、骨盆、腹部和胸部）引起的静脉损伤，长骨及骨盆的骨折，滥用静脉注射毒品，静脉治疗，或置入中型静脉导管操作或中心静脉导管断开。

● 血液高凝状态，如肿瘤患者，使用以雌激素为主的避孕药(特别是大于 40 岁的吸烟妇女）或妊娠妇女（包括运动减少，水肿和静脉回流减少)。

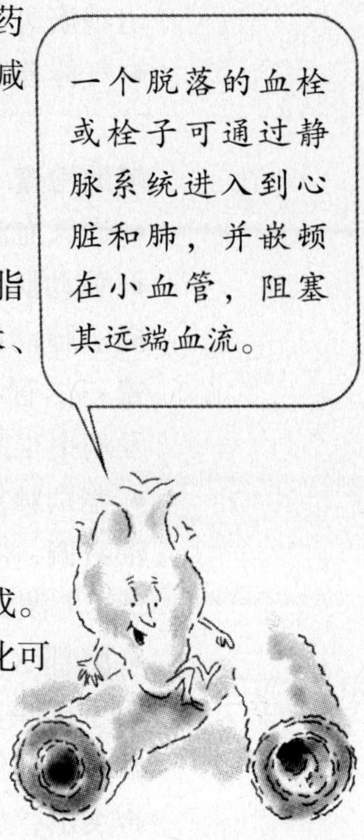
一个脱落的血栓或栓子可通过静脉系统进入到心脏和肺，并嵌顿在小血管，阻塞其远端血流。

脂肪和空气栓塞

脂肪栓塞危险因素包括：骨髓炎、长骨骨折、烧伤、脂肪组织或肝脏创伤。空气栓塞危险因素包括：心肺分流术、透析、深静脉导管置入、内窥镜检查。

发病机制

以下为肺栓塞的发病机制：

● 血管壁损伤、血液滞留、血液高凝状态都会引起血栓形成。

● 创伤、血块松动、突发肌痉挛、压力改变、周围血流变化可以引起血栓松动或破碎。

● 血栓脱落后变成栓子并通过静脉系统漂至右心和肺血管系统，嵌在细小血管里，阻碍血液流动。

● V/Q 失调常导致不可逆的血氧下降。

临床表现

患者的病史可揭示肺栓塞的易患因素或其他危险因素。

栓子的大小

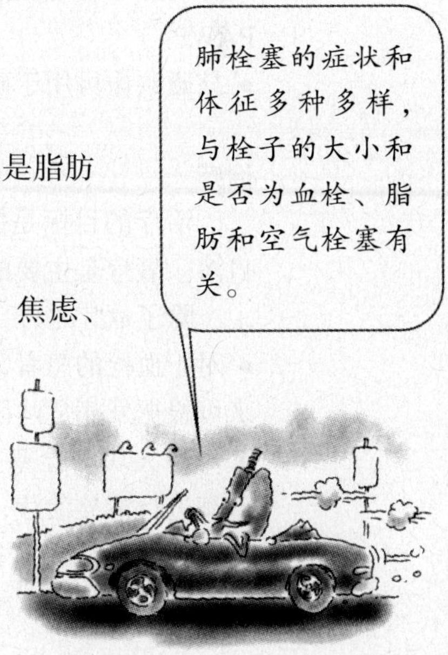
肺栓塞的症状和体征多种多样，与栓子的大小和是否为血栓、脂肪和空气栓塞有关。

肺栓塞的其他症状与栓子大小是气体栓塞还是脂肪栓塞有关。

● 小栓塞可不引起任何症状和体征。

● 栓塞肺动脉血管床不足 50%的则可引起喘息、焦虑、胸痛、第三心音、第四心音，听诊可闻及捻发声。

● 栓塞肺动脉血管床大于 50%的则可有濒死感、呼吸困难、心动过速、意识障碍、右心衰、低血压、电机械分离。

● 脂肪栓塞在 24h 内可以没有症状，随后可出现烦躁、意识障碍、气短、胸部出现瘀斑、喘息和低氧血症。

● 气体栓塞可引起心悸、虚弱、心动过速和低氧血症。

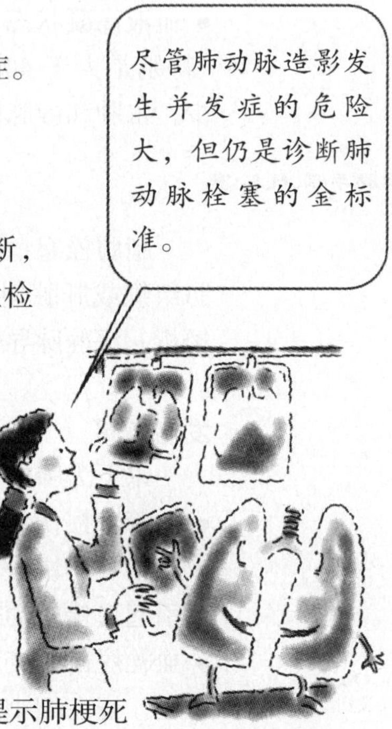
尽管肺动脉造影发生并发症的危险大，但仍是诊断肺动脉栓塞的金标准。

辅助检查

● 通气血流灌注扫描比值失调，提示肺灌注异常。

● 肺动脉造影可显示血管充盈缺损或血管突然中断，提示肺动脉栓塞，血管造影是诊断肺栓塞的确诊性检查，尽管与造影相关的并发症（如心律失常）发病率很高。

● 鉴别肺栓塞和心肌梗死的心电图表现为：电轴右偏，右束支传导阻滞，P 波高尖，ST 段压低，T 波倒置和室上性心律失常。

● 胸部 X 线检查在栓塞 1～2h 之内不能确诊，用于排除其他肺部疾病，而且可提示肺萎陷的部位，膈肌高度，胸膜有无渗出，肺动脉段是否突出，少数情况下还可出现典型的楔形渗出影，提示肺梗死形成。

● ABG 分析提示低氧血症，还有可能伴有因呼吸急促引起的低碳酸血症。

● 肺动脉导管可显示中心静脉压及肺动脉压力的增高和正常的 PAWP。

● 核磁共振可用于确定栓子部位和提示栓塞的血流变化。

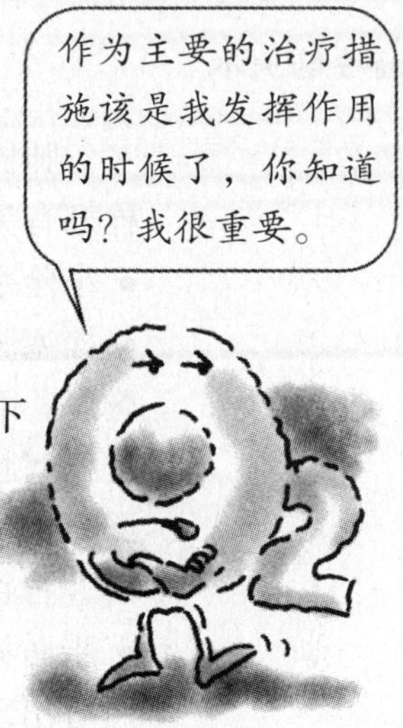
作为主要的治疗措施该是我发挥作用的时候了，你知道吗？我很重要。

治疗

治疗的目标是提供充足的气体交换直至清除栓子或其自溶。氧疗是主要的治疗方法。

除了氧疗之外，还可以行以下治疗：

● 对于血栓的患者，可用肝素治疗抑制更多的血栓形成，接下来可根据发病危险因素给予华法林治疗 3～6 个月。

● 对于大块肺栓塞并休克的患者，需要用链激酶或阿替普酶进行溶栓治疗，促使血栓溶解。

● 其他来源的栓子需根据栓子的性质对症施治，如细菌栓子提倡用抗生素治疗而不是抗凝治疗。

● 如果发生低血压，需加用升压药维持血压。

外科治疗

● 对于因近期行外科手术或患有血液病而不能行抗凝治疗的患者，或在进行抗凝治疗过程中重新出现栓子的患者，应手术治疗。如果血管造影无肺栓塞的证据，不应行手术治疗。外科治疗包括静脉结扎，或放置滤网（过滤伞）以过滤回流到心脏和肺的血液。

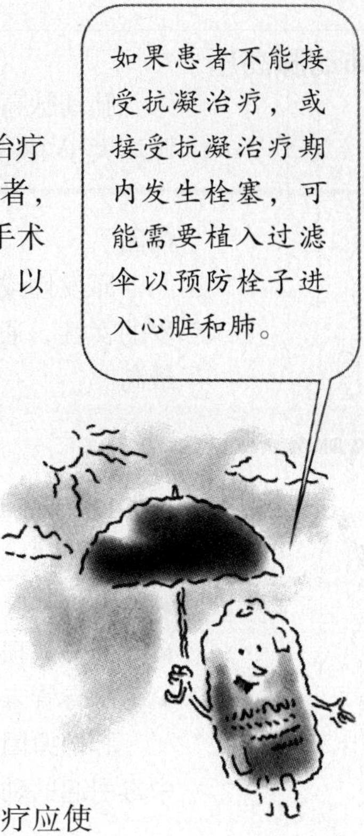
如果患者不能接受抗凝治疗，或接受抗凝治疗期内发生栓塞，可能需要植入过滤伞以预防栓子进入心脏和肺。

护理措施

● 监测患者呼吸情况、氧饱和度、呼吸音，遵医嘱给予氧疗，如果严重呼吸困难，则需准备 ET 插管和机械通气。

● 监测生命体征和心律，及时发现继发于低氧血症的心律失常。肺栓塞的许多症状和体征与心肌梗死的症状和体征相似，要做 12 导联心电图以除外心肌梗死。

● 根据医嘱进行实验室检查并及时报告结果。

● 抗凝治疗时要定期监测患者的 PTT，有效的肝素治疗应使 PTT 至正常的 2～2.5 倍。

● 准备好抗凝剂的拮抗剂，用硫酸鱼精蛋白拮抗肝素、维生素 K 拮抗华法林，对危及生命的出血可能需要使用血液制品。

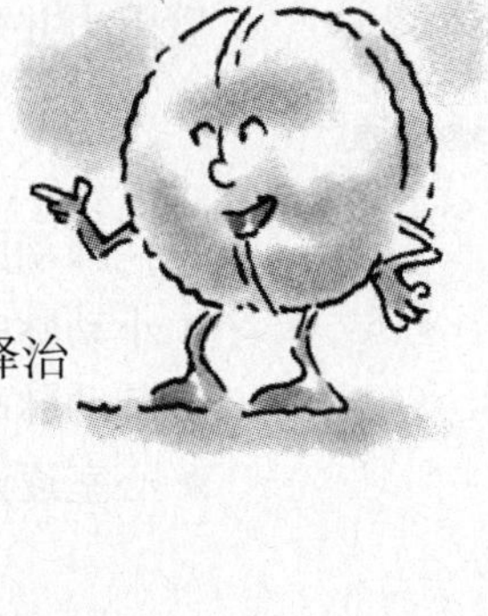
抗凝治疗时，患者应避免应用阿司匹林和其他非甾体类消炎药。

● 在抗凝治疗中，注意观察患者有无鼻出血、出血点和其他出血征象。

● 对静脉穿刺部位出血可给予加压止血 5～10min，动脉穿刺部位加压 15～20min，直到出血停止。避免肌肉注射。

● 调整患者体位并给予止痛剂以提高患者舒适度，如果患者清醒，鼓励患者进行下肢运动，禁忌剧烈按摩下肢。

● 监测营养摄入量，确保患者摄入足够的热量和液体。

● 尽管患者心理状态有波动，也要向患者和在场的家属解释治疗过程。

肺动脉高压

肺动脉高压是指肺动脉压力持续超过 30mmHg，平均肺动脉脉压大于 18mmHg。

病因

原发性或特发性肺动脉高压病因不明。最常见于 20～44 岁的女性，通常存活期为 3～4 年。孕妇患肺动脉高压死亡率最高。

心肺疾病

继发性肺动脉高压源于心脏或肺脏疾病或二者并存时。心脏原因包括：

- 左心衰；
- 室间隔缺损；
- 动脉导管未闭。

肺部原因包括 COPD 和由于低氧血症和酸中毒引起的动脉血管收缩。

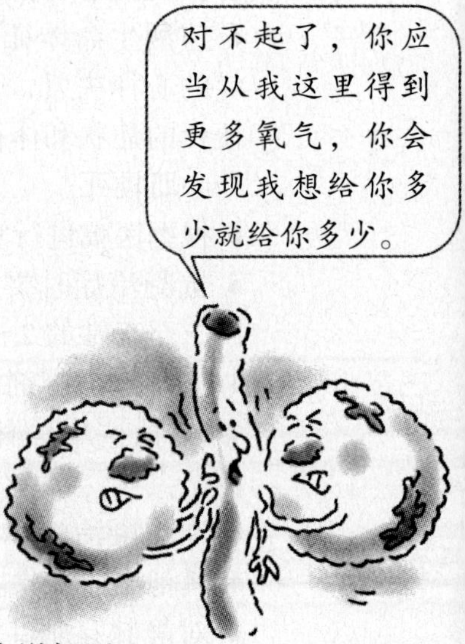
对不起了，你应当从我这里得到更多氧气，你会发现我想给你多少就给你多少。

发病机制

原发性肺动脉高压时肺动脉内膜层变厚，使动脉管径变窄，弹性降低，血管阻力增加。

肺泡通气不足可能源于肺泡损伤的疾病或阻碍胸壁扩张阻止空气进入肺泡的疾病。其结果是通气减少，肺血管阻力增加。

V/Q 失调导致血氧不足，引起血管收缩，进一步增加了血管阻力并引起肺动脉高压。

自然病程

肺动脉高压患者如不接受治疗，可出现以下情况：

- 小动脉中层平滑肌肥厚，严重时弹性消失。
- 肺动脉高压传至右心室（右心室向肺动脉供血）。
- 心室逐渐肥大，最终出现心衰（肺源性心脏病）。

● 过度肥厚导致弹性减弱可引起心律失常。

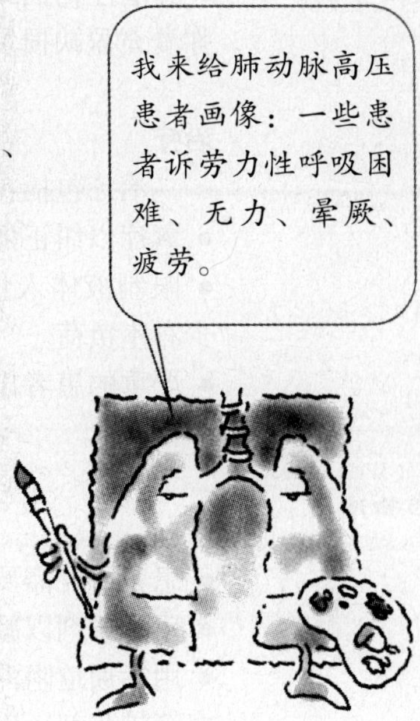

临床表现

肺动脉高压患者的典型主诉为劳力性呼吸困难、无力、晕厥和易疲劳。

视、触、听诊

肺动脉高压的征象包括：

● 心动过速；
● 轻微活动即感呼吸急促；
● 血压降低；
● 神志改变，可出现烦躁、兴奋或意识障碍；
● 右心衰症状如腹水、颈静脉怒张；
● 明显可触的右心抬举样搏动和颈动脉搏动减弱；
● 可能出现周围水肿；
● 膈肌呼吸运动减弱；
● 心脏最强搏动点超过锁骨中线；
● 心脏收缩期杂音；明显的第二心音分裂；可闻及第三、四心音；呼吸音减弱或增强、粗糙。

辅助检查

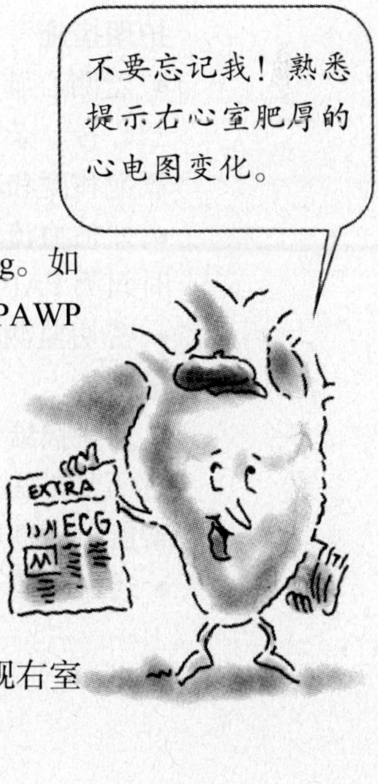
不要忘记我！熟悉提示右心室肥厚的心电图变化。
EXTRA
ECG

● 血气分析显示低氧血症。
● 心电图改变为右室肥大的表现：心电轴右偏和下壁导联高尖 P 波。
● 肺动脉导管显示肺动脉压力增加，收缩压超过 30mmHg。如原发病为左房黏液瘤、二尖瓣狭窄或左心衰还可发现 PAWP 增高，否则 PAWP 正常。
● 肺血管造影用于发现肺血管充盈缺损。
● 肺功能检查发现阻塞性肺疾病患者气体流速降低，残气量增加，限制性疾病患者总肺容量减少。
● 放射性核素成像显示左右心室功能异常。
● 超声心动图可观察室壁运动情况和瓣膜功能。也可发现右室扩大、室间隔结构异常和左室变小。

● 肺灌注扫描结果可能正常或与肺动脉栓塞不同的多发及弥漫充盈缺损。

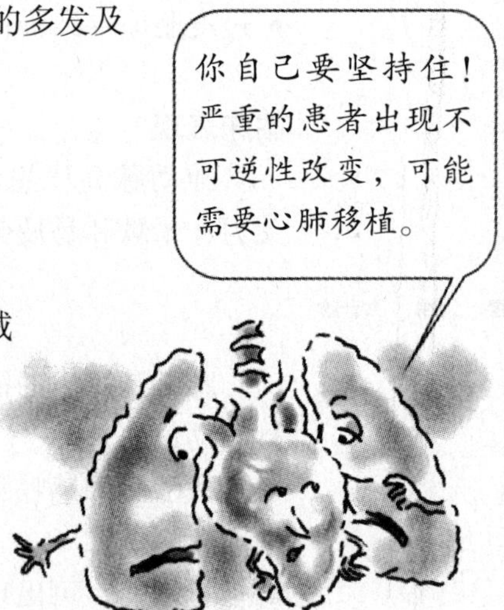

治疗

治疗包括：

● 氧疗以纠正低氧血症。

● 限制液体入量减轻心脏前负荷，最大限度地减少右室负荷。

● 严重的患者出现不可逆的改变，必要时可心肺移植。

药物治疗

● 患者可能需要正性肌力药，如地高辛，增加心输出量。

● 用利尿剂以减少血容量和静脉回流。

● 用钙通道阻滞剂和其他血管扩张剂（可能包括连续静脉注射血管扩张剂）以减少心脏负荷和氧耗。

● 应用支气管扩张剂松弛平滑肌并促使气道开放。

● β 肾上腺素能阻滞剂减轻心脏负荷并改善氧合作用。

● 如并发高凝状态应用抗凝治疗。

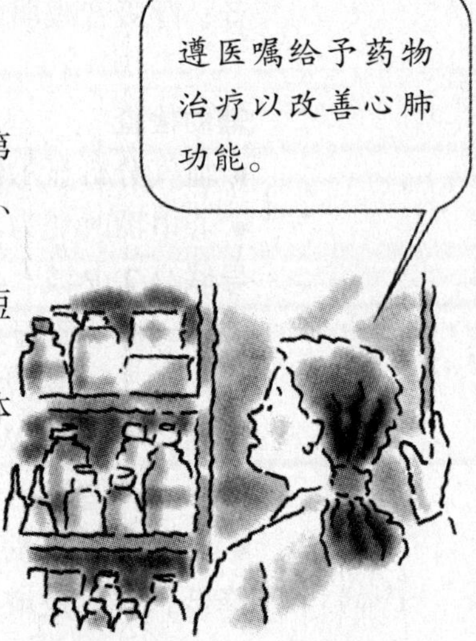

护理措施

● 监测心肺情况。听诊心音和呼吸音，如果出现第三心音、杂音或爆裂音时提示心衰。监测生命体征、氧饱和度和心律。

● 评估血流动力学情况，根据患者情况每 2h 或更短时间测 PAP 和 PAWP，向医生汇报患者任何变化。

● 密切监测出入量，每日称体重。遵医嘱限制液体量。

● 遵医嘱给予药物治疗，以改善心肺功能。注意药物的副作用，如应用利尿剂和 β 肾上腺素能阻滞剂后出现的体位性低血压。

● 遵医嘱给予吸氧治疗，有计划的护理以保证患者充分休息。

哮喘持续状态

哮喘持续状态源于哮喘急性发作，可危及患者生命。发病初始气体交换减弱，如果得不到及时治疗，可以导致呼吸衰竭，最终死亡。

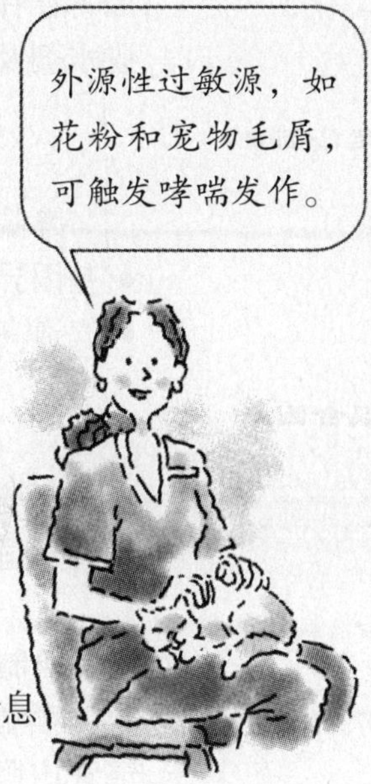
外源性过敏源，如花粉和宠物毛屑，可触发哮喘发作。

哮喘概述

哮喘是一种慢性炎性气道疾病，它引起短暂气道阻塞和气道对多种刺激呈高反应性。支气管痉挛、黏液分泌增加和黏液水肿可导致哮喘。如 24h 内未予治疗或药物治疗无效，可诊断为哮喘持续状态。

病情恶化

哮喘加剧是指急性或亚急性发作的呼吸困难、咳嗽、喘息恶化，伴有可测量的呼气流量降低。

病因

多数哮喘，特别是幼儿哮喘，分为内源性和外源性哮喘。

外因

外源性或过敏性哮喘在婴幼儿时期发病，患者典型表现是对外界特定的某种过敏源过敏。外界过敏源可以引起哮喘发作，如花粉、动物皮毛、房屋灰尘或霉菌、木棉枕头或羽绒枕头、食物添加剂如亚硝酸盐及其他致敏物质。

幼儿时期发病的外源性哮喘通常伴有其他的遗传性变态反应，如湿疹或过敏性鼻炎。

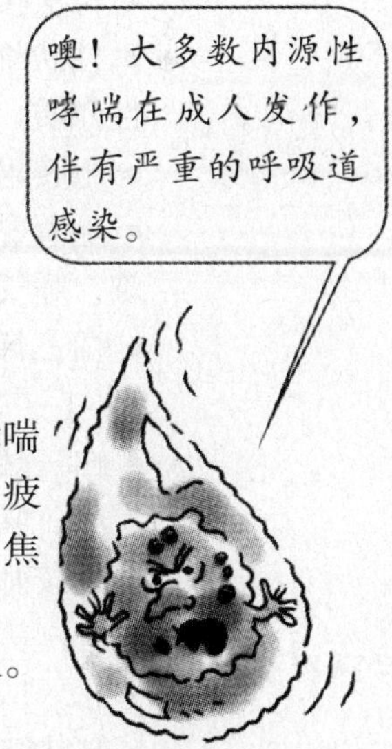
噢！大多数内源性哮喘在成人发作，伴有严重的呼吸道感染。

内因

内源性或非过敏性哮喘是由内在的非致敏因素导致的哮喘发作。可以引起哮喘发作的内源性因素包括：精神应激、疲劳、内分泌的变化、温度变化、湿度变化、接触有害气体、焦虑、咳嗽或大笑，还有遗传因素。

大部分发作发生在严重的呼吸道感染之后，特别是成人。

工作环境的影响

许多成人长期接触工作场所的某些物质，可引发哮喘或使原本存在的哮喘加重。可引发哮喘的物质：如化学粉末、酸性脱水剂及地毯上螨虫的排泄物。

遗传因素

哮喘与两种遗传因素有关：

- 基因异常引起哮喘（特应性变态反应）；
- 气道高反应倾向（非特应性变态反应）。

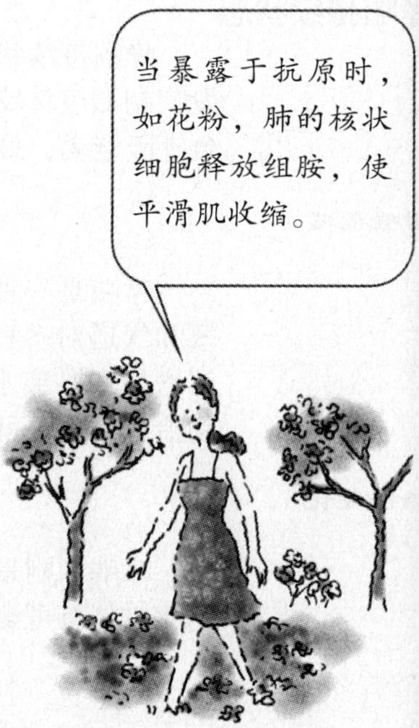
当暴露于抗原时，如花粉，肺的核状细胞释放组胺，使平滑肌收缩。

混合因素

环境因素与遗传因素相互作用引起哮喘反应伴支气管痉挛。

发病机制

哮喘持续状态开始于哮喘的发作。哮喘时，支气管内膜对于多种刺激反应过度，引起发作性的平滑肌痉挛使气道严重收缩。（见：哮喘详解）

以下是哮喘如何进展为哮喘持续状态。

- IgE 抗体附着在含组胺的柱状细胞膜受体上，触发内源性哮喘发作。
- 抗原暴露，如花粉、IgE 抗体与抗原结合。
- 再次接触抗原时，柱状细胞脱颗粒并释放递质。
- 柱状细胞被刺激后释放引起过敏反应的组胺和慢反应性介质。
- 组胺附着于大支气管上的受体部位，导致平滑肌收缩。
- 随着黏膜出现炎症，刺激和肿胀，患者可出现呼吸困难、呼气相延长和呼吸频率增加。
- 白三烯附着于小支气管上的受体，引起局部平滑肌收缩。
- 白三烯使前列腺素通过血流输送到肺，增强了组胺的反应。咳嗽时可闻及喘鸣。喘鸣调越高，支气管径越窄。
- 组胺刺激黏膜过度分泌黏液，使支气管进一步狭窄。

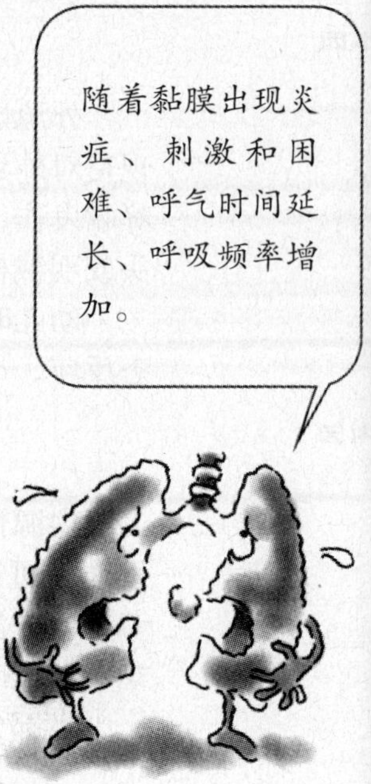
随着黏膜出现炎症、刺激和困难、呼气时间延长、呼吸频率增加。

呼吸窘迫加重

- 杯状细胞分泌很难咳出的黏液，导致咳嗽、啰音、高调喘鸣和呼吸困难加重。黏膜水肿和分泌物增多进一步加重气道的阻塞。

哮喘详解

哮喘是气道的炎性疾病。炎症引起气道高反应性（对各种刺激）和支气管痉挛。下面是哮喘的发生机制。

组胺与位于大支气管的受体相结合，引起平滑肌收缩。

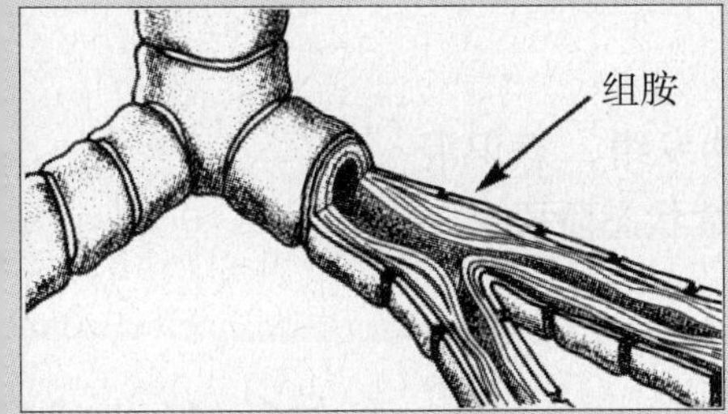

白三烯与位于小支气管上的受体相结合引起平滑肌收缩。白三烯也使前列腺素通过血流输送到肺部，这增强了肺部的组胺作用。

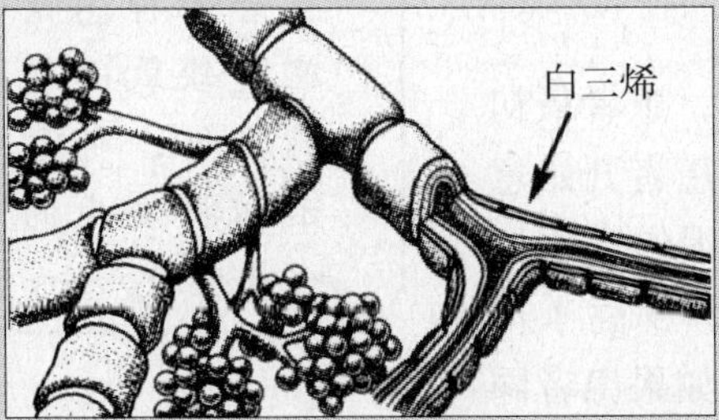

组胺刺激黏膜分泌过多黏液，使支气管腔更加狭窄。吸气时狭窄的支气管腔尚能轻微扩张，而呼气时胸内压增加使支气管腔完全关闭。

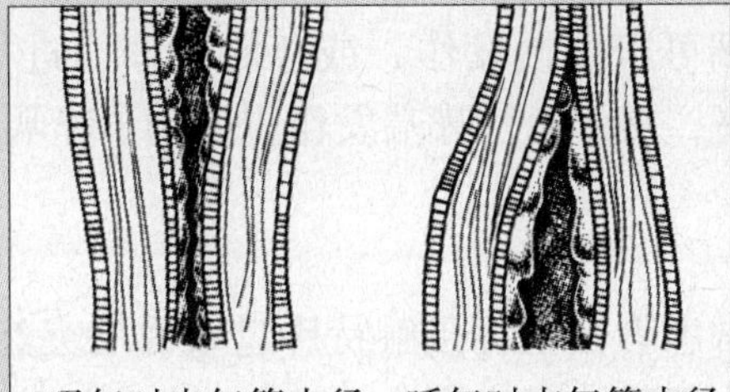

吸气时支气管内径　呼气时支气管内径

肺底充满了黏液，限制了肺泡通气。血液分流到其他部位的肺泡，但这并不能完全代偿肺通气减少。

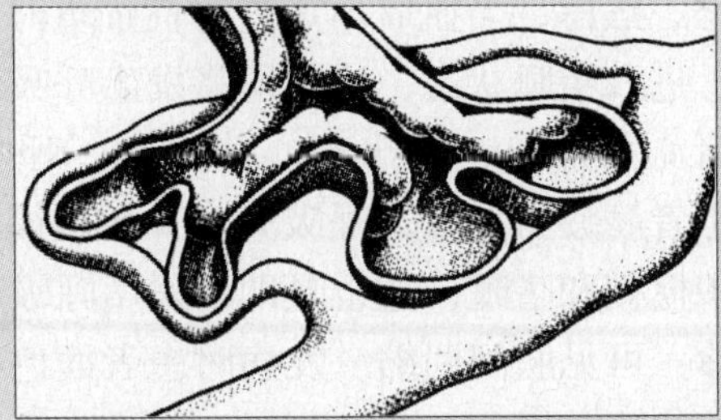

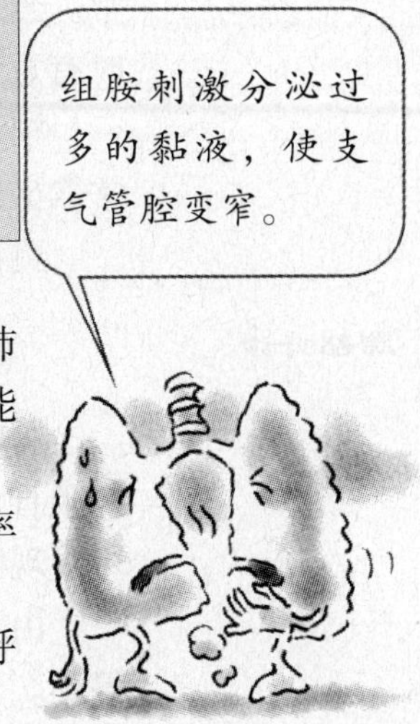

- 吸气时，狭窄的支气管内腔仍能轻度扩张，使空气进入肺泡，呼气时，增大的胸内压使支气管内腔完全闭塞，空气能进，但是不能出。
- 当哮喘持续状态发生时，低氧血症会进一步加重，呼气频率及肺容量会进一步降低。
- 阻塞的气道阻碍了气体交换，增加了气道阻力，患者用力呼吸。

● 随着呼吸和血氧低下使患者疲惫，呼吸频率会下降至正常水平，血二氧化碳分压升高，由于极度疲乏而导致肺换气不足。
● 当二氧化碳分压增加时，会发生呼吸性酸中毒。
● 当呼吸音消失时（沉静肺），且二氧化碳分压升高超过70mmHg时，患者生命垂危。
● 如治疗不及时，患者很快发生急性呼吸衰竭。

临床表现

哮喘可以缓慢发作，或急剧发作。进行性发绀，意识混乱，嗜睡，提示急性哮喘发作进展到了哮喘持续状态阶段。

主诉

通常患者会主诉接触特殊过敏源后突然发作，呼吸困难，喘息，胸部紧缩感伴咳嗽，咳出白色泡沫痰或黄痰。

患者诉有窒息感，呼吸困难明显，仅能在喘息间期间断吐字讲话。

阳性发现

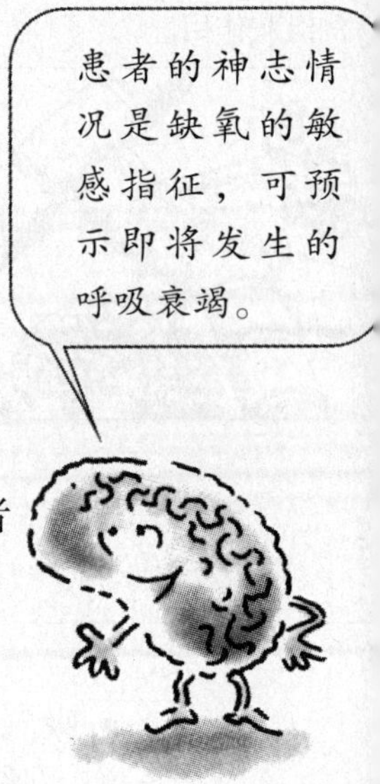
患者的神志情况是缺氧的敏感指征，可预示即将发生的呼吸衰竭。

患者的精神状况是血氧降低的敏感性指标，患者最初出现易怒、焦虑，当血氧不足进行性加重时，患者开始意识模糊、进入嗜睡状态，这是即将发生呼吸衰竭的征象。

患者心率加快，常出现心律失常。呼吸频率高于正常。当患者筋疲力尽时，呼吸频率开始减慢，如果患者同时有意识模糊和嗜睡，这也是即将发生呼吸衰竭的征象。

视诊：可见肋间回缩。发病时患者面色苍白，出汗。患者常取坐位或略前倾位。

胸部叩诊呈过轻音，触诊可触及语音震颤。

肺部听诊

肺部听诊可闻及呼吸音粗糙伴吸气和呼气时哮鸣音，局部呼吸音可能减弱，呼气相延长。由于小气道水肿和黏液增加，可出现明显的喘息。

由于严重的支气管狭窄和水肿可出现呼吸音和哮鸣音突然停止。

辅助检查

下列检查常用来明确诊断：

- 肺功能检查显示在急性发作期肺活量降低，肺总容量和残气量增加。测量峰值流速和呼气流速均低于基线值的 60%。
- 脉搏血氧监测常显示氧饱和度低于 90%。
- 胸部 X 线检查显示，可出现肺过度膨胀伴有区域性肺不张，由于胸廓内容量增大，膈肌变平。
- ABG 分析显示，氧分压下降，二氧化碳分压增高。
- 心电图显示发病时窦性心动过速。
- 痰液分析显示黏性增加，有黏液栓，出现黏蛋白原纤维螺旋（气道管型）、Charcot-Leyden 晶体、嗜酸性细胞，如果存在感染，痰培养可以发现病原菌。
- 血细胞计数及分类显示因炎症所致的嗜酸细胞增加，如果存在感染，白细胞计数和粒细胞增加。

治疗

嗪喘急性发病期，要密切监测及时出现呼吸衰竭。遵医嘱给予氧疗、支气管扩张剂、肾上腺素、皮质类固醇和气雾剂治疗。如二氧化碳分压增高或发生呼吸停止，应行气管插管和呼吸机治疗。

哮喘治疗

终止哮喘的常用方法包括：

- 通过识别和避免诱发因素来预防，如环境过敏或刺激物。
- 如刺激物不能根本去除，需用特效抗原脱敏治疗，这样可以减少将来接触过敏原时喘息发作的严重程度。
- 支气管扩张剂（如肾上腺素，沙丁胺醇）可减轻支气管收缩，减少支气管气道水肿，改善肺通气。
- 抗胆碱酯酶药增强支气管扩张剂的作用。
- 应用肾上腺皮质激素（如甲强龙）以缓解支气管狭窄，减轻呼吸道水肿，增加肺通气量。
- 皮下注射肾上腺素对抗引发哮喘介质的作用。
- 对于季节性发作的变态反应性哮喘的患者要应用细胞膜稳定

剂（如色甘酸钠，奈多罗米）。预防性用药时，膜稳定剂可以抑制炎症细胞释放介质，可以抑制炎症细胞释放介质，从而减少化学递质介导的过敏反应的产生。

- 白三烯受体调节剂（孟鲁司特和扎鲁司特）可预防性给药以阻断哮喘时炎症因子的作用。

湿化

- 湿化氧气可纠正呼吸困难、发绀、低氧血症，同时维持血氧饱和度大于90%。
- 患者若对初始的通气支持和药物治疗的反应差，或发生呼吸衰竭，要给予机械通气。
- 嘱患者放松以增加血液循环，促进恢复。

护理措施

- 妥善护理患者，并经常观察患者的呼吸状况，尤其是对于没有插管的患者。观察患者的呼吸频率，听诊呼吸音，监测血氧饱和度。
- 对喘鸣的患者，如果突然停止喘鸣并出现呼吸窘迫征象，需要保持警惕。喘息突然停止可能是由于严重的支气管收缩导致吸气和呼气时气道极度狭窄。其结果是只有少量的气体经过狭窄的气道，故喘鸣音消失，这是患者即将发生呼吸衰竭的一个征象：这样的患者需要气管插管和机械通气。安慰并陪伴患者，尽量使患者放松。

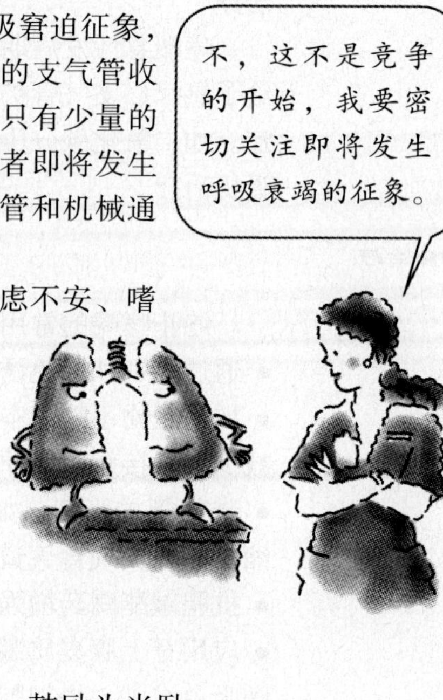
不，这不是竞争的开始，我要密切关注即将发生呼吸衰竭的征象。

- 注意患者的精神状态，是否有神志不清、焦虑不安、嗜睡。
- 注意患者的心率和心律，观察有无心律失常，因支气管扩张药和血氧过低均可导致心律失常。
- 遵医嘱行实验室检查并及时报告结果。
- 按医嘱正确用药，患者高通气治疗时不显性失水增加，遵医嘱给予静脉补液治疗。
- 当度过急性期后，将患者置于最舒适的体位，鼓励为半卧位。鼓励患者咳嗽以清除分泌物。给予患者精神支持，使其思想放松。

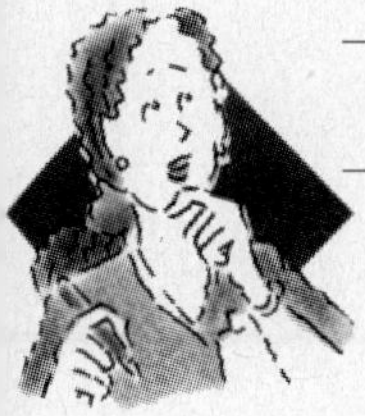

快速测试

1．当给患者听诊时，在肺部听到捻发音，其原因为：

A．分泌物堵塞支气管

B．呼吸道闭陷或肺泡内有液体所造成的开放性声音

C．气管内有外来异物

D．肺实变

答案：B。捻发音是由于水泡破裂所产生的声音，常提示呼吸道内有液体。

2．下列哪个动脉血气分析结果提示呼吸衰竭：

A．pH 7.25 PaO_2 48 $PaCO_2$ 55

B．pH 7.40 PaO_2 82 $PaCO_2$ 45

C．pH 7.50 PaO_2 60 $PaCO_2$ 30

D．pH 7.30 PaO_2 85 $PaCO_2$ 48

答案：A。患者 PaO_2 低于 50，pH 下降，$PaCO_2$ 升高，提示低氧血症，呼吸性酸中毒。

3．下列哪项不是终止机械通气的方法：

A．间断强制通气

B．加压支持通气

C．尝试带三通自主通气

D．控制强制通气

答案：D。控制强制通气通常用于不能自主呼吸的患者。例如因脊髓损伤而处于麻痹状态的患者，这种方法不是理想的终止机械通气的方法。

4．ET 插管有一个可充气膨胀的囊用于：

A．测量气管内的压力

B．引流胃内容物

C．防止氧气反流

D．治疗喉头水肿

答案：C。ET 插管的囊充满气体，其目的是为了防止氧气反流，保证氧气进入肺内。

5．一位处于哮喘持续状态的患者以前一直有喘鸣，但喘鸣突然消失并显示出呼吸衰竭的征象。对其评估结果应提示：

A．患者状态在逐渐改善

B．患者有即将发生呼吸衰竭的危险

C．他并不是你想象的那么虚弱，因为他的喘鸣音已经消失了

D．你需要更多的信息因为喘鸣并不是哮喘的一个重要指标

答案：B。喘鸣突然停止且仍有呼吸窘迫征象时提示支气管严重收缩，吸气和呼气时只有极少量空气能够通过。这是非常危险的，需要立即机械通气以防止呼吸衰竭。

评分

☆☆☆ 如果 5 道题都答对了，那你就可以松一口气了！你在呼吸系统已经游刃有余了！

☆☆ 如果答对了 4 道题，别泄气，你也值得鼓励！

☆ 如果答对的题数少于 4 道，别惊慌，你也不是毫无办法，深吸一口气，重新学习这一章节吧！

(王国利　朱艳辉　陈　萍　译　胡万宁　校)

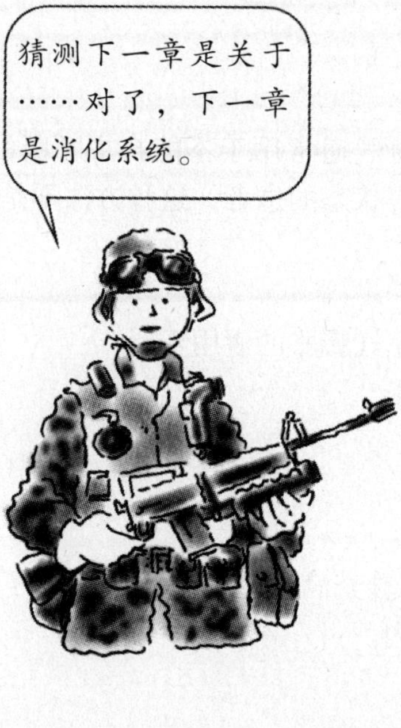

6

第六章 消化系统

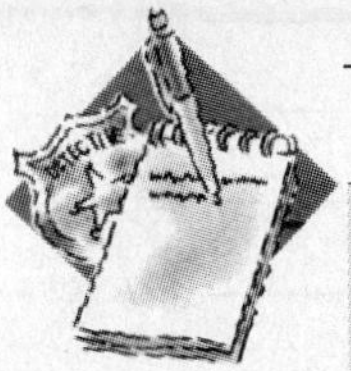

主要内容

在本章中，你将学习：

- ◆ 消化系统的结构和功能
- ◆ 消化系统的评估
- ◆ 辅助检查和治疗
- ◆ 消化系统疾病和相关护理

消化系统概述

消化系统分为两部分：食物管道（也称消化道）和消化辅助器官。

消化系统的功能

消化道有两大主要功能：

- 消化，即把固体和液体食物分解成能够吸收入血并能转运到全身的简单的化学物质
- 通过粪便排出废物

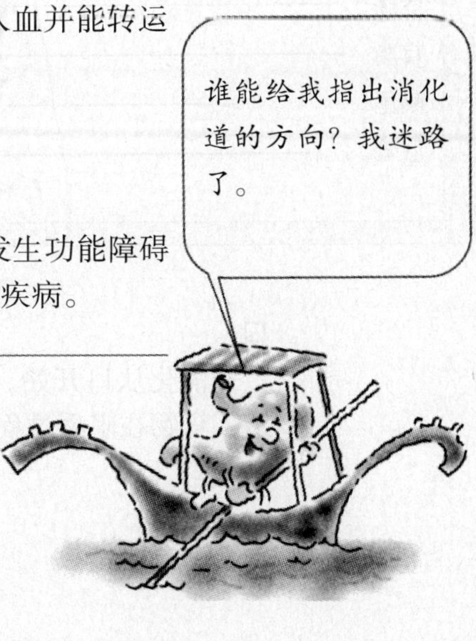

消化系统功能障碍

消化系统对人体的健康具有很大影响。当发生功能障碍时，患者会出现从食欲减退到酸碱失衡等一系列疾病。

消化道

消化道是一条肌肉管道，从口腔开始直到肛门，包括喉、食管、胃、小肠和大肠。（见：消化系统的结构，418 页）

消化系统的结构

消化系统包括消化道（喉、食管、胃、小肠和大肠）和消化辅助器官（肝、胆道系统和胰腺）。结构如下图所示。

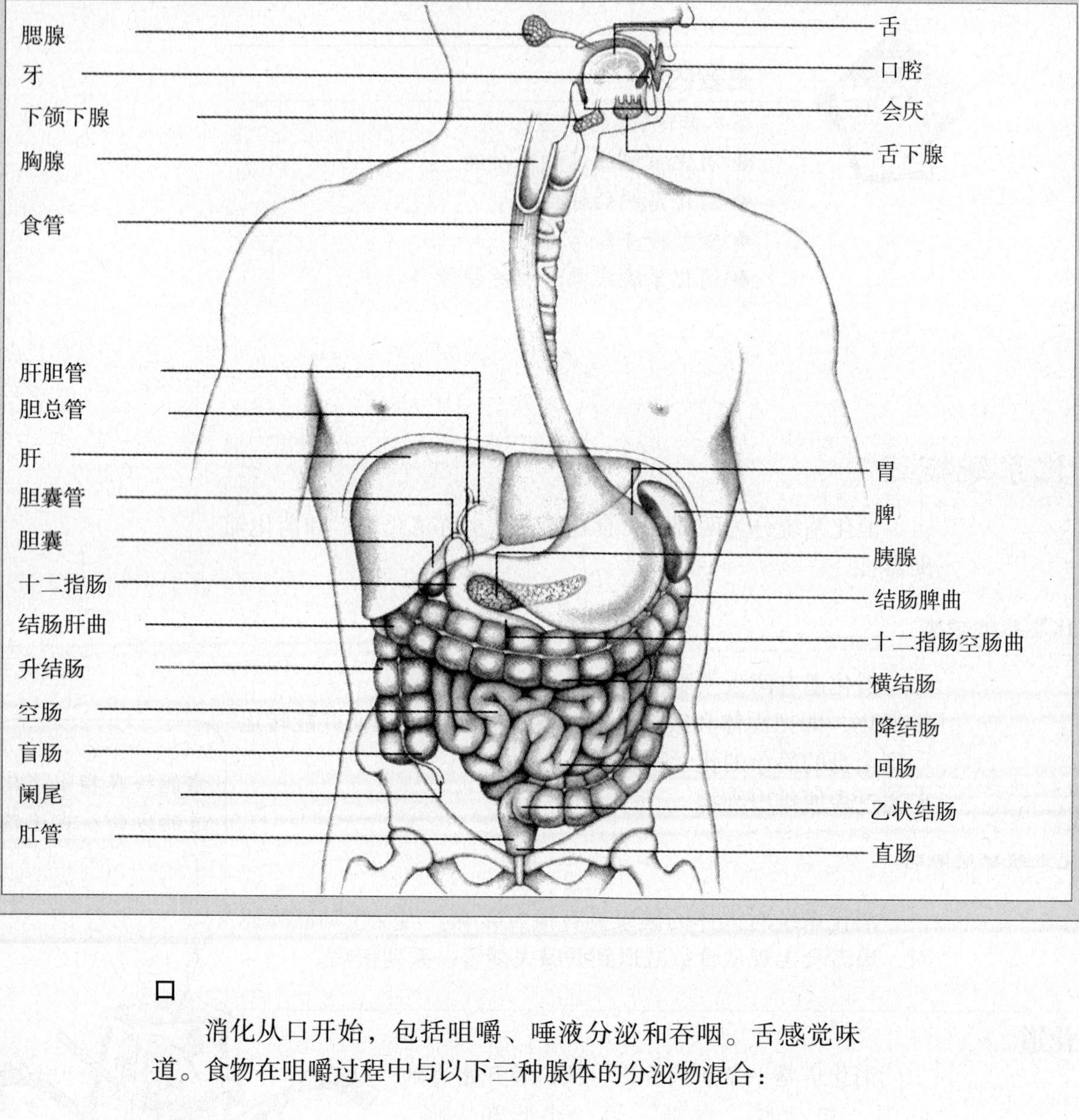

口

消化从口开始，包括咀嚼、唾液分泌和吞咽。舌感觉味道。食物在咀嚼过程中与以下三种腺体的分泌物混合：

☝ 腮腺
✌ 下颌下腺
🤟 舌下腺

喉

喉，又称咽喉，连接口腔与食管。喉通过吞咽使口腔内的食物进入食管。

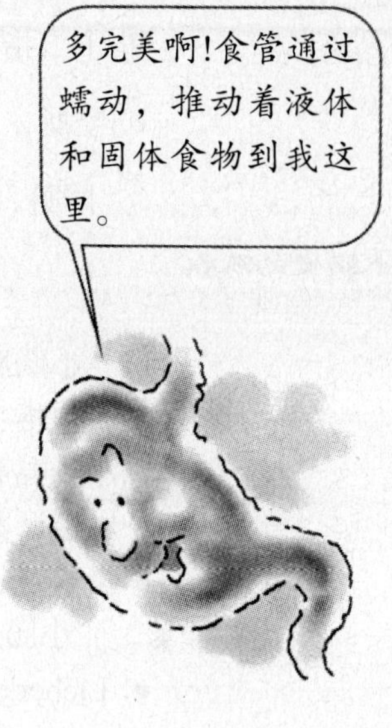
多完美啊!食管通过蠕动，推动着液体和固体食物到我这里。

食管

食管是一个肌性管道，上与喉相连，向下与胃连接。吞咽食物时，食管上段的环状括约肌松弛使食物进入食管，通过蠕动使固体食物和液体食物从食管进入胃。

胃

胃是一个袋状可变形的器官，位于左上腹膈肌下面，可以贮存食物。胃的上方与食管末端相连，其侧面称胃大弯，靠近腹中线的一面称胃小弯。

括约肌的特殊性

胃由两种重要的括约肌组成：

☝ 环状括约肌，保护胃的入口
✌ 幽门括约肌，保护胃的出口

食物的加工

胃有几种主要功能，包括：

- 暂时贮存食物的场所
- 开始消化
- 研磨食物成一种半流物质，称为食糜
- 通过蠕动使胃内容物进入小肠

小肠

小肠长约 6m，其命名是根据肠道直径而不是长度。几乎所有食物的消化和营养的吸收都是在小肠进行的。

小肠分为 3 个部分：

十二指肠，位于小肠的最上部，最长

空肠，位于小肠的中部，最短

回肠，位于小肠的下部

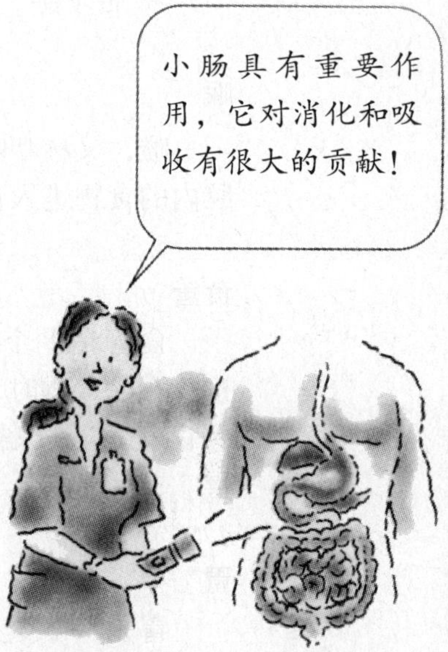
小肠具有重要作用，它对消化和吸收有很大的贡献！

小肠壁的吸收

小肠肠壁具有几种特殊的结构使其吸收面积增加，包括：

- 小肠黏膜的环状皱襞
- 绒毛，黏膜的指状突起
- 微绒毛，上皮细胞表面的微小突起

小肠还包括：

- Lieberkühn 小肠隐窝，小肠绒毛之间的简单腺体
- Peyer 斑，收集黏膜下层淋巴组织分泌的淋巴液
- Brunner 腺，分泌黏液

小肠的功能非常重要

小肠功能包括以下几方面：

- 食物的完全消化
- 食物分子、水、维生素通过肠壁吸收进入循环系统，进而传送到全身各细胞
- 分泌激素控制胆汁、胰液和小肠液的分泌

大肠

大肠，又称结肠，由以下六部分组成：

盲肠，是一个囊状结构，为结肠起始部分，只有几英寸长。通过回盲隐窝与小肠的回肠相连。

升结肠，沿腹壁右后方上升，然后急剧转向肝下方形成结肠肝曲。

横结肠，位于小肠上部，在肝、胃、脾的下方水平穿过腹部，在结肠左曲开始下降。

降结肠，起于脾区在左侧腹部下行到达盆腔。

乙状结肠，在盆腔下降延伸为直肠。

直肠，大肠的最后部分，只有几英寸长，末端止于肛门。

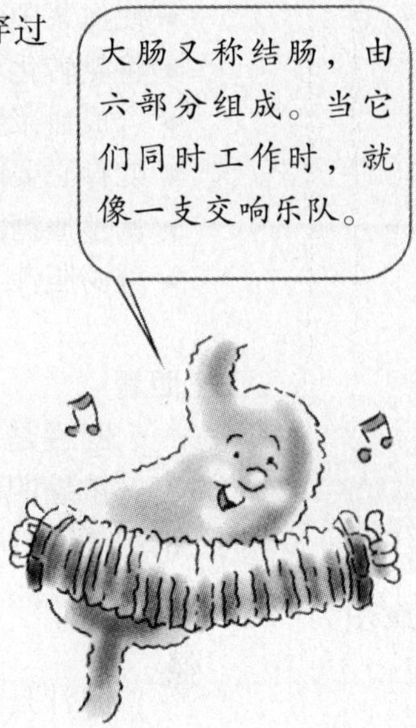
大肠又称结肠，由六部分组成。当它们同时工作时，就像一支交响乐队。

食物的结局

大肠的功能包括吸收多余的水分和电解质，贮存食物残渣，并以粪便的形式把废物排出体外。

消化辅助器官

消化道的辅助器官包括肝、胆囊和胰腺，能够分泌在消化中起重要作用的激素、酶和胆汁。

肝

肝位于右上腹膈肌下方，由 4 个叶组成：

- 左叶
- 右叶
- 尾状叶（位于右叶后面）
- 方叶（位于左叶后面）

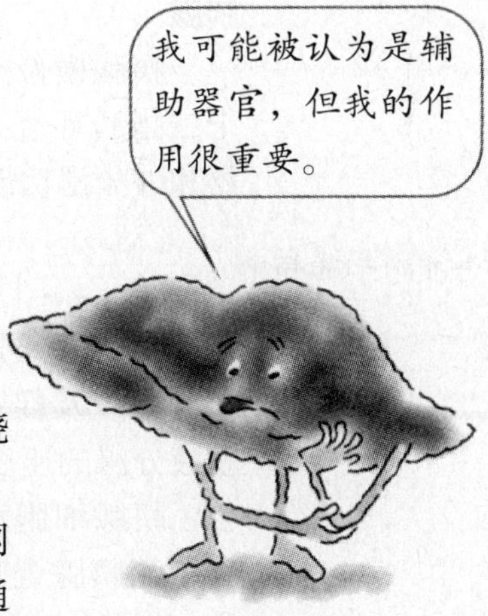
我可能被认为是辅助器官，但我的作用很重要。

肝小叶

肝小叶是肝的功能单位，由肝细胞组成，其围绕着一条中央静脉并向四周呈辐射状排列。

肝静脉窦为肝毛细血管网，将肝板相互分割。网状内皮吞噬细胞（Kupffer 细胞）沿静脉窦排列，将通过肠道毛细血管进入血液的细菌和毒物排出。

肝的功能

肝的功能包括：

- 代谢糖类、脂肪和蛋白质

- 使血浆中各种内源性和外源性毒物解毒
- 将氨转化为尿素排出体外
- 合成血浆蛋白、非必需氨基酸和维生素 A
- 贮存必要的营养物质，如铁，维生素 D、K 和 B_{12}
- 调整血糖水平
- 分泌胆汁

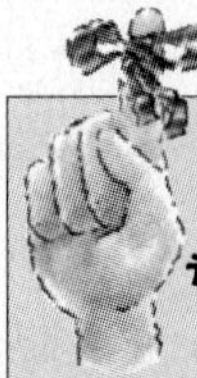

记忆小窍门

为了记住内分泌和外分泌之间的区别，只需记住外分泌是指分泌到外部，内分泌指进入到内部。

胆囊

胆囊是一个小的梨形器官，位于肝右叶下中路。具有贮存、浓缩胆汁的功能，通过 Oddi 括约肌的收缩和舒张使贮存的胆汁通过胆总管进入十二指肠。

胆汁

胆汁是一种绿色液体，由水、胆固醇、胆盐和磷酸盐组成。胆汁可使脂肪乳化，并可促进脂肪酸、胆固醇和其他类脂质在肠道的吸收。

胰腺

胰腺横位于腹部胃的后方，胰头和胰体由十二指肠环绕，胰尾与脾比邻。胰腺兼具内分泌和外分泌功能。（见：了解胆道）

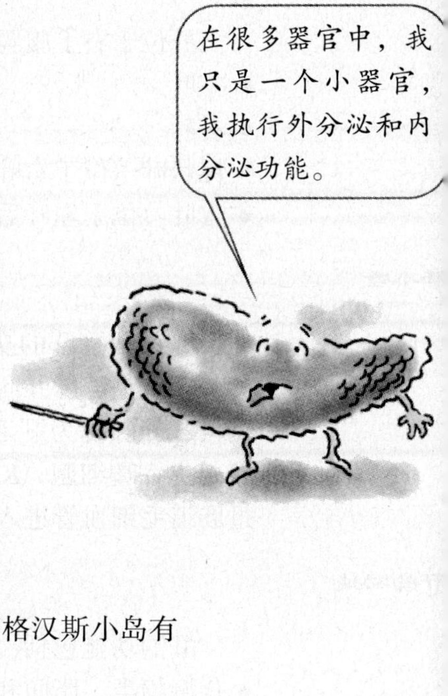
在很多器官中，我只是一个小器官，我执行外分泌和内分泌功能。

外分泌功能与酶

胰腺每天分泌 1000 多毫升消化酶。迷走神经刺激以及促胰液素和胆囊收缩素的释放控制胰液分泌的速度和量。

胰腺细胞和小叶分泌消化酶进入胰管，胰管贯穿胰腺全长，与胆囊发出的胆管共同进入十二指肠。

内分泌功能与激素

胰腺的内分泌功能与位于腺泡细胞之间的朗格汉斯小岛有关。100 多万个胰岛细胞可分为两类：

了解胆道

胆囊和胰腺构成胆道，其结构如下图所示：

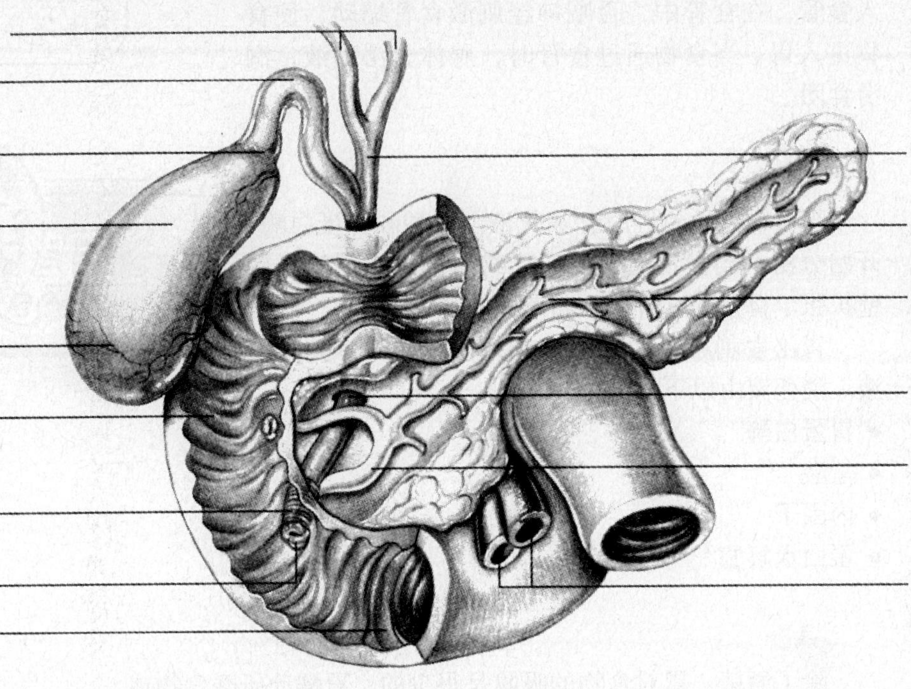

β 细胞，可分泌胰岛素促进碳水化合物代谢

α 细胞，可分泌胰高血糖素促进肝糖原分解

胰岛素和胰高血糖素直接进入血液。血糖水平可以促进其释放。

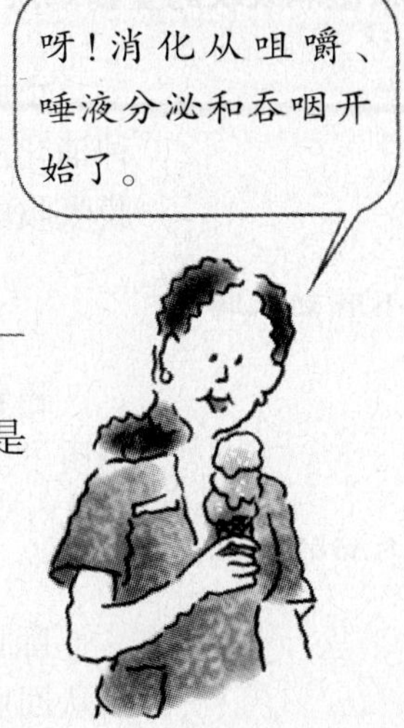

消化和排泄

咀嚼、唾液（淀粉消化的开始）和吞咽在口腔内进行，是消化的开始。

向下走!

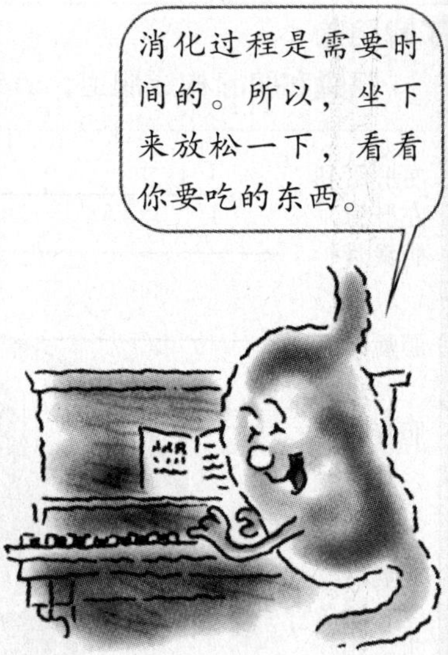
消化过程是需要时间的。所以，坐下来放松一下，看看你要吃的东西。

吞咽时，食管上段的环状括约肌松弛，食物进入食管。在食管中，舌咽神经刺激食管蠕动，使食物进入胃。当食物通过食管时，腺体分泌黏液，润滑食团。

胃液不能少

当食物到达胃腔时，消化液（盐酸和胃蛋白酶）开始分泌。当食物通过贲门括约肌进入胃内时，胃壁扩张。胃壁的这种舒张将刺激胃泌素释放。

胃泌素刺激胃的运动功能并使胃的腺体分泌胃液。消化液由以下成分组成：

- 胃蛋白酶
- 盐酸
- 内因子
- 蛋白水解酶

只有少量吸收

除了酒精，胃对食物的吸收是很少的。胃蠕动研磨食物成小微粒并使之与胃液混合成为食糜，进而食糜到达胃窦，胃窦与幽门相连，幽门括约肌松弛使食糜进入十二指肠。

消化和吸收的重要场所

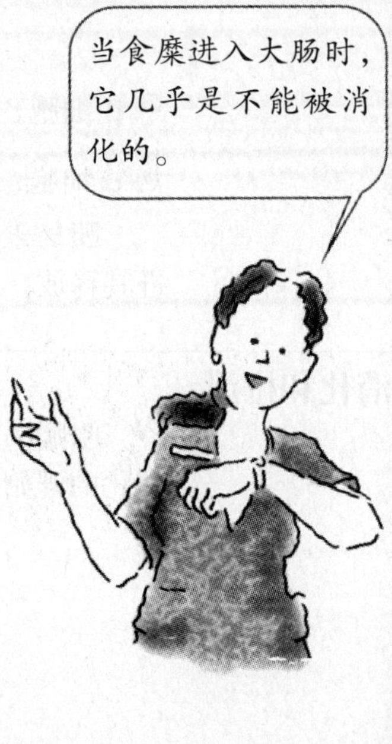
当食糜进入大肠时，它几乎是不能被消化的。

小肠是消化和吸收的重要场所，肠道自身收缩和多种消化酶把碳水化合物、蛋白质、脂肪分解成能被肠黏膜吸收的营养物质进入血液循环（伴随水和电解质）。

小肠到大肠

随着食糜从小肠进入升结肠，大多是不易消化的物质了。

大肠的消化

盲肠是大肠起始部分，经回盲瓣与回肠相连。食团从回肠经过回盲瓣进入盲肠、升结肠，穿过右侧腹腔到达肝下界。经过肝和胃下面的横结肠沿左侧腹腔下行，通过降结肠到达髂窝。

在髂窝，食物残渣经乙状结肠到达腹腔中下部，然后进入直肠，最后到肛管。肛门开放将粪便排出，这一过程有两种括约肌参与：

- 内括约肌，肛管内环行平滑肌增厚形成，属不随意肌
- 外括约肌，为骨骼肌，属随意肌

关于吸收

大肠不能分泌激素和消化酶，但它参与吸收过程。通过血液循环和黏膜下淋巴管，近一半的大肠可吸收结肠内残留的约100ml 水分，同时也可吸收大量的盐和氯化物。

细菌的驻所

大肠内有许多细菌，如大肠杆菌、双歧杆菌、肠球菌和乳酸菌。这些细菌有助于维生素 K 的合成，还能使纤维素分解形成可利用的碳水化合物。细菌产生的气体可以将粪便推向直肠。

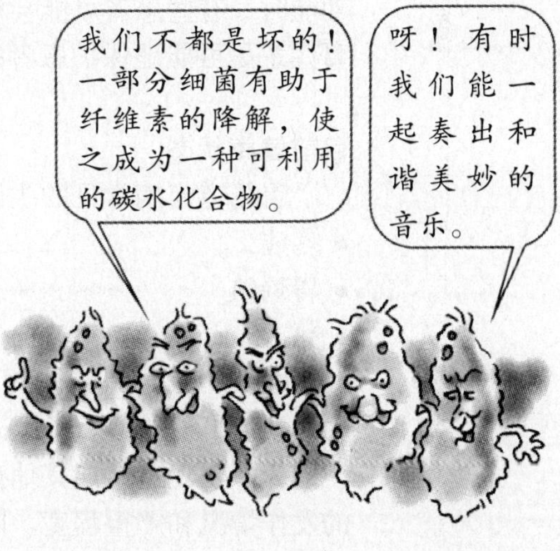
我们不都是坏的！一部分细菌有助于纤维素的降解，使之成为一种可利用的碳水化合物。
呀！有时我们能一起奏出和谐美妙的音乐。

润滑作用

此外，大肠黏膜产生的黏液呈碱性，碱性黏液在润滑肠道的同时还能保护肠黏膜，使其免受细菌的损害。

排泄

在低位结肠，长时且相对缓慢的收缩形成有力的蠕动波。正常情况下，每日数次，这种蠕动推动肠内容物到达直肠形成粪便。排便反射，一种由感觉神经和副交感神经调节的反应，使人产生便意，随着肛门外括约肌自动舒张将粪便排出体外。

消化系统评估

能够识别消化系统疾病患者微小的病情变化，这就意味着可以对有效和无效的护理进行鉴别。当患者病情严重时，对胃肠系统的评估可以判定患者的症状和体征是当前疾病引起的，还是并发了新的情况。

除了重症患者需立即采取抢救措施外，首先应采集完整的病史。然后通过视、触、叩、听的顺序和方法进行完整的体格检查。

病史

病史包括主诉、用药史、家族史和社会史。当谈到胃肠功能时，有些患者可能会感到尴尬，因此对胃肠功能的评估要注意尽可能地保护患者的隐私。

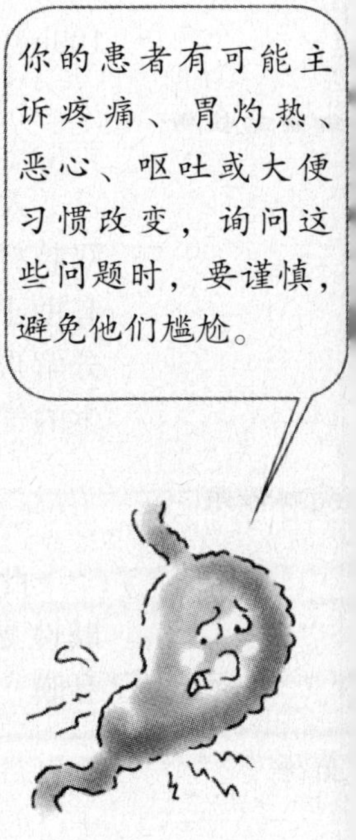
你的患者有可能主诉疼痛、胃灼热、恶心、呕吐或大便习惯改变，询问这些问题时，要谨慎，避免他们尴尬。

目前健康状态

胃肠道疾病常见的主诉包括：

- 疼痛
- 胃灼热
- 恶心
- 呕吐
- 大便习惯改变

为了发现这些或其他症状和体征，要询问患者每种症状的发作情况和严重程度。同时，还要询问疼痛部位、加重和减轻的因素以及疼痛的伴随症状。（见：正确的问诊）

既往史

为了明确患者的疾病为新发的或复发的，应询问患者有无消化系统疾病，如溃疡病、胆囊疾病、炎性肠病及胃肠出血。同样，也应询问其是否有腹部手术史或外伤史。

进一步询问

还要询问以下问题：

- 对什么药物或食物过敏？
- 粪便的颜色、量、外形有没有变化？曾经有过便中带血吗？

正确的问诊

当评估有消化系统相关症状和体征的患者时，一定要正确问诊。为了确定用以比较的基线情况，应询问患者目前的健康状况，包括与症状有关的发作情况、持续时间、性质、剧烈程度、部位以及加重因素、缓解因素和伴随症状。

发作情况

症状是如何开始的？是逐渐发生还是突然发病？有没有先兆？当其注意到这些时，正在做什么？如果发生腹泻，是否正在旅行？如果是，什么时间和地点？

持续时间

症状是什么时间开始的？患者出现症状之前有什么情况？有腹部手术史吗？如果有，什么时间？如果正在腹痛，明确开始出现的时间。疼痛是持续的还是间断的？

性质

让患者对症状进行描述。以前是否出现过？诊断情况如何？如果正在疼痛，性质是锐痛、钝痛、酸痛、绞痛还是烧灼痛。

剧烈程度

让患者描述症状的严重程度——如让其采用0～10疼痛评分标准进行评定。是否影响了他的正常活动？比开始时好转了还是加重了？影响夜间睡眠吗？如果正在痛，是否成倍加重了？

部位

患者感觉出现症状的部位在哪？是否播散、放射或转移？让他指出最严重的部位。

加重因素

哪些因素可能引起这些症状？哪些使其更严重？每天是否出现于同一时间或同一部位？患者是否注意到这些症状往往在吃饭或饮水之后或者是某些活动后出现？

缓解因素

一些因素能减轻症状吗？患者是否使用了处方药或非处方药来减轻症状？是否尝试了其他方法来减轻症状？

伴随症状

当患者发病时有没有出现其他症状？有没有恶心、呕吐、干呕、腹泻、便秘或胀气？有无食欲减退或体重增加或减少？如果有，增加、减少了多少？最后一次肠蠕动是什么时候？不经常出现吗？在大便或呕吐物里见到血了吗？大便的量、颜色包括黏液有没有改变？询问患者能否正常进食食物和液体？还要询问饮酒情况。

- 你最近到国外旅行过吗？（查找腹泻的原因，因为腹泻、肝炎和寄生虫感染可能由于食用了污染的食物或水）
- 你怎样保护牙齿健康？你采用哪种形式的牙齿养护？（不良牙齿状况可能损害咀嚼和吞咽食物的能力）

不要忘记用药史

询问患者是否服用过某些药物，包括阿司匹林、磺胺类药、非甾体抗炎药、镇痛药和一些降压药，以及可以引起恶心、呕吐、腹泻、便秘和其他胃肠道症状和体征的药物。一定要询问是否应用了通便剂，因为习惯性应用此类药物可引起便秘。

家族史

因为一些消化系统疾病具有遗传性，所以询问家族中是否有同类患者。这类疾病包括：

- 溃疡性结肠炎
- 结肠癌
- 胃溃疡
- 糖尿病
- 酒精中毒
- Crohn 病

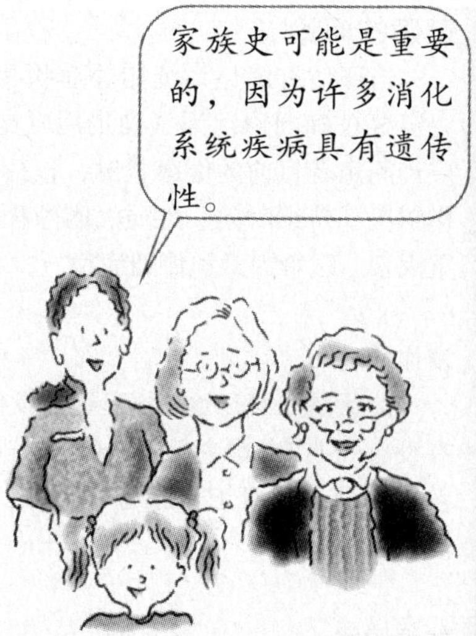
家族史可能是重要的，因为许多消化系统疾病具有遗传性。

生活方式

心理和社会因素可以严重影响健康。为了明确引起患者症状的原因，应询问其职业、家庭生活方式、经济状况、工作压力和最近生活变化。

一定要询问饮酒量、常用药物、咖啡因、吸烟量、运动习惯和口腔卫生。还要询问患者的睡眠型态，如睡眠时间和睡眠质量。

文化因素可以影响患者的饮食习惯，所以应询问患者有关的饮食限制，例如素食饮食。

体格检查

消化系统的体格检查通常包括对口、腹、肝和直肠的评估。在开始体格检查之前，应向患者解释操作步骤并提醒患者检查过程中可能会不舒服。检查要在一个隐秘、安静、温暖和光线良好的房间进行。

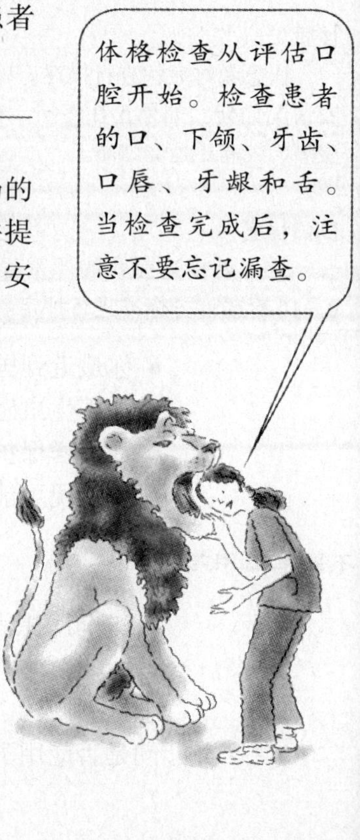
体格检查从评估口腔开始。检查患者的口、下颌、牙齿、口唇、牙龈和舌。当检查完成后，注意不要忘记漏查。

评估口腔

评估口腔用视诊和触诊的方法：

- 首先观察患者口和下巴是否对称、有无隆起，检查咬合情况时，注意患者的假牙是否合适？是否完整或破损？
- 检查口唇内外、牙齿和牙龈时，要注意有无出血、牙龈溃疡、缺牙、假牙或坏牙，检查时可轻触牙龈和口唇内部，并寻找病变部位；
- 舌的检查包括舌苔、震颤、肿胀和溃疡情况，并注意呼吸有无异味；

● 最后评估咽部，注意有无悬雍垂偏斜、扁桃体异常、损伤、斑点和有无渗出物。

评估腹部

评估腹部时按下列 4 个基本步骤进行：望、触、叩、听。消化系统的听诊要在触诊和叩诊前进行，因为腹部触诊和叩诊可激惹肠蠕动，影响听诊。

检查前准备

为保证评估的准确性，体格检查前作如下准备：

● 嘱患者排空膀胱，或根据医嘱插入尿管；

● 适当地遮盖患者；

● 患者膝下放一小枕头，使其腹部肌肉放松；

● 温暖双手和听诊器；

● 保持室内温暖，肌肉颤抖可引起腹部肌肉紧张；

● 语言温和，在检查过程中出现不舒适时鼓励患者深呼吸或分散其注意力；

● 最后检查疼痛部位，以避免患者紧张。

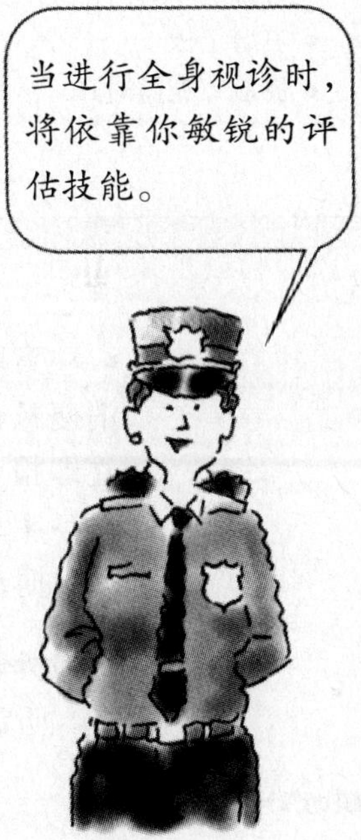

腹部视诊

首先将腹部分成 4 个区，然后进行腹部视诊。（见：识别腹部体表标志，430 页）

全身视诊

全身视诊包括：

● 观察皮肤、口腔黏膜、甲床、巩膜是否有黄染或贫血征象。

● 检查者站在床旁观察腹部是否对称，有无结节性红斑、膨出或肿块。小的膨出可能提示囊性扩张或疝。

● 注意患者腹部外形和轮廓。测量腹围，腹部膨隆可能是由于肥胖、妊娠、腹水或腹胀所致，瘦人可能出现腹部轻度凹陷。

● 接下来检查腹部皮肤，腹部皮肤正常表现为光滑和完整。腹纹或撕裂纹可由妊娠、肥胖或腹水引起。新腹纹呈粉红色或蓝色，陈旧的腹纹呈银白色。深肤色患者，腹纹可呈黑棕色。注意有无曲张静脉。记录腹部手术瘢痕长度。

识别腹部体表标志

为了准确检查和记录腹部情况，首先应记住腹部的分区。经脐的水平线和垂直线将腹部分成四部分叫腹部四分法，是最常用、最简单的腹部分区法。

右上腹
- 肝和胆囊
- 幽门
- 十二指肠
- 胰头
- 结肠肝曲
- 部分升结肠和横结肠

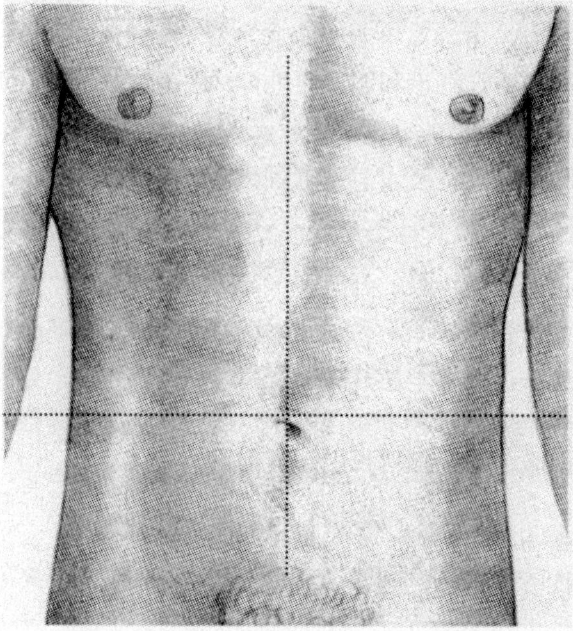

左上腹
- 肝左叶
- 胃
- 胰体
- 结肠脾曲
- 部分横结肠和降结肠

右下腹
- 盲肠和阑尾
- 部分升结肠
- 右肾下极
- 膀胱（充盈时）

左下腹
- 乙状结肠
- 部分降结肠
- 左肾下极
- 膀胱（充盈时）

- 注意腹部运动和搏动。正常情况下，不能发现腹部蠕动波，消瘦患者腹部可见轻度蠕动波，明显的蠕动波提示肠梗阻，应立即报告。在消瘦患者上腹部可以看见主动脉搏动。高血压病、主动脉瓣关闭不全和引起脉压增大的其他疾病可以发现主动脉搏动。

腹部听诊

听诊可提供肠蠕动和下腹部血管和器官的情况。

顺时针进行

腹部听诊主要包括听诊肠鸣音和血管杂音。将听诊器轻放在右下腹，脐的右下方。顺时针听诊腹部四区，注意肠鸣音的特点，每个区域至少听诊 2 分钟。有时需听诊 5 分钟。仔细听诊腹部 4 个区，长时间仍未听到肠鸣音则为肠鸣音消失。

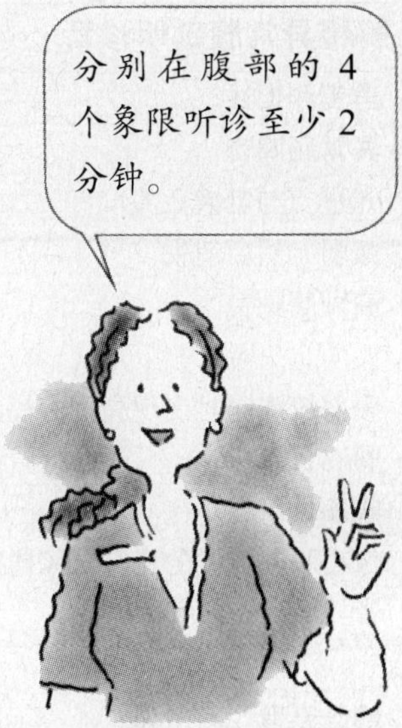
分别在腹部的 4 个象限听诊至少 2 分钟。

引流管

腹部听诊时，如患者带有鼻胃管或其他腹部引流管，应先夹闭或拔出管子，因引流管的声音可以掩盖或混淆细小的肠鸣音。

肠鸣音分级

肠鸣音分为正常、减弱或亢进：

- 正常肠鸣音是在肠蠕动过程中由气和水混合产生的高调的咕噜声。声音的音调和强度的变化不规律，频率为 5～34 次 / 分。空腹时声音最响。腹鸣，也叫胃鸣，是一种低沉的、一过性的咕噜声，听起来就像大肠内的气过水声。
- 肠鸣音减弱，表现为肠鸣音减少，与肠梗阻或腹膜炎有关，表明肠蠕动减弱，麻痹性肠梗阻、肠扭转或应用阿片类药物或其他药物可以减少肠蠕动。
- 肠鸣音亢进，肠鸣音呈嘈杂、高调或金属音，频繁出现，腹泻、便秘或应用导泻药可引起肠鸣音亢进。

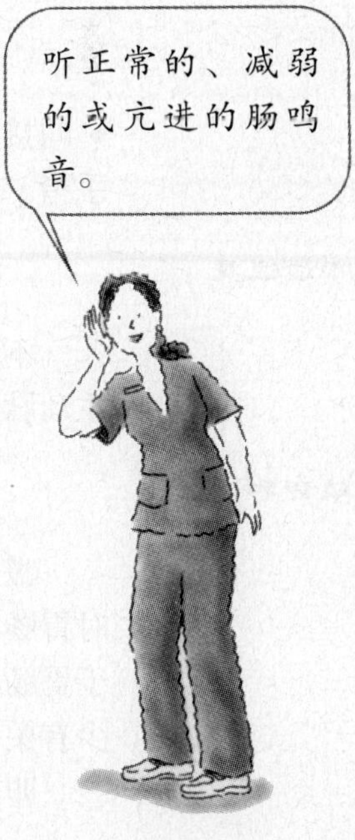
听正常的、减弱的或亢进的肠鸣音。

血管杂音

下一步，使用钟形听诊器听诊血管杂音。正常情况下听不到血管杂音。注意有无血管杂音、静脉嗡鸣声或摩擦声。（见：解释异常腹部听诊音，432 页）

腹部叩诊

腹部叩诊可探知腹部器官的大小和位置、腹部积液和积气情况。从右下腹开始按顺时针方向叩诊腹部四区。牢记器官的正确位置有助于叩诊的顺利进行。常用间接叩诊法或直接叩诊法：

- 直接叩诊法，用手掌和手指直接叩击患者腹部。

解释异常腹部听诊音

声音和描述	部位	可能的原因
异常肠鸣音		
亢进（与饥饿无关）	任何象限	腹泻、应用缓泻剂或早期肠梗阻
减弱，然后消失	任何象限	麻痹性肠梗阻或腹膜炎
高调肠鸣音	任何象限	肠内的液体和气体淤滞在扩张的肠管内
腹部绞痛同时出现高调尖锐的肠鸣音	任何象限	肠梗阻
收缩性杂音		
像心脏杂音样的血管吹风样杂音	腹主动脉脉上	部分动脉梗阻或血液涡流
	肾动脉上	肾动脉狭窄
	髂动脉上	髂动脉梗死
静脉杂音		
连续不断的中调声音，因血液流入大的充血的器官而产生，如肝	上腹部和脐部	在门静脉和静脉系统之间的侧支循环增加，例如肝硬化
摩擦音		
刺耳的摩擦音像两片砂纸在一起摩擦	肝和脾上	如肝癌并发的肝腹膜表面炎症

- 间接叩诊法，用优势手的中指或叩诊锤叩击放在患者腹部的手指。

叩诊注意

不要叩击腹主动脉瘤或腹部器官移植的患者，以免造成腹主动脉瘤破裂或移植器官的排异。

鼓音和浊音

腹部正常的叩诊音有两种：鼓音和浊音。空腔脏器如空腹时胃肠的叩诊音为鼓音，是一种响亮清楚的击鼓似的声音。由于胃肠内有气体才出现鼓音，因此鼓音的高低与腔内气体的多少有关。

叩诊部位为实性脏器，如听诊肝、肾和充满粪便的肠管时，声音为浊音。注意由鼓音变为浊音的部位，这可能提示实性肿块或脏器增大。

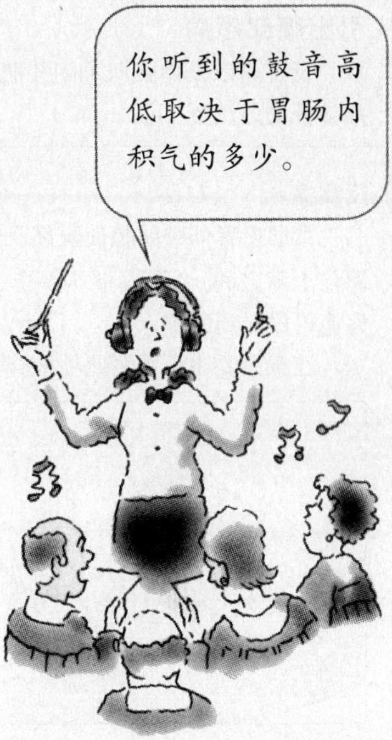
你听到的鼓音高低取决于胃肠内积气的多少。

腹部触诊

腹部触诊包括浅触诊法和深触诊法，可以探知腹部主要脏器的大小、形状、位置和紧张度，也能检查腹部是否有肿块和液体积聚。触诊腹部所有 4 个象限，最后检查疼痛和压痛部位。

浅触诊法

浅部触诊用于检查腹部肌肉的紧张度、压痛和浅表器官的位置。检查时，用手指轻轻下压腹壁 1.5～2cm。浅部触诊时，用力不要过大，以免影响手的感觉。

深触诊法

深部触诊时使用双手手指将腹壁下压 3.5cm。缓慢环行移动双手，检查腹壁下结构。

深部触诊过程中当你突然松开手指时，可能会引起反跳痛，此为腹膜炎的可能体征。（见：引出腹部疼痛，434 页）

评估肝脏

通过触诊和叩诊可以探察肝的大小和位置。

叩诊

叩诊可以估计肝的大小。肝炎和其他肝脏病变常出现肝大。肝边界有时不清楚或难以确定。（见：肝脏叩诊，435 页）

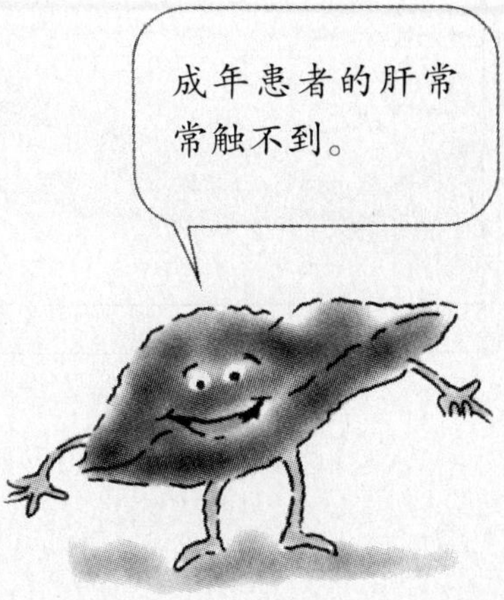
成年患者的肝常常触不到。

触诊

成人肝常常触不到。如果肋下可触及，其边界质地柔软、边缘锐利、整齐并且表面光滑。肝大时可触到肝。

引出腹部疼痛

反跳痛以及髂腰肌和闭孔肌体征可提示阑尾炎和腹膜炎等疾病。引出这些腹部疼痛体征的方法如下：

反跳痛

帮助患者仰卧屈膝使腹部肌肉放松。将右手轻轻放在右下腹麦氏点（位于右侧脐和髂前上棘之间）。缓慢下压手指，然后迅速抬起，出现疼痛–反跳痛为阳性体征。这种疼痛可放射到脐部。

注意：要避免重复此项检查以免引起发炎的阑尾破裂。

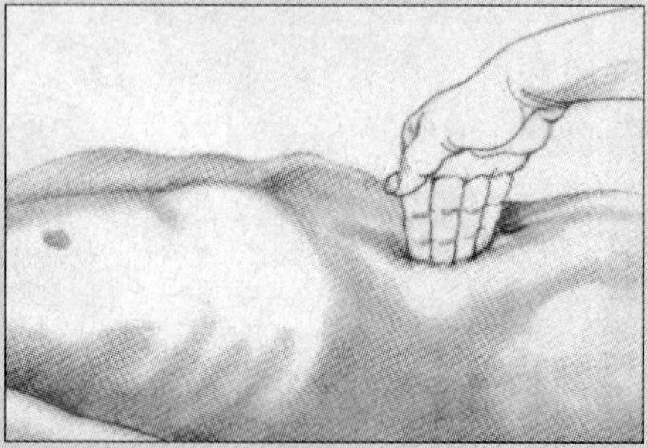

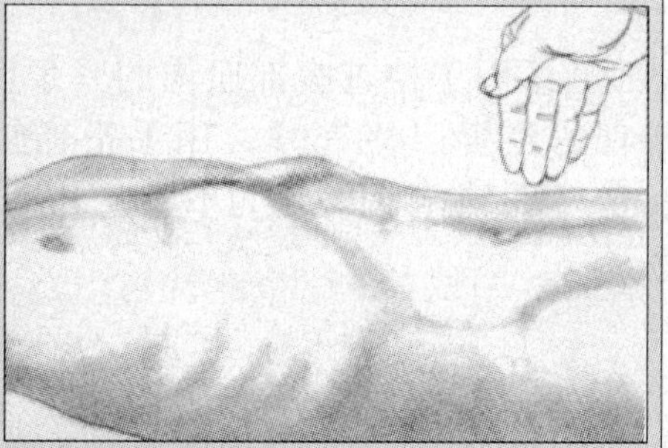

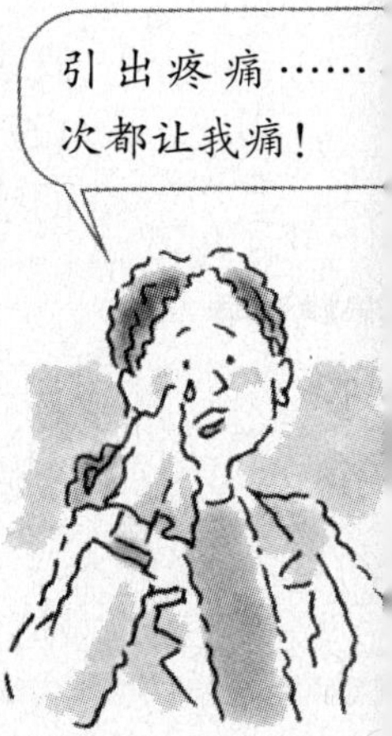

髂腰肌征

帮助患者仰卧，两腿伸直，让其向上抬高右腿，同时你用手轻轻下压。然后在左腿重复上述检查。当按压任一腿时出现腹部疼痛加重时提示腰大肌受刺激。

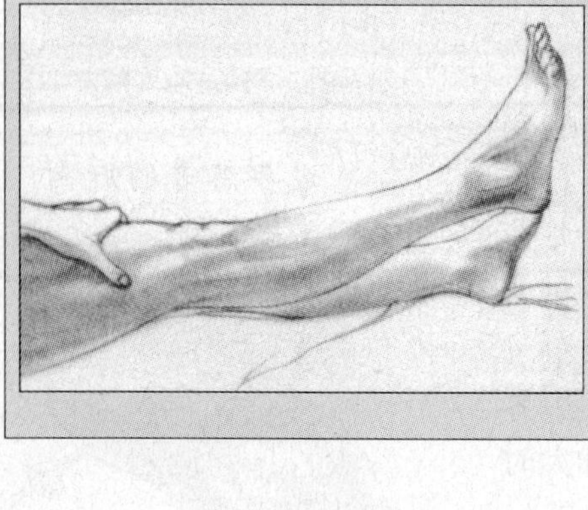

闭孔肌征

帮助患者仰卧，屈髋屈膝 90°。在膝部以上和踝部分别握住患者的下肢，然后使其内旋。出现下腹部疼痛为阳性体征，提示闭孔肌受刺激。

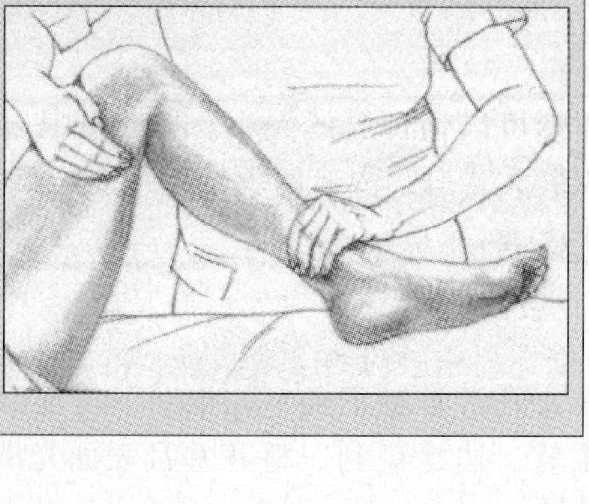

肝脏叩诊

沿着右侧锁骨中线脐水平以下开始叩诊。逐渐向上移动，直到叩诊音从鼓音变为浊音，或轻轻叩诊到肋骨下缘。用记号笔标记。

然后沿着右侧锁骨中线在乳头水平开始向下叩诊。

向下叩诊直至正常胸部清音变为浊音时，通常在第 5 到第 7 肋间。用记号笔再次标记，通过测量两个标志之间的距离估计肝脏大小。

肝脏叩诊的解剖标志

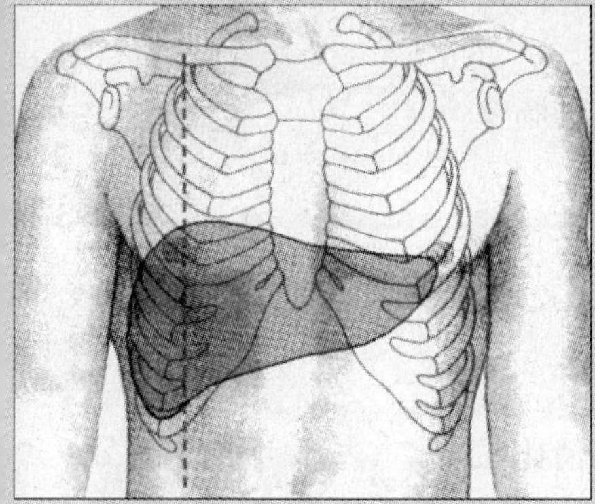

肝脏叩诊时手的位置

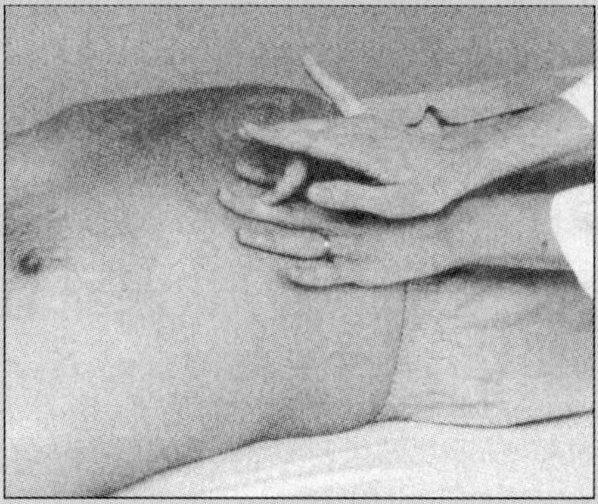

肝大时触诊应注意：

- 从右下腹较低位置开始
- 让患者做深呼吸，在深吸气时用手指指端触诊
- 当患者呼气的时候，慢慢沿肋骨边缘水平向上移动手指进行触诊

直肠检查

40 岁以上的患者, 直肠检查可能是消化系统检查的一部分。直肠检查前要耐心解释以增加患者的信心。

从肛门开始

进行直肠检查时，首先进行肛周的检查，步骤如下：

● 充分暴露肛门及肛周组织，戴上手套，检查有无肛裂、破溃、伤疤、直肠脱垂和外痔；

● 让患者增加腹压，类似于排便的动作，观察有无内痔、息肉或者肛裂。

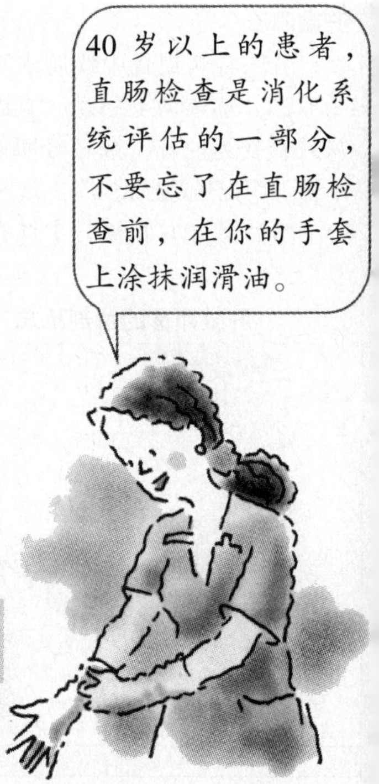

再检查直肠

检查完肛周，再进行直肠检查：

● 用液状石蜡涂抹手套手指部位，告诉患者放松并向患者说明检查时会感到一定的压力；

● 将手指向脐的方向插入肛门，旋转手指，应感到肠壁光滑而柔软，无肿块、粪便嵌塞或触痛；

● 移开手指，检查手套上的排泄物有无血液或黏液，并可从手套上取标本送检。

辅助检查

辅助检查可以提供许多有用的信息，有助于消化系统疾病患者的护理。即使你不亲自做这些检查，也应该知道开具检查的原因、结果的意义以及检查前、检查中和检查后你的职责。

辅助检查一般用于已明确的或可疑消化系统疾病的患者，包括内镜、实验室检查、核成像检查和放射学检查。

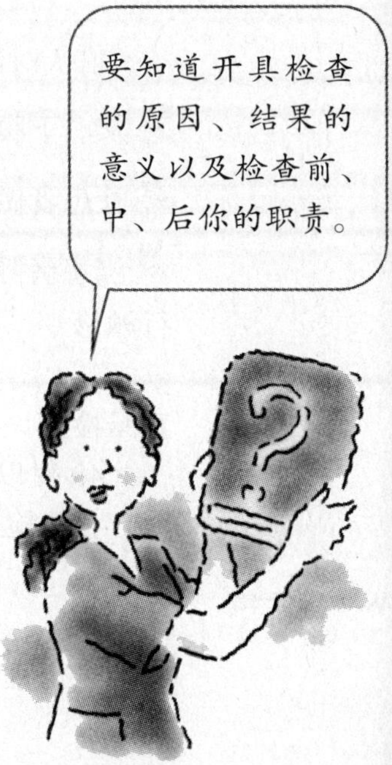

内镜

光学纤维内镜可以直接观察空腔脏器。这项检查可以用于诊断炎症性、溃疡性和感染性疾病以及良性和恶性肿瘤；同时用于诊断其他食管、胃和肠黏膜的病变。内镜也可以用于介入治疗或活组织检查。

床旁还是内镜室

内镜检查一般在重症监护室的床旁进行，然而，如果在内镜室进行且患者病情不稳定、需要监测时，护士应在一旁陪伴。

结肠镜

结肠镜，也称为下消化道内镜，常用于：

- 炎性和溃疡性肠病的诊断
- 明确下消化道出血的部位
- 发现下消化道病变，如肿瘤、息肉、痔疮和脓肿

> **老年病讲座**
>
> **老年患者的危险性增加**
>
> 灌肠的副作用在老年患者中的危险性增加，包括恶心、呕吐、腹部绞痛、腹胀、头晕和水电解质失衡。另外，因为这些副作用，老年患者难以服下必需的大量的洗肠液。一定要确保老年患者有充分的服药时间。

护理要点

- 解释检查的目的和方法，告诉患者需静脉给予术前用药和镇静麻醉药。
- 签署知情同意书。
- 术前 6～8h 禁食水。
- 遵医嘱进行肠道准备，如流质饮食和用电解质溶液清洁灌肠。如果患者不能吞咽或昏迷，可通过鼻饲管或鼻胃管注入电解质灌肠液。
- 通过鼻胃管注入电解质灌肠液可减少患者误吸的危险，确保管道置入合适的位置并抬高床头或让患者仰卧，准备好吸引设备。（见：老年患者的危险性增加）
- 告知患者当内镜插入时会有便意，嘱其缓慢深呼吸。
- 如果在床边进行操作，需准备一些必要的设施，包括急救设备和吸引器。
- 对要接受清醒麻醉的患者需开放静脉通道。
- 记录患者的基线生命体征和血氧饱和度数值，监测心律。
- 遵医嘱给药，例如镇静剂咪达唑仑。遵医嘱给氧。
- 在操作过程中，监测患者的生命体征、气道情况、血氧饱和度、心律、皮肤的颜色、腹胀的情况、意识水平和疼痛的耐受性。

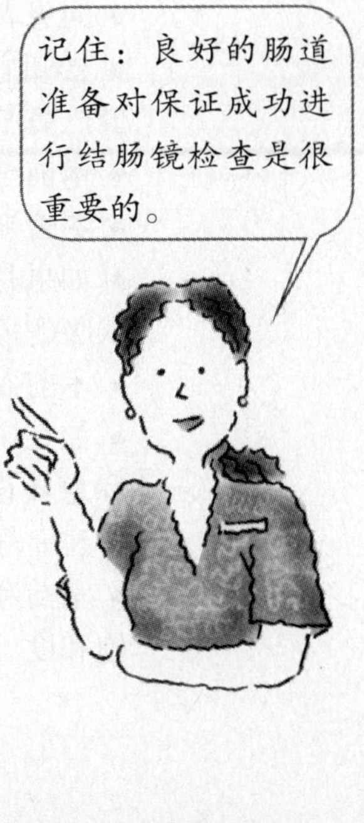
记住：良好的肠道准备对保证成功进行结肠镜检查是很重要的。

评估、用药和记录

结肠镜术后

- 术后 1h 内，每 15 分钟监测一次患者的生命体征、心肺状态、呼吸音、血氧饱和度和意识水平。接下来的 1h 每隔 30 分钟一次，然后，每小时一次直至病情稳定。
- 根据医嘱和血氧饱和度水平给氧。

● 观察有无麻醉药的副作用，如呼吸抑制、呼吸暂停、低血压、大汗、心动过缓和喉痉挛。如发生上述情况及时通知医生。
● 观察患者的排泄物有无明显出血和潜血。
● 监测患者有无穿孔的症状和体征，如呕吐、剧烈腹痛、腹胀、板状腹和发热。如发生上述情况及时通知医生。
● 记录操作程序、干预措施和评估结果。

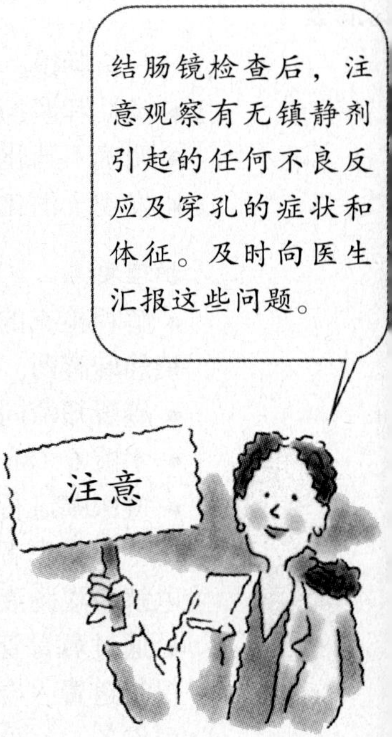
结肠镜检查后，注意观察有无镇静剂引起的任何不良反应及穿孔的症状和体征。及时向医生汇报这些问题。
注意

EGD

EGD 也称上消化道内镜，用于明确食管、胃、小肠的病变，如食管炎、炎症性肠病、Mallory-Weiss 综合征、出血性病变、肿瘤、胃炎和息肉。

避免手术

EGD 减少了外科手术探查的需要，也可用于明确放射学检查遗漏的小的或表浅的病变。还可用于硬化疗法，或通过吸引（小的较软的物体）、电烙术圈套或镊子（大的坚硬的物体）取出异物。

护理要点

EGD 检查前

● 向患者解释检查的目的和方法；
● 告知患者检查大约需要 30min，术前需静脉给药和经口腔、鼻腔喷洒麻醉剂，之后在术中给予清醒麻醉；
● 术前至少 6h 禁食水；
● 签署知情同意书；
● 如果是急诊内镜，还需插鼻胃管以抽吸胃内容物以减少误吸的危险；
● 术前摘掉患者的假牙、眼镜；
● 如在床边进行操作，准备一些必要的设备，包括吸引器和急救设备（药物如阿托品、除颤器和气管插管装置），并建立静脉通路；
● 术前和术中监测患者，包括气道情况、生命体征、血氧饱和度、心律、腹胀情况、意识水平和疼痛的耐受力。

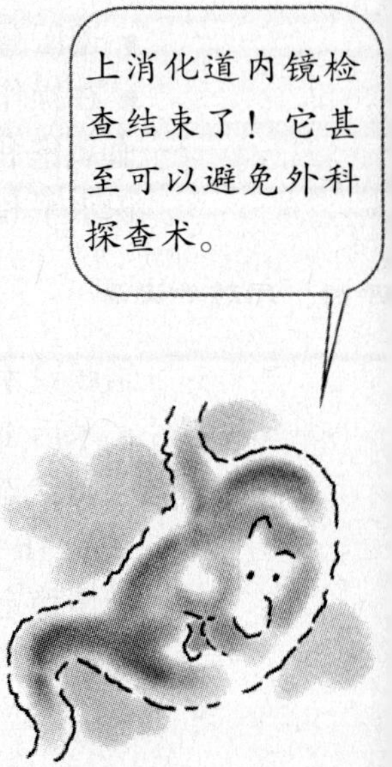
上消化道内镜检查结束了！它甚至可以避免外科探查术。

EGD 结束后

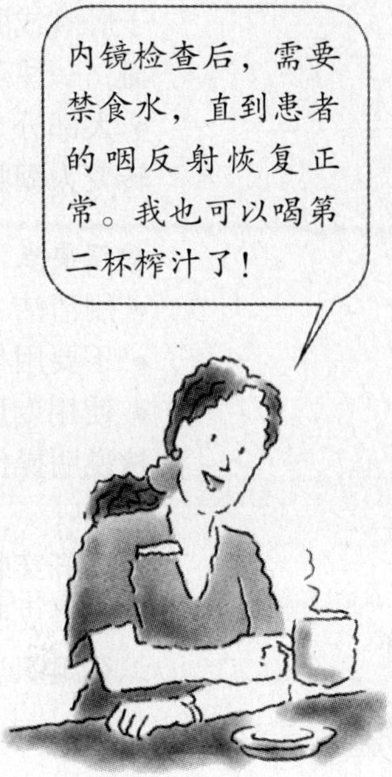
内镜检查后，需要禁食水，直到患者的咽反射恢复正常。我也可以喝第二杯榨汁了！

EGD 检查后

- 术后监测患者的生命体征、血氧饱和度、心律和意识水平，开始 1h 内每 15 分钟一次，接下来的 1h 每 30 分钟一次，然后每小时一次直至病情稳定。
- 遵医嘱给氧。
- 患者取侧卧位，头放平直至麻醉作用消退。
- 患者排气前应禁食水。排气后给予稀粥和水，然后逐渐增加饮食摄入量。
- 观察有无麻醉药的副作用，如呼吸抑制、呼吸暂停、低血压、大汗、心动过缓和喉痉挛。如发生上述情况及时通知医生。
- 监测患者有无穿孔的症状和体征，如吞咽困难、疼痛、发热，或黑便、血性呕吐物的出血迹象，如发生上述情况及时通知医生。
- 记录操作程序、干预措施和评估结果。

实验室检查

诊断消化系统疾病的实验室检查一般包括腹腔内容物和大便的检查，也可行经皮肝穿刺活检。

粪便检查

正常大便为棕色的成形软便。大便异常可能提示以下疾病：

- 细条状大便提示肠痉挛或肠易激，尤其是肠梗阻或直肠梗阻。
- 便秘可因饮食或药物引起。
- 腹胀可见于肠痉挛和肠道病毒感染。
- 黏液血便、软便可见于细菌感染，黏液脓血便可见于结肠炎。

大便颜色

- 黄色或绿色大便见于严重的慢性腹泻；黑便见于上消化道出血、摄入铁剂或进食生到三成熟的肉制品；灰白或白色大便见于肝管或胆管阻塞、肝炎或肝癌；红色便可见于结肠或直肠出血，一些药物和食物也可出现红色便。

● 大部分大便中含有 10%～20%的脂肪。脂肪含量过高可使其转变为糊状或细条状大便，见于肠吸收障碍或胰腺疾病。

护理要点

● 用清洁、干燥的容器收集大便标本，并立即送检；
● 不要用与厕所内的水（或）尿接触的大便标本；
● 使用专用大便潜血载玻片作为检验便潜血的一种简便方法。按说明操作，因为有些药物或食物可影响实验结果。

经皮肝穿刺活组织检查

经皮肝穿刺活组织检查是指局麻或全麻下用细针穿刺肝组织行组织学分析。（见：Menghini 针的使用）

检查目的

活检用于明确诊断经超声、CT 和放射性核素等不能明确的肝脏疾病和肝癌。由于大多数肝脏疾病患者都有凝血障碍，

Menghini 针的使用

在经皮肝组织活检中，连接一支装有 5ml 生理盐水的注射器的 Menghini 穿刺针经胸壁肋间插入①。将注射器负压调到最大，然后将针快速刺入肝②并将针完全拔出体外③以获取组织标本。

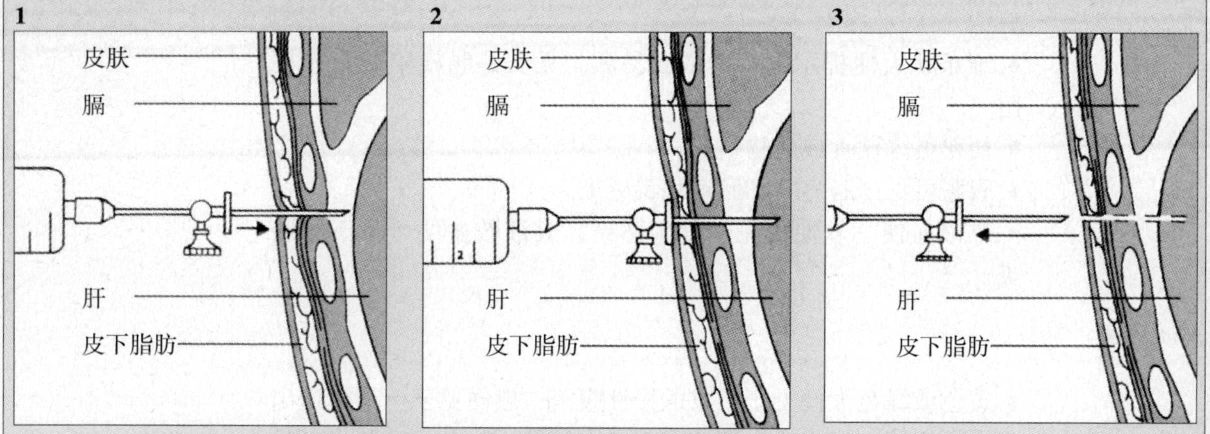

所以凝血检查[凝血酶原时间（PT）和部分凝血酶原时间]与血型和交叉配血一起，应在肝活检前进行。

护理要点

- 向患者解释操作过程，告知患者在操作过程中将保持清醒，并可能引起不适，使用药物让患者放松；
- 术前至少 4h 严格禁食水；
- 签署知情同意书；
- 检查患者的实验室检查结果，特别是全血细胞计数、血小板计数和凝血检查，将异常结果通知医生。

还需做什么？

术后

- 观察有无出血及胆源性腹膜炎的症状，包括反跳痛及穿刺部位周围有无肌紧张；
- 观察有无腹膜炎的症状，如呼吸加快、呼吸音减弱、呼吸困难、持续肩背痛和胸痛，如有发生及时通知医生；
- 用纱布压住穿刺部位，如有需要可行加压包扎；
- 让患者右侧卧位数小时，加压促进穿刺点血液凝固；
- 监测 24h 尿量，观察有无血尿，这可能是膀胱损伤的表现。

腹水分析

腹水分析包括一般性状检查、红细胞和白细胞计数、细胞学检查、细菌和真菌等微生物检查以及蛋白、糖、氨基酸、淀粉和碱性磷酸酶水平的定量分析。

腹腔穿刺

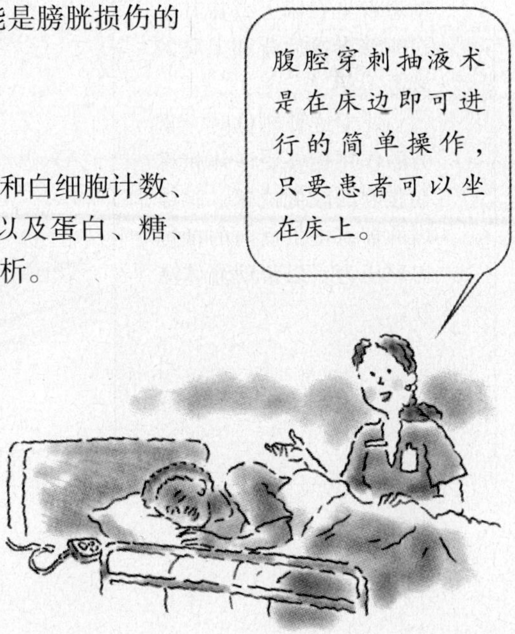

腹腔穿刺术是一项床旁操作，是通过腹壁用穿刺针、套（管）针或套管插入腹膜腔抽取腹腔积液的过程。

腹腔穿刺常用于：

- 大量腹水的诊断和治疗
- 明确外伤或损伤后是否有腹腔内出血

- 采集腹水标本送检
- 降低腹腔内压力，减轻呼吸困难

护理要点

- 向患者解释操作步骤，签署知情同意书；
- 嘱患者排空膀胱，插入尿管留置导尿；
- 记录患者的基线生命体征、体重和腹围，用记号笔标明腹部的检查部位；
- 嘱患者仰卧位，用套管针进行穿刺，穿刺成功后，帮助患者坐在床上；（见：腹腔穿刺的体位）
- 嘱患者在操作过程中尽可能安静；
- 在操作过程中，每15分钟监测一次患者的生命体征、血氧饱和度和心律，并观察患者有无心动过速、低血压、头晕眼花、面色苍白、大汗和焦虑症状，特别是一次性抽吸腹水超过1500ml时；

腹腔穿刺的体位

当腹穿后为了利于引流摆放患者的体位时，帮助患者坐在床上或让其坐在能够支撑后背和上肢的床边。

处于这种体位时，重力的作用能够使液体积聚在腹腔的较低位置。腹腔内的器官提供反向的抵抗力和压力，以帮助液体流动。

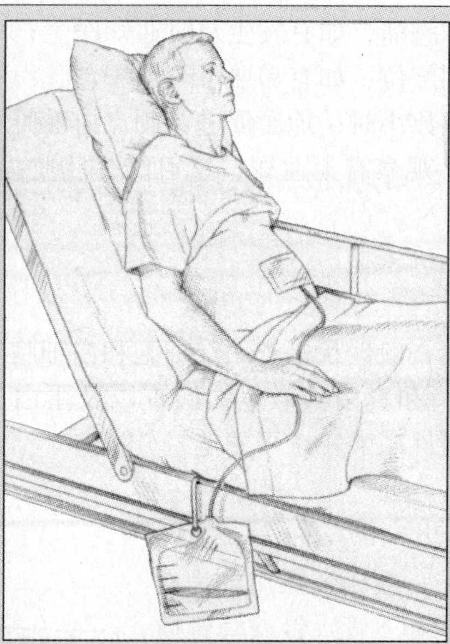

性胰腺炎

胰腺炎，是胰腺的炎症，包括急性和慢性胰腺炎。急性胰腺炎是一种危及生命的急腹症，可分为水型（间质型）和坏死型：

- 水肿型胰腺炎：为常见类型，占胰腺炎患者的75%，可以引起液体积聚和水肿。水肿型胰腺炎患的预后相对较好（疾病是自限性的，85% 的患者治疗一周后症状消失）。
- 坏死型胰腺炎：占胰腺炎患者的25%，可引起细胞坏死和组织损伤。在此型中由于胰腺细胞的坏、广泛脂肪坏死和出血，死亡率很高。如果感染持续存在，死亡率可高达 60%。

病机制

正常情况下，胰腺腺泡细胞分泌无活性的酶原。胰酶的异常激活可以导致胰腺的自身消化和组织坏，引起急性胰腺炎。然而其发病机制尚不明确，有些情况可能与其相关，最常见的为结石引起胆管梗或酗酒（酒精刺激胰腺分泌）引起胰腺炎。

理措施

急性胰腺炎需要仔细的支持性护理及持续的生命体征监测。难以治疗的并发症有大量出血、休克、性囊肿、胆管和十二指肠梗阻、门静脉血栓、糖尿病和急性呼吸衰竭。

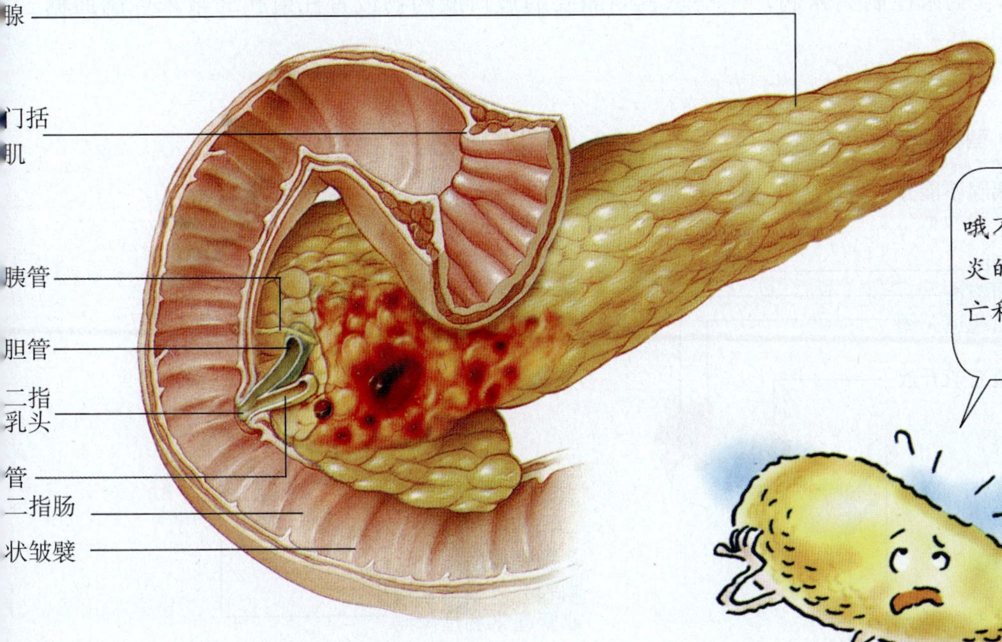

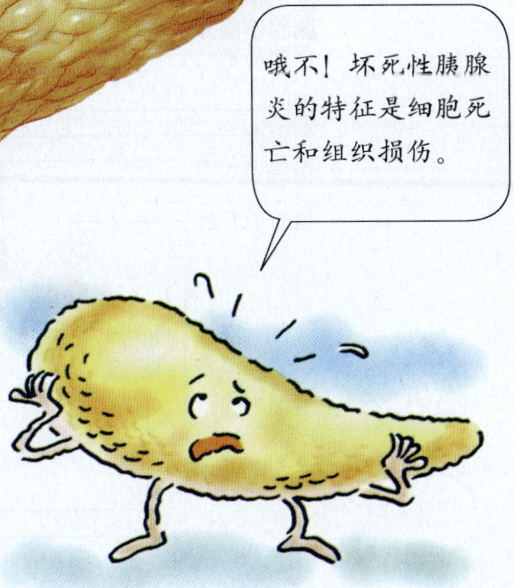

糖尿病

糖尿病是一种慢性疾病，它影响着为维持生命所需能量的食物利用途径。糖尿病主要干扰碳水化物（糖和淀粉）的代谢，也影响脂肪和蛋白质的代谢。糖尿病有两种主要类型，即1型糖尿病和2型尿病，还有糖耐量减低、妊娠糖尿病和胰腺疾病引起的糖尿病。不管哪种类型的糖尿病，在医生指导控制代谢状况对身体健康是必要的。

什么是胰岛素？

胰岛素是胰腺分泌的一种重要激素，它可以释放入血流。胰岛素与其受体结合之后，把从食物中取的糖类贮存在肝细胞、脂肪细胞、肌肉细胞内，以提供能量。

1 型糖尿病

1型糖尿病，即胰腺分泌胰岛素减少，或者几乎不分泌胰岛素。没有胰岛素，葡萄糖不能转化为量以提供组织代谢，导致血糖水平增高。这种疾病往往在年轻时起病，但也可以发生于中年人。1型尿病在糖尿病人中占5%～10%。这种类型的患者需要胰岛素治疗。

2 型糖尿病

2型糖尿病，胰腺可以分泌胰岛素，但产生的量太少或根本不起作用。此外，控制糖转运的胰岛受体抵抗或者数目减少。2型糖尿病多发生于40岁以上的成年人。很多确诊为2型糖尿病的超重患者以通过控制饮食和减肥来控制糖尿病，一些患者则需要通过口服药物或者注射胰岛素来控制血糖。

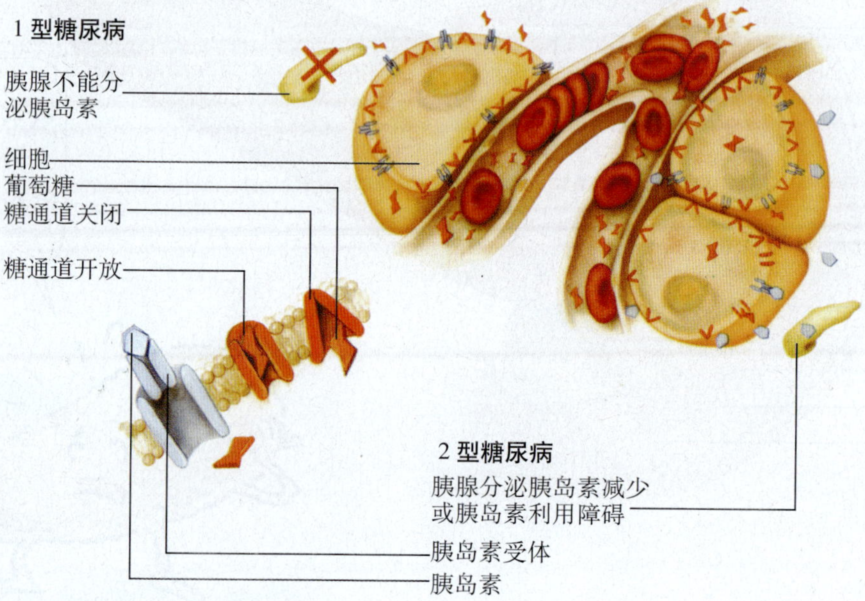

长期的健康问题

糖尿病引发的高血糖可以导致小血管和大血管以及神经的损伤。糖尿病还可以降低身体的抵抗力。所以，糖尿病患者更容易发生严重的眼部疾病、肾脏疾病、心脏病、卒中、高血压、循环障碍、手足麻木、性功能障碍、截肢和感染。糖尿病控制良好可以阻止或者减轻这些问题的发生。

失明

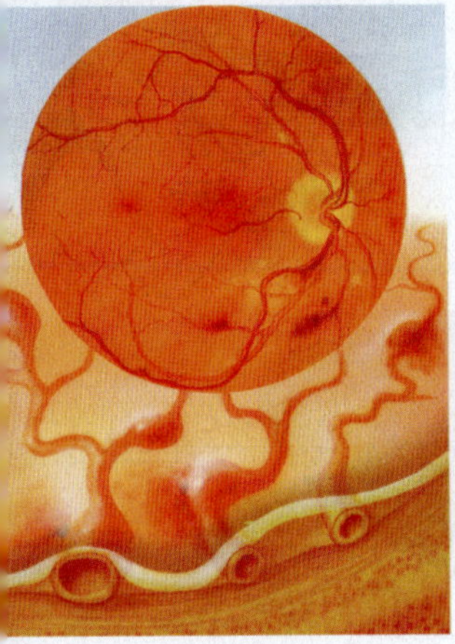

神经损伤

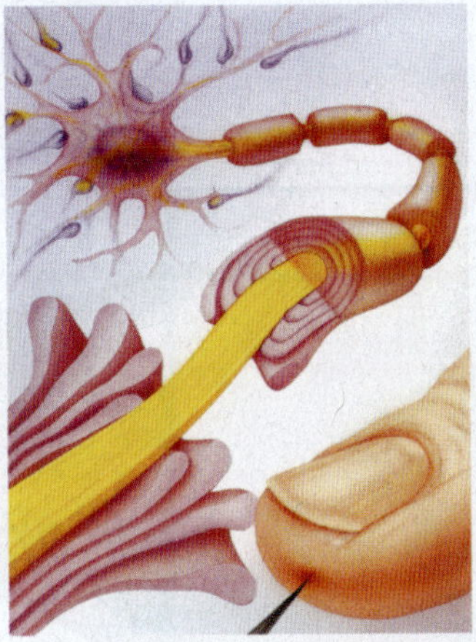

循环障碍

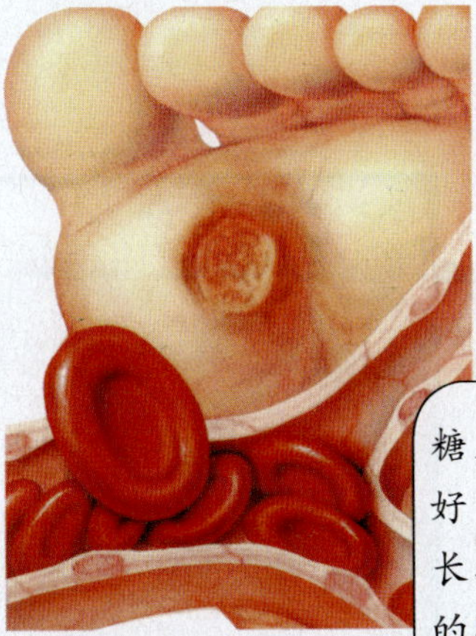

心脏病

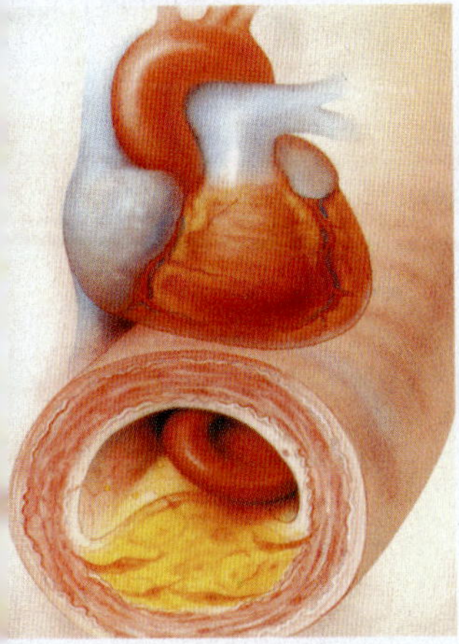

肾衰竭

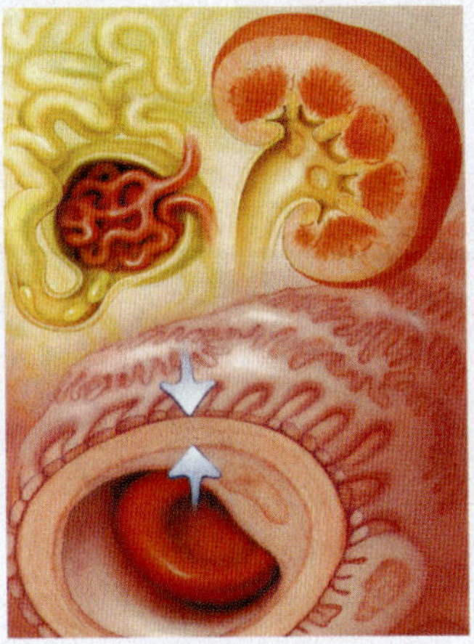

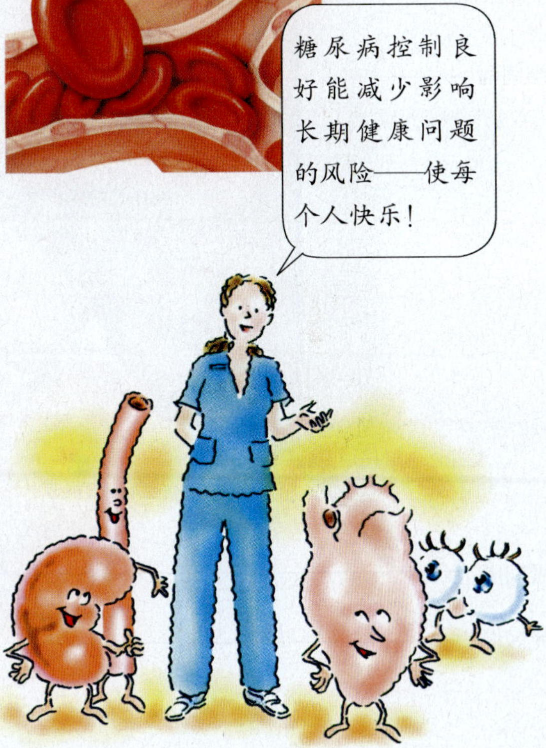

肝硬化

肝硬化是一种以肝细胞广泛纤维化为特征的慢性疾病。坏死的肝细胞在被称之为纤维再生的过程中由纤维细胞所替代。随着坏死的组织被纤维化、再生结节形成，肝脏实质发生广泛的、不可逆的改变。肝硬化改变了肝脏的正常结构和脉管系统，损坏了血管和淋巴管，最终导致肝脏的灌注不足。

肝硬化治疗的目的是去除或改善病因，防止肝脏的进一步损害，预防和治疗并发症。

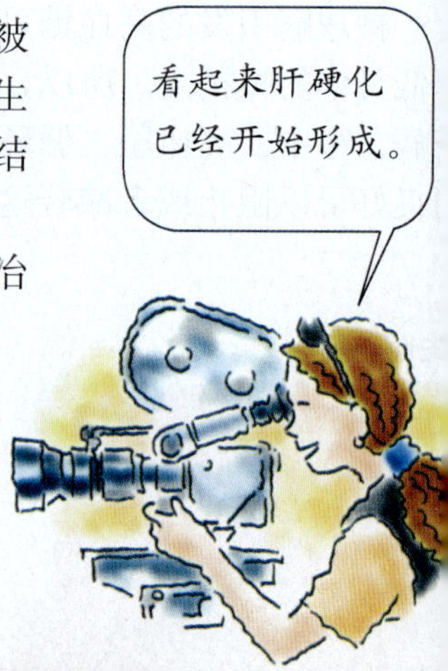

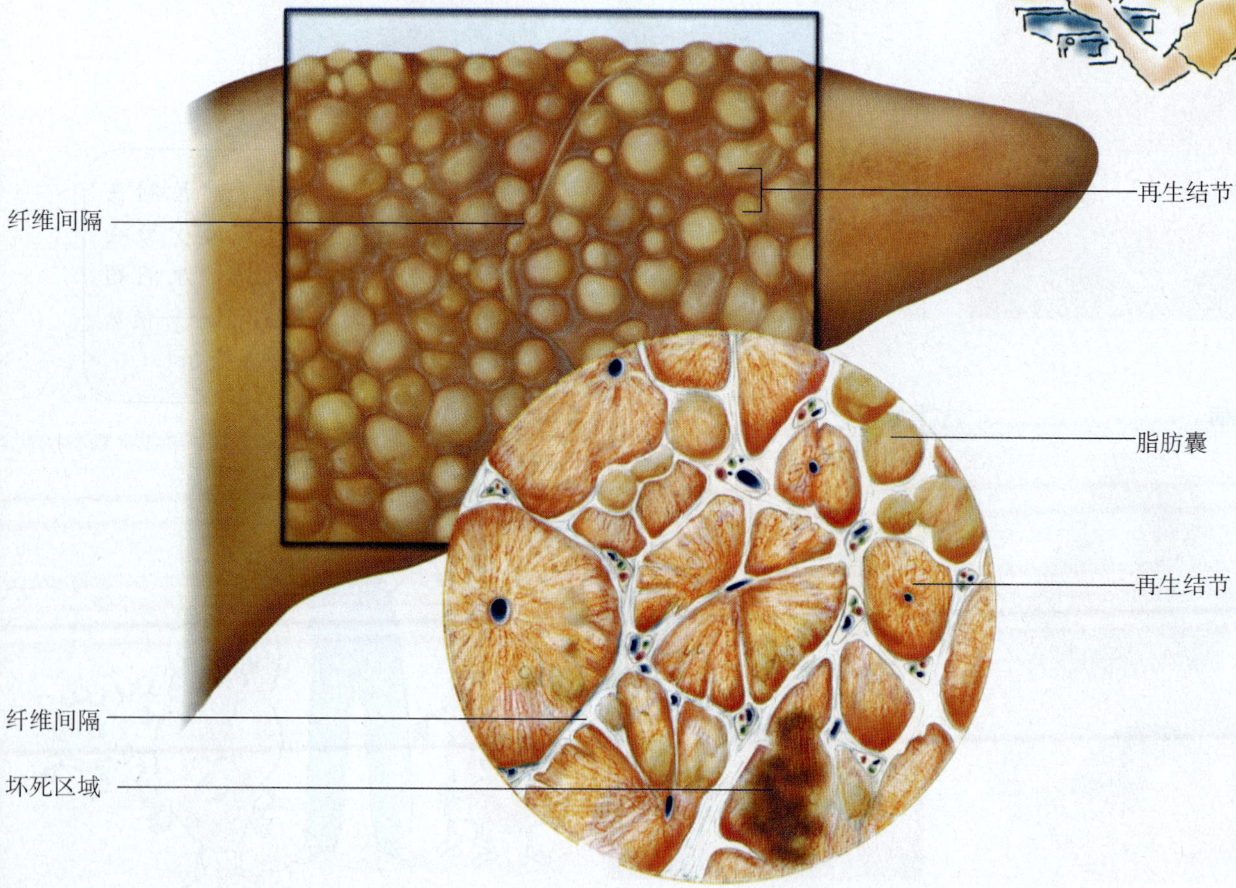

● 如果出现低血容量性休克的体征，应通过抬高引流容器缩短与穿刺针、套管针或套管的高度停止引流，每次抽吸量应控制在1500～2000ml；

● 拔除穿刺针、套管针或套管后，必要时用干沙袋加压包扎穿刺处。

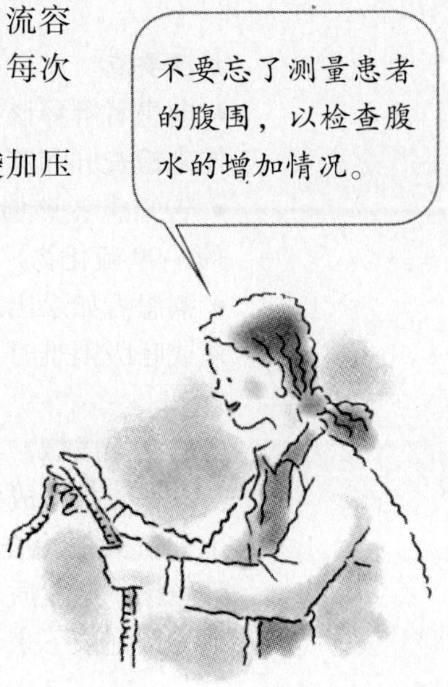
不要忘了测量患者的腹围，以检查腹水的增加情况。

开始监测

术后注意事项

● 监测患者的生命体征、血氧饱和度和心律情况并检查引流部位的敷料，在第1小时内每15分钟一次，接下来的2小时内每30分钟一次，之后的4小时内每小时一次，然后每4小时一次，监测24小时。

● 观察有无出血或休克体征，如低血压、心动过速、面色苍白和大汗。这些体征提示可能存在下腹动脉穿孔、腹腔内出血或髂静脉及膀胱破裂。观察出血情况。

● 观察有无肠穿孔的体征，如逐渐加重的腹痛或腹肌紧张。

● 记录操作过程，每日记录患者的体重和腹围以判断治疗效果。

核素成像检查

核素成像检查适用于肝、脾以及腹部其他脏器的检查。

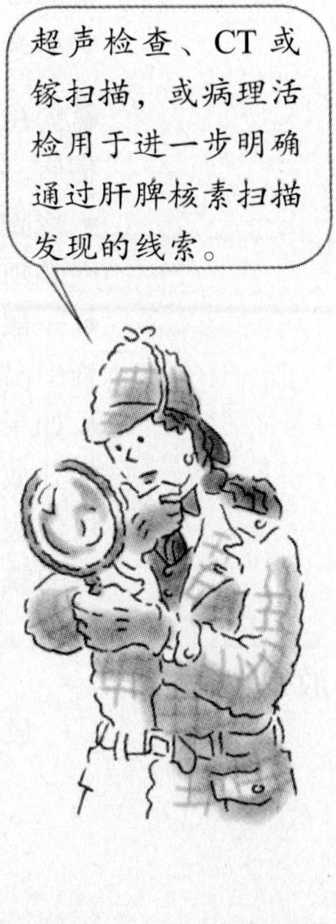
超声检查、CT或镓扫描，或病理活检用于进一步明确通过肝脾核素扫描发现的线索。

肝-脾核素扫描

在肝-脾核素扫描中，静脉注射放射性胶质后，通过扫描仪或者照相机记录下放射性胶质在肝和脾内的分布情况。肝的Kupffer细胞摄取这种胶质最多，而脾和骨髓吸收较少。

检测装置

通过观察核素吸收的程度，成像装置可探测到异常情况如肿瘤、囊肿和溃疡。因为该项检查对疾病的诊断是非特异性的（如冷结节是指不能摄取胶质的区域），所以疾病的确诊往往需要通过超声、CT或者镓扫描、病理活检来证实。

护理要点

- 向患者解释该检查是通过一个特殊的扫描仪或照相机拍摄图像来检查肝和脾；
- 告知患者该检查将通过手部或上肢的静脉注射放射性物质（锝-99 硫化物）以便更清楚地观察肝和脾；
- 嘱患者如果出现检查的副作用，如面部发红、发热、轻度头痛或呼吸困难时，应立即报告。

核磁共振成像

核磁共振成像（MRI）可用于检查肝和腹部器官。它有助于评价其他检查发现的肝肿瘤、占位或囊肿。MRI 是通过在强磁场中激发质子束来成像。质子重新恢复原来平衡状态的放射波被记录下来。在成像过程中没有离子射线传输。

MRI 的缺点

MRI 的缺点在于扫描空间的密闭。新型 MRI 扫描空间相对较开放。除此之外，此检查不能用于体内植入金属假体或设备的患者。

护理要点

- 向患者解释操作步骤并告知患者检查前需将金属物质，如珠宝摘下。
- 该检查需要 1～1.5h 的时间，告知患者这段时间内必须平卧。
- 一般来说，要由护士陪同做检查。如果患者在检查中出现不适，要遵医嘱给予镇静药物。
- 如果患者在检查过程中出现病情变化，一定要确保开放该部位无金属成分的静脉通道，并且所有的仪器应与 MRI 设备相容。必要时，检查中可监测患者的氧饱和度、心律和呼吸状态。

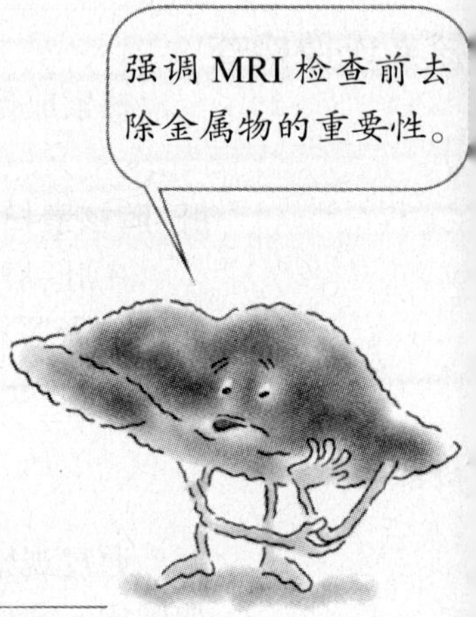

放射学检查

放射学检查包括腹部 X 线，各种造影剂检查及 CT 扫描。

腹部X线

腹部X线也叫做腹部平片或肾输尿管膀胱造影，用于检查和评估肿瘤、肾结石、腹部积气和其他腹部疾病。该检查方法有两种，一种需要患者仰卧位，另一种需要患者站立位。

读片

在X线片中，空气呈黑色，脂肪呈灰色，骨头呈白色。尽管常规的X线片不能很好地暴露腹部器官，但可通过气液对比来显现。例如肠梗阻时在肠内可见大量气体和液体。当肠穿孔时，气体可进入腹腔并可在X线下显影。

护理要点

- 告知患者，放射学检查不需要特殊的检查前及检查后的护理。在重症监护室，常常需行床旁检查。

CT扫描

在CT扫描中，计算机将大量X线束转变为三维示波器成像，显示患者的胆道、肝和胰腺。

大量的扫描

CT扫描用于：

- 区别梗阻与非梗阻性黄疸
- 鉴别脓肿、囊肿、血肿、肿瘤和假性囊肿
- 评估消瘦原因并寻找隐蔽的恶性肿瘤
- 诊断和评价胰腺炎

该检查可使用或不使用造影剂，如果患者对造影剂不过敏则建议患者使用。

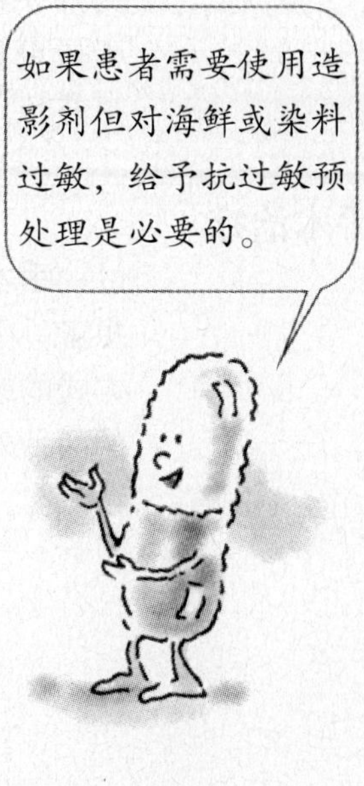
如果患者需要使用造影剂但对海鲜或染料过敏，给予抗过敏预处理是必要的。

护理要点

- 向患者解释操作步骤并告知患者检查时需平卧、放松并正常呼吸。如果医生要求使用造影剂，患者可能有穿刺部位不适和感觉注射部位发热。
- 检查者需在前一夜12：00之后禁食水，但是仍然可继续药物治疗。
- 确定患者是否对碘或海鲜过敏。如果对海鲜或染料过敏，为了减少这种过敏反应的风险，则应遵医嘱使用泼

尼松和苯海拉明行抗过敏预处理。立即报告出现的一些不良反应例如恶心、呕吐、头晕、头疼和风疹。

- 如果患者不能经口进食，遵医嘱增加静脉补液速度，以便在检查后促进造影剂的排出。监测血清肌酐和血尿素氮（BUN）水平以发现急性肾衰竭的征象，这可能因造影剂造成。

治疗

消化系统疾病的治疗面临许多挑战，因为它们具有多种发病机制，可独立作用也可同时作用。包括肿瘤、功能亢进、功能减退、吸收不良、感染和炎症、血管病变、小肠梗阻以及退行性疾病。治疗包括药物治疗、手术、消化道插管和营养支持。

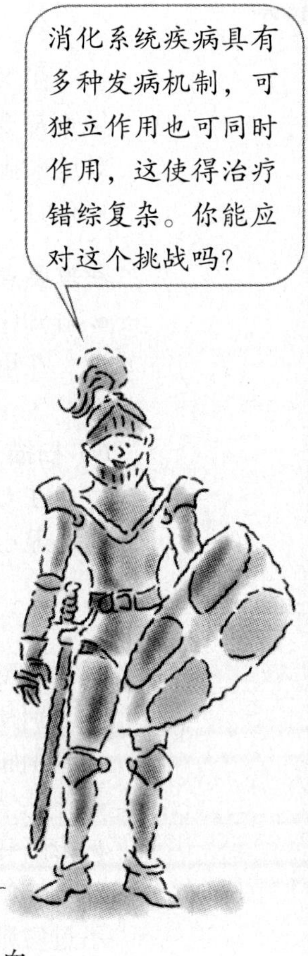
消化系统疾病具有多种发病机制，可独立作用也可同时作用，这使得治疗错综复杂。你能应对这个挑战吗？

药物治疗

药物治疗可用于治疗急性消化道出血、消化性溃疡和肝功能衰竭。危重症护理中一些最常用的药物包括氨解毒剂、抑酸剂、抗利尿激素、止吐剂、H_2-受体拮抗剂和质子泵抑制剂。

起效有多快？

其中一些药物，例如抑酸剂和止吐剂，起效迅速。另外一些药物，如氨解毒剂和 H_2-受体拮抗剂，需要几天或更长的时间才能使疾病缓解。（见：消化系统的常用药物）

手术治疗

手术可以用于内科治疗如洗胃或硬化疗法无效的大量出血患者。手术后患者可能面临一种永久的并且通常是困难的生活方式的改变，所以要为其提供专门的术后支持。消化系统疾病的两种外科手术方法是肝移植和 LeVeen 分流术。

消化系统的常用药物

药物	适应证	副作用	注意事项
氨解毒药			
乳果糖（Enulose）	● 预防和治疗严重肝病患者的肝性脑病（通过缓泻作用增加含氮物质的清除并且降低血氨水平） ● 作为泻药治疗便秘	腹部痉挛、腹泻、腹胀、嗳气	● 通过鼻胃管给药后要用水冲洗胃管 ● 通过保留灌肠给药时指导患者保持药物在肠道停留 30～60min ● 注意新霉素和其他抗生素可以减低药物疗效 ● 用药同时监测患者的血氨水平
抑酸剂			
氢氧化铝（Amphojel）	● 治疗胃灼热和反酸，并辅助治疗消化性溃疡	便秘、肠梗阻、低磷血症	● 肾脏疾病患者慎用 ● 用药 1～2h 内不要口服其他药物 ● 经鼻胃管给药后，用清水冲洗鼻胃管
氢氧化铝和氢氧化镁（Aludrox）	● 用于治疗胃灼热和反酸，并辅助治疗消化性溃疡	腹泻、严重肾损害者应用可引起高镁血症	● 肾脏疾病患者不推荐应用 ● 注意这些药物可以干扰 99Tcm 高锝酸钠的成像技术 ● 通过鼻胃管给药后要用清水冲洗鼻胃管
碳酸氢钙（Tums）	● 用于治疗胃灼热和反酸，并辅助治疗消化性溃疡 ● 补钙	恶心、呕吐、高钙血症（过量使用）、肾结石	● 肾脏疾病、心血管疾病及结节病患者慎用 ● 监测血钙避免高钙血症 ● 用药 1～2h 内不要口服其他药物

消化系统的常用药物（续）

药物	适应证	副作用	注意事项
抗利尿激素			
加压素 (Pitressin)	• 静脉注射给药或动脉给药至肠系膜上动脉；用于治疗急性消化道大出血（如消化性溃疡、食管静脉曲张和贲门撕裂综合征）	心绞痛、心律失常、心脏停搏、水中毒、癫痫发作、支气管痉挛、过敏反应、震颤、出汗、血管性水肿、心肌缺血	• 动脉输注需要置入血管导管 • 密切监测出入量 • 监测有无水中毒（困倦、头痛、意识模糊、无尿）征象 • 监测心律 • 冠心病、心衰、肾病、哮喘或癫痫患者慎用 • 慢性肾炎患者禁用 • 老年、术前或术后患者慎用
止吐剂			
多拉司琼 (Anzemet) 昂丹司琼 (Zofran) 阿瑞吡坦 (Emend) 格雷司琼 (Kytril)	• 用于预防和治疗术后恶心和呕吐，并用于肿瘤化疗的辅助治疗	腹泻、肝功能异常、瘙痒、头痛、心动过速、肌痛、厌食症、疲劳	• 监测心律 • 慎用于 QT 间期延长或先天性 QT 综合征患者 • 监测肝功能
甲氧氯普胺 (Reglan)	• 用于预防和治疗术后恶心和呕吐，并用于肿瘤化疗的辅助治疗 • 治疗继发于糖尿病的胃排空延迟	烦躁、焦虑、自杀倾向、癫痫发作、心动过缓、暂时性高血压、锥体外系反应、心衰、困倦	• 慎用于消化道出血、机械性肠梗阻、嗜铬细胞瘤、癫痫发作、抑郁或高血压患者 • 监测早期锥体外系反应
H_2－受体拮抗剂			
法莫替丁 (Pepcid)	• 治疗十二指肠和胃溃疡、胃食管反流病（GERD）和 Zollinger-Ellison 综合征 • 预防应激性溃疡	头痛、心悸、腹泻、便秘	• 注意药物可对静脉注射部位产生刺激。注射前用溶液稀释可减少刺激性 • 鼻胃管给药后应用水冲洗胃管 • 肾功能不全者应减量应用

消化系统的常用药物（续）

药物	适应证	副作用	注意事项
H_2-受体拮抗剂			
雷尼替丁（Zantac）	• 治疗十二指肠和胃溃疡、胃食管反流病和 Zollinger-Ellison 综合征 • 预防应激性溃疡	不适感、视物模糊、黄疸、白细胞减少、血管性水肿、血小板减少症	• 因为抑酸药可减少雷尼替丁的吸收，故两者应间隔 1h 给药 • 肾病患者慎用 • 监测肝肾功能
质子泵抑制剂			
兰索拉唑（Prevacid） 奥美拉唑（Prilosec） 泮托拉唑（Protonix） 埃索美拉唑（Nexium）	• 治疗十二指肠和胃溃疡、胃食管反流病、Zollinger-Ellison 综合征和抗幽门螺旋杆菌治疗 • 预防应激性溃疡（危重症患者）	腹泻、腹痛、恶心、便秘、胸痛、头晕、高血糖	• 严重肝病患者慎用 • 监测肝功能变化和血糖水平

肝移植

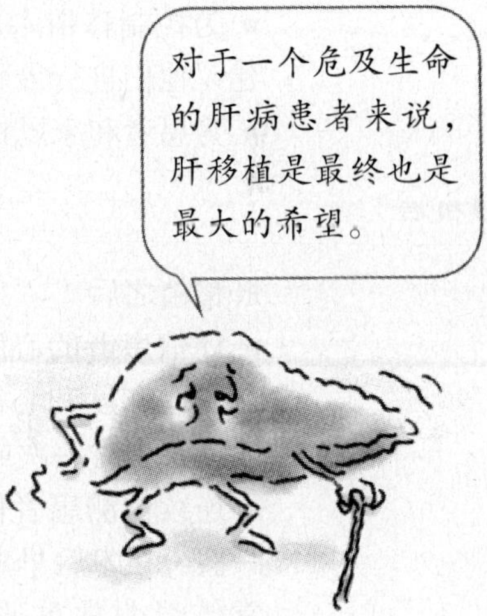
对于一个危及生命的肝病患者来说，肝移植是最终也是最大的希望。

对于危及生命的严重肝病患者，当其他治疗方法效果不佳时，肝移植可能是最大的希望。

肝移植适应证包括：

- 先天性胆道功能异常
- 慢性肝炎
- 先天性代谢功能缺陷
- 肝病终末期

适合肝移植的患者

适合肝移植患者的标准包括：

- 预期生存时间不足两年的进展性肝衰竭者
- 能使其长期存活的药物及手术治疗无效者
- 无下列禁忌证：心肺疾病、转移性疾病、获得性免疫缺陷综合征和活动性酒精或药物成瘾者
- 患者和家属能够理解移植过程的各方面

护理要点

当护理肝移植的患者时，护理人员应注意做好患者及家属身体和心理两方面的护理，包括对患者进行肝移植步骤和术后的相关指导，并采取措施预防术后并发症。（见：肝移植并发症的管理）

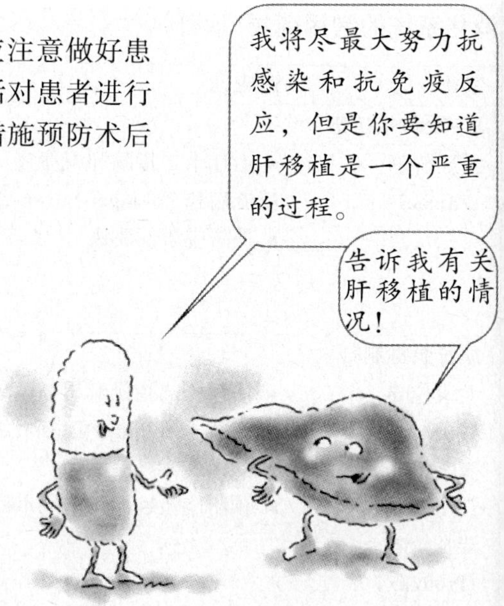
告诉我有关肝移植的情况！
我将尽最大努力抗感染和抗免疫反应，但是你要知道肝移植是一个严重的过程。

移植前

肝移植之前

- 对患者和家属进行有关移植、必要的辅助检查、免疫抑制剂和排异风险的指导。
- 检查有关的设备和程序，诸如心脏监测、ET 管、鼻胃管、留置导尿管和动脉导管。使患者不适感减少到最小同时尽可能移除设备，以消除患者顾虑。
- 遵医嘱给药，如免疫抑制剂。
- 与患者回顾诱发性肺活量测定和运动幅度的练习方法。
- 确定签署知情同意书。
- 为控制移植术后的感染和减少并发症，对家属进行指导，建议他们进行最新的免疫接种。
- 为患者和家属提供情感支持。

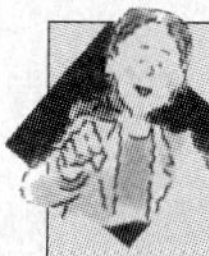

高度注意

发热意味着什么？

一次突然的高热和肝酶升高提示肝动脉血栓形成。如果怀疑患者发热和感染，应做好体液培养、胸部和腹部 X 线检查以及肝血管超声检查的准备。

移植后

肝移植之后

- 评估患者的心肺功能和血流动力学状态，包括生命体征、血氧饱和度和心律，术后至少每 15 分钟一次，接下来根据病情每小时一次或遵医嘱。
- 连续监测患者体温，至少每小时一次，然后每 2～4 小时一次。在术后早期，患者可能处于低体温状态，此时恢复正常体温非常重要。术后监测体温有无发热和感染征象。（见：发热意味着什么？）
- 监测实验室检查结果，特别是肝酶、胆红素、电解质、凝血情况和全血细胞计数。

肝移植并发症的管理

参照该表以发现可能的肝移植并发症并对每种并发症进行评估和护理干预。

并发症	评估与干预
出血和低血容量性休克	● 每小时评估一次患者的生命体征和其他有关液体容量的指标并记录血容量不足、低血压、脉搏细速或不规则、少尿、意识程度减低和外周血管收缩的变化趋势。 ● 每天监测患者的血细胞比容和血红蛋白水平。 ● 保持所有静脉管道通畅，储备 2 单位血以备患者输血需要。
血管闭塞	● 注意有无右上腹四分之一象限急性血管闭塞的症状和体征，如绞痛或压痛、恶心和呕吐。如有上述任何症状应立即通知医生。 ● 遵医嘱准备急诊血栓切除术，维持静脉输液，监测并记录患者的生命体征，保持气道开放。
伤口感染或脓肿	● 每天检查切口部位，报告任何炎症、触痛、引流情况和其他感染的症状和体征。 ● 每天或按需更换敷料。 ● 记录和报告任何腹膜炎或脓肿的症状和体征，包括发热、寒战、白细胞增多（或带状中性粒细胞）、腹痛、压痛和肌紧张。 ● 每 4 小时测量一次肛温。 ● 采集腹腔引流液，做细菌培养和药敏试验。注意其颜色、量、气味和黏稠度。 ● 评估患者其他部位的感染征象：如尿道、呼吸系统和皮肤感染。记录并报告任何感染征象。
呼吸功能不全或呼吸衰竭	● 保持通气量在规定水平。 ● 每天监测患者动脉血气水平，遵医嘱调整呼吸机参数。 ● 每 2～4 小时听诊有无异常呼吸音。 ● 如有需要为患者吸痰。
免疫抑制剂治疗的效果	● 记录所有机会性感染的症状和体征，包括发热、心动过速、寒战、白细胞增多、中性粒细胞减少和出汗。 ● 进行保护性隔离。 ● 报告药物副作用。 ● 每天测量患者体重。
肝衰竭	● 监测鼻胃管引流液以发现有无上消化道出血。 ● 经常评价患者的神经血管情况。 ● 记录外周水肿和腹水情况。 ● 通过检查患者的尿量、血尿素氮、血肌酐和血钾水平以监测肾功能。每日监测血清淀粉酶水平。

● 评估置管部位有无出血迹象，仔细检查切口部位有无渗血或活动性出血，如果患者留有鼻胃管，需至少每 2 小时检查一次引流液颜色。
● 制定严格的感染控制预防措施。
● 遵医嘱给予预防性抗生素和术后药物，如皮质激素和免疫抑制剂。
● 尽可能及早拔管（通常在 4～6 小时之内），遵医嘱给予吸氧。鼓励患者咳嗽、深呼吸和做吹气训练。
● 监测患者每小时的液体出入量，如果出量小于 30ml/h，及时通知医生。保持液体入量在 2000～3000ml/d，或遵医嘱，以防止液体入量过多。
● 嘱患者禁食水同时给予鼻胃管减压，经鼻胃管缓慢间断吸引直到肠鸣音恢复。
● 每 2 小时变换一次患者体位，如果病情稳定可于 24h 内下床坐在椅子上。
● 连续监测患者有无急性排异反应的症状和体征，如不适感、发热、移植物增大和移植物功能减退（一般是在移植后 7～14d）。
● 为减轻患者紧张情绪，尽可能让其休息并提供更多的私人空间。尽可能让家属陪护和安抚患者。
● 使患者和家属了解危险的症状和体征，并及时报告。

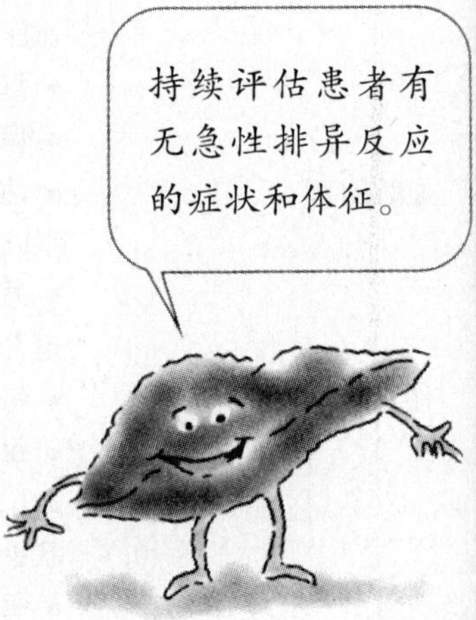

LeVeen 分流术

腹腔积液可通过 LeVeen 腹腔静脉分流术将腹水由腹腔分流至上腔静脉。这种分流术常用于控制慢性肝病导致的腹水。（见：LeVeen 分流术的原理）

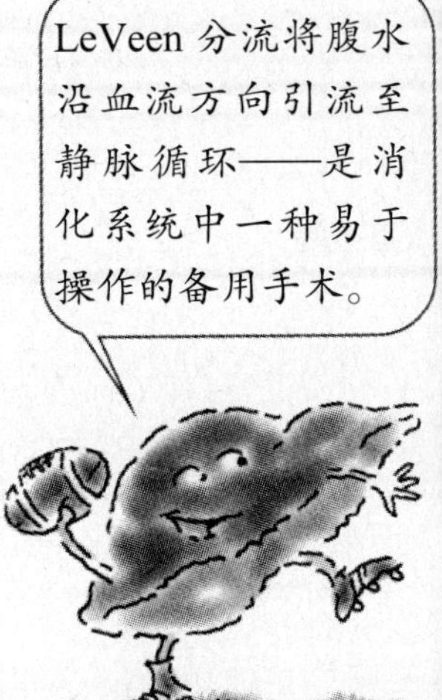

并发症

相对于腹水的传统治疗如腹腔穿刺，LeVeen 分流术提供了一种有效的替代治疗方法。但该方法可以引起多种潜在的严重并发症，如：
● 腹水从切口部位渗漏
● 伤口感染
● 皮下出血
● 弥散性血管内凝血（DIC）
● 心衰

LeVeen 分流术的原理

LeVeen 腹腔静脉分流由腹腔管、静脉管和控制液体流动的单向压敏阀门组成。

分流手术操作简单

当患者吸气时，腹内压增加同时上腔静脉压下降，这个压差导致分流阀门处于开放状态，腹腔积液由腹腔分流至上腔静脉。当患者呼气时，上腔静脉压增加同时腹内压下降，其压力差导致阀门关闭，腹水停止流动。

阀门的单向设计阻止了血液向导管的反流，减少了凝血和分流器阻塞的危险。同时也有利于当上腔静脉压持续高于腹内压时阻止阀门打开，这在心衰患者中常见。同时也降低了循环系统高容量负荷的危险性。

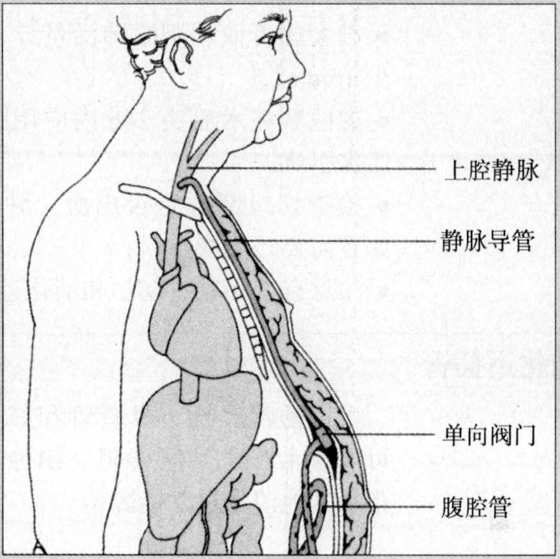

护理要点

分流术之前

- 将分流装置展示给患者，并描述其工作原理；
- 解释术前需使用局部麻醉药物；
- 测量和记录患者的基础体重和腹围；
- 确保患者已签署知情同意书。

分流管置入合适位置

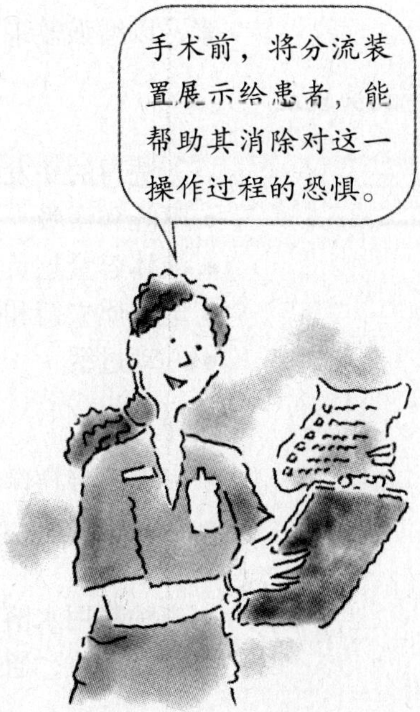
手术前，将分流装置展示给患者，能帮助其消除对这一操作过程的恐惧。

分流术之后

- 使患者处于低半卧位或半卧位，并使其舒适，同时遵医嘱给予镇痛药；
- 监测患者的生命体征、血氧饱和度、心律和血流动力学情况，观察有无血容量增多或血容量减少；
- 遵医嘱给予利尿剂以减少液体潴留；
- 在开始 24h 内每小时监测一次液体出入量，之后每天监测一次；
- 每天测量患者的腹围和体重；
- 遵医嘱检测全血细胞计数、血清电解质、肌酐、白蛋白和尿素氮；

- 教会患者使用刺激肺活量计，每天应用 4 次，每次至少 15min；
- 遵医嘱在术后头 24h 内应用腹带以增加腹内压，促进腹水引流；
- 检查切口部位是否出血、肿胀、发炎、渗液和血肿；如有需要，更换敷料；
- 注意有无心衰、DIC 和消化道出血的征象。

消化道插管

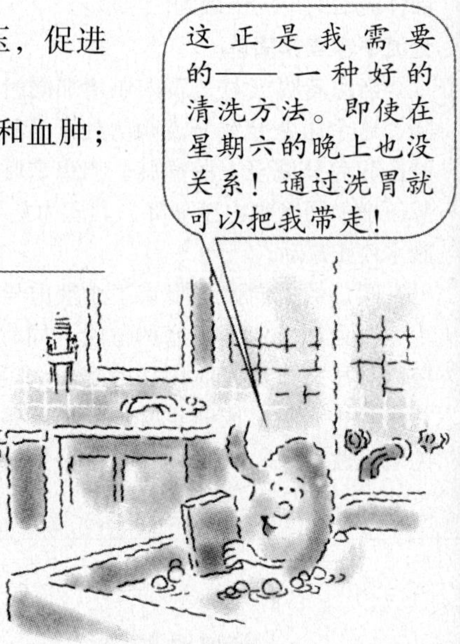
这正是我需要的——一种好的清洗方法。即使在星期六的晚上也没关系！通过洗胃就可以把我带走！

胃肠营养管、鼻胃管和其他专用的导管可用于治疗急性肠梗阻、出血、食管静脉曲张和其他消化道功能障碍。

洗胃

洗胃是急诊治疗因消化性溃疡、食管胃底静脉曲张破裂所致消化道出血的一种方法，同时也是治疗药物过量的急诊治疗方法。

洗胃指插入大孔的单腔或双腔管、灌注冲洗液和吸引胃内容物。有些患者可在冲洗液中加入血管收缩药，如去甲肾上腺素，以增强效果。（见：鼻胃管的类型）

罕见并发症

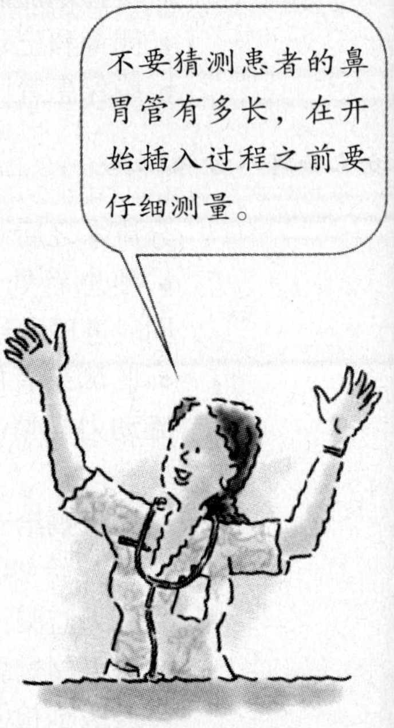
不要猜测患者的鼻胃管有多长，在开始插入过程之前要仔细测量。

洗胃的并发症很少见，包括：

- 呕吐和误吸
- 液体容量超负荷
- 电解质失衡和代谢性酸中毒
- 心动过缓

护理要点

- 向患者解释操作步骤。
- 决定管道插入的长度。（见：鼻胃管长度的测量，456 页）
- 遵医嘱用水溶性润滑剂润滑管道末端，并插入患者的口腔或鼻腔，通过咽部和食管将管道插入胃部。

鼻胃管的类型

有两种常用类型的鼻胃管：Levin 管和 Salem sump 管，医生可自行选择应用。

Levin 管

Levin 管是一种由橡胶或塑料制成的单腔管，长度在 106.7～127cm，尖端及侧壁有孔。

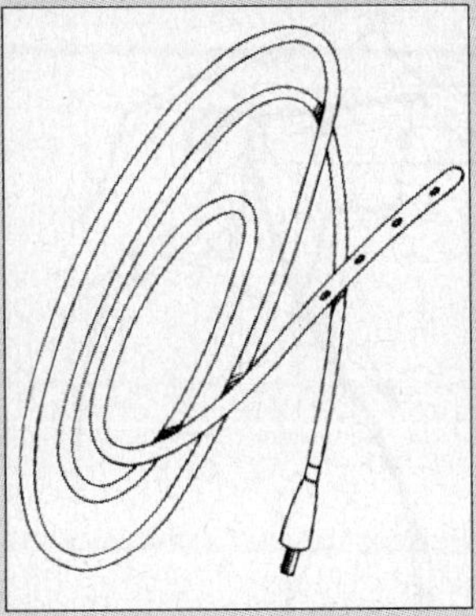

Salem sump 管

Salem sump 管是一种双腔纯塑料管。它有一段彩色的猪尾管，可使空气进入胃腔，因此导管可以自由飘浮而不会黏附并损伤胃黏膜。121.9cm 开口导管在 45、55、65、75cm 处均有开口可抽吸胃液，除此之外还可通过放射线确定位置。

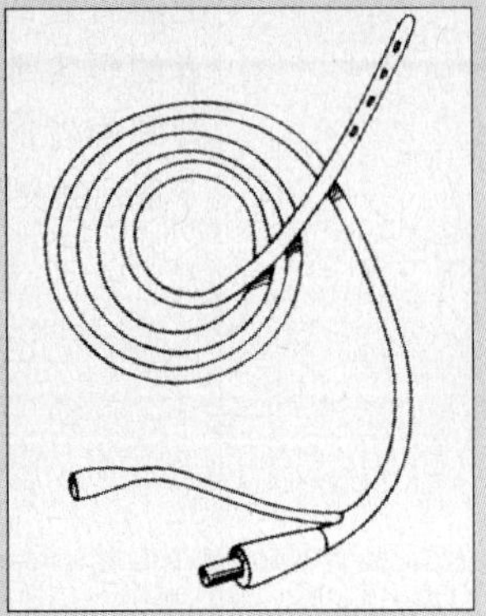

- 通过接注射器和抽吸内容物来检查导管所在位置。胃内容物为酸性，pH 在 0～4。当内容物 pH 大于或等于 7 时，提示导管在呼吸道。
- 当导管到达指定位置时，尽可能降低床头至 15°，如有可能让患者左侧卧位。
- 注射器充满 30～50ml 冲洗液，开始推注。推住 250ml 液体后等待 30s，然后开始回抽液体到注射器中。如果不能抽出液体，通过导管引流至容器中。
- 如果医生指示冲洗液中需加入血管收缩药物，则应在抽吸胃管前等待一段时间（由医生指定）以使药物被胃黏膜吸收。
- 仔细测量和记录回收液体。如果回收液量少于注入量，则可能会造成腹胀或呕吐。
- 持续洗胃直到回抽液体透明或遵医嘱。遵医嘱拔除或关闭导管。如有需要，送标本到实验室进行毒理学分析、胃内容物 pH 分析和潜血分析。
- 在洗胃过程中不要仅留下患者一个人。
- 监测患者的心律并观察可能发生的并发症，如心动过缓、血容量减低、呕吐和误吸。

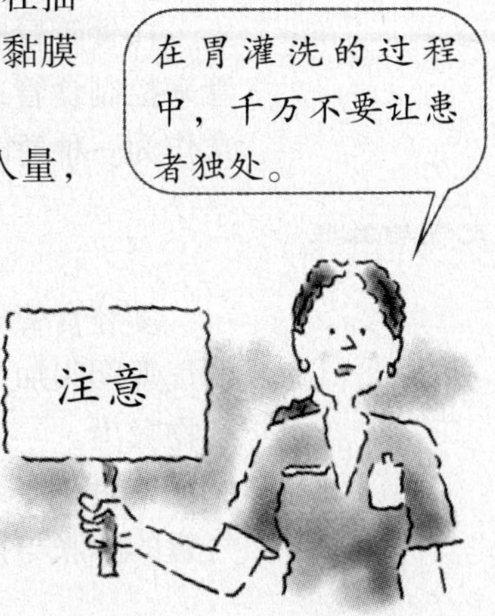

鼻胃管长度的测量

为了测量鼻胃管多长才能到达胃腔，需要把鼻胃管的末端放在患者的鼻尖部。伸展鼻胃管到患者的耳垂，然后下垂到剑突部。

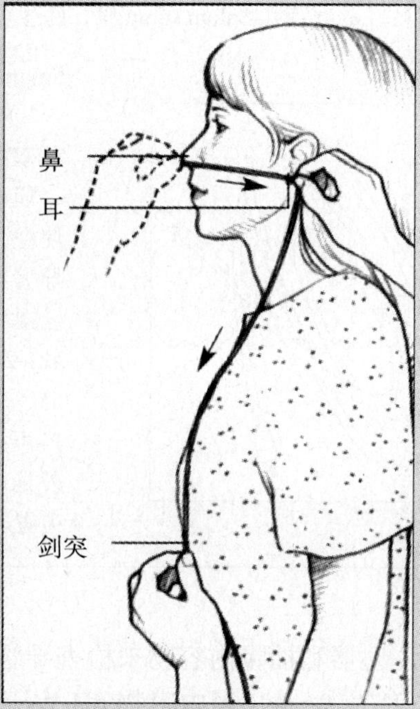

- 每 30 分钟检测一次患者的生命体征和血氧饱和度，直至患者病情稳定。
- 记录操作过程和干预措施。

多腔食管导管的放置

在食管胃底压迫止血中，一种急诊治疗是置入多腔食管导管来控制食管或胃底静脉破裂所致的出血。在硬化治疗前，常常作为一种暂时的止血措施。（见：食管导管的比较）

充气与放气

多腔食管导管一般通过鼻孔或口腔放置至胃。食管与胃内的气囊膨胀加压便可阻止静脉出血，通过管腔可将食管及胃内容物吸出。

气囊膨胀超过 48h 可导致组织坏死而引发更大量的出血。气囊的膨胀与排气要按照医院规定和程序进行。

食管导管的比较

食管导管包括 Linton 管、明尼苏达食管胃底减压管和 Sengstake-Blakemore 管三种类型。

Linton 管

该管为三腔单囊，具有可用来吸引食管和胃内容物的侧孔。由于该管无食管气囊，所以仅限于胃出血的使用，不能用于食管静脉出血。

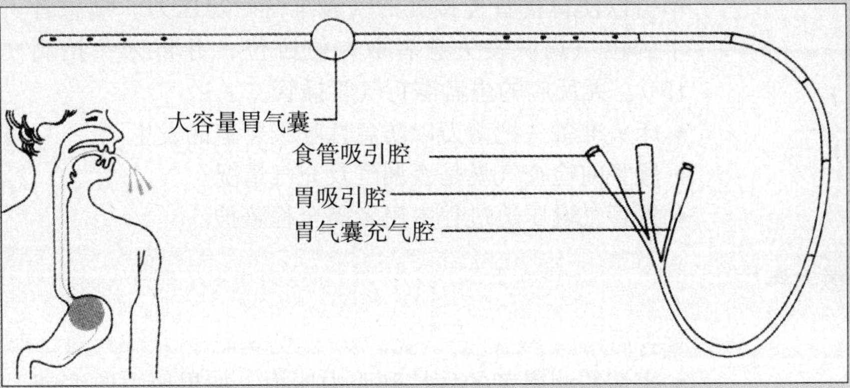

明尼苏达食管胃底减压管

该管具有四腔和两个气囊。双囊均有压力监测孔。该管既可用于胃出血也可用于食管出血患者。

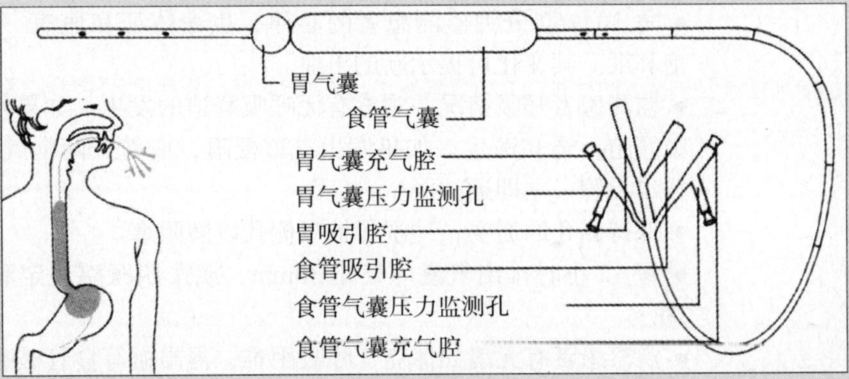

Sengstake-Blakemore 管

该管具有三腔、胃食管两个气囊并且还有一个胃内容物吸引侧孔，所以可以通过侧孔将胃气囊下内容物引流并可通过侧孔滴入药物。

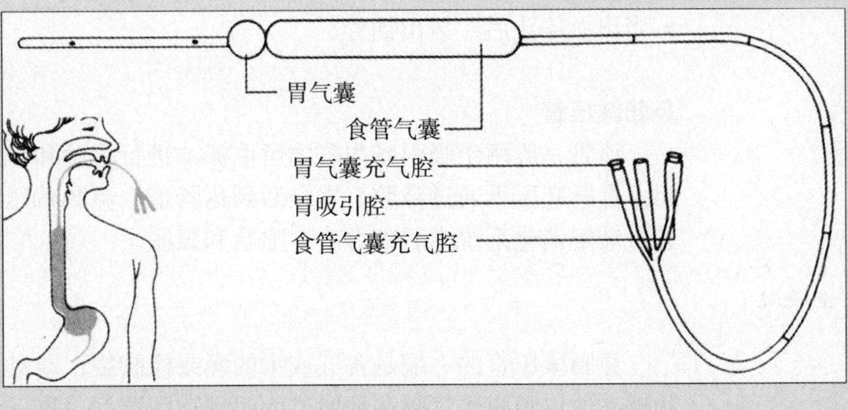

护理要点

置管前

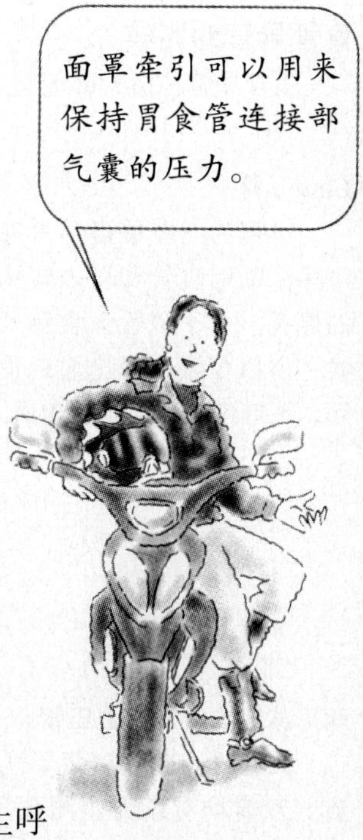
面罩牵引可以用来保持胃食管连接部气囊的压力。

- 向患者讲解置管过程。向其解释可能需要一个面罩牵引以使胃食管连接处的气囊维持一定压力。嘱患者半卧位（意识丧失患者取左侧卧位，并将床头抬高15°）。无反应的患者需行气管插管。
- 床头准备一把剪刀以防急性呼吸窘迫的发生。
- 置管前检查气囊是否漏气及充气情况。
- 置管气囊压迫过程中患者需全程陪护。

持续加压

置管后

- 密切监测患者的病情和腔内压力。如果压力改变或下降，需检查是否有出血并立即通知医生。
- 每30～60分钟监测患者的心律、生命体征和血氧饱和度。其变化可提示新的出血。
- 监测患者呼吸情况并观察有无呼吸窘迫的发生。如果发生呼吸窘迫，通知医生。如果发生气道梗阻，应剪开两个气囊孔，拔出导管。立即通知医生。
- 保持侧孔的通畅，冲洗胃抽吸侧孔以防阻塞。
- 每12小时排出气囊内气体30min，或按照医院规定和程序执行。
- 观察患者有无诸如休克、呼吸困难、再出血等食管破裂的征象，如果出现上述征象通知医生。
- 保持患者温度舒适，并尽可能保持安静。
- 当出血停止后，拔出插管。

鼻肠减压管

该管一般用于吸引肠内容物留取标本进行检验和治疗肠梗阻。鼻肠减压管通过鼻腔、胃最后到达肠道。鼻肠减压管的放置可缓解消化系统术后的恶心、呕吐和腹胀。

安全通过

鼻肠减压管的一端是含气或水的囊或橡胶袋，通过刺激胃肠蠕动使胃肠减压管顺利地通过幽门到达肠道。（见：常用的

鼻肠减压管）

护理要点

置管患者需要特殊的护理和持续监测：

- 确保导管开放
- 持续吸引并降低肠内压力
- 检测水电解质失衡等并发症

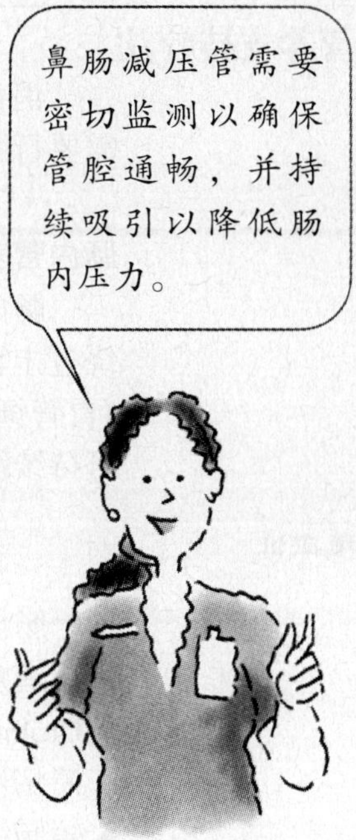
鼻肠减压管需要密切监测以确保管腔通畅，并持续吸引以降低肠内压力。

导管阻塞的处理措施

如果出现管腔阻塞，按照医院的规定和程序操作，如果不能再通的话通知医生。医生可通过以下措施迅速有效地再通导管：

- 先从吸引器上拔下导管，用生理盐水冲洗。通过水流重力作用去除阻塞。
- 如果冲洗不能再通，导管可能由于附着于胃黏膜而阻塞，可轻轻用力从黏膜上移开导管。
- 如果上述方法仍不奏效，导管可能打结而需其他操作。但对于胃肠道手术中的置管及插管困难患者一般不能重新置管或冲洗导管。

常用的鼻肠减压管

鼻肠减压管类型的选择主要取决于患者鼻孔的大小、插管的持续时间和插管的原因。

大部分管路都能在放射线下显影，这样很容易通过X线或其他成像设备确定管道的位置。最常用的鼻肠减压管是Miller-Abbott管和Dennis sump管。

Miller-Abbott管

Miller-Abbott管长3米并有两个腔：末端有一个可注气或注水的囊，这种类型的导管可以抽吸肠内容物，也用于肠梗阻的患者。

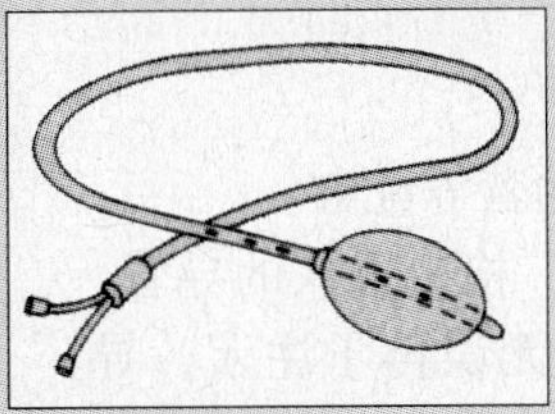

Dennis sump管

Dennis sump管长3米，有3个腔，为灌注腔、排水腔和气囊腔，常用于胃肠道手术前后的胃肠减压。

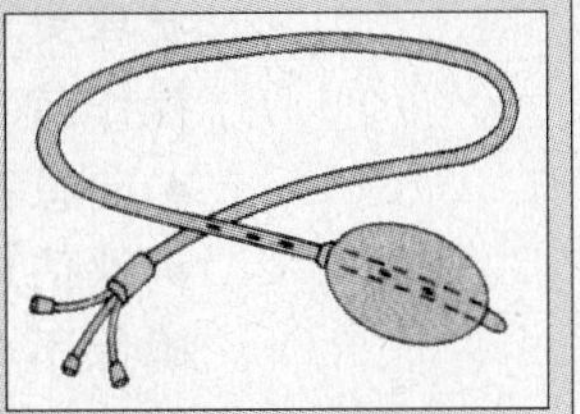

营养支持疗法

消化系统疾病患者不能正常进食或不能消化食物时，需要行肠内或肠外营养。

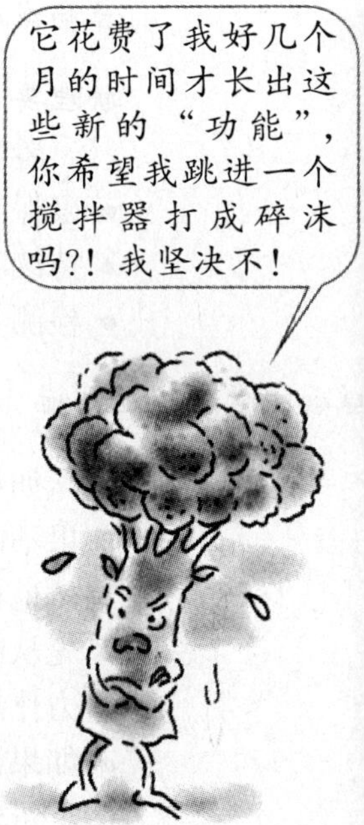
它花费了我好几个月的时间才长出这些新的“功能”，你希望我跳进一个搅拌器打成碎沫吗?！我坚决不！

肠内营养

肠内营养是指使用导管直接将食物运送至消化道，而绕过上消化道将食物或特殊的肠内营养配方直接输入胃(胃管饲法)、十二指肠或空肠。肠内营养可间断给予，也可持续缓慢给予。

适应证

肠内营养输入适用于不能经口摄入足够食物的功能性消化道疾病患者，如：

- Crohn 病
- 溃疡性结肠炎
- 短肠综合征
- 头颈外伤
- 神经系统疾病
- 卒中
- 口腔癌
- 精神障碍
- 气管内插管患者

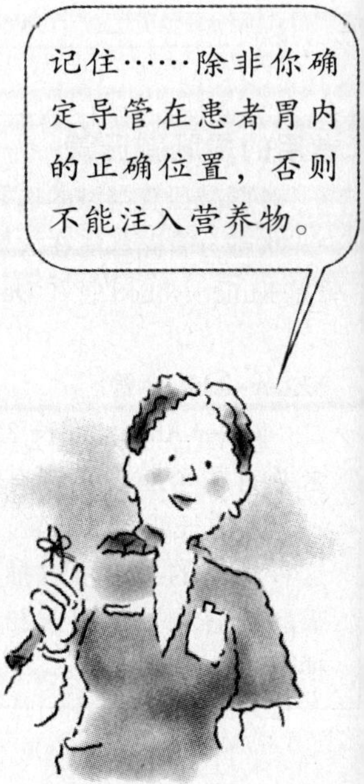
记住……除非你确定导管在患者胃内的正确位置，否则不能注入营养物。

禁忌证

经管道营养对于可疑肠梗阻、急性胰腺炎或肠鸣音缺失的患者禁用。

护理要点

操作前

- 向患者解释操作流程及准备必要的营养配方。
- 评估患者腹部肠鸣音及腹胀程度，检查置入的导管，确保不会滑出。确定导管位置正确无误再予注入，导管位置不正确可导致误吸。
- 检查胃残余物以评估胃的排空情况，抽吸并测量胃残余物量。如果胃残余物量超过预计值（50～100ml）则停止注入。

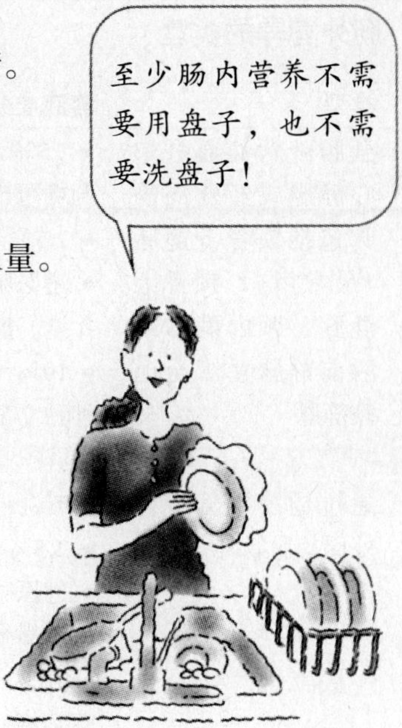

- 抬高床头使患者半卧位或坐位以防误吸并促进消化。
- 冲洗导管，遵医嘱注入肠内营养物，然后再冲洗导管。

肠内营养后

操作后

- 记录肠内营养配方的总量。注意患者所能耐受的注入量。
- 每日称量患者体重并定期监测实验室检查结果。
- 提供仔细的口腔及导管护理。

肠外营养

当患者不能通过口腔或肠内营养满足自身营养需求时，则需静脉营养支持即肠外营养。

适应证

患者的诊断、病史及预后一般会影响肠外营养的需要量。一般来说，对于不能经消化道摄食超过10d的患者需行肠外营养。

更多的具体适应证包括：

- 持续超过2周的极度虚弱患者
- 体重减轻超过患病前的10%或更多
- 血清白蛋白低于3.5g/dl
- 由于伤口感染、瘘管或脓肿而导致氮丢失过多
- 肝肾衰竭
- 重度胰腺炎
- 重度烧伤
- 消化道无功能超过5～7d，机体处于严重分解代谢状态的患者

输入途径

肠外营养可通过外周静脉或中心静脉（CV）输入。根据溶液性质的不同，肠外营养可增加患者卡路里的摄入或超过其卡路里的需求。肠外营养有两种类型：

- 全肠外营养（TPN）：指所有的营养液包括脂质混合后通过中心静脉输入。
- 外周静脉肠外营养（PPN）：指通过外周静脉输入营养液，PPN是不需要中心静脉就可将全部热量输入患者体内的一种方法。（见：肠外营养的类型，462页和463页）

肠外营养的类型

类型	溶液成分（/L）	用途
全肠外营养通过中心静脉或经外周静脉包括锁骨下静脉（最常用）、锁骨上静脉、颈内静脉或肘前静脉置管至上腔静脉	• 15%～25%的糖水（1L25%的葡萄糖可产生850非蛋白大卡热量） • 2.5%～8.5%的结晶氨基酸 • 遵医嘱给予电解质、维生素、微量元素、胰岛素 • 10%～20%的脂肪乳（常常作为一种独立溶液输入）	• 长时间营养支持（2周或更长） • 满足基本的热量和营养需要 • 提供热量、维持氮平衡并补充必需维生素、电解质、矿物质和微量元素 • 促进组织合成、伤口愈合和正常的代谢功能 • 使肠道得到休息和愈合，减少胆囊、胰腺和小肠的分泌 • 提高手术耐受性
通过周围导管进行外周静脉肠外营养	• 5%～10%的糖水 • 2.5%～5%的结晶氨基酸 • 遵医嘱给予电解质、矿物质、维生素和微量元素 • 10%～20%的脂肪乳（1L10%的葡萄糖和3.5%的氨基酸同时加入1L脂肪乳可产生1440非蛋白大卡的热量） • 遵医嘱给予肝素或皮质激素	• 适用于短期营养支持（≤2周） • 每天可提供2000卡热量 • 对于能耐受相对较多液体容量的患者、肠道功能恢复前和正常进食前几天的患者以及易发生中心静脉插管相关性感染的患者，用以维持其正常营养状态

护理要点

- 向患者解释整个操作过程。
- 输液前要核对医嘱、患者姓名、保质期和配方成分。
- 整个过程中保持无菌操作。
- 按照医院规定和流程使用输液管即微孔过滤器输入液体，输液时注意不要中断，保持恒定的滴速以防血糖波动。
- 至少每2～4小时监测一次患者的生命体征，如有必要应更频繁一些。体温逐渐升高是导管脓毒症的早期表现。
- 每6小时检测一次患者的血糖。
- 监测患者的液体出入量和常规实验室检查结果（血清电解质、血钙、尿素氮、肌酐、血镁、全血细胞计数和白蛋白水平）。

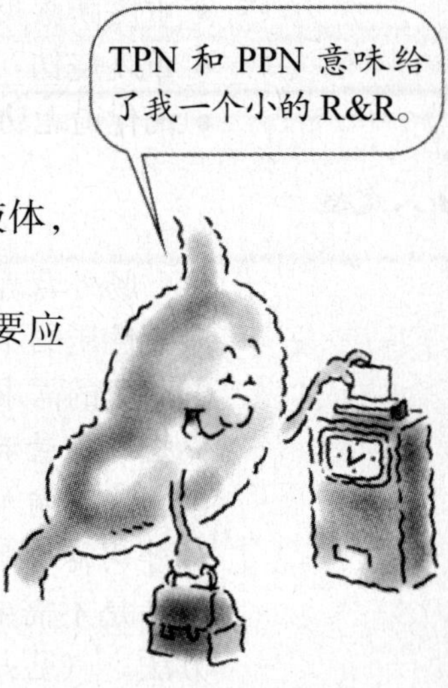

注意事项

基本溶液	静脉输入脂肪乳
• 完全营养 • 置入中心静脉导管时需要行小的手术操作 • 高渗溶液 • 可引发气胸（常发生在插管时）、静脉炎、血栓形成、空气栓塞、感染、脓毒血症和代谢综合征（糖耐受、电解质紊乱、必需脂肪酸缺乏） • 要选择高流速的静脉，因为糖成分的增加超过外周血管所能耐受的水平（常常比血液的糖浓度高 6 倍）	• 通过中心静脉输入 • 不能用于严重应激患者（尤其是烧伤患者） • 干扰免疫机制，减少呼吸衰竭患者的 CO_2 潴留
基本溶液	**静脉输入脂肪乳**
• 短期营养支持 • 不能用于营养衰竭的患者 • 不能用于限制容量的患者 • 不能恢复体重 • 不用置入和护理中心静脉导管，但需要足够的静脉通道，每 72 小时更换一次 • 可引发静脉炎并增加代谢综合征发生的危险 • 比中心静脉置管代谢综合征发生率低 • 为了避免静脉硬化，必须用低于 10% 的葡萄糖，所以为了满足营养需要，患者需耐受较大的容量负荷	• 热量来源与葡萄糖相同 • 如果同时输入基本营养溶液，则静脉炎的发生率降低 • 当合并肺部疾病时，可减少 CO_2 潴留 • 长期应用可刺激静脉

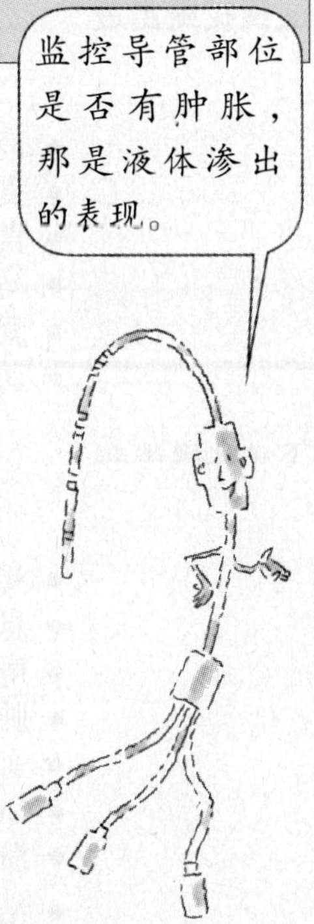

- 监测患者的肝肾功能。
- 每日测量患者体重。
- 根据医院规定更换敷料，观察导管部位是否有肿胀，这是液体渗出的表现。
- 根据医院规定每 24 小时更换一次溶液、输液器及过滤器。
- 停止外周静脉营养前，根据患者目前的糖摄入量缓慢降低输入速度，以最大限度降低高胰岛素血症发生的风险，减少低血糖的发生。

消化系统疾病

在 CCU 病房，常见的腹部疾病包括急性消化道出血、急性胰腺炎、肠梗死、肝硬化、肝衰竭、肝性脑病和腹压增高。

急性消化道出血

消化道的任何部位都可以出血。尽管出血大部分可以自行停止，但急性出血的发病率和死亡率仍然很高。

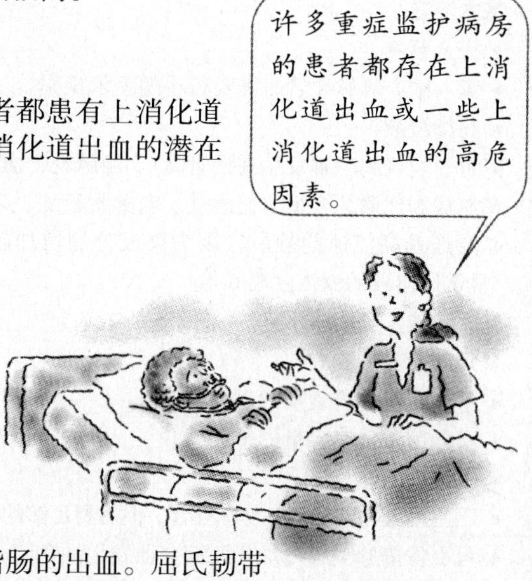
许多重症监护病房的患者都存在上消化道出血或一些上消化道出血的高危因素。

发病率上升的原因

重症监护病房内许多需要监护的患者都患有上消化道出血。另外，他们还可能存在可导致上消化道出血的潜在问题，如：

- 近期大手术
- 心肌梗死病史
- 肾衰竭
- 继发于大量饮酒或肝炎的慢性肝损害
- 放疗史
- 慢性疼痛疾病，如关节炎需服用非甾体类抗炎药者

病因

上消化道出血包括食管、胃和十二指肠的出血。屈氏韧带以下的出血称下消化道出血，最常见的部位是结肠。

上消化道出血

引起上消化道出血的原因包括：

- 消化性溃疡
- 食管静脉曲张破裂
- 食管炎
- 马洛里–魏斯二综合征
- 糜烂性胃炎
- 动静脉血管畸形

下消化道出血

引起下消化道出血的常见原因包括：

- 憩室炎
- 息肉
- 痔疮
- 肿瘤
- 血管畸形
- Crohn 病
- 溃疡性结肠炎
- 结肠炎

发病机制

无论什么原因所致的出血，都可引起患者循环血量不足的表现。

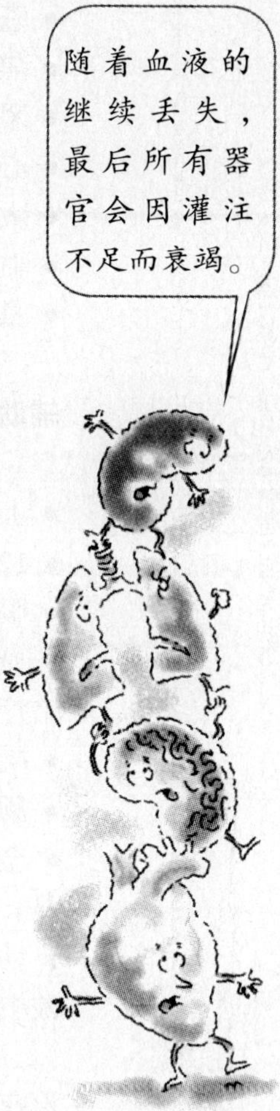
随着血液的
继续丢失，
最后所有器
官会因灌注
不足而衰竭。

发病过程

因为胃和食管的血液供应很丰富，快速大量的出血可以导致循环血容量降低和休克，下面为发病过程：

- 循环血量丢失可导致静脉回流减少。
- 心输出量和动脉压降低，可以导致组织灌注不足。通过机体的代偿机制，使组织间液流向血管内。
- 交感神经兴奋，引起血管收缩和心率增快。
- 肾素-血管紧张素-醛固酮系统兴奋，导致液体潴留和血压升高。
- 如果血液继续丢失，心输出量减少，导致细胞缺氧。最后因灌注不足导致器官衰竭。

临床表现

因为消化道的各部位都可以出血，所以确定出血部位和出血量非常重要。

出血部位

引流物、呕吐物、排泄物的颜色可以反映出血的部位：

- 鲜血——鼻胃管引流物或呕吐物呈鲜红色，多表明出血来源于上消化道。然而，如血液在胃内停留时间较长，与胃酸发生反应，可呈咖啡色。
- 便血——来源于直肠的鲜红色血液，一般表明出血来源于下消化道。如果上消化道出血，迅速通过肠道排泄也可以出现鲜血便。
- 黑便-黑色柏油样便——通常为上消化道出血。然而也可能来源于小肠或近端结肠的出血。

症状和体征

根据出血量和出血速度，患者可以有不同的症状和体征。急性消化消化道出血时，当出血量大于血容量的 30%，可出现低血容量性休克的症状和体征。包括：

- 皮肤湿冷

- 苍白
- 焦虑
- 恐惧
- 心动过速
- 大汗
- 血压下降
- 晕厥

辅助检查

下面的结果有助于急性消化道出血的诊断：

- 上消化道内镜可以明确食管或胃的出血部位。
- 12 导联心电图有助于诊断灌注不足所致的心肌缺血。
- 腹部 X 线出现膈下游离气体表明溃疡穿孔。
- 血管造影有助于肉眼观察出血部位，还可行出血血管的栓塞治疗。
- 凝血试验显示凝血时间延长，特别是肝病患者。
- 肠系膜血管造影有助于明确出血部位。
- 全血细胞计数可以明确失血量，但出血 4～6h 后变化不明显。
- 动脉血气分析可以显示出血或低氧血症引起的代谢性酸中毒。

治疗

治疗的目的包括止血和补液以维持机体的功能。治疗措施包括：

- 先补充晶体液再补充胶体液或成分输血。
- 呼吸支持。
- 下胃管洗胃（食管静脉曲张除外）并监测胃 pH。
- 药物治疗：抑酸剂、H_2–受体拮抗剂和质子泵抑制剂。
- 内镜或手术修复出血部位。

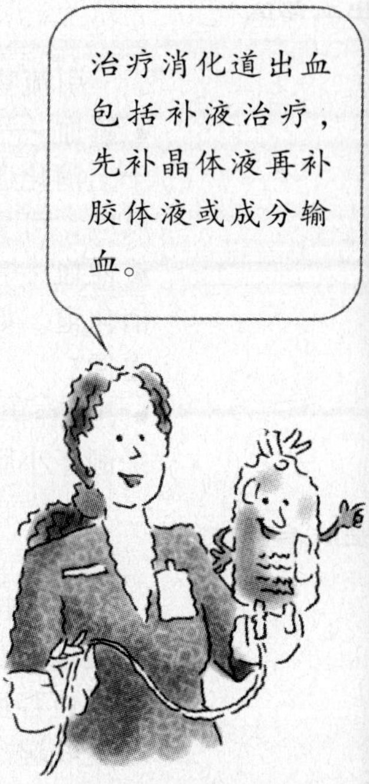
治疗消化道出血包括补液治疗，先补晶体液再补胶体液或成分输血。

护理措施

- 测血型、交叉配血（至少 2 个单位）。
- 至少建立两条大的静脉通路（16G 或 18G）。评估患者的出血量，并遵医嘱补液治疗。先补晶体液如生理盐水或林格液，再输成分血。

- 保持患者的气道通畅。监测心脏和呼吸情况，至少每 15 分钟评估一次 LOC，病情稳定后，每 2～4 小时观察一次。协助置入血流动力学监测仪器，并评估各种血流动力学参数。
- 遵医嘱给氧，监测血氧饱和度。
- 将患者床头抬高至少 30°，以减少误吸的危险。
- 观察患者皮肤的颜色和毛细血管充盈情况这些低血容量性休克的体征。
- 监测血红蛋白（Hb）和血细胞比容（HCT）的水平。遵医嘱补充白蛋白或输血。
- 密切观察患者的出入量，包括消化道总的液体丢失量，检查排泄物和胃管引流物有无潜血。
- 协助或为其插入鼻胃管，用常温生理盐水冲洗胃内积血。
- 遵医嘱评估患者的肠鸣音和胃 pH，如肠道功能恢复且无肠道再出血的迹象可行肠内营养或经口进食。
- 为患者提供精神支持。
- 如有指征，做好内镜和手术治疗的准备。

急性胰腺炎

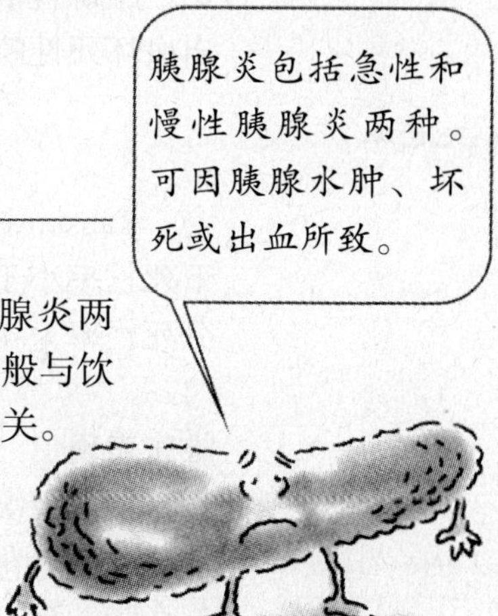
胰腺炎包括急性和慢性胰腺炎两种。可因胰腺水肿、坏死或出血所致。

胰腺炎，即胰腺的炎症，分急性胰腺炎和慢性胰腺炎两型。可因胰腺水肿、坏死或出血引起。男性患者发病一般与饮酒、外伤或消化性溃疡有关；女性患者多与胆管疾病有关。

病因

胰腺炎的病因包括：

- 饮酒（最常见）
- 胆管疾病
- 器官结构异常
- 代谢或内分泌疾病，如高胆固醇血症和甲状旁腺功能亢进
- 胰腺囊肿或肿瘤
- 穿透性消化性溃疡
- 钝伤或外伤
- 药物，如皮质激素、磺胺类药物、噻嗪类、普鲁卡因胺和四环素
- 感染
- 遗传因素

发病机制

急性胰腺炎分两种类型：

- 水肿型胰腺炎：胰腺细胞水肿和渗出
- 坏死型胰腺炎：细胞坏死和组织损伤

破坏和损伤

两型胰腺炎都是由于胰酶过早激活所引起的组织损伤所致。如胰岛细胞受损，可发生糖尿病。突发的重度胰腺炎患者由于胰腺细胞大面积出血坏死可引起糖尿病、酮症酸中毒、休克或昏迷。

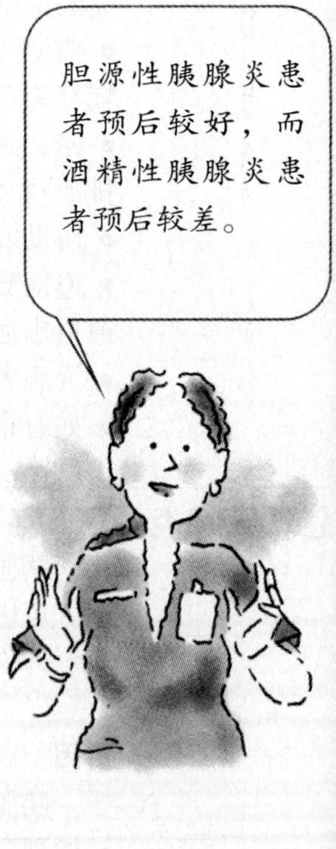
胆源性胰腺炎患者预后较好，而酒精性胰腺炎患者预后较差。

预后相关因素

胆源性胰腺炎患者较酒精性胰腺炎患者的预后好，出血坏死性胰腺炎患者的死亡率高达60%。

死亡率

Ranson 标准可用于评估胰腺炎的严重程度。3 分以下死亡率小于 1%，3～4 分死亡率为 15%～20%，5～6 分死亡率为 40%左右。（见：Ranson 标准）

临床表现

一般情况下，患者表现为突发的剧烈腹痛，以脐为中心并向后背部放射。患者常诉以下情况可使疼痛加重：

- 高脂饮食
- 大量饮酒
- 斜卧位

注意

通过体格检查可以发现：

- 肠痉挛或肠麻痹所致的持续呕吐（严重病例）
- 肠痉挛和或腹腔积液所致的腹胀（严重病例）
- 肠蠕动减弱（严重病例），提示继发于腹膜炎的肠蠕动异常
- 继发于心衰的肺底湿啰音（严重病例）
- 脂肪泻（恶臭味的大量白色大便）

Ranson 标准

急性胰腺炎患者的严重程度取决于其某些特征。患者的分级越高，其胰腺炎的严重程度越重，并且死亡的危险性越大。

住院时

住院时分级标准包括：
- 年龄超过 55 岁
- WBC 计数超过 16 000/μl
- 血糖超过 200mg/dl
- 乳酸脱氢酶超过 350IU/L
- 谷草转氨酶超过 250U/L

住院后

住院后的第一个 48h 内，其分级标准包括：
- 血细胞比容下降 10%
- 血尿素氮增加超过 5mg/dl
- 血钙少于 8mg/dl
- 碱缺失大于 4mEq/L
- 动脉血氧分压小于 60mmHg
- 估计液体潴留量大于 6L

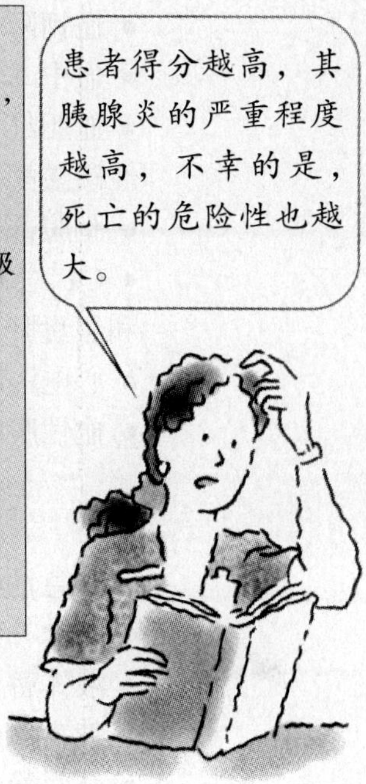
患者得分越高，其胰腺炎的严重程度越高，不幸的是，死亡的危险性也越大。

- Chvostek 征或 Trousseau 征（高血钙患者）
- 黄疸
- 腹水
- 心动过速
- 低热
- 大汗
- Turner 征或 Cullen 征（出血坏死型患者）
- 疼痛引起的烦躁不安
- 因出血或脱水导致的肺动脉压力降低和心输出量减少；如果发生全身炎症反应和败血症，将导致心输出量增加和外周血管阻力下降

辅助检查

有助于急性胰腺炎诊断的检查包括：
- 血清淀粉酶和脂肪酶升高至正常值的 3～5 倍。
- 尿淀粉酶升高持续 1～2 周。
- 白细胞计数升高，出血时 Hb 和 HCT 下降，脱水时 Hb 和 HCT 升高，凝血时间缩短。
- 血钙降低。

● 血钾降低。

● 血中 C 反应蛋白阳性。

● 血胆红素、谷草转氨酶、谷丙转氨酶、乳酸脱氢酶和碱性磷酸酶升高。

● 胸腹部 X 线可出现胸膜渗出、肠管扩张和梗阻。

● CT、MRI 和超声显示胰腺因积液、囊肿、脓肿、占位和假囊肿等体积增大。

● 心电图表现为 ST 段压低和 T 波倒置。

● 血性腹腔积液（出血性胰腺炎）。

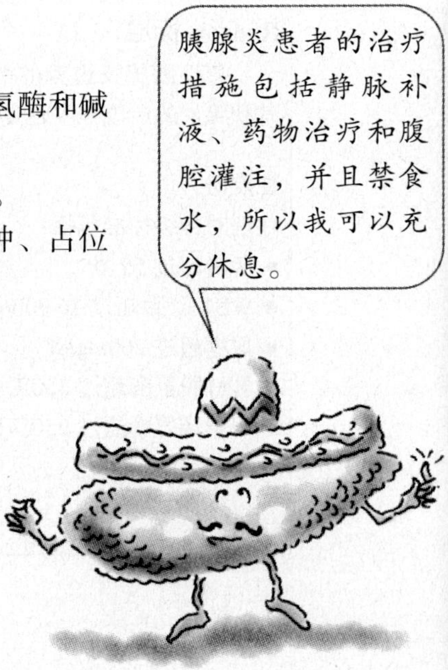
胰腺炎患者的治疗措施包括静脉补液、药物治疗和腹腔灌注，并且禁食水，所以我可以充分休息。

治疗

急性胰腺炎患者的治疗措施包括：

● 静脉补充液体、蛋白质、电解质以治疗休克

● 液体替代治疗和血浆置换

● 禁食水让胰腺充分休息

● 鼻胃管引流

● 药物治疗如镇痛剂、抑酸药、H_2-受体阻断剂、抗生素、抗胆碱能药物和胰岛素

● 腹腔灌注

● 对于胰腺脓肿或假囊肿给予手术引流

● 剖腹手术（如果胆道梗阻引起急性胰腺炎）解除梗阻

护理措施

● 保证患者气道通畅，至少每小时观察一次或更频繁地评估其呼吸情况。监测氧饱和度，听诊呼吸音有无减弱或消失。

● 遵医嘱至少每小时或更频繁地监测患者的心脏及血流动力学状况。

● 使患者体位舒适，以增加气体交换。

● 制订休息和活动时间。

● 如果患者发生 ARDS，采取其他治疗措施，如机械通气或俯卧位通气。

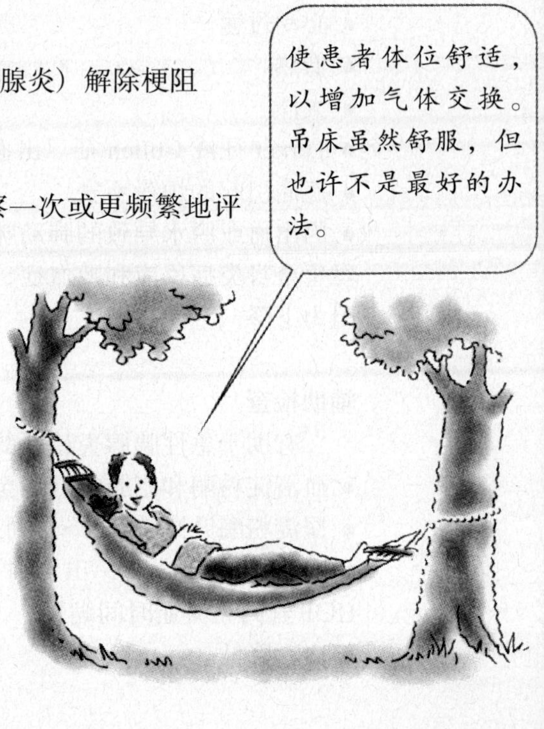
使患者体位舒适，以增加气体交换。吊床虽然舒服，但也许不是最好的办法。

系列措施

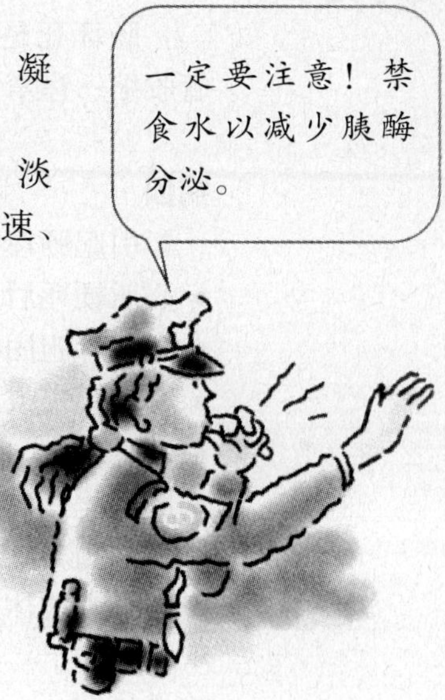

- 开始补液替代治疗，监测血清实验室检查（血液学、凝血和生化）结果的变化。
- 特别注意观察有无低血钾（血压下降、肌肉无力、淡漠、意识模糊和心律失常）、低血镁（低血压、心动过速、意识模糊、震颤、抽搐、手足搐搦和幻觉）和低血钙（Chrostek 和 Trousseau 征阳性、癫痫发作和心电图 QT 间期延长）的症状和体征，准备好抢救设备。
- 密切监测患者的出入量，如果尿量少于 0.5ml/（kg·h），立即报告医生。每日测量患者的体重。
- 监测患者的神经状况，注意有无意识模糊或嗜睡。
- 维持患者的体温正常，降低耗氧量。
- 评估患者的疼痛程度，遵医嘱给予镇痛剂。
- 遵医嘱给予抗生素治疗，监测最高及最低血药浓度。
- 禁食水，减少胰酶分泌。
- 遵医嘱下鼻胃管，至少每 4 小时检查一次，用常温生理盐水冲管。观察有无血性引流物。监测呕吐物和大便有无出血。
- 评估患者的腹胀和肠鸣音情况；测量腹围。
- 遵医嘱给予肠外营养治疗。监测血糖水平。遵医嘱给予胰岛素。
- 当肠鸣音活跃时，给予肠内营养或经口进食。
- 进行 ROM 练习以维持关节活动度。
- 给予仔细的皮肤护理。

同等重要

- 给予患者情感支持。
- 如有指征，做好手术准备。

肠坏死

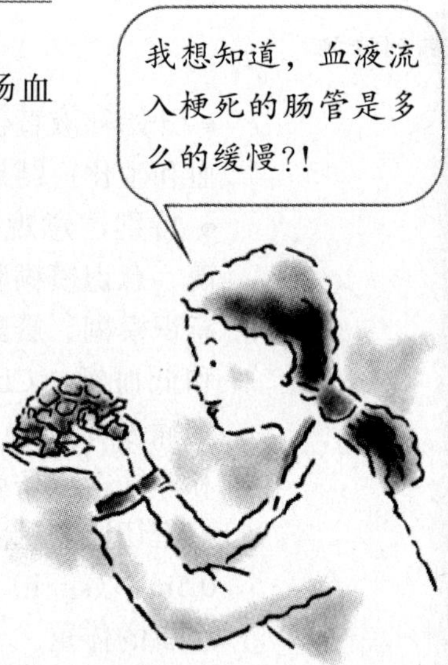
我想知道，血液流入梗死的肠管是多么的缓慢?!

肠坏死是指肠系膜主要的血管血流减少，导致肠血管收缩、痉挛和肠管黏膜溃烂。

病因

引起肠坏死的病因包括：

- 心肌梗死后血栓形成
- 大动脉胆固醇斑块脱落
- 心内膜炎或心房纤颤患者的栓子脱落
- 动脉硬化
- 肝硬化
- 血液高凝状态，如真性红细胞增多症或脾切除术后
- 因心衰或休克所致的灌注减少

发病机制

肠坏死的发生发展如下：

- 肠系膜血管血流减少，导致肠痉挛；
- 肠痉挛过后，肠平滑肌缺血、缺氧；
- 肠管发生水肿、淤血和坏死；
- 肠管内压力增加引起肠穿孔，进一步导致腹膜炎或脓肿形成。

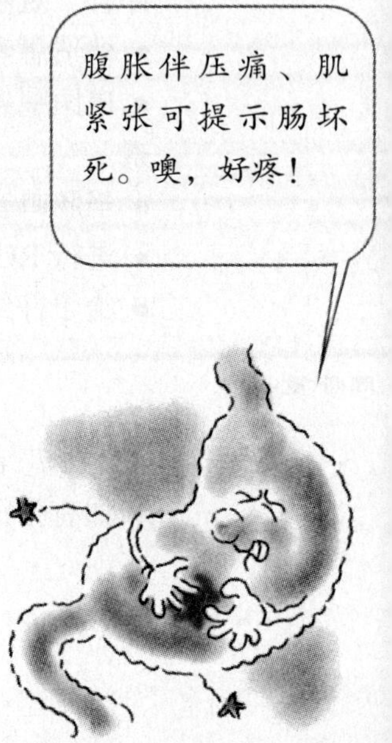
腹胀伴压痛、肌紧张可提示肠坏死。噢，好疼!

临床表现

肠坏死的症状和体征包括：

- 急性腹痛
- 呕吐
- 血便
- 体重减轻
- 腹部胀满伴触痛、肌紧张
- 肠鸣音增强或减弱
- 休克的症状和体征

辅助检查

下列检测结果有助于诊断肠坏死：

- 腹部 X 光片显示肠管扩张
- 钡剂灌肠造影显示肠梗死部位

- 血管造影显示梗死部位
- 便潜血阳性
- CT 扫描显示梗死区域
- 血磷酸盐、HCT 和血浆渗透压升高
- 乙状结肠镜示肠管局部缺血

治疗

肠坏死患者的治疗包括：

- 使血管扩张再通，减轻疼痛
- 抗凝
- 外科手术，包括动脉内膜切除术、血栓切除术和肠系膜动脉分流吻合术

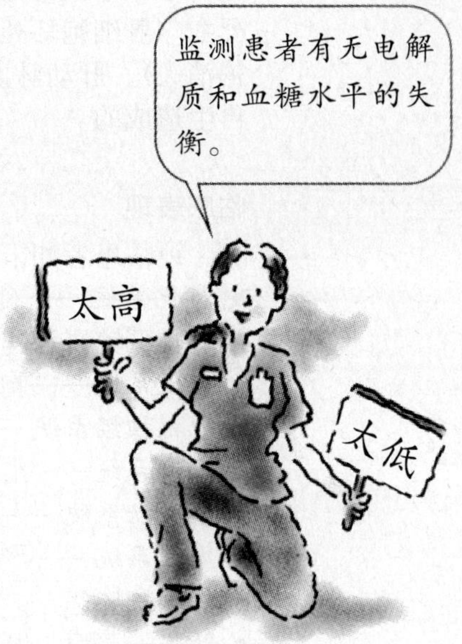
监测患者有无电解质和血糖水平的失衡。
太高
太低

护理措施

- 监测患者的生命体征、血氧饱和度、心律和心肺功能；
- 评估患者的腹部肠鸣音，每日测量腹围和体重；
- 监测皮肤温度和毛细血管充盈情况；
- 遵医嘱给予补液治疗；
- 遵医嘱适当给予血管活性药物，如多巴胺；
- 为患者做好准备，必要时行外科手术；
- 监测患者的出入量；
- 遵医嘱给予镇痛剂和抗生素；
- 观察电解质和血糖失衡情况；
- 给予营养支持。

肝硬化

肝硬化是一种肝细胞弥漫性损坏和纤维组织再生的慢性疾病。组织坏死后发生纤维化改变，损害肝组织和正常的脉管系统，妨碍血液和淋巴回流，最终引起肝功能不全。

病因

肝硬化有以下几种类型：

- 门脉性肝硬化，由营养失调和慢性饮酒引起
- 胆汁性肝硬化，由胆管疾病致胆汁淤积引起
- 坏死后性肝硬化，由各种类型的肝炎所致

- 色素沉着性肝硬化，由色素沉着症所致
- 心源性肝硬化，由右心衰引起的肝损害

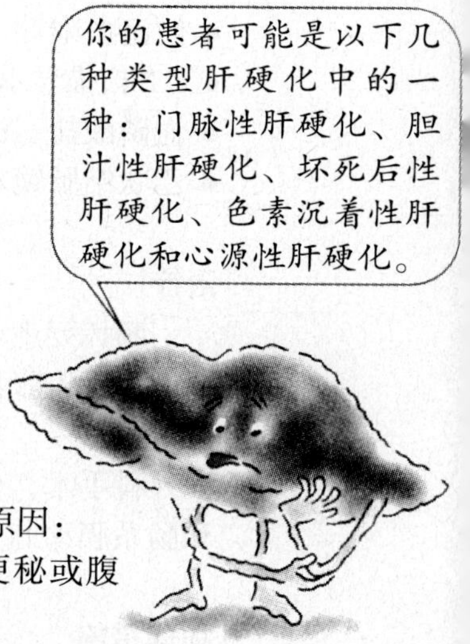
你的患者可能是以下几种类型肝硬化中的一种：门脉性肝硬化、胆汁性肝硬化、坏死后性肝硬化、色素沉着性肝硬化和心源性肝硬化。

发病机制

肝硬化以不可逆转的慢性肝损害、广泛的纤维化和小结节组织增生为特征。这些改变是由肝细胞死亡（肝细胞坏死）、肝细胞支持结构塌陷（网状结构消失）、肝动脉血管床畸形和残存肝组织的小结节再生造成的。

临床表现

评估患者如下症状和体征，找出不易发现的发病原因：

- 消化系统——食欲减退、消化不良、恶心呕吐、便秘或腹泻、腹部钝痛和陶土色大便
- 呼吸系统——胸腔积液、胸廓活动受限
- 中枢神经系统——嗜睡、性格改变、言语不清和扑翼样震颤
- 血液系统——出血倾向和贫血
- 内分泌系统——睾丸萎缩、月经失调、胸毛和腋毛脱失
- 皮肤系统——严重的瘙痒、极度干燥、组织肿胀、异常色素沉着和蜘蛛痣
- 肝——黄疸、肝大、腹水和下肢水肿
- 其他表现——呼吸肝臭味、肌肉萎缩、肝脾大和心动过速

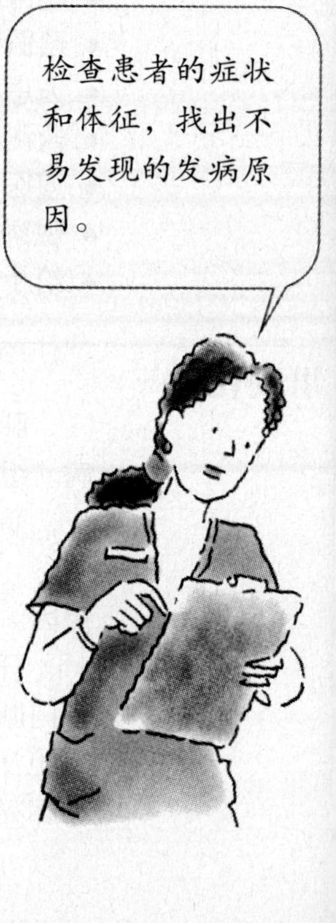
检查患者的症状和体征，找出不易发现的发病原因。

辅助检查

下面的辅助检查有助于诊断肝硬化：

- 肝活组织检查确诊肝硬化
- 肝扫描可以显示其异常增厚和肝肿块

同样有帮助

其他有帮助的检查包括：

- 胆囊造影术和胆管造影术可显示胆囊和胆管系统
- 经皮经肝胆管造影术可显示门静脉系统
- 白细胞计数、血细胞比容、血红蛋白、白蛋白、血清电解质和胆碱酯酶水平（均下降）
- 血清氨、胆红素、PT、国际标准化比率和 LD 水平（均升高）

治疗

肝硬化的治疗方法包括：

- 高热量和中到高蛋白的饮食；如果发生肝性脑病则限制蛋白摄入
- 钠限制在 200～500mg/d；液体限制在 1000～1500ml/d
- 如患者病情持续恶化，尽可能给予肠内或肠外营养
- 药物治疗（需要特别谨慎，因为肝硬化后不能对有害物质进行有效解毒；需保肝治疗）
- 穿刺或输注低盐白蛋白以缓解腹水
- 手术（血管结扎、脾切除术、食管胃吻合术或者肝移植）

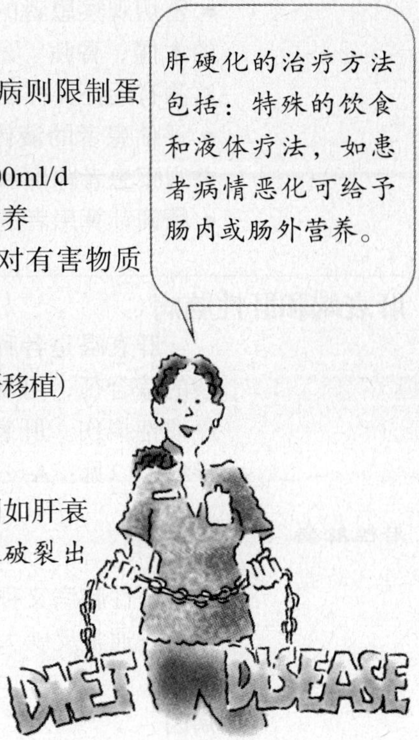
肝硬化的治疗方法包括：特殊的饮食和液体疗法，如患者病情恶化可给予肠内或肠外营养。
DIET
DISEASE

护理措施

肝硬化患者常因为并发症住入重症监护室，例如肝衰竭或食管静脉曲张破裂出血。（见：食管静脉曲张破裂出血的处理）

- 监测患者的生命体征、血氧饱和度、心律和心肺状况。

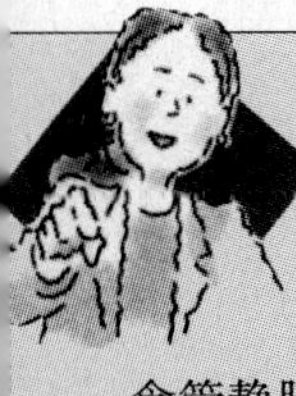

高度注意

食管静脉曲张破裂出血的处理

食管静脉曲张是指由于门脉高压造成食管下段黏膜下层静脉曲张，曲张的静脉走行迂曲可导致突发的大量出血。这种曲张静脉出血通常表现为严重的呕血，要紧急止血并防止失血性休克。

护理措施

- 由肠系膜上动脉注入血管加压素（皮特雷辛）可以暂时性止血。静脉输注由 5%葡萄糖稀释的血管加压素效果欠佳。
- 硬化疗法是通过内镜技术使曲张的静脉发生纤维化、闭塞从而止血。
- Minnesota 或 Sengstaken-Blakemore 管通过在出血部位加压而控制出血。
- 通过导管用冰盐水灌洗可控制出血。
- 新鲜血液或冰冻血浆可以补充凝血因子。
- 乳果糖能够促进胃肠道积血排出，减少氨的过多生成和蓄积。
- 外科分流术包括：门体循环吻合术、脾肾静脉分流术、门腔静脉分流术或腔静脉系膜端侧吻合术。

● 密切观察患者的行为失常和人格改变。对进行性加重的木僵、昏睡、幻觉或神经肌肉功能障碍要及时报告。监测有无扑翼样震颤，这是肝性脑病的表现之一。
● 评估患者的液体潴留情况，每日称体重和测量腹围，并观察患者踝部和骶尾部的水肿情况。
● 精确计算患者的出入量。

密切观察肝硬化患者行为异常和人格改变的体征。

肝衰竭和肝性脑病

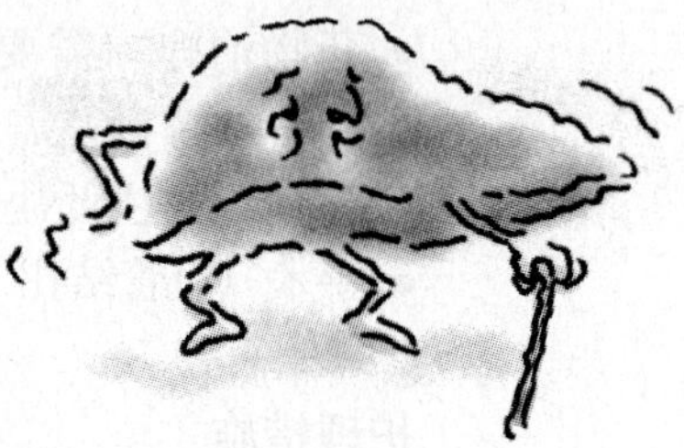

肝衰竭是各种肝病的终末阶段，为一种复杂的综合征，可导致许多器官和机体功能出现序惯性损伤。肝衰竭可由肝炎、肝硬化或肝癌导致。（见：A～E 和 G 型病毒性肝炎）

肝性脑病

肝性脑病又称肝昏迷，是肝衰竭发展而来的神经系统综合征。它通常反映大脑的氨中毒。

病因

肝性脑病是血液中氨的浓度过高所致，可能的因素有：
● 不恰当的门脉高压分流或手术造成的门体循环分流
● 过量蛋白摄入
● 脓毒血症
● 机体内过多含氨物质的蓄积（可由便秘或胃肠道出血引发）
● 细菌分解蛋白质和尿素形成氨

病理生理学

肝性脑病——为一组中枢神经系统疾病，是肝解毒功能障碍的结果。肝功能障碍时，流经肝的血液经侧支循环进入体循环系统，使得来自胃肠道的有毒代谢物质未经解毒进入体循环，透过血脑屏障进入脑部。

氨的作用

氨是引起肝性脑病的主要毒物之一。氨是蛋白质的代谢产物，肝将其转化为尿素，通过肾排出体外。当肝代谢障碍时，血氨浓度升高，血氨进入脑组织。

A～E 和 G 型病毒性肝炎

此表比较了目前几种类型病毒性肝炎的主要特征，其他类型在此忽略未述。

特征	A 型肝炎	B 型肝炎	C 型肝炎	D 型肝炎	E 型肝炎	G 型肝炎
潜伏期	15～45d	30～180d	15～160d	14～64d	14～60d	14～42d
起病情况	急性	隐袭	隐袭	急性	急性	可能隐袭
易感人群	儿童、青少年	任何年龄	常见于成人	任何年龄	20～40 岁	任何年龄，常见于成人
传播途径	粪口、性（尤其是口肛接触）、非经皮(性、母婴)、经皮（罕见)传播	血液、非肠道途径、性、母婴；病毒在体液中播散	血液、非肠道途径、性传播	非肠道途径；多同时感染 B 型肝炎	主要为粪口	血液途径，与 B、C 型相似
严重程度	轻度	通常严重	中度	可很严重并导致暴发性肝炎	进展为暴发性肝炎时常病情凶险，可致肝衰竭，特别是孕妇	中度
预后	通常较好	高龄体弱者预后差	一般	慢性者预后差，可致慢性 D 型肝炎和慢性 肝病	除妊娠患者外预后较好	一般较好；目前无特殊治疗
转为慢性	无	偶尔	10%～50%的病例	偶尔	无	尚不明确，与慢性肝病无联系

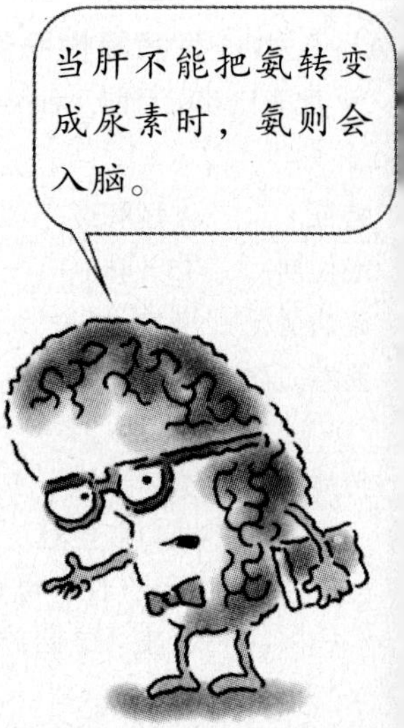

临床表现

根据神经系统累及的严重程度，表现为不同的症状和体征。该病可分为 4 个阶段，从一个阶段发展至另一个阶段的过程中可出现症状波动：

前驱期——轻度的人格改变（定向障碍、健忘和言语不清），睡眠型态改变，轻度震颤。

昏迷前期——震颤进展为扑翼样震颤（肝性脑病的标志），特点是手腕和手指快速的不规则伸展和屈曲、昏睡、行为异常、意识错乱和精神性失用症。

昏睡期——换气过度伴木僵；当接受刺激时患者躁动；严重的意识错乱；深反射亢进。

昏迷期——包括 Babinski 征阳性、昏迷、反常体态和呼气中带有霉烂的、发甜的气味。

辅助检查

下面的检查结果有助于肝性脑病的诊断：

- 肝功能检查指标升高。
- 血清白蛋白水平降低，尿素氮和血糖水平升高。
- 血电解质水平显示低血钾、低血钠。
- 血胆红素和血氨水平升高。
- 凝血时间延长。
- 脑电图广泛异常但无特异性改变。

治疗

对肝性脑病患者的治疗目标是纠正潜在病因和降低血氨水平。治疗措施如下：

- 给予新霉素调节肠道菌群，阻止蛋白质转变为血氨
- 山梨醇诱导发生渗透性腹泻
- 清除胃肠道积血
- 减少蛋白摄入
- 给予乳果糖以降低血氨水平

其他措施

其他可行的治疗措施包括：
- 补钾
- 血液透析以暂时性清除血液毒素
- 血浆置换
- 低盐白蛋白饮食以维持水和电解质平衡
- 如果腹水严重，行腹腔穿刺或分流

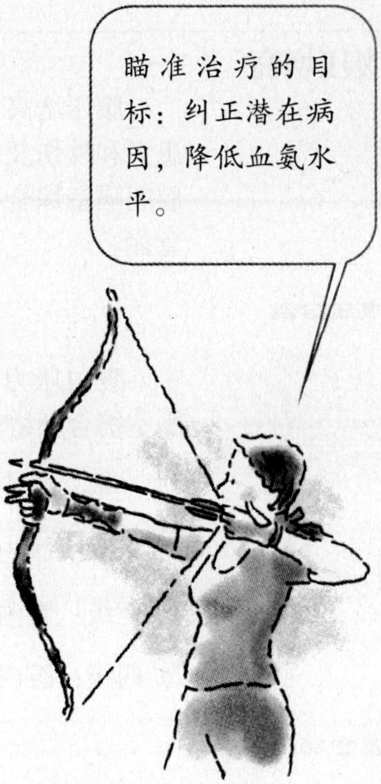

护理措施

- 评估患者的气道和呼吸功能，至少每1～2小时一次。保持呼吸道通畅，可能的话抬高床头。
- 监测患者的血氧饱和度。
- 评估患者的神经系统变化，建立一个基线值，从而观察发生的变化。根据需要帮助患者恢复定向力。
- 监测患者的心脏功能和生命体征，至少每小时一次。
- 密切评估患者的血流动力学参数，至少每小时一次。监测患者液体缺乏或过量的体征。
- 监测患者每小时尿量，如果尿量少于0.5ml/（kg·h），立刻报告值班医师。
- 每日测量患者的腹围和体重。
- 评估患者液体过量的症状和体征，包括外周水肿、颈静脉怒张、呼吸急促或咳嗽时伴有肺部湿啰音。
- 监测实验室检查结果，如肾功能、肝酶类、血清白蛋白、总蛋白和血清电解质。
- 监测患者的营养摄入和保证热量供应。
- 监测末梢血糖，每4小时一次或遵医嘱，并评估患者有无高血糖或低血糖的症状和体征。
- 预防出血，监测患者有无出血的症状和体征。
- 给予药物治疗并和医生一起检测和调整乳果糖的用药剂量，使大便保持2～3次/天。
- 根据需要辅助腹腔穿刺。
- 如果静脉曲张破裂出血，应紧急治疗控制出血。
- 为患者及其家属提供支持性护理。

腹压增高

腹压增高，是指腹腔内压力升高，常发生于重症监护室的患者和外伤及手术患者。如果未给予治疗，腹压增高将导致腹腔间隔室综合征，为重症患者发病率和死亡率极高的一种内科急症。

腹压分级

腹内压力达到 12mmHg 或更高称腹压增高，世界腹腔间隔室综合征协会（WSACS）将腹内压增高分为四级：

- 一级：腹内压 12～15mmHg
- 二级：腹内压 16～20mmHg
- 三级：腹内压 21～25mmHg
- 四级：腹内压 >25mmHg

器官功能损害

世界腹腔间隔室综合征协会认为，未经治疗的腹腔间隔室综合征晚期可出现器官功能损害，影响肠系膜、肝、肠内动脉系统并减少腹内脏器的血流量。

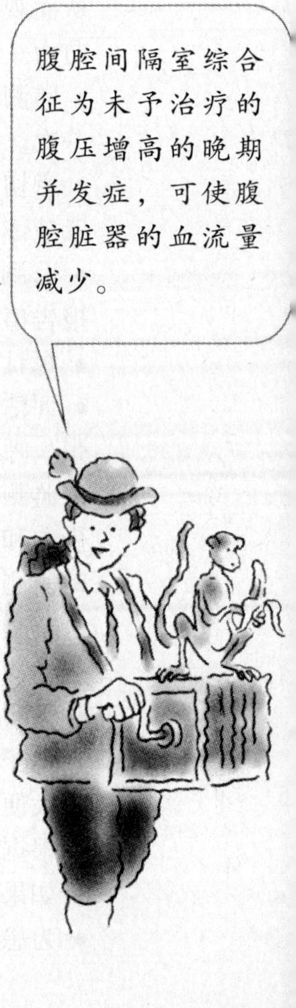
腹腔间隔室综合征为未予治疗的腹压增高的晚期并发症，可使腹腔脏器的血流量减少。

病因

腹压增高和腹腔间隔室综合征是由毛细血管内皮损伤和组织间隙广泛水肿引起，包括肠道和肠系膜。许多需要在重症监护病房护理的内科和外科患者都存在这些情况。在高危重症监护患者中发生腹内压增高的几率为 5%～50%。

常见原因

腹压增高尤其容易发生在有全身炎症反应综合征和败血症的患者，其他病因包括：

- 腹部损伤
- 胃肠道出血
- 胰腺炎

- 骨盆骨折
- 主动脉瘤破裂
- 烧伤（大面积深度烧伤）
- 休克
- 积极液体复苏
- 肝硬化
- 腹膜炎
- 腹膜后手术
- 病态肥胖

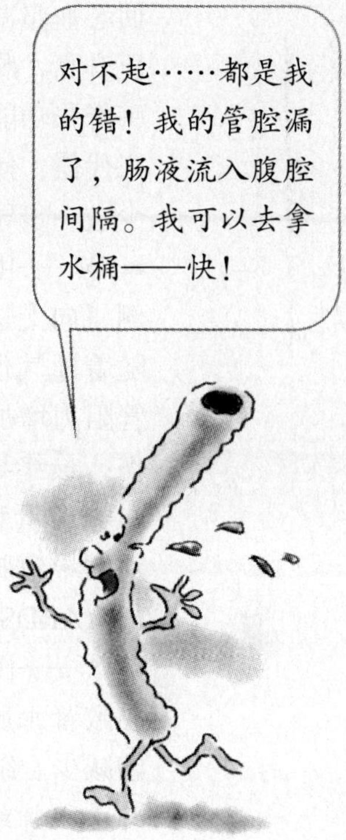
对不起……都是我的错！我的管腔漏了，肠液流入腹腔间隔。我可以去拿水桶——快！

发病机制

由于毛细血管内皮损伤引起的肠和肠系膜间隙水肿是腹压增高和腹腔间隔室综合征的主要病生理基础。毛细血管内皮损伤是最初的触发因素，但这种损伤反应可使促炎细胞因子释放，因而导致了广泛内皮损伤的发生。

损伤和扩张

由于毛细血管内皮损伤，毛细血管内大量液体向腹腔组织间隙渗出、聚集，随着液体聚集，腹壁和筋膜缓慢拉伸，腹部组织的这种过度拉伸很快导致腹部顺应性降低，造成腹内压增高。持续的腹内压增高，严重影响了体内各器官的血液灌注。

对机体的影响

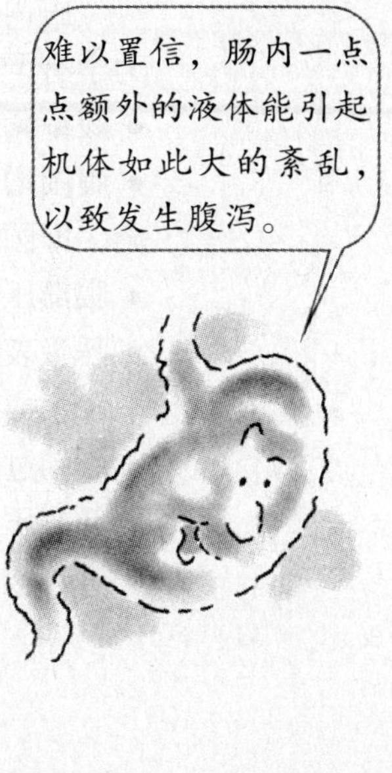
难以置信，肠内一点点额外的液体能引起机体如此大的紊乱，以致发生腹泻。

腹压增高和腹腔间隔室综合征的病理生理改变可对机体产生下列影响：

- 胃肠道——腹腔内压力升高导致腹腔膨胀，肠系膜、肝和肠内血管收缩。如果腹内压达到毛细血管床最高压力的临界点（15～25mmHg）时，腹腔内毛细血管就会完全梗阻，毛细血管血流中断导致静脉回流减少、静脉淤血，加重局部缺血，最后导致肠坏死。此外，门脉血流减少导致门静脉系统脏器水肿，从而造成腹内压的进一步增高。
- 心血管——上腔静脉和门静脉的压力引起静脉系统

回心血量减少（降低前负荷），导致心输出量下降。随着腹内压升高，胸膜腔内压也升高，导致心脏顺应性下降和严重的心脏舒张功能障碍。当心输出量减少时，机体通过促进血管收缩来代偿，使系统的后负荷增加。血管收缩力增加和心输出量减少进一步导致更严重的心脏失代偿。

- 肺——由于腹压升高故胸膜腔内压也升高，膈肌被推向头侧（向上进入胸腔），导致呼吸受限。为保持充足的潮气量，随着通气促使空气进入肺内，胸膜腔内压升高到顶点（肺血管阻力增加）。如果这些压力继续增加，可很快发生气压性损伤，最终导致高碳酸血症（CO_2潴留）和低氧血症。较低的心输出量和肺血管阻力增加使消化道的炎症介质大量释放，从而导致肺毛细血管损伤、肺间质水肿和急性呼吸窘迫综合征（ARDS）。
- 肾——压力直接作用于肾实质（特别是肾被膜）和肾静脉导致肾水肿。同时，心输出量减少和主动脉压力降低使肾灌注减少。结果肾小球滤过率下降，导致尿量减少和肾衰竭。
- 中枢神经系统——因腹压升高而引起的胸膜腔内压升高导致胸腔的静脉回流受阻。静脉回流的减少引起上肢和颈部静脉淤滞，随着淤血从颈内静脉发展到颅内，可引起颅内高压。

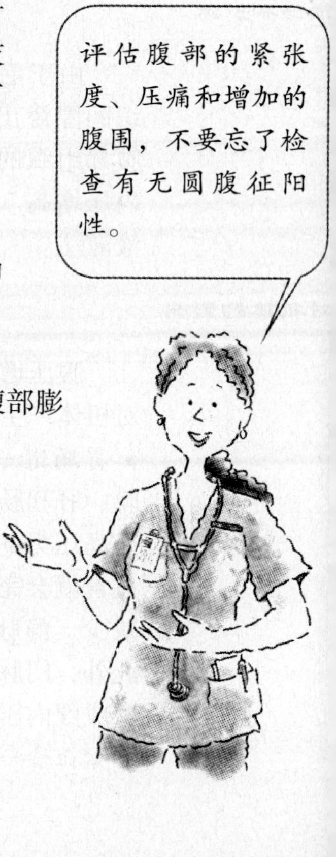
评估腹部的紧张度、压痛和增加的腹围，不要忘了检查有无圆腹征阳性。

临床表现

腹内高压和腹腔间隔室综合征对全身系统和血流动力学有严重影响。评估患者下列症状和体征：

- 腹壁紧张度
- 腹围增加（以腹部前后径与横径的比例增高为特征的腹部膨隆，即圆腹征）
- 腹部压痛
- 呼吸表浅
- 少尿或无尿
- 心动过速
- 低血压
- 高碳酸血症

- 低氧血症
- 心输出量和心指数下降
- 中心静脉压（CVP）升高
- 肺动脉楔压升高
- 肺动脉压升高
- 腹内压升高（经膀胱导尿管）

辅助检查

诊断腹内高压的金标准是腹内压的测量。（见：测量腹内压）

测量腹内压

腹内压可以通过直接（通过腹膜导管）或间接（使用管腔膀胱导管）的方法测量。普遍应用的是间接膀胱技术，嘱患者仰卧位，待引流袋排空后，再将患者的尿液50～100ml缓慢滴回膀胱。将一个压力传感器连接至导尿管，患者的尿液作为传导媒介。当抽吸孔的远端被堵塞之后，测量位于导管上的吸孔的压力，即为腹内压。

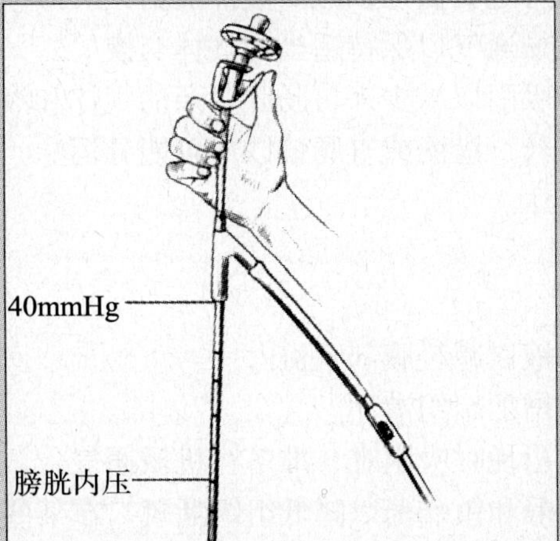

金标准外的其他标准

其他的诊断还包括：
- 尿素氮和肌酐升高
- ABG 水平显示缺氧和高动脉 CO_2 分压

治疗

治疗目标包括降低腹内压和改善受累器官的灌注。具体治疗措施包括：
- 应用利尿剂以减轻间质水肿
- 尽可能限制液体
- 静脉注射白蛋白以维持 CVP 在 8～12mmHg
- 应用缩血管药物提高心输出量和组织灌注
- 持续的肾透析治疗以减少液体潴留
- 应用机械通气以保持适当的气体交换
- 鼻胃管吸引以减少来自肠腔多余的气体和液体
- 应用泻药、灌肠或直肠镜以尽可能导泻
- 手术减压

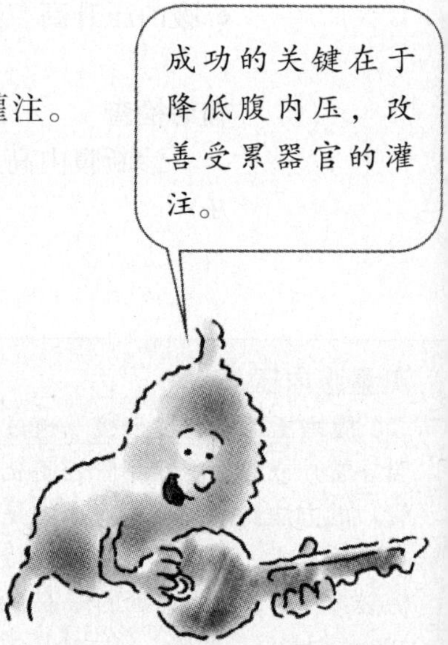
成功的关键在于降低腹内压，改善受累器官的灌注。

护理措施
- 静脉补液以减轻腹部缺血
- 吸氧以增加组织灌注
- 若患者出现呼吸困难，准备行机械通气
- 应用镇静和镇痛药以降低组织耗氧。在某些情况下，医生可为患者开具神经肌肉阻滞剂
- 做好穿刺准备
- 至少每 2 小时监测一次腹内压，或者按照医院规定
- 持续鼻胃管吸引以减少来自肠腔的气体和液体
- 若需要手术减压，为患者做好手术准备
- 为患者和其家属提供情感支持

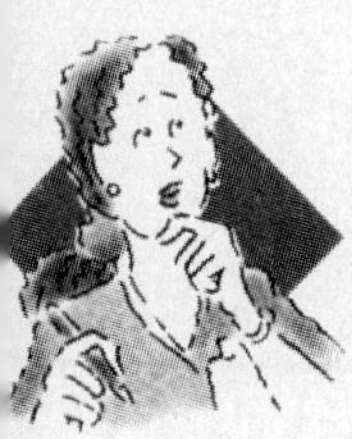

快速测试

1．下面哪项不是胃的主要功能：

A．把胃内容物推进小肠

B．完全消化

C．为食物提供暂时的贮存空间

D．把食物加工为食糜

答案：B．胃不能完成食物的消化过程。胃通过作为食物的临时贮存场所并在其进入小肠前将食物分解为食糜开始消化过程。

2．肠鸣音每分钟 10 次，呈高调的咕噜声，称为：

A．肠鸣音减弱

B．肠鸣音亢进

C．肠鸣音低钝

D．正常

答案：D．正常肠鸣音为高调的咕噜声，且每分钟 5～34 次不等。肠鸣音减弱为听起来次数减少。肠鸣音亢进为高调肠鸣音且次数频繁。没有这些声音为肠鸣音低钝。

3．在腹腔穿刺术时，抽吸液量应限制在:

A．1500～2000ml

B．2000～3000ml

C．1000～2000ml

D．1000～1500ml

答案：A．一次抽吸液量超过 1500～2000ml 可引起低血容量性休克。

4．患者出现什么症状时适合肠内营养?

A．急性胰腺炎

B．溃疡性结肠炎

C．肠鸣音消失

D．肠梗阻

答案：B．溃疡性结肠炎是肠内营养的指征。其他几项是肠外营养的指征。

5. 下面哪项辅助检查可用于诊断肝硬化?

A. 肝组织活检

B. 肝扫描

C. 经皮肝穿刺胆道造影术

D. 胆囊造影术

答案：A. 肝组织活检可明确诊断；其他检查通过肝、胆囊、门静脉系统和胆管系统显像辅助诊断。

评分

☆☆☆ 如果你回答对了所有 5 个问题，值得奖励！很明显，你已经掌握了本章的所有内容。

☆☆ 如果你回答对了 4 个问题，读后再试一遍！对消化系统知识的渴求使其更加简单易学。

☆ 如果你回答对的问题少于 4 个，你可能需要努力一些。仔细阅读本章内容然后再试一遍。

（刘宝义　陈荣花　李唐英　译　王希柱　范锦辉　校）

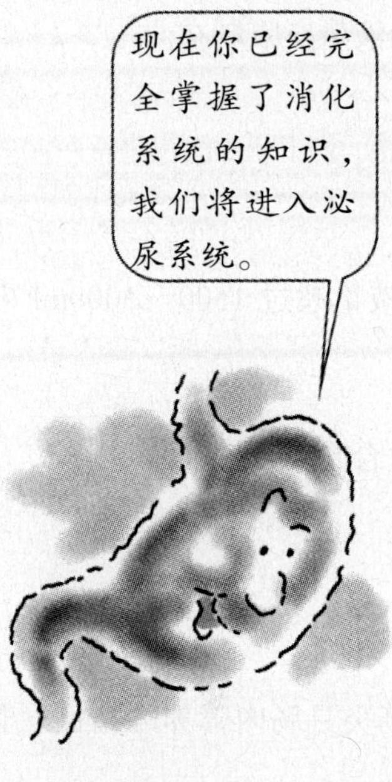
现在你已经完全掌握了消化系统的知识，我们将进入泌尿系统。

7

第七章 肾脏系统

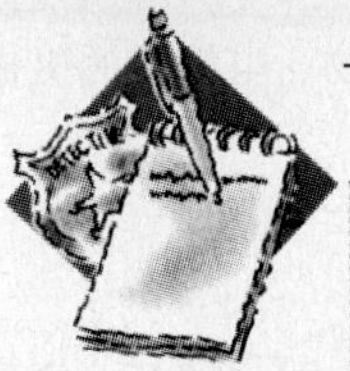

主要内容

在本章中，你将学习：

◆ 肾脏系统的结构和功能

◆ 肾脏系统的评估

◆ 辅助检查和治疗

◆ 常见的肾脏疾病及护理

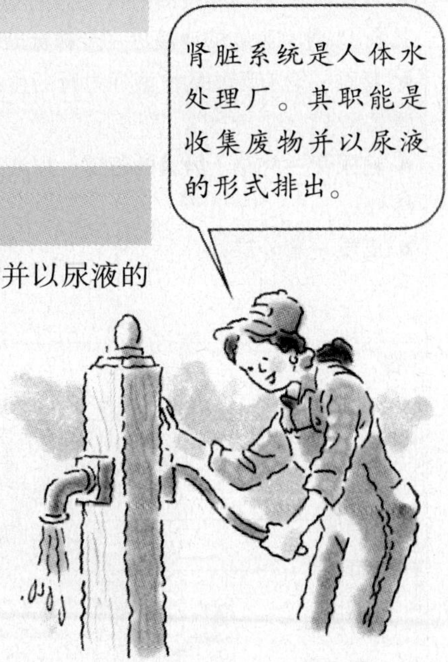

肾脏系统概述

肾脏系统是人体水处理厂。其职能是收集废物并以尿液的形式排出。肾脏系统的结构包括：

- 肾
- 输尿管
- 膀胱
- 尿道

肾脏位置

肾位于腹膜后脊柱的两侧。双肾具有滤过系统。每日滤出 45 加仑液体，这一过程的产物为尿液。尿液含有水和废物。（见：了解肾，488 页）

其他器官

肾生成尿液后，通过尿路系统排出体外。肾以下的结构依次为：

- 输尿管——为长 40.5～45.5cm 的两条肌性管道，通过节律性收缩（蠕动）将尿液从肾运送到膀胱。

了解肾

下图阐明了肾和肾单位——肾功能单位的放大图。

肾结构

肾的主要结构包括：

- 髓质 – 肾的最内侧部分。由肾锥体和管状结构组成。
- 肾动脉 – 向肾供应血液。
- 肾锥体 – 向肾盂的排泄通道。
- 肾盏 – 从肾锥体到肾盂的尿液通道。
- 肾静脉 – 99%滤过的血液通过肾静脉回到体循环，其余 1%含有废物的滤液进一步被肾处理。
- 肾盂 – 含有废物的血液通过肾后生成的尿液汇集到肾盂。
- 输尿管 – 终结于膀胱的管道。尿液进入尿道后排出体外。
- 皮质 – 肾外层。

肾单位

肾单位是肾的功能和结构单位。每一个肾拥有一百万个肾单位。其两个主要的功能是选择性再吸收、离子的分泌和液体、废物、电解质的机械性滤过以及酸碱平衡。

肾单位包括：

- 肾小球– 毛细血管网，可以滤过非选择性蛋白质和部分红细胞到近曲小管。
- 肾小囊– 包容肾小球的结构，过滤尿液。
- 近曲小管– 糖、氨基酸、代谢物质、电解质再吸收并形成滤过液的位置。再吸收的物质回到血循环中。
- 髓袢– U 形肾小管，位于髓质，由近曲小管延伸至远曲小管。通过再吸收进一步浓缩尿液。
- 远曲小管– 滤过液由此进入集合管。
- 集合管– 形成尿液的场所。

肾

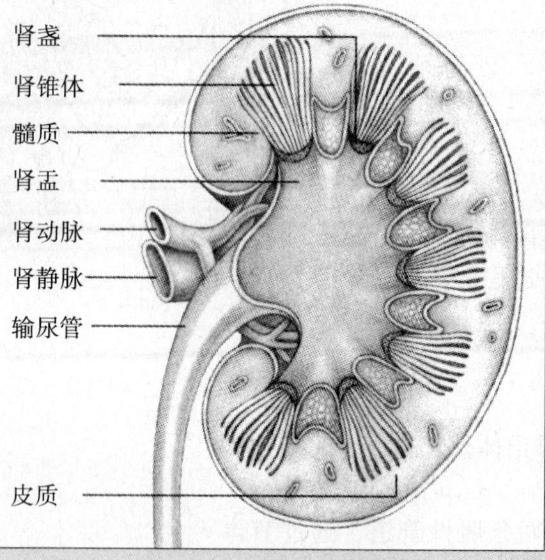

肾单位

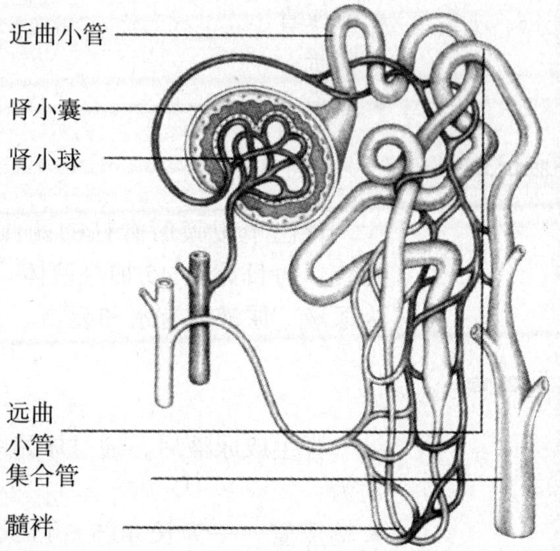

● 膀胱——肌性袋状，收集和储存每隔几秒钟来自输尿管的尿液（300～500ml）。

● 尿道——一个狭窄的通道（男性尿道被前列腺包绕），尿液由此从膀胱排出体外。

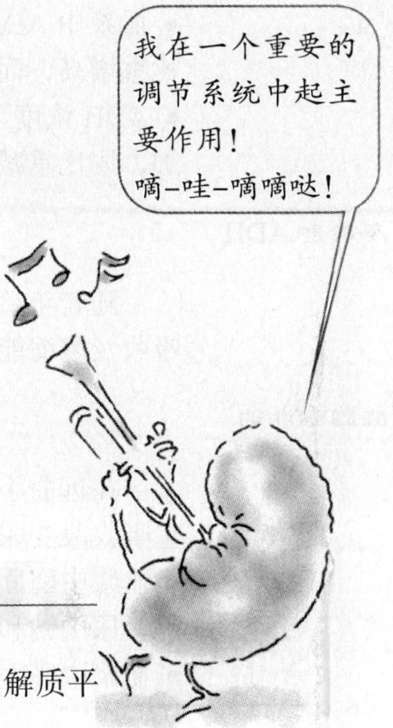
我在一个重要的
调节系统中起主
要作用！
嘀–哇–嘀嘀哒！

另外

肾脏系统是一个重要的调节系统。其作用包括：

- 维持水电解质平衡
- 维持酸碱平衡
- 解毒和排泄废物
- 调节血压
- 辅助红细胞生成

水和电解质平衡

肾通过调节细胞内、外液体的量及成分维持水电解质平衡。

内外交换

肾维持细胞内、外液体及成分在很窄的范围内保持稳定。这一过程通过在细胞膜间进行水和溶质交换来完成。溶质包括电解质，如氢、钠、钾、氯、碳酸氢盐、硫酸盐和磷酸盐离子。

激素和渗透压感受器

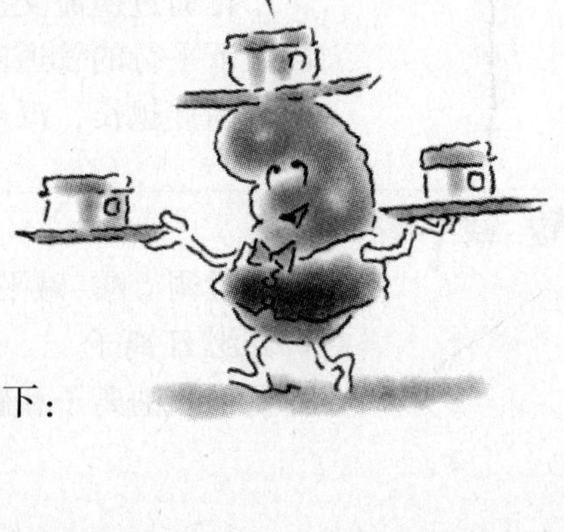
两种激素——
ADH 和醛固酮
参与体液平衡。

激素通过调节神经末梢上的特殊感受器（渗透压感受器）对渗透压的变化（溶液的离子浓度），在一定程度上控制液体平衡。激素含量的异常可引起钠和钾浓度的波动，从而导致高血压。

两种激素是：

☝ 抗利尿激素（ADH）：由垂体分泌。

✌ 醛固酮：由肾上腺皮质分泌。

ADH 的作用

ADH 改变集合管对水的通透性，这个过程如下：

- 血浆中ADH浓度升高，肾小管对水的通透性增加，结果尿比重增高，而尿量减少。
- ADH浓度下降时，肾小管对水的通透性降低，结果尿量增加，尿比重减少。

年龄和ADH

随着年龄的增长，功能肾单位体积及数量减少，肾小管重吸收及浓缩能力下降。

醛固酮和钠

在远曲小管醛固酮调节水的重吸收，通过增加钠的重吸收改变尿钠浓度。该过程如下：

- 血浆中醛固酮浓度升高，肾小管中水和钠的重吸收增加，尿中钠和水的排出减少。
- 血浆中醛固酮浓度下降，钠和水排出增加。

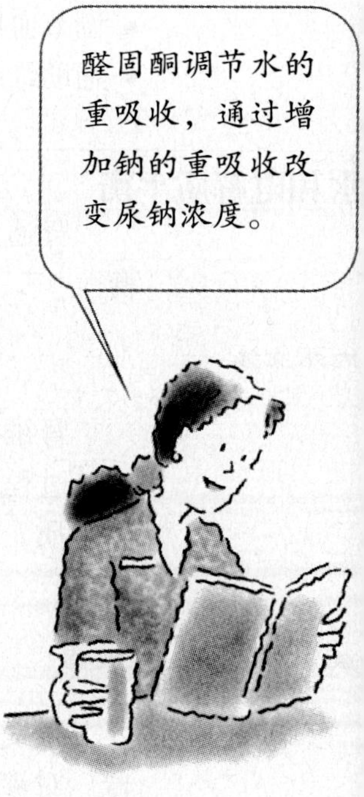

醛固酮和钾

醛固酮也参与调控肾小管对钾的分泌。血中醛固酮浓度升高，钾的排泄增加。影响钾分泌的其他因素包括：

- 钾的摄入量
- H离子的分泌量
- 细胞内钾的含量
- 远曲小管内钠的浓度
- 肾小球滤过率（GFR），血浆通过肾小球滤过膜的速度

逆流交换

肾通过逆流交换浓缩尿液。在此过程中，液体通过髓袢两段上下平行的管道向相反方向流动，依靠浓度梯度产生液体交换。髓袢越长，浓度梯度越大。

酸-碱平衡

肾调节酸-碱平衡：

- 分泌H离子
- 重吸收钠离子和碳酸氢根离子

- 磷酸盐酸化
- 产氨

pH 范围

上述调节使血液 pH 保持在 7.35～7.45 的正常范围，pH＜7.35 为酸中毒，pH＞7.45 为碱中毒。

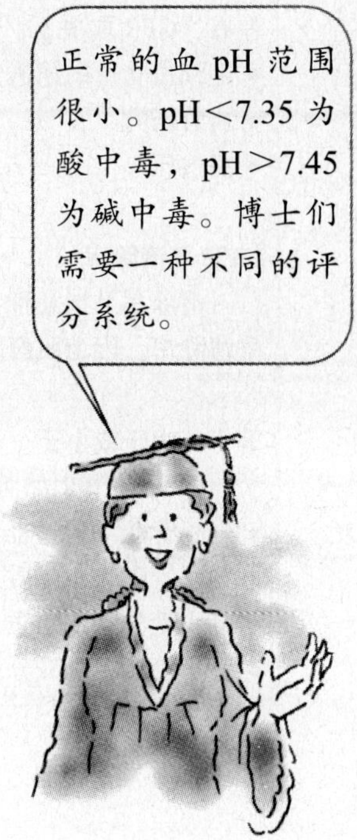
正常的血 pH 范围很小。pH＜7.35 为酸中毒，pH＞7.45 为碱中毒。博士们需要一种不同的评分系统。

解毒和排泄废物

肾分三步从机体收集和排泄废物：

1. 肾小球滤过，肾血管或肾小球滤过流经的血液。
2. 肾小管重吸收，肾小管重吸收滤过液。
3. 肾小管分泌，被滤过的物质在此被泌出。

清除方式

清除率是指某种物质从血中完全排出。常以单位时间被清除的血液量表示。如肌酐清除率是指肾在 1min 内清除肌酐的血液毫升数。

一些物质可被肾小球从血液中滤出。液体中含有可溶性物质，可通过肾小管细胞再吸收。（见：了解 GFR，492 页）。

肾单位代偿

肾病变的患者肾单位萎缩，健存的肾单位代偿性增大。如肾单位继续损害，肾单位代偿到达极限后，患者的 GFR 开始下降。（见：与年龄相关的肾改变，492 页）

肾小管转运功能

肾小管重吸收或分泌物质的量取决于肾小管的最大转运能力和被吸收或分泌的物质在肾内的饱和程度。

如糖尿病患者血中过量的葡萄糖聚集在肾小管可引起尿糖。另外，当肾小球损害时，蛋白也出现在尿中。因为大量蛋白超过了肾小管的重吸收能力，故出现蛋白尿。

了解 GFR

肾小球滤过率（GFR）是肾小球滤过血液的速率。正常 GFR 为 120ml/min 左右。GFR 取决于：

- 毛细血管壁的通透性
- 血管压力
- 滤过压

GFR 与清除率

清除率是指某种物质从血中完全移出。测量肾小球滤过最准确的方法是肌酐清除率。因为肌酐完全由肾小球滤出，而不被肾小管重吸收。

等于、大于或小于

以下是 GFR 如何影响血中物质清除率的测量：

- 肾小管既不吸收也不分泌——如肌酐，清除率 = GFR
- 肾小管吸收该物质，清除率< GFR
- 肾小管分泌该物质，清除率> GFR
- 肾小管既吸收又分泌该物质，清除率可以小于、等于或大于 GFR

老年病讲座

与年龄相关的肾改变

70 岁以后，BUN 增加 21%，其他影响肾功能的改变包括：

- 肾体积缩小
- 肾对药物的清除减弱
- 膀胱缩小和肾功能减低
- 对盐的摄入反应下降

血压调节

高血压损害血管和肾，使其硬化导致慢性肾衰竭。

高血压调节

高血压可能是由于肾素-血管紧张素的活性增强所致（以及水和电解质失衡）。肾通过感知细胞外液量的绝对或相对减少，合成和分泌肾素以调节血压。肾素催化生成血管紧张素Ⅰ，后者转化成更具活性的血管紧张素Ⅱ。

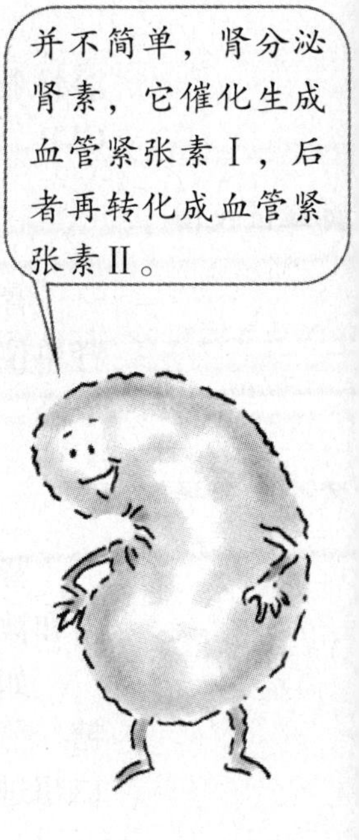
并不简单，肾分泌肾素，它催化生成血管紧张素Ⅰ，后者再转化成血管紧张素Ⅱ。

血压调节

血管紧张素Ⅱ具有升压作用，它是通过：

- 增加周围血管收缩
- 刺激醛固酮分泌

醛固酮增加可以迅速促进钠和水的重吸收，纠正液体不足和血流减少（肾缺血）。

红细胞生成

红细胞生成素是刺激骨髓增加红细胞生成的激素。

维生素 D 和钙

组织缺氧时，肾分泌红细胞生成素。肾也生成活性维生素 D，并帮助调节钙平衡及骨代谢。肾功能丧失使红细胞生成素减少，从而导致慢性贫血和低钙（低钙血症）。

肾的评估

通过采集病史、完整的体格检查来评估肾。

病史

采集完整病史，以获得有用的信息，寻找病因，判断病情的严重程度。病史包括现病史、既往史及治疗、用药情况、家族情况、生活习惯等。

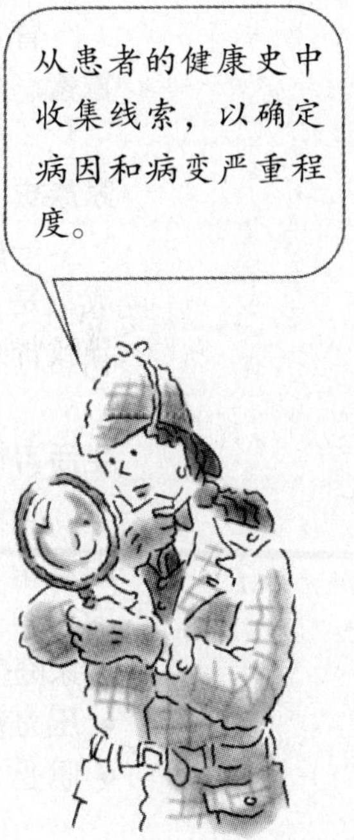
从患者的健康史中收集线索，以确定病因和病变严重程度。

现病史

询问患者的症状是如何发生及进展的，症状持续时间，对日常生活的影响，什么时间及如何开始，并询问相关的症状和体征，如恶心、呕吐。如有疼痛，注意位置、放射部位、程度、持续时间、加重或缓解因素。

既往史

根据现病史提供的线索，询问既往患病情况。某些系统性疾病，如糖尿病、系统性红斑狼疮、高血压、镰状细胞贫血、Goodpasture 综合征、急性肾炎、急性肾盂肾炎等均可发展成急性肾衰竭。

询问患者是否有肾脏疾病史或肾、膀胱肿瘤史。了解其治疗及治疗效果情况。询问是否有外伤、外科手术及需要住院治疗的情况，最近是否接受过使用造影剂的诊断性检查。

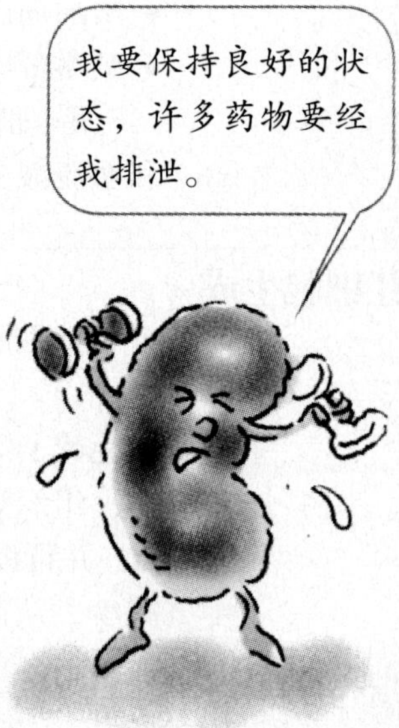
我要保持良好的状态，许多药物要经我排泄。

药物检查

询问患者目前是否用药及药物名称，是否有药物或食物过敏史。

许多药物通过肾排泄。如果患者肾功能下降，如慢性肾衰竭，应避免应用某些药物或减量，以预防肾功能进一步损害。必须减量应用的药物有血管紧张素转化酶抑制剂、环丙沙星、地高辛、组织胺-2 受体拮抗剂、青霉素、磺胺类药物。

肾毒性较大的药物有氨基糖苷类（如庆大霉素、新霉素、妥布霉素）、顺铂和碳酸锂。

家族史

一些肾脏疾病具有遗传性，所以应询问患者家族成员是否有肾病史。如多囊肾是一种遗传性疾病，可导致肾衰竭。

生活习惯

心理及社会因素可以影响患者健康，应确定这些因素是否与患者的现存问题有关，应询问以下三方面内容：

- 家庭生活
- 压力程度
- 职业

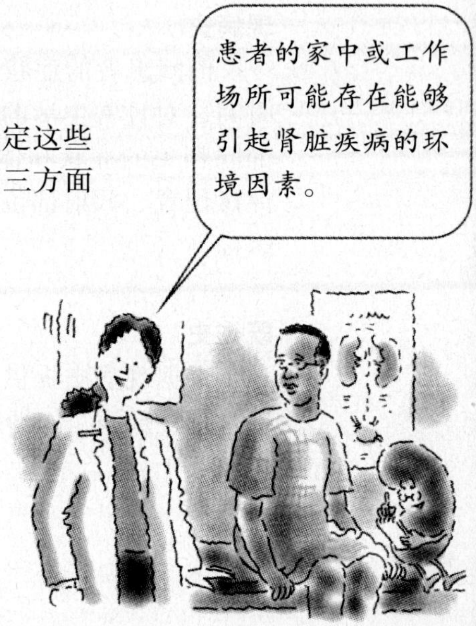
患者的家中或工作场所可能存在能够引起肾脏疾病的环境因素。

工作和周围环境

询问患者工作或生活环境中是否存在有肾毒性的物质，如清洁产品、杀虫剂、铅、汞。还要询问饮酒、吸烟、咖啡、药物应用及饮食习惯、文化习俗、饮食限制如素食或低钾饮食等。

体格检查

用望、触、叩、听方法检查患者肾脏系统。

望诊

正常成人腹部光滑、平坦或舟状（凹陷）并且对称。腹部皮肤应无瘢痕、损伤、青肿和褪色。

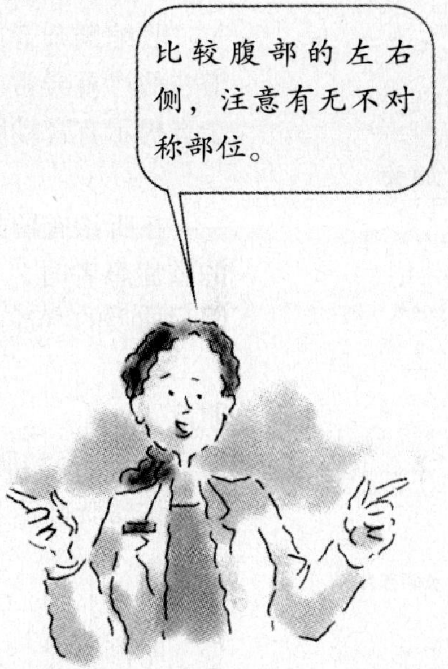

功能丧失

观察腹部，通过比较左右两侧是否增大或不对称。极度突出的静脉可伴有与肾功能不全有关的其他血管征，如高血压或肾动脉狭窄。

皮肤肿胀、紧张、发亮、纹理（由皮肤张力迅速增加引起的纹状或线状瘢痕），提示液体潴留。如疑为腹水，行液波试验。腹水提示肾病综合征。

尿道视诊

尿道视诊可以发现几种异常情况。男性尿道偏离正常中线位置提示存在先天性缺陷。在任何患者，炎症和分泌物可能是尿路感染的征象。溃疡通常提示为性传播疾病。

评估液体量

通过观察颈静脉充盈和外周水肿、眼睑水肿、骶部水肿情况来评估液体容量。检查皮肤的弹性和活动度。视诊舌和黏膜的潮湿程度。

在老年患者中，由于他们的皮下组织减少，皮肤弹性并不是脱水的可靠体征，可通过捏住前额或剑突部位的皮下组织并观察松开时其快速恢复情况进行检查。

听诊

肾动脉听诊时，将听诊器放于腹部左或右上象限，轻轻下压腹壁并嘱患者深吸气。从中线位置开始听诊，逐渐移向左侧，然后回到中线位置再向右侧听诊。

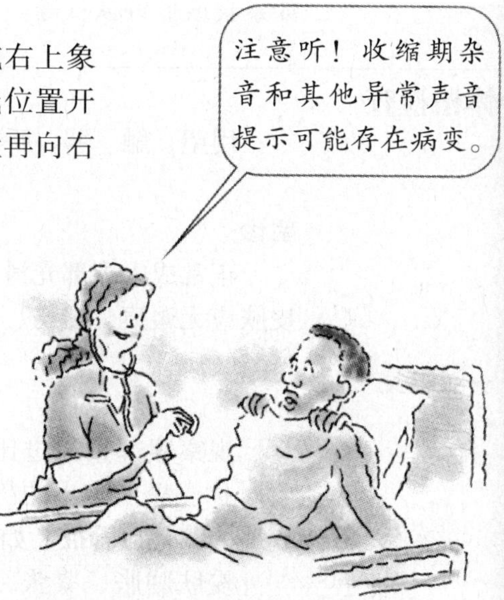
注意听！收缩期杂音和其他异常声音提示可能存在病变。

杂音

收缩期杂音或其他异常声音常提示有潜在的严重异常。如高血压患者有收缩期杂音提示有肾动脉狭窄。

闭管

在听诊有留置胃管或其他腹部引流管的重症患者时，应短暂钳夹或关闭管道，因为抽吸的声音可能掩盖或混淆腹部听诊音。

叩诊

听诊肾动脉后，叩诊患者肾区，确定有无压痛、叩痛，并叩诊膀胱确定其位置及充盈情况。

如何做

叩诊肾时，患者取坐位，将非优势手放在患者背部十二肋椎角处，用另一拳头的尺侧面叩击该手。所用力量恰好发出“砰”的一声但不引起患者疼痛。

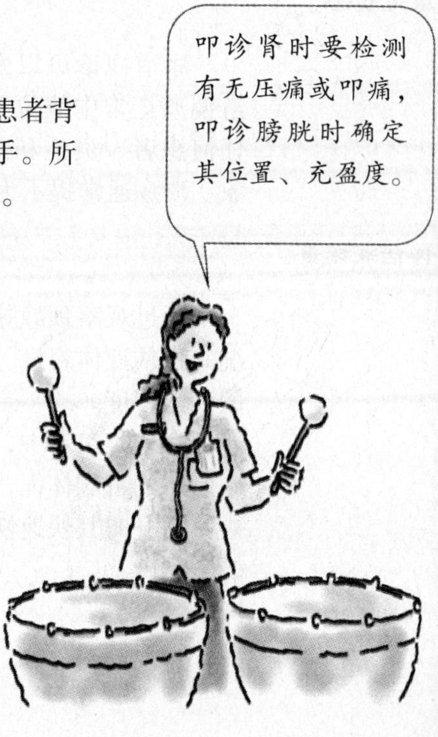
叩诊肾时要检测有无压痛或叩痛，叩诊膀胱时确定其位置、充盈度。

异常叩诊

异常的肾脏叩诊为叩击时疼痛，此时提示肾小球肾炎或肾小球硬化。对已经排尿的患者较钝的叩诊音提示可能存在尿潴留，反映膀胱有功能障碍或感染。

触诊

触诊患者肾和膀胱区，确定有无肿块、压痛。（见：肾脏触诊）为取得满意效果，嘱患者张口深呼吸放松腹部。

肾脏触诊

因为肾位于腹部深处，故常不能触及正常成人的肾。然而，在腹部肌肉减少或较瘦的患者可以触及（因右肾较左肾位置略低，更容易触到）。深吸气时双肾下降。同样，也不能触及成人膀胱。如能触到，正常膀胱应相对光滑和坚实。用双手触诊时，从右边开始按下面方法进行。

肾触诊

协助患者取仰卧位，暴露从剑突到耻骨联合的腹部。从右侧开始，左手放在背部肋缘与髂嵴之间，如下图。

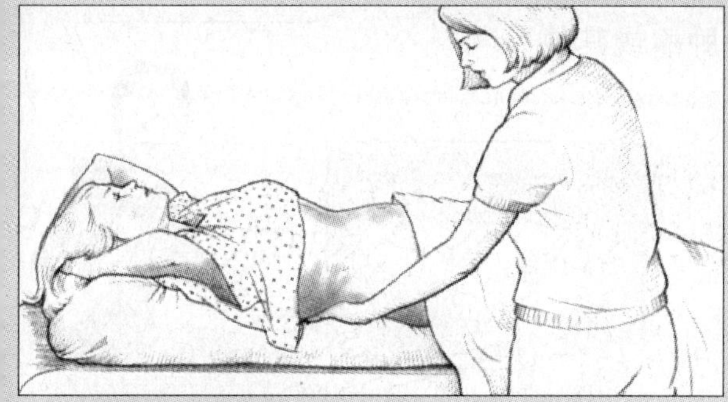

然后，右手放在患者腹部与左手相对应的位置，该手与肋缘略呈角度。为能触到右肾下缘，右手指尖放在腹股沟中线右髂嵴上约 3.8cm 处。左手指尖向上与右肋脊角相对应的部位按压。

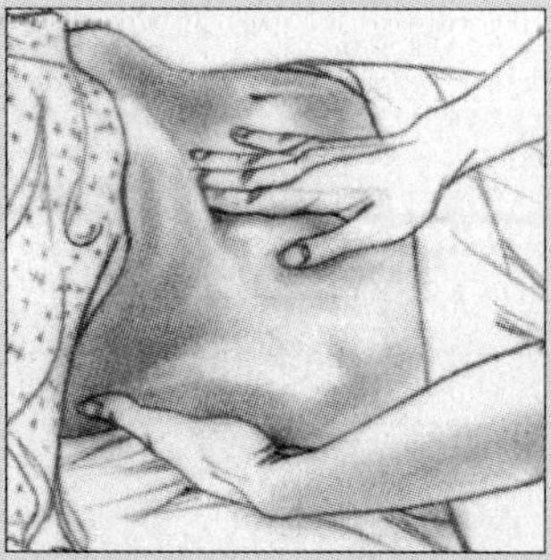

嘱患者深吸气以便右肾下极下移到双手之间。注意肾的形状和大小。正常为光滑、钝圆、坚实、有弹性。询问患者是否有触痛。避免过度用力引起患者剧烈疼痛。

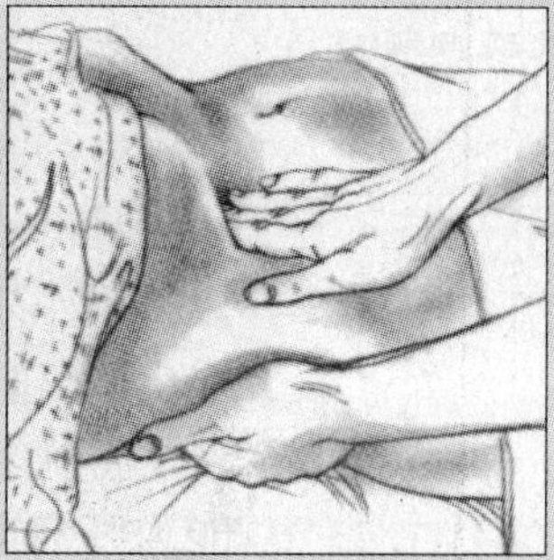

检查左肾。移动到患者左侧，如上所述，将右手位于左髂嵴上 5cm，然后当患者深吸气时双手加压，如能触到，与右肾进行比较，其大小应相同。

膀胱触诊

膀胱触诊前，患者应排空膀胱。通过在耻骨联合中点上方 2.5～5.0cm 处深压触诊确定膀胱边界。如触到膀胱，注意其大小、位置并检查有无肿块、触痛。正常膀胱坚实并相对光滑。在深触诊时，患者可感觉有尿意，属正常反应。

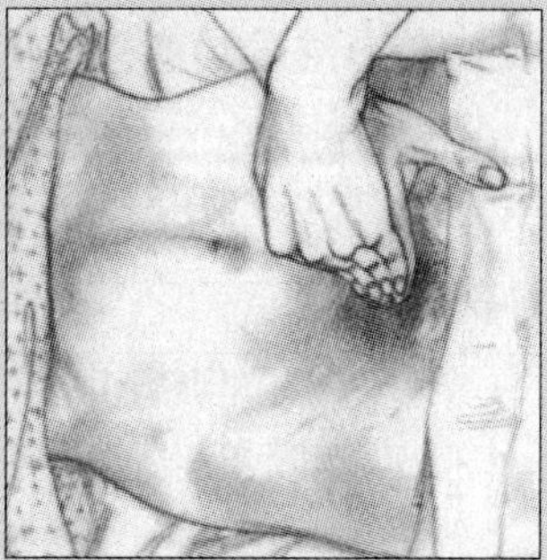

特殊情况

由于肾位于其他脏器后面并受肌肉保护，除非肾增大，正常时不能触及。然而，在体形较瘦的患者，可以触到右肾下极，像一个光滑的块状物，吸气时下降。老年人由于肌肉松弛及弹性下降可以触到双肾。

发现问题

触诊时，肿块或压痛提示肿瘤或囊肿。松软的肾提示慢性肾脏病变；触痛提示急性感染；双肾大小不等提示肾积水、囊肿、肿瘤或其他疾病。两侧均增大提示多囊肾。

膀胱触诊如发现异常肿块，可能为肿瘤或囊肿，触痛提示感染。（见：肾脏检查结果的意义）

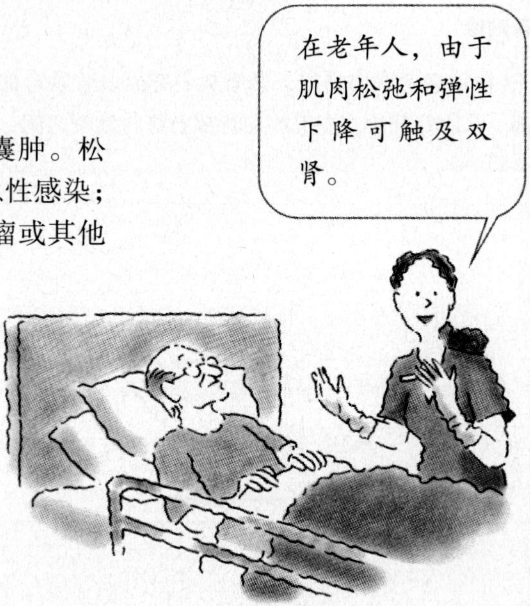

钙缺乏

当患者主诉肌肉痉挛或四肢感觉异常时，注意检查有无缺钙的体征。（见：低血钙的检查，500 页）

肾脏检查结果的意义

完成评估后，应对患者的情况形成初步诊断印象，查表寻找与病史和体检结果相关的症状、体征及引起这些症状、体征的可能病因。

重要症状和体征	相关表现		可能的原因
• 少尿，可能进展到无尿 • 血尿或咖啡色尿 • 烟色尿	• 喉部链球菌或皮肤感染 • 系统性红斑狼疮（SLE）、血管炎或硬皮病 • 妊娠	• 血压升高 • 眼睑水肿进展到坠积性水肿 • 腹水 • 胸腔积液	急性肾小球肾炎

肾脏检查结果的意义（续）

重要症状和体征	相关表现		可能的原因
● 少尿 ● 黑色、烟色尿 ● 厌食、呕吐	● 挤压损伤或伴有休克的疾病如烧伤 ● 肌肉坏死 ● 接触肾毒性物质如铅 ● 注射染料行排泄性尿路造影	● 最近接受氨基糖苷类药物治疗 ● 少尿进展至无尿 ● 双肺底水泡音 ● 呼吸困难 ● 坠积性水肿	急性肾小管坏死
● 蛋白尿、血尿、呕吐、瘙痒（患者可无症状，直至疾病晚期）	● 原发性肾病，如膜增生性肾炎和局灶性节段肾小球硬化症	● 血压升高 ● 腹水、坠积性水肿 ● 双肺底水泡音 ● 呼吸困难	慢性肾小球肾炎
● 尿频和尿急 ● 排尿烧灼感 ● 夜尿、血色尿、排尿困难 ● 背部或肋部疼痛	● 女性 ● 复发性尿路感染 ● 最近接受化疗或全身抗生素治疗	● 近期性生活活跃 ● 耻骨上触痛 ● 发热 ● 会阴部炎症	膀胱炎
● 严重的放射痛，从肋脊角放射至耻骨联合区域及外生殖器 ● 恶心、呕吐 ● 血尿	● 在高温环境中剧烈体力活动 ● 既往有肾结石 ● 近期肾感染	● 发热和寒战 ● 皮肤皱缩，尿液浓缩，黏膜干燥	肾结石
● 腹部或季肋部疼痛 ● 肉眼血尿	● 年轻（尤其小于 7 岁） ● 先天性异常 ● 在膨胀的腹部触到坚硬、光滑的肿物	● 发热 ● 血压升高 ● 尿潴留	肾母细胞瘤

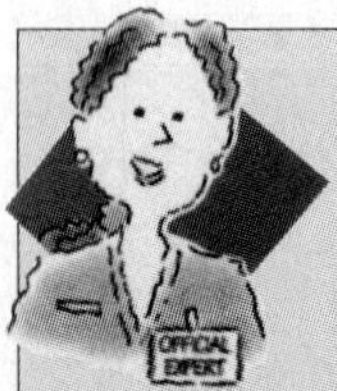

专家建议

低血钙的检查

提示与低血钙有关的手足搐搦的两个征象是 Chvostek 征和 Trousseau 征。下述方法可引出这两个体征。如引出，应立即通知医生。

当进行这两项检查时，要观察患者有无喉痉挛，监测其心脏状况，备好复苏抢救设备。切记这些检查常可诱发不适。

Chvostek 征

为引出该征，在患者耳郭前面和颧骨弓下面或颧弓与嘴角之间轻叩患者的面神经。如下图所示。

阳性反应范围是从试验侧单纯嘴角搐搦到整个面部肌肉搐搦。

在某些患者单纯搐搦可以是正常的，然而，更明显的反应通常为 Chvostek 征。

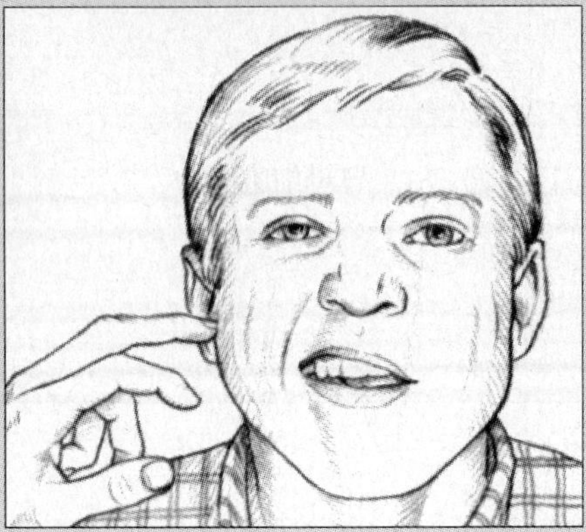

Trousseau 征

在此项检查中，将血压计袖带置于患者上臂，将袖带充气至收缩压与舒张压之间的水平以阻断肱动脉，持续充气 3min，观察患者有无 Trousseau 征或腕痉挛。（如下图）

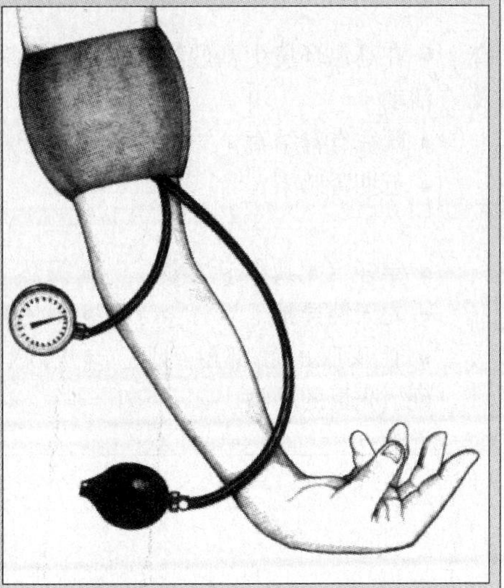

辅助检查

为已知或疑有肾病的患者开具的检查通常包括血液检查、肾-输尿管-膀胱（KUB）造影、肾血管造影、肾超声和尿液检查。

血液检查

常用于诊断和评价肾功能的血液检查包括：

- 全血细胞计数（CBC）：评价白细胞、红细胞、血红蛋白（Hb）、血细胞比容（HCT）
- 血尿素氮（BUN）
- 电解质：评价钙、磷、氯、钾、钠水平
- 血清肌酐、血渗透压、血浆蛋白、尿酸、肌酐清除率、尿素氮清除率测定（见：肾脏疾病血液检查的意义，502 页和计算 GFR，503 页）

KUB 造影

KUB 造影包括平片和造影，可显示肾大小、位置、结构及有无钙化和其他病变。肾活检前可依此确定肾的位置。然而，对于诊断，KUB 造影提供的信息是有限的。

护理要点

- KUB 造影不需要特殊的检查前和检查后护理。通常可用便携式 X 光机在 CCU（重症监护病房）床旁完成。
- 向患者解释检查方法。

肾血管造影

肾血管造影可使肾动脉、毛细血管、肾静脉清晰可见。包括在透视下向股动脉或股静脉内的导管注射造影剂。

肾脏疾病血液检查的意义

以下是用于诊断肾脏疾病的血液检查结果的意义。

全血细胞计数

白细胞计数增加提示尿路感染、腹膜炎（腹透患者）或移植肾感染和排斥反应。

红细胞计数、Hb、HCT减少提示慢性肾功能不全。其原因为肾产生促红细胞生成素减少。HCT是红细胞在血中的百分比，反映液体平衡。

血尿素氮

血尿素氮上升提示肾小球肾炎、严重化脓性感染、少尿（氯化汞中毒或创伤后肾功能不全所致）、肾小管阻塞及尿路梗阻。由于非肾性因素可引起血尿素氮升高，所以分析血尿素氮水平时应结合肌酐水平。

电解质

肾调节体液和电解质平衡，某些肾病患者可出现明显失衡。最常测定的电解质是：

- 钙和磷——钙和磷呈负相关。钙增加时磷下降；反之亦然。肾衰竭时，肾不能排磷，导致高磷血症和低钙血症。
- 氯——氯与碳酸氢盐呈负相关，反映酸碱平衡。肾脏疾病时，氯水平升高提示代谢性酸中毒。高氯发生在肾小管坏死、严重脱水和肾功能完全丧失；低氯发生在肾盂肾炎。
- 钾——高钾血症出现在肾功能不全和酸中毒时。肾功能完全丧失时，钾可迅速升高至危及生命的水平。低钾反映肾小管疾病。
- 钠——钠帮助肾调节体液。肾病时可致钠丢失。

血清肌酐

血清肌酐反映GFR（肾小球滤过率）。血肌酐升高比尿素氮升高更能提示肾损害。

血渗透压

血渗透压升高，同时尿渗透压下降提示远曲小管对ADH反应性下降。

血清蛋白

由于肾炎或肾病时经尿丢失，血清白蛋白可迅速下降，引起水肿。肾病也可引起血清总蛋白下降。

尿酸

尿酸清除依靠肾小球滤过和肾小管分泌。血尿酸增加提示肾功能损害，低于正常提示肾小管重吸收功能障碍。

肌酐清除率

肌酐清除率（CCR）相当于GFR。通常CCR升高无诊断价值。CCR降低提示肾血流减少（休克、肾动脉阻塞）、急性肾小管坏死、急慢性肾小球肾炎、晚期双侧多囊肾和肾损害及肾硬化。

尿素清除率

尽管尿素清除率评估GFR的价值不如肌酐清除率，但仍不失为测定肾功能的一个好方法。尿素清除率升高，无诊断价值；下降提示肾血流减少、急慢性肾小球肾炎、晚期双侧多囊肾、急性肾小管坏死、肾硬化、晚期双侧肾损害、双侧尿路梗阻、脱水。

注重证据

计算 GFR

全国卫生协会已出台《全美肾病教育计划》（NKDEP）以帮助减少慢性肾病进展到肾衰竭的发生率。NKDEP 的首要目的是鼓励应用肾脏疾病的饮食调整（MDRD）公式对 GFR 进行评估。影响 MDRD 公式的因素是血肌酐值、年龄、性别、种族。

如在 3 个月内 GFR＜60ml/min，提示慢性肾病；GFR＜15ml/min，提示肾衰竭。

$$GFR=186\times(Pcr)^{-1.154}\times(年龄)^{-0.203}\times(0.742\ 女性)$$

如患者为非洲裔美国人，结果×1.21，因为该种族肌肉发达。

Pcr = 血肌酐值

摘自：*Levey.A.s.etal.* "*National Kidney Foundation Practice Guidelines for Chronic Kidney Disease：Evaluation，Classification，and Stratification，*" *Annals of Internal Medicine139*（2）：*137-47，July，2003.*

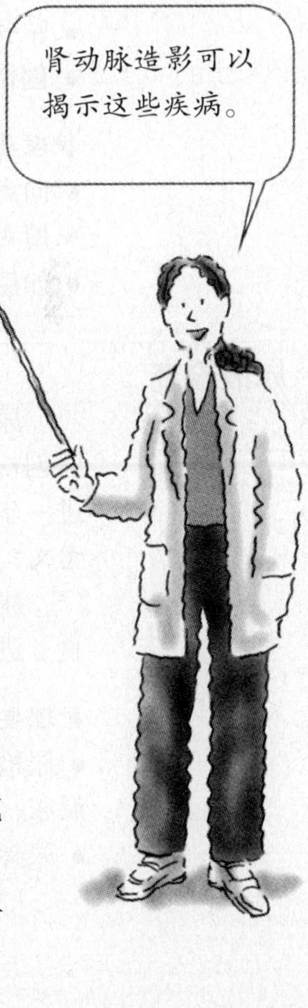

动脉造影

肾动脉造影可以揭示：

- 异常肾血流
- 血管丰富的肾肿瘤
- 肾囊肿
- 肾动脉狭窄
- 肾动脉瘤和动静脉瘘
- 肾盂肾炎
- 肾脓肿或炎性包块
- 肾梗死
- 肾创伤

护理要点

- 向患者解释全过程并确认无碘或贝壳类食物过敏。对碘或贝壳类食物过敏可能对造影剂产生过敏反应。如果患者对海鲜或染料过敏，可给予泼尼松龙、苯海拉明预防性用药。
- 造影前应评估肾功能（血肌酐和 BUN）和出血倾向（凝血

酶原时间、部分凝血活酶时间、血小板计数）。如结果异常，应通知医生。

- 报告副反应，如恶心、呕吐、眩晕、头痛、荨麻疹。
- 根据患者肾功能状况，术后医生可嘱增加液体或静脉输液的速度，以使造影剂尽快从体内排出。
- 术后医生可嘱给予 N-乙酰半胱氨酸以减轻造影剂对肾组织的损害。
- 术后查血肌酐和 BUN 水平以评估肾功能（造影剂可引起急性肾衰竭）。

肾超声

肾超声常用于检查肾大小、形状、位置。肾超声可揭示：

- 肾盂积水
- 肿瘤
- 囊肿
- 脓肿
- 创伤

护理要点

- 向患者解释操作过程。
- 检查前无需准备。
- 如患者病情不稳定，可在床旁行超声检查。

尿液检查

尿液检查，如尿液分析和尿渗透压可以提示急性肾衰竭、肾创伤和其他疾病。尿液分析可以提示肾或系统性疾病，指导进一步检查。晨尿比随机尿标本更好。（见：尿液检查结果的意义）

尿渗透压常用于评价肾的浓缩和稀释功能，其数值随饮食、进水情况变化而不同。肾衰竭时，尿浓缩功能首先丧失。

护理要点

- 尿检以前，可随机从导尿管中留取标本或留取患者的第一次晨尿，并立即将标本送检。
- 尿渗透压检查，采集随机尿标本，第一次晨尿更好。

尿液检查结果的意义

实验	正常值	异常发现	可能的原因
颜色和气味	• 淡黄	无色～深色	饮食变化；药物；代谢性、炎症或感染性疾病
	• 轻微芳香气味	水果味	糖尿病、饥饿、脱水
	• 清澈透明	混浊	肾感染
比重	• 1.005～1.030，不同标本间有轻度变化	下降	多尿、肾小球肾炎、肾盂肾炎、急性肾衰竭、碱中毒
		上升	脱水、肾病
		固定	严重肾损害
pH	• 4.5～8.0	碱性（pH＞8.0）	Fanconis 综合征（慢性肾病）、尿路感染、代谢性或呼吸性碱中毒
		酸性（pH＜4.5）	肾小管坏死、苯丙酮尿症、酸中毒
蛋白	• 阴性	蛋白尿	肾病（如肾小球硬化、急慢性肾小球肾炎、肾病、多囊肾、急慢性肾衰竭）
酮体	• 阴性	酮尿	糖尿病、饥饿、引起急性代谢需求增加或食物摄入减少的情况（如呕吐、腹泻）
糖	• 阴性	糖尿	糖尿病
红细胞	• 0~3 / HP	红细胞增多	尿路感染、梗阻、炎症、创伤、肿瘤、肾小球肾炎、肾性高血压、狼疮性肾炎、肾结核、肾静脉血栓、肾盂积水、肾盂肾炎、膀胱炎、多结节性动脉炎、出血性疾病
上皮细胞	• 少量	大量上皮细胞	肾小管变性

（未完待续）

尿液检查结果的意义（续）

实验	正常值	异常发现	可能的原因
白细胞	• 0～4 / HP	白细胞增多	尿路感染，尤其是结石和肾盂肾炎
		白细胞增多和白细胞管型	肾感染（如急性肾盂肾炎、急性肾小球肾炎、肾病综合征、化脓性感染和狼疮性肾炎）
管型	• 阴性（偶有透明管型）	大量管型	肾病
		大量透明管型	肾实质疾病、炎症、肾小球基底膜损伤
		上皮管型	肾小管损害、肾病、子痫、慢性铅中毒
		脂肪管型、蜡样管型	肾病综合征、慢性肾病、糖尿病
		红细胞管型	肾实质疾病（尤其是肾小球肾炎）、肾梗死、亚细菌性心内膜炎、镰状细胞贫血、恶病质、恶性高血压、胶原病
结晶	• 少量	大量草酸钙结晶	高钙血症
		胱氨酸结晶（胱氨酸尿）	先天性代谢异常
真菌	• 阴性	沉渣中有真菌细胞	外生殖器感染、阴道炎、尿道炎、前列腺炎
寄生虫	• 阴性	沉渣中有寄生虫	外生殖器感染
肌酐清除率	• 男性（20 岁）：90ml /（min·1.73m²） • 女性（20 岁）：84ml /（min·1.73m²） • 老年人：通常下降（每 10 年下降 6ml/min）	大于正常	意义不大
		低于正常	肾血流减少（与休克或肾动脉阻塞有关）、急性肾小管坏死、急慢性肾小球肾炎、晚期双侧肾损害（如多囊肾、肾结核、肿瘤）、肾硬化、心衰、严重脱水

治疗

在危重症患者，肾脏疾病可对机体的任一系统产生不良影响。如果不采取有效的治疗可危及生命。一些患者可采用药物治疗，另一些则需要透析治疗。

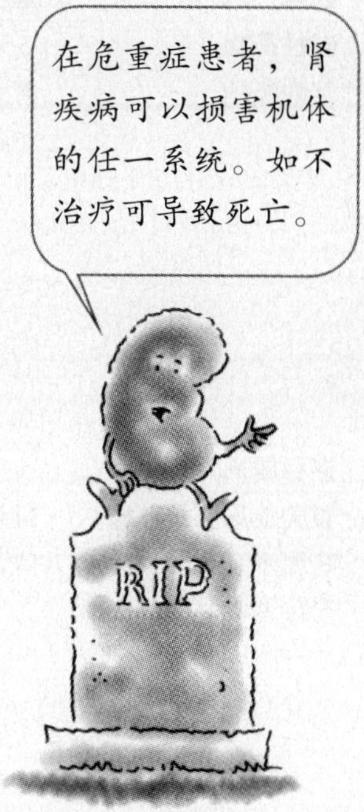
在危重症患者，肾疾病可以损害机体的任一系统。如不治疗可导致死亡。
RIP

药物治疗

肾脏疾病的药物治疗包括利尿剂、肾上腺素类药物（如多巴胺用于增加肾灌注）、硫酸阳离子交换树脂以纠正高钾血症。（见：肾病的常用药物）

合理的药物治疗应有效并对肾功能无损害。对主要通过肾排泄的药物需要调整剂量以预防肾毒性。

透析

严重肾病患者需要透析治疗以清除毒性废物和过量的液体。根据患者的病情采用血液透析或腹膜透析。另外，对血流动力学不稳定的患者可以采用连续肾替代治疗（CRRT）。

肾病的常用药物

药物	适应证	副作用	注意事项
肾上腺素类制剂			
多巴胺	增加肾衰竭患者肾和肠系膜血流[低剂量（<5mcg/（kg·min）]	心动过速、心悸、心绞痛、传导异常、室性心律失常、低血压、高血压、恶心、呕吐	• 监测心律 • 在输入前纠正低血容量 • 使用输液装置控制静脉输入速度 • 不与其他药物混合输入 • 选择大静脉，防止液体外渗 • 如果发生外渗，停止输入，在渗液部位用酚妥拉明作浸润注射

（未完待续）

肾脏病的常用药物（续）

药物	适应证	副作用	注意事项
碱性药物			
碳酸氢钠	肾衰竭时纠正代谢性酸中毒	代谢性碱中毒、高钠血症、低钾血症、注射部位疼痛、刺激	• 心衰、肾功能不全和接受皮质激素治疗的患者应慎用 • 评估患者的心肺功能 • 监测患者有无碱中毒、电解质失衡，尤其是低血钙、低血钾 • 监测注射部位有无刺激和渗出（溢出血管外可引起组织损害和坏死）
袢利尿剂			
布美他尼（丁尿胺） 呋塞米（速尿） 托拉塞米（Demadex）	抑制肾小管对钠的重吸收，促利尿，减轻水肿	眩晕、肌肉痉挛、低血压、头痛、液体及电解质失衡（低钾、低氯、低钠）、心电图改变、胸痛、肾衰竭	• 监测液体及电解质失衡 • 监测心律，尤其心室律 • 磺胺类药物过敏者禁用 • 无尿患者禁用 • 快速大剂量静脉注射可致耳毒性 • 仔细记录患者出入量
阳离子交换树脂			
聚磺苯乙烯（kayexalate）	纠正高血钾	消化道刺激、食欲差、恶心、呕吐、便秘、低钾、低钙、腹泻	• 监测电解质失衡：低钾、低钙 • 监测心电图（T 波平坦、倒置和高 U 波）和室性心律失常 • 用水和山梨醇混合后口服，因为含钾不用橘汁 • 监测老年患者有无便秘和粪块梗阻 • 为预防盐负荷过重而需限盐的心衰、高血压患者应慎用

连续肾脏替代治疗

CRRT 常用于治疗急性肾衰竭的患者，与传统的间断血透（IHD）不同，CRRT 可为患者实施 24h 连续不间断治疗，对血流动力学和电解质平衡影响较小。

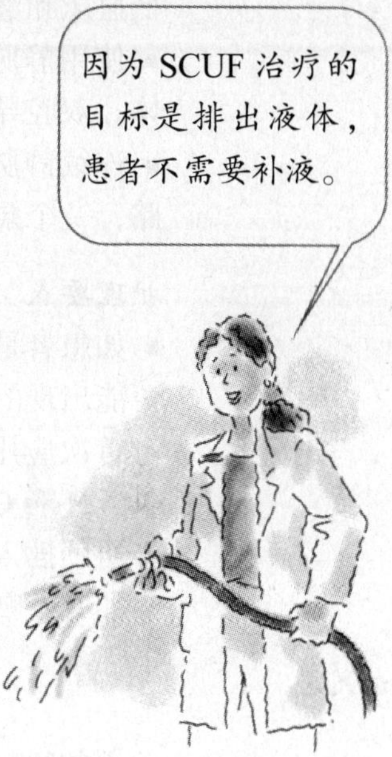
因为 SCUF 治疗的目标是排出液体，患者不需要补液。

适用人群

CRRT 常用于不能耐受传统血液透析的患者，如低血压的患者。另外，有腹部外科手术史的患者和存在严重感染倾向的不能接受腹膜透析的患者也适用于 CRRT。（见：了解 CRRT）

CRRT 概述

CRRT 技术的复杂程度不同：

- 缓慢连续超滤（SCUF）是利用动静脉通路和患者的血压使血液通过滤器。该治疗的目的是排出液体，患者不需接受补液治疗。
- 连续动静脉血滤（CAVH）是利用患者的血压和动静脉通路使血液通过一个有阻力的血液滤器。为维持滤器开放和系统血压，患者需接受补液治疗。

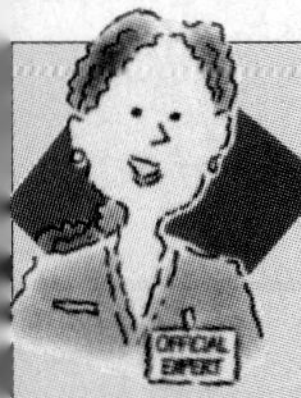
OFFICIAL EXPERT

专家建议

了解 CRRT

CRRT 从患者血中滤出毒性废物并可置换液体。常用于纠正对利尿剂无反应的液体超负荷，及治疗危重的不能耐受血液透析的急性肾衰竭患者，或电解质和酸碱失衡患者。

如何进行血滤

所有的 CRRT 设备均置于患者床旁，该过程不需要透析护士进行适时监控。患者血液通过管路、体内动静脉瘘或动静脉短路。血滤器由中空纤维毛细管组成，滤器以 150～300ml/min 的速度滤过血液，压力来自于动脉血压或血液泵。由于液体的排出大于摄入，患者逐渐丢失液体（12～15L/d）。

● 连续动静脉血液透析（CAVH-D）是指将血液透析和血液滤过相结合。这一技术需要使用泵维持透析液和血液循环，可在连续不断清除液体的同时清除溶质。与 CAVH 相同，可用于低血压和液体超负荷的患者。

● 使用静脉泵行连续静脉-静脉血滤（CVVH）可同时清除液体。双腔导管与静脉连接，泵驱动血液通过滤器。

● 连续静脉-静脉内血液透析（CVVH-D）指一个静脉提供通路，一个泵用于驱动透析液和血液通过滤器。

护理要点

● 如患者是首次接受 CRRT，向患者解释操作目的和治疗期间可能出现的情况。

● 首次应用的血滤器及管路按生产商提供的说明使用。（见：CAVH 和 CVVH 的安装）

● 协助插入导管，如有必要行无菌操作。

● 如有医嘱，用肝素液体冲洗导管以防止凝血。

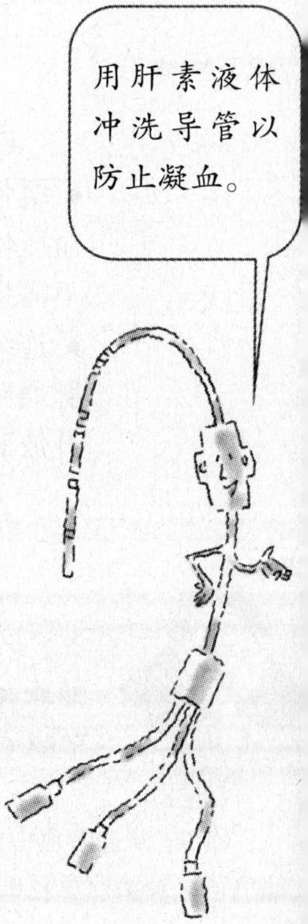

包扎

● 用敷料包扎插管部位，标记时间和日期。

● 治疗前，为患者称重并测量基线生命体征，确认所有必要的实验检查已完成（通常为电解质、凝血因子、CBC、BUN 和血肌酐）。

● 监测生命体征和氧饱和度。

● 如果放置了肺动脉导管，评价患者的血流动力学参数，包括中心静脉压（CVP）、肺动脉压（PAP）和肺动脉楔压（PAWP）。

● 警惕由于快速超滤导致的低血容量（如血压、PAP、CVP、PAWP 下降），或由于过多地补充液体伴超滤减少导致的血容量过多的征象。

● 由于电解质失衡可出现心律失常，应进行心电监护。

● 定期监测患者的体重和生命体征。

颜色是关键

● 治疗期间需观察超滤液，超滤液应为黄色透明，肉眼无血液。

CAVH 和 CVVH 的安装

下图阐明了如何安装 CAVH 和 CVVH。

CAVH

在 CAVH 中，医生置入两根大孔单腔管（如图所示）。一个管插入动脉，常为股动脉。另一个插入静脉，常为股静脉、锁骨下静脉或颈内静脉。

在 CAVH 中，以患者动脉血压为动力，驱使血液通过动脉管路。血滤器清除水和含有毒性产物的液体（超滤），补充液注入滤器的动脉端。此端也可用于注入肝素。静脉管路携带补充液和滤过后的血液回到患者体内。

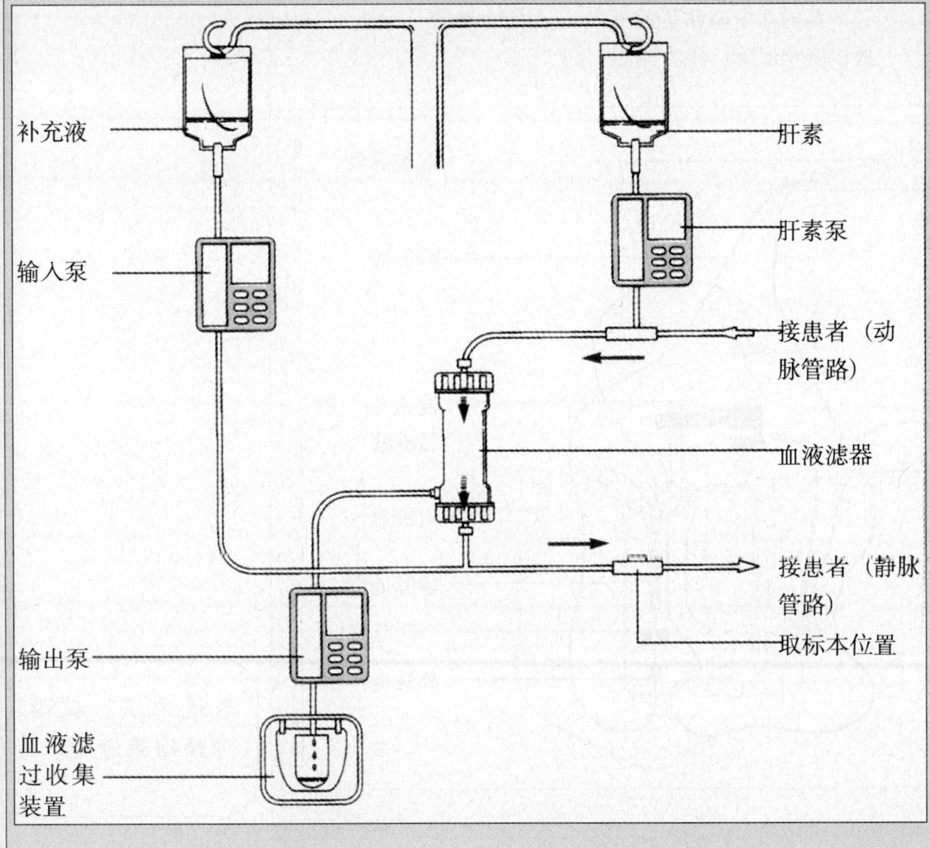

（未完待续）

CAVH和CVVH的安装（续）

CVVH

在CVVH中，医生将一个特制的双腔管（如图所示）置入到一条大静脉，常为锁骨下静脉、股静脉或颈内静脉。由于管路在静脉，需要一个外部的泵以驱动血液通过系统。患者的静脉血通过动脉腔到达泵，泵驱使血液通过导管到达滤器。血滤器将水和毒性物质（超滤）从血中清除并排泄到收集装置。因血细胞太大不能通过滤器，所以血细胞不被清除。血通过血滤器后泵入静脉腔回到患者体内。

泵的几个监测装置可提供安全保障。压力监测仪维持血流以恒定的速率循环。空气监测仪在血液回到患者体内之前滤过气泡。一个静脉阀门收集血凝块阻止其入血。当发现血液漏出时，漏血监测仪报警。如循环中发现空气或血液管路中断时，静脉夹闭合静脉。

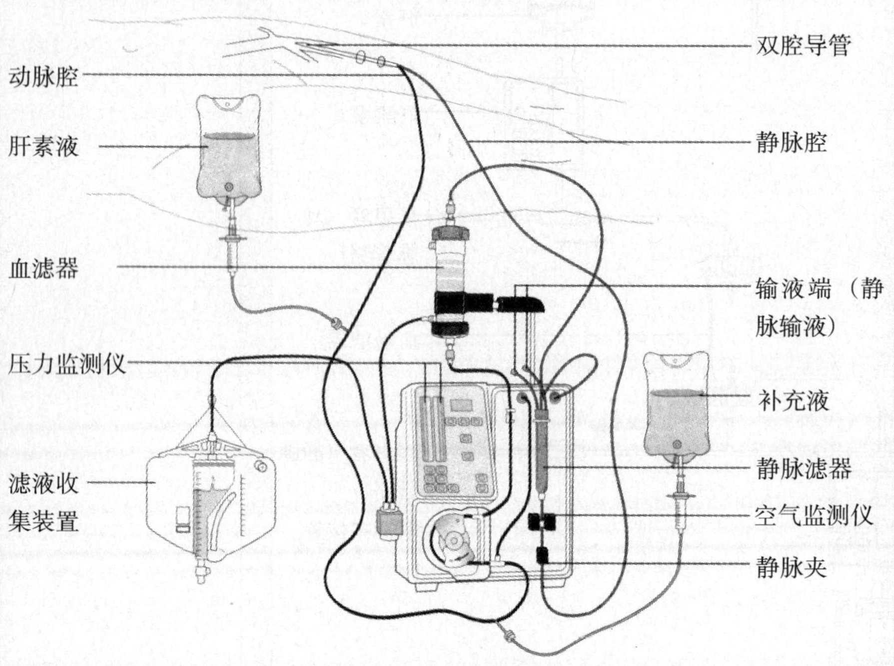

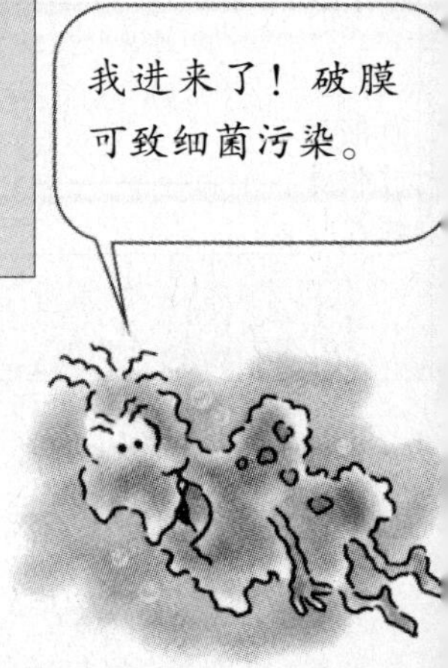

- 粉红色或血色滤液提示血滤器中破膜，可致细菌污染。在CVVH中，漏血监测仪可提示破膜。如果出现漏血，应通知医生更换血滤器。

● 观察用于血管通路的下肢有无血流受阻征象，如肢冷、苍白、脉弱等。检查手术侧腹股沟有无血肿征象，询问患者插管部位是否疼痛。

● 计算每小时补液量或按医院规定遵医嘱。计算补充液体时应加上前一小时内各种引流装置的引流量和其他液体的丢失量，如失血、呕吐或胃肠引流量。从这一总和中减去前一小时中患者液体的摄入量。

● 遵医嘱在装置的动脉端输注小剂量肝素（初始通常为500u/h），以防止 CVAH 和 CVVH 中发生凝血。

● 测定凝血时间和凝血活酶时间（ACT），正常 ACT 为100s，在 CRRT 中，根据患者的凝血时间，使其保持在100～300s。

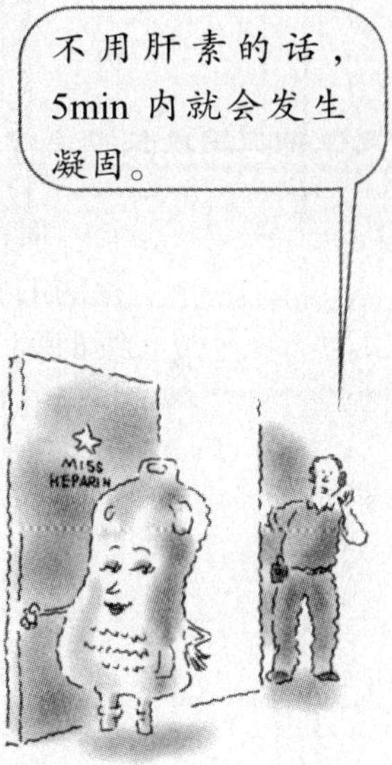

不要弯曲

● 确保患者术侧下肢不要弯曲，与髋部角度大于 30°，以防止导管纽结。

● 每 4～6 小时或遵医嘱测定血清电解质，根据上述结果调整补充液或透析液。

● 如患者接受 CVVH，监测动脉和静脉压力报警装置。

● 观察穿刺部位有无感染或出血。每 48 小时用无菌技术在导管插入部位进行一次皮肤护理。用封闭敷料覆盖。

● 如超滤流速下降，抬高床的高度以增加血滤器与收集装置间的距离。降低床的高度可减少流速。

● 某些类型的血液滤器不允许夹闭滤液管路，否则可引起滤器处压力升高，阻塞滤器，使滤过系统瘫痪。

● 记录治疗开始时间、液体平衡参数、生命体征、体重、更换敷料时间、并发症、给予的药物和患者的耐受性。治疗结束时，记录患者的评估参数。

血液透析

血液透析常用于清除肾衰竭患者血中的有毒物质和其他有害物质，也用于恢复和维持酸碱和电解质平衡，防止尿毒症相关的并发症。这种方法也用于以高尿素和高尿酸为特征的蛋白质分解代谢旺盛以及高肌酐和过量水潴留的治疗。

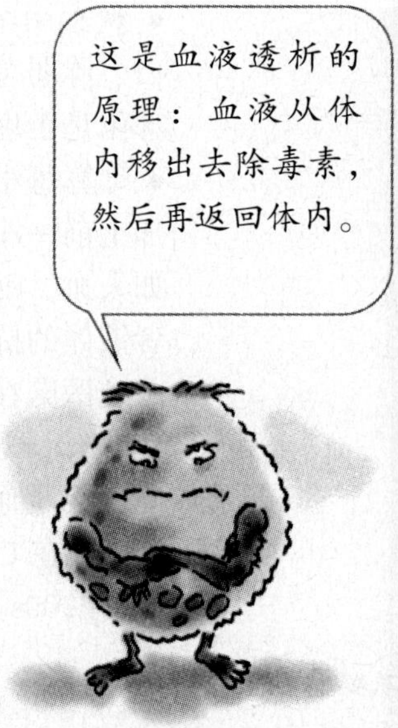
这是血液透析的原理：血液从体内移出去除毒素，然后再返回体内。

血液循环

血液透析时患者的血液经外科手术建立的通路引出体外，泵入透析器中，清除毒素，然后回到体内。

渗透、弥散和滤过

体外透析器通过渗透、弥散和滤过相结合进行透析。（见：血液透析的工作原理）

急性期应用或长期治疗

血液透析可用于急性肾衰竭的急症治疗或终末期肾病的长期规律性治疗。慢性肾衰竭透析的频率和持续时间取决于患者的状况，每周可数次，每次持续3～4h，偶尔血液透析也用于急性中毒或药物过量。

血液透析通常由专业护士在透析室内完成；遇危重患者，也可用便携式设备在床旁进行。

护理要点

如患者为首次接受血液透析，向其解释目的及透析期间和透析后可能出现的问题，并说明将首先建立一个血管通路。（见：血液透析通路部位，516页）

建立血管通路

建立血管通路后

- 为患者称重，记录生命体征，听诊心肺，检查水肿及颈静脉充盈程度。
- 在血液透析过程中严格洗手并戴上防护眼镜、手套和穿专用工作服。
- 将透析过程中使用过的针头（戴上针帽）丢弃并放入专用容器内。
- 血管通路部位存在杂音和震颤为通畅，用无菌敷料或保护罩包绕。
- 遵医嘱准备血液透析设备，按厂商和医院的规定操作，遵循严格的无菌技术，防止病原微生物在治疗时进入患者血流。

血液透析的工作原理

在血液透析中，血液通过动脉通路从患者到体外透析器（或人工肾）。

透析器内部

在透析器内，血液和透析液呈相反方向流动，被半透膜分隔。透析液成分与细胞外液相似。血液中含有过量的特定溶质（如代谢废物和电解质），透析液中也有电解质，这些电解质水平在患者血中可能是异常的。透析液中的电解质成分可以根据患者的需要增加或减少。

弥散

排泄功能和电解质稳定是由弥散完成的。分子跨透析器的半透膜移动——从高浓度侧向低浓度侧移动。

超滤

水从血液通过跨膜超滤进入透析液。过量的水、废物及其他代谢物通过渗透压移动。依靠静水压水通过半透膜从低浓度溶质液到高浓度溶质液移动，驱使血液中的水进入透析液。

废物和过量的水被清除后，血液通过静脉回到体内。

三个系统

有三类系统用于传送透析液：

- 配比系统——最常见的类型，将水与浓缩液按比例混合成透析液，透析液单次通过透析器循环后被回收，继续使用新鲜透析液。
- 分组系统用一个储存器循环透析液。
- 再生系统用吸附剂净化和再生循环透析液。

透析器类型

透析器有两种类型：

- 中空纤维透析器。
- 平板或平行流动透析器。

这些透析器可供一个患者使用数次。透析过程中使用肝素以防止凝血。

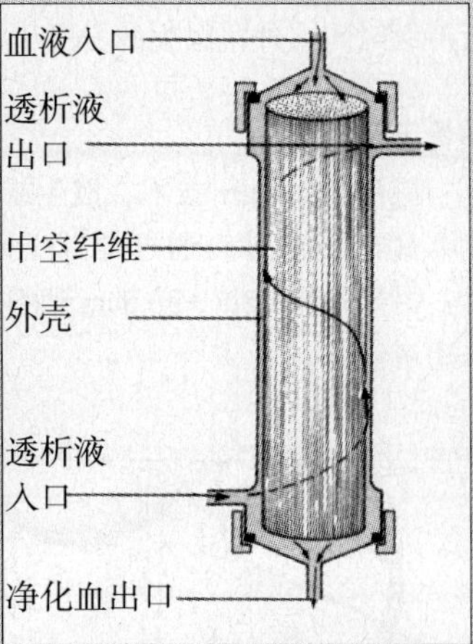

中空纤维透析器

中空纤维透析器最常用。含有半透膜的毛细管，外包硬塑料。血液在管内流动，透析液在管外向相反方向流动。

平板或平行流动透析器

平板或平行流动透析器有两层或多层半透膜，被半硬性或硬性结构封闭。血液出入口在两端膜之间。血液在膜内流动，透析液在膜外向相反方向流动。

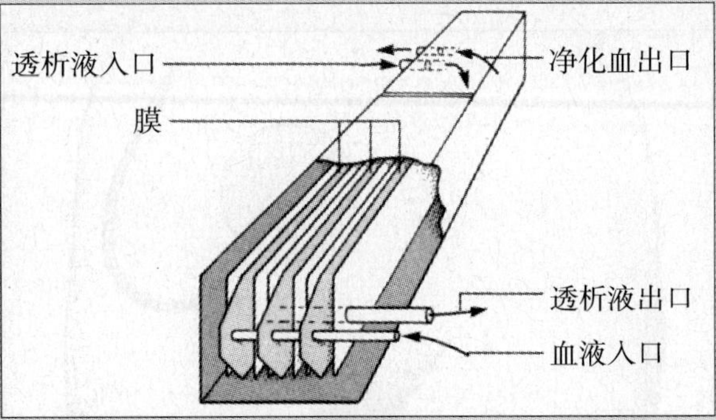

血液透析通路部位

血液透析需要血管通路，如锁骨下静脉、股静脉、动静脉瘘或人工血管。其部位和类型取决于预期的血液透析持续时间、外科医生的习惯和患者的条件。

锁骨下静脉插管

应用 Seldinger 技术，医生或外科医生将一导针穿刺入锁骨下静脉，通过导针送入导丝，然后移出导针。沿导丝将 12.5～30.5cm 塑料或 Teflon Y 形导管送入患者静脉。

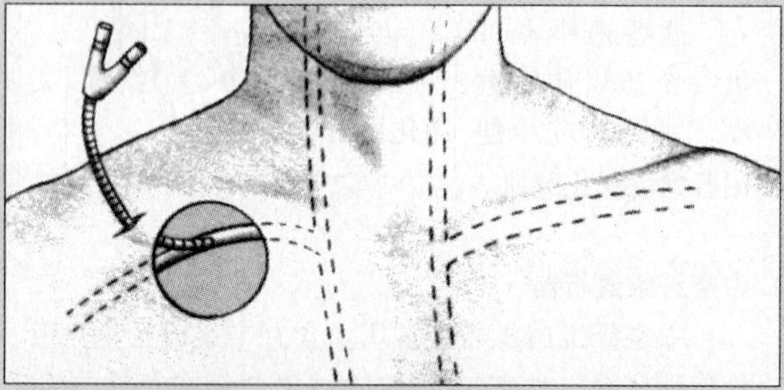

股静脉置管

应用 Seidinger 技术，医生或外科医生将一导针穿刺入右或左股静脉，通过导针送入导丝，并移出导针，然后沿导丝将 12.5～30.5cm 塑料或 Teflon Y 形管或双腔管置入静脉，一个为入血口，一个为出血口，相距 1.3cm。

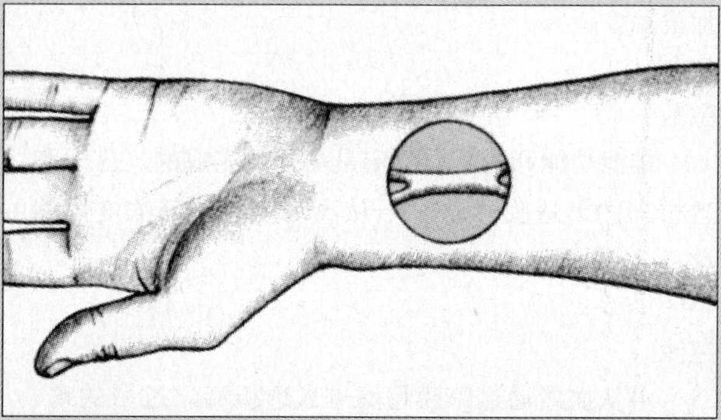

动静脉瘘

为建立动静脉瘘，外科医生在患者腕部或前臂下远端作一切口，然后在一条动脉和邻近静脉上各切一小口，将其缝合在一起成为长约 2.5～7.5cm 的共同开口。

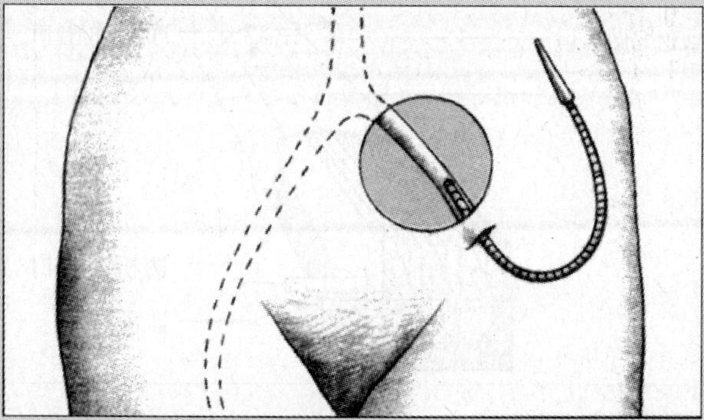

动静脉移植物

为建立人工血管瘘，在患者前臂、上臂或下肢部位作一切口。然后通过皮下隧道将自体或人工血管的远端与动脉缝合，近端与邻近静脉缝合。

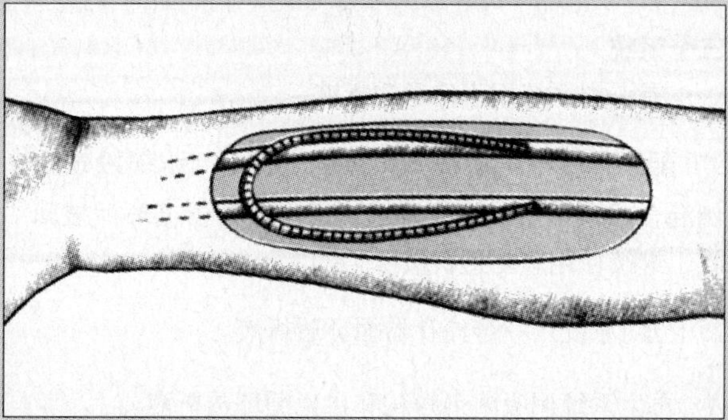

● 在治疗时每 30 分钟检查和记录患者的生命体征，以发现可能的并发症。发热可以提示来自透析液或设备中的病原微生物引起的感染，遵医嘱给予退热剂、抗生素或两者均用。低血压可以提示低血容量或 HCT 下降，遵医嘱给予输血或补液。呼吸加快提示低氧血症或液体超负荷。评估呼吸音或血氧饱和度，遵医嘱给氧。

定时观察

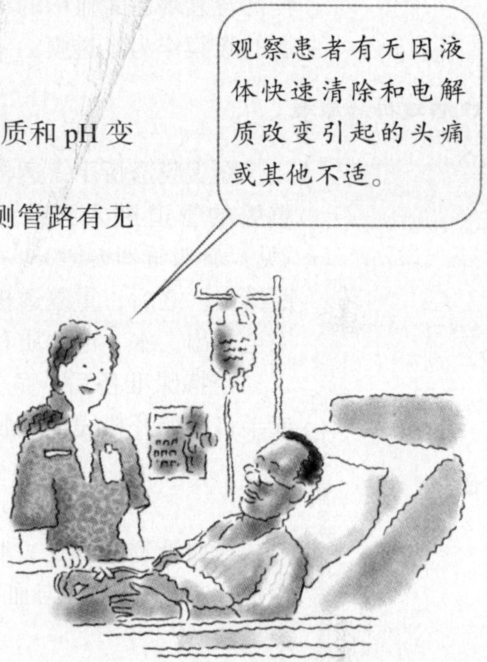

● 监测患者心律，由于血液透析可造成电解质和 pH 变化导致心律失常。

● 定期检查透析器血路确保连接无误。监测管路有无凝血。

● 注意患者有无头痛、肌肉痉挛、背痛、恶心或呕吐、抽搐，以上症状可提示由快速的液体清除和电解质改变所引起的失衡综合征。

● 如果出现失衡综合征，立即通知医生，减慢血流速度或停止透析。快速的液体和电解质移出可致肌肉痉挛。遵医嘱注射生理盐水到静脉回路以缓解痉挛。

● 仔细观察有无内出血的症状和体征，如恐惧；不安；苍白、发冷、皮肤湿冷；极度口渴；低血压；脉搏细速、微弱；呼吸加快；体温下降。立即报告这些征象并遵医嘱准备减少肝素化或给予输血。

患者的通路

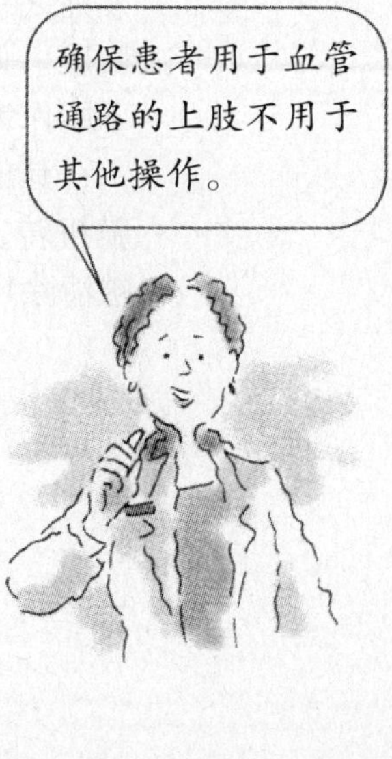

● 血液透析结束后，监测血管通路部位有无出血。如有过量出血，在出血部位加压，并通知医生。如为临时导管，则按医院规定冲洗导管。

● 确保患者用于血管通路的上肢不用于其他操作，包括静脉输入、血压测量和静脉穿刺。

● 通过听诊杂音和触诊震颤来评价通路部位是否通畅。无杂音提示有血凝块，须立即行外科处理。

● 准确记录患者的饮食和液体摄入，鼓励其遵守处方饮食，如增加热量摄入，减少液体摄入，限制蛋白质、钾和钠的摄入。

腹膜透析

与血液透析相似，腹膜透析用于除去对其他治疗无效的急慢性肾衰竭患者血中的毒素。与血液透析不同，腹膜透析用患者的腹膜作为半透膜。

腹膜透析的原理

在腹膜透析中，透析液通过半透性腹膜（液体通过安装在腹腔的管道进入腹腔）吸出废物、过量的液体及电解质。（见：腹膜透析原理）一定时间后，含代谢废物的透析液从腹腔排出。之后，重复透析过程，每次用新的透析液，直至废物完全排出，水、电解质和酸碱平衡恢复。

经特殊准备后，危重症病房的护士可以用自动或半自动循环机完成腹膜透析。

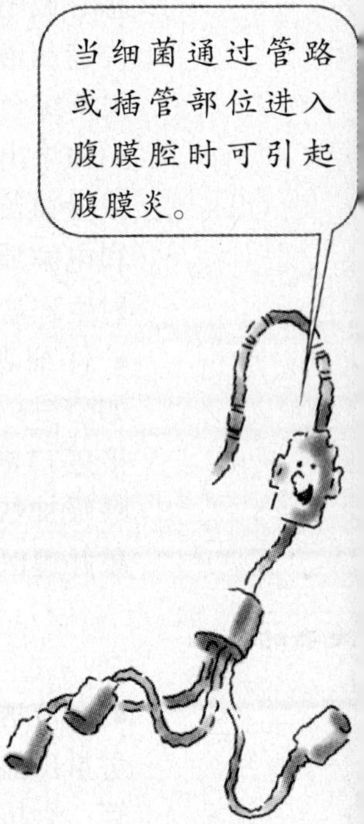
当细菌通过管路或插管部位进入腹膜腔时可引起腹膜炎。

优点

与血液透析相比，腹膜透析有几个优点：简单、经济、放松，而且与血液透析效果相似，但是危险小。

缺点

腹膜透析也可能引起严重并发症。最严重的并发症之一是腹膜炎，细菌通过导管或插入部位进入腹腔。此外，感染可引起腹膜硬化、腹膜增厚以致不能作为透析膜使用。

其他并发症包括凝块阻塞导管、腹壁增厚、腹膜扭转、低血压和低血容量（由于大量血浆内液体被清除）。

腹膜透析原理

腹膜透析原理是将弥散与渗透相结合。

弥散

弥散时，微粒通过半透膜从高浓度一侧向低浓度一侧移动。在腹膜透析中，在以水为基础的透析液中含有葡萄糖、氯化钠、钙、镁、醋酸或乳酸，无代谢废物。因此，血中废物和过量的电解质跨半透性腹膜进入透析液。清除含有废物的透析液后，再注入新鲜透析液，以保持透析液中低废物浓度，以利于进一步弥散。

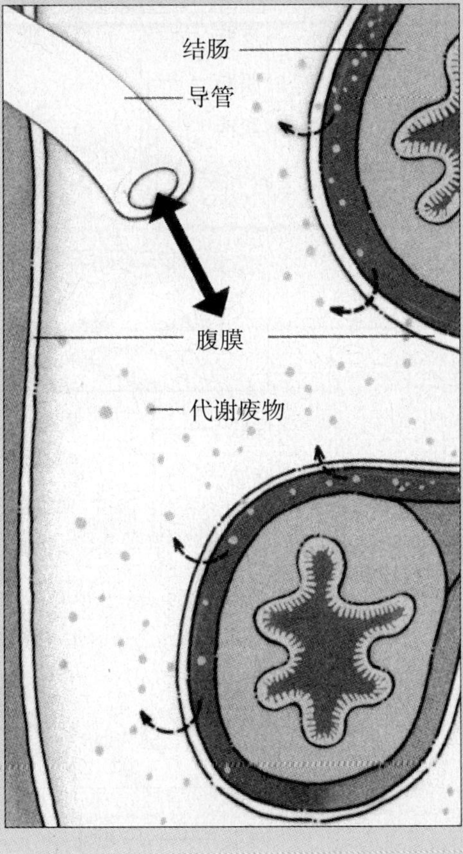

渗透

渗透时，液体跨半透膜从低浓度一侧向高浓度一侧移动。在腹膜透析中，葡萄糖加入透析液中使其溶质浓度比血液高，产生一个高渗透梯度。在每次开始注入时，水通过膜从血中向透析液中流动，此时渗透梯度最大。

护理要点

- 对首次腹膜透析的患者，向其解释治疗目的和治疗期间及治疗后可能出现的问题。
- 说明医生首先要在腹腔内置入一根管用于注入腹膜透析液。（见：腹膜透析管的比较，520 页）
- 在插管以前，测量和记录患者的基础生命体征和体重。

腹膜透析管的比较

任何一种腹膜透析的首要步骤是植入一根管，以注入和引流透析液。医生可能植入 Tenckhoff、Swan neck 或 Toronto-Wester Hospital（TWH）管。

Tenckhoff 管

置入 Tenckhoff 管时，医生首先将导管的前 17.1cm 插入患者腹内，将其余两端或一端带有涤纶袖口的 7cm 导管置于皮下。植入后数天内，患者的组织围绕袖口生长，形成紧密的屏障以防细菌入侵。剩下的 9.8cm 延伸在腹外，顶端装有金属接头与透析管路连接。

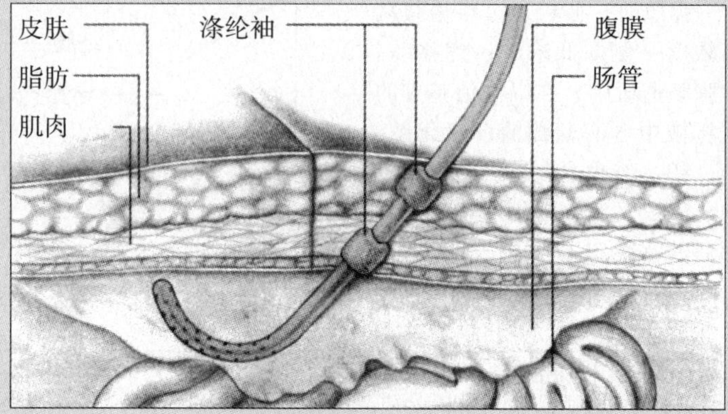

Swan neck 管

插入 Swan neck 管时，医生需定位套环恰好在真皮下，以便装置通过腹壁。使套环远端远离腹膜，否则可能发生粘连。

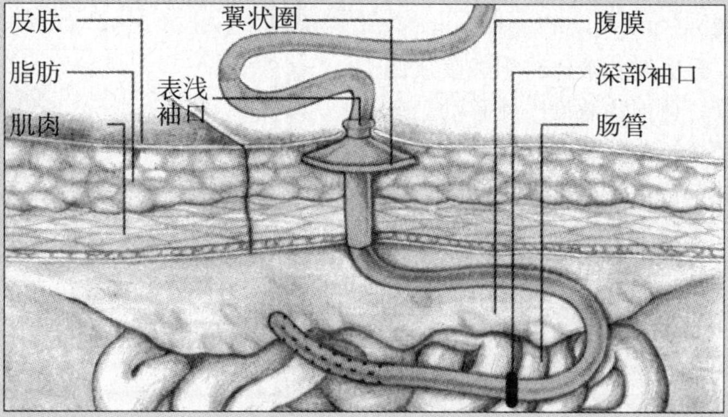

TWH 管

插入 TWH 管时，医生将可弯曲的植入盘卷起，插入腹膜腔，而后回撤使其顶住腹壁。植入的第一个袖口恰好在腹膜外，第二个袖口恰好在皮下。由于 TWH 导管在腹腔内不能自由飘移，可避免透析液直接流向敏感器官，以增加患者的舒适度。

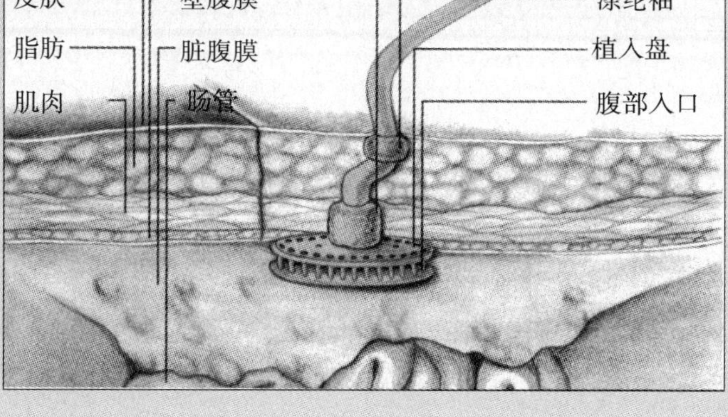

● 嘱患者排尿，以减少膀胱穿孔的危险并增加插管过程中的舒适度。如不能排尿，遵医嘱导尿后再插管。

● 透析时每 10 分钟监测一次患者生命体征直到稳定。以后每 2～4 小时或遵医嘱。报告任何意外的和明显的变化。

● 定期检查患者的体重并报告体重增加情况。

● 运用无菌技术，每 24 小时或当其变湿或受到污染时，更换导管周围的敷料。

● 用一张葡萄糖试纸条判断插管部位周围的敷料变湿是由于透析液漏出还是伤口渗出物所致。由于透析液含糖量高，如为透析液漏出，则试纸呈阳性。

● 监测患者有无感染征象。（见：检查腹膜炎征象）

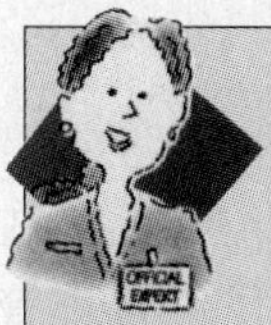
OFFICIAL EXPERT

高度注意

检查腹膜炎征象

如有腹膜炎的征象，通知医生并送透析液标本至实验室涂片和培养。

密切观察下述症状和体征：

- 发热
- 持续性腹痛和痉挛
- 透析液排出变慢，颜色变深
- 管周围肿胀、压痛
- 白细胞计数增加

排空收集袋

● 排空收集袋或测量液体时，应戴防护眼镜和手套。

● 观察引流液是否有血液。

● 切记置入导管后引流液常呈血色，但更换数次液体后应清澈透明。如果呈鲜红色或持续出血应通知医生。

● 观察患者有无呼吸窘迫，可提示液体超负荷或透析液漏出进入胸腔，如果严重，排出透析液并通知医生。

● 定期检查流出道有无血凝块或扭结，以免阻塞管路。

● 嘱患者经常变换体位。提供被动全范围运动（ROM）锻炼，并鼓励深呼吸和咳嗽以增加舒适度，减少皮肤破损和呼吸道问题的机会，增加透析液排出。

● 维持适当营养，遵守处方饮食。患者在透析中会丢失蛋白，因此需要补充蛋白。

● 为防止液体失衡，在每次透析末或长时间透析时每 8 小时计算一次患者的液体平衡情况。包括口服和静脉入量、尿量、伤口引流和呼吸排出量。记录和报告任何明显的失衡表现，包括正平衡和负平衡。

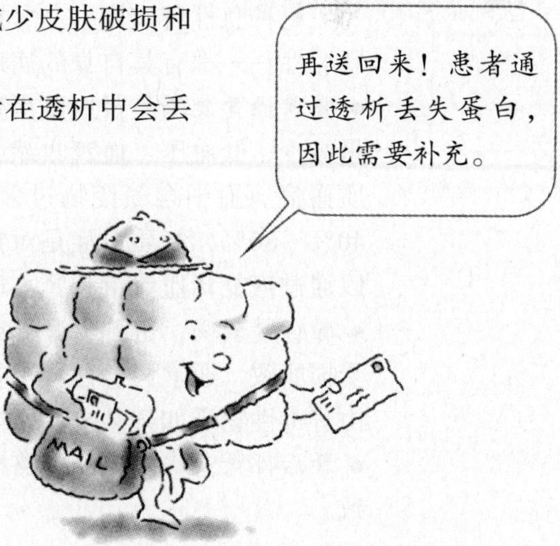
再送回来！患者通过透析丢失蛋白，因此需要补充。
MAIL

肾脏疾病

在重症监护病房最常见的肾脏疾患包括急性肾衰竭和急性肾小管坏死。

急性肾衰竭

急性肾功能衰竭是突然发生的肾功能障碍，可由下述病因所致：

- 梗阻
- 循环血量减少
- 肾实质疾病

有时，急性肾衰竭是可逆的，但如果不予治疗，持续的损害可导致慢性肾衰竭。危重症护士在评估和治疗急性肾衰竭患者时起着关键作用。

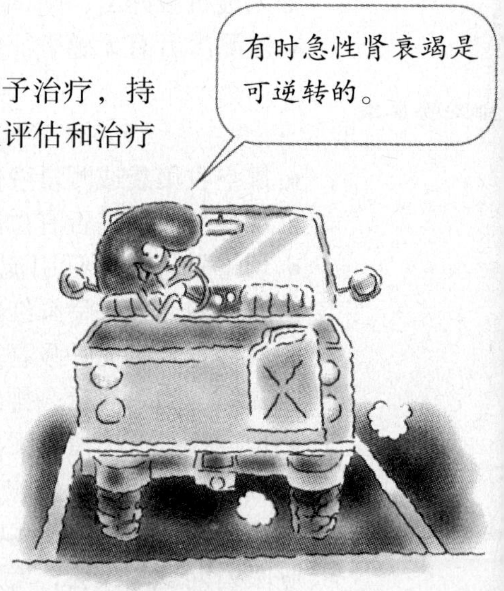

病因

急性肾衰竭分为肾前性、肾性和肾后性，每种类型原因不同。（见：急性肾衰竭的病因）

发病机制

每种急性肾衰竭——肾前性、肾性和肾后性——都有其自身的病理生理特点：

- 肾前性肾衰竭是肾血流量减少，肾灌注不足所致，包括血容量减少、低血压、血管收缩或心输出量不足。其中，肾前性氮质血症（血中含氮废物过多）占全部急性肾衰竭所有病例的40%～80%，氮质血症是对肾血流灌注不足的反应。通常，可以通过恢复肾血流量和肾小球滤过率而迅速恢复。
- 肾性肾衰竭，也称为肾性或肾实质肾衰竭，由肾的滤过结构受损所致，通常为急性肾小管坏死（导致细胞死亡的疾病）或由肾毒性物质如某些抗生素或造影剂所致。
- 肾后性肾衰竭由双侧尿路梗阻，如前列腺或膀胱出口梗阻所致。

急性肾衰竭的病因

急性肾衰竭分为肾前性、肾性和肾后性。所有引起肾前性肾衰竭的情况，均使肾血流量（肾灌注）减少，最终导致肾小球滤过率降低，肾小管对钠和水的重吸收增加。肾性肾衰竭由肾受损所致。肾后性肾衰竭由尿流受阻所致。导致各种类型急性肾衰竭的原因如表所示：

肾前性	肾性	肾后性
心血管疾病 ● 心律失常 ● 心脏压塞 ● 心源性休克 ● 心力衰竭 ● 心肌梗死 **低血容量** ● 烧伤 ● 脱水 ● 过量使用利尿剂 ● 出血 ● 低血容量性休克 ● 创伤 **外周血管舒张** ● 抗高血压药物 ● 脓毒血症 **肾血管阻塞** ● 动脉栓塞 ● 动脉或静脉血栓 ● 肿瘤 **严重血管收缩** ● DIC ● 惊厥 ● 恶性高血压 ● 脉管炎	**急性肾小管坏死** ● 由于未被识别或未治疗的肾前性肾衰竭所致的肾实质缺血性损害 ● 肾毒性物质，包括镇痛剂、麻醉剂如甲氧氟烷、抗生素如庆大霉素、重金属如铅、X线造影剂、有机溶剂 ● 产科并发症如子痫、产后肾衰竭、脓毒性流产或子宫出血 ● 肌红蛋白释放如挤压伤、肌病、脓毒血症和输血反应 **其他实质性肾脏疾病** ● 急性肾小球肾炎 ● 急性间质性肾炎 ● 急性肾盂肾炎 ● 双侧肾静脉血栓 ● 恶性肾硬化 ● 肾乳头坏死 ● 结节性动脉周围炎（动脉的炎症性疾病） ● 肾骨髓瘤 ● 镰刀形细胞病 ● SLE ● 脉管炎	**膀胱梗阻** ● 抗胆碱能药物 ● 自主神经功能紊乱 ● 感染 ● 肿瘤 **输尿管梗阻** ● 血凝块 ● 结石 ● 炎症或水肿 ● 肾乳头坏死 ● 腹膜后纤维化或出血 ● 外科手术（意外结扎） ● 肿瘤 ● 尿酸结晶 **尿道梗阻** ● 前列腺肥大或肿瘤 ● 狭窄

急性肾衰竭的病程

通过治疗，患者经过3个不同的阶段：

- 少尿期（排尿量减少）
- 多尿期（排尿量增加）
- 恢复期

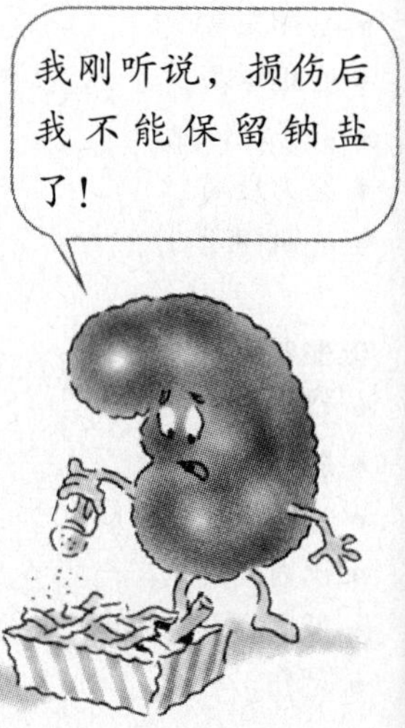

排尿量减少

少尿是指排尿量减少（<400ml/24h）。肾前性少尿由肾血流量减少所致。肾受损前，肾对肾血流量降低的反应是保存盐和水。一旦损害发生，肾保盐的能力下降。未治疗的肾前性少尿可引起急性肾小管坏死。

在此阶段，BUN和Scr升高，BUN/Scr比例从20∶1（正常）下降到10∶1，也可出现血容量过多，导致水肿、体重增加和血压上升。

排尿量增加

多尿期的特点是尿量从正常范围（1～2L/d）到多达4～5L/d。多尿有两个原因，包括：

- 肾保留钠和水的能力减弱
- 由于BUN水平增加导致的渗透性利尿

多尿期持续数天到一周，在此期间，BUN和Scr水平缓慢上升，血容量降低，体重下降。这些情况会引起钾、钠、水的缺乏，如果治疗不当会有生命危险。如果多尿的原因得到纠正，氮质血症会逐渐消失，患者会很快改善而进入恢复期。

在恢复期的过程中……

当BUN和Scr水平恢复到正常，尿量在1～2L/d时，表明已进入恢复期。

更为复杂的情况

原发性肾小管或血管损害会导致肾衰竭（肾性肾衰竭）。肾性肾衰竭的原因有肾中毒、炎症和缺血。

不可逆损害

当肾毒性或炎症引起肾损伤时，上皮细胞下基底膜的损伤是不可逆的，常进展为慢性肾衰竭。

严重或持续缺血可以引起肾损伤（缺血性肾实质损伤）和血中含氮物质过量（肾源性氮质血症）。

临床表现

肾前性肾衰竭的症状、体征取决于病因，如果原发病因是低血压和血容量不足，患者可有：

- 少尿
- 心动过速
- 低血压
- 黏膜干燥
- 颈静脉平坦
- 心衰患者心输出量降低且皮肤湿冷
- 嗜睡甚至昏迷

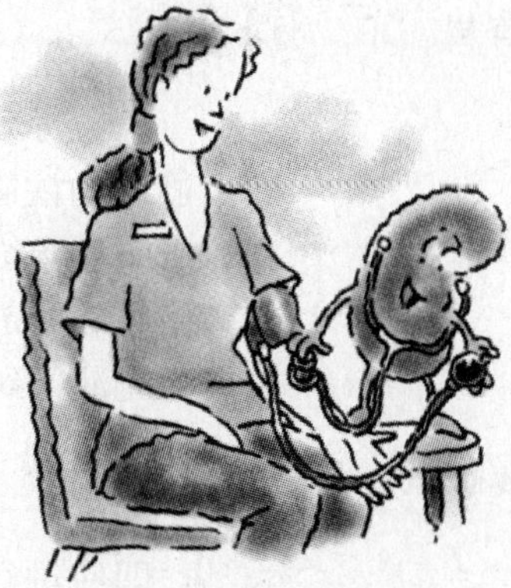

病情恶化的表现

随着肾衰竭进一步发展，患者可出现尿毒症的症状和体征，包括：

- 意识模糊
- 出现胃肠道症状
- 肺水肿
- 感染

在所有住院患者中，约5%发展为急性肾衰竭。通过治疗常可以逆转，然而，如果未予治疗，将发展为终末期肾病，血中尿素增加（肾前性氮质血症或尿毒症）甚至死亡。

辅助检查

下列检查用于诊断急性肾衰竭：

- 血液检查显示：BUN、Scr、血钾水平升高，血 pH、碳酸氢盐、HCT 和 Hb 水平下降。
- 尿液检查可发现管型、细胞碎片、比重下降。肾小球疾病时出现蛋白尿，尿渗透压接近于血渗透压。如少尿是由于肾灌注不足，尿钠＜20mEq/L；如少尿是由于肾实质疾病所致，则尿钠＞40mEq/L。

- 动脉血气分析示 pH 和碳酸氢盐水平降低，提示代谢性酸中毒。
- 肌酐清除率用于检测 GFR 和估计残余功能肾单位的数目。
- 如有高钾血症，则 ECG 显示高尖 T 波、宽 QRS 波、P 波消失。
- 其他用于确定肾衰竭原因的检查包括肾超声、腹平片、KUB 造影、排泄性尿路造影、肾扫描、逆行性肾盂造影、CT 和肾 X 线体层摄影。

治疗

支持性疗法包括高热量、低蛋白、低钠和低钾饮食，补充维生素，限制水分。严密的心电监护对于发现高钾血症是必要的。

药物

急性肾衰竭的药物治疗包括：

- 静脉输注碳酸氢钠、高渗葡萄糖和胰岛素。紧急情况下，口服或灌肠给予聚磺苯乙烯、葡萄糖酸钙以降低血钾
- 使用利尿剂减少血容量
- 补充液体纠正低血容量

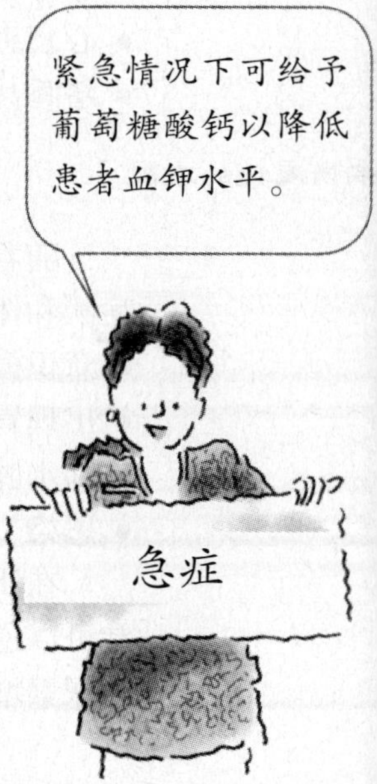
紧急情况下可给予葡萄糖酸钙以降低患者血钾水平。
急症

容量负荷过重

即使进行治疗，老年患者也易出现容量负荷过重，导致急性肺水肿、高血压危象、高血钾和感染。

如药物不能降低高血钾，应进行包括透析在内的紧急治疗。为控制尿毒症症状，血液透析或腹膜透析是必要的。CAVH 和 CVVH 在急性肾衰竭的治疗上是两种可供选择的血液透析技术。

护理措施

- 如患者需使用利尿剂，在使用利尿剂以前一定要留尿标本做尿液分析，因为这些药物可能改变尿检的结果。
- 测量并记录患者每小时出入量，包括伤口渗液、鼻胃管流出量和腹泻量。有指征时留置尿管。评估皮肤弹性情况，检查有无外周、骶骨和眶周水肿的迹象。如果有水肿，确定凹陷性水肿的程度。监测患者每天体重变化趋势。

● 遵医嘱检查尿比重和渗透压，肾前性肾衰竭者尿比重常大于1.020，尿渗透压增加达500mOsm，肾性肾衰竭者尿比重常小于1.010，尿渗透压约350mOsm。

● 遵医嘱准备插入PA导管以评估患者的血流动力学状态，并监测参数。

● 遵医嘱测定Hb水平和HCT并给予成分输血。

大量全血

● 如果患者有心衰倾向不能承受过多血容量时，不要输全血，浓缩RBC可补充必需的血液成分而不增加血容量。

● 经常评估患者的心肺状态，包括心音和呼吸音。监测心律，如出现气短、捻发音、奔马律、心包摩擦音和心动过速及第三、第四心音应报告医生，因为这些均是容量负荷过重的征象。

● 至少每2～4小时或必要时更频繁地监测患者的意识状态。

● 维持适当的电解质平衡。严密监测患者血钾水平，尤其是在降血钾的紧急治疗期间，避免给予含钾药物。

● 观察患者有无高血钾的症状（不适、食欲欠佳、感觉异常或肌无力）和心电图变化（T波高尖、宽QRS波和P波消失），并立即报告。

● 给患者提供高热量、低蛋白、低钾、低钠饮食，并补充维生素。食欲差的患者可少量多餐。

● 操作时严格采用无菌技术，因为伴有肾衰竭的重症患者极易感染。

● 鼓励患者咳嗽和深呼吸，执行被动ROM练习，以减少卧床并发症。

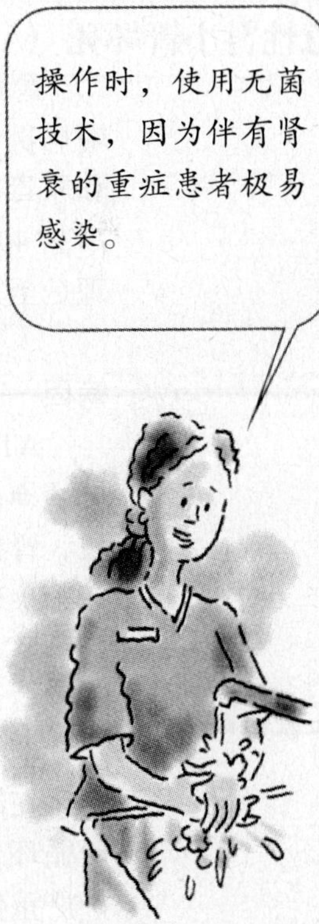

避免干燥

● 皮肤干燥时使用润滑剂。因为黏膜干燥，需经常进行口腔护理。

● 评估患者有无消化道出血的症状和体征。谨慎用药，尤其是抗酸剂和大便软化剂，使用氢氧化铝抗酸剂；含镁抗酸剂能引起血清镁水平上升，增加危险性。

● 采取恰当的防护措施，如床栏，行走时用拐杖，因为中枢神经系统受累的患者可出现眩晕或意识模糊。制订一些防范出血的措施以减少患者出血的危险。

认识这些团队

因为急性肾衰竭可影响身体的多个系统，因此需要多个学科和 CCU 护士共同协作护理患者。下面是护理急性肾功能衰竭患者所需的其他科室成员：

- 肾科医生可评估和处理患者的肾功能。
- 呼吸和心脏专家可处理相应的并发症。
- 营养治疗专家可以推荐需限制或者补充的饮食。
- 物理或职业治疗专家可以帮助患者进行体能保存和恢复。
- 如预计患者需长期住院或需长期家庭护理，在护理方面应尽早求助社会服务机构。
- 患者及其家属可寻求精神咨询服务。

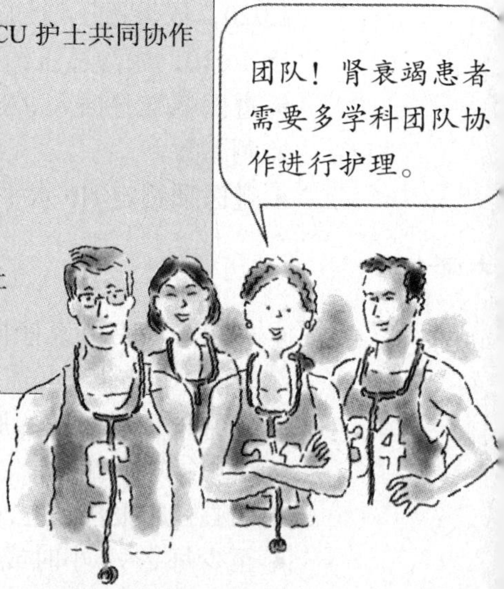
团队！肾衰竭患者需要多学科团队协作进行护理。

- 为接受血液透析、腹膜透析或 CRRT 的患者提供恰当的护理。为患者及其家属提供情感支持，向其解释诊断性检查、治疗方法和操作步骤。肾衰竭患者的护理需要多个学科的协作。(见：认识这些团队)

急性肾小管坏死（ATN）

急性肾小管坏死（又称急性间质性肾炎）占所有急性肾衰竭病例的 75%。该病可破坏肾单位的小管部分，引起肾衰竭和尿毒症（血液中蛋白质代谢产物过多）。由于 ATN 病死率高达 40%～70%，因此预防、迅速识别和重症病房护士的护理是至关重要的。

病因

ATN 可由以下两种类型的肾损伤引起：

- 缺血性损伤，最为常见，可阻断肾血流。血流阻断时间越长，肾损伤越重。
- 肾毒性损伤，通常影响体弱的患者，如危重疾病和接受广泛外科手术的患者。

血流阻断

在缺血性损伤中，由于下列原因肾的血流可被中断：

- 循环衰竭
- 严重低血压

- 创伤
- 出血
- 脱水
- 外科手术
- 心源性或感染性休克
- 麻醉
- 移植反应

毒素

肾毒性损伤可由以下原因引起：

- 摄入或吸入化学性毒物，如四氯化碳、重金属、甲氧氟烷麻醉剂。
- 肾对某些物质发生超敏反应，如抗生素、造影剂。

具体病因和影响

ATN 的具体病因和影响包括：

- 损伤小管上皮，使肾小球滤过液经基底膜漏出并被回吸收入血。
- 肾小管中损伤的细胞、管型、红细胞和其他细胞碎片阻断尿流。
- 缺血损伤肾小球上皮细胞致细胞功能丧失并致毛细血管壁渗透性下降。
- 缺血损伤血管内皮细胞，最终导致细胞水肿和小管阻塞。

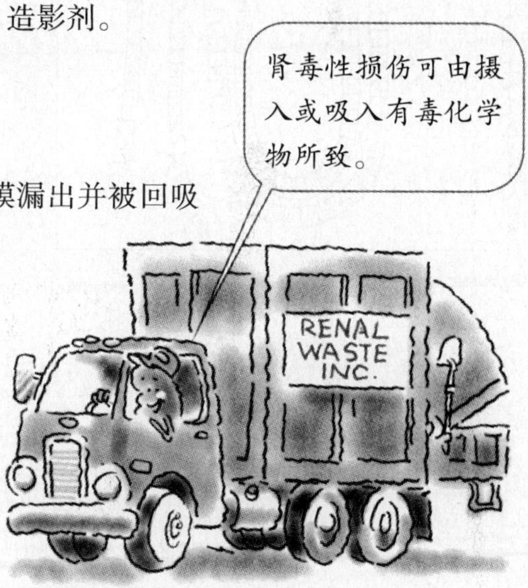
肾毒性损伤可由摄入或吸入有毒化学物所致。
RENAL WASTE INC.

发病机制

ATN 时可出现深损伤或浅损伤。

病理过程

缺血性损伤时，坏死引起深部损伤，使肾小管上皮和基底膜（上皮细胞下较脆弱的一层）受损。缺血性损害引起肾小管片状坏死，也可引起肾结缔组织损伤。

肾毒性损伤时，坏死仅出现在肾小管上皮，肾单位的基底膜并无损伤。这种损伤类型是可逆的。（见：ATN 的微观表现，530 页）

ATN 的微观表现

由缺血引起的 ATN，可发生片状坏死，通常位于近曲小管的直部。在无损伤的区域，肾小管常扩张。肾中毒引起的 ATN，肾小管的病变更为均匀一致。

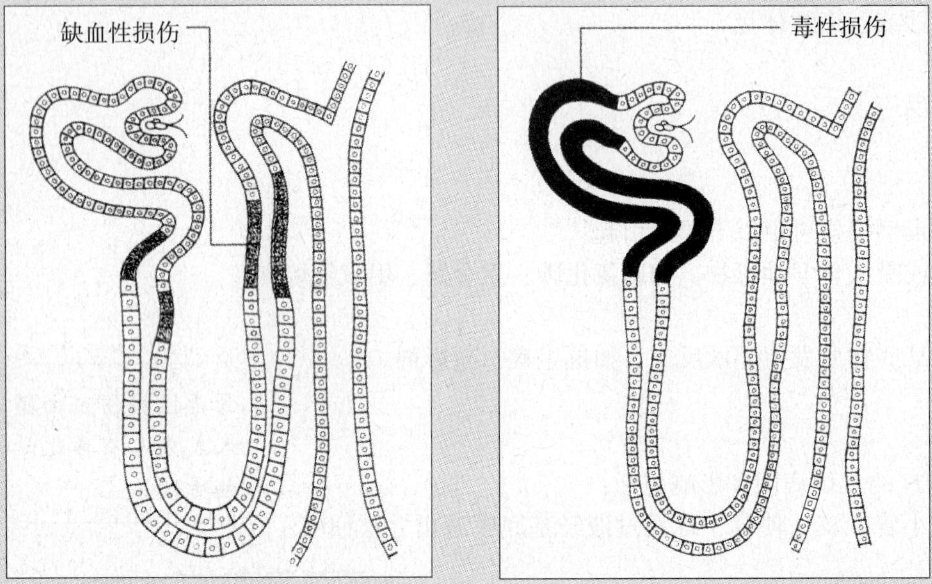

毒性损伤

毒物可损伤肾结构，肾毒性物质通过下列途径损伤肾小管细胞：

- 直接的细胞毒性效应
- 红细胞的凝固和破坏
- 缺氧
- 溶质结晶形成

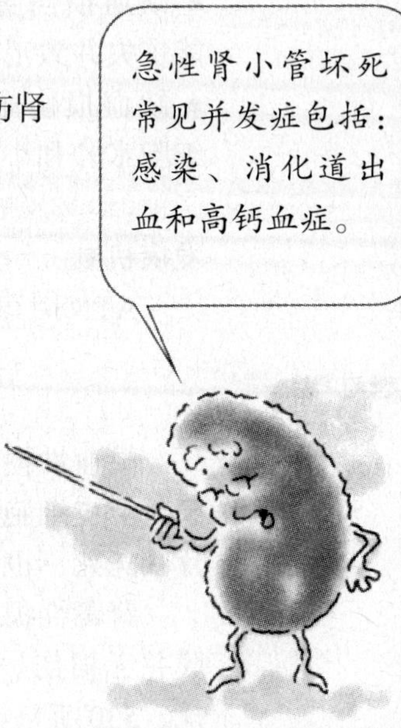
急性肾小管坏死常见并发症包括：感染、消化道出血和高钙血症。

并发症

ATN 有几种常见的并发症：

- 感染（常为败血症），占所有并发症的 70%，是死亡的主要原因。
- 消化道出血、体液和电解质失衡及心功能不全可在急性期或恢复期发生。

- 老年人神经系统并发症常见，年青人偶有发生。
- 在恢复期可出现高血钙。

临床表现

由于患者的原发病可掩盖急性肾小管坏死的症状和体征，因此，难以发现早期的急性肾小管坏死。第一个可识别的征象是尿量减少，通常小于 400ml/24h。

早期难以发现

早期难以发现 ATN，因此对高危人群应密切观察，如老年患者或糖尿症患者，在护理工作中应对一些细微的症状和体征保持警觉。

其他的症状和体征取决于原发病的严重程度。包括：

- 异常出血
- 呕血
- 皮肤和黏膜干燥
- 嗜睡
- 意识错乱状
- 躁动
- 水肿
- 体液和电解质失衡
- 高血钾引起的肌无力
- 心律失常

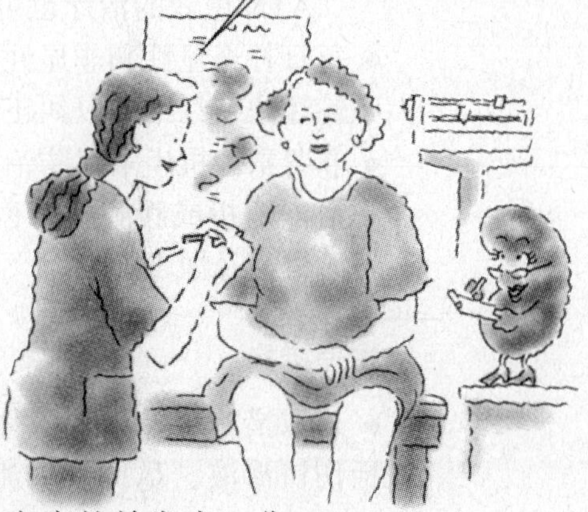
急性肾小管坏死早期确诊较困难，因此对高危人群应密切观察如老年人。

ATN 死亡率可高达 70%，取决于基础疾病的并发症。非少尿型 ATN 预后较好。

辅助检查

除非进展至晚期，对 ATN 难以作出诊断。常做下列检查：

- 尿液分析显示尿液稀释、低渗透压、高钠，尿沉渣中可见红细胞和管型。
- 血液检查显示 BUN 升高、Scr 升高、血浆蛋白下降、贫血、血小板黏附功能下降、代谢性酸中毒、高钾血症。
- ECG 可显示电解质失衡造成的心律失常。高血钾时，QRS 波增宽、P 波消失、T 波高尖。

治疗

ATN 患者从急性期到肾功能恢复均需要强有力的支持治疗。治疗包括：

- 利尿和补液用以冲洗肾小管内细胞管型和碎片，补充丢失的体液（初期）。
- 小剂量多巴胺改善肾血流。
- 急诊输入 50%葡萄糖、普通胰岛素和碳酸氢钠，以预防高血钾。
- 聚磺苯乙烯口服或灌肠以降低血钾。
- 给予钙离子拮抗剂和前列腺素，有助于治疗肾毒性急性肾小管坏死。

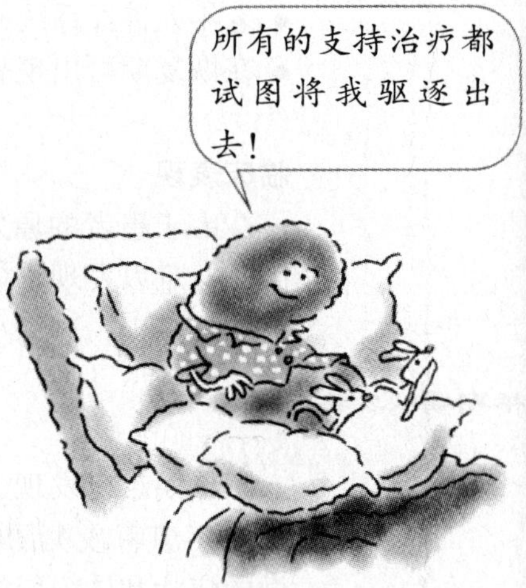
所有的支持治疗都试图将我驱逐出去！

进一步治疗

ATN 患者的治疗也可包括：

- 每日补充显性和非显性失水
- 输注浓缩红细胞以纠正贫血
- 非肾毒性抗生素以防治感染
- 血液透析或腹膜透析以防治严重的体液和电解质失衡及尿毒症

护理措施

- 采取措施维持患者液体平衡，准确记录出入量，包括伤口渗液、鼻胃管引流量、血液透析或腹膜透析置换量。每日测体重。
- 协助置入中心静脉导管或 PA 导管以监测液体状况。监测血流动力学参数。
- 观察患者有无液体超负荷，液体超负荷是输入大量液体时的常见并发症。
- 监测 Hb 和 HCT，根据需要给予血液制品。用新鲜的浓缩血细胞取代全血以预防容量超负荷和心衰。
- 维持电解质平衡，监测实验室检查结果并报告失衡情况。
- 监测患者的生命体征、氧饱和度、心律和心肺状况。及时治疗低血压，避免肾缺血。密切监测生命体征。

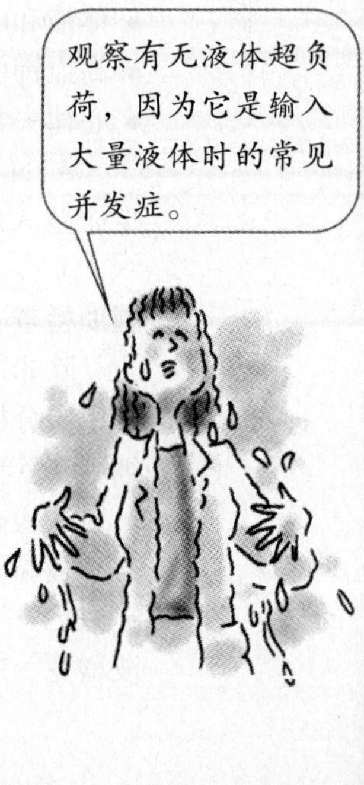
观察有无液体超负荷，因为它是输入大量液体时的常见并发症。

发热和寒战提示存在感染，这是 ATN 死亡的主要原因。（见：老年患者的体温调节）

- 检查处方药中的钾含量（如青霉素钾盐）。严格限制含钠和钾的饮食，如香蕉、橙汁、烤土豆。
- 供给充足的热卡和必需氨基酸而限制蛋白质摄入以维持合成代谢水平。严重疾病、虚弱、高分解代谢患者可给予全肠外营养。
- 由于严重疾病或虚弱患者容易感染，应严格无菌操作。
- 对于酸中毒或严重病例，透析时遵医嘱给予碳酸氢钠。
- 使患者消除顾虑，并给予情感支持，鼓励患者及其家属用语言表达他们的关心。详细解释每一个过程。
- 为防止 ATN，在外科手术或需使用造影剂的 X 线检查前要确保患者充分水化。对于高危危重患者，进行上述操作前，遵医嘱给予甘露醇。慎用肾毒性药物，避免在高危患者中应用染料造影剂。

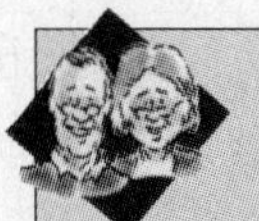

老年患者的体温调节

老化过程中改变了人的体温调节系统，体温不再是感染的可靠指征，甚至在明显感染时，老年人体温也不升高。而且，由于与年龄有关的免疫功能改变，住院机会增加，老年人面临感染的高风险，故住院期间易发生院内感染。

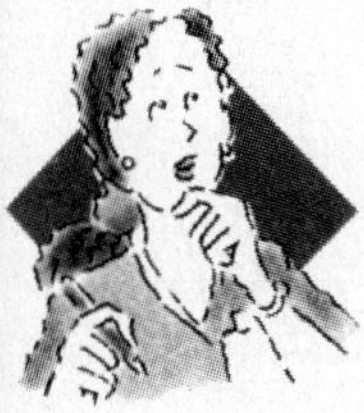

快速测试

1．肾何时分泌促红细胞生成素：

A．组织供氧减少

B．钙缺乏

C．维生素 D 活性受抑制

D．pH 小于 7.35

答案：A．当组织供氧减少时肾分泌促红细胞生成素。

2．在腹膜透析中，微粒通过半透膜从高浓度一侧到低浓度一侧的移动过程称为：

A．弥散

B．主动转运

C．随意

D．渗透

答案：A．弥散指微粒通过半透膜从高浓度一侧到低浓度一侧移动。在腹膜透析中，血中废物和过量的电解质通过半透性腹膜，依靠弥散进入透析液。

3．肾前性肾衰竭是由于：

A．双侧尿路梗阻

B．肾循环血液减少

C．肾损害

D．肾实质的缺血性损害

答案：B．肾前性肾衰竭是由肾循环血液减少所致，如低血压、低血容量、血管收缩和心输出量减少。

4．肾缺血性损伤所致的 ATN 可能由于：

A．液体容量超负荷

B．吸入毒性化学物

C．对放射造影剂发生超敏反应

D．严重低血压

答案：D．ATN 可由肾缺血或肾中毒性损伤所致，缺血性损伤可由严重低血压和循环障碍、创伤、出血、脱水、外科手术、麻醉、移植反应、心源性或脓毒性休克所致。

评分：

☆☆☆ 如果你回答对了全部 4 个问题，对泌尿系统有了全面了解，你的信息滤过系统是完整的。

☆☆ 如果你回答对了 3 个问题，有重点地再学习一遍。只要努力就可以掌握所学知识，便能胜任工作。

☆ 如果你回答对的问题少于 3 个，不要责备自己。重新学习未掌握的有关章节后再行测试。

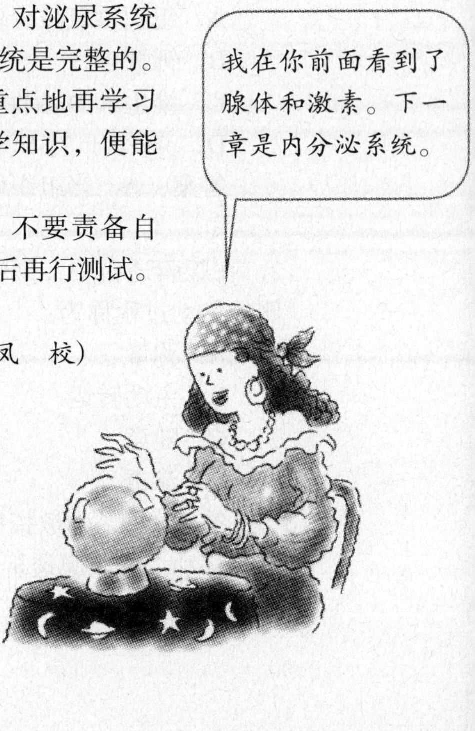
我在你前面看到了腺体和激素。下一章是内分泌系统。

（尹辉　刘卫东　李作生　译　宋巧凤　校）

8

第八章　内分泌系统

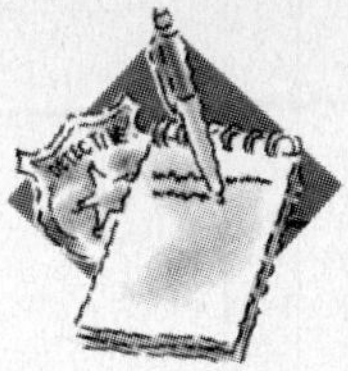

主要内容

在本章中,你将学习:

- ◆ 内分泌系统的结构和功能
- ◆ 内分泌系统的评估
- ◆ 危重患者的辅助检查和治疗
- ◆ 内分泌系统疾病和相关护理

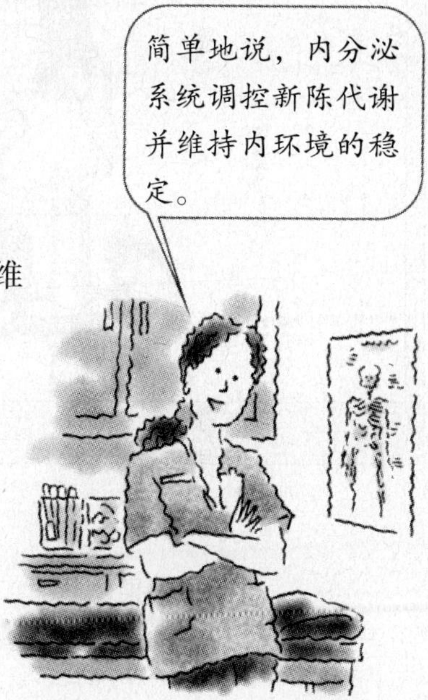
简单地说，内分泌系统调控新陈代谢并维持内环境的稳定。

内分泌系统概述

内分泌系统调控并整合机体的代谢活动，并且维持内环境的稳定。其有 3 个主要组成部分：

腺体，是向血液中分泌激素和化学递质，调节躯体功能的特殊器官

激素，是由腺体分泌，以对神经系统和其他方面的刺激作出应答的化学物质

受体，是在靶细胞内触发特定的生理学变化，对激素的刺激作出应答的蛋白分子

腺体

内分泌系统的主要腺体有：

- 脑垂体
- 甲状腺
- 甲状旁腺
- 肾上腺
- 胰腺
- 胸腺

内分泌腺部位

下面的示意图显示了主要内分泌腺的位置（性腺除外）。

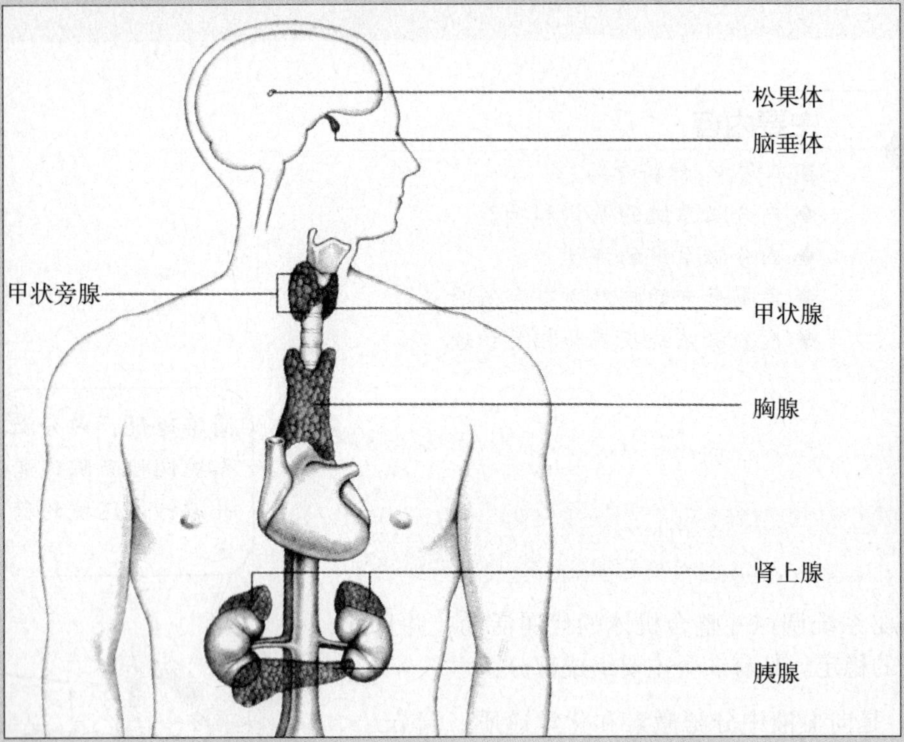

- 松果体
- 性腺（见：内分泌腺部位）

脑垂体

脑垂体位于蝶鞍，大脑基底部蝶骨的凹陷内，通过漏斗与下丘脑相连，从那里接受化学和神经的刺激。（见：了解下丘脑）

功能强大的脑垂体

豌豆大小的脑垂体有两个区域或叶：后叶和前叶。神经垂体储存和释放产生于下丘脑的催产素和抗利尿激素（ADH），

了解下丘脑

下丘脑集成了内分泌和自主神经系统。它通过神经和激素刺激来控制内分泌腺的功能。

神经垂体的途径

神经通路连接着下丘脑和神经垂体。这些神经元刺激神经垂体分泌两种效应激素——储存在神经垂体里的抗利尿激素（ADH）和催产素。

当 ADH 分泌时，机体保留水分。催产素促进分娩过程中子宫收缩和哺乳女性的乳汁分泌。

抑制和刺激

下丘脑产生多种其他调节腺垂体功能的抑制性和刺激性激素。

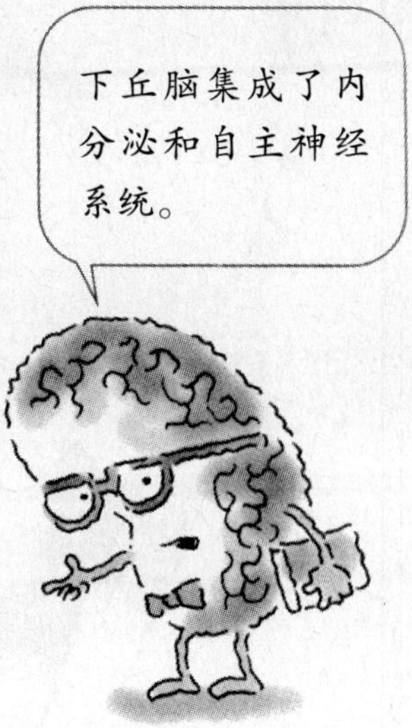

较大的垂体前叶产生至少六种激素：

- 生长激素（GH），或促生长素
- 甲状腺刺激激素（TSH），或促甲状腺素
- 促肾上腺皮质激素
- 促卵泡激素（FSH）
- 促黄体激素（LH）
- 泌乳素

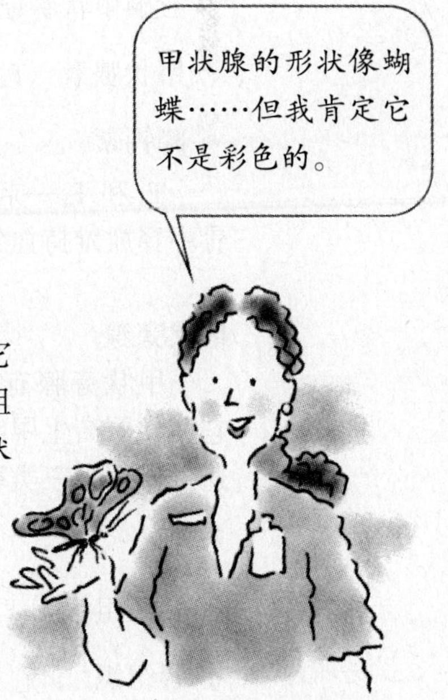

甲状腺

甲状腺恰好在喉头下方，部分在气管之前。它在气管两侧各有一个叶，由一个叫做峡部的带状组织相连，整个腺体呈蝶状。（见：近距离观察甲状腺，538 页）

调节新陈代谢

甲状腺调节机体的新陈代谢并产生三种激素：

近距离观察甲状腺

下图显示了甲状腺的结构和位置。

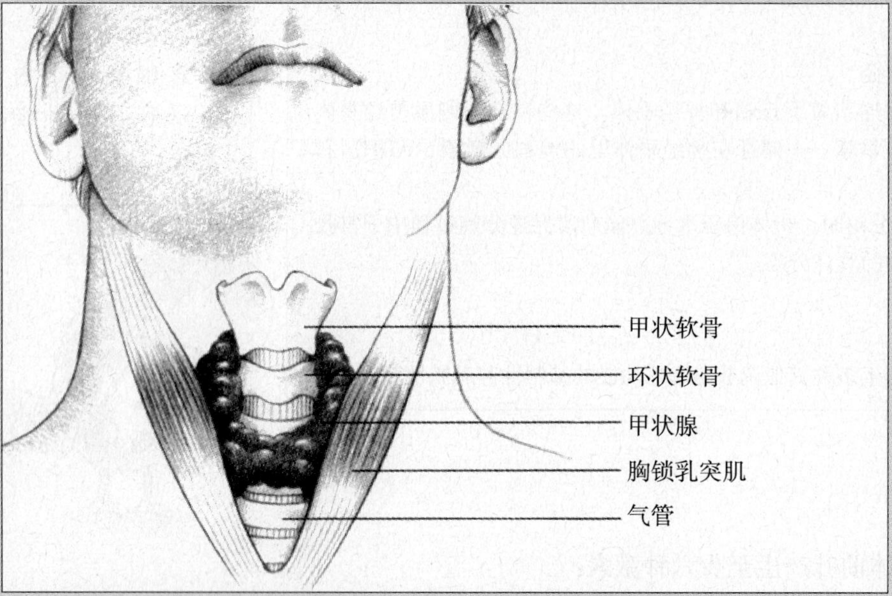

- 三碘甲状腺原氨酸（T_3）
- 甲状腺素（T_4）
- 降钙素

T_3 和 T_4 一起调控细胞的新陈代谢，降钙素通过抑制钙从骨中释放维持血钙水平。

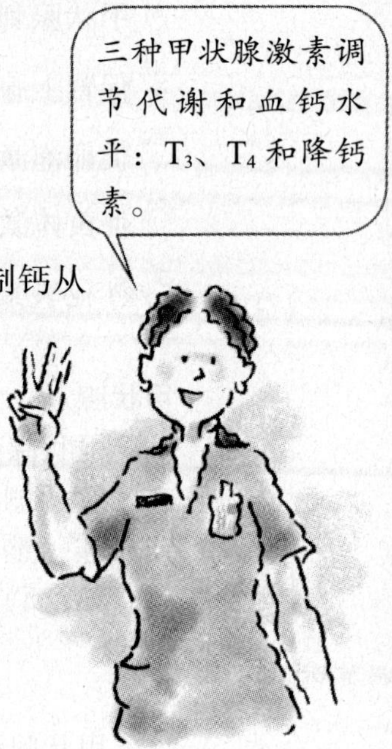
三种甲状腺激素调节代谢和血钙水平：T_3、T_4 和降钙素。

甲状旁腺

甲状旁腺有 4 个，甲状腺的每个角各有一个。它们共同产生甲状旁腺激素（PTH）或甲状旁腺素，通过作用于三类靶组织维持机体钙水平：

- 骨
- 胃肠组织
- 肾组织

肾上腺

有两个肾上腺，每个肾上面有一个。每个肾上腺分内层（髓质）和外层（皮质）。

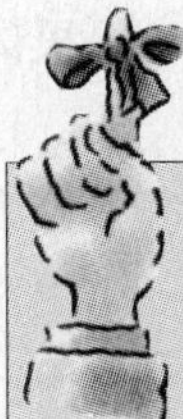

记忆小窍门

记住肾上腺的位置，想象“附加－肾”，因为它们“附加”在肾上。

内层

肾上腺髓质产生儿茶酚胺，被认为是神经内分泌组织，因为儿茶酚胺在植物（不随意）神经系统中扮演重要角色。

外层

肾上腺皮质较大，外层有3个带或是细胞层：

- 球状带，最外面的带，产生盐皮质激素，主要是醛固酮
- 束状带，中间最大的带，产生糖皮质激素（氢化可的松）、可的松和皮质酮，以及少量的性激素——雄激素和雌激素
- 网状带，最里面的带，主要是产生糖皮质激素和一些性激素

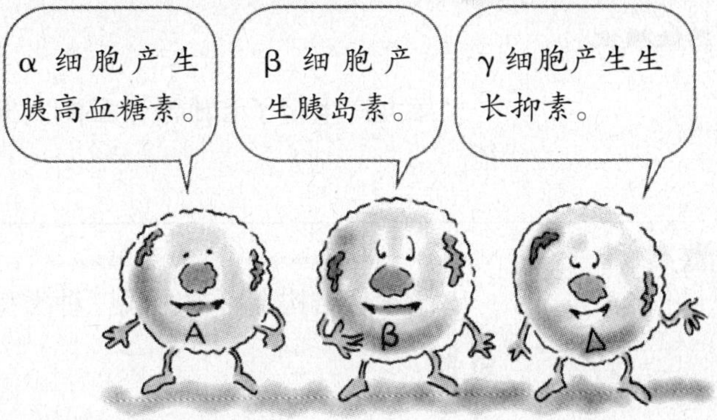

胰腺

胰腺有内分泌和外分泌功能。位于胃部之后，延伸到脾，位于十二指肠空肠曲之间。

胰岛的功能

胰岛执行胰腺的内分泌功能，包括α、β和γ细胞。α细胞产生胰高血糖素；β细胞产生胰岛素；γ细胞产生生长抑素。

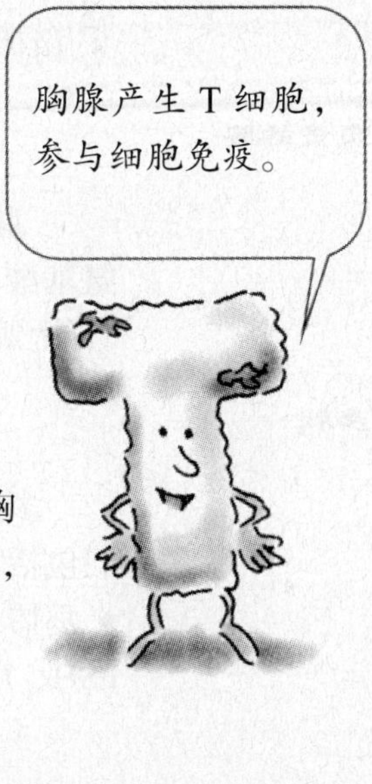

胸腺

胸腺位于胸骨之下，包含淋巴组织。此腺体产生激素（胸腺素和胸腺生成素），但它与免疫系统有关：它产生T细胞，参与细胞免疫。

松果体

这个小小的松果体位于第三脑室的背部。它产生的褪黑素调控人的睡眠－觉醒周期，并在情绪调节和女性生殖周期中起作用。

性腺

性腺包括：

- 卵巢（女性）
- 睾丸（男性）

女性功能

卵巢促进并维持女性特征，控制月经周期和维持子宫的妊娠功能。在其他激素的协助下，它们也为乳腺的泌乳做准备。

男性模式

睾丸产生精子和雄激素睾酮。睾酮激发并维持男性相关特征。

激素

激素从结构上可被分成三种类型：

- 胺
- 多肽
- 甾体

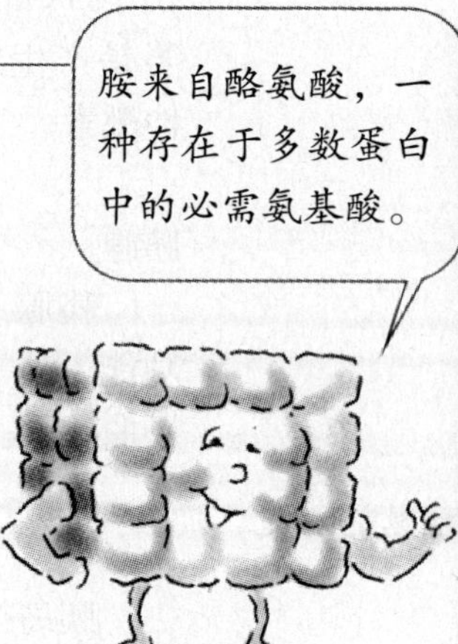

负责的胺

胺衍生自酪氨酸，一种存在于多数蛋白中的必需氨基酸。它们包括甲状腺激素（T_3 和 T_4）和儿茶酚胺（肾上腺素、去甲肾上腺素和多巴胺）。

多肽

多肽是很多氨基酸由肽键相连所形成的蛋白类化合物。它们包括：

- 垂体前叶激素[生长激素（GH）、TSH、促肾上腺皮质激素、FSH、LH、促黑色素细胞激素和泌乳素]

老年患者注意

随年龄变化的内分泌功能

老年人最常见的内分泌变化是对应激的耐受能力下降。

老年事件

当应激因素刺激老年人的胰腺时，血糖浓度比年轻人升得更高，而且持续时间更长。糖耐量下降是衰老的正常表现。评估老年人糖尿病时要注意这一点。

如果出现昏迷

老年人即使血糖很高，也很少发生酮症酸中毒。当发生昏迷时，经常是非酮症性高渗性昏迷，在老年人可能由于急症或手术诱发。

其他改变

其他常见的内分泌功能改变包括皮质醇的分泌减少和血清醛固酮水平的下降。不同女性绝经期内分泌功能的变化是不同的，但通常有雌激素水平下降和促滤泡素生成增加。在男性中，可能有雄激素水平的下降。

- 神经垂体激素（ADH 和催产素）
- PTH
- 胰腺激素（胰岛素和胰高血糖素）

甾体激素

甾体激素，衍生自胆固醇，包括：

- 由肾上腺皮质分泌的肾上腺皮质激素（醛固酮和皮质醇）
- 由性腺分泌的性激素（女性的雌激素和黄体酮以及男性的睾酮）

激素的释放和运输

所有激素的释放都是由于内分泌腺的兴奋，但释放模式有很大的差异：

- 促肾上腺皮质激素（由垂体前叶分泌）和皮质醇（由肾上腺皮质分泌）是不规律脉冲式释放以应答人体的周期节律，分泌的高峰在早晨；
- PTH（由甲状旁腺分泌）和泌乳素（由垂体前叶分泌）在一天内相当均匀地分泌；
- 胰腺胰岛素的分泌有稳定分泌和散发分泌两种模式。（见：随年龄变化的内分泌功能）

激素的功能

当激素到达靶位点时，它与细胞膜或细胞内部特殊的受体结合：

- 多肽和一些胺与细胞膜上的受体结合
- 较小的、有较强脂溶性的类固醇和甲状腺激素通过细胞膜弥散并与细胞内受体结合

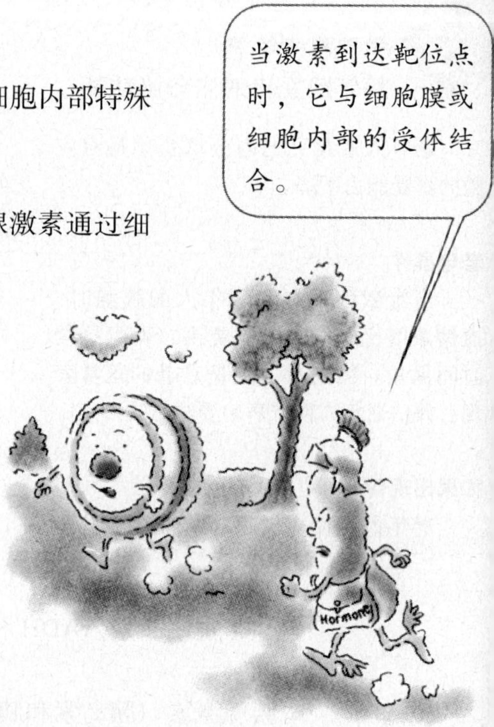

准确的目标！

与受体结合之后，每种激素发生特定的生理学变化，这依赖于靶位点和激素对其的作用。一种特定的激素可能在不同的靶位点产生不同的效应。

激素的调节

激素的调节是一个复杂的反馈机制，包括激素、中枢神经系统、血液中的化学物质和代谢产物，通过调节激素的合成和分泌，维持机体精确的平衡。（反馈是发送到内分泌腺，显示需要改变激素水平的信息，增加和减低激素的生成和释放。）（见：反馈回路）

心脏和激素

心脏有内分泌功能。在心房壁内有产生心房利钠激素的细胞（ANH），也称心房利钠肽。心房分泌ANH是对由于血压或血容量增加导致心房壁拉伸的反应。ANH增加肾对钠和水的排泄，降低血容量和血压。

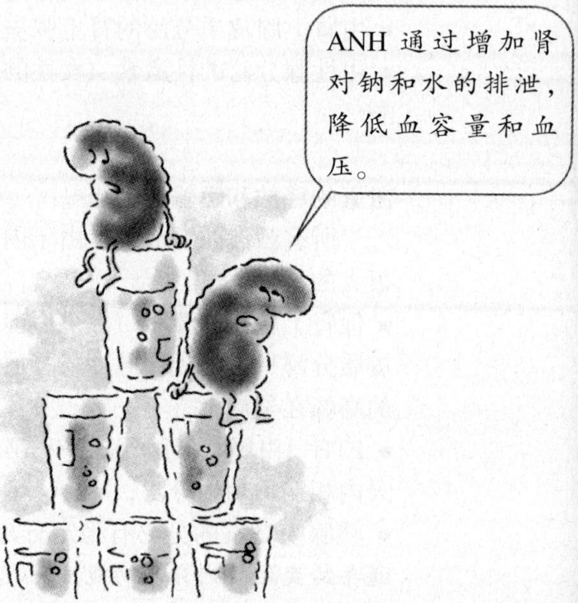

反馈回路

此图描述了调节内分泌系统的负反馈机制。

简单的……

当一种物质调节激素分泌时（简单回路），则发生简单反馈。例如，低血清钙水平刺激甲状旁腺分泌甲状旁腺激素（PTH），PTH 促进钙的重吸收。高血清钙水平则抑制 PTH 分泌。

复杂的……

当下丘脑获得来自靶腺体的负反馈，机制是比较复杂的（复杂回路）。复杂反馈是通过下丘脑、垂体和靶器官之间形成的轴发生的。例如，下丘脑分泌促肾上腺皮质激素释放激素刺激垂体释放促肾上腺皮质激素，接着刺激肾上腺（靶器官）分泌皮质醇。血清皮质醇水平上升通过减少促肾上腺皮质激素释放激素来抑制促肾上腺皮质激素的分泌。

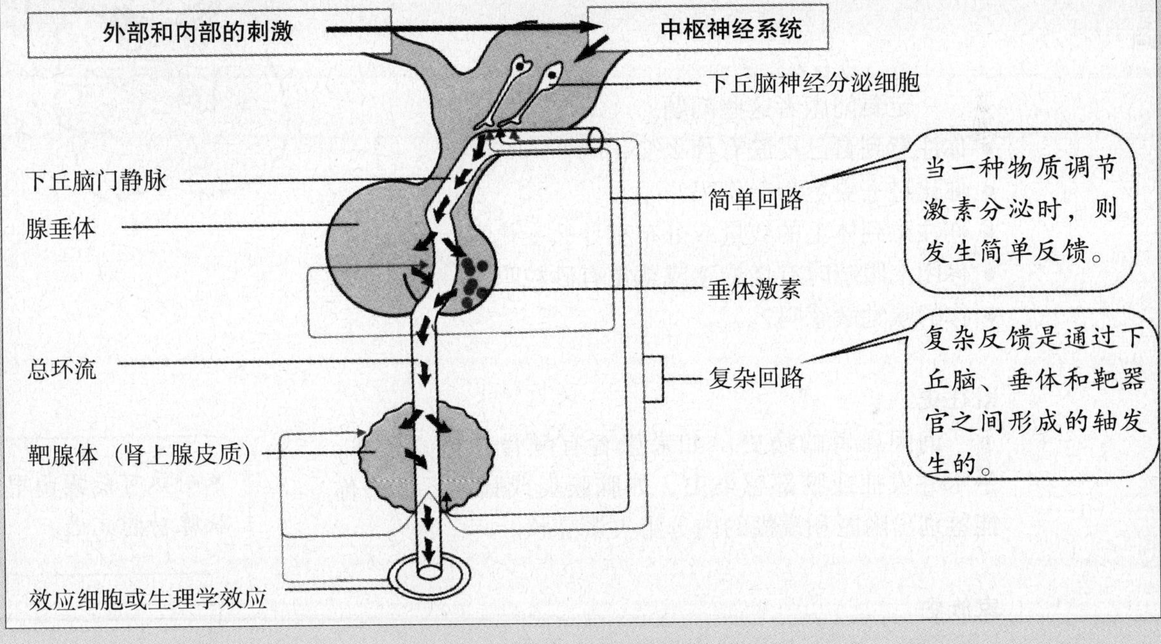

内分泌系统评估

为了评估患者的内分泌系统，应准确采集病史并进行全面体检。当一个内分泌疾病的急症患者到达重症监护病房时，你通过病史、体检和辅助检查所收集的信息将被用于患者的治疗。当患者情况稳定后，你可以收集其他的数据。

病史

由于内分泌系统与所有其他系统相互作用，所以应进行全面的系统回顾。询问患者全身的健康状况和疾病史。

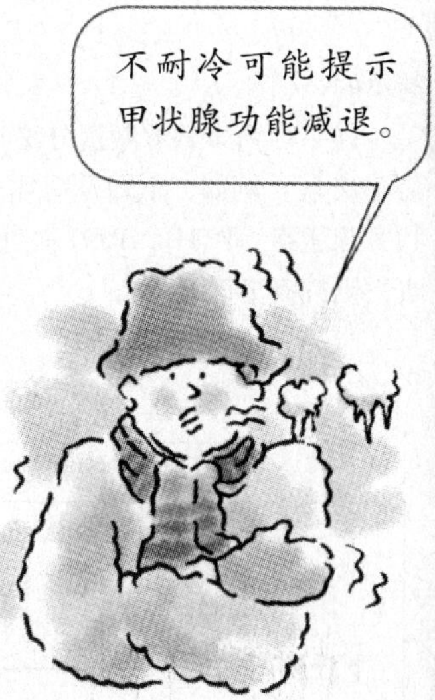

目前健康状况

请患者描述他的主要症状。与内分泌疾病相关的常见症状包括：疲劳、乏力、体重变化、心理状态的变化、多尿、多饮、性成熟和性功能的异常。

询问

一定要问患者这些问题：

- 你注意到自己皮肤有什么变化吗？
- 你比过去更容易受伤吗？
- 你注意到体毛的数量或分布有什么变化吗？
- 你闭上眼睛时有烧灼感或感觉有砂粒吗？
- 你的嗅觉敏感吗？

既往史

询问患者的病史。如果患者有颅骨骨折、手术、手术并发症或脑部感染史，如脑膜炎或脑炎，或许你能鉴别出隐匿和模糊的内分泌失调症状。

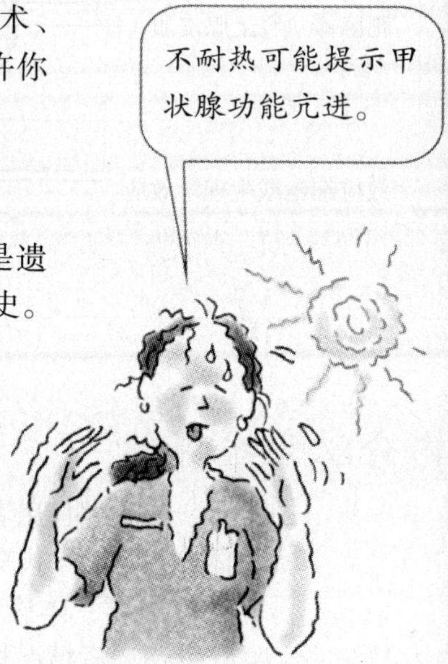

家族史

因为一些内分泌疾病如糖尿病和甲状腺疾病是遗传的或有强烈的家族倾向，所以要询问患者的家族史。

生活方式

询问患者对温度的不耐受程度，这可提示某种甲状腺疾病。例如，不耐冷可能提示甲状腺功能减退，不耐热可能提示甲状腺功能亢进。

体格检查

检查中包括全面的身体评估和完整的神经学检查，这是由于下丘脑在调控内分泌功能中起重要作用。

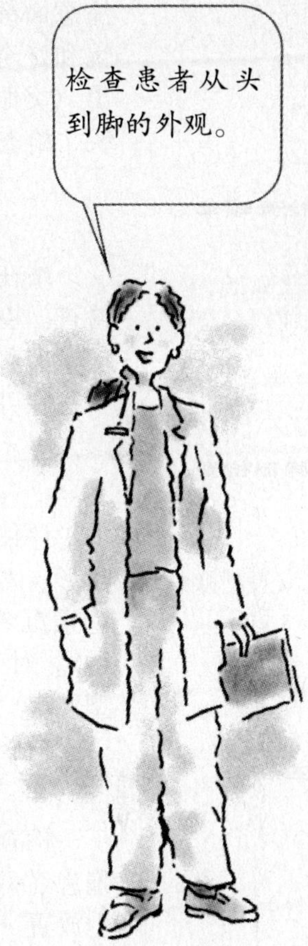

病情允许

如果患者病情允许，可从测量身高、体重和生命体征开始。测量患者卧位、坐位和立位的血压。如有可能，将检查结果与预期的正常值和患者的基线测量值相比较。接着应用视诊、触诊和听诊来获得更多的客观表现。

视诊

系统地检查患者全身外观并检查身体的所有区域。

外部表现

评估患者的身体外观和精神、情绪状态。记录诸如情绪、言语、意识水平（LOC)、定向力、衣着与发式的得体和整洁程度，以及活跃水平。评估全身发育情况，包括体型、身体结构、身体各部分的比例和身体脂肪的分布。

皮肤

评估全身皮肤颜色，检查有无皮肤黏膜的损伤或是色素沉着区域的增大、减小或缺失。检查时，务必要考虑种族和民族的差异。对于深肤色的患者，评估的最佳部位是巩膜、结膜、口腔、甲床和手掌。接下来评估患者皮肤的质地和含水量。

头发

检查头发的总量、分布、状况和质地。观察头皮和体毛生长或缺失的异常形态。牢记要考虑不同种族、民族和性别在毛发生长和质地方面的差异。

指甲

接下来检查患者的指甲是否有裂缝、脱屑、与甲床分离（甲松离）和杵状变；观察趾甲是否有真菌感染、嵌甲、变色及趾甲的长度和厚度。

面部

评估患者面部的总体色泽及是否有红斑，特别是在面颊。注意面部表情。是痛苦和焦虑，还是呆滞和无表情，还是警惕和好奇？记录眼睛的形状和对称性，观察是否存在眼球突出（突眼），眼睑闭合不全和眼眶周围水肿。嘱患者伸出舌头，检查颜色、大小、破损、位置，有无震颤或异常的运动。

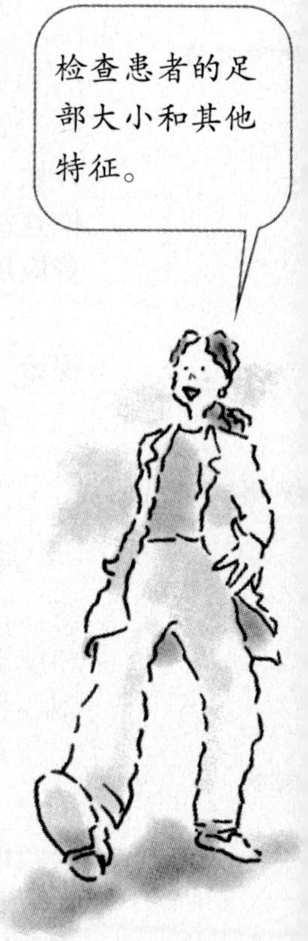

检查颈部

站在患者的前方，首先让他站直然后略微伸长颈部进行检查。检查颈部是否对称，中线的位置及气管是否对称。

借着从下颌下方照来的光线检查患者的甲状腺。增大的甲状腺可呈弥漫性肿大且不对称。

胸部检查

评估患者胸部的总体大小、外形和对称情况，注意有无畸形。对于女性，评估乳房的大小、外形、对称情况，有无色素沉着（特别是在乳头和皮肤皱褶处）和乳头溢液（乳溢）。对于男性，观察是否有双侧或单侧乳房肿大（男子女性型乳房）和乳头溢液。

四肢

检查患者的四肢。检查手臂或手掌是否有震颤。检查时，嘱患者双臂向前伸展，手掌向下，手指分开。在伸开的手指上放置一张纸，观察是否有震颤。

注意有无肌肉萎缩，特别是上臂。让患者握住你的手，评估力量及双侧握力是否对称。

接下来检查下肢的肌肉发育、颜色、是否对称及毛发的分布。检查双足的尺寸，注意有无损伤、鸡眼、胼胝及袜子和鞋留下的痕迹。检查足趾及其之间的部位是否有浸渍和龟裂。

触诊

如有可能应触诊甲状腺。触摸的时候，腺体应当是光滑的，有小叶，无触痛，柔软或坚实的。你应能够感觉到腺体的组成部分。（见：甲状腺触诊）

甲状腺结节感觉像一个绳结、突起或是肿物；坚实的、

甲状腺触诊

触诊甲状腺可遵循以下步骤：

- 站在患者前方，将你的示指和中指置于环状软骨下方气管两侧；
- 当他吞咽的时候触诊甲状腺峡部；
- 当轻柔地触诊每个叶的时候，嘱患者向该侧弯曲颈部。

多数情况下，仅有连接两叶的峡部可触及。但如果患者颈部较细，你可感觉到整个腺体。如果他的颈部较短、较胖，你可能难以触及增大的甲状腺。

右和左

如果在右叶，遵循以下步骤：

- 用你的右手将甲状软骨轻轻移向你的左侧；
- 弯曲你的左手示指和中指围绕胸锁乳突肌，如右图所示，触诊甲状腺肿大；
- 接着用你的左手移动甲状软骨，右手触诊腺体来检查左叶。

触诊右叶

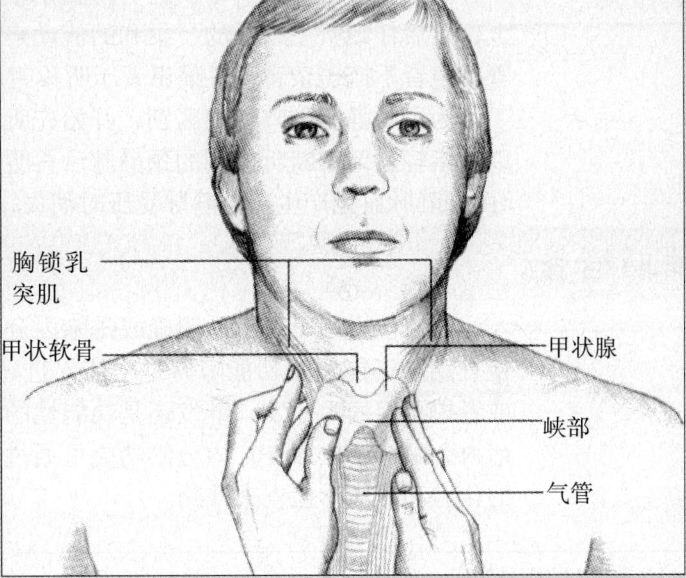

固定的结节可能是肿瘤。注意不要将较厚的颈部肌肉组织与甲状腺增大或甲状腺肿相混淆。

寻找体征

如果你怀疑患者有与甲状旁腺功能减退或手术切除甲状旁腺导致的 PTH 分泌不足或无效相关的低钙血症（低血清钙水平），可尝试引出 Chvostek 征和 Trousseau 征。

引发 Chvostek 征是在耳前用手指叩击面神经，如果面部肌肉向耳部收缩，则试验为阳性，提示低钙血症。

引发 Trousseau 征是在患者的手臂上放置血压袖带，充气使压力至患者收缩压之上，如果患者腕部于 3 分钟内出现痉挛（拇指和其他手指内收），则试验为阳性。

听诊

如果触及增大的甲状腺，应听诊腺体是否有收缩期杂音——甲状腺功能亢进的表现。当加速的血流通过甲状腺动脉，产生震动时可闻及杂音。

两种技术

听诊杂音时，将听诊器的听件置于甲状腺一侧腺体上，然后仔细听一种低的、柔和的流动声。为了确保气管的声音不掩盖杂音，可嘱患者于听诊时屏息。

为了与静脉翁鸣音相区别，开始先听血流声，然后以手指轻柔地阻断听诊侧的颈静脉后再听。静脉翁鸣音（由颈静脉血流产生）在静脉受压时消失，但杂音不会。

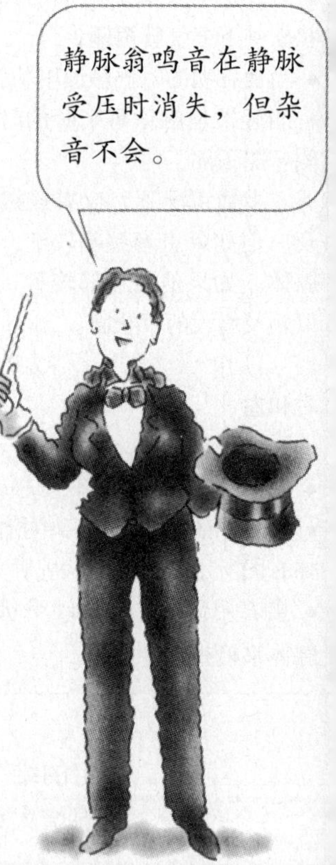

辅助检查

各项检查用于提示、明确或排除内分泌疾病。一些检查结果还能鉴别功能障碍是功能亢进还是功能减退，或者提示疾病为原发、继发还是功能性的。（见：常见的内分泌实验室检查）内分泌功能可通过直接的或间接的化验和影像学检查来检测。

直接和间接的检验

可直接和间接检测激素水平或由激素控制的物质。当结果为临界值时，可以做激发试验。（见：激发试验，552 页）

直接检测

为最常用的方法，用于检测血或尿中的激素水平。精确测量需要专门的技术，因为机体内仅含有微量的激素。

直接检测用于测量血和尿中的激素水平：

- 免疫放射测定（IRMAs）
- 放射免疫测定（RIA）
- 24h 尿检

IRMA 和 ICMA

IRMAs 应用放射性碘标记的受体抗血清测量肽和蛋白激素水平。

（正文接 552 页）

常见的内分泌实验室检查

如下表所示，当患者显示出内分泌疾病的症状和体征时，实验室检查可提供可能病因的有价值的线索。（注意：谨记异常结果可能是与内分泌系统无关的疾病导致的。）记住不同的实验室中测量值是不同的，校对特殊实验室检查的正常范围。

检测及目的	正常结果	异常结果	异常结果的可能原因
血液检查			
钙			
用于检查骨和甲状旁腺疾病	8.2～10.2mg/dl	高于正常水平	甲状旁腺肿瘤、甲状旁腺功能亢进
		低于正常水平	甲状旁腺功能减退
儿茶酚胺			
用于评估肾上腺髓质功能		高于正常水平	嗜铬细胞瘤
肾上腺素，卧位	0～110pg/ml		
肾上腺素，立位	0～140pg/ml		
去甲肾上腺素，卧位	70～750pg/ml		
去甲肾上腺素，立位	200～1700pg/ml		
皮质醇			
用于评估肾上腺皮质功能	上午 8 时：9～35mcg/dl 下午 4 时：3～12mcg/dl（下午 4 时的水平通常是上午 8 时的一半）	高于正常水平	库欣病、库欣综合征
		低于正常水平	艾迪生病
口服糖耐量试验			
用于检测糖尿病和低血糖症	口服检查剂量的葡萄糖后 1h 内血糖水平为 160～180mg/dl；3h 内恢复至空腹血糖水平或更低	高于正常水平	库欣病、嗜铬细胞瘤、糖尿病
		低于正常水平	艾迪生病、甲状腺机能减退、垂体功能减退、低血糖症
糖化血红蛋白			
用于检测糖尿病患者近 3 个月内血糖控制水平	＜总血红蛋白的 6%——控制良好	高于正常水平	未控制的糖尿病

（未完待续）

常见的内分泌实验室检查（续）

检测及目的	正常结果	异常结果	异常结果的可能原因
血液检查（续）			
促性腺素激素 [卵泡刺激素（FSH），促黄体素（LH）]			
用于鉴别原发的性腺疾病与垂体功能低下	男性 FSH：5～20mIU/ml LH：5～20mIU/ml 女性 FSH： 卵泡期，5～20mIU/ml 中期峰值，15～30mIU/ml 黄体期，5～15mIU/ml 绝经后，＞50mIU/ml LH： 卵泡期，5～15mIU/ml 中期峰值，30～60mIU/ml 黄体期，5～15mIU/ml 绝经后，50～100mIU/ml	高于正常水平 低于正常水平	原发性腺功能低下 垂体功能低下
生长激素（GH）放射性免疫测定			
用于评估 GH 分泌过多	男性：＜5ng/ml 女性：＜10ng/ml	高于正常水平	垂体或下丘脑的肿瘤、糖尿病
		低于正常水平	垂体梗死
胰岛素诱导的低血糖			
用于检测垂体功能减退	GH 较基线增加 2～3 倍	GH 低于正常水平	垂体功能减退
甲状旁腺激素			
用于评估甲状旁腺功能	10～50pg/ml	高于正常水平	甲状旁腺功能亢进
		低于正常水平	甲状旁腺功能减退
磷			
用于检测甲状旁腺疾病和肾功能不全	2.7～4.5mg/dl	高于正常水平	甲状旁腺功能亢进、肾功能不全、糖尿病性酮症酸中毒
		低于正常水平	甲状旁腺功能减退

（未完待续）

常见的内分泌实验室检查（续）

检测及目的	正常结果	异常结果	异常结果的可能原因
血液检查（续）			
促甲状腺激素			
用于检测原发性甲状腺功能减退	<15IU/ml	高于正常水平	甲状腺功能减退、甲状腺癌
		低于正常水平	甲状腺功能亢进
甲状腺素（T_4）放射性免疫测定			
用于评估甲状腺功能和监测碘或抗甲状腺治疗	5～15mcg/dl	高于正常水平	甲状腺功能亢进
		低于正常水平	甲状腺功能减退
三碘甲状腺原氨酸放射免疫测定			
如果 T_4 水平正常，用于检测甲状腺功能亢进	80～200ng/dl	高于正常水平	甲状腺功能亢进
		低于正常水平	甲状腺功能减退
尿液检查			
皮质醇			
用于测量游离皮质醇来评估肾上腺功能	<50mg/24h	高于正常水平	库欣病
17-羟皮质类固醇			
用于评估肾上腺功能	男性：4.5～12mg/24h	高于正常水平	库欣氏综合征、垂体肿瘤
	女性：2.5～10mg/24h	低于正常水平	垂体功能减退症、艾迪生病
17-酮类固醇			
用于评估肾上腺皮质或性腺功能	男性：10～25mg/24h	高于正常水平	先天性肾上腺增生
	女性：4～6mg/24h	低于正常水平	肾上腺功能不全

免疫化学发光分析（ICMAs）采用一种被特殊物质活化后能发出特定波长光线的制剂。IRMA 和 ICMA 试验比 RIAs 更特异、稳定、精确和易于使用。

放射免疫测定法的应用

RIA 通过将激素的抗体和放射性标记的示踪物（抗原）同血或尿（或尿的提取物）共同孵育来测定多种激素的水平。

例如，以活性炭吸附并移走未与其抗原–抗体复合物相结合的激素。测量剩下的放射性标记复合物，并与已知数量的激素所反应生成的标准曲线相比较，显示出样本激素量。虽然 RIA 方法能提供可靠的结果，但无法测量所有的激素。

全天事件

24h 尿检可确诊肾上腺、肾脏和性腺疾病。测量代谢产物用于评估无法检测的激素。

护理要点

对于直接检测，激素的测量包括血清和尿液采集。应提供以下指导：

- 应用静脉穿刺术采集血标本，告知患者采血的时间和操作者；
- 精确的检测要求在一天内不同的时间取几个样本，因为生理因素如压力、饮食、阵发式分泌和机体节律可改变激素水平；
- 采用适当的容器来收集 24h 尿液。如果样本不小心损失了，要重新收集。

间接检测

间接检测用于测量受激素控制的物质，而不是激素本身。例如，血糖测量用于评估胰岛素水平，血钙测量用于评估 PTH 活性。虽然 RIAs 能够直接测量这些物质，但间接检测更容易和廉价。

激发试验

当其他检测显示临界的激素水平或是不能非常精确地判断异常的部位时，可采用激发试验来判断内分泌腺的储备的功能。例如，低于正常水平的皮质醇可能提示肾上腺功能减退或垂体功能减退。

激发试验原则

激发试验遵循以下原则：根据患者可疑的功能紊乱，刺激活性不足的腺体，抑制活性过度的腺体。激素水平在刺激后无上升可确诊为原发性功能减退，激素在抑制之后继续分泌则为功能亢进。

没有那么快

血糖水平能间接精确地反映胰岛素的效应。但多种影响钙的因素可能改变间接检测所得到的 PTH 水平。

例如，因为将近半数的钙与血浆蛋白结合，所以异常的蛋白水平可以导致异常的钙水平。因此，在推断为 PTH 失调之前，必须排除钙水平异常的其他可能原因。

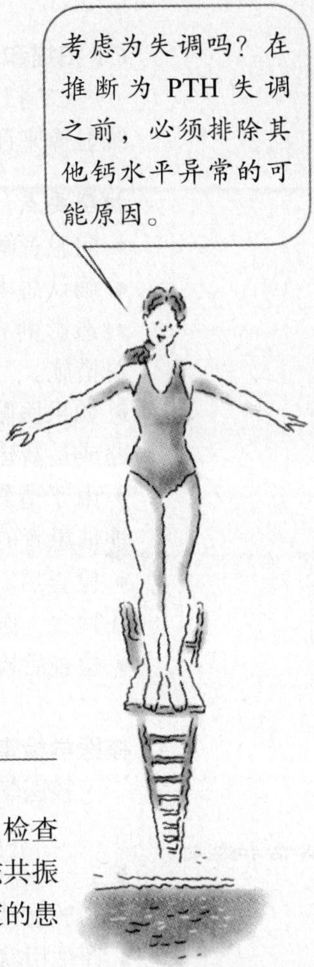

护理要点

对于间接检测，激素的测量包括血清或尿液采集。应提供以下指导：

- 应用静脉穿刺术采集血标本，告知患者采血的时间和操作者；
- 精确的检测要求在一天内不同的时间取几个样本，因为生理因素如压力、饮食、阵发式分泌和机体节律能改变激素水平；
- 采用适当的容器来收集 24h 尿液。如果样本不小心损失了，要重新收集。

影像学检查

影像学检查与其他检测同时或之后进行。一些 X 线检查可在重症监护病房床旁进行。计算机断层扫描（CT）、磁共振成像（MRI）和核医学扫描在专门科室进行，病情不稳定的患者需要由护士陪伴和监护。

X 线

常规 X 线不能显示内分泌腺，但能用来评估受内分泌功能紊乱影响的机体组织。例如，骨 X 线检查能够显示钙失衡的影响，常规用于疑有甲状旁腺功能紊乱的患者。

护理要点

- 向患者解释检查步骤；
- 影像学检查不需要特殊的检查前或检查后护理。

CT 扫描和 MRI

CT 扫描和 MRI 通过对腺体结构进行高分辨率、断层及三维显像来评估内分泌腺，也用于识别肿瘤。

护理要点

- 向患者解释检查步骤。
- 确认患者不对碘或贝类及虾、蟹等过敏。过敏的患者可能对造影剂有不良反应。如果患者过敏，应做好过敏反应的应对措施。
- 如果医嘱给予造影剂，向患者说明药物将由现有的静脉通路或是新建的通路注入。
- 由于造影剂可能引起急性肾衰竭，所以检查前应通过化验评估患者的肾功能[血清肌酐和尿素氮（BUN）水平]。
- 检查后，鼓励患者饮水以排出造影剂，如有禁忌或患者正在禁食，医生可下医嘱增加静脉输液量。
- 检查后检测血清肌酐和 BUN 水平。

核医学检查

核医学检查包括放射性核素甲状腺显像。

评估和评定

放射性核素甲状腺显像用于：
- 评估甲状腺功能；
- 评定甲状腺的大小、结构和位置；

此检查常用于发现可触及的肿块、增大的腺体或非对称性甲状腺肿。在口服或静脉注射放射性同位素[例如碘 131（^{131}I）、碘 123 或锝 99m 高锝酸盐注射液]之后，可获取甲状腺图像。

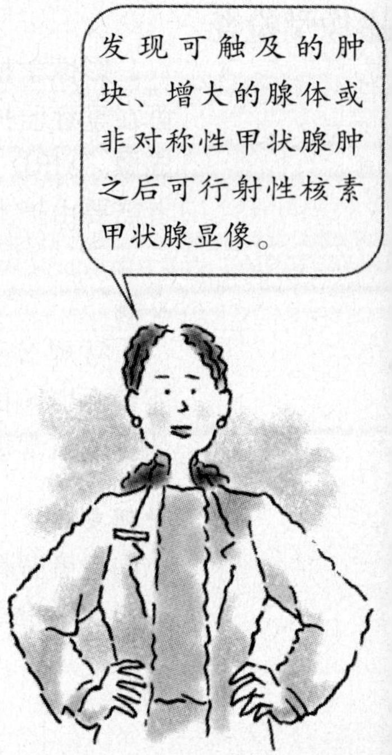
发现可触及的肿块、增大的腺体或非对称性甲状腺肿之后可行射性核素甲状腺显像。

热区和冷区

通过放射性核素甲状腺显像，机能亢进的结节（过度摄取碘的区域）显示为黑色区域，称为热区。机能减退的结节（较少或没有摄取碘的区域）显示为白色或浅灰区域，称为冷区。可能需要行组织活检以排除恶性肿瘤。

护理要点

- 向患者解释检查步骤；
- 确认患者不对碘或贝类和虾、蟹等过敏。过敏的患者可能对造影剂有不良反应。如果患者过敏，应作好过敏反应的应对措施；
- 如果医嘱给予静脉注射造影剂，向患者说明药物将由现有的静脉通路或是新建的通路注入；
- 检查后，鼓励患者饮水以排除造影剂，如有禁忌或患者正在禁食，医生可下医嘱增加静脉输液量。

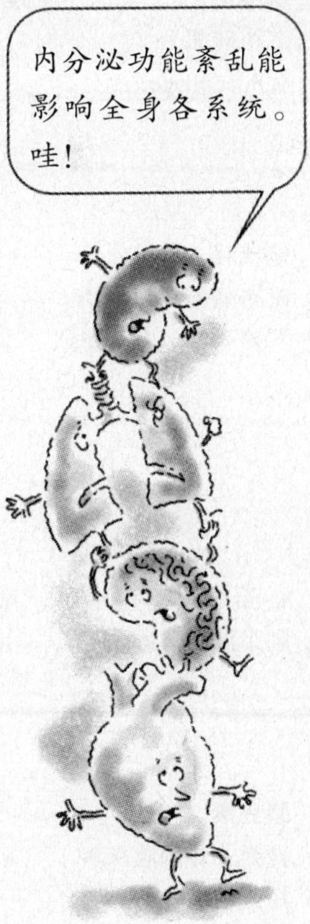

治疗

内分泌功能紊乱能影响全身各系统，如果不纠正可能危及生命。内分泌疾病的急重症患者的治疗是一个复杂的过程，通常包括药物治疗、非外科治疗和手术操作例如胰腺移植。

药物治疗

药物治疗通常用于治疗内分泌疾病，例如肾上腺危象、糖尿病酮症酸中毒、黏液性水肿昏迷和甲状腺危象。一些药物通常用于治疗存在急性内分泌疾病的重症监护患者，包括：

- 胰岛素治疗
- 抗甲状腺药物
- 甲状腺替代药物
- 皮质激素
- ADH（见：常见内分泌药物，556～558 页）

常见内分泌药物

药物	适应证	不良反应	注意事项
口服抗糖尿病药物			
磺脲类 格列吡嗪（Glucotrol） 格列本脲（DiaBeta）	• 2 型糖尿病	• 粒细胞缺乏 • 头晕 • 低血糖 • 恶心 • 血小板减少 • 皮疹	• 注意有无低血糖和高血糖的症状和体征； • 监测血糖水平。当同胰岛素联合用药时，低血糖的风险增加。
双胍类 二甲双胍（Glucophage）	• 2 型糖尿病	• 腹泻 • 胃肠胀气 • 头痛 • 乳酸中毒 • 恶心、呕吐	• 进餐时服药； • 评价肾功能； • 监测有无乳酸中毒，特别是肾功能不全的患者； • 注意造影剂可能增加乳酸中毒的风险。应用造影剂前 48h 停用二甲双胍。
噻唑烷二酮类 吡格列酮（Actos） 罗格列酮（Avandia）	• 2 型糖尿病	• 水肿 • 头痛 • 低血糖（单独应用时罕见） • 肌痛 • 咽炎 • 上呼吸道感染 • 体重增加	• 监测肝功能； • 避免用于活动性肝病的患者； • 水肿和心衰患者慎用。
α- 葡萄糖苷酶抑制剂 阿卡波糖（Precose）	• 2 型糖尿病	• 腹痛 • 腹泻 • 胃肠胀气	• 阿卡波糖单独应用时不引起低血糖；但是当同磺脲类药物或胰岛素联合应用时，可能增加磺脲类药物低血糖的风险。当出现低血糖时，应用葡萄糖治疗，而不用蔗糖，因为阿卡波糖可阻止蔗糖吸收。
胰岛素			
速效：赖脯胰岛素 短效：正规胰岛素 中效：中性鱼精蛋白锌胰岛素 长效：鱼精蛋白锌胰岛素	• 各型糖尿病	• 低血糖 • 体重增加	• 监测有无低血糖； • 监测血糖水平； • 告知患者低血糖和高血糖的症状和处理方法； • 仅用正规胰岛素持续静脉输入，并且应用输液泵。

常见内分泌药物（续）

药物	适应证	不良反应	注意事项
抗甲状腺药物			
甲状腺素拮抗剂 丙硫氧嘧啶	• 甲状腺功能亢进	• 关节痛 • 腹泻 • 困倦 • 恶心和呕吐 • 头痛 • 味觉减退 • 黏液性水肿昏迷 • 系统性红斑狼疮样综合征 • 眩晕 • 粒细胞缺乏 • 白细胞减少 • 肝毒性	• 由于会增加出血的风险，应慎用抗凝剂； • 指导患者有任何出血的迹象应报告医生； • 甲状腺功能亢进纠正后监测心脏药物的效果；心脏药物可能需要减量； • 开始时根据需要规律做甲状腺检查以调整药量； • 告知患者有关甲状腺机能减退的症状（黏液性水肿昏迷）。
甲状腺替代药物			
甲状腺激素 左甲状腺素 （Synthroid）	• 甲状腺机能减退	• 高血压 • 失眠 • 怕热 • 月经不规律 • 神经过敏 • 心动过速 • 甲状腺毒症 • 体重下降 • 震颤	• 指导患者避免服用含铝和镁的抗酸剂，因为会减少甲状腺素的吸收； • 如需要应用抗糖尿病药物，治疗方案可能需要作变动； • 指导患者清晨空腹服药； • 开始时根据需要规律做甲状腺检查以调整药量； • 监测毒性； • 告知患者中毒症状（甲状腺毒症症状）； • 有肾损害和心血管病的老年患者慎用； • 监测有无心律失常，例如心动过速。

（未完待续）

常见内分泌药物（续）

药物	适应证	不良反应	注意事项
皮质激素			
糖皮质激素 氢化可的松	● 急性肾上腺危象	● 白内障 ● 谵妄和幻觉 ● 糖尿病 ● 多毛症 ● 高血压 ● 食欲增加 ● 失眠 ● 肌肉萎缩 ● 消化性溃疡 ● 癫痫发作 ● 伤口愈合延迟	● 由于应用激素期间肾上腺被抑制，故应避免突然停药。 ● 注意可导致药物性糖尿病。 ● 患者进行抗凝治疗时慎用。应用类固醇会导致凝血酶原时间的改变。 ● 应用排钾利尿药时慎用。类固醇会使低血钾恶化。 ● 注意由于药物的抗炎作用，感染的初发表现可能被掩盖。 ● 同食物或牛奶一起服用以避免胃肠道不适。 ● 监测血压、体重、血糖和血清电解质水平。

非手术治疗

内分泌疾病的非手术治疗包括糖尿病患者的饮食计划和应用加温-降温毯治疗由于甲状腺危象而处于高代谢状态的患者。

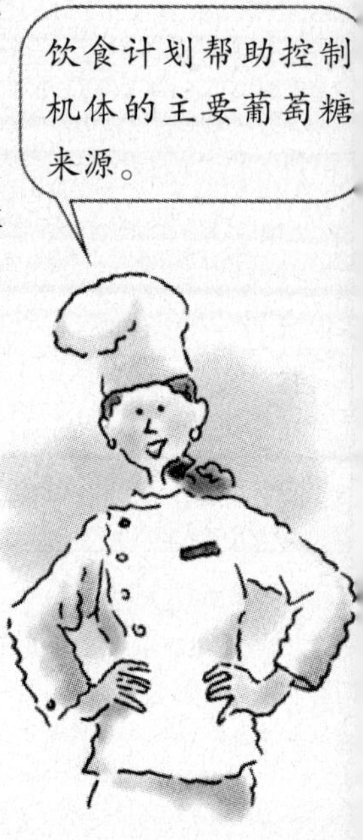

糖尿病饮食计划

饮食计划是糖尿病治疗的基石，因为它直接控制着机体的主要葡萄糖来源。美国饮食协会和美国糖尿病协会推荐以个体营养性评估来决定合适的医学营养治疗。

采取控制

当患者状态稳定时，预约营养师或糖尿病教育者进行会诊。注意控制糖尿病患者的饮食以避免血糖水平的大幅度波动。坚持膳食方案以避免低血糖发生，在应用胰岛素或磺脲类药物时尤为重要。

护理要点

● 当患者状态稳定时，向其解释专门的膳食方案对控制血糖水平的重要性。安排营养师指导患者如何安排饮食。营养师可能会推荐食物交换系统法。此方法基于六种基本食物组的碳水化合物、脂肪和蛋白质的含量，在饮食计划中有较大的灵活性。交换组包括奶制品、蔬菜、水果、面包、肉类和脂肪。

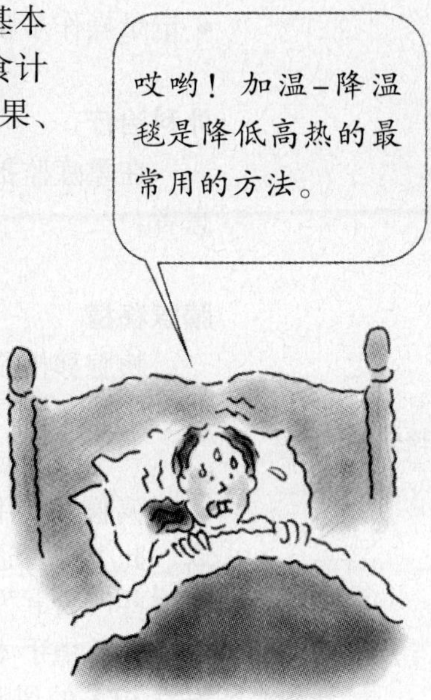

加温-降温毯

加温-降温毯通过在毯子和患者之间传导热或冷来升高、降低或维持体温。该装置可以手动或自动运转。

通常用来降温

这种治疗性的毯子通常用来降低感染、炎症过程和高代谢状态如甲状腺危象所致的高热。该治疗一般在更保守的方法如擦浴、冰袋和退热药无效后进行。

也用于：

- 手术或休克期间维持正常体温。
- 手术期间减少代谢活动、降低体温，从而减少需氧量。
- 保暖以防体温过低。

护理要点

- 向患者解释操作步骤。按照设备的原则和步骤及制造商的说明正确使用毯子。
- 治疗期间记录基线生命体征并监测体温、脉搏、呼吸、血压和心律。
- 自动运行时，将热敏电阻探头插入患者直肠并固定，以防止意外移动。
- 评估患者有无皮肤破损，如无禁忌，每1～2小时改变患者体位。保持患者皮肤、被褥和毯子没有汗液和冷凝水。
- 如果患者在降温治疗时严重寒战，立即终止操作并通知医生。寒战会增加代谢和耗氧量，并升高体温。
- 降低患者体温的速率不应超过每15分钟1度，以防止诸如室性期前收缩等并发症。

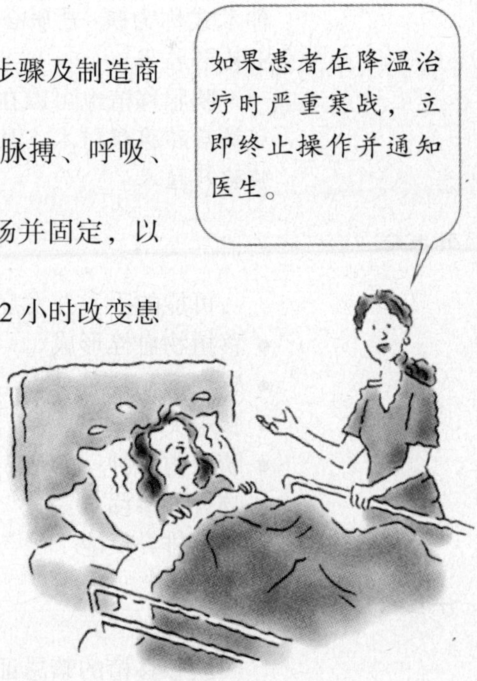

● 记录操作步骤、患者对治疗的耐受性、并发症和干预措施。

外科治疗

在重症监护病房，可能会有需要移植手术的晚期胰腺疾病患者。

胰腺移植

胰腺移植是指用捐赠者的胰腺代替患者的胰腺。

移植适应证

胰腺移植用于终末期胰腺疾病和原发的1型糖尿病患者。此类患者通常患有包括神经病变、大血管和微血管病变这些严重并发症。

与移植手术和免疫抑制治疗相关的风险低于与疾病并发症相关的风险。胰腺移植的目的是恢复血糖水平至正常，并限制并发症的进展。

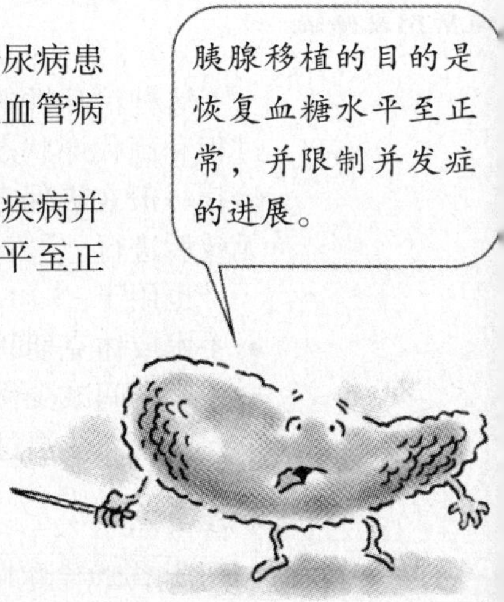

同时进行

最常见的是胰腺移植同肾移植同时进行。这种术式称为胰-肾联合，或SPK移植术。（见：SPK移植术）

胰腺移植也可以在肾移植之后进行，称为肾移植后胰腺移植术。某些情况下，可单独进行移植，称为单独胰腺移植术。

并发症

可能的手术并发症包括：
● 移植物血栓形成
● 感染
● 胰腺炎
● 胰腺内脓肿
● 吻合处渗漏
● 器官排异反应

什么时候说不

胰腺移植的禁忌证包括：

SPK 移植

此图描述了胰-肾联合（SPK）移植术，供体胰腺应用系统膀胱技术吻合。

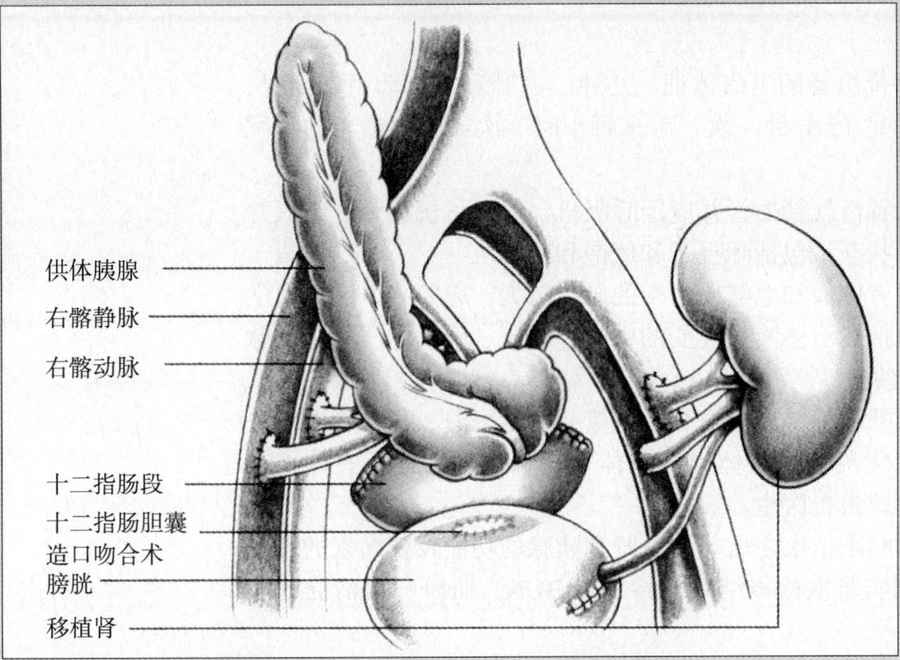

- 无法控制的心脏病
- 活动性感染
- 存活不超过 3 年的恶性肿瘤
- 目前存在药物滥用
- 不配合或有重大精神病病史
- 不可逆的肝或肺功能障碍
- 其他可能延缓或阻碍康复的系统性疾病

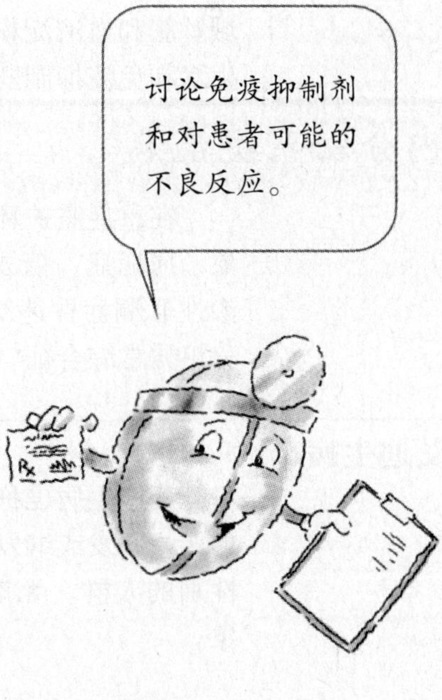

护理要点

术前

- 使患者对手术和长时间的恢复期有充分的准备。为患者和其家属提供情感支持。
- 叙述移植过程。告知接受 SPK 移植术的患者在移植术后可能需要短时间透析，直到新肾发挥作用。

- 介绍将服用的免疫抑制剂，描述可能的不良反应。

胰腺在体内后

术后

- 术后评价患者的生命体征、心律、心肺和血流动力学情况，开始大约每 15 分钟一次，后来每小时一次或根据患者的情况而定。
- 如果患者行气管插管并应用呼吸机，协助尽快拔管。给氧并评价呼吸状态，包括呼吸音和氧饱和度。
- 由于患者体液和电解质失衡的风险较大，应监测血流动力学参数，包括提示体液量改变的中心静脉压、肺动脉压和肺动脉楔嵌压的变化。
- 遵医嘱补液，并注意监测出入量，包括尿液、鼻胃管或伤口引流。每天测量患者体重，如体重突然增加，提示有体液潴留，应迅速报告医生。
- 在手术刚刚结束之后，评价肾和胰腺的功能及胰岛素的需要量。监测实验室检查结果，特别是 BUN、肌酐、血清淀粉酶和血糖水平。
- 由于接受移植的患者其免疫系统被药物抑制，感染风险较高，故应采取严格的感染预防措施，例如仔细刷手。监测有无感染和免疫排斥的迹象，包括低热，白细胞计数上升，移植区域肿胀和血清淀粉酶、脂肪酶和血糖水平上升。遵医嘱给予抗生素和免疫抑制药物。

内分泌系统疾病

在重症监护环境下可能遇到的常见内分泌疾病为肾上腺危象、尿崩症、糖尿病、糖尿病酮症酸中毒（DKA）、高血糖高渗性非酮症昏迷综合征（HHNS）、黏液性水肿、抗利尿激素分泌异常综合征（SIADH）和甲状腺危象。

艾迪生病

艾迪生病也称肾上腺机能减退或肾上腺机能不全，有两种形式：原发或继发。这种相对不常见的疾病可见于任何年龄和性别的人群。无论原发或继发的艾迪生病都能导致肾上腺危象。

急性肾上腺危象也称艾迪生病危象，是一种盐皮质激素和糖皮质激素的缺乏，需立即治疗。（见：了解肾上腺危象）

了解肾上腺危象

肾上腺危象（急性肾上腺机能不全）是艾迪生病最严重的并发症。它可以是逐渐或是突然发生。

什么人有风险

这种有潜在致命风险的情况通常发生于这些患者：

- 对激素替代治疗无反应
- 处于严重应激状态而无足够的糖皮质激素替代
- 突然中断激素治疗
- 遭受创伤
- 接受双侧肾上腺切除术
- 严重感染后肾上腺血栓形成(Waterhouse-Friderichsen综合征)

会发生什么

在肾上腺危象中，肾上腺皮质的损害可导致皮质醇和醛固酮的迅速下降。这可直接影响肝、胃和肾。下面的流程图描述了肾上腺危象时发生了什么。

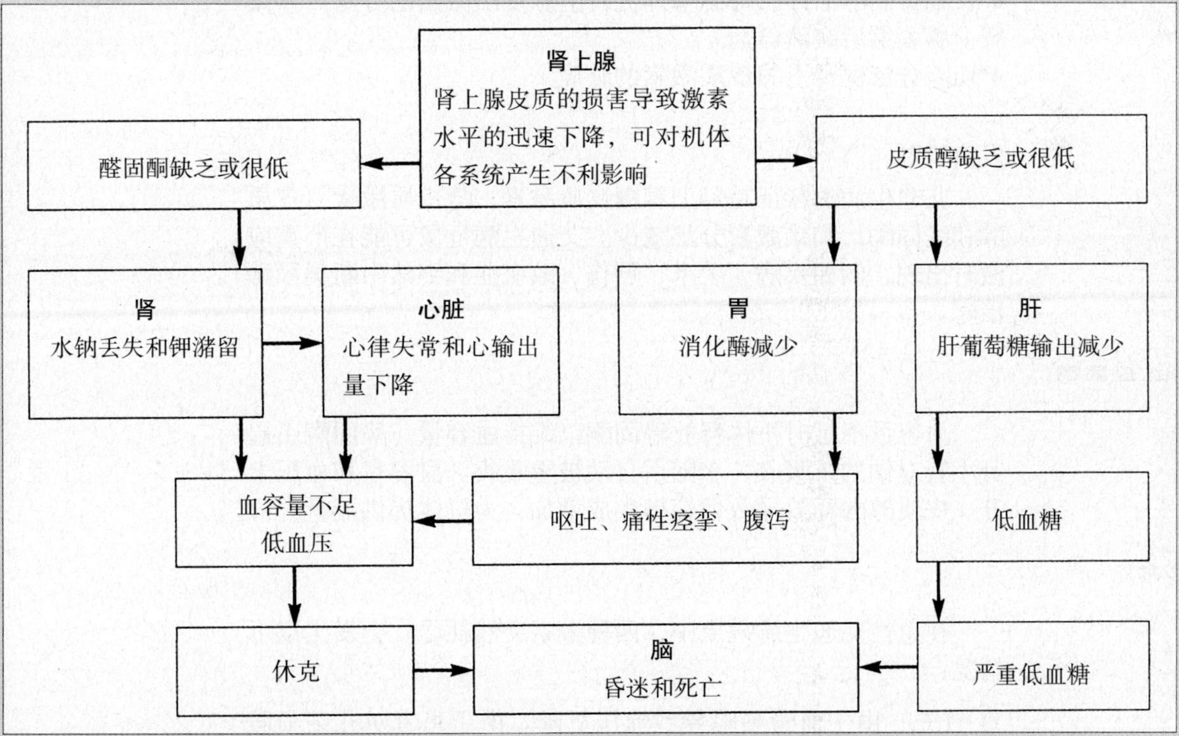

病因

艾迪生病的病因是根据它们是引起原发还是继发的机能减退来分类。

什么是原发？

原发性机能减退的病因为大约90%的腺体被破坏，显然与自身免疫过程有关。

其他引起原发性机能减退的原因包括：

- 结核病
- 双侧肾上腺切除
- 肾上腺出血
- 肿瘤
- 感染

什么是继发？

继发性肾上腺机能减退的病因包括：

- 垂体（功能低下）
- 长期类固醇治疗（抑制垂体促肾上腺皮质激素的分泌）导致肾上腺萎缩后突然停药
- 切除分泌促肾上腺皮质激素的肿瘤

发病机制

艾迪生病的特征是肾上腺糖皮质激素、盐皮质激素（皮质醇和醛固酮）和雄激素分泌减少。艾迪生病危象可能在严重应激时出现，例如疾病、手术、创伤、败血症和突然中断类固醇治疗。

释放醛固酮！

血容量不足时机体释放醛固酮以维持血容量。醛固酮引起肾小管对钠的重吸收，水随后自动被重吸收。血容量和血压上升。皮质醇的释放导致葡萄糖生成增加，为机体提供能量。

急症！

在急性艾迪生病危象中，两种激素突然耗尽。会发生以下情况：

首先，由于血管萎陷导致血压下降。由于患者对儿茶酚胺的反应不可预知，所以常规升压治疗难以调节。

其次，如果不立即处理，会因血糖迅速下降导致昏迷和死亡。

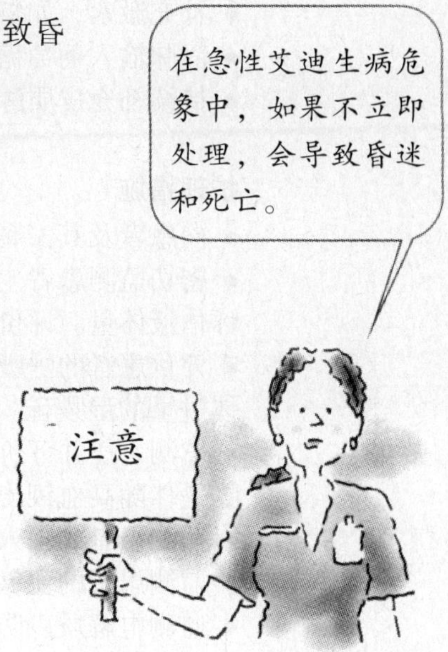
在急性艾迪生病危象中，如果不立即处理，会导致昏迷和死亡。
注意

临床表现

艾迪生病典型的临床表现包括：

- 严重的低血压
- 脱水
- 严重的乏力和疲劳
- 恶心和呕吐
- 低血糖
- 神经学改变
- 高钾血症
- 高钙血症
- 心动过速
- 色素沉着

辅助检查

对于有典型艾迪生病症状的患者，这些表现强烈提示急性肾上腺机能不全：

- 血浆皮质醇降低
- 血清钠和空腹血糖水平降低
- 促肾上腺皮质激素升高
- 血清钾水平升高
- 血清 BUN 水平升高
- X 线等各种能辨别肾上腺大小的影像学检查显示肾上腺钙化

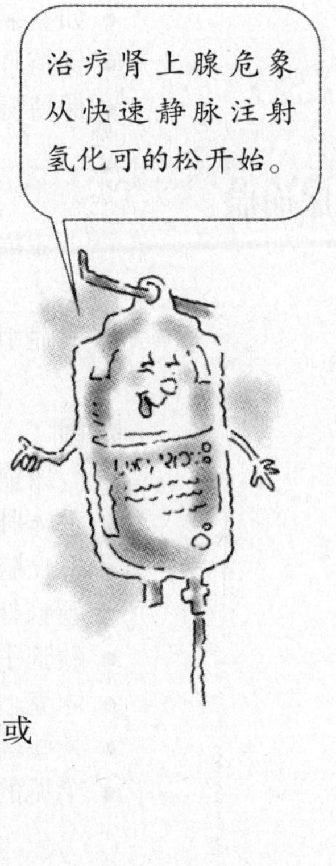
治疗肾上腺危象从快速静脉注射氢化可的松开始。

治疗

肾上腺危象患者的治疗为快速静脉注射 100mg 氢化可的松，接着静脉输入已加入电解质的生理盐水稀释的氢化可的松，直到患者情况稳定。

进一步……

进一步治疗包括：

- 积极补液，静脉输入加入电解质的盐水直到 5L
- 滴注升压药物（如果患者对早期治疗无反应）如肾上腺素或去甲肾上腺素，并测量患者血压

● 补充激素，如氢化可的松或氟氢可的松
● 静脉输入葡萄糖溶液调整血糖水平
● 持续补充皮质醇（氢化可的松）直到患者情况稳定

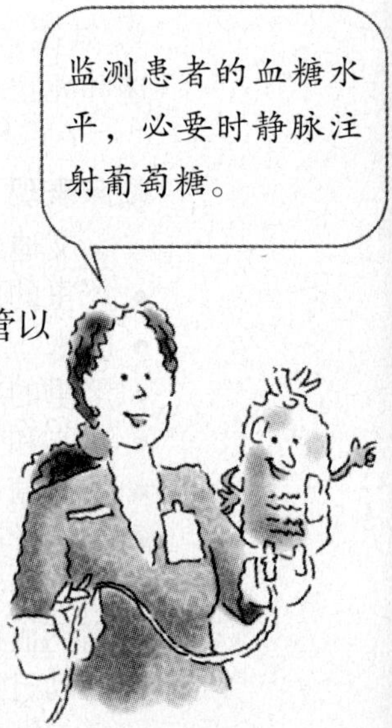

护理措施

● 向患者及其家属解释治疗或检查方法。
● 密切监测患者生命体征和氧饱和度。协助置入肺动脉导管以评估液体量。评价血流动力学参数并监测有无休克。
● 评价患者的呼吸状态并听诊呼吸音，注意是否有提示液体过量的湿啰音。
● 监测心律并评价可能继发于电解质失衡的心律失常（证据是伴随高血钾出现的高尖的 T 波和增宽的 QRS 波群）。
● 监测患者的出入量、补液量和每日体重。
● 监测患者的血糖水平，必要时静脉注射葡萄糖。
● 监测电解质以防钠、钾失衡，包括危险期时的低钠血症和高钾血症。
● 监测肾功能和实验室检查结果，包括血红蛋白（Hb）和血细胞比容，血清电解质和血糖水平。
● 注意患者的鼻胃管，以防呕吐。
● 如有需要实施急救处理，例如机械通气以防心跳呼吸骤停。
● 保持环境安静。
● 保持标准的感染控制措施。

尿崩症

尿崩症是由 ADH 缺乏引起的水代谢紊乱。ADH 也称血管加压素。ADH 缺乏使滤过的水不被重吸收，而是随尿排出。尿崩症引起过度排尿、极度口渴和液体摄入。

病因

尿崩症的可能原因包括：
● 垂体肿瘤
● 下丘脑肿瘤
● 颅脑外伤（颅底骨折）
● 颅脑手术
● 休克
● 某些药物[锂(Eskalith)、苯妥英(Dilantin) 和酒精]
● 罕见的 X 连锁隐性遗传

- 其他原发的、肾原性的或神经源性的原因

发病机制

尿崩症是一种由于 ADH 分泌不足引起的综合征。ADH 是一种由垂体后叶分泌的激素，可对血清渗透压增加产生反应。它控制机体保留水的能力。

三种形式

尿崩症有三种形式：

1. 神经源性
2. 肾源性
3. 精神性

某些神经！

神经源性或中枢性尿崩症是由于 ADH 合成或释放不足所致。当下丘脑、漏斗柄或神经垂体发生器质性损害，部分或完全阻断了 ADH 的合成、转运或释放时出现。这种器质性损害的原因包括脑肿瘤、垂体切除、动脉瘤、血栓形成和感染。

神经源性尿崩症起病急骤，并且包括：
- 进行性神经组织损失和逐渐多尿
- 正常多尿
- 由于永久丧失分泌足够 ADH 的能力所致的多尿和多饮

肾脏原因

肾源性尿崩症是由于肾对 ADH 缺乏足够的反应所致。它可由肾盂肾炎、多囊性疾病和固有的肾脏疾病引起。

液体过剩

精神性尿崩症是由于液体摄入过量所致，可能是原发的或是与精神病或肉样瘤病有关。多饮导致的多尿排出 ADH 的速度比其恢复的速度要快。

长期的多尿可破坏肾髓质的浓度梯度，表现为患者部分或全部丧失浓缩尿液的能力。无论什么原因，ADH 不足可导致大量稀薄的尿液迅速排出，并导致高渗血症。

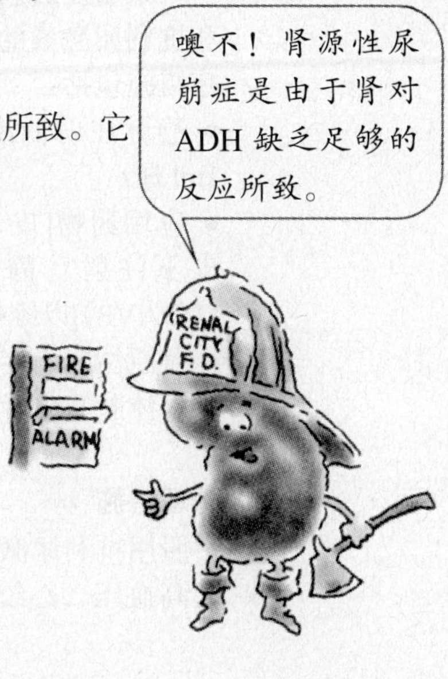

临床表现

对于尿崩症患者，评估时可有以下表现：

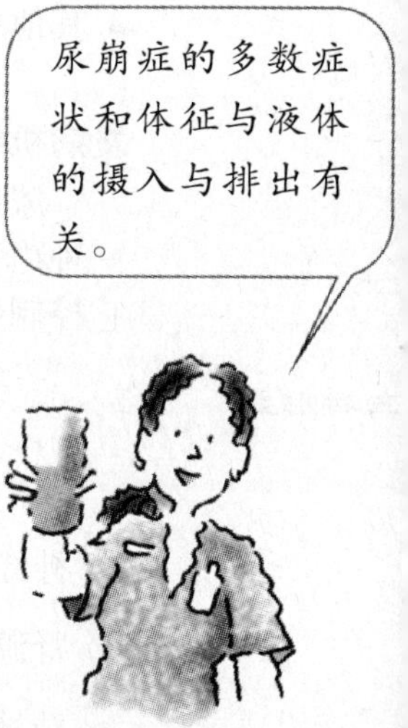
尿崩症的多数症状和体征与液体的摄入与排出有关。

- 突然开始的排尿增多（多尿症），有时每天产生 4～16L 稀薄的尿液
- 极度口渴（烦渴）导致每日饮水 5～20L
- 体重下降
- 头晕、乏力
- 夜尿导致睡眠紊乱和疲劳
- 脱水的表现，例如发热和皮肤、黏膜干燥
- 低血压和心动过速
- 意识水平的改变
- 疲劳

辅助检查

辅助检查可能有以下发现：

- 尿液分析显示低渗（50～200mOsm/kg）且几乎无色的尿液。
- 血清渗透压增加（高于 300mOsm/kg）。
- 血清钠高于 147mEq/L。
- 脱水试验或禁水试验用于鉴别抗利尿激素缺乏，可区分肾原性和垂体的影响。

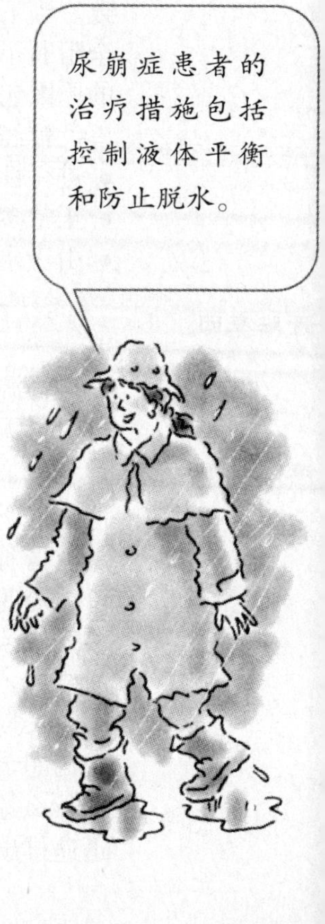
尿崩症患者的治疗措施包括控制液体平衡和防止脱水。

治疗

尿崩症的病因被确定并去除后，可给予抗利尿激素和抗利尿激素的刺激物以控制液体平衡，防止脱水。治疗措施包括：

- 静脉注射低渗溶液以替代尿中损失的水（1ml 对应 1ml 尿）
- 应用药物[皮下注射或肌肉注射抗利尿激素水制剂；皮下注射、静脉注射或鼻腔喷雾去氨基精加压素（DDAVP）]以维持血容量
- 肾原性尿崩症的患者给予噻嗪类利尿剂
- 垂体肿瘤患者行经蝶骨垂体切除术

护理措施

- 服用抗利尿激素后，由于药物收缩血管的作用，可引起高血压、心绞痛和心肌梗死（MI）。密切监测患者的

心脏状况，包括生命体征、心律和血流动力学参数；

- 监测尿量和尿比重；
- 监测其他出量如引流管的引流量；
- 监测每日体重，血清实验室检查结果和皮肤肿胀情况；
- 评价患者的意识水平；
- 注意接受抗利尿激素治疗患者有无水中毒的征象，包括困倦、头痛、头晕、癫痫性发作或昏迷。如有发生，立即通知医生。

糖尿病

糖尿病是一种由胰岛素相对或绝对缺乏或抵抗所致的慢性疾病。其特征是碳水化合物、蛋白和脂肪代谢的紊乱。

糖尿病是成年人失明的主要原因。它也是 MI、卒中、肾衰竭和周围血管疾病的主要危险因子。

病因

糖尿病分为 1 型和 2 型。

病毒或环境

1 型糖尿病被认为是一种由病毒或环境因素诱发的自体免疫病，但是发病原因尚不清楚，患此病的患者未表现出自体免疫过程的证据。

生活方式和遗传

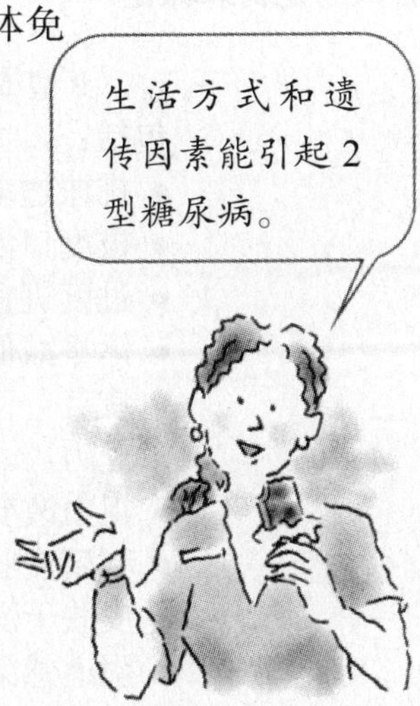

2 型糖尿病的病因被认为是由于生活方式和遗传因素引起的 β 细胞衰竭引起的。促进 2 型糖尿病发生的危险因子包括：

- 体重增加
- 家族史
- 黑人、西班牙人、美洲印第安人
- 有怀孕期间妊娠糖尿病的病史

发病机制

当一个人有 1 型糖尿病的遗传易感性，一个触发事件，可能是病毒感染，会引起胰腺抗 β 细胞自身抗体的产生。β 细胞的破坏可导致胰岛素分泌的下降和最终缺失。当超过 90%的 β 细胞破坏后，高血糖、脂解作用（脂肪分解）增强，蛋白分解代谢出现。

2 型

遗传因素对于 2 型糖尿病很重要，肥胖和久坐的生活方式也可加速此病的发生。2 型糖尿病是由一种或多种功能紊乱引起的慢性疾病，包括：

- 胰岛素分泌受损
- 不适当的肝葡萄糖生成
- 外周胰岛素受体不敏感

顺应性或抵抗性

1 型糖尿病患者需要胰岛素以维持生命。2 型糖尿病有时被称作*胰岛素抵抗病*。对于这种糖尿病，β 细胞分泌的胰岛素越来越多，将葡萄糖转移至细胞内，则细胞逐渐衰竭。

临床表现

1 型糖尿病患者通常会主诉有迅速的肌肉消瘦和皮下脂肪丧失。2 型糖尿病的症状通常模糊、持续时间长，并且逐步进展。

相似的症状和体征

1 型或 2 型糖尿病患者主诉的由高血糖所致的症状和体征包括：

- 排尿过多（多尿）
- 极度口渴（烦渴）
- 过度进食（多食）
- 体重减低
- 疲劳
- 乏力
- 视力改变
- 频繁皮肤感染
- 皮肤干燥、瘙痒
- 阴道感染或不适

辅助检查

如果以下结果在不同时间出现，则提示糖尿病：

- 空腹血糖水平超过 126mg/dl
- 75g 糖负荷的口服葡萄糖耐量试验 2h 血糖超过 200mg/dl
- 一天中任何时间非空腹血清血糖超过 200mg/dl

其他结果

其他用于评价和治疗糖尿病的诊断性试验包括尿液分析（显示存在丙酮）和 A_{1c} 或糖基化 Hb 试验，此试验反映过去 3 个月的血清葡萄糖水平。

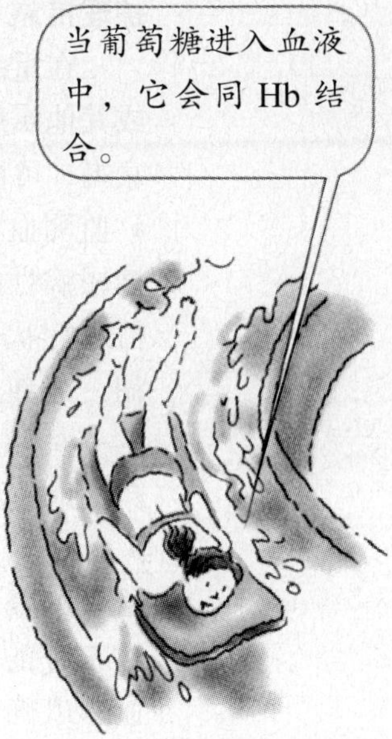

当葡萄糖进入血液中，它会同 Hb 结合。A_{1c} 试验用于测量结合 Hb 的葡萄糖百分比。非糖尿病者糖基化血红蛋白平均为 4%～6%。糖尿病患者的目标是达到 7%或更少。结果越接近正常水平，最后出现并发症的可能性越小。

治疗

所有类型的糖尿病患者有效的治疗目标是使血糖控制在最佳水平和减少并发症。

1 型的治疗

1 型糖尿病患者的治疗包括：
- 胰岛素替代
- 膳食规划
- 运动
- 胰腺移植

2 型的治疗

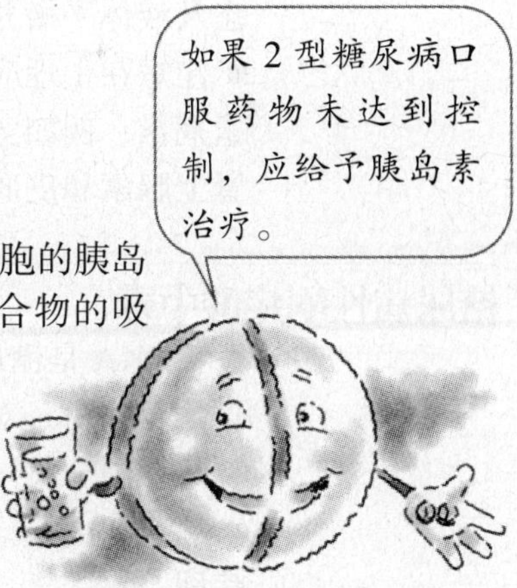

2 型糖尿病患者的治疗包括：
- 口服抗糖尿病药物刺激内源性胰岛素生成，增加细胞的胰岛素敏感性，抑制肝糖原异生和延缓胃肠道对碳水化合物的吸收；
- 如果 2 型糖尿病口服药物未达到控制，应给予胰岛素治疗。

1 型和 2 型的治疗

1 型或 2 型糖尿病患者的治疗包括：
- 仔细监测血糖水平；
- 个体化的膳食规划以满足营养需要，控制血糖和血脂水平，并达到和维持合适的体重；
- 减轻体重（对于肥胖的 2 型糖尿病患者）或依照发育阶段和运动水平进行高热量分配（对于 1 型糖尿病患者）；
- 对患者和家属进行教育，包括疾病进程、可能的并发症、饮食计划、运动疗法、血糖的自我监测、胰岛素或口服药物。

护理措施

在重症监护室，你可能会护理有糖尿病史但是由于手术或其他疾病进入此病房的患者。某些内科疾病，如卒中和肾衰竭，可由于糖尿病作用于心血管或肾脏系统所致。

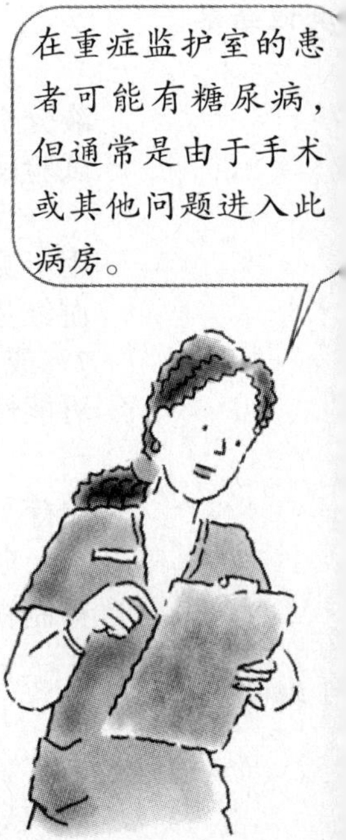
在重症监护室的患者可能有糖尿病，但通常是由于手术或其他问题进入此病房。

- 监测血糖水平并评价糖尿病治疗的急性并发症，特别是糖尿病性酮症酸中毒和低血糖症（血糖低于 50mg/dl）；体征和症状包括心动过速、面色苍白、出汗、乏力、视物模糊、思维缓慢、兴奋、癫痫发作和昏迷。某些药物，如β-受体阻滞剂，能够掩盖低血糖反应的症状，所以需要更频繁地监测血糖。
- 低血糖反应的治疗是给予葡萄糖。如果患者能够吞咽，给予口服葡萄糖或含蔗糖饮料。如果患者不能饮水，可推注 50%的葡萄糖 25g。如有可能，在给予葡萄糖之前测量血糖以确诊。在治疗及患者对治疗作出反应之后，记录血糖水平。
- 评价糖尿病对心血管系统的影响，例如卒中、急性冠脉综合征、周围血管损害和周围神经病变。评价心血管和神经血管状态及液体平衡并监测有无心律失常。
- 注意在生理应激期间有必要更加频繁地监测血糖和调整胰岛素剂量，例如急症和手术，因为血糖水平可由于应激激素（如肾上腺素和皮质醇）升高而上升。

糖尿病性酮症酸中毒

DKA 是糖尿病患者高血糖危象的一种急性并发症，可危及生命，对于 1 型糖尿病患者尤为常见，往往是首要的死因。

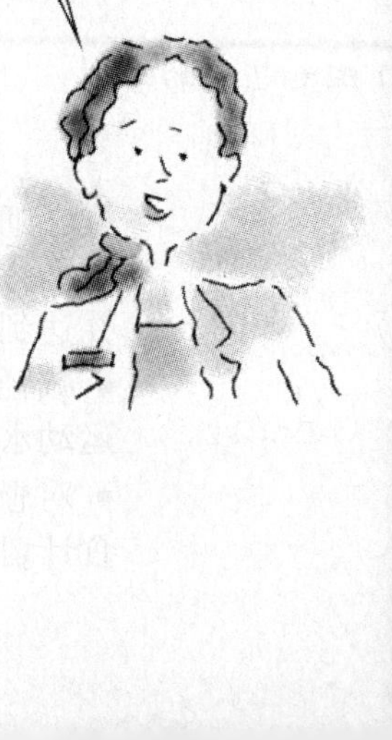
当患者处于应激状态，如有必要应更加频繁地监测血糖和调整胰岛素剂量。

病因

DKA 的可能诱因包括：

- 感染
- 疾病
- 手术
- 应激
- 胰岛素不足或缺乏

发病机制

当发生 DKA 时，葡萄糖释放入血增加或是被细胞摄取减少。

发生了什么？

当缺乏内源性胰岛素时，机体分解脂肪以提供能量。在此过程中，脂肪酸生成过快并转化成酮体，导致严重的代谢性酸中毒。

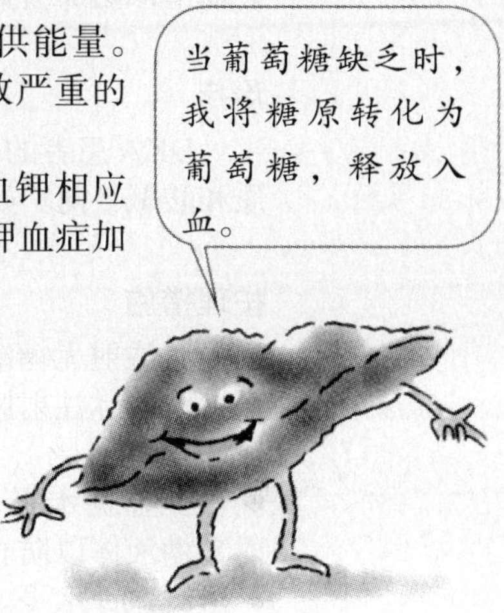

酸中毒也可影响血钾水平。pH 每变化 0.1，血钾相应变化 0.6。随着酸中毒的加重，血糖水平升高，高钾血症加重。此循环可一直持续至患者昏迷和死亡。

患糖尿病时，肝对于细胞缺乏燃料（葡萄糖）的反应是将糖原转化为葡萄糖，释放入血。血清中过多的葡萄糖可诱发渗透作用和液体转移。

临床表现

患者可能迅速出现困倦、昏睡和昏迷。其他用于评价的表现包括：

- 严重脱水
- 急促和深大的呼吸（Kussmaul 呼吸）
- 呼出的气体由于有丙酮而带有烂苹果味
- 多尿、多饮和多食
- 体重下降
- 肌肉萎缩
- 视力改变
- 复发性感染
- 腹部酸痛
- 恶心、呕吐
- 下肢痉挛

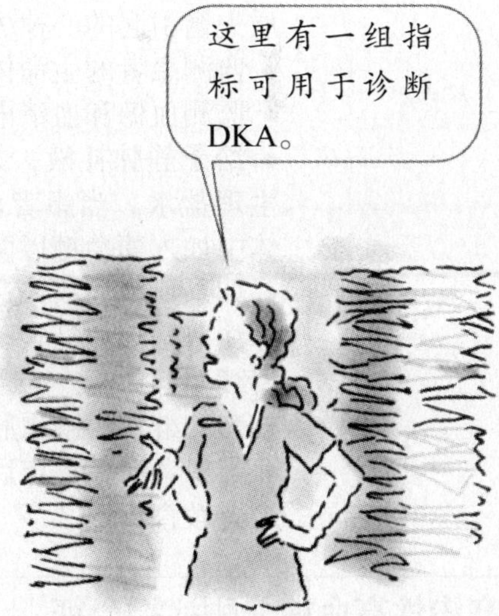

辅助检查

很多指标可用于诊断 DKA：

- 血清葡萄糖升高（200～800mg/dl）
- 血清酮体水平升高
- 尿丙酮检测阳性
- 动脉血气（ABG）分析显示有代谢性酸中毒
- 最初根据酸中毒的程度，血钾正常或增高，接着出现低钾血症
- 心电图（ECG）显示高钾血症的相关表现（T 波高尖和 QRS

波群增宽）；随后，由于低钾血症，ECG 显示 T 波低平和 U 波出现

- 血清渗透压升高

治疗

DKA 患者的治疗目标包括补液、控制血糖水平和恢复电解质和酸碱平衡。如果患者昏迷，可能需要气道支持和机械通气。

护理措施

- 静脉注射无糖溶液以纠正脱水。
- 给予静脉注射胰岛素治疗并依据实验室检查结果补充液体和电解质。
- 监测血糖水平。当血糖水平接近 250mg/dl 时，静脉注射含糖液体以防止低血糖。
- 监测血钾水平。当血糖水平正常时，在静脉注射的液体中加入钾以防止低血钾。
- 监测 ABG 水平。当血糖水平正常时，则酸中毒被纠正；
- 评价患者的 LOC 和维持气道开放的能力。监测呼吸状态，包括呼吸音和氧饱和度。监测心律以防可能由于电解质失衡引起的心律失常。
- 监测患者的生命体征，因为其变化反映体液状态。
- 监测血糖和血清电解质水平，特别是血钾和 ABG 结果。
- 给予静脉补液，开始用 1～2 L 生理盐水，接下来用半生理盐水。当患者血糖水平达到 250mg/dl 时，预先在液体中加入葡萄糖以防低血糖。
- 如果口服药物未达到控制，遵医嘱给予胰岛素治疗。静脉注射正规胰岛素，通常推注一个剂量后应用静脉输液泵持续静脉点滴。必须逐步降低血糖水平，以防止大脑液体转移和继发的脑水肿。胰岛素治疗开始后，提前补钾。
- 当患者情况稳定后，请糖尿病教育专家会诊以协助进行患者教育。

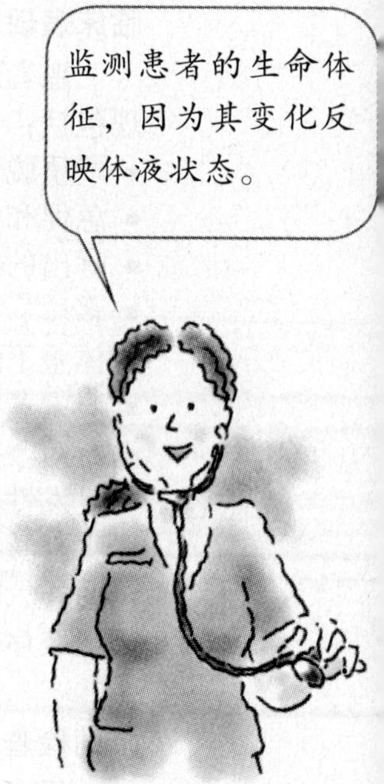

高渗性高血糖非酮症综合征

HHNS 是一种伴随高渗和严重脱水的非酮症酸中毒的急性高血糖危象。如果得不到正确治疗，可导致昏迷或死亡。

HHNS 常见于 2 型糖尿病患者（通常是中年或老年），但也可发生于任何胰岛素耐量应激和进行某种治疗性操作如腹膜透析、血液透析或全胃肠外营养的患者。

病因

HHNS 的病因包括疾病、感染和应激。

发病机制

2 型糖尿病患者发生 HHNS 时，葡萄糖的生成和释放入血增加，或是细胞摄取的葡萄糖减少。当细胞得不到燃料（葡萄糖）时，肝将糖原转化为葡萄糖释放入血。当血清中存在过多的葡萄糖时，渗透作用导致体液转移。这种循环持续直到脑内的体液转移引起昏迷和死亡。

临床表现

HHNS 通常逐渐发生并可能不被患者注意。HHNS 的表现与 DKA 相似，但有所不同。（见：比较 HHNS 与 DKA，576 页）

进展

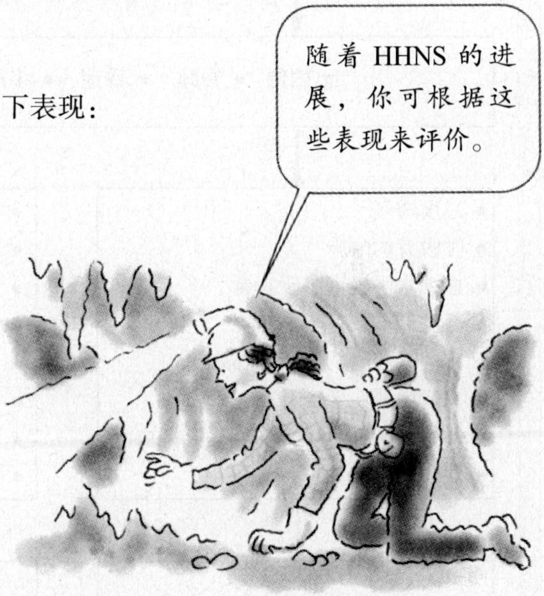

随着 HHNS 的进展，评价时可有以下表现：

- 严重脱水
- 低血压和心动过速
- 出汗
- 呼吸急促
- 多尿、多饮和多食
- 嗜睡和乏力
- 视力改变
- 迅速出现的嗜睡
- 昏睡和昏迷
- 神经系统的改变

辅助检查

诊断 HHNS 从血糖检测开始，但也包括一些其他评估。

- 血清葡萄糖水平升高，有时达 800～2000mg/dl
- 由于没有酮体，所以无酸中毒，而且尿和血清的酮体阴性
- 尿糖阳性
- 血清渗透压升高
- 血清钠水平升高且血清钾水平通常正常
- ABG 结果通常正常，无酸中毒迹象

比较 HHNS 与 DKA

高渗性高血糖非酮症综合征（HHNS）和糖尿病酮症酸中毒（DKA）都是糖尿病急性并发症。它们有一些相似点，但是两种不同的疾病。使用这个流程图来确定你的患者为哪一种情况。

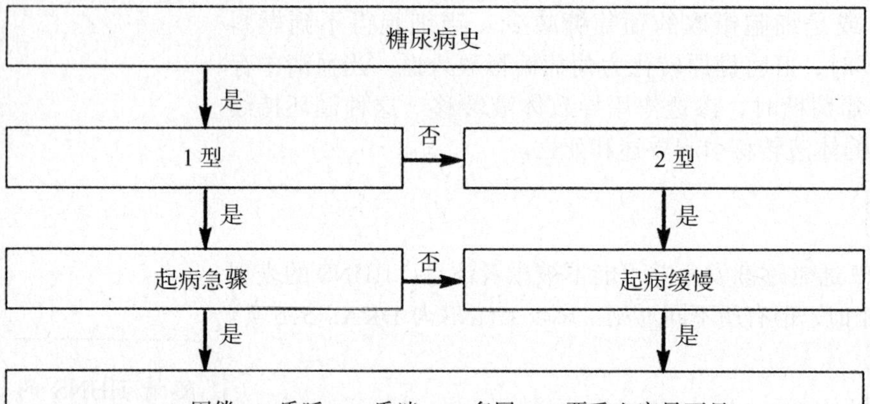

治疗

HHNS 患者的治疗重点在于纠正液体容量不足、电解质失衡及确定潜在的诱因：

- 静脉补液纠正脱水。遵医嘱给予等渗或半生理盐水。当患者血糖水平达到 250mg/dl 时，预先在补液中加入葡萄糖以防低血糖。

- 静脉注射胰岛素并给予电解质替代治疗。
- 监测血糖水平。当血糖水平正常时，监测血钠水平。

护理措施

- 评价患者的 LOC 和维持气道开放的能力。监测呼吸状态和氧饱和度。
- 监测患者的生命体征，因为其变化反映体液状态。
- 监测血糖和血清电解质水平。
- 遵医嘱静脉注射正规胰岛素，持续输入并根据患者血糖水平调整用量。
- 记住：HHNS 患者虽然血糖水平很高，但只需要较小量（相对 DKA 患者的需要量）的胰岛素以降低血糖水平，因为患者通常会分泌一部分胰岛素，并可能对添加的胰岛素敏感。
- 为患者及其家属提供教育以防以后再发。

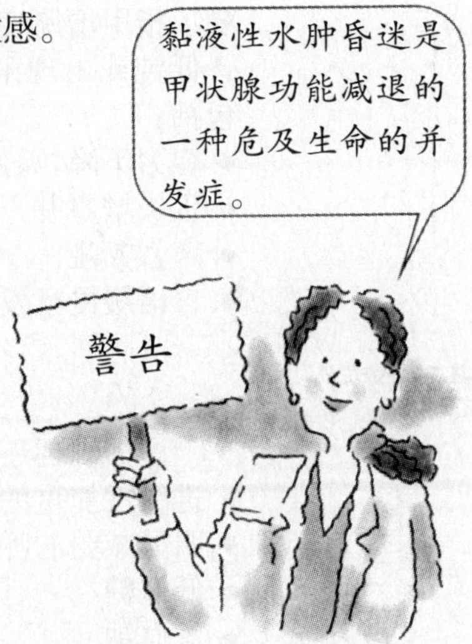
黏液性水肿昏迷是甲状腺功能减退的一种危及生命的并发症。
警告

黏液性水肿昏迷

黏液性水肿昏迷是由甲状腺功能减退发展而来的危及生命的功能紊乱。

病因

黏液性水肿昏迷的病因包括：

- 垂体无法产生 TSH
- 下丘脑功能衰竭
- 慢性自身免疫性甲状腺炎（Hashimoto 病）
- 淀粉样变和肉样瘤病
- 无法合成激素
- 应用抗甲状腺激素
- 甲状腺切除术后效应
- 放射治疗后效应

发病机制

甲状腺功能减退可以分为原发性和继发性两类。原发性甲状腺功能减退是由甲状腺功能紊乱所致。继发性甲状腺功能减退是由激发正常甲状腺功能的能力减退，或是由于缺碘（通常是饮食）导致无法合成甲状腺激素，或是抗甲状腺药物所致。

黏液性水肿的原因

黏液性水肿昏迷可由原发或继发性甲状腺功能减退所致，进展缓慢并逐渐加重。经常由于感染、寒冷或是应用镇静剂而突然加重。如果黏液性水肿昏迷患者未得到治疗，细胞代谢会降到致命的水平。

临床表现

黏液性水肿昏迷常常逐渐进展，但如果出现应激因素加重或甲状腺功能减退症持续时间较长时，可突然进展。

检查和评估

黏液性水肿昏迷患者可出现眼眶周围水肿、皮肤干燥粗糙、指甲增厚变脆，骶骨或是末梢的水肿。心脏检查可发现心音低钝或出现第三心音。另外，寻找患者外表和行为的改变，包括：

- 智力下降（轻度的反应迟缓到严重的迟钝）
- 舌头增厚并干燥
- 声音嘶哑
- 言语缓慢且发音不清

其他的呢？

评估表现还包括：

- 进行性加重的昏睡
- 明显减弱的呼吸和偶发的呼吸音
- 低血糖
- 低血钠
- 低血压和心动过缓
- 不伴寒战的严重低体温
- 深部腱反射减弱
- 脱发
- 皮肤粗糙、干燥

辅助检查

一些检查结果有助于诊断黏液性水肿昏迷：

- 血清 T_3 和 T_4 水平下降

- 血清 TSH 水平升高
- 放射性碘（[131]I）试验显示血清甲状腺激素水平下降
- 放射性核素扫描用于识别异位的甲状腺组织
- CT 扫描、MRI 或颅骨 X 线可揭示潜在的病因，如垂体或下丘脑的损伤
- 胸部 X 线可显示胸腔积液

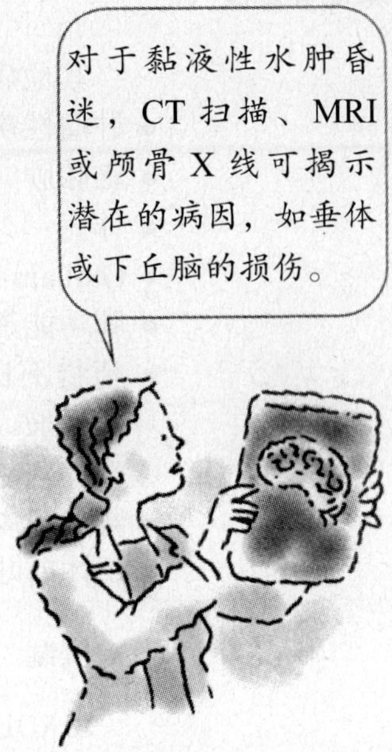

治疗

黏液性水肿昏迷患者需要迅速治疗，包括：

- 静脉注射氢化可的松和左甲状腺素（一种甲状腺制剂）
- 如果患者昏迷，可能需要通气支持
- 静脉补液
- 使用加温设备
- 维持甲状腺替代治疗

护理措施

- 评价患者的 LOC 和维持气道开放的能力。
- 监测患者的呼吸状态、通气量和氧饱和度是否足够以及 ABG 水平。遵医嘱给氧，并预测是否需要气管插管和机械通气。
- 监测生命体征和心律。听诊心音是否低钝或有改变如第三心音。
- 密切监测体温直到患者稳定，并且给予加温措施如使用加温毯。
- 遵医嘱给药。镇静药是禁忌的。
- 遵医嘱给予静脉输液，监测液体平衡状态、血清电解质和血糖水平。
- 评估可能的感染源，如血、痰和尿，并提供仔细的皮肤护理。

抗利尿激素分泌异常综合征（SIADH）

SIADH 是手术或危重症的一种相对常见的并发症。

病因

SIADH 最常见的病因是肺燕麦细胞癌，其分泌 ADH 或使机体作出类似对 ADH 反应的血管加压药样物质。

其他可能性

其他病因包括：

- 肿瘤性疾病（胰腺、脑和前列腺肿瘤；霍奇金病；胸腺瘤）
- 脑脓肿
- 休克
- Guillain-Barré 综合征
- 肺功能紊乱
- 药物不良反应（氯丙嗪、甲苯磺丁脲、长春新碱、环磷酰胺、氟哌啶醇、卡马西平、氯贝酸铝、吗啡和噻嗪类药物）
- 肾上腺皮质功能不全
- 垂体前叶功能不全

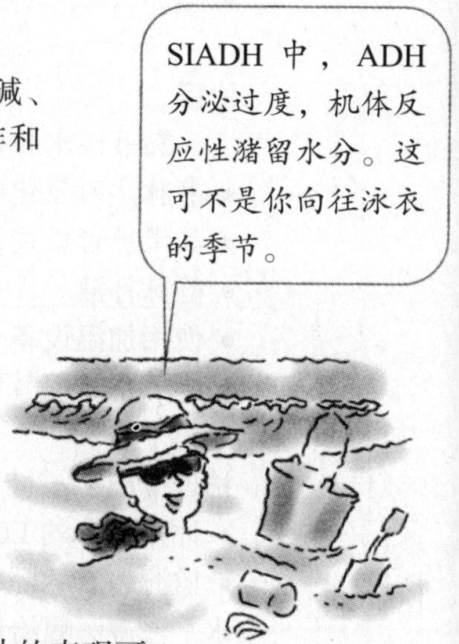

发病机制

SIADH 中，ADH 分泌过度，机体反应性潴留水分。间隙的液体交换导致血清渗透压下降。

临床表现

SIADH 患者最常见的主诉是厌食、恶心和呕吐。尽管有这些症状，患者可能主诉体重增加。评估的表现可能包括：

- 口渴
- 神经系统的变化——例如嗜睡、头痛和情绪及行为的变化和深部腱反射迟钝
- 与体液增加相关的心动过速
- 低血钠

辅助检查

诊断 SIADH 包括血和尿的化验：

- 血清渗透压下降（<280 mOsm/kg）
- 尿钠增加（>20 mEq/d）
- 血清钠水平下降
- ADH 水平升高

治疗

治疗基于根本的病因和患者的症状。

首先

治疗从限制液体摄入 500～1000ml/d 开始。其他措施包括给予严重低钠患者 3%～5%的氯化钠溶液 200～300ml。在给予高渗氯化钠溶液后，可能需要给予袢利尿剂以降低心衰的风险。

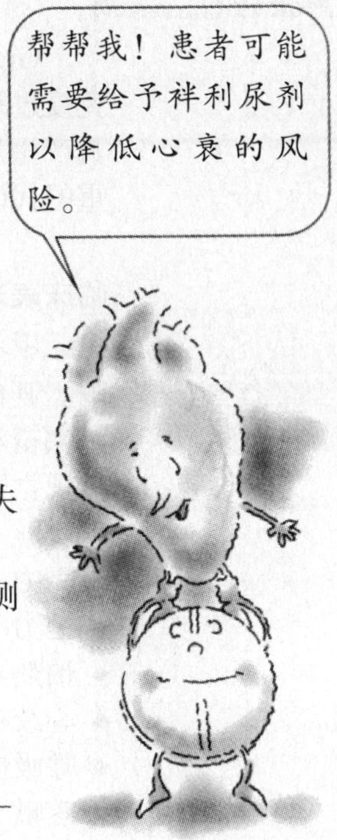

护理措施

- 评价患者的神经、心脏和呼吸状态。
- 如果患者的血清钠水平降至危险水平，采取有关预防癫痫发作的安全措施。监测血清电解质水平。
- 监测患者生命体征、氧饱和度以及心律以防潜在的心律失常。
- 遵医嘱给予药物和静脉补液。如果给予高渗氯化钠，监测有无液体过剩的迹象并遵医嘱给予利尿剂。
- 监测患者的出入量和每日体重。
- 限制液体摄入，并向患者及其家属解释其必要性。

甲状腺危象

甲状腺危象，也称甲亢危象，是一种甲状腺功能亢进患者致命的急症。甲状腺危象可能是未被诊断的甲状腺功能亢进患者的首发症状。

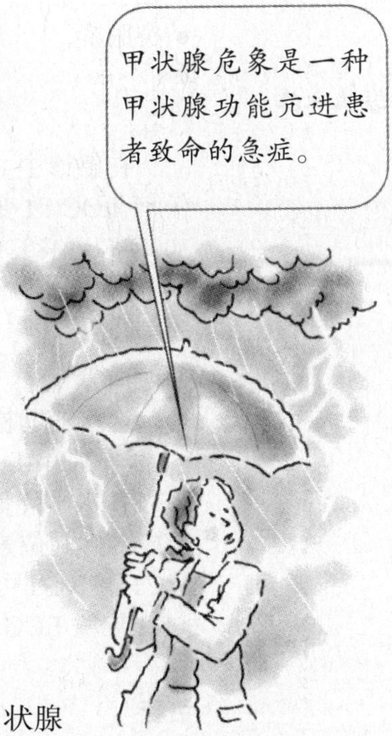

病因

甲状腺危象经常由外伤、手术或感染等应激事件突然诱发。

不常见的病因

其他不常见的病因包括：
- 转移的甲状腺癌
- 垂体肿瘤分泌 TSH
- 糖尿病酮症酸中毒
- 未坚持抗甲状腺治疗

发病机制

当甲状腺激素急剧升高时可发生甲状腺危象。甲状腺功能亢进可由遗传和免疫因素导致。

严重的 Graves 病

Graves 病——甲状腺功能亢进最常见的形式，是一种自体免疫过程，在此过程中机体产生类似 TSH 的抗体并且甲状腺对其产生反应。过量的 T_3 和 T_4 增加肾上腺素能的活性，造成严重的代谢亢进，可迅速导致心脏、交感神经系统和胃肠道崩溃。

临床表现

甲状腺危象患者最初表现为严重的心动过速、呕吐和昏睡。其他表现可能包括：

- 兴奋和烦躁
- 视觉障碍如复视
- 震颤
- 无力
- 乏力
- 怕热
- 心绞痛
- 呼吸短促
- 咳嗽
- 四肢肿胀
- 突眼症

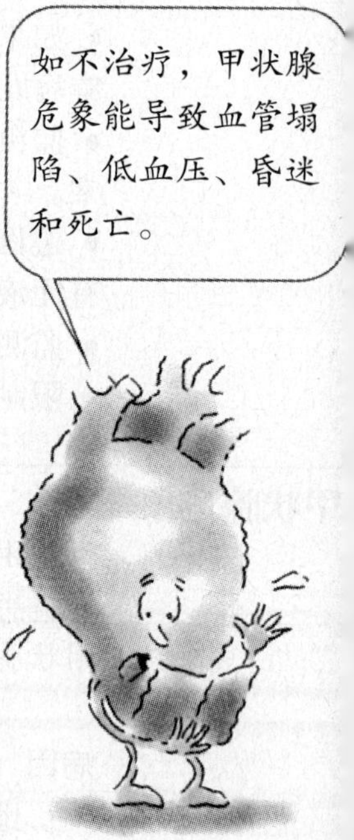

引起注意

在触诊中，能察觉到增大的甲状腺。甲状腺功能亢进患者任何 LOC 改变和体温上升都应引起注意。发热，通常在 100.4℉（38℃）以上，起病隐匿并迅速发展至致命的水平。如不治疗，患者可发生血管塌陷、低血压、昏迷和死亡。

辅助检查

这些辅助检查可提示即将发生的甲状腺危象：

- 血清 T_3 和 T_4 水平升高
- TSH 水平降低
- 放射性同位素扫描显示摄取增加
- CT 和 MRI 可揭示潜在的病因如垂体损伤
- 12 导联 ECG 显示心房纤颤和室上性心动过速

治疗

对甲状腺危象的患者需要立即治疗以防止死亡，治疗措施包括：
- 给予 β-受体阻滞剂以阻断肾上腺素能效应
- 给予丙硫氧嘧啶和甲巯咪唑以阻断甲状腺激素的合成
- 可给予糖皮质激素阻断 T_3 和 T_4 的转化
- 避免应用阿司匹林，因为水杨酸可阻断 T_3 和 T_4 的结合
- 采取降温措施如使用加温-降温毯

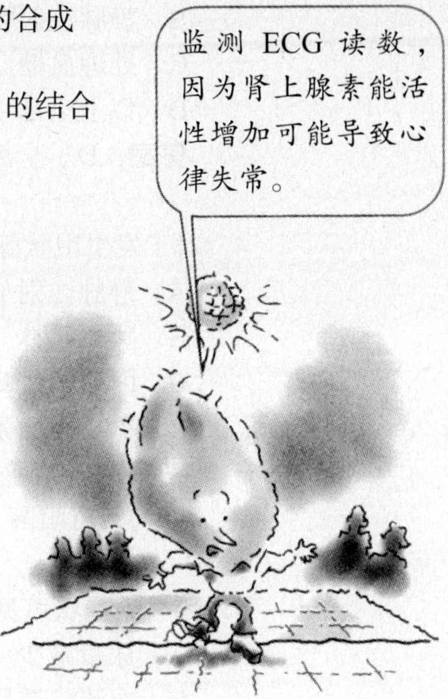

护理措施
- 评估患者的 LOC 和心肺状态。
- 监测患者生命体征和体核温度，并采取降温措施如使用加温-降温毯。
- 监测 ECG 读数。肾上腺素能活性增加可能导致心律失常。
- 监测患者有无心衰的迹象。
- 监测静脉输液和水电解质平衡。
- 监测患者血糖水平是否升高。甲状腺活性过高可导致糖原分解。
- 提供安静的环境。

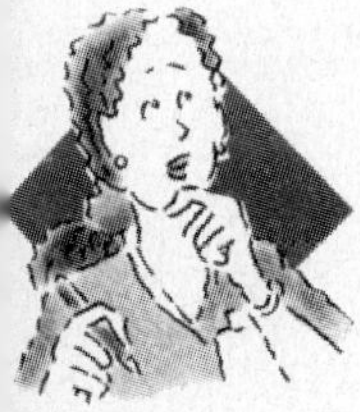

快速测试

1．垂体激素由什么控制：
  A．下丘脑
  B．中脑
  C．肾上腺
  D．靶器官
  答案：A。下丘脑接受、整合并指导激素分泌。

2．对于 DKA 患者，哪种功能紊乱是你应该首先描述的？
  A．酸中毒
  B．高血钾
  C．高血糖
  D．低血容量
  答案：D。低血容量可能是最严重的，应首先描述，接下来是高血钾。酸中毒能够在纠正其他失衡时被纠正。

3．哪项是艾迪生病危象患者正确的治疗措施？

A．静脉补液

B．静脉注射糖皮质激素

C．处理血糖

D．以上全部

答案：D。全部治疗都是艾迪生病危象的一线治疗措施。

4．对于发生甲状腺危象的患者，哪种药物是禁忌的？

A．静脉注射β-受体阻滞剂

B．阿司匹林

C．丙硫氧嘧啶

D．糖皮质激素

答案：B。阿司匹林对于发生甲状腺危象的患者是禁忌的，因为其可阻断 T_3 和 T_4 的结合。

5．哪一项症状可见于尿崩症患者？

A．尿量减少

B．血清渗透压升高

C．尿渗透压升高

D．尿比重上升

答案：B。尿崩症患者尿量增加，故血清渗透压升高。

评分

☆☆☆ 如果你回答对了全部 5 个问题，太棒了！测试结果优秀！

☆☆ 如果你回答对了 4 个问题，不要着急。你需要进一步强化。

☆ 如果你回答对的问题少于 4 个，不需要再次测试了，重新学习本章内容吧。

（刘远庭　孙岭　李长江　译　刘业强　校）

9

第九章　血液和免疫系统

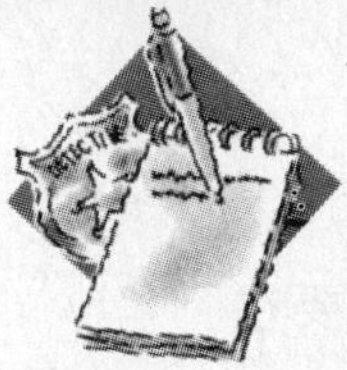

主要内容

在本章中，你将学习：

- ◆ 血液和免疫系统的结构和功能
- ◆ 血液和免疫系统的评估
- ◆ 危重症疾病的辅助检查和治疗
- ◆ 血液和免疫系统疾病和护理

血液和免疫系统概述

血液系统包括血液和骨髓。免疫系统由遍布全身的特殊细胞、组织和器官组成。

运输功能

血液系统的功能包括：

- 运送血细胞和免疫相关细胞、激素和气体至全身各部位
- 为机体组织输送氧和营养物质
- 将细胞和组织产生的代谢产物运至体外

保卫、防御功能

免疫系统保护机体免受有害生物体和化学毒素的侵袭，血液在这一防护系统中发挥重要作用。

同类系统

血液和免疫系统是有区别的，但又密切相关。它们的细胞有共同的起源，均来自于骨髓。免疫系统通过血液将防御性物质运送到有害物侵袭的部位而发挥作用。

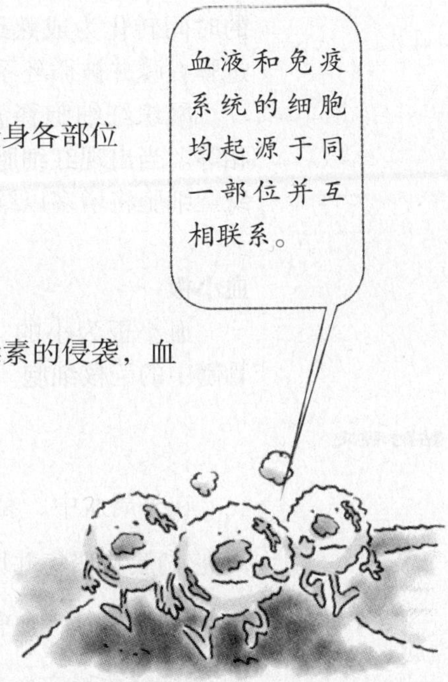
血液和免疫系统的细胞均起源于同一部位并互相联系。

血液系统

血液系统由各种有形成分如血细胞和被称之为血浆的液体构成。

血液中的有形成分包括：

- 红细胞（RBC），旧称红血球
- 血小板
- 白细胞（WBC），旧称白血球

红细胞和血小板主要在血管内发挥作用，白细胞主要在血管外组织发挥作用。

红细胞

红细胞为机体组织运送氧并移走二氧化碳。红细胞中含有血红蛋白（Hb），这种携氧分子使血液呈红色。红细胞的表面携有抗体（诱发免疫反应的物质），这决定着每个人的血型。

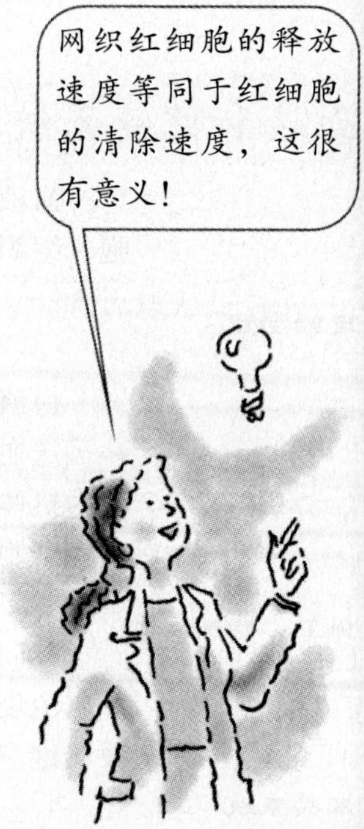
网织红细胞的释放速度等同于红细胞的清除速度，这很有意义！

生存期

红细胞平均存活 120 天。骨髓以不成熟的红细胞即网织红细胞形式将其释放入血。网织红细胞经过约 1 天的时间转化为成熟红细胞。衰老的、破碎的红细胞经过脾吞噬并被循环系统清除。

网织红细胞释放的速度常常与红细胞清除的速度相等。当出现红细胞减少（如出血）时，骨髓释放的网织红细胞将增多以维持正常的红细胞计数。

血小板

血小板为小的、无色的圆盘状胞质碎片，来源于骨髓中的巨核细胞。

黏附稳定

在外周血中，黏附的血小板通过以下三种方式促进凝血：

1. 它们簇状聚集并填塞小血管壁的破损部位。
2. 它们聚集在大血管壁的破损部位并形成血凝块。
3. 它们释放稳定血凝块的物质，如 5-羟色胺（通过收缩血管而减慢血流）和促凝血酶原激酶（促进凝血必需的酶）。

白细胞

五种类型的白细胞参与机体的防御和免疫功能，它们是：

- 中性粒细胞
- 嗜酸性粒细胞
- 嗜碱性粒细胞
- 单核细胞
- 淋巴细胞

白细胞被分为粒细胞和无粒白细胞。

粒细胞

粒细胞为多形核白细胞。每个粒细胞中都含有一个单一的多叶核或颗粒。每种粒细胞显示不同的特性，可被不同的刺激物所激活。粒细胞包括：

- 中性粒细胞
- 嗜酸性粒细胞
- 嗜碱性粒细胞

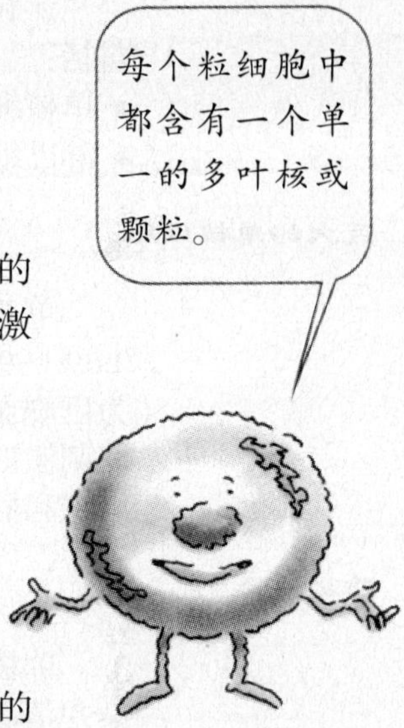

中性粒细胞的吞食、吸收和消化

中性粒细胞是数量最多的粒细胞，占循环中白细胞总数的47.6%～76.8%。中性粒细胞具有吞噬功能，可以吞食、吸收和消化外来物质。它能穿过毛细血管壁离开血流，进入组织（该过程称为血细胞渗出），然后迁移并积聚在感染部位。

替代的带状中性粒细胞

衰败的中性粒细胞是形成脓液的主要成分。骨髓产生不成熟的中性粒细胞即带状中性粒细胞作为替代。在炎症反应时，骨髓产生许多不成熟细胞并将之释放入血循环，提高带状细胞的数量。

嗜酸性粒细胞的摄取作用

嗜酸性粒细胞约占循环中白细胞总数的0.3%～7%。在过敏反应中，嗜酸性粒细胞通过渗出从血液中移出，并聚集在疏松结缔组织中参与抗原–抗体复合物的摄取。

嗜碱性粒细胞分泌组胺

嗜碱性粒细胞是数量最少的粒细胞，其数量不到白细胞总量的2%。它们只有很弱或几乎没有吞噬能力。嗜碱性粒细胞的细胞质颗粒在发生某些炎症和免疫反应时分泌组胺。组胺可增加血管的通透性，促使体液从毛细血管进入组织内。

无粒白细胞

无粒白细胞的核不分叶，并缺少特殊的胞质颗粒。它们包括：

- 单核细胞
- 淋巴细胞

巨大的单核细胞

单核细胞是体积最大的白细胞，约占白细胞总数的0.6%～9.6%。与中性粒细胞相似，单核细胞增大并成熟后成为巨噬细胞或组织细胞。作为巨噬细胞，单核细胞在受到炎症刺激时可以自由地在机体内移动，通常它们存在于大多数组织和器官中，保持静止状态。

防止感染

单核细胞是网状内皮系统的一部分，能保护机体不被感染并清除细胞分解产物。巨噬细胞集中在可过滤大量体液的结构部位，如肝、脾和淋巴结等，以抵御外来有机体的入侵。

巨噬细胞是有效的吞噬细胞，能吞噬病原微生物、细胞碎片如衰败的中性粒细胞和坏死组织。当它们聚集在感染部位时，可吞噬残余的细胞，促进伤口愈合。

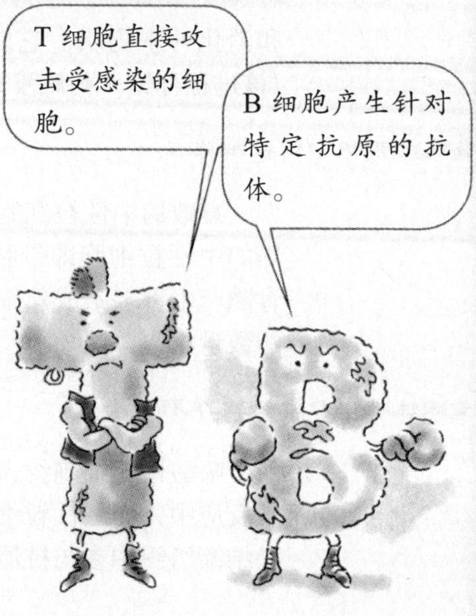
T 细胞直接攻击受感染的细胞。
B 细胞产生针对特定抗原的抗体。

淋巴细胞：最小但并非最少

淋巴细胞是体积最小的白细胞，但其数量在白细胞中位居第二(约占总数的16.2%～43%)。它起源于骨髓，分为两种类型：

- T 细胞：可直接攻击受感染的细胞
- B 细胞：能产生一种直接攻击特异性抗原的被称之为抗体的分子

凝血

止血作用（凝血）是通过血小板、血浆和凝血因子相互作用以控制出血的复杂过程。

外源性凝血途径

当某一处血管破裂时，局部血管收缩（血管管径减小），血小板聚集在受损部位防止出血。这一凝血过程的最初活动称为外源性途径，需要来自受损细胞释放的组织促凝血酶原激酶的参与。

内源性凝血途径

一个更稳固的血凝块形成需要启动更复杂的凝血机制即内源性凝血机制。这种凝血机制由被称之为因子Ⅻ的蛋白质激活。这种蛋白质来源于血浆和组织，是凝血必需的 13 种物质之一。

内源性和外源性途径的最终结果是纤维蛋白凝块的形成，它是一种在受损部位形成的纤维性、不溶性的蛋白质聚集体。（见：了解凝血机制，590 页）。

血型

人的血型为 A、B、AB、O 四种血型之一。

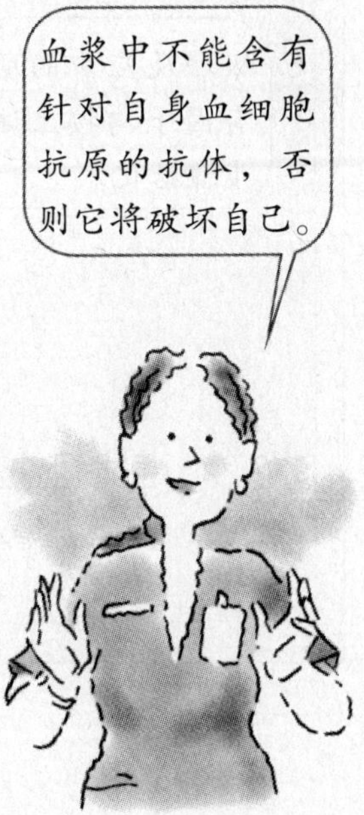

A 作为抗原……

在 A 型血中，红细胞上存在 A 抗原；B 型血含 B 抗原；AB 型血则含 A 和 B 两种抗原；O 型血中不含任何一种抗原。

A、B、AB、O 抗原的检测

检测红细胞上存在的 A、B 抗原是划分血型最重要的方法，血浆中可能含有与这些抗原相作用的抗体，进而引起细胞凝聚、结合成团。血浆中不含有针对自身血细胞抗原的抗体，否则它将破坏自己。例如：A 型血含 A 抗原，但却不含有 A 抗体，而含有 B 抗体。

交叉配血检测血液相容性

精确的血型检测和交叉配血（将供者与受者的血液混在一

了解凝血机制

当血管损伤后，凝血过程在几分钟内开始阻止血液丢失。凝血因子对正常的血液凝集是必不可少的。凝血因子的缺乏、减少或过多均可导致凝血机制的异常。凝血因子一般以罗马数字编号。

凝血的两种途径

凝血机制可以通过两种不同的途径（内源性或外源性）启动。当血浆接触到受损血管表面时，内源性凝血途径被激活。当受损内皮细胞释放的组织促凝血酶原激酶与一种凝血因子结合时，外源性凝血途径被激活。

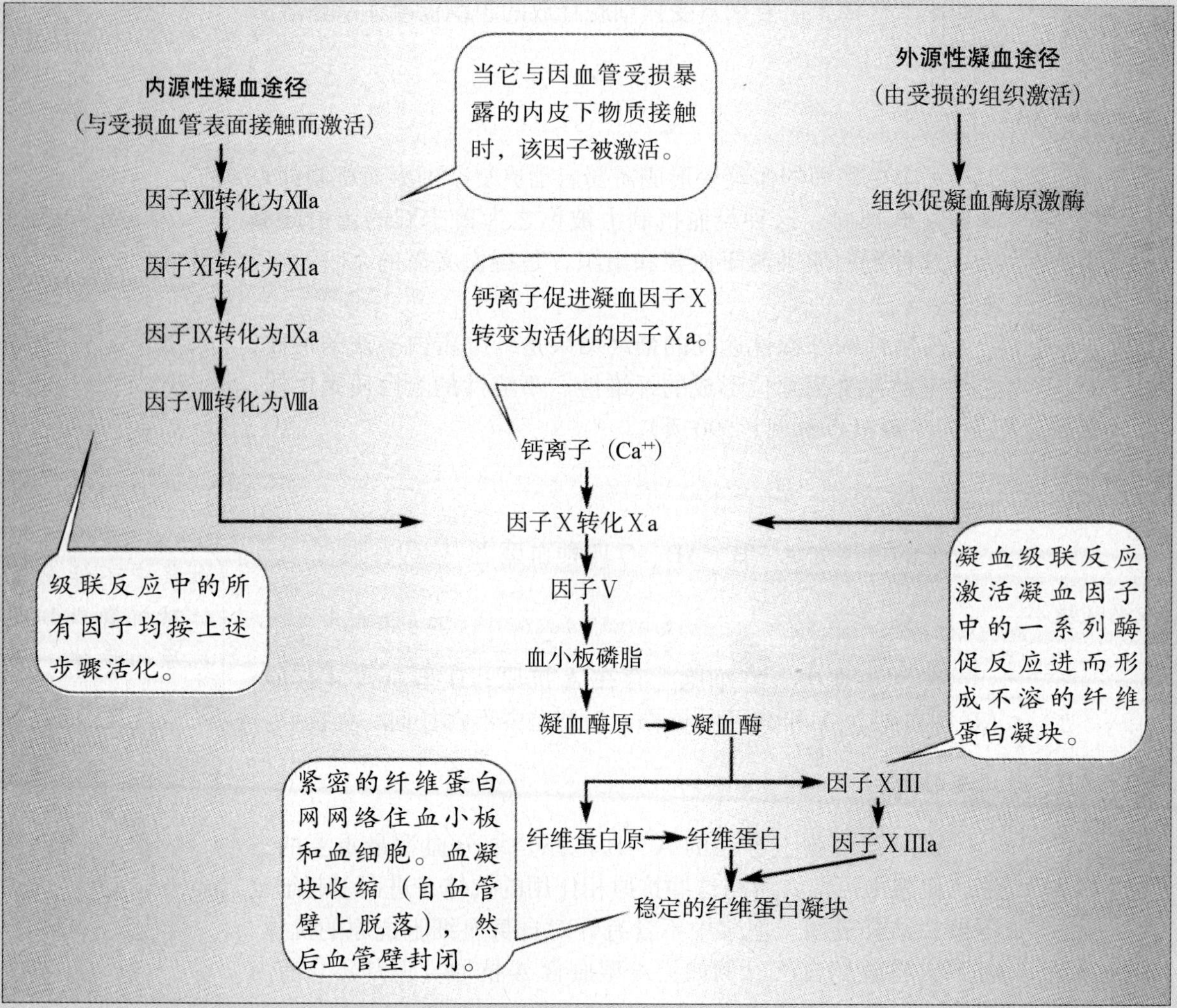

相容的血型

精确的血型检测和交叉配血可以防止致命的因血型不一致造成的输血反应。一般检测受血者的血型并与供者进行交叉配血只需花不足 1h 的时间。

ABO 血型系统的相容性

凝集原（红细胞表面的抗原）和凝集素（血浆中的抗体）可以鉴别四种 ABO 血型。这个表格从受血者与供血者的角度描述了 ABO 血型系统的相容性。

血型	血浆中的抗体类型	相容的红细胞类型	相容的血浆
受者			
O	抗 A 和抗 B	O	O、A、B、AB
A	抗 B	A、O	A、AB
B	抗 A	B、O	B、AB
AB	不含抗 A 和抗 B	AB、A、B、O	AB
供者			
O	抗 A 和抗 B	O、A、B、AB	O
A	抗 B	A、AB	A、O
B	抗 A	B、AB	B、O
AB	不含抗 A 和抗 B	AB	AB、A、B、O

起观察细胞凝集）是必要的，尤其是在输血前。供者与受者的血型必须相符，否则可导致致命的后果。下列各组血型具有相容性：

- A 型与 A 或 O 型
- B 型与 B 或 O 型
- AB 型与 A、B、AB 或 O 型
- O 型与 O 型（见：相容的血型）

Rh 因子

Rh 血型系统通常用于检测一个人的血液中是否含有一种名为 Rh 因子的物质。在八种类型的 Rh 抗原中，只有 C、D、E 是常见的类型。D 抗原的存在与否决定一个人的血型是 Rh 阳性还是 Rh 阴性。

Rh 阳性的血液含 Rh D 抗原，不含 Rh D 抗原的血液为 Rh 阴性。抗 Rh 抗体仅出现在被 Rh 因子致敏个体的血液中。

抗 Rh 抗体只在 Rh 阴性的人接受 Rh 阳性人的血液后出现，但一个 Rh 阴性的母亲怀有 Rh 阳性的胎儿时有可能获得抗 Rh 抗体。

Rh 阴性的人应该只接受 Rh 阴性供者的血液，Rh 阴性患者反复接受 Rh 阳性的血液会使患者有出现溶血或凝集反应的危险。

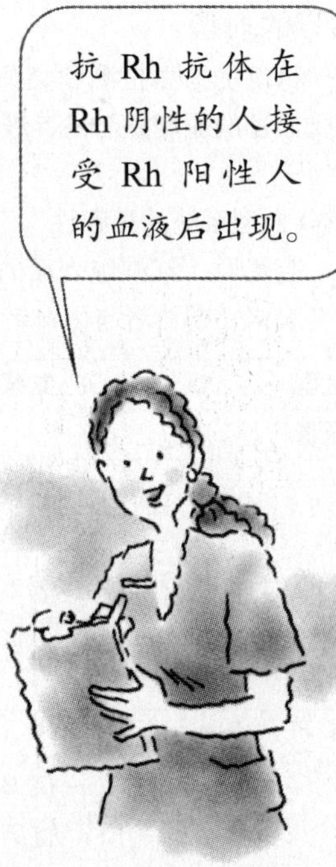

免疫系统

免疫系统的器官和组织参与淋巴细胞的生长、演变和分布。（见：免疫系统的器官和组织）

免疫系统分三类

免疫系统由三大类组成：

- 中枢淋巴器官和组织
- 周围淋巴器官和组织
- 附属淋巴器官和组织

中枢淋巴器官和组织

骨髓和胸腺在两类主要的淋巴细胞，即 T 细胞和 B 细胞的发育成熟中发挥重要作用。

骨髓

骨髓中含有具有多种分化潜能的干细胞，可以发育成几种不同的细胞类型。免疫系统和血液细胞均通过造血作用这一过程发源于干细胞。

干细胞的演变

干细胞分化后不久，一些细胞发育成为免疫系统的一部分和淋巴细胞的起源，其他一些发育成为可吞噬微生物和细胞碎片的吞噬细胞。

免疫系统的器官和组织

免疫系统包括循环于血液中的细胞和淋巴细胞占多数的器官和组织。本图描述了中枢、外周和附属的淋巴器官和组织。

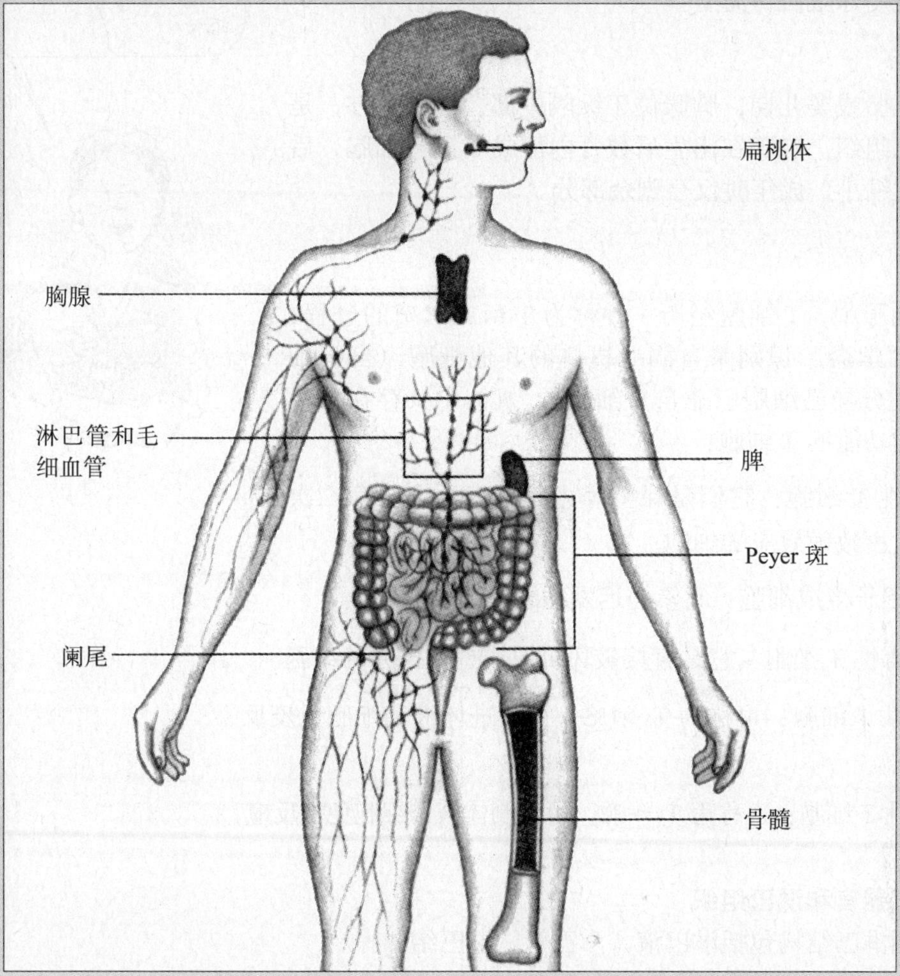

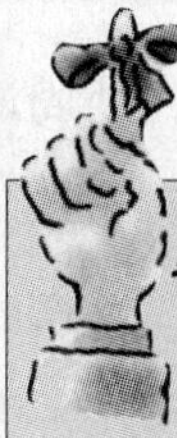

记忆小窍门

为了帮助你记忆淋巴细胞的成熟位置，切记：

B 细胞在骨髓（Bone marrow）里成熟

T 细胞在胸腺（Thymus）里成熟

B 细胞或 T 细胞的形成

淋巴细胞进一步分化为 B 细胞（在骨髓成熟）或 T 细胞（移行至胸腺并在那里发育成熟）。B 细胞和 T 细胞广泛分布于淋巴器官，尤其是淋巴结和脾。

B细胞自身不能袭击病原体，而是通过产生抗体攻击病原体或引导其他细胞如吞噬细胞攻击病原体。T细胞和其分泌的淋巴因子可调控这种反应。淋巴因子决定B细胞产生的免疫球蛋白的类型。

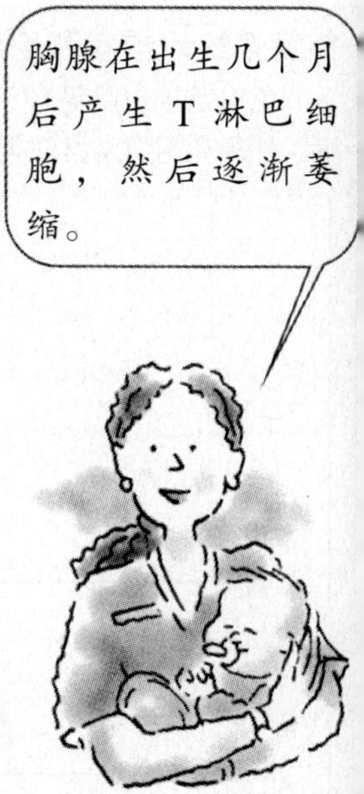
胸腺在出生几个月后产生T淋巴细胞，然后逐渐萎缩。

胸腺

在胚胎或婴儿期，胸腺位于纵隔中部，心脏上方，是两叶淋巴组织。胸腺在出生后数月内形成T淋巴细胞，后逐渐退化缩小，成年时仅存剩余部分。

T细胞的“识别”

在胸腺中，T细胞经历一种称为T细胞识别的过程，即细胞“学会”识别来自同一机体的其他细胞（自身细胞）并区分异己细胞（非自身细胞）。机体中共存在五种具有特定功能的T细胞：

- 记忆性T细胞：它们是保持静止状态直到抗原第二次出现时发挥致敏效应的细胞
- 淋巴因子生成细胞：它参与迟发型超敏反应的发生
- 细胞毒性T细胞：它是直接破坏抗原或携带抗原的细胞
- 辅助性T细胞：也称为T_4细胞，可促进体液和细胞免疫反应
- 抑制性T细胞：也称为T_8细胞，可抑制体液和细胞免疫反应

外周淋巴器官和淋巴组织

外周淋巴结构包括淋巴液、淋巴管、淋巴结和脾。

淋巴液

淋巴液是循环于机体组织中的澄清液体，其液体成分与血浆相似。

淋巴管

淋巴管构成一个有薄壁的隧道样的网状结构，可以从机体组织中引流淋巴液。淋巴液透过这层薄壁渗入淋巴管。（见：淋巴管和淋巴结）

淋巴管和淋巴结

下图描绘了初级淋巴管和淋巴结的基本结构。

进入淋巴结

输入淋巴管携带淋巴液进入淋巴结的包膜下静脉窦（淋巴结内的空腔）。从这里，淋巴液进入皮质静脉窦和更小的髓质静脉窦。

在淋巴结中，位于深皮质和髓质静脉窦的吞噬细胞攻击抗原。抗原也可能被表层皮质的滤泡俘获。

返回淋巴管

被清理过的淋巴液通过位于门部（位于淋巴结入口或出口的一个凹陷处）的输出淋巴管离开淋巴结。输出淋巴管依次汇入淋巴结网、大的淋巴管（淋巴干）和血管系统的锁骨下静脉。

淋巴管和毛细血管

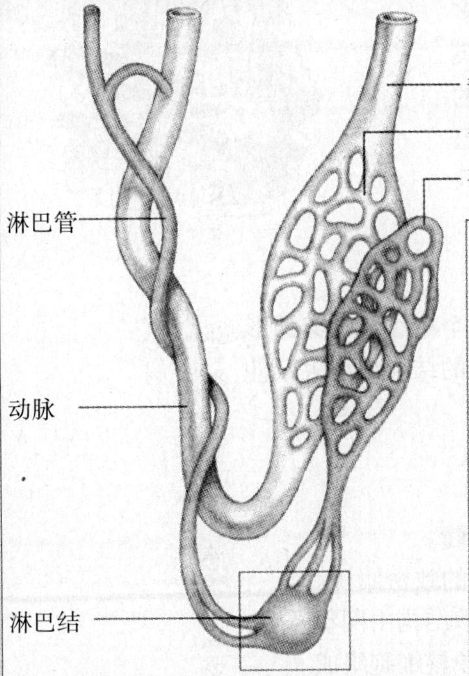

淋巴结

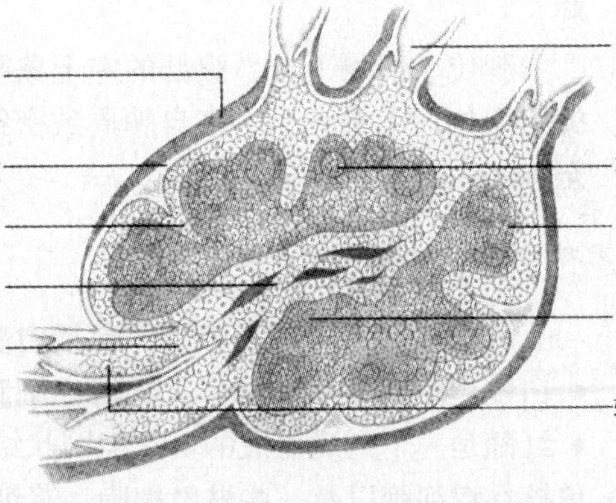

淋巴液能流入却不能流出

毛细淋巴管存在于机体的大部分组织和器官中，它们的管径较毛细血管粗，因此允许组织间隙中的液体流入却不能流出。

淋巴结

淋巴结是沿淋巴管分布的、小的椭圆形结构，主要分布在头、颈、腋窝、腹部、盆腔和腹股沟。淋巴结可清除和破坏循环于血液和淋巴液中的抗原成分。

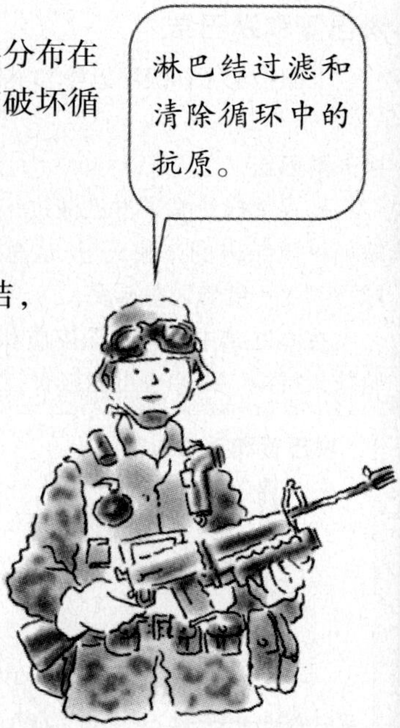

从淋巴管到淋巴结

回流的淋巴管与血管相似，引流淋巴液到淋巴结，淋巴液缓慢从淋巴结过滤并集中注入输出淋巴管。

从淋巴结到淋巴结

淋巴液通常流经多处淋巴结，由于大多数淋巴结沿淋巴管分布，因此淋巴液可汇集到一个区域。如腋窝淋巴结过滤流经上臂的淋巴液，股骨的淋巴结过滤流经下肢的淋巴液。这样能阻止外周部位的病原微生物进入中枢部位。

脾

脾位于横隔下方，腹部的左上象限，这个暗红色、卵圆形的组织如人拳头大小。来自脾周致密纤维囊的结缔组织束延伸至脾的内部。

红髓、白髓和充填血液的结构

脾的内部，又称为脾髓，包括白髓和红髓。

- 白髓包括围绕脾动脉分支的淋巴细胞组成的致密团块。
- 红髓是一个充满血液的窦状隙网状结构，该结构由网状纤维、单核吞噬细胞以及一些淋巴细胞、浆细胞和单核细胞组成。

脾的功能

脾具有以下功能：

- 其吞噬细胞吞噬和破坏衰老的红细胞，引起血红蛋白的释放，随后分解血红蛋白的成分。这些吞噬细胞也选择性地破坏受损的或异常的红细胞和含有大量异常血红蛋白的细胞。
- 其滤过并清除细菌和其他进入血流的外来物质，这些物质被脾的吞噬细胞迅速清除。
- 其吞噬细胞和淋巴细胞相互作用引发免疫反应。
- 其贮存血液和20%～30%的血小板。

附属淋巴器官和淋巴组织

扁桃体、腺样增殖体、阑尾、Peyer 斑是附属淋巴器官和组织，和淋巴结一样它们以同样的方式清除外来碎片，并位于更易发生细菌感染的部位。

免疫系统

免疫力是指机体抵御入侵的生物体和毒物，防止组织和器官受损的能力。

清除和保护

免疫系统的细胞和器官识别、发生反应并清除外来物质（抗原）如细菌、真菌、病毒和寄生虫。它们也通过清除死亡和受损的细胞来保护机体的内环境。

免疫系统有三种基本的防御功能：

- 表面保护作用
- 非特异性的宿主防御
- 特异性免疫反应

表面保护作用

表面保护作用是指物理的、化学的和机械的屏障可防止生物体进入人体。这些屏障包括器官、结构和多种机体系统的清除过程：

- 体壁的
- 呼吸道的
- 胃肠道的
- 泌尿生殖道的

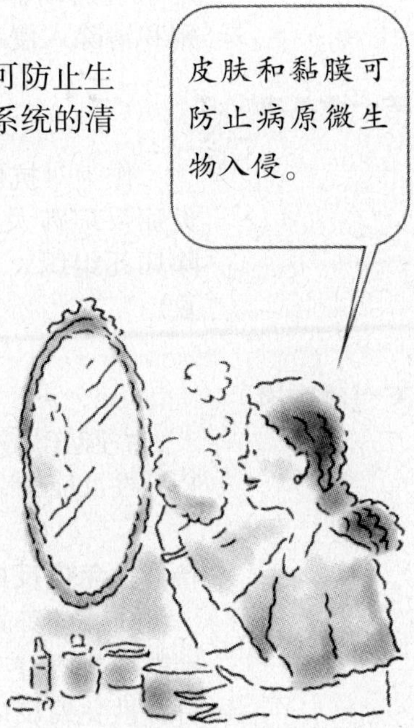

皮肤的深层防御功能

完整的和健康的皮肤及黏膜通过防止微生物附着而抵御细菌的入侵。正常细胞代谢导致皮肤脱屑和皮肤黏膜的低 pH 进一步阻止了细菌的定植。

而抗菌物质如溶菌酶（存在于眼泪、唾液和鼻涕中）能从化学方面保护浆液黏性的黏膜如眼结膜和口腔黏膜的表面。

防御性的呼吸作用

在呼吸系统中，通过鼻孔和鼻毛过滤气流中的外来物质。鼻涕中含有可阻碍微生物附着的免疫球蛋白，呼吸道黏膜层也持续不断地脱落和更新。

胃肠道

胃肠道可通过分泌唾液、吞咽、蠕动和排便等功能将进入胃肠道的细菌清除。此外，胃液的低 pH 也具有杀菌作用，可使胃免受寄生菌的侵袭。另外，小肠内寄生的细菌也阻止其他微生物的定植，从而保护胃肠道系统，这一过程称为“定植抗力”作用。

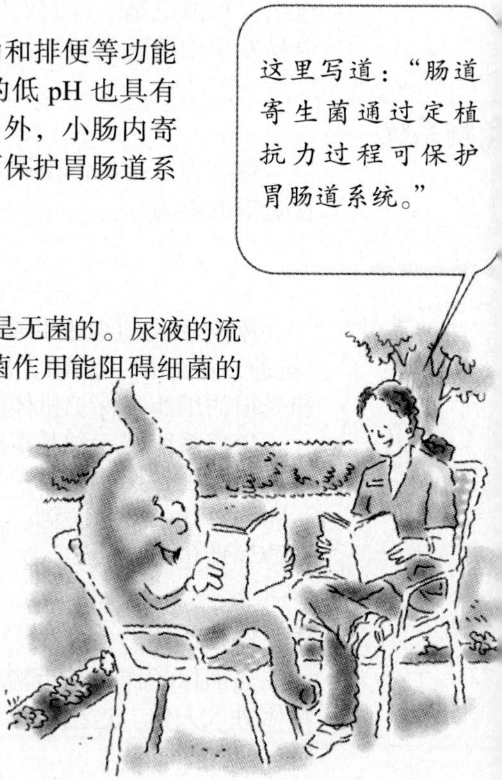
这里写道：“肠道寄生菌通过定植抗力过程可保护胃肠道系统。”

泌尿系统的无菌性

泌尿系统除尿道末端和尿道外口外都是无菌的。尿液的流动、低 pH、免疫球蛋白和前列腺液的杀菌作用能阻碍细菌的定植，一系列的括约肌也能阻止细菌逆行向上进入尿道。

非特异性的宿主防御

当一种抗原穿过皮肤和黏膜后，免疫系统启动非特异性细胞免疫反应来识别和清除入侵者。

第一步反应

作为对抗原非特异性反应的第一步，炎症反应涉及血管和细胞的改变，可清除坏死组织、微生物、毒素和外来物质。（见：了解炎症反应）

下一步作用

吞噬作用发生在炎症反应之后和慢性感染期间。在这一非特异性反应中，中性粒细胞和巨噬细胞吞噬、消化和清除抗原。

特异性免疫反应

所有的外来物质引起相同的非特异性宿主防御。此外，个别微生物或分子可激活由淋巴细胞（T 细胞和 B 细胞）参与的特异性免疫反应，并启动一系列特异性的免疫细胞。这种特异性免疫反应可分为：

- 体液免疫
- 细胞介导的免疫

了解炎症反应

针对抗原的炎症反应包括血管内外和细胞内外的改变，包括清除坏死组织、微生物、毒素和无活性的外来物质。这种非特异性的免疫反应以逐步的方式帮助组织修复。

在微生物入侵受损的组织后不久，嗜碱性粒细胞释放肝素、组胺和激肽。

↓

这些物质引起血管舒张并增加毛细血管的通透性。

↓

受累组织局部血流增加、体液积聚。

↓

粒细胞（主要是中性粒细胞）迅速移行到入侵部位。

↓

在入侵部位，这些细胞吞噬和攻击微生物、外来物质和死亡细胞的碎片。

↓

组织修复开始。

体液免疫

在体液免疫中，入侵的抗原引起B细胞分裂并分化成浆细胞。随后浆细胞产生和分泌大量抗原特异性免疫球蛋白进入血流。

五种免疫球蛋白（IgA、IgD、IgE、IgG和IgM）各有其特定的功能：

- IgA、IgG、IgM防御病毒和细菌的入侵。
- IgD是B细胞的抗原受体。
- IgE引起过敏反应。

视抗原而定的防御作用

视抗原而定，免疫球蛋白通过下面任何一种方式发挥作用：

- 通过与细菌产生的毒素相结合，使某些细菌失去毒性，这些免疫球蛋白被称为*抗毒素*。
- 通过调理作用，使细菌成为吞噬细胞清除的靶子。

● 最常见的方式是与抗原结合，促使免疫系统产生补体循环于全身。

反应时间滞后

在经历最初的抗原暴露后，机体只能检测到很少或检测不到抗体，出现一段时间的免疫反应滞后。在这段时间内，B 细胞识别抗原，并形成抗原抗体复合物。这种复合物的作用有：

● 巨噬细胞处理抗原并呈递给抗原特异性 B 细胞。

● 抗体激活补体系统，引起酶的级联反应破坏抗原。

● 激活的补体系统还可桥连体液免疫和细胞免疫，吸引吞噬性的中性粒细胞和巨噬细胞至抗原部位。

补体系统

补体系统由大约 25 种酶组成。通过辅助吞噬作用或破坏细菌（通过穿透其细胞膜）辅助抗体的工作。

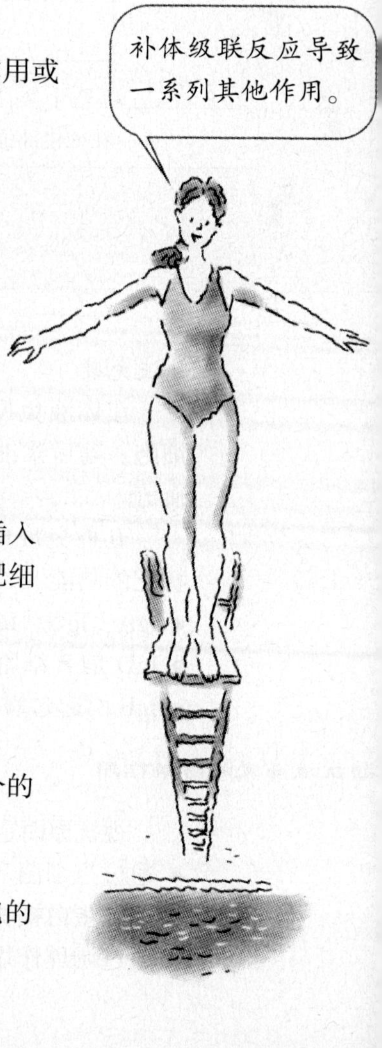

补体的级联反应

补体蛋白以未激活的形式循环于血液中。当第一类补体物质被抗原抗体复合物激活后，便引起一系列的瀑布式反应。随着每种成分依次被激活，激活的成分以可控序列的形式作用于下一种成分，这个过程被称为补体级联反应。

膜攻击复合物

补体级联反应导致膜攻击复合物的形成，它能插入靶细胞膜并形成一条液体和分子进出的通道，导致靶细胞的肿胀并最终破裂。

补体的效应

补体级联反应的效应还包括：

● 炎症反应（由于肥大细胞和嗜碱性粒细胞胞内成分的释放引起）

● 刺激和吸引中性粒细胞（参与吞噬作用）

● 通过 C3b（补体 C3 蛋白的无活性片断）对靶细胞的调理作用，可使靶细胞更容易吸引吞噬细胞

细胞介导的免疫反应

细胞介导的免疫反应保护机体免受细菌、病毒和真菌的感染，并对移植细胞和肿瘤细胞产生抵抗作用。

T 细胞的破坏和监视作用

在细胞介导的免疫反应中，巨噬细胞加工处理抗原，然后呈递给 T 细胞。一部分 T 细胞被致敏并破坏抗原，另一部分释放淋巴因子激活巨噬细胞破坏抗原。致敏的 T 细胞进入血液和淋巴系统，持续地监视特异性抗原。

血液和免疫系统的评估

血液系统疾病的症状和体征多数为非特异性的，并且难以评估，但有一些具有特异性。对于特异性症状和体征的观察可帮助评估可能的血液系统疾病。如果患者主诉下列特异性症状和体征，应对其血液系统进行评估：

- 异常出血
- 骨和关节疼痛
- 劳力性呼吸困难
- 淤斑
- 疲乏和虚弱无力
- 发热
- 淋巴结病
- 淤点
- 气短
- 寒战
- 盗汗

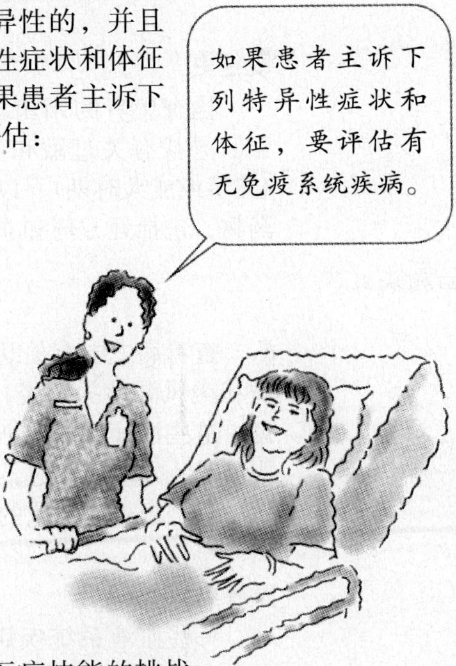
如果患者主诉下列特异性症状和体征，要评估有无免疫系统疾病。

评估免疫系统功能的挑战

正确地评估一个患者的免疫系统也是对医疗技能的挑战。免疫系统异常有时能产生一些特征性的症状，如系统性红斑狼疮（SLE）的蝴蝶斑，但开始看上去与其他系统的症状相似，如疲乏和呼吸困难等。因此，当患者主诉有如下症状时，应评估其免疫系统：

- 身体不适
- 疲乏
- 频繁的或反复的感染
- 伤口愈合缓慢

病史

以全面的病史采集作为评估的开始，收集患者目前和以前疾病的信息，也要询问患者的家族史和社交情况。

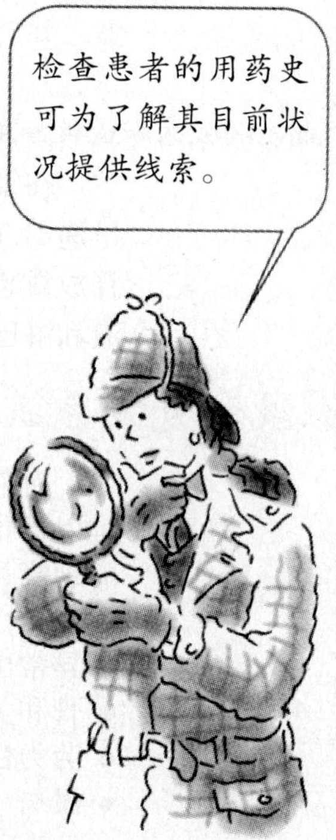

现病史

询问患者的病程长短、从什么时候开始、是突然发生还是逐渐发生的、是持续发作还是间断发作。如是间断发作，询问发作的频率和每次发作的持续时间。

接下来，确定疾病的发生部位与特征以及每次急性起病的情况。询问促使症状好转或加重的因素，也要询问患者与主要疾病同时发生的其他症状和体征。

既往史

检查患者的用药史可为了解其目前状况提供额外线索。寻找有关过敏和免疫反应的信息、之前确诊的疾病（儿童或成人时期）、以往的住院和手术情况、目前使用的药物，包括处方药和非处方药物。

回顾病史

查看病史中有关既往患病（如急性白血病、霍奇金病、肉瘤和类风湿性关节炎）时使用免疫抑制剂和放射性治疗的信息。这些治疗能使血细胞减少。查看病史中关于血液制品的使用情况，如果使用过，记录输血的时间和频率，这可有助于评估患者是否存在潜伏的血源性感染的危险。

家族史

一些血液系统疾病是遗传的。询问已死亡家庭成员的信息，记录其死亡的时间和原因。记录任何可遗传的血液系统疾病，画出它们的家族遗传谱以判断患者的遗传风险。

生活方式

患者可能不愿意谈论自己的某些习惯和生活方式，因此需要进一步培养你和患者之间的信任以加强彼此间的合作。询问患者的饮酒量、饮食、性生活习惯及可能的药物滥用史，所有这些情况都可能损害血液和免疫系统的功能。

（正文接 603 页）

衰竭

肝脏执行着机体内100多种独立的功能。当发生肝衰竭时，将会导致累及机体多个器官和多种机能复杂综合征。肝衰竭的唯一治疗方法是肝脏移植。

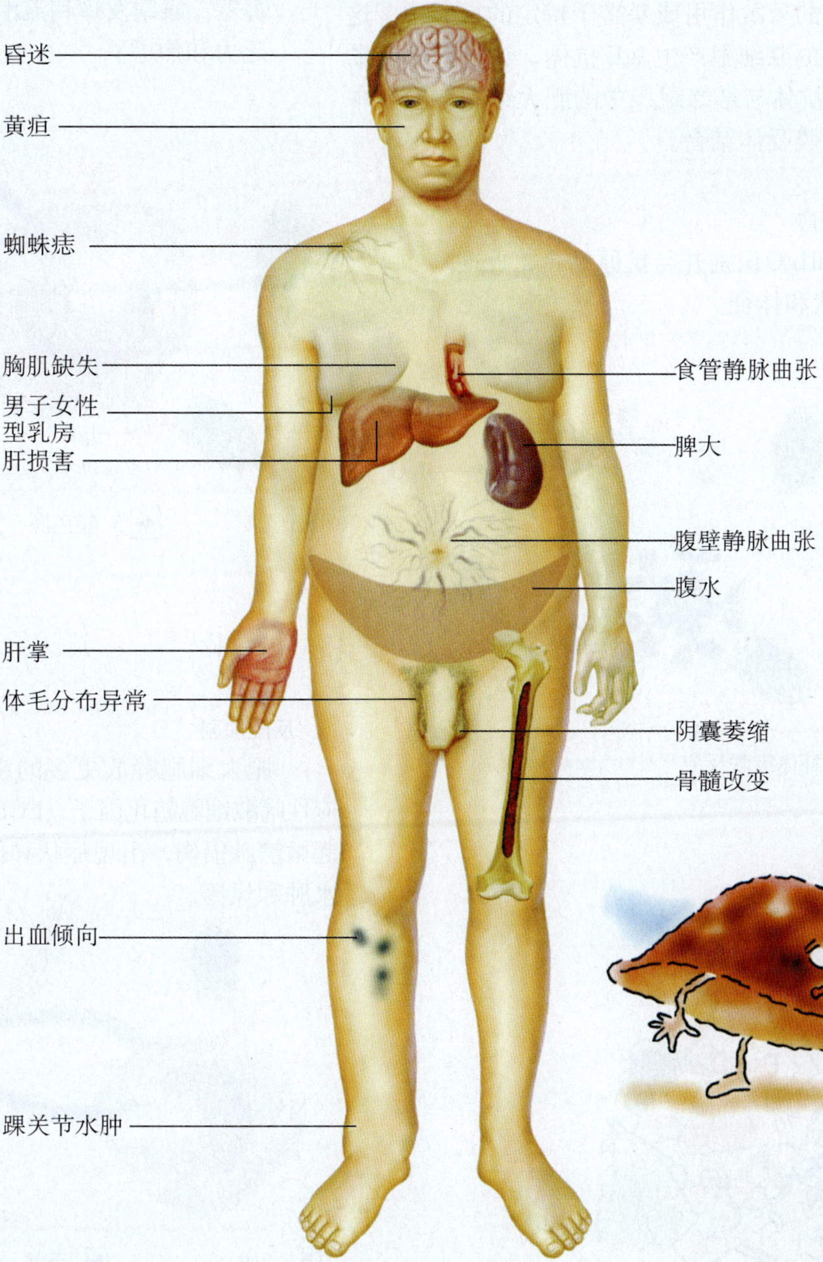

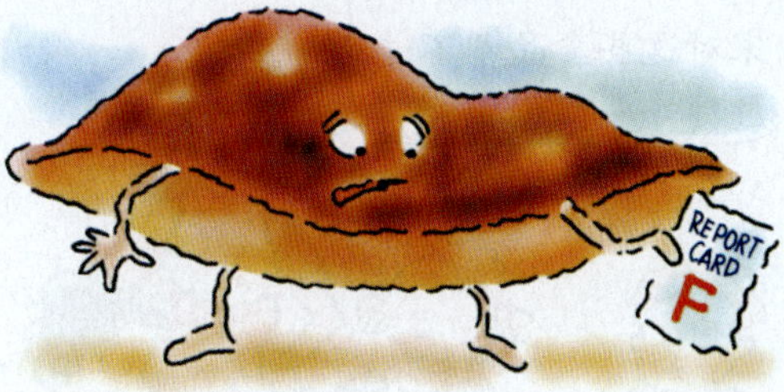

过敏反应

过敏反应是一种急性的、可危及生命的超敏反应，以快速进展的荨麻疹和呼吸困难为特征。反应严重时可突然出现血管萎陷，导致休克发生，有时甚至可引起死亡。

过敏反应需要之前的致敏作用或暴露于特定的抗原中，这种致敏反应使淋巴结中的浆细胞产生 IgE 抗体，该过程由辅助 T 细胞诱导。然后 IgE 抗体与结缔组织中的肥大细胞和血液中的嗜碱性粒细胞表面的膜受体结合。

1．与抗原反应

IgM和IgG识别并与抗原结合，此时患者无症状和体征。

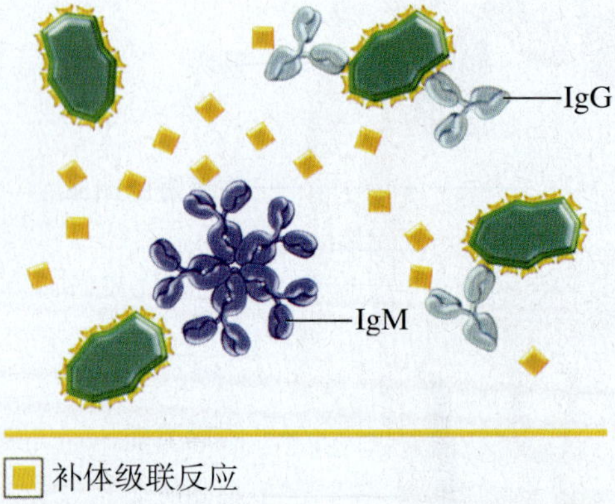

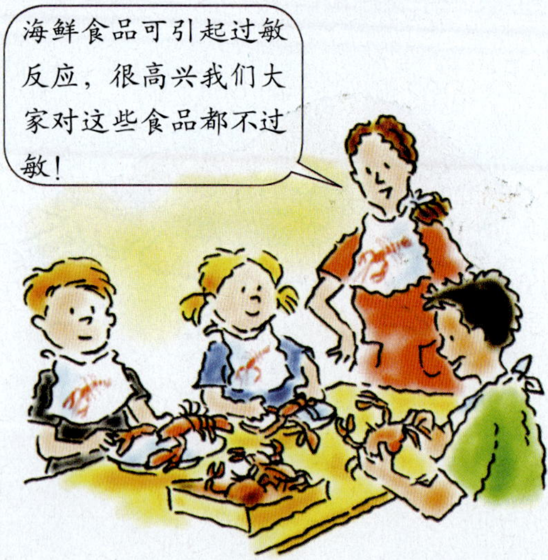

2．释放化学介质

嗜碱性粒细胞表面活化的 Ig
抗体可促进化学介质的释放，如
胺、5- 羟色胺和白三烯。患者出
鼻塞，眼睛发痒和流泪，面部发
乏力和焦虑。

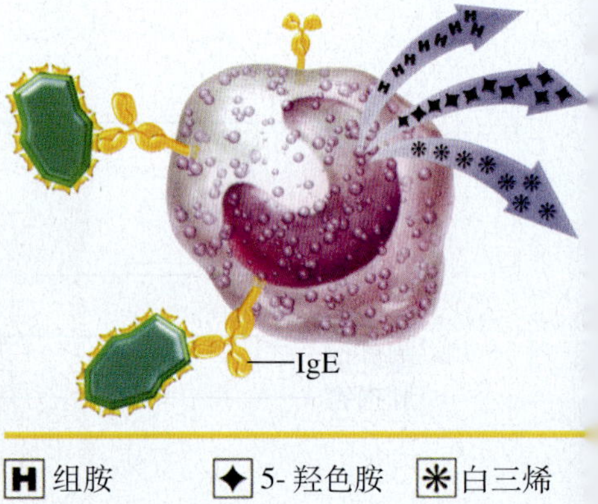

3、反应加剧

肥大细胞释放更多的组胺和过敏
应性嗜酸细胞趋化因子（ECF-A），从而
起微静脉损伤，出现症状和体征，表现
水肿和风团。

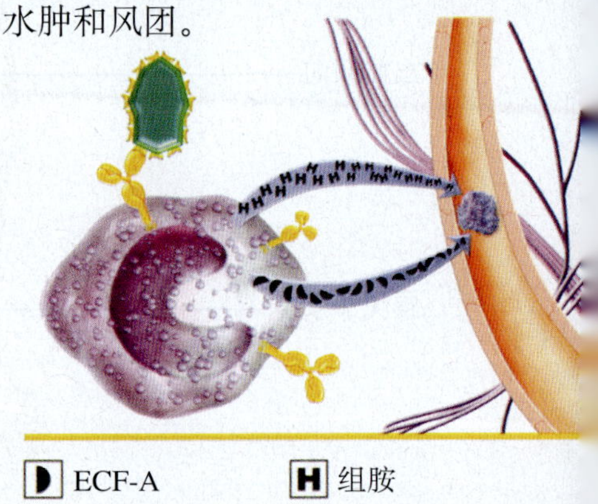

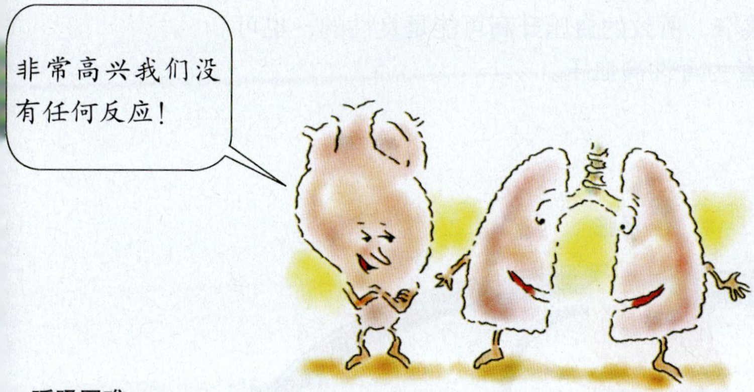

. 呼吸困难

组胺可引起内皮细胞损伤和液体渗入肺泡。患者表现为意识水平改变、呼吸困难并可能出现癫痫发作。

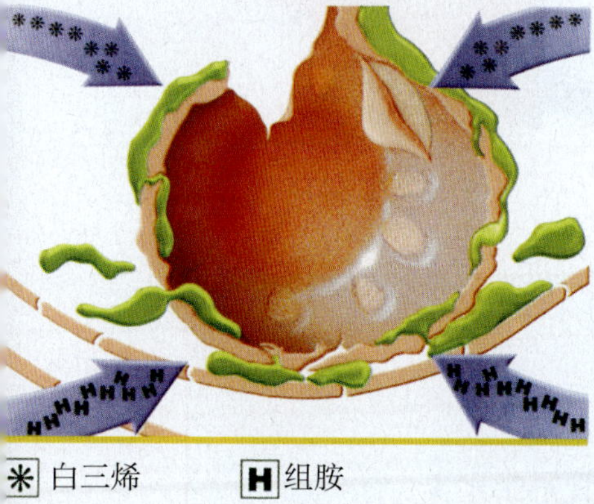

5. 病情继续恶化

与此同时，化学介质可增加血管通透性，引起液体从血管内外渗，出现休克、意识模糊、心动过速和低血压等血管萎陷体征。

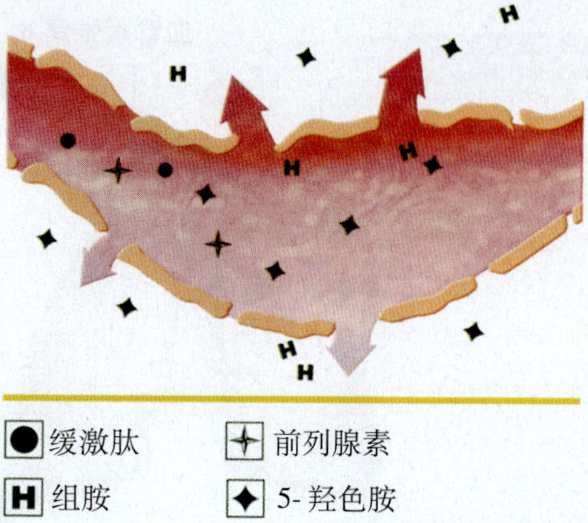

6. 机体失代偿

内皮细胞损害可引起嗜碱性粒细胞和肥大细胞释放肝素和多种中和作用的物质。然而，此时过敏反应是不可逆转的，可发生出血、弥散性血管内凝血和心跳骤停。

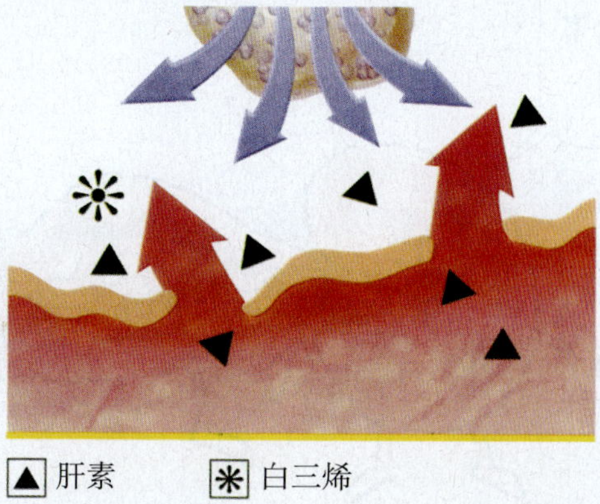

肾性高血压

肾性高血压是指因肾动脉主干或其分支狭窄或肾动脉硬化导致的机体血压升高。这种狭窄可能是部分性或完全性的狭窄，所致的血压升高可能是良性的，也可能是恶性的。约 5% ～ 10% 的高血压患者为肾性高血压。

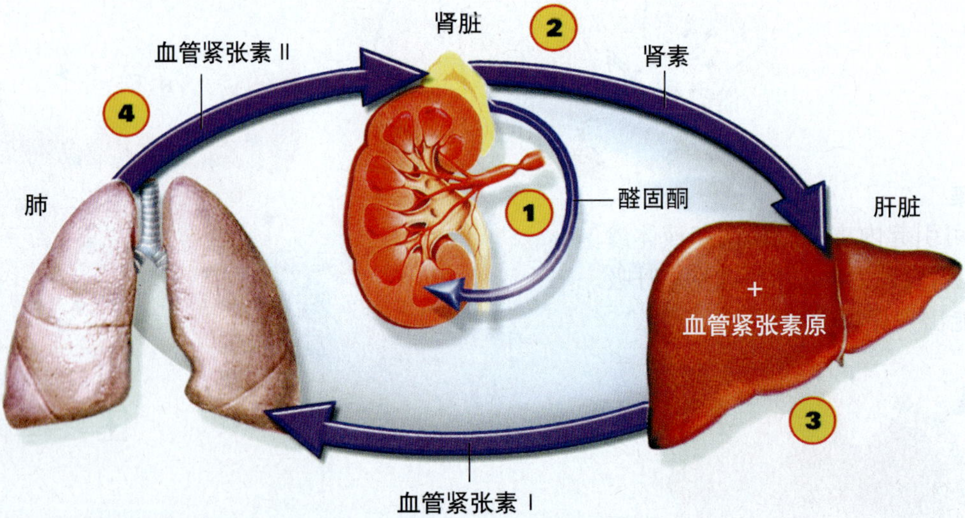

肾性高血压的发病机制

1. 肾动脉狭窄引起肾血流量减少。
2. 引起肾脏反应性分泌肾素。
3. 肝脏中的肾素和血管紧张素原形成血管紧张素Ⅰ。
4. 在肺内，血管紧张素Ⅰ转化成具有缩血管特性的血管紧张素Ⅱ。

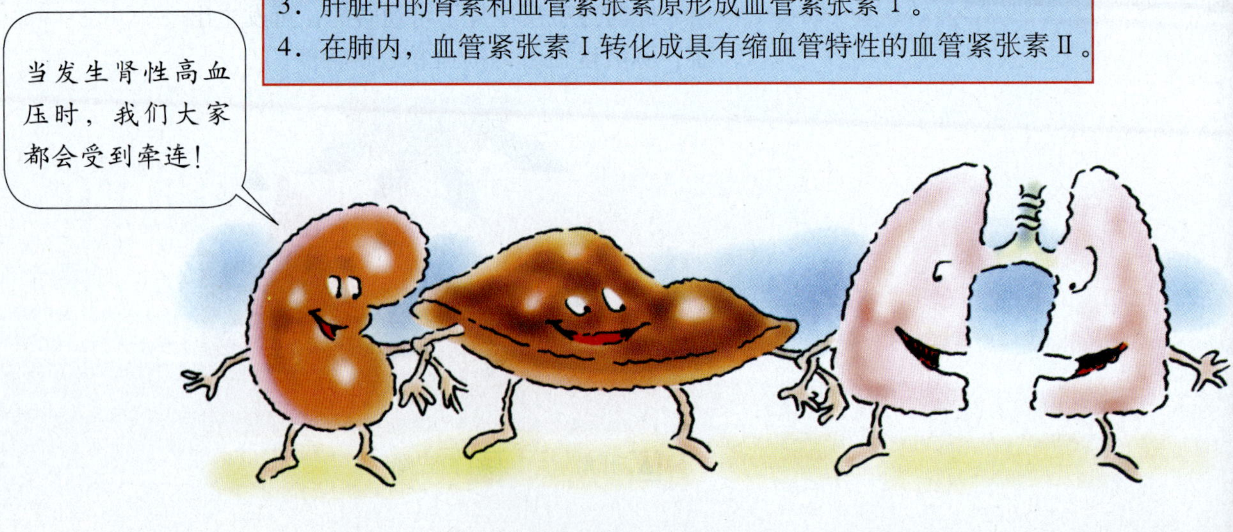

职业和服役情况

一定要收集全面的职业和服役史，因为暴露在某种有害物质之下可导致骨髓机能障碍，特别是白血病。

体格检查

因为血液和免疫系统疾病可累及机体的每个系统，故应进行全面的体格检查。

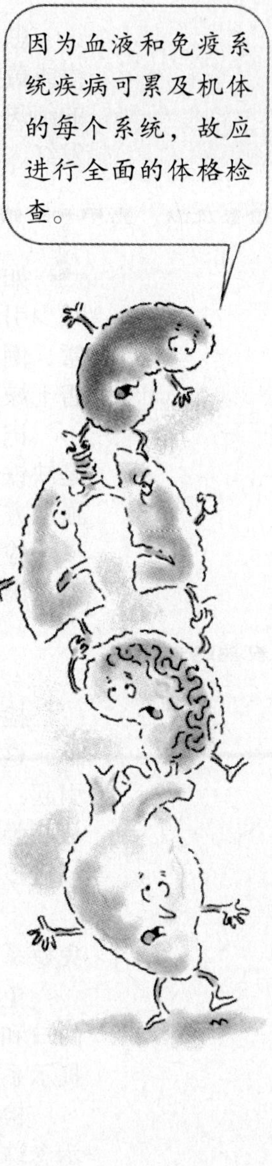

评估重要的体征

重要的体征能提供患者血液和免疫系统健康状况的重要线索。

体温的监测

监测患者的体温。经常发热可能提示免疫系统功能低下。体温低于正常通常提示伴有革兰染色阴性细菌感染。

心脏和血压的检查

记录患者的心率，心脏可通过更快更有力地泵血以补充因出血造成的血容量减少或贫血后引起的供氧不足，这时可导致心动过速、心悸或心律失常。

当患者平卧、坐位或立位时测量患者的血压，检查是否存在由于败血症或血容量减少导致的直立性低血压。

询问呼吸情况

检查患者的呼吸情况。如果患者不能满足机体对氧的需求，可能会出现明显的呼吸急促。

身高和体重的测量

接下来，测量患者的身高和体重，并与正常值比较。体重下降可能由厌食症或与免疫系统疾病相关的其他胃肠道疾病引起。

血液方面的检测

接下来，关注与血液系统疾病最相关的部位，包括：

- 皮肤
- 黏膜

- 指甲
- 眼睛
- 淋巴结
- 肝和脾

仔细地检查皮肤

患者的皮肤色泽直接反映体液的构成。观察有无苍白、发绀或黄疸，检查有无可能由于局部的炎症或红细胞增多症引起的红斑和充血（浅红色）。评价皮肤和黏膜有无黄疸、出血、发红、肿胀或溃疡。

检查皮肤、指甲和眼睛

如果疑有凝血功能异常，应检查患者的皮肤有无因血小板减少引起的紫癜样皮损，它大小不一。还有一些需要检测的异常，例如发现毛细血管扩张时应记下部位。检查患者的皮肤是否干燥、粗糙，这可能提示缺铁性贫血。

记录患者指甲的异常。纵行条纹提示可能有贫血；匙状甲是缺铁性贫血的特征；杵状甲提示慢性组织缺氧，这可能由于血液方面的异常如贫血引起。

检查患者的眼睛是否黄染，这可能继发于严重的溶血。视网膜出血和渗出提示严重的贫血和血小板减少。

腹部的评估

检查患者的腹部，注意有无增大、膨隆和不对称，这些可能提示肿瘤。肝和脾肿大可能由以下原因引起：

- 细胞产生过多如红细胞增多症或白血病
- 过多的细胞破坏，如溶血性贫血

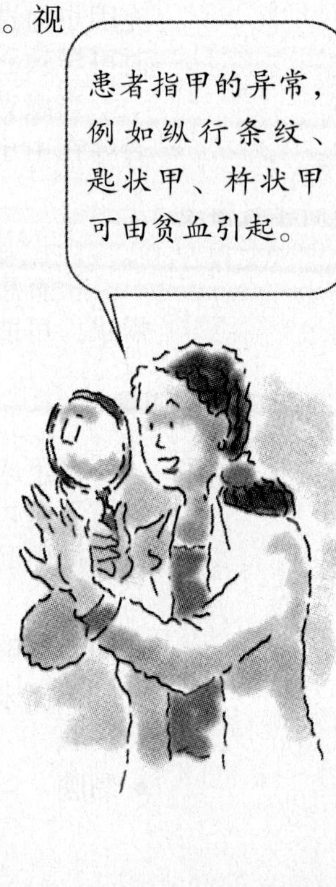
患者指甲的异常，例如纵行条纹、匙状甲、杵状甲可由贫血引起。

免疫系统的检查

免疫系统疾病可影响皮肤和指甲，也可影响患者的口和鼻，因此应评估鼻腔黏膜是否有溃疡，这可能提示系统性红斑狼疮。

检查口腔黏膜。整个口腔黏膜散在的白斑可能提示念珠菌病，而颊黏膜的花白斑可能与获得性免疫缺陷综合征（AIDS）有关，这种病变常发生于免疫系统功能受抑制或接受化疗的患者。

意识水平

评价患者的意识水平和精神状态。神经系统检查可为一些潜在的疾病提供线索。系统性红斑狼疮的患者可能出现精神改变、抑郁或精神病。

眼睛、手指、脚趾、耳和鼻

检查患者的眼睑，观察是否存在感染和炎症。评估眼底情况，出血和浸润可能提示脉管炎。

检查患者的外周循环有无雷诺现象（手指或脚趾出现间歇性动脉血管痉挛，也可出现在耳和鼻），这种现象可能是由于系统性红斑狼疮或硬皮病引起。

泌尿系统检查

由于免疫系统缺陷可影响泌尿系统，采集尿标本并检查尿的颜色、透明度和气味。浑浊的、有异味的尿液可能由于尿路感染所致。

检查尿道外口。对于白细胞减少或免疫缺陷的患者，外生殖器可能是炎症的好发部位，并常伴随与感染有关的分泌物增多和出血。

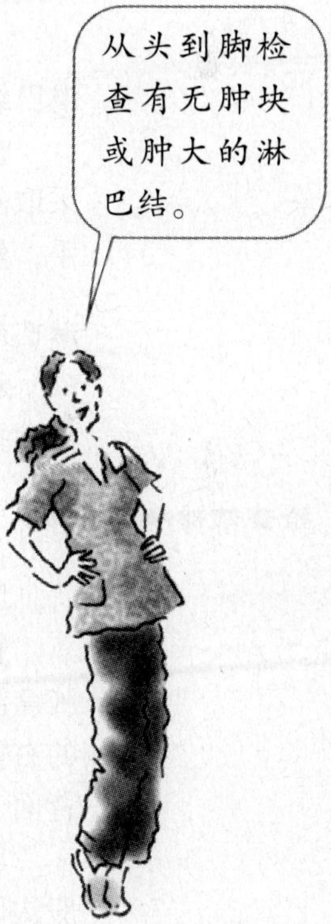

检查淋巴系统

在患者主诉淋巴结肿胀、颜色异常和淋巴结肿大的部位，检查其病变淋巴结。然后检查其他部位所有的淋巴结。按从头到脚的顺序检查以避免错过任何区域。通常状态下，淋巴结不能被发现，如发现肿大的淋巴结提示目前或以前有炎症。淋巴结表面皮肤出现红色条纹提示急性淋巴结炎。

腹部听诊

嘱患者平卧，在触诊和叩诊前听诊腹部以免改变肠鸣音。听诊闻及响亮的、高调的金属音提示早期肠梗阻。淋巴瘤是一种可导致这种梗阻的血液病。

肝脏听诊

接下来，听诊肝和脾。仔细听诊两个器官的摩擦音（随呼吸起伏的刺耳的声音）。这种声音通常提示覆盖器官的腹膜炎症。脾的摩擦音提示梗死形成或炎症。

肝和脾的叩诊

为了确定肝和脾的大小，并可能探测到肿瘤，应叩诊所有的象限并比较你的发现。

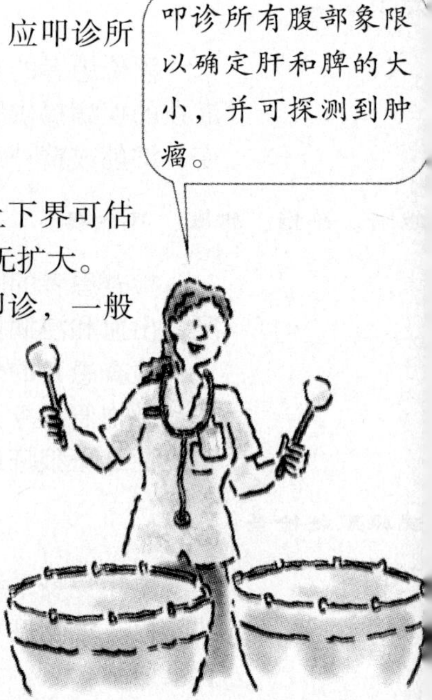
叩诊所有腹部象限以确定肝和脾的大小，并可探测到肿瘤。

浊音是正常的

正常肝脏叩诊是浊音，沿锁骨中线叩诊肝的上下界可估计器官的大小。叩诊至胸骨中线可确定其向内侧有无扩大。

正常脾脏叩诊也为浊音，从腋中线到正中线叩诊，一般正常大小的脾脏位于第八、九或十肋间隙附近，可以用笔标出肝脏和脾脏的区域以供参考。

淋巴结、肝和脾的触诊

在行淋巴结、肝和脾的触诊以前，确保患者采取舒适的体位，适当地遮盖并保暖，温暖你的手，然后轻柔地以适度的压力进行触诊。

淋巴结的触诊

触诊患者的颈部、腋窝、肱骨内上髁和腹股沟的淋巴结，使用指腹在皮肤的各部位移动。

检查颈部淋巴结等

当触诊颈部淋巴结时，确保患者采取坐位。

触诊腋窝淋巴结时，患者应保持坐位或平卧位。检查右侧腋窝淋巴结时，嘱患者放松右臂，检查者以非优势手支撑患者的右臂，另一只手尽可能置于腋窝高度，检查胸壁两侧、腹面、背面、中央和锁骨下方的淋巴结。在左侧腋窝重复该过程。

触诊患者肘部的内侧区域以检查肱骨内上髁淋巴结。在腹股沟区域沿隐静脉上部触诊检查腹股沟淋巴结。

观察什么

触诊淋巴结时，要记录淋巴结的位置、大小、压痛、质地（硬、软或坚实）和活动度。对于每组淋巴结，记录其目前或以前的炎症情况。硬而固定的淋巴结提示肿瘤。普通的淋巴结病理检查可提示炎症或肿瘤的情况。（见：淋巴结的触诊）

淋巴结的触诊

当评估患者免疫系统疾病的体征时，可使用你示指和中指的指腹触诊患者头部、颈部、腋窝、肱骨内上髁、腹股沟和腘窝区域的浅表淋巴结。通常是轻柔地触诊，从轻压开始然后逐渐加压。

头部和颈部的淋巴结

坐位是触诊头颈部淋巴结的最佳体位。

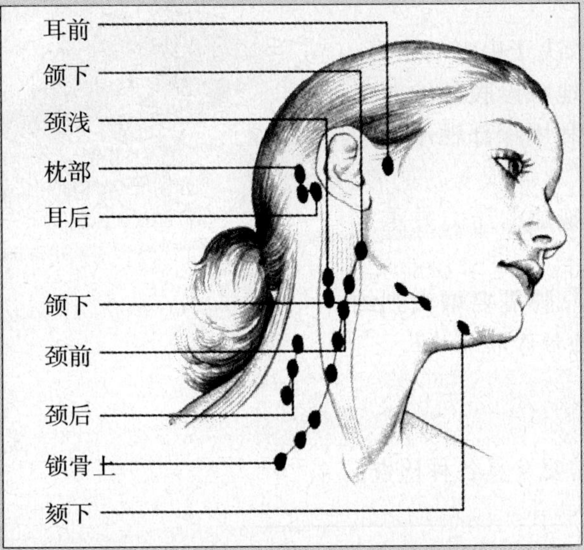

腋窝和肱骨内上髁淋巴结

患者坐位时触诊腋窝和肱骨内上髁淋巴结，也可在患者取坐位时触诊腋窝淋巴结。

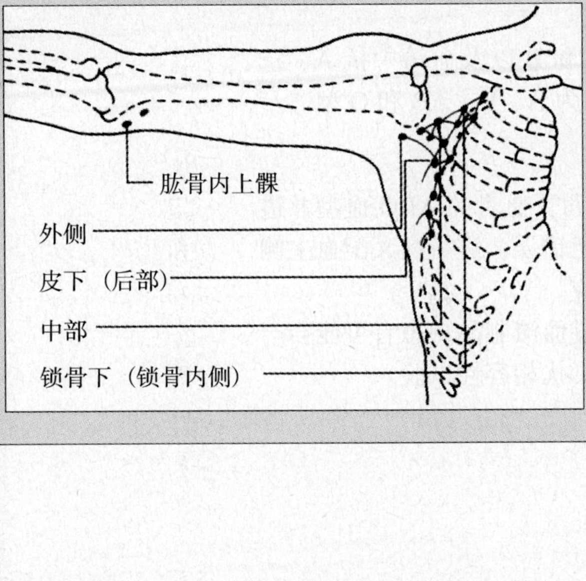

腹股沟和腘窝淋巴结

患者仰卧位时触诊腹股沟和腘窝淋巴结。腘窝淋巴结的触诊在患者站立或坐位均可进行。

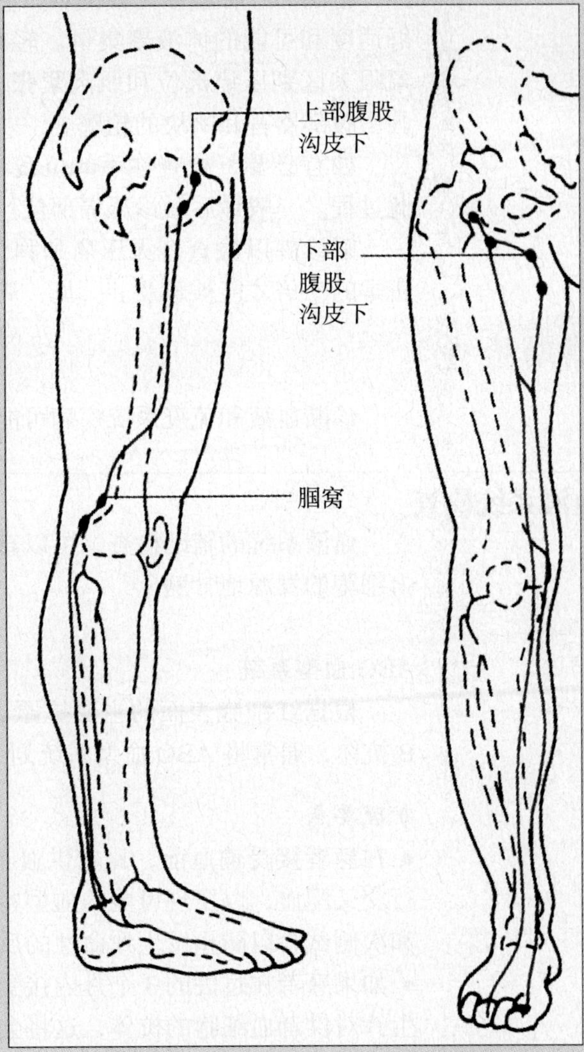

细胞填塞问题

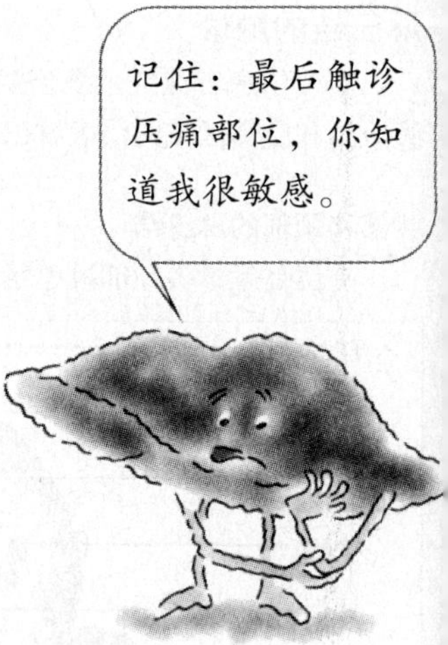

当你触诊患者的淋巴结时，可能会发现胸骨压痛。这可能是由于贫血、白血病、免疫增生性疾病导致骨髓中细胞填塞所致。

肝和脾的触诊

精确的肝脏触诊比较困难，它取决于患者的身高、舒适度和可能的体液聚集量。轻轻地触诊腹部的4个象限来区别压痛部位和肌肉紧张。利用深部触诊法勾画出腹部器官和团块的轮廓。

如有必要，检查你手的位置和施加的压力并重复此过程。一般最后触诊压痛部位。

触诊脾以检查有无压痛和脾大。脾需要增大到约正常的三倍才能被触及。（见：脾的触诊和叩诊）

辅助检查

诊断血液和免疫系统疾病可能需要开具各种检查。

血液系统检查

血液系统的辅助检查，可以直接地分析血液的细胞构成和血细胞的发源地骨髓。

ABO 血型系统

根据红细胞表面的主要抗原A和B以及血清中抗A、抗B抗体，通常将ABO血型系统划分为A、B、AB和O型。

护理要点

- 在患者接受输血前，比较供血者和受血者的ABO血型并进行交叉配血，以发现可能的血型鉴定错误。进行交叉配血主侧和次侧试验以防止发生致命性的反应。
- 如果患者在过去的3个月内接受过血液制品，患者可能会产生针对供者血细胞的抗体，这将会干扰相容性试验。

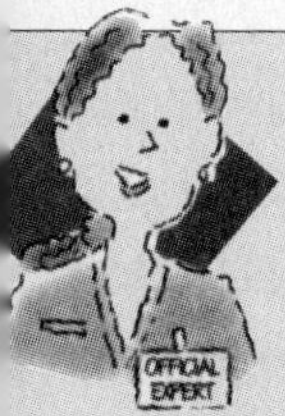

专家建议

脾的叩诊和触诊

通过叩诊可了解脾的大小，通过触诊可检查有无压痛和脾肿大。感染可导致脾肿大，多见于免疫缺陷性疾病的患者。脾大也可见于免疫性疾病时细胞过度增生或过多的细胞被破坏导致的脾淤血。

叩诊

遵循以下步骤进行脾脏叩诊：

在左侧腋前线最低肋间隙叩诊，应为鼓音。

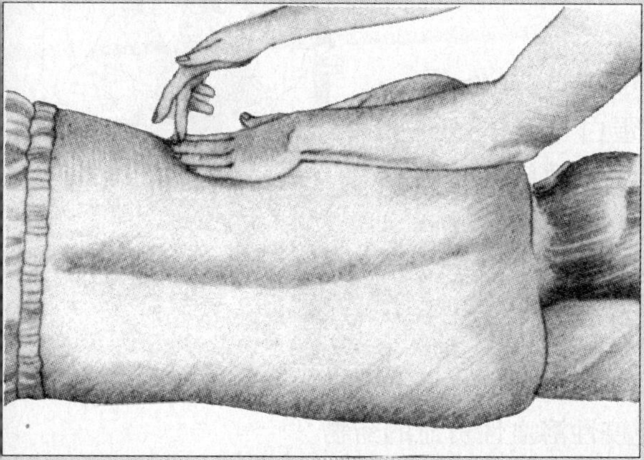

嘱患者深呼吸，重复叩诊这个区域。如果脾大小正常，该区域仍为鼓音。如果吸气时叩诊音变得低沉，脾可能变大。

为了估计脾的大小，应在一些叩诊音为鼓音和浊音的区域之间画出脾的边缘。

触诊

遵循以下步骤进行脾脏触诊：

患者取仰卧位，你位于患者的右侧，伸出你的左手越过患者身体置于其背部的左侧肋弓后下方起支撑作用。你的右手置于左肋下缘向深处按压。

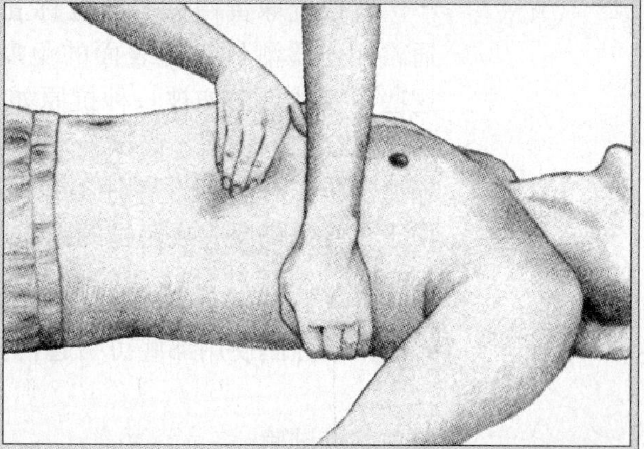

嘱患者深呼吸。正常脾随深吸气下降但不应降至腋后线 9 或 10 肋间。如果脾肿大，你将触到它坚硬的边缘。

注意：脾脏触诊不应太深，肿大的脾很容易破裂。

抗体筛查试验

抗体筛查试验——又称间接 Coombs 试验和间接抗球蛋白试验，通常用于检测输血前供者与受者的血清中存在的针对红细胞抗原的循环抗体。正常情况下，不发生凝血反应，提示患者的血清中不含有循环抗体（除了抗 A 和抗 B 抗体以外的抗体）。

阳性不相容

阳性结果显示针对红细胞抗原出现了未预料的循环抗体，提示供者与受者血型不相容。

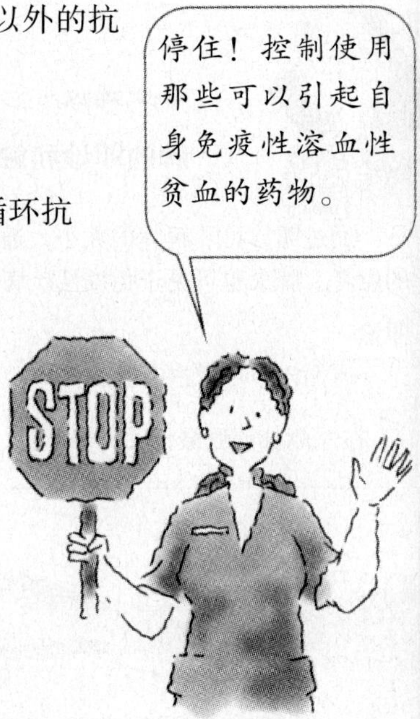

护理要点

- 向患者解释抗体筛选试验用于评估输血反应存在的可能性。

抗球蛋白试验

直接抗球蛋白试验，也称直接 Coombs 试验，通常用于检测红细胞表面的免疫球蛋白（抗体）。这些免疫球蛋白如被一种抗原如 Rh 因子致敏就会结合在红细胞表面。该试验常用于检测血液系统的输血反应和对贫血的鉴别诊断，因为贫血也可能是由于自身免疫反应或药物的副作用所致。

护理要点

- 遵医嘱控制使用那些可引起自身免疫性溶血性贫血的药物。

凝血筛选试验

凝血筛选试验是用于检测出血性疾病和特殊凝血缺陷的试验。

护理要点

- 向患者解释该项检查；
- 从采血到凝血筛选试验的时间不应超过 4h，从血液离心分离到凝血试验应在 2h 内完成，因为一旦离心，红细胞就会失去其在血浆中的缓冲作用；
- 避免使用已溶血的血浆，它可使凝血时间减少。患者的血液标本采集后应立即置于冰上以保持它的稳定性。

交叉配血

交叉配血用于确定供者与受者的血液是否相容，是对相容性的最后检查。

交叉配血是必须的，除了下列情况

除了在十分危急的情况下，在输血前均应进行交叉配血。由于一次完整的交叉配血需花费 45min～2h，因此在紧急情况时一次不完全的交叉配血（10min）是可以接受的。与此同时，也可以在输血开始时输入限量的 O 型浓缩红细胞。当必须进行紧急输血时，应特别警惕由于血型不合与交叉配血不完全引起的并发症。

护理要点

- 如果距上次输血超过 48h，输血前供者血液与新的受者血清应重新进行交叉配血以防止出现新的不相容性；
- 如果受者从未接受过输血，72h 内不必再次与同一供者进行交叉配血；
- 如果是择期手术患者，且 3 个月内接受过输血，其血液必须再次进行交叉配血以发现新的不相容性。

D-二聚体试验

D-二聚体试验通过证实纤维蛋白裂解产物的存在以帮助诊断 DIC。纤维蛋白裂解产物是血凝块裂解后进入血液循环的碎片。DIC 是指持续的血凝块形成和分解的过程，直至体内的全部凝血因子被耗竭。随着血凝块的裂解，D-二聚体升高。

护理要点

- 向患者解释该试验的目的；
- 如果患者被诊断为凝血病，对穿刺部位要加压止血以防止出血。

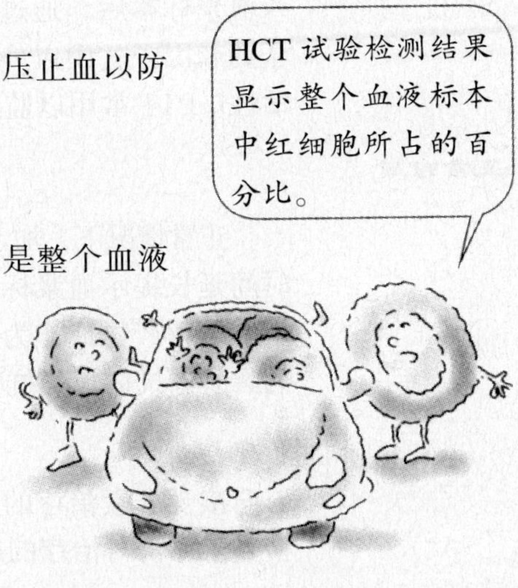

血细胞比容

血细胞比容（HCT）试验检测结果显示的是整个血液标本中红细胞所占的百分比。尽管正常的 HCT 变化范围很广，但它大约是人血红蛋白水平的 3 倍，其正常值为：

- 男性，42%～52%
- 女性，36%～48%
- 儿童，30%～42%

血细胞比容低于正常值提示贫血或血液稀释，高于正常值提示红细胞增多或由于失血造成的血液浓缩。

护理要点

- 向患者解释血液检查的目的；
- 将重要结果通知医生，根据检查结果遵医嘱给予血液制品。

血红蛋白水平（总血红蛋白）

血红蛋白是红细胞的主要成分，包含赋予血液颜色的血红素（铁和卟啉的络合物）和珠蛋白（一种单纯蛋白质）。由单一蛋白质组成。

氧的运输

血红蛋白从肺部向细胞输送氧气并带走代谢过程中产生的二氧化碳。血红蛋白水平低于正常值可能是由于贫血、近期的出血或体液潴留所引起的血液稀释所致；血红蛋白水平高于正常值可能是红细胞增多或脱水后血液浓缩的结果。

护理要点

- 向患者解释血液检查的目的；
- 将重要结果通知医生，根据检查结果遵医嘱给予血液制品。

部分凝血活酶时间（PTT）

部分凝血活酶时间（PTT）测定是在钙和磷脂乳剂加入血浆标本后，通过测定纤维凝块形成时间，来评估除因子Ⅶ和因子ⅩⅢ以外所有的内源性凝血途径中凝血因子的活性。PTT 常用以监控肝素治疗。

正常时间

正常情况下，加入试剂后，形成纤维凝块需要 25～36s。时间延长提示血浆标本中存在凝血因子缺乏、肝素、纤维蛋白裂解产物或作为抗凝血因子抗体的循环抗凝物质，它们具有像抗体那样抗凝血因子的作用。

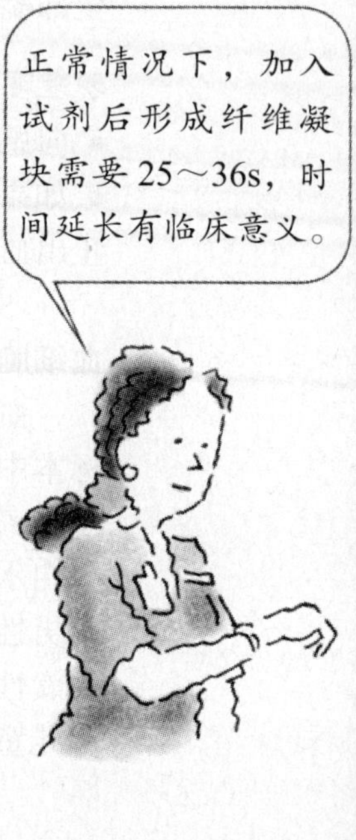

护理要点

- 向接受肝素治疗的患者解释，他可能需要接受周期性的检查来评价对治疗的反应；

- 将检查结果通知医生，遵医嘱调整肝素的剂量；
- 对于抗凝治疗的患者，需在静脉穿刺部位加压以控制出血。

血浆凝血酶时间

血浆凝血酶时间——又称凝血酶凝固时间试验，是指将标准剂量的牛凝血酶加入血小板减少患者和正常对照的血浆标本后，血凝块形成所需的时间。常用于检查纤维蛋白原减少或缺乏、诊断DIC和肝脏疾病、监测肝素或溶栓治疗。正常血浆凝血酶时间为10～15s。

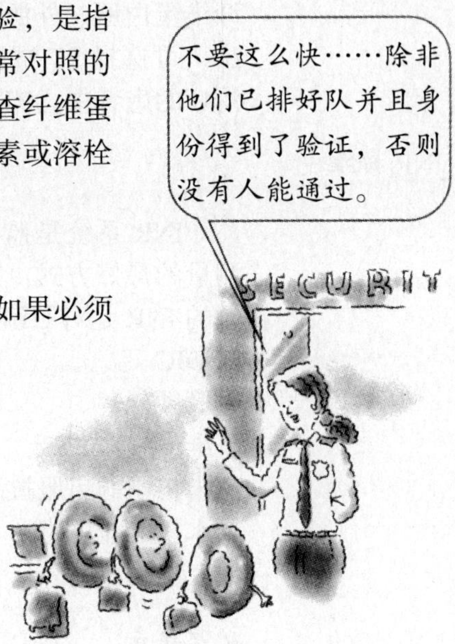
不要这么快……除非他们已排好队并且身份得到了验证，否则没有人能通过。
SECURIT

护理措施

- 如有可能，应在检查前遵医嘱停止肝素治疗。如果必须继续肝素治疗，应告知实验室。

血小板计数

血小板计数可用于检测血小板的数量。血小板对于血液凝固是必不可少的。准确的计数对于监控化疗和放疗、评估血小板增多（血小板数量异常增多）或血小板减少是十分必要的。

数量减少

正常血小板计数为140 000～400 000/μl。血小板计数低于50 000/μl可出现自发性出血；计数低于5000/μl通常提示存在潜在的广泛出血的可能。

数量增多

血小板计数增多可能由于出血、感染性疾病、癌症、缺铁性贫血、手术、妊娠、脾切除或炎症性疾病导致。

护理要点

- 向患者解释血小板检查的目的；
- 将重要结果通知医生，根据检查结果遵医嘱给予血液制品。

凝血酶原时间（PT）和国际化标准比值（INR）

凝血酶原时间是将钙离子和组织凝血致活酶（因子III）加入枸橼酸钠血浆标本后形成纤维凝块所需的时间。将结果与对照组血浆标本中的纤维蛋白凝固时间比较后得出结论。

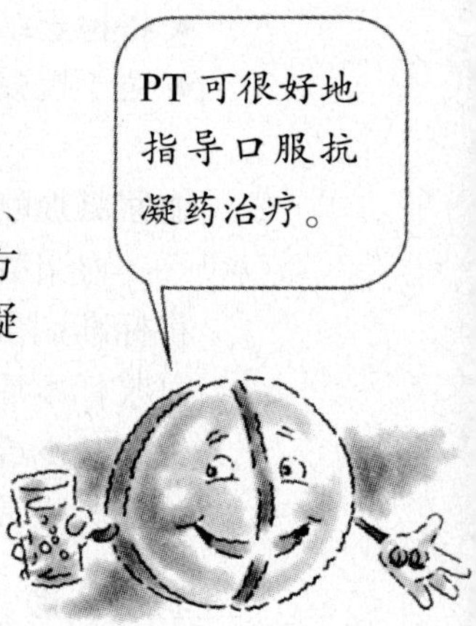

间接试验

PT 常用于间接检测凝血酶原，对于评估凝血酶原、纤维蛋白原、外源性凝血因子Ⅴ、Ⅷ和Ⅹ是一种极好的方法，可选择 PT 试验指导口服抗凝治疗。在接受口服抗凝治疗的患者中，PT 常保持在正常值的 1～1.5 或 2 倍。

INR 标准

INR 系统是监测口服抗凝药治疗时 PT 标准化测量的最好方式。对于接受华法林治疗的患者，正常的 INR 是对照组的 2～3 倍。INR 增加提示：
- DIC
- 肝硬化
- 维生素 K 缺乏
- 未控制的口服抗凝药治疗
- 水杨酸盐中毒
- 大量输血

护理要点

- 向接受口服抗凝药治疗的患者解释可能需要进行周期性的检查以评价他对治疗的反应；
- 对于接受口服抗凝药治疗的患者，需在静脉穿刺部位加压以控制出血；
- 将检查结果通知医生，根据检查结果调整口服抗凝药的剂量。

红细胞计数

红细胞计数——又称红血球计数，指的是红细胞在全血中的数量。红细胞计数下降提示贫血、液体潴留、近期出血或白血病；红细胞计数升高提示脱水、红细胞增多或急性中毒。

护理要点

- 向患者解释红细胞检查的目的；
- 将重要结果通知医生，根据检查结果遵医嘱给予血液制品。

Rh 血型

Rh 系统是根据红细胞表面 D 抗原（以前称为 Rho）的存

在与否来对血型进行分类。Rh 血型系统常用于确定输血前供者与受者的血液是否相容并了解患者是否需要 RhoGAM（Rho[D]免疫球蛋白）注射。

护理要点

- 患者输血前，Rh 因子必须与 ABO 血型同时检测。

活组织检查

活组织检查是指获取小块组织进行检验。

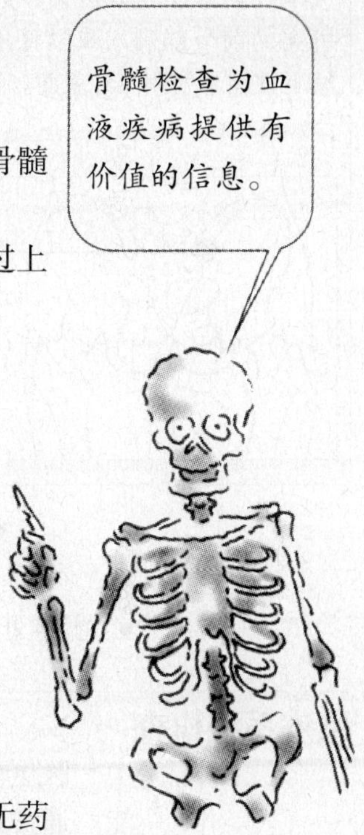

骨髓抽吸术和针刺活检

在针吸活检时，采集包含骨髓细胞悬液的液体标本。骨髓抽吸术对于评估血液的组成成分而言是一项重要的检查。

针刺活检可获得包含细胞的骨髓但无液体成分。可通过上述两种方式获取最好的骨髓标本。

活检需求

因为大部分造血作用发生于骨髓，组织学和血液系统的骨髓检查能为血液疾病提供有价值的诊断信息。骨髓抽吸术和针刺活检通常用于该项检查的取材。

骨髓活检常用于诊断再障、再生不良、维生素 B_{12} 缺乏性贫血、肉芽肿、白血病、淋巴瘤、骨髓纤维化和血小板减少，也常用于评价化疗的效果并监控骨髓抑制。

护理要点

- 描述该项检查的过程并回答患者的问题，进一步证实有无药物过敏和对局麻药的过敏史。告知患者在活检过程中会使用局麻药以减轻其心理压力。
- 告知患者这项检查需要 5～10min，通常在 1 天内可得知检查结果。
- 告知患者将在哪块骨组织进行活检。（见：骨髓抽吸和活检部位，616 页）
- 向患者解释检查前将静脉注射镇静剂。
- 在检查中和检查后监测生命体征、血氧饱和度和心律。活检结束后检查活检部位的出血和炎症情况。监测出血或感染可能的症状如心率快、低血压和发热。

骨髓抽吸和活检部位

下图描绘了骨髓抽吸和活检的最常见位置。采用这些位置的原因是因为这些部位的骨骼组织易于穿过且富含骨髓。

髂后上嵴

髂后上嵴是优先选取的部位，因为附近没有重要的器官和血管。患者取俯卧位或侧卧位，于骶髂关节外侧数厘米处进针，然后向棘突的前下部刺入或以直角于髂嵴下数厘米处刺入骨表面。

棘突

如果需要多个部位穿刺或其他部位骨髓缺乏可选择棘突。患者坐于床的边缘，向床侧屈曲。选择第 3 或第 4 腰椎棘突，由突起部进针或轻柔地由侧面进针，然后直接刺入骨干。

胸骨

胸骨的风险最大但最易进入。患者取仰卧位，在患者肩部垫枕头以帮助抬高患者的胸部和放低患者的头部。医生应保证穿刺针的护手距离针尖 3～4mm 以避免意外刺入心脏或主要血管。然后将针刺入胸骨中线第 2 肋间隙处。

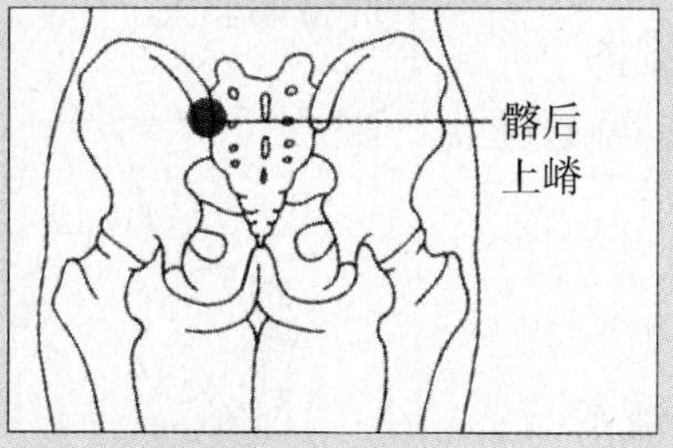

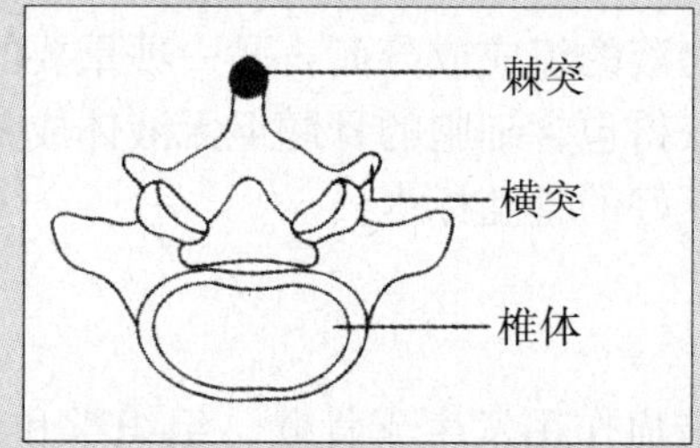

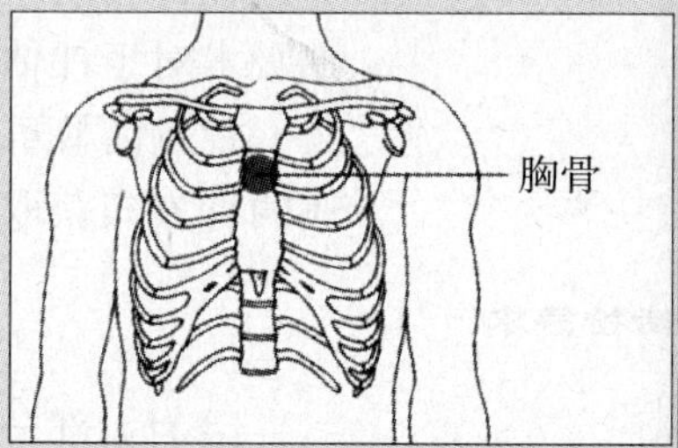

- 每 24 小时更换一次活检部位的敷料以减少感染。

免疫系统检查

医生可能会进行各种检查以评估患者免疫系统的功能。通常进行的检查项目包括细胞检查，如 T 细胞和 B 细胞测定以发现免疫介导的疾病。

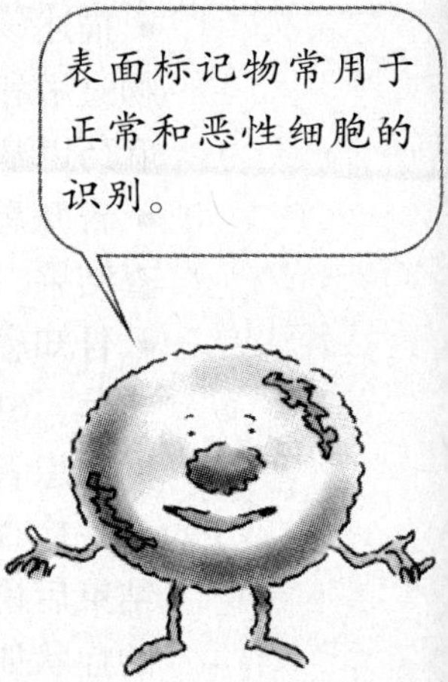

T 淋巴细胞和 B 淋巴细胞表面标记物测定

表面标记物常用于识别参与免疫反应的特异细胞，检查一些相互作用的细胞如辅助性 T 细胞和抑制性 T 细胞之间的调控活动是否平衡。

这项检查利用高度特异的单克隆抗体技术来划分淋巴细胞的分化水平，分析正常细胞与恶性细胞。此信息用于评价慢性感染过程中的免疫活性、评估免疫缺陷，以及诊断淋巴细胞性白血病、淋巴瘤、免疫缺陷性疾病和艾滋病。

护理要点

- 向患者解释该项检查；
- 将标本立即送到实验室，标本无须冷藏或冰冻。

治疗

血液和免疫系统疾病的治疗包括药物治疗和输血治疗。

药物治疗

血液系统的药物包括抗凝剂、血制品、补血药、止血药和肝素拮抗剂。（见：血液系统的常用药物，618 页和 619 页）

对于免疫系统疾病的患者，药物疗法是主要的治疗方法。例如肾上腺素用于纠正过敏反应。对于其他疾病的患者，药物可用于治疗相关症状。（见：免疫系统疾病的药物治疗，620～622 页）

皮质类固醇的应用

皮质类固醇属于肾上腺皮质激素，具有抗炎和免疫抑制作用，可用于治疗免疫介导的疾病。

皮质类固醇可以稳定血管内皮，减少由中性粒细胞和单核细胞引起的组织渗出，从而抑制炎症。还可以抑制骨髓中的 T 细胞，引起白细胞减少。由于它们无细胞毒性，淋巴细胞数量可于停药后 24h 内迅速恢复正常。

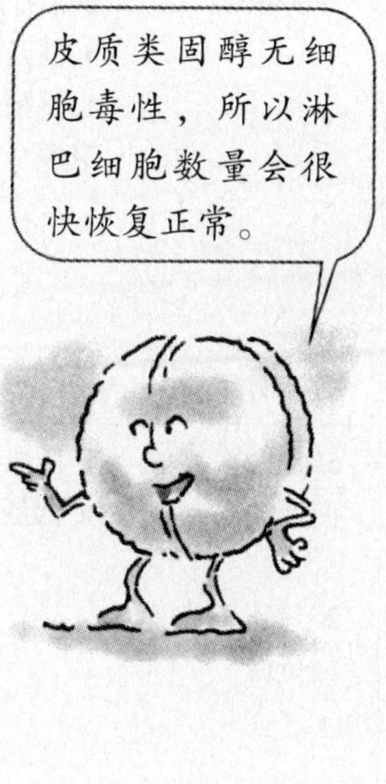
皮质类固醇无细胞毒性，所以淋巴细胞数量会很快恢复正常。

皮质类固醇注意事项

皮质类固醇在胃溃疡、肾病、高血压、糖尿病和精神病患者中慎用。

血液系统的常用药物

血液系统治疗药物包括：补血药，用于治疗贫血；抗凝剂和肝素拮抗剂，用于抗凝；止血剂，用于阻止失血或毛细血管出血；血液制品，在外伤或外科手术中可以代替血液；溶栓药，用以治疗血栓性疾病。下面的表格概括了常用的血液系统药物及其适应证、副作用和注意事项。

药物	适应证	副作用	注意事项
抗凝药			
肝素	• 预防髋关节或膝关节置换术后肺栓塞和深静脉血栓（DVT） • 用于深静脉血栓、心肌梗死和肺栓塞的连续静脉或皮下注射治疗 • DIC，有助于阻止反复凝血	出血、血小板减少症、寒战、发热、瘙痒症、风疹、过敏样反应	• 不要进行肌内注射。 • 皮下注射后不要按摩注射部位，经常更换注射部位，记录已注射的部位。 • 常规检查静脉点滴时有无过量或剂量不足。 • 监测血小板计数和出血体征。 • 常规监测 PTT，当 PTT 值为正常值的 1 倍和 1.5～2 倍时，存在抗凝作用。 • 不要同时注射其他药物。
华法林	• 治疗肺栓塞 • 预防和治疗深静脉血栓、心肌梗死、风湿性心脏病、房颤	厌食、恶心、呕吐、血尿、出血、黄疸、发热、头痛、皮疹	• 关键是要监测 PT，控制在正常值的 1 倍和 1.5～3 倍。 • 每天在同一时间给药。 • 常规检查有无牙龈出血、青肿、淤斑、鼻出血、黑便、血尿和咯血。 • 告诉患者使用电动剃须刀以避免划伤皮肤，并使用软牙刷。
血液制品			
5% 正常人血白蛋白 25% 正常人血白蛋白	• 低血容量性休克 • 低蛋白血症	大量灌注后血管负荷过重、低血压、恶心、呕吐、呼吸困难、肺水肿、寒战、发热	• 48h 内用量不能超过 250g。 • 外伤或手术后应用，应观察有无出血和休克症状。 • 注意观察有无血管超负荷（心衰或肺水肿）的表现。 • 不要使用有沉淀的制剂。

血液系统的常用药物（续）

药物	适应证	副作用	注意事项
血液制品（续）			
血浆蛋白组分	● 低血容量性休克 ● 低蛋白血症	头痛、低血压、快速输液后引起血管容量负荷过重、心动过速、恶心、呕吐、呼吸困难、肺水肿、皮疹、发热、寒战、背痛	● 监测血压，如果发生低血压，减慢输液速度。 ● 观察有无血管超负荷（心衰、肺水肿）的征象。 ● 监测出入量，观察有无尿量减少。 ● 48h 内用量不要超过 250g。
补血药			
硫酸亚铁	● 铁缺乏	恶心、上腹痛、呕吐、便秘、黑便、腹泻、厌食	● 液体制剂在服用前用水或橘子汁稀释，不要用牛奶或酸性物质；片剂用橘子汁服用有助于吸收。 ● 用吸管吸有助于避免损伤牙齿。 ● 胃肠道不适与剂量有关，在进餐间隙用药。
止血药			
氨基己酸	● 用于纤溶亢进导致的大量出血	头晕、不适、头痛、耳鸣、恶心、痉挛、腹泻、皮疹	● 监测凝血机制、心律和血压的变化，将结果通知医生。 ● 用无菌水稀释后注射（以 5% 的葡萄糖加入生理盐水或乳酸林格液中）。
肝素拮抗剂			
鱼精蛋白	● 肝素使用过量	心动过缓、循环衰竭、恶心、呕吐、肺水肿、急性肺动脉高压、过敏	● 心脏手术后慎用。 ● 缓慢给药以减少副作用。 ● 观察有无自发出血。

输血疗法

大量血液制品可用于输血，如红细胞可使缺氧组织恢复功能；白细胞能够抑制抗体反应、控制感染；而凝血因子、血浆、血小板可使凝血功能障碍的患者正常生活。输血疗法一般包括因子替代疗法和血液置换。

（正文接 622 页）

免疫系统疾病的药物治疗

药物治疗可抑制患者的免疫反应。免疫血清检查可准确鉴别特异抗原。免疫抑制剂可用于排斥反应的治疗和减轻炎症。抗病毒药物如核苷类似物、蛋白酶抑制剂和非核苷类的反转录酶抑制剂可用于治疗 HIV 感染。通过下表可获得使用这些药物的所需信息。

药物	适应证	副作用	注意事项
核苷类似物			
拉米夫定	• 与其他抗病毒药合用治疗 HIV 感染	头痛、疲劳、头晕、失眠、中性粒细胞减少、血小板减少、咳嗽、发热、寒战、不适、恶心	• 监测血清淀粉酶水平，如果出现胰腺损伤的临床表现应停药。 • 与其他抗病毒药合用，不要单独应用。
司坦夫定	• 用于接受长期齐多夫定治疗的 HIV 感染者	周围神经病、头痛、不适、失眠、头晕、胸痛、腹痛、腹泻、恶心、厌食、体重下降、中性粒细胞减少、血小板减少、贫血、皮疹、发热、寒战、发热、胰腺炎	• 空腹或进餐时服用。 • 告知患者周围神经病的主要症状，周围神经病是主要的副作用。停药后症状不会消失。 • 监测肝功能。
扎西他滨	• 用于治疗更严重的 HIV 感染患者，这些患者已证实存在严重的临床症状或免疫功能恶化	周围神经病、头痛、疲劳、意识模糊、癫痫发作、心衰、胸痛、咳嗽、恶心、呕吐、腹泻、便秘、食管溃疡、中性粒细胞减少、白细胞下降、血小板减少、瘙痒、盗汗、关节痛、谷草转氨酶和谷丙转氨酶及碱性磷酸酶升高	• 监测肝功能和胰酶。 • 周围神经病患者慎用。 • 胰腺炎患者慎用。
齐多夫定 AZT	• 有感染症状的 HIV 患者	头痛、癫痫发作、感觉异常、嗜睡、厌食、恶心、呕吐、腹泻、便秘、严重的骨髓抑制（导致失眠）、皮疹、肌痛、发热、肝酶升高	• 骨髓抑制患者慎用。 • 每两周监测一次血液指标，以发现贫血及粒细胞减少。 • 静脉应用时，给药前要稀释。从安剖中取出适量药物，用 5%葡萄糖注射液稀释，浓度不超过 4mg/ml，持续静点 1h 以上。避免快速输入或静推。

免疫系统疾病的药物治疗（续）

药物	适应证	副作用	注意事项
蛋白酶抑制剂			
沙奎那维	• 和其他抗病毒药合用治疗 HIV 感染	头痛、头晕、胸痛、胰腺炎、全血细胞减少、血小板减少、门脉高压、高血糖、咳嗽、皮疹	• 注意脂肪沉积副作用（脂肪重新分布，外周脂肪减少和乳房增大）。 • 肝损害患者慎用。
茚地那韦	• HIV 感染	头痛、腹痛、恶心、急性肾衰竭、溶血性贫血、白细胞减少、肝衰竭、高血糖、背痛、失眠、头晕、不适	• 嘱患者每天至少要喝 6 杯水。 • 空腹时服药。 • 检测血糖水平。
利托那韦	• HIV 感染	乏力、全身强直阵挛发作、胰腺炎、血小板减少、白细胞减少、肝炎、糖尿病、超敏反应、皮疹、肌痛、食欲不振、腹痛、便秘、腹泻、恶心、呕吐	• 监测肝功能和血糖水平。 • 进食时服药。
非核苷反转录酶抑制剂			
地拉韦啶	• HIV 感染（特别是北美和欧洲的患者）	焦虑、乏力、疲劳、头痛、鼻窦炎、腹痛、恶心、呕吐、皮疹、咳嗽	• 监测患者皮疹情况。 • 当单独用药时很快产生耐药性，故应与其他抗病毒药物合用。
奈韦拉平	• 预防 HIV 的母婴传播 • HIV 感染的辅助治疗	头痛、发热、恶心、腹泻、腹痛、肝炎、肝毒性、Stevens-Johnson 综合征、严重的超敏反应	• 监测疱疹并及时报告。
免疫血清			
乙型肝炎免疫球蛋白（H-BIG）	• 乙型传染性肝炎	风疹、注射部位疼痛、过敏、血管性水肿	• 询问过敏史和接种史。 • 在大腿前外侧或三角肌注射。 • 注射乙肝疫苗以防止随后通过针刺或直接接触导致的感染。

（未完待续）

免疫系统疾病的药物治疗（续）			
药物	适应证	副作用	注意事项
免疫血清（续）			
免疫球蛋白	• 骨髓移植 • 肝炎接触史	头痛、衰弱、恶心、呕吐、髋部疼痛、胸痛、胸闷、意识模糊、呼吸困难、荨麻疹、肌肉僵硬（注射部位）、过敏反应、发热、寒战、不适	• 肾上腺素备用，以防过敏反应发生。 • 心血管病史患者慎用。
免疫抑制剂			
环孢素	• 预防肾、肝、骨髓、心脏移植的排斥反应	震颤、头痛、癫痫发作、意识模糊、高血压、肾损害、白细胞减少、血小板减少、肝毒性、脸红、痤疮、感染、低密度脂蛋白升高、过敏反应	• 使用喂药器小心给药，可与全奶、巧克力奶或果汁混合服用以改善口感，使用玻璃杯以使附着在杯壁的药物最少。 • 每天一次，早晨同一时间服用。 • 如果服药后引起恶心，可与食物同服。

因子替代疗法

静脉输入患者缺乏的凝血物质是治疗凝血障碍患者的主要途径。因子替代疗法可纠正凝血因子缺乏，有效阻止和预防出血。

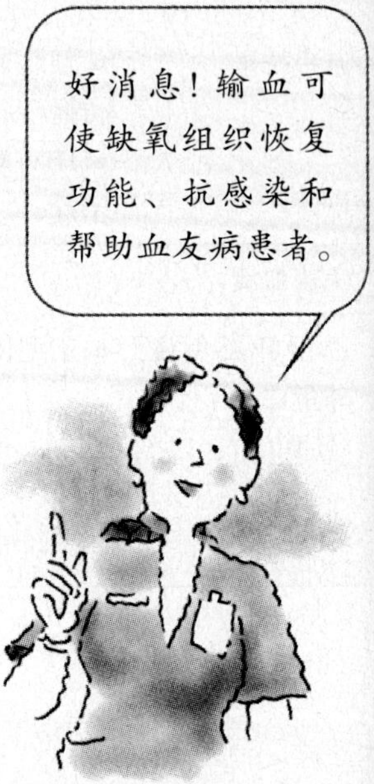
好消息！输血可使缺氧组织恢复功能、抗感染和帮助血友病患者。

血制品的成分取决于病情

依据特定的病情来使用各种各样的血液制品：

- 新鲜冷冻血浆用于治疗原因不明的凝血障碍，由肝脏疾病或血液稀释引起的凝血因子缺乏，以及继发于DIC的凝血因子减少，而目前尚没有特异性的凝血因子替代制品可替代缺乏的凝血因子。
- 冷沉淀物用于治疗 von Willebrand 病、纤维蛋白原缺乏和凝血因子Ⅲ缺乏。
- 因子Ⅷ（抗血友病因子）可用以长期治疗血友病甲患者。

● 凝血酶原复合物用于纠正血友病乙和严重肝病，并可用于治疗凝血因子Ⅰ、Ⅶ、Ⅸ和Ⅹ等获得性凝血因子缺乏性疾病。

护理要点

● 向患者解释输血程序并准备用物。

● 核对医嘱，确认患者已签署知情同意书。

● 从血库或药房取血。

● 确认患者。要求由另一名执业护士进行患者姓名、住院号和 ABO 及 Rh 血型（同时也包括其他因子）的再次确认，并与血袋上的标签核对。

● 检查有效期，并检查血浆是否混浊。

● 新鲜冰冻血浆在 4h 内使用，因为它不含防腐剂。

● 用血液成分滴注装置输血小板，不要用血液微聚集体过滤器。输入 100ml 至少需要 15min。

● 监测患者生命体征。如果血管位置选择不合适，应行静脉穿刺，输入生理盐水以保持静脉通畅。

● 输血过程中和输血后，监测生命体征，观察有无过敏反应和其他急性反应以及液体过量现象。

● 监测是否存在出血、疼痛加剧、注射部位肿胀和发热。

● 检测患者 PTT。

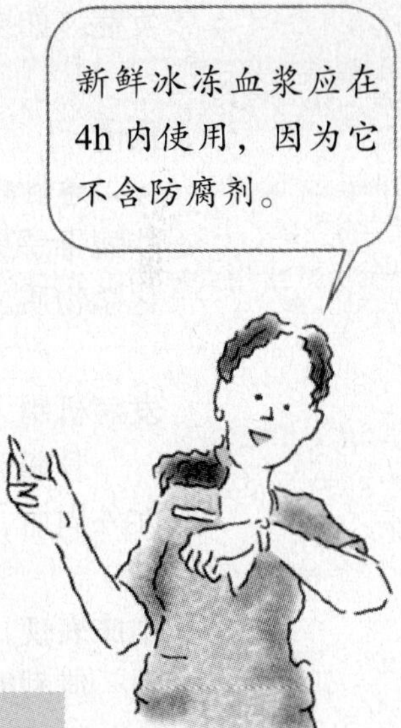

血液和免疫系统疾病

血液和免疫系统疾病一般包括急性白血病、过敏反应、DIC、人类免疫缺陷病毒（HIV）感染和先天性紫癜。

急性白血病

白血病是一组以是淋巴细胞和非淋巴细胞异常增殖和分化为特征的恶性疾病，可导致正常造血细胞受抑制，分为急性和慢性两种类型：

● 急性淋巴细胞白血病指淋巴母细胞发育异常，占儿童白血病的 80%。

● 急性粒细胞白血病是指原始粒细胞迅速累积，是成人最常见的白血病之一。

● 慢性粒细胞白血病以骨髓组织增殖为特征，中年人多见，也可发生于任何年龄段。

● 慢性淋巴细胞白血病以骨髓和外周分化良好的淋巴细胞增多为特征，多发于中老年人。

年龄不是重要因素

急性白血病作为癌症的相关死因，在各年龄段的人群中排第 20 位。如果不治疗，急性白血病常导致死亡。死亡原因通常为骨髓和重要器官因白细胞浸润导致的并发症。如果加以治疗，预后会有所不同。

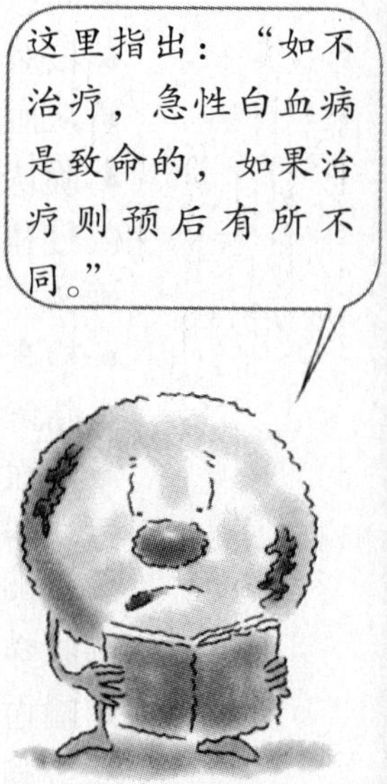
这里指出："如不治疗，急性白血病是致命的，如果治疗则预后有所不同。"

病因

急性白血病的病因尚未明确。危险因素可能包括一些病毒感染、遗传和免疫因素、接触放射性物质和某些化学物质。

发病机制

骨髓和淋巴组织中恶性白细胞的前体大量增殖，并在外周血、骨髓和其他组织中大量积聚。

临床表现

典型的临床特征包括突然高热、盗汗、异常出血（如鼻出血、牙龈出血、紫癜、淤点和淤斑）、轻微外伤后易出血和经期延长。

非典型症状和体征如低热、盗汗、面色苍白、虚弱等可在其他症状出现前持续数日到数周。

辅助检查

● 骨髓穿刺常表现为大量未成熟白细胞增生，这可用来帮助确诊。

● 全血细胞计数（CBC）提示有贫血、血小板减少和中性粒细胞减少。

● 分类白细胞计数可用于确定细胞类型。

治疗

全身化疗用于去除白血病细胞和诱导缓解。根据不同病情给予不同的化疗方案。对于某些患者，骨髓移植也是一种选择。

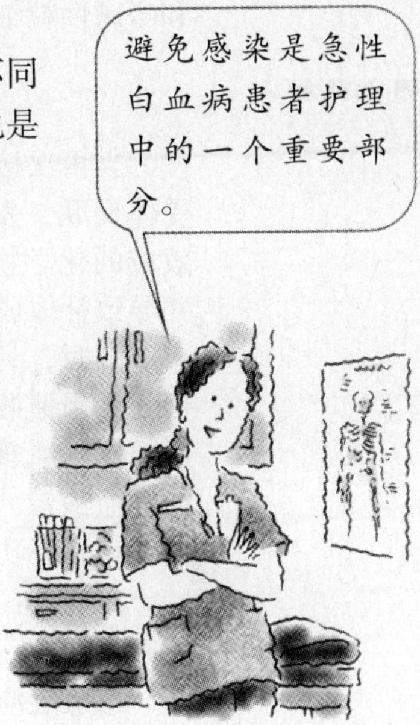

护理措施

- 避免感染是急性白血病患者护理中的一个重要部分。每 2～4 小时监测一次生命体征，评估出血和早期感染症状（发热、寒战、心动过速和呼吸急促）。发热超过 38.3℃(101℉)且白细胞计数减少的患者必须迅速给予抗生素治疗。
- 避免使用阿司匹林和含有阿司匹林的药物。
- 避免直肠测体温、应用直肠栓剂和直肠指诊。采取措施以防止便秘。
- 避免使用留置导管和肌内注射。
- 经常检查患者口腔和用盐水漱口以防止口腔溃疡。
- 通过建立信任关系促进交流并给予患者心理支持。

过敏反应

过敏反应是针对以前接触过的抗原产生的一种超敏反应，严重者可出现血管塌陷并导致系统性休克和死亡。

病因

过敏反应的病因包括：

- 接触致敏药物（如抗生素、血清、疫苗、变应反应原、酶、激素、磺胺药物、局麻药、水杨酸、多糖和抗肿瘤药等）
- 接触诊断性化学物质（如含碘的放射性造影剂）
- 食物
- 亚硫酸盐
- 昆虫毒液
- 胶乳

发病机制

过敏反应需要之前发生致敏或接触特定的抗原。这种致敏作用使浆细胞产生特定的 IgE 抗体，然后 IgE 抗体与肥大细胞和嗜碱性粒细胞的膜受体结合。

再次接触

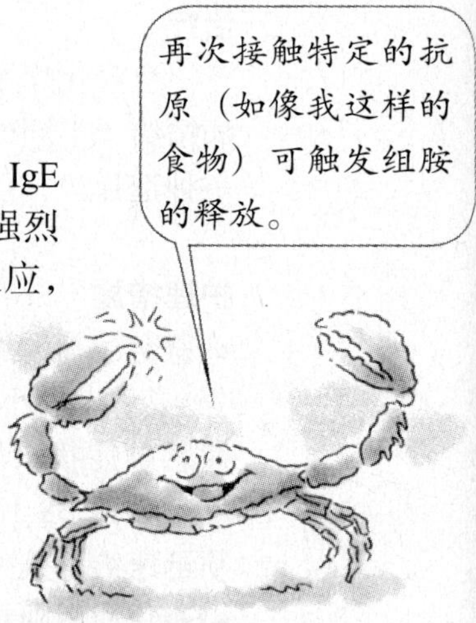
再次接触特定的抗原（如像我这样的食物）可触发组胺的释放。

当再次接触时，抗原与临近的 IgE 抗体结合或与 IgE 受体交联，发生一系列反应触发肥大细胞释放具有强烈效应的化学物质（组胺）。随后 IgG 和 IgM 也参与反应，并导致补体成分的释放。

同时，另两种化学介质——缓激肽和白三烯可使平滑肌收缩从而导致血管舒张并增加血管的通透性。血管舒张可导致外周阻力下降，血浆由循环血液渗入外周组织。血压降低导致低血容量性休克和心功能不全。

临床表现

过敏反应通常于接触过敏源后数秒或数分钟内突然发作（迟发型过敏反应可在 24h 后发生）。

全身症状和体征

最初的表现包括濒死感或惊恐、虚弱、出汗、喷嚏、瘙痒、皮疹、血管性水肿；心血管症状包括低血压、休克、心律失常；呼吸系统症状和体征包括鼻黏膜水肿、大量鼻腔溢液、鼻腔充血、突然打喷嚏、声音嘶哑、喘鸣、呼吸困难；消化和泌尿生殖系统症状和体征包括剧烈腹痛、恶心、腹泻、尿频和尿失禁。

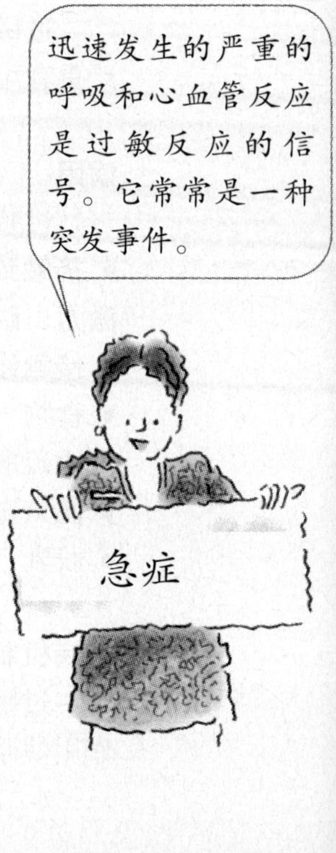
迅速发生的严重的呼吸和心血管反应是过敏反应的信号。它常常是一种突发事件。
急症

辅助检查

过敏反应可以通过接触过敏源后迅速发生的严重的呼吸和心血管反应来诊断。

治疗

过敏反应一般情况紧急，需要立即注射肾上腺素，必要时 5～20min 重复一次。如发生心脏骤停，应进行心肺复苏。

护理措施

- 保持气道通畅。注意有无喉头水肿的早期征象（喘鸣、声音嘶哑和呼吸困难)，如发生喉头水肿则需行气管插管及切开。

- 维持循环血量，根据需要可以用扩容剂如血浆、盐溶液、白蛋白扩充血容量。
- 观察有无低血压和休克。静脉注射血管活性药物如去甲肾上腺素、多巴胺等维持患者血压，监测患者心律变化、生命体征、氧饱和度、血流动力学指标。尿量可作为反应的指标。
- 完成最初的紧急处理后，执行其他医嘱，如皮下注射肾上腺素或静脉注射糖皮质激素或苯海拉明。
- 使用放射性造影剂做诊断性检查如心导管术和血管造影术时，要严密监测患者的情况。

弥散性血管内凝血（DIC）

DIC 是一种严重的凝血紊乱，它可加速血管内凝血、导致微小血管闭塞、器官坏死、消耗循环的凝血因子和血小板并激活纤溶系统。

这些过程反过来可以引起严重出血。微循环凝血通常可影响到肾和外周组织，但也可影响脑、肺、垂体、肾上腺和胃肠黏膜。

病因

可以引起 DIC 的原因有：

- 感染
- 产科并发症
- 肿瘤
- 引起坏死的疾病如广泛烧伤、外伤、脑组织损伤、移植排斥反应和肝坏死
- 中暑
- 休克
- 毒蛇咬伤
- 肝硬化
- 脂肪栓塞
- 不相容血型输血
- 心搏骤停
- 心肺转流术

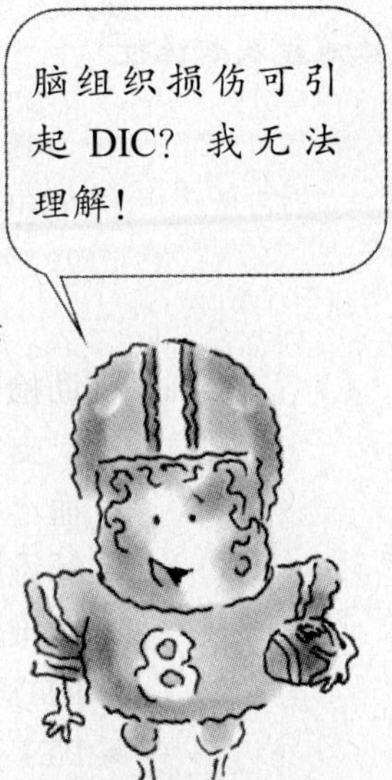

● 严重的静脉血栓形成

发病机制

不论 DIC 的起始环节是什么，典型的凝血加速会导致凝血酶原广泛活化，导致大量血栓形成。

血液凝固

大量凝血酶使纤维蛋白原转化为纤维蛋白，引起微循环中纤维蛋白凝结，这个过程消耗大量的凝血因子，引起低凝血酶原血症、血小板减少、凝血因子Ⅴ和Ⅷ缺乏。

循环中的凝血酶激活纤维蛋白溶解系统，使纤维蛋白溶解为纤维蛋白降解产物，纤维蛋白降解产物的抗凝活性和血浆中凝血因子的耗竭可能导致出血。

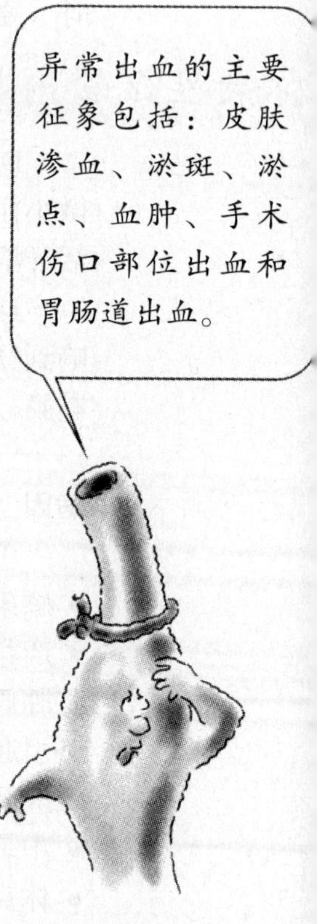

临床表现

没有严重出血史的患者出现异常的出血提示 DIC。

异常的出血

异常出血的主要征象包括：皮肤渗血、淤斑、淤点、血肿、手术伤口部位出血和胃肠道出血。

其他症状和体征

其他征象也包括手足发绀。另外一些相关或可能的症状和体征包括呼吸困难、尿少、惊厥、昏迷、休克、主要器官衰竭以及严重的肌肉、后背和腹部疼痛。

辅助检查

支持诊断的实验室检查包括：

- 血小板减少（＜100 000/μl）
- 纤维蛋白原减少（＜150mg/dl）
- 纤维蛋白降解产物升高（常常大于 100μ/ml）
- PT 延长（＞15s）
- PTT 延长（＞60s）
- 尿量减少（＜30ml/h）、血尿素氮水平升高(＞25mg/dl)和肌酐水平升高（＞1.3mg/dl）

治疗

DIC 患者的有效治疗需要提高认识并及时发现不典型症状。治疗包括支持治疗或特异治疗。

如果患者无明显出血，单纯支持治疗有可能逆转 DIC。然而当有明显出血时，则需要静脉应用肝素及输入血、冰冻血浆、血小板或袋装红细胞。（见：了解 DIC 和相关治疗，630 页）

护理措施

- 严密监测患者的心脏、呼吸、神经系统指标，开始时至少每 30 分钟一次。评估呼吸音并监测生命体征和心脏节律；
- 评估患者有无出血和低血容量性休克的征象。如果有医嘱，协助插入肺动脉导管，并监测血流动力学参数，包括肺动脉压、肺动脉楔压和心输出量。肺动脉压或血压下降时应通知医生，这是休克或出血的一个征象。观察患者皮肤颜色及外周和末梢循环再灌注情况，注意皮肤和黏膜有无出血征象。
- 经常注意检查所有的静脉穿刺部位，在注射部位加压止血至少 15min。
- 遵医嘱给氧。监测氧饱和度和血气结果，评估有无低氧血症，适时给予气管插管和机械通气。
- 尽量保持患者安静、舒适以减少需氧量。如患者能耐受，使其半卧位，尽可能使胸腔扩张至最大。
- 监测患者的诊断性实验室数据，遵医嘱给予全血、新鲜冰冻血浆或血小板。
- 每小时监测一次患者的出入量，尤其在输入血液制品时，观察有无输液反应和液体负荷过重的表现。
- 观察患者有无 DIC 的潜在并发症，包括由于凝血加速导致的肺栓塞、急性肾小管坏死和多器官衰竭。
- 为患者及其家属提供情感支持。

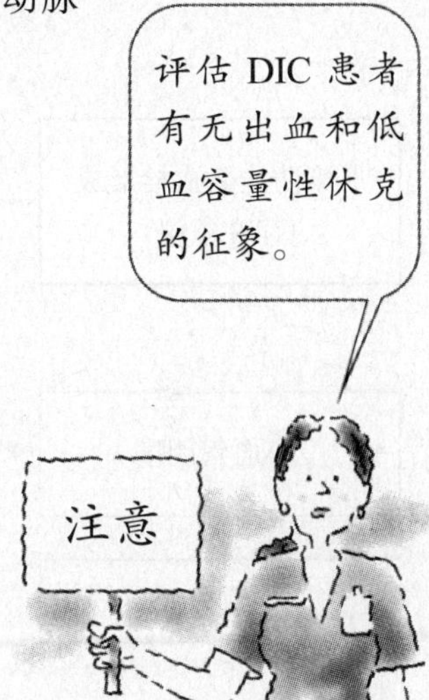

HIV 感染

HIV 感染以进行性免疫功能下降为特征，如果不加以治疗则易导致机会感染及病情恶化。HIV 感染导致免疫缺陷最严重的状态为 AIDS。

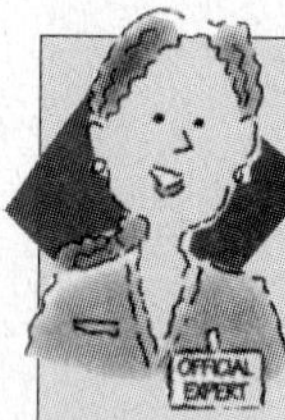

专家建议

了解DIC和相关治疗

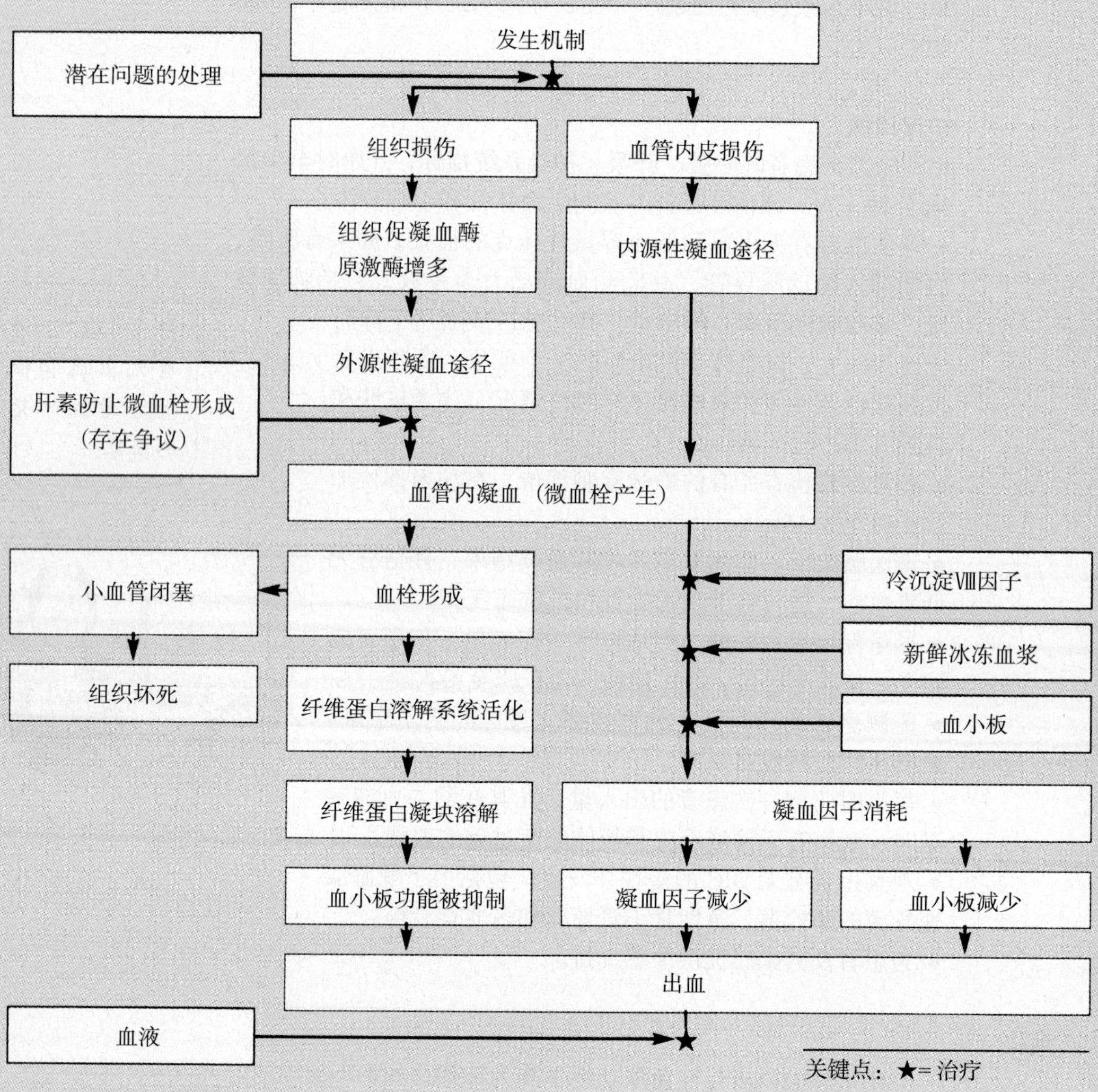

疾病预防和控制中心将 AIDS 定义为：确定的 HIV 病毒感染和 $CD4^+$ T 细胞（辅助 T 细胞）总数＜200/μl 或 HIV 病毒感染合并机会感染。（见：与 AIDS 相关的疾病）

病因

反转录病毒 HIV 导致 AIDS。病毒存在于体液中，如血液、精液等。传播途径包括：

- 性接触，尤其是直肠和阴道黏膜损伤时。可发生于任何年龄（见：老年患者的 HIV，632 页）
- 输注污染的血液或血制品
- 使用污染的针头
- 围生期的母婴传播

与 AIDS 相关的疾病

疾病控制和预防中心（CDC）在下表中列出了与 AIDS 不同分期相关的疾病。随时间的推移，CDC 将逐渐完善该列表。

A 期
- 持续的全身淋巴结肿大
- 急性的人类免疫缺陷病毒感染并伴发症状
- 无症状的 HIV 感染

B 期
- 杆菌性血管病
- 口腔或阴道念珠菌病
- 发热或腹泻持续超过 1 个月
- 特发性血小板减少性紫癜
- 盆腔炎尤其是伴有输卵管-卵巢囊肿
- 周围神经病
- 宫颈发育异常
- 口腔黏膜白斑（毛状）
- 带状疱疹，至少要两次以上发作或累及一条以上神经
- 李氏杆菌病

C 期
- 支气管、气管、肺或食管念珠菌病
- 浸润性宫颈癌
- 播散的或肺外的球孢子菌病
- 肺外隐球菌病
- 慢性间质性隐孢子虫病
- 巨细胞病毒（CMV）入侵除肝、脾或淋巴结以外的器官
- 巨细胞病毒视网膜炎伴有视力丧失
- HIV 相关脑病
- 单纯疱疹病毒引起慢性溃疡或疱疹性支气管炎、肺炎或食管炎
- 播散的或肺外的组织胞浆菌病
- 慢性肠道等孢子球虫病
- 卡波济肉瘤
- Burkitt 淋巴瘤
- 免疫母细胞性淋巴结瘤
- 原发性脑淋巴瘤
- 播散的或肺外鸟-胞内分枝杆菌复合菌或堪萨斯杆菌感染
- 肺或肺外结核
- 播散的或肺外其他类型的分枝杆菌感染
- 肺孢子虫病
- 复发性肺炎
- 进行性多灶性白质脑病
- 复发性沙门菌败血症
- 脑弓形虫病
- HIV 导致的消耗综合征

发病机制

AIDS 患者的 $CD4^+$ T 细胞减少，主要是由于 HIV 病毒对其选择性地结合和破坏。一种被称为 gp120 的物质使 HIV 结合到 $CD4^+$ T 细胞的受体部位。

老年病讲座

老年患者的 HIV

HIV 感染多见于青壮年（大多数病例为 17～55 岁）。然而 50 岁以上的老年人其发病率呈上升趋势。这部分人群不能从主要针对青壮年的 HIV 预防信息中获益。获取老年患者的性接触史，有助于该病的诊断。

HIV 侵入细胞

与靶细胞结合后，HIV 侵入细胞内并脱去其被膜。HIV 如何侵入细胞内部尚未明确。HIV 进入细胞后，反转录酶将核糖核酸转录为脱氧核糖核酸（DNA）。随后，在细胞分裂的同时，被病毒编码的酶将 DNA 整合至宿主的基因组中。这时 HIV 复制周期可能暂停，直到感染的 $CD4^+$ T 细胞被激活。

关键的破坏

由于 $CD4^+$ T 细胞对于免疫应答非常重要，所以即使一部分 $CD4^+$ T 细胞遭到破坏也会导致免疫缺陷。这些免疫缺陷致使患者易患致命性的机会感染和 AIDS 特征性的肿瘤。

临床表现

AIDS 的症状体征变化很大，非特异性症状和体征包括：

- 疲劳
- 午后发热
- 盗汗
- 体重降低
- 腹泻
- 咳嗽

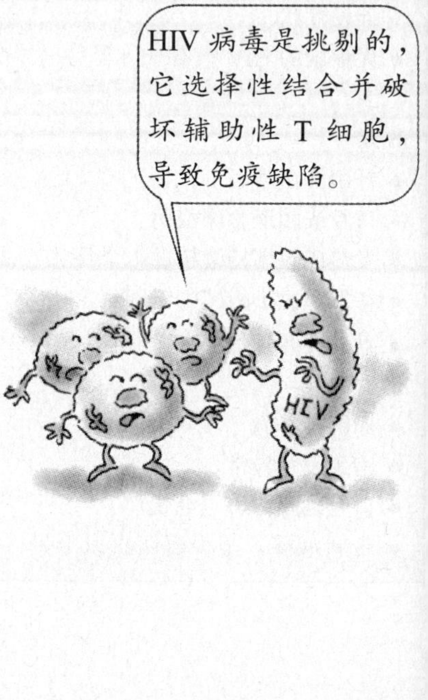
HIV 病毒是挑剔的，它选择性结合并破坏辅助性 T 细胞，导致免疫缺陷。
HIV

症状出现晚

患者开始可能并无症状直到突然出现各种并发症包括机会感染和 HIV 脑病（痴呆），以意识混乱、淡漠及妄想为特征。(见：AIDS 的机会感染)

辅助检查

- 酶联免疫吸附试验（ELISA）最常用于检

AIDS 的机会感染

下表列出了引起 AIDS 机会感染的微生物和特定病原体。

微生物	特定病原体	感染
原生生物	卡氏肺孢子虫	肺孢子虫病
	隐孢子虫	隐孢子虫病
	弓形虫	弓形虫病
	组织孢浆菌	组织孢浆菌病
真菌	白色念珠菌	念珠菌病
	隐球菌	隐球菌病
病毒	疱疹病毒	单纯疱疹（1 型和 2 型）
	巨细胞病毒	巨细胞病毒性视网膜炎
细菌	结核分枝杆菌	肺结核
	鸟型分枝杆菌	鸟型分枝杆菌感染综合征

注：其他的机会性疾病包括卡波济肉瘤、消耗综合征和 AIDS 痴呆综合征

测 HIV 抗体。如果检测结果阳性，需重复检测；如结果仍阳性，可用另外一种方法再次确认这个结果，通常用免疫印迹法或免疫荧光测定。

- 直接检测更为可信。因为它检测的是 HIV 本身。直接检测包括抗原检测、HIV 病毒培养、外周血淋巴细胞的核酸探针和聚合酶链式反应。
- $CD4^+$T 细胞和 $CD8^+$T 细胞计数用于评估免疫抑制的严重程度。其他一些有价值的检测还包括 ESR（血沉）、CBC、p24 抗原和无反应性测试。

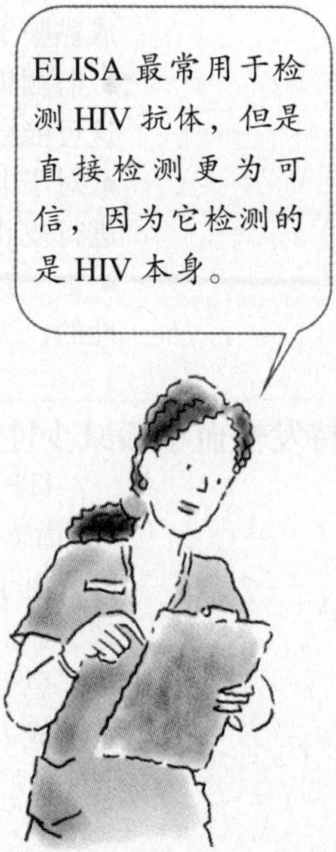

治疗

尽管还没有有效的根治方法，但治疗能改善症状和体征。治疗 HIV 感染的主要方法包括联合应用三种不同类型的抗反转录病毒药物。

- 蛋白酶抑制剂：如利托那韦、茚地那韦、奈非那韦和沙奎那韦。
- 核苷类反转录酶抑制剂：如齐多夫定、去羟肌苷、扎西他滨、拉米夫定和司坦夫定。
- 非核苷类反转录酶抑制剂：如奈韦拉平和地拉韦啶。

其他药物

其他可能有效的治疗包括：

- 免疫调节药物，用于增强低下的免疫系统功能。
- 抗感染药物和抗肿瘤药物，用以防治机会感染和相关癌变。

护理措施

- 坚持标准的预防措施，当患者继发其他感染时可预见性地给予预防传染的措施。
- 评估患者心肺情况——包括呼吸音、生命体征、氧饱和度和心律，根据需要至少每2小时一次或多次。
- 汇报任何咳嗽、咽痛或附加音等情况，这可能提示呼吸系统感染（如肺炎）。遵医嘱给氧。如果患者呼吸状况出现恶化，应予以气管插管和机械通气。
- 监测患者有无发热，注意热型。
- 监测患者有无压痛或淋巴结肿胀以及实验室检查结果。观察感染征象——如皮肤破溃、咳嗽、咽痛和腹泻。
- 用生理盐水或苏打水进行口腔护理。避免用甘油擦拭以免造成黏膜干燥。
- 监测患者营养状况。足够的热量摄入可能要求静脉营养，但这可能会提供一个潜在的感染途径。
- 对于卡波济肉瘤的患者，应监测其病变进展情况，并仔细地进行皮肤护理。
- 由于其社会影响和不良预后，诊断为AIDS对于患者是灾难性的。为患者提供支持，包括他的家人和朋友。

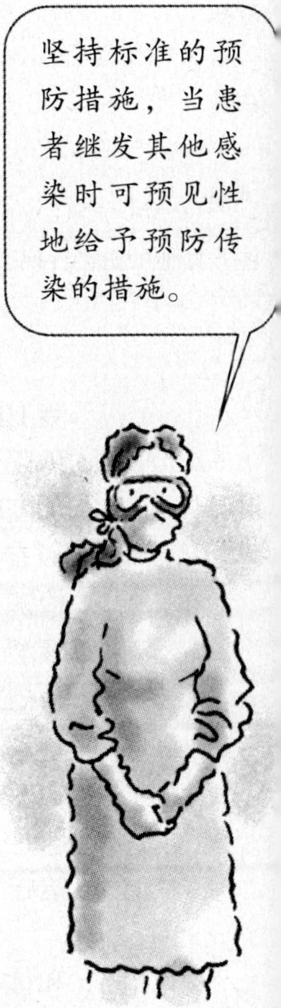

特发性血小板减少性紫癜（ITP）

ITP是由于免疫性血小板破坏造成的，它可以是急性的（病毒感染后血小板减少症）也可以是慢性的(Werlhof病、血栓性血小板减少症、原发性血小板减少症和自身免疫性血小板减少症)。

急性ITP通常发生于儿童，慢性ITP主要发生于50岁以下的成人，尤其是20～40岁的女性。

病因

急性 ITP 通常由病毒感染引起，如风疹或水痘。慢性 ITP 很少由感染引起，其发病与免疫紊乱相关，如系统性红斑狼疮，也可能由药物反应引起。

发病机制

血小板膜表面上存在 IgG 或其他抗体，之后这些致敏的血小板被破坏。它们的破坏发生于肝脾网状内皮系统。

临床表现

ITP 的症状体征包括：

- 淤点
- 淤斑
- 口腔、鼻黏膜或胃肠道黏膜出血
- 重要器官紫癜样病变如（肺、肾或脑），这些病变可能是致命的

辅助检查

- 血小板计数＜20 000/μl 和出血时间延长提示 ITP
- 血小板体积和形态异常
- 可能出现贫血
- 骨髓检查显示有大量巨核细胞，外周血小板生存时间减少

治疗

皮质激素可促进毛细血管完整性，但在慢性 ITP 中只是起暂时缓解作用。可选择的方案包括：

- 免疫抑制剂
- 大剂量静脉应用两种球蛋白
- 脾切除——适用于需要输血、血制品以及维生素 K 的患者

护理措施

- 监测患者的心肺情况并评估出血征象。监测实验室检查结果，遵医嘱给予免疫球蛋白。
- 严密监测正在接受免疫抑制剂治疗的患者的各项指标，如骨髓抑制、感染、黏膜炎、胃肠道溃疡、严重腹泻或呕吐。

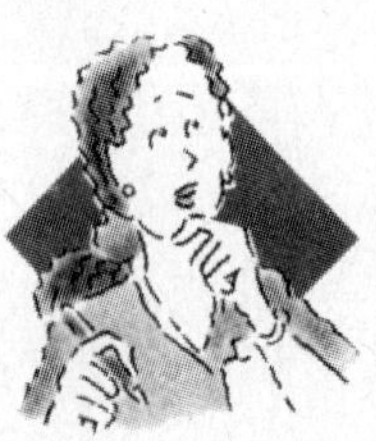

快速测试

1. 脾必须增大至正常大小多少倍才可以触诊到？
   A. 一倍
   B. 二倍
   C. 三倍
   D. 四倍

答案：C. 要触诊到一个肿大的脾，必须约正常大小的三倍。

2. 哪一部位是做骨髓活检的首选部位？
   A. 胸骨
   B. 棘突
   C. 髂后上嵴
   D. 髂前上棘

答案：C. 髂后上嵴是骨髓活检的首选部位，因为附近没有重要的器官或血管。

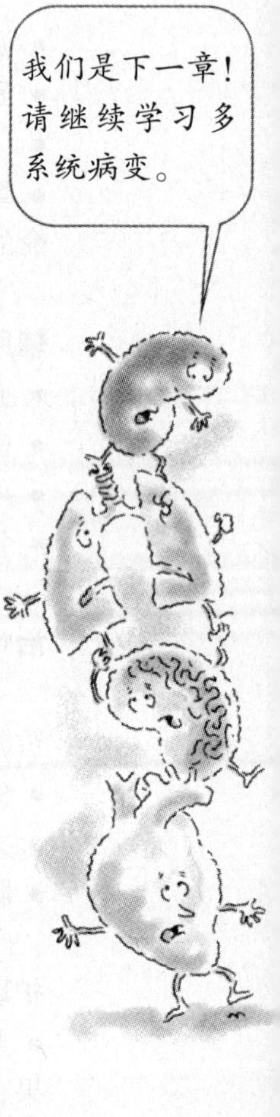

3. 患者发生过敏反应的首选药物是什么？
   A. 肾上腺素
   B. 氨茶碱
   C. 多巴胺
   D. 苯海拉明

答案：A. 肾上腺素是一个支气管扩张药，通过激动 β_2-受体来松弛支气管平滑肌。

4. 下面哪项血液检测首选用于识别 HIV 感染？
   A. 蛋白印迹法
   B. $CD4^+$ T 细胞计数
   C. 红细胞沉积 (血沉)
   D. ELISA 试验

答案：D. ELISA 试验是首选检测 HIV 病毒的方法，但蛋白印迹法可对 ELISA 试验的阳性结果进一步证实。

评分

☆☆☆ 如果你回答对了所有 4 个问题，这是非常让人高兴的，你已是血液病方面的天才，朋友！

☆☆ 如果你回答对了 3 个问题，不要失望，没有人可避免一次偶然的信息错配。

☆ 如果你回答对的问题少于 3 个，你的水平有待于提高。休息一下，吃一小盘有营养的东西后尽快再看一遍本章内容。

（李志婷　张丽华　刘宁　译　贾洪娟　校）

10

第十章 多系统病变

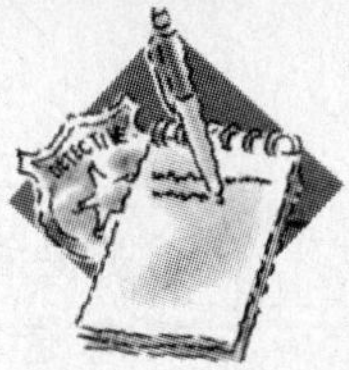

主要内容

在本章中，你将学习：

- ◆ 多系统病变的种类
- ◆ 输血和补液疗法的指征
- ◆ 多系统病变的具体治疗
- ◆ 多系统病变患者的护理

多系统病变概述

多系统病变可继发于各种疾病。例如，头外伤的患者可以合并心胸外伤。

多系统病变需要一支受过多学科训练的团队进行快捷、高效和有组织的专业护理。通常，多系统病变的评估、治疗和护理应同时进行。

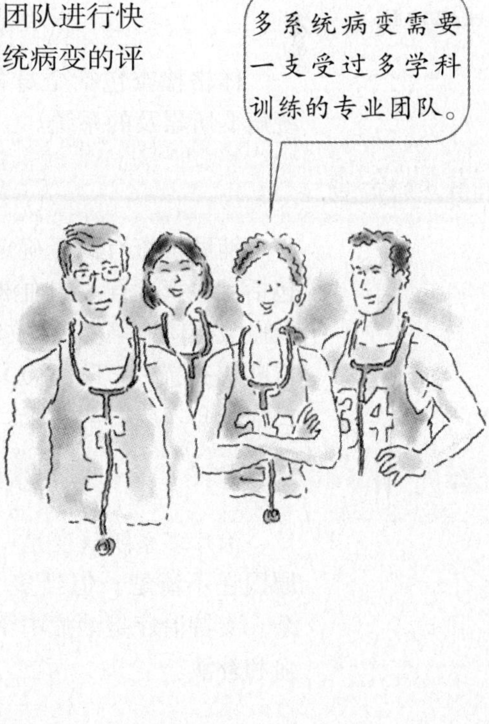

感染性休克

多系统病变常发生于感染性休克的患者。大约 2/3 的感染性休克病例发生于住院患者，他们中的绝大多数患有基础疾病。感染性休克患者的高危因素包括：烧伤、糖尿病、应用免疫抑制剂、营养不良、应激、慢性心肝肾疾病或滥用抗生素史。曾经进行侵袭性诊疗技术操作、手术或有外伤史的患者也存在高风险。

评估

适当的干预后进行快速评估可影响多系统病变患者的预后。通常，根据病情对不同的患者采用不同的评估方法。

病史采集

评估从采集患者的病史开始，包括：

- 主诉
- 现病史和既往史
- 目前的治疗
- 家庭史和社会史

如果患者病情不稳定，可能需要病情稳定后才能获得完整的病史。

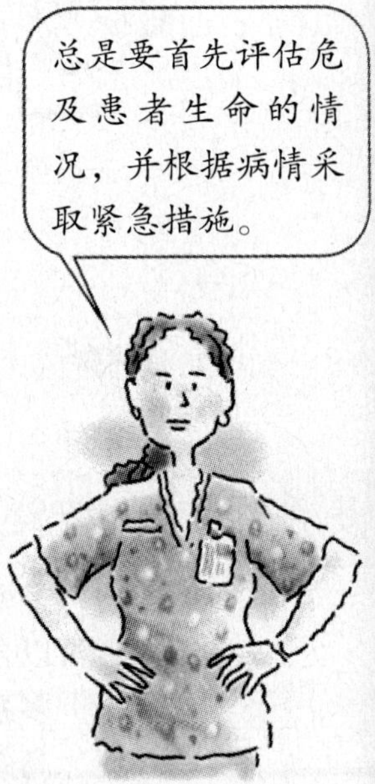
总是要首先评估危及患者生命的情况，并根据病情采取紧急措施。

危重症评估

首先评估危及患者生命的情况（如烧伤患者是否存在呼吸窘迫），并根据病情采取适当的紧急措施如心肺复苏（CPR）。

快速体检

体格检查包括全身各系统的评估，特别要注意多系统病变所累及的系统。

辅助检查

辅助检查有助于确定多系统病变的病因和疾病进展情况。包括实验室检查（如血液学、凝血机制、生化分析、尿液检查及血液或体液培养）、放射影像学检查、心电图（ECG）、计算机断层扫描（CT）、磁共振成像（MRI）、超声检查、核医学扫描和介入放射学检查。

治疗

治疗多系统病变是一种挑战。目前，导致患者病情恶化的原因还不清楚。但当多个器官系统受累时，治疗变得更加复杂。支持治疗是治疗中至关重要的一部分，包括药物治疗、输血和补液。

药物治疗

多系统病变的药物治疗因患者的基础疾病不同而不同。例如：抗生素可以用来治疗感染性休克和复合性创伤；升压药可用于治疗各型休克；糖皮质激素和免疫抑制剂用于治疗移植物抗宿主病（GVHD）。（见：多系统病变的药物治疗）

多系统病变的药物治疗

下表可以作为多系统病变的用药指南。

药物	适应证	副反应	注意事项
糖皮质激素			
地塞米松 泼尼松	● 炎性疾病 ● 免疫抑制 ● 移植物抗宿主病	● 欣快感 ● 失眠 ● 癫痫发作 ● 心衰或心律失常 ● 血栓栓塞 ● 消化性溃疡 ● 胰腺炎 ● 急性肾上腺功能不全	● 心肌梗死、高血压、肾脏疾病或消化性溃疡的患者慎用。 ● 长期使用突然戒断可能致命。 ● 口服制剂可以和食物或牛奶一起服用。 ● 在开始治疗阶段要监测血清电解质和血糖。
血管活性药			
多巴胺 去甲肾上腺素	● 低血压 ● 休克 ● 心输出量减少	● 烦躁 ● 心绞痛 ● 头痛 ● 心动过缓、心动过速或心律不齐 ● 过敏反应 ● 低血压或高血压 ● 组织坏死和腐肉形成（如果静脉输入的药物渗漏到周围组织）	● 使用中心静脉导管或大静脉，例如肘前静脉以减少渗漏。如果已发生渗漏，立即停止输注，并用酚妥拉明局部浸润治疗以防止组织坏死。应用微量泵以调节滴速。 ● 当停止治疗时，需慢慢地逐渐减少剂量以确保血压的稳定。

（未完待续）

多系统病变的药物治疗（续）

药物	适应证	副反应	注意事项
免疫抑制剂			
环孢素 他克莫司 (FK506)	• 器官排异反应的预防	• 头痛、震颤、失眠、感觉异常、谵妄或昏迷 • 外周性水肿 • 腹泻或便秘 • 恶心、呕吐、厌食、腹痛和腹水 • 肾功能异常 • 尿路感染 • 贫血和白细胞增多症 • 电解质平衡紊乱 • 胸腔积液、气胸和呼吸困难 • 光敏感 • 血小板减少 • 肾毒性	• 监测患者有无神经毒性反应、肾毒性反应、高血钾和低血钾症状。 • 规律监测血糖水平。 • 给予肾上腺皮质激素治疗。
抗生素			
头孢唑肟 头孢曲松	• 严重下呼吸道和泌尿道感染 • 腹腔、骨和关节、皮肤和妇科感染 • 菌血症 • 脓毒血症	• 白细胞减少 • 血清病 • 过敏反应 • 静脉炎或血栓性静脉炎 • 腹泻 • 血小板减少症 • 伪膜性肠炎	• 首次给药前要留培养标本并做药敏试验。
其他			
重组蛋白 α（活化型） 活化蛋白 C	• 严重的脓毒血症合并器官衰竭	• 出血 • 卒中	• 不能通过硬膜外导管给药。 • 不能与肝素同时使用。

输血

输血可以升高血红蛋白（Hb)水平和血细胞比容（HCT）。输入全血后可提高参与循环的红细胞量以补充循环系统的血容量和携氧能力。因其有循环系统负荷过重的风险，除非严重出血，很少输全血。

浓缩红细胞

去除血液中80%的血浆后即制成浓缩红细胞，输入人体内可以恢复循环系统的携氧能力。当患者血容量正常时，为避免输液过量导致的循环系统负荷过重，常输注浓缩红细胞。(见：输血和成分输血，642～644页)

在重症监护室，围术期和急症输血是输血最常见的适应证。

血液过滤

全血和浓缩红细胞中含有细胞碎片，在输注时需要进行血液过滤。洗涤的浓缩红细胞经特殊的液体冲洗后，清除了其中的白细胞和血小板，因此降低了输血反应的发生率，常常用于有输血过敏史的患者。

自体输血

在一些病例中患者可以回输自己的血液称为自体输血。在这个过程中，患者的自身血液被收集、过滤并重新输入体内。随着对获得性免疫缺陷综合征和其他血液传播性疾病的重视，自体输血呈上升趋势。

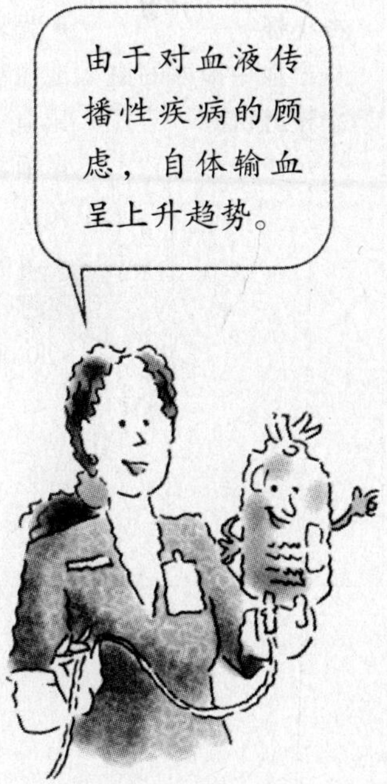
由于对血液传播性疾病的顾虑，自体输血呈上升趋势。

自体输血指征包括：

- 择期手术（患者在术前一段时间捐献血液）
- 非择期手术（患者在术前立刻捐献血液）
- 心胸手术、髋膝手术或肝部分切除等重大手术围术期和急救时的血液回收
- 严重创伤导致肺、肝、胸壁、心脏、肺静脉、脾、肾、下腔静脉、髂静脉、门静脉和锁骨下静脉损伤时围术期和急救时的血液回收

(正文接644页)

输血和成分输血

血液成分	适应证	ABO 和 Rh 配型	护理中的注意事项
全血 采集后（除外检测）未经加工的完整的血液	• 有症状的慢性贫血 • 贫血患者高危组织缺氧的预防 • 有低血容量症状和体征的活动性出血 • 术前血红蛋白 <9g/dl 伴大量失血可能 • 镰形细胞病（红细胞交换）	• ABO 配型： A 型接受 A 型；B 型接受 B 型；AB 型接受 AB 型；O 型接受 O 型 • Rh 配型必须相符	• 切记尽量少输全血。 • 输血时每 4 小时使用一个输血器。 • 只能输常规盐溶液。 • 密切监测有容量负荷过重风险患者的容量状态。
浓缩红细胞（RBCs） 含有和全血等量的红细胞，但大部分的血浆被去除	• 有症状的慢性贫血 • 预防组织缺氧患者发生贫血 • 有低血容量症状和体征的活动性出血 • 术前血红蛋白 <9g/dl，伴大量失血可能 • 镰形细胞病（红细胞交换）	• ABO 配型：A 型接受 A 型或 O 型；B 型接受 B 型或 O 型；AB 型接受 AB 型、A 型、B 型或 O 型；O 型接受 O 型 • RH 配型必须相符	• 输血时每 4 小时使用一个输血器。 • 只输常规盐溶液。 • 切记能通过营养或药物治疗的贫血，不适宜输红细胞。
血小板 从全血中提取的血小板沉积物	• 循环中血小板明显减少或血小板功能异常导致的出血 • 血小板减少导致出血的预防 • 外科手术或较大的侵袭性操作之前血小板计数 <50 000/μl	• 尽可能进行 ABO 配型 • 尽可能为 Rh 阴性受者输注 Rh 阴性供者的血小板	• 使用带有滤器的成分输血专用输血器输注。 • 如有医嘱，输注前预防性给药。例如，抗组胺药或对乙酰氨基酚以减少寒战、发热和过敏反应。 • 由于白细胞或血小板上可能存在外源性白细胞抗原而引起过敏反应，在反复输血时应使用同一供者的血小板。 • 切记血小板不能用于治疗自身免疫性血小板减少或血小板减少性紫癜，除非患者有致命性出血。

输血和成分输血（续）

血液成分	适应证	ABO 和 Rh 配型	护理中的注意事项
新鲜冰冻血浆（FFP） 是分离出红细胞后一种非凝结状态的血浆，富含凝血因子	• 出血 • 凝血因子缺乏 • 抗华林令作用 • 血栓性血小板减少性紫癜	• 需要 ABO 配型 • 无需 Rh 配型	• 应用输血器快速输注； • 监测患者有无低血钙的症状和体征，因为 FFP 中的枸橼酸可与钙结合； • 记住融化后的 FFP 应在 24h 内输完。
冷沉淀物 从 FFP 中提取的血浆蛋白，含有纤维蛋白原、凝血因子Ⅷ：C、凝血因子Ⅷ：vWF、凝因子Ⅷ和纤连蛋白	• 与纤维蛋白原降低或异常相关的出血 • 凝血因子明显缺乏(预防或治疗)	• 进行 ABO 配型，但不是必须的 • 无需 Rh 配型	• 使用输血器输注； • 如有必要，在冷沉淀物中加常规盐溶液，以便于输注； • 切记冷沉淀物必须在融化后 6h 内输完； • 输血前，核对标签，确定冷沉淀物中存在所缺乏的特定凝血因子； • 注意甲型血友病和 von Willebrand 病患者只有在不能输注适宜的浓缩凝血因子Ⅷ时，才能输冷沉淀物。
凝血因子Ⅷ 一种重组基因工程产物；从血浆中提取的衍生物	• 甲型血友病 • von Willebrand 病	• 无需配型	• 使用带有滤器的静脉输血器或制造商提供的专用给药设备
白蛋白 5%（缓冲生理盐水）；白蛋白 25%（低盐） 通过分级分离混合血浆制备出来的小分子血浆蛋白	• 因烧伤、外伤、手术或感染导致的容量丢失 • 低蛋白血症(伴有或不伴有水肿)	• 无需配型	• 根据患者的病情和反应使用制造商提供的可调节滴速输液器； • 因容量负荷过重可能导致心衰，故心肺疾病患者慎用。

（未完待续）

输血和成分输血（续）			
血液成分	**适应证**	**ABO和Rh配型**	**护理中的注意事项**
免疫球蛋白 从多个供者血浆中提取的免疫球蛋白，含 IgG 95%、IgA <2.5% 和少部分 IgM	• 原发性免疫缺陷 • 继发性免疫缺陷 • 川崎病 • 特发性血小板减少性紫癜 • 神经系统疾病（格林-巴利综合征、皮肌炎、重症肌无力）	• 无需配型	• 用正常盐溶液、5%葡萄糖或灭菌用水溶解冻干粉剂； • 尽量以最低浓度和最慢速度给药。

拒绝输血？

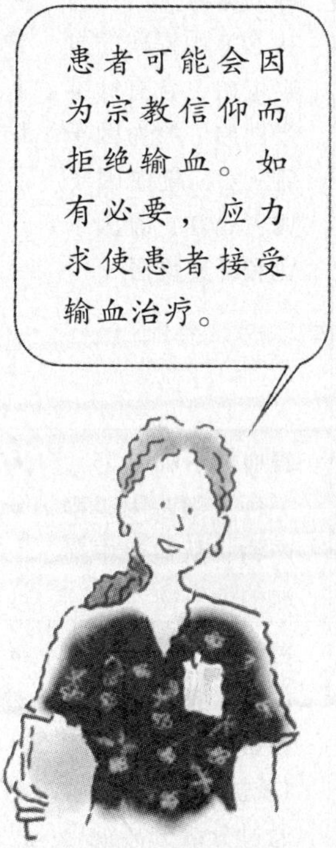
患者可能会因为宗教信仰而拒绝输血。如有必要，应力求使患者接受输血治疗。

在一些病例中，患者可能拒绝输血。例如：一位耶和华见证教派的信徒可能因为宗教信仰拒绝输血。一个具有行为能力的成年人有权拒绝治疗。如果患者拒绝输血，你可以采用其他治疗方法，比如在术中防止血液丢失或在术前、术后给予红细胞生成素、铁和叶酸等支持性治疗。采用可行的治疗方法，维护患者的自身权力和尊重患者的愿望，力求使其接受标准化治疗。

护理措施

- 获取医生的医嘱和签署的知情同意书；
- 如果患者拒绝输血要通知医生；
- 如果患者还没有开始治疗，要记录生命体征并开放静脉通路。使用 20G 的或更大直径的输血器。

重复检查核对

- 核对患者并检查血袋上的编号、ABO 血型、Rh 分型和血制品的有效期。这一步骤一定要经另一位有执照的专业人员确认。按照你所在医院的血液管理制度执行。
- 记录输血后 15min 的生命体征，然后每隔 30min（或按照现行制度）记录一次。

● 如果需要输入血小板或新鲜冰冻血浆，获取制品后应立即输入。

● 虽然一些微孔滤器可以完成 10 单位血的输入，但一般在输血超过 1h 后就应更换滤器和输血管路。在进行多个单位加压输血时，要有血液加温器以防体温过低。

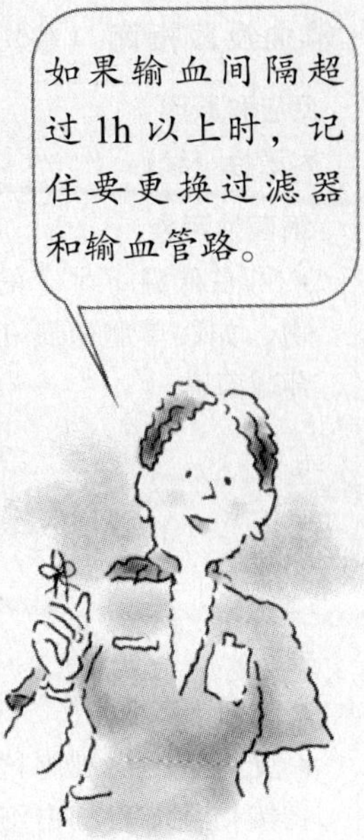
如果输血间隔超过 1h 以上时，记住要更换过滤器和输血管路。

快速输血

● 快速输血时，如有必要可应用加压袋或快速输血装置。在输注红细胞时，注意压力过高可导致血管损伤、血肿及溶血。

● 遵医嘱追踪实验室检查结果，以评价治疗效果。

● 记录输血的时间和日期（开始和结束时间）；血液制品的类型和量；输血器的规格和类型；输血前、输血过程中和输血后的生命体征；核实所有标识(包括个人的姓名)以及患者的反应。

● 记录患者的输血反应及处理方法（如果出现）。（见：输血反应指南）

● 如果输入多个单位库存血，需警惕因防腐剂枸橼酸盐所致的低血钙症状和体征。

输血反应指南

在输血过程中，患者可能发生某些危险并发症。本章描述了由受者体内抗原抗体反应引起的内源性反应和输血中外部因素引起的外源性反应。

反应和原因	症状和体征	护理措施
内源性		
过敏 ● 供血中含有过敏原 ● 供血对某些药物高度敏感	过敏(寒战、颜面水肿、喉头水肿、瘙痒、麻疹、哮喘)、发热、恶心和呕吐	● 按处方给予抗组胺药。 ● 监控患者的过敏反应，如有指征给予肾上腺素和皮质激素。 预防 ● 按处方在输血前预先给予苯海拉明（Benadryl）。 ● 输血的前 30min 内密切观察患者病情。

输血反应指南（续）

反应和原因	症状和体征	护理措施
内源性（续）		
细菌性污染 ● 可在低温下生存的生物，如假单胞菌属和葡萄球菌属	寒战、发热、呕吐、腹部痉挛、腹泻、休克、肾衰竭体征	● 依据处方应用广谱抗生素、皮质激素或肾上腺素。 预防 ● 坚持严格的血液储存管理制度。 ● 每 4 小时或每输 2 单位血后更换输血器和过滤器。 ● 每单位血输入时间为 2～4h，如果超过 4h 则停止输入。 ● 输入血制品时要保证无菌操作技术。 ● 输血前检查有无空气、血块或呈黑紫色。
发热 ● 细菌脂多糖 ● 受血者的白细胞抗体直接与供血者的白细胞反应	体温达到 104℉（40℃）、寒战、头痛、面色潮红、心悸、咳嗽、胸闷、脉率增快、肋痛	● 遵医嘱给予退热药、抗组胺药缓解症状。 ● 如果患者需要进一步输血，可给予冰冻红细胞(RBCs)，在输血器上加上可以清除白细胞的特殊过滤器或在下一次输血之前遵医嘱给予对乙酰氨基酚。 预防 ● 输血前预先给予退热药或抗组胺药，尽可能无菌操作。 ● 给予含白细胞少或洗涤过的 RBCs。采用专用于成分输血的去除白细胞的过滤器。
溶血 ● ABO 或 Rh 血型不相容 ● 供血之间不相容 ● 不适当的交叉配血 ● 血液储存不当	胸痛、呼吸困难、面部潮红、发热、寒战、震颤、高血压、肋痛、血红蛋白尿、少尿、穿刺或手术切口部位渗血、穿刺静脉血管烧灼感、休克、肾衰竭	● 监测血压。 ● 休克处理：静脉输液、给氧、遵医嘱给予肾上腺素、利尿药和升压药。 ● 留取输血反应后的血标本和尿标本进行分析。 ● 注意观察有无弥散性血管内凝血（DIC）所致出血的体征。 预防 ● 输血前检查供血和受血血型以确保血液相容。 ● 输血的前 30min 缓慢输入。
血浆蛋白不相容 ● 免疫球蛋白（Ig）A 不相容	腹痛、腹泻、呼吸困难、寒战、发热、面色潮红、低血压	● 给氧、补液，遵医嘱给予肾上腺素或皮质激素。 预防 ● 仅输缺乏 lgA 的血液或充分洗涤的红细胞。

输血反应指南（续）

反应和原因	症状和体征	护理措施
外源性		
出血倾向 ● 库存血血小板数量少引起血小板减少症	伤口、表皮破损或齿龈处异常出血或渗血；异常淤斑或淤点	● 遵医嘱输血小板、新鲜冰冻血浆或冷沉淀物。 ● 监测血小板计数。 预防 ● 可能时仅输新鲜血（<7d）。
循环负荷过重 ● 可因全血输入过快所致	血浆容量增多、背部疼痛、胸闷、寒战、发热、呼吸困难、潮热感、头痛、高血压、中心静脉压和颈静脉压升高	● 监测血压。 ● 遵医嘱给予利尿剂。 预防 ● 缓慢输血。 ● 4 小时内不超过 2 个单位；老年患者、婴幼儿或心脏疾病患者应更少。
低血钙 ● 枸橼酸毒性，当含枸橼酸盐的血液快速输入时出现。（枸橼酸与钙结合引起钙缺乏，或肝病使枸橼酸正常代谢受到抑制）	心律不齐、低血压、肌肉痉挛、恶心、呕吐、癫痫发作、手指麻木感	● 根据患者的反应减速慢度或停止输血。低体温或高血钾患者可能出现更严重的反应。 预防 ● 缓慢输血。
低体温 ● 快速大量输入冷血而使体温降低。	寒战、颤抖、低血压，心律不齐，尤其是心动过缓，如果体核温度低于 86℉（30℃），可出现心脏骤停	● 停止输血。 ● 用毯子使患者保暖。 ● 行心电图检查。 预防 ● 将血液加温至 95～98℉（35～36.7℃），特别是在大量输血前。

补液

补液是治疗多系统病变的一个重要组成部分。为了保证患者的健康，细胞内外的水电平衡要求保持相对的稳态。一个患者无论处于疾病状态，还是不能正常摄入足够的液体以及液体丢失过多，都需要静脉补液治疗。

预测

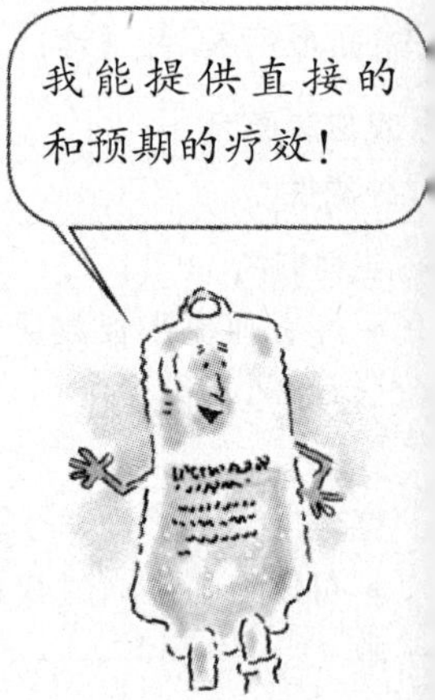

静脉补液治疗为患者提供维持生命的水、电解质和药物以达到直接的和预期的疗效。用于静脉补液的溶液包括多种晶体和胶体。（见：了解电解质）

易于流动的晶体液

晶体液是存在于血液与细胞、组织之间的易于流动的小分子。有三种类型的晶体液：

了解电解质

电解质帮助调节水的分布，控制酸碱平衡和传递神经冲动，也参与生殖和凝血功能。下面总结了体内主要电解质的功能，查看此表了解电解质在细胞内外的分布情况。

钾（K）

- 细胞内液的主要阳离子
- 调节细胞的兴奋性
- 可透过细胞膜从而影响细胞的电位
- 有助于维持细胞内液渗透浓度，从而维持细胞内液渗透压

镁（Mg）

- 细胞内液的主要阳离子
- 参与许多酶的构成和代谢过程，尤其是蛋白质合成
- 调节神经冲动传导和骨骼肌的反应(镁离子不均匀分布主要影响神经肌肉的传导过程)

磷（P）

- 细胞内液的主要阴离子
- 促进能量储存和糖、蛋白质、脂肪代谢
- 参与缓冲对

钠（Na）

- 细胞外液的主要阳离子
- 维持细胞外液渗透浓度，高浓度钠离子的交换可引起液体容量的改变，以恢复正常溶质和水的配比
- 帮助维持酸碱平衡
- 激活神经和肌肉细胞
- 影响水的分布（协同氯离子）

氯（Cl）

- 细胞外液的主要阴离子
- 有助于维护正常的细胞外渗透浓度
- 影响机体 pH
- 在维持酸碱平衡方面起重要作用；与氢离子作用产生盐酸

钙（Ca）

- 构成骨骼和牙齿的主要阳离子，细胞内外分布相当均匀
- 钙离子存在于细胞膜，有助于细胞相互黏附，维持细胞形态
- 钙是细胞内酶的激活剂（肌肉只有在钙的参与下才能收缩）
- 参与凝血
- 影响细胞膜通透性和极化状态

碳酸氢根（HCO_3^-）

- 存在于细胞外液中
- 主要功能是参与调节酸碱平衡

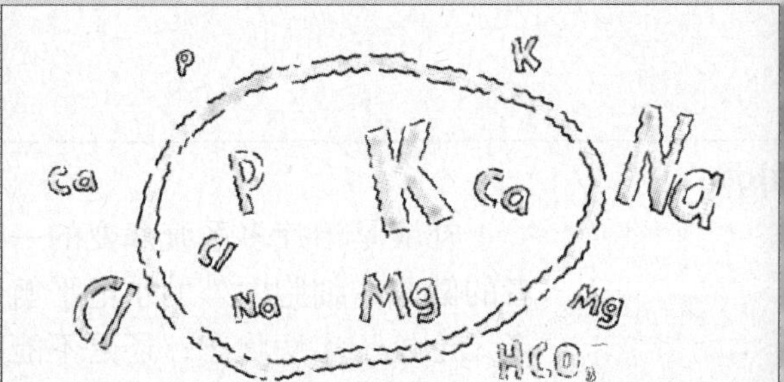

● 等渗液，与细胞外液渗透压浓度相同，因此不能在细胞内外之间交换。

● 低渗液，渗透压浓度低于细胞外液，因此可以从血液移入细胞内引起细胞水肿。

● 高渗液，渗透压浓度高于细胞外液，因此液体可从细胞内转移至血液，引起细胞萎缩。（见：了解静脉补液）

了解静脉补液

此表列出了常用的静脉液体及其临床适应证以及应用时的特殊注意事项。

溶液	适应证	特殊注意事项
等渗液		
5%葡萄糖	● 失液和脱水 ● 高钠血症	● 最初是等渗液，当葡萄糖代谢后变成低渗液。 ● 不用于复苏，因可致高血糖。 ● 心肾疾病时慎用，因可引起液体负荷过重。 ● 长期应用不能充分提供每日所需的能量，最终可能导致蛋白分解。
生理盐水	● 休克 ● 低钠血症 ● 输血 ● 复苏 ● 补液试验 ● 代谢性碱中毒 ● 高血钙 ● 糖尿病酮症酸中毒（DKA）患者的补液	● 因为它能代替细胞外液，可引起液体负荷过重，心衰、水肿和高钠血症的患者应慎用。
乳酸林格液	● 脱水 ● 烧伤 ● 下消化道液体丢失 ● 急性失血 ● 因体液转入第三间隙所致的血容量减少	● 除不含镁外，其他电解质成分与血清相似。 ● 含有钾，肾衰竭禁用，可致高钾血症。 ● 肝病患者禁用，因肝不能进行乳酸代谢，而正常的肝能使乳酸转化为碳酸氢盐。如果患者 pH＞7.5，则不能给予乳酸林格液。

（未完待续）

关于静脉补液（续）

溶液	适应证	特殊注意事项
低渗液		
0.45%氯化钠（半张盐水）	● 补充水分 ● 糖尿病酮症酸中毒，开始给生理盐水后，葡萄糖输入之前 ● 高渗性脱水 ● 钠氯缺乏 ● 胃肠减压或呕吐所致胃液丢失	● 谨慎应用，可引起心血管塌陷或颅内压增高。 ● 禁用于肝脏疾病、创伤或烧伤患者。
高渗液		
5%葡萄糖半张盐水	● 糖尿病酮症酸中毒的患者输入生理盐水和半张盐水之后，输入此溶液可以防止低血糖和脑水肿（当血浆渗透浓度降低过快时发生）	● 对于糖尿病酮症酸中毒患者只在血糖水平低于250mg/dl时使用。
5%葡萄糖盐水	● 低渗性脱水 ● 在循环容量不足或休克时如果不能及时提供血浆扩容剂，此溶液可以作为临时治疗液 ● 存在抗利尿激素分泌不足综合征（或者应用3%氯化钠） ● 肾上腺危象	● 因为有心衰和肺水肿的危险，心脏和肾脏疾病患者慎用。
10%葡萄糖液	● 补充水分 ● 一些需要葡萄糖和营养的疾病	● 监测血清葡萄糖水平。

促进水交换的胶体液

胶体液被称为高渗液，可用于增加血容量。胶体液可使水从细胞间隙进入血管内。像血浆、白蛋白、羟乙基淀粉和右旋糖酐都是胶体液。

如果毛细血管内膜正常，胶体液的作用将持续数天。在输注胶体液时，需要密切监测，如患者出现血压升高、呼吸困难及脉搏洪大都是血容量过多的表现。

护理措施

● 检查静脉输液医嘱是否完整、准确。大部分静脉输液医嘱应在24h内执行完毕。一个完整的医嘱应具体说明补液的量和类型、特别添加的药物和浓度，以及输液速度和持续时间。

- 切记在静脉给药时一定要了解患者的体重、年龄和病史，以防输液量超负荷。
- 按照你所在医疗机构的要求，定期更换输液的部位、敷料和管路。液体应该至少每 24 小时更换一次。
- 监测静脉输液部位的并发症表现，如浸润、静脉炎或血栓性静脉炎、感染以及外渗。
- 监测患者静脉输液的并发症表现，如过敏反应、空气栓塞及液体超负荷。
- 监测出入量。如果患者尿量少于 30ml/h，应通知医生。
- 监测患者潜在的水、电解质失衡情况，并检查血清电解质数值。（见：血清电解质检测结果说明）

血清电解质检测结果说明

采用下面的快速参考表格来解释成人的血清电解质结果。

电解质	结果	含义	常见原因
血清钠	135～145mEq/L	正常	—
	<135mEq/L	低钠血症	抗利尿激素分泌失调综合征
	>145mEq/L	高钠血症	尿崩症
血清钾	3.5～5.0mEq/L	正常	—
	<3.5mEq/L	低钾血症	腹泻
	>5.0mEq/L	高钾血症	烧伤和肾衰竭
总血清钙	8.5～10.5mg/dl	正常	—
	<8.5mg/dl	低钙血症	急性胰腺炎
	>10.5mg/dl	高钙血症	甲状旁腺功能亢进
离子钙	4.5～5.1mg/dl	正常	—
	<4.5mg/dl	低钙血症	大量输血
	>5.1mg/dl	高钙血症	酸中毒
血清磷酸盐	2.5～4.5mg/dl 或 1.8～2.6mEq/L	正常	—
	<2.5mg/dl 或 1.8mEq/L	低磷酸盐血症	糖尿病酮症酸中毒
	>4.5mg/dl 或 2.6mEq/L	高磷酸盐血症	肾功能不全

（未完待续）

血清电解质检测结果说明（续）			
电解质	结果	含义	常见原因
血清镁	1.5～2.5mEq/L	正常	—
	<1.5mEq/L	低镁血症	营养不良
	>2.5mEq/L	高镁血症	肾衰竭
血清氯	98～108mEq/L	正常	—
	<98mEq/L	低氯血症	持续呕吐
	>108mEq/L	高氯血症	高钠血症

- 静脉输液患者的记录包括日期、时间、输液管路的类型、输液部位和外观、输入液体的量和类型、患者对治疗的耐受性和反应。

多系统病变

多系统病变包括烧伤、移植物抗宿主病、高热、低体温、低血容量性休克、多器官功能障碍综合征（MODS）、感染性休克和创伤。

烧伤

烧伤是由于与热的、化学性的或带电的物体接触，或摩擦或受阳光照射所致的组织损伤。它可引起皮肤细胞损害和机体功能改变。严重烧伤可影响机体的所有系统和器官，通常需要止痛治疗和一段较长时间的康复。

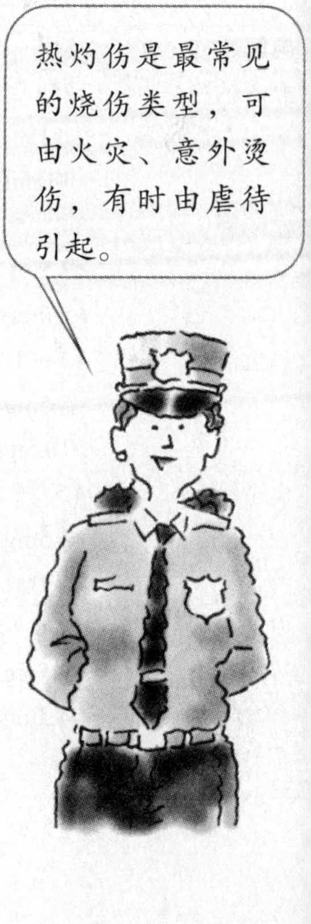
热灼伤是最常见的烧伤类型，可由火灾、意外烫伤，有时由虐待引起。

病因

热灼伤为最常见的烧伤类型，常见原因包括：

- 住宅火灾
- 车祸
- 交通事故
- 玩火柴
- 不正确的燃放鞭炮
- 烫伤及厨房内灼伤
- 虐待（见于小孩和老人）
- 衣服着火

化学灼伤

化学灼伤可由于接触、摄入、吸入或注射强酸、强碱或腐蚀性毒剂引起（均可引起皮肤水疱）。

电灼伤

电灼伤通常由于接触损坏的电线或高压线路。

摩擦或过度曝晒

当皮肤与粗糙物体表面急剧摩擦时可发生摩擦灼伤。日晒伤是由于在阳光下过度曝晒所致。

发病机制

具体的病理生理学变化取决于烧伤的原因及烧伤的深度和严重程度。（见：烧伤深度的分类）损伤因素使细胞蛋白质变

烧伤深度的分类

最常用的分类方法是按照深度和严重程度分类。然而，多数烧伤会有不同深度和不同程度的组织损伤。下图对了解不同程度的烧伤所形成的损害有一定帮助。

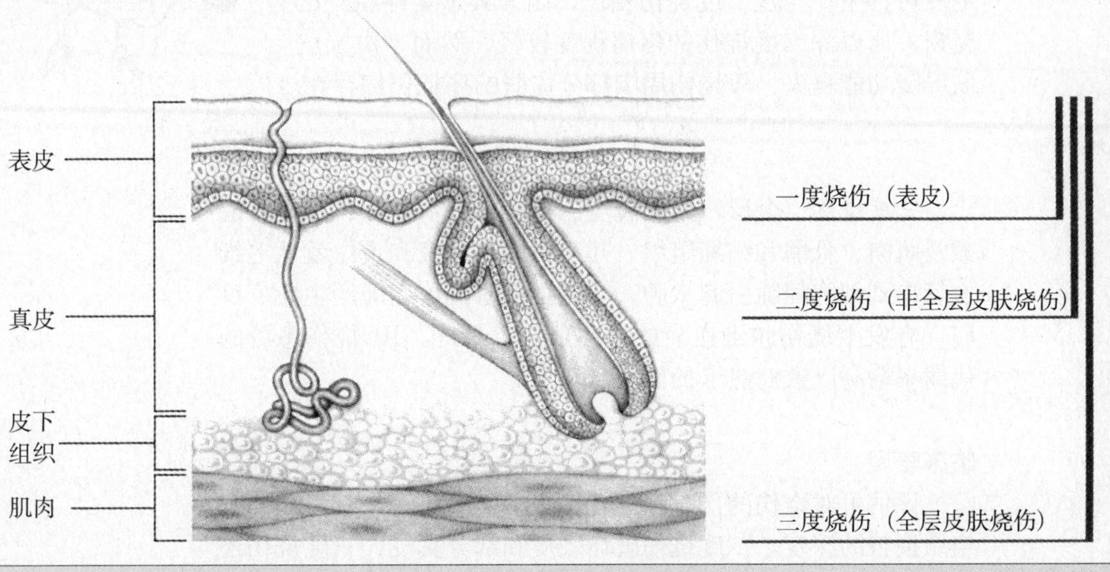

性。一些细胞由于创伤或缺血坏死而死亡。变性作用使胶原交联丢失，导致渗透压异常及压力梯度的改变，最终引起血管内液体渗出至细胞间隙。细胞的损伤刺激炎症介质释放，引起局部毛细血管通透性增加，在严重烧伤时可引起全身毛细血管通透性增加。

表皮烧伤

一度烧伤是由直接接触（如化学剂）、间接接触（如阳光）引起皮肤表皮的局部损伤，皮肤的屏障功能仍保持完整，这种烧伤不会危及生命。

屏障功能破坏形成水疱

浅二度烧伤为非全层皮肤烧伤，累及表皮和部分真皮。损伤后短时间内形成薄壁的水疱。水疱破裂后，神经末梢暴露。由于触觉和痛觉仍存在，后续的治疗会感到疼痛。皮肤的屏障功能丧失。

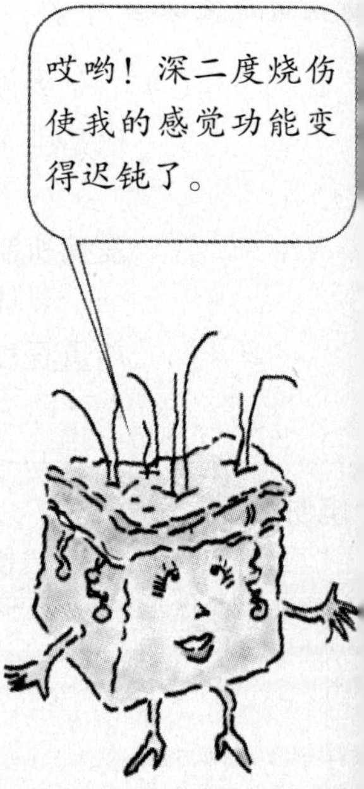

深达真皮的烧伤

深二度烧伤是累及表皮和真皮的非全层皮肤烧伤，可有水疱及轻到中度的水肿和疼痛。因毛囊完整，所以毛发可再生。与浅二度烧伤相比，因为其感觉神经广泛受损，所以深二度烧伤的疼痛程度较轻，然而，由于皮肤屏障功能丧失，故烧伤周围部分皮肤的痛觉仍然存在。

三度烧伤

三度烧伤（全层）累及表皮、真皮和皮下组织，它还可能累及肌肉、骨骼和结缔组织。几小时内，体液和蛋白就从毛细血管渗到细胞间隙引起水肿。三度烧伤时机体立即产生免疫反应，有发生烧伤脓毒血症的潜在危险。最终，Ⅲ°烧伤患者的代谢率增高以致对热卡的需求量增加。

临床表现

评估可对烧伤的严重程度有一个全面的认识。首先，确定组织损害的深度。二度烧伤破坏表皮和部分真皮，三度烧伤还累及皮下组织。目前，虽有许多用程度和深度来描述烧伤的方法，如前所述，但传统的方法仍是按程度分级。

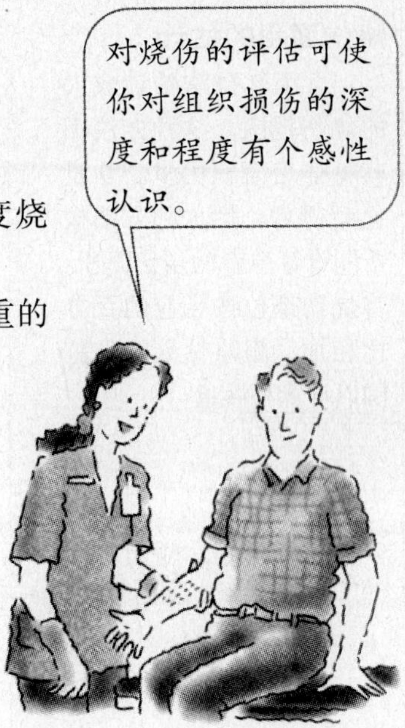
对烧伤的评估可使你对组织损伤的深度和程度有个感性认识。

烧伤的特征性表现

烧伤的症状和体征依赖于烧伤的类型，可包括：

- 在前 24h 内局部疼痛和红斑，通常无大水疱（一度烧伤）。
- 寒战、头痛、局部水肿以及恶心和呕吐（多见于严重的一度烧伤）。
- 在损伤的数分钟之内，出现充满液体的薄壁的水疱，以及轻到中度的水肿和疼痛（浅二度烧伤）。
- 损伤区域皮肤蜡样苍白（深二度烧伤）。
- 由于皮肤弹性损害，可出现白色、褐色或黑色皮革样的组织，也可见血管内血栓（手背处静脉最易形成血栓），没有水疱（三度烧伤）。
- 受损区域皮肤呈银色、隆起或炭化，通常发生于与电接触的部位（电灼伤）。

烧伤皮肤的形态

查体可了解烧伤的部位和范围。记录烧伤皮肤的形态。如果患者肢端有环状面烧伤，那么其阻止了该肢体的血液循环，容易出现水肿；如果是颈部烧伤，可能会出现气道梗阻；胸部烧伤会导致呼吸运动受限。

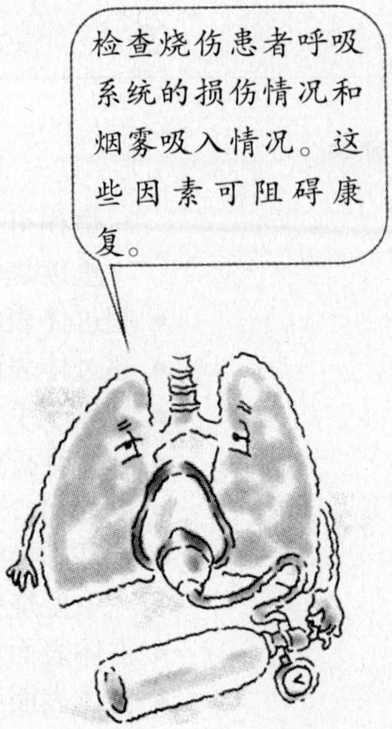
检查烧伤患者呼吸系统的损伤情况和烟雾吸入情况。这些因素可阻碍康复。

除皮肤损害以外的其他表现

检查患者的其他损伤，这些损伤可能阻碍康复，如烟雾吸入后所致的呼吸系统损害，包括烧焦的鼻毛、黏膜灼伤、声音改变、咳嗽、喘鸣、口鼻中的烟灰和黑色的痰。

辅助检查

9 分法是用于确定烧伤面积的评估方法，这种方法可确定烧伤覆盖面积占体表面积的百分比。（见：烧伤面积的估计，656 页）

烧伤面积的估计

可用9分法估计成人的烧伤范围。这种方法因其将体表面积用多个9量化而得名。用这种方法按下图计算患者的烧伤面积。将烧伤部位按相应的百分比相加，粗略估计烧伤范围以计算补液量。

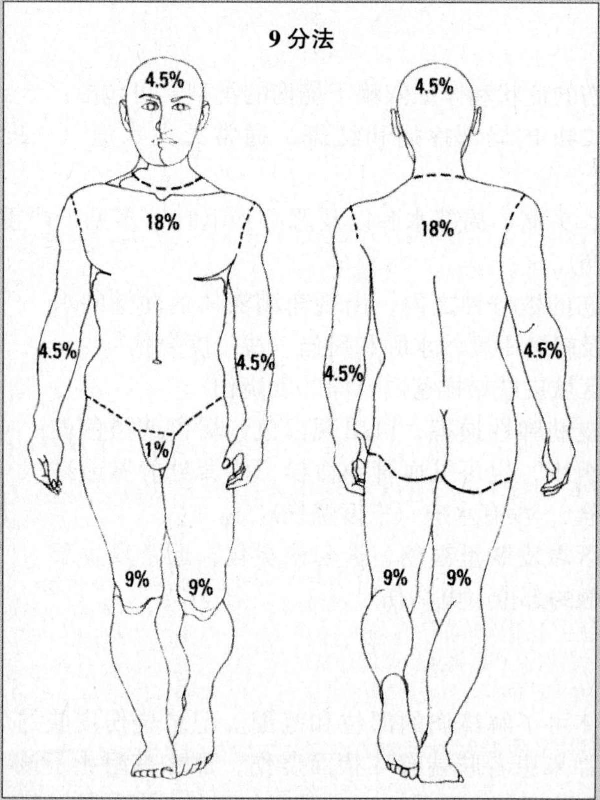

分类

烧伤可分为三类：轻、中、重度。

重度烧伤包括：

- 超过体表面积的10%的三度烧伤
- 超过体表面积的25%的二度烧伤
- 发生于手、面、足部或外阴的烧伤
- 合并骨折或呼吸系统损害的烧伤
- 电灼伤
- 有基础疾病的患者的烧伤

中度烧伤包括：

- 占体表面积的2%～10%的三度烧伤
- 占体表面积的15%～25%的二度烧伤

轻度烧伤包括：

- 小于体表面积2%的三度烧伤

● 小于体表面积 15%的二度烧伤

实验室检查

下面是一些有助于烧伤诊断的辅助检查结果：

● 动物血气分析早期可正常，晚期可出现低氧血症和代谢性酸中毒。

● 由于一氧化碳的存在，碳氧血红蛋白水平可显示烟雾吸入的程度。

● 全血细胞分析可显示血红蛋白降低（由于溶血），血细胞比容增高（继发于血液浓缩）以及白细胞增高（由于全身炎性反应或潜在的脓毒症）。

● 血电解质水平显示低钠血症（大量体液转移）和高钾血症（体液转移和细胞溶解）。其他实验室检查显示血尿素氮升高（继发于体液丢失或蛋白分解增多）以及总蛋白和白蛋白降低（由于血浆蛋白渗漏入细胞间隙）。

● 肌酸激酶和肌红蛋白可升高。切记肌酸激酶和肌红蛋白有助于显示肌肉损伤的程度，因此，肌酸激酶或肌红蛋白水平越高，肌肉损伤越广泛。尿中出现肌红蛋白可导致急性肾小管坏死。

治疗

烧伤的初始治疗取决于烧伤的类型，包括：

● 去除致伤原因，燃烧的和任何仍散热的物体如衣服和首饰

● 保持气道开放，评价气道、呼吸和循环状态（ABCs）

● 给予湿化吸氧

● 控制活动性出血

● 对于超过体表面积 30%的非全层皮肤烧伤和超过 5%的全层皮肤烧伤患者，予以干的无菌清洁床单覆盖（由于体温急剧下降，大面积烧伤的患者不要应用浸湿盐水的敷料覆盖）

● 补液（见：补液治疗，658 页）

● 抗生素治疗（用于所有重度烧伤患者）

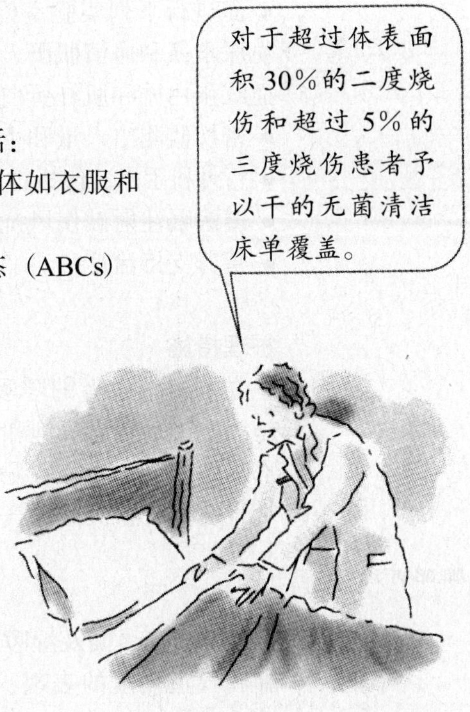

补液治疗

烧伤的患者由于大量体液丢失，补液治疗是至关重要的。然而，由于补液过剩存在一定风险，故补液应十分谨慎。

补液量的计算

很多公式用于计算烧伤后头24h内的补液量。常用的计算方法是应用体重和烧伤体表面积百分比。Parkland公式是常用的计算公式之一，如下：

$$\frac{2\sim4\text{ml 乳酸林格液 /kg}}{\text{烧伤的体表面积}}$$

时间

通常在烧伤后的最初8h内给予计算量的1/2（注意：计算第一个8h应以受伤开始时间计算，不是患者到达急诊科的时间），剩下的1/2补液量在以后的16h内输入。

补液类型

在烧伤后的头24h，由于毛细血管通透性明显增加，蛋白渗入组织间隙，因此通常给予晶体液。24h以后，可以应用胶体液。在最初的24h给胶体液虽然可补充蛋白丢失，但这些蛋白可能渗入组织间隙。

补液量的调整

在补液过程中，应始终注意有无液体过剩和液体不足的表现。心衰和肺水肿的表现提示液体过剩。低血容量性休克则提示补液不足。

- 必要时予以镇痛治疗
- 抗感染药物治疗
- 需进行下列实验室检查：如全血细胞分析、电解质、血糖、血尿素氮和血清肌酐、血气分析、血型和交叉配血、尿液分析血红蛋白尿和肌红蛋白尿
- 密切监测出入量和生命体征
- 行外科手术，包括对重度烧伤患者进行皮肤移植和外科清创术
- 遵医嘱注射破伤风抗毒素
- 营养支持治疗

护理措施

- 立即评估患者的呼吸、循环状态。必要时实施紧急复苏措施。监测动脉血氧饱和度，连续监测动脉血气分析。这对于面部和颈部烧伤的患者尤为重要，以便在呼吸功能恶化时及时行气管内插管和机械通气。

肺部听诊

- 肺部听诊可闻及湿啰音、干啰音或喘鸣音。观察有无喉头水肿和气道梗阻的表现，如呼吸费力、严重声音嘶哑和呼吸困

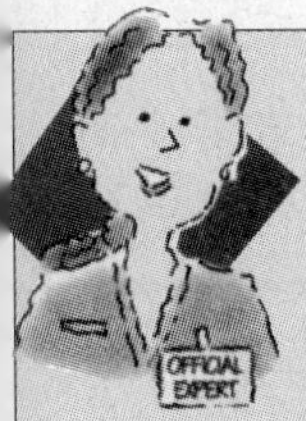

专家建议

电灼伤的护理

当护理电灼伤的患者时切记以下要点：

- 警惕电休克引起的呼吸、心跳停止以及室颤，并立即进行心肺复苏。
- 估计致伤的电压。
- 电灼伤所导致的组织损伤常难以评估，因为延传导通路造成的内部损伤通常比表面烧伤范围更广。
- 电灼伤可点燃患者的衣服，因此也可导致热灼伤。

难。

- 遵医嘱给予湿化吸氧。
- 如果患者出现咳嗽无力或闻及异常呼吸音时，应经口咽或经气管吸痰。
- 根据患者的情况，每 15 分钟或更频繁地密切监测患者的心脏和呼吸功能及心律失常情况。评价患者意识状态的改变，如意识模糊、烦躁或反应能力下降。（见：电灼伤的护理）
- 如果患者存在化学灼伤，反复用大量清水或生理盐水冲洗伤口。如果化学药品进入患者的眼睛，摘去患者的隐形眼镜并用大量清水或生理盐水冲洗至少 30min，用干的无菌敷料覆盖患者的眼睛。记录引起烧伤和有毒烟雾的化学制剂类型。如有必要，行眼科检查。
- 将患者置于半卧位以使患者胸廓容积达到最大。尽量使患者保持安静和舒适，使需氧量达到最低。
- 对于胸廓和颈部深度烧伤或环状烧伤的患者，如有必要，准备行急诊焦痂切除术，增加肺容量，减少肺萎陷。
- 遵医嘱给予快速的补液治疗，宜采用管径较大的外周静脉导管或有指征时采用中心静脉导管。

后续治疗

- 监测患者的生命体征和血流动力学参数，因其改变可提示低血容量性休克或液体负荷过重和肺水肿。
- 每小时评价一次患者的出入量，遵医嘱留置导尿管以准确测定尿量。

- 评估患者的疼痛程度，包括一些非言语的表现。遵医嘱给予镇痛药物，如静脉注射吗啡。避免肌内注射给药，因为烧伤后组织损伤，当肌内注射给药时，药物的吸收受限。
- 使患者保持安静，在患者治疗期间保证完全休息。采取适当的非药物镇痛措施。
- 每日测量体重并监测出入量，包括每日的热卡量。提供高热量、高蛋白饮食。评价患者的腹部有无腹胀和肠鸣音。如果患者不能经口进食，遵医嘱给予肠内营养。

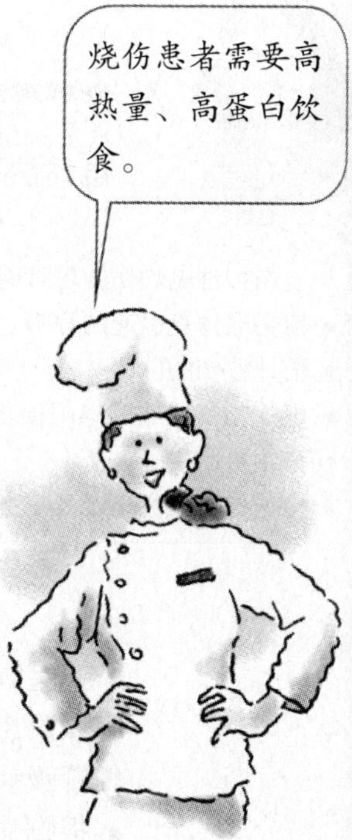

- 遵医嘱给予 H_2–受体拮抗剂以降低溃疡形成的危险。
- 评估患者感染的症状和体征，如发热、白细胞计数增高以及烧伤创面和引流液的变化。做伤口渗出液培养。遵医嘱给予退热和抗生素治疗。
- 如有指征，给予破伤风抗毒素。
- 遵医嘱行伤口护理。如有指征为患者行植皮准备。
- 至少 2～4h 评价一次患者烧伤区域的神经血管状态，包括血管搏动、神经反射、感觉异常、烧伤部位皮肤颜色和温度，如有指征可更频繁。
- 根据指征用夹板、固定装置制动或对烧伤部位进行功能锻炼。保持烧伤部位处于功能位，尽量预防肢体挛缩和畸形。
- 治疗前向患者解释操作的全过程。鼓励患者尽可能积极配合治疗，并鼓励患者说出所关心的问题，特别是关于身体形象改变的相关问题。

移植物抗宿主病（GVHD）

当一个免疫功能损伤的受者接受一个具有免疫能力的供者的移植物时，可出现 GVHD，也称器官排斥反应。

100 天分量法

GVHD 可分为急性和慢性：

- 急性 GVHD 发生于移植后的 100 天内，它是骨髓移植后死亡的主要原因。
- 慢性 GVHD 发生于移植 100 天后，它涉及影响多器官的自身免疫应答。老年患者和之前患过急性 GVHD 的患者最易出现慢性 GVHD。由急性 GVHD 转为慢性 GVHD 者的死亡率极高。

病因

GVHD 的病因包括免疫功能受损、不相容供者的移植，或者输注含有活性淋巴细胞的不相容的血液制品。

接受组织相容性相同的器官移植者发生 GVHD 的几率小于 50%。当出现抗原不匹配时，死亡率会超过 60%。GVHD 患者通常死于脓毒症。

病理生理学

发生 GVHD 的 3 个必要条件为：

1. 移植物存在免疫活性细胞
2. 宿主将移植物视为“非己”
3. 宿主对移植物无反应

移植物细胞抗宿主反应

如果宿主和移植物细胞不相容，移植物细胞对宿主 II 型抗原致敏并可能攻击宿主细胞。尽管 GVHD 损伤的活动期组织活检通常显示嗜酸性粒细胞、单核细胞、吞噬细胞和组织细胞的浸润，但出现这种情况的确切机制仍不清楚。

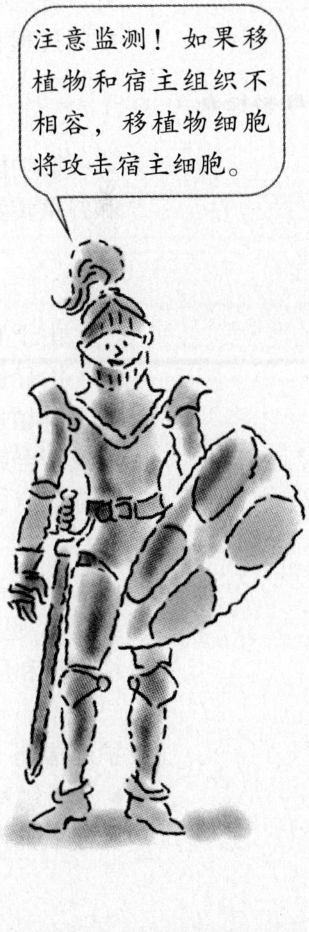
注意监测！如果移植物和宿主组织不相容，移植物细胞将攻击宿主细胞。

临床表现

急性 GVHD 的症状和体征包括：

- 皮疹（移植后 10～30 天）
- 痉挛性腹痛和严重腹泻
- 胃肠道出血
- 黄疸

慢性 GVHD 的体征包括：

- 类似硬皮病的皮肤改变，最终可导致溃疡形成
- 关节挛缩
- 食管运动能力受损

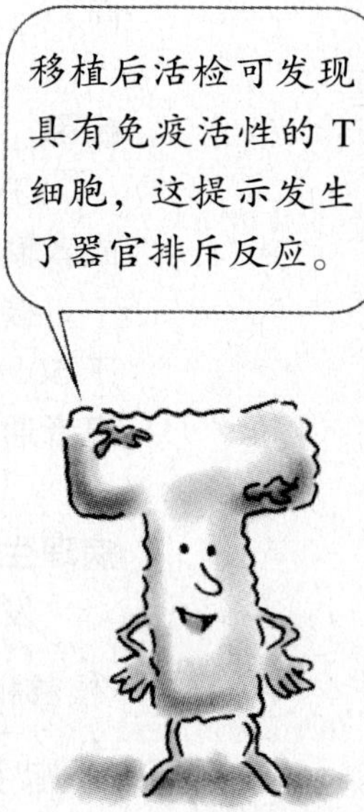
移植后活检可发现具有免疫活性的T细胞，这提示发生了器官排斥反应。

辅助检查

移植物能否成活的关键通常在于早期识别GVHD，但没有单一的或联合的检测能提供确诊的依据。化验检查仅能提供非特异性证据，这些证据容易被认为由其他原因引起，特别是感染。诊断通常是排除性的，或通过对器官特异性功能检查、实验室检查和组织活检来协助诊断。

组织活检

组织活检可提供更精确、可靠的诊断资料，特别是在心脏、肝和肾移植中。组织活检通常可见具有免疫活性的T细胞，同时伴有淋巴细胞的浸润和组织损伤。反复组织活检有助于识别排斥反应早期特征性的组织学改变，并与以前的组织活检比较其变化程度，以便监测治疗的过程和确定移植成功与否。

肝功检查

肝功能检查可显示胆红素、血清碱性磷酸酶、谷丙转氨酶和谷草转氨酶的水平。

治疗

由于GVHD可以是致命的，因此首先要注重预防。

治疗包括：

- 在移植后的前3～12个月，应用免疫抑制剂甲氨喋呤[可合用或不合用泼尼松（强的松）]、抗胸腺细胞球蛋白（Atgam）、环孢素（山地明）、环磷酰胺（环磷氮芥）或他克莫司(普乐可复)。
- 去除供者骨髓中的T细胞（选择性地去除供者移植物中的T细胞），已经证明能降低GVHD的严重性和发病率，但患者移植失败和白血病复发的情况增多。

护理措施

- 在骨髓移植或器官移植后制订适宜的措施。
- 仔细检查患者的皮肤红斑情况，尤其注意足底和手掌。如果

- 仔细检查患者的皮肤红斑情况，尤其注意足底和手掌。如果出现红斑，给予细致的皮肤护理。
- 观察患者的皮肤尤其是巩膜的颜色，评估有无黄疸。记录有无黑色尿液和黏土样大便。
- 至少每 4 小时监测一次患者的生命体征，如果患者的体温升高，通知医生。
- 评价液体平衡情况，密切监测出入量。遵医嘱静脉补液维持水合状态，必要时予以血流动力学监测以评估患者的状态。
- 遵医嘱给予免疫抑制剂。
- 密切监测肝功能酶学改变。
- 评价患者的肠排空情况和肠鸣音，警惕严重腹泻。（见：电解质和酸碱失衡）
- 遵医嘱查血和做大便培养以确定可能的感染源。
- 评价患者有无脓毒症的症状和体征。

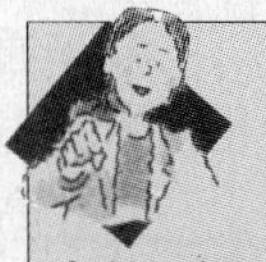

高度注意

电解质和酸碱失衡

当治疗 GVHD 时遵循下列指南：

- 警惕腹泻导致的电解质和酸碱平衡紊乱
- 根据化验结果静脉补充电解质。
- 钾是在腹泻时丢失的主要离子，须密切监测因低血钾而引起的心律失常

高热

高热，亦称热证，指体温升高超过 99℉（37.2℃）。它可由环境和自身情况变化使产热增加或散热减少所致。

病因

高热可由产热增加引起，如过量运动、感染和药物（如苯丙胺）。

高热也可能由散热减少引起，散热减少的原因包括：

- 温度和湿度增高
- 水土不服
- 穿着过多
- 心血管疾病
- 肥胖
- 脱水
- 汗腺功能障碍
- 药物（如酚噻嗪类和抗胆碱能类）

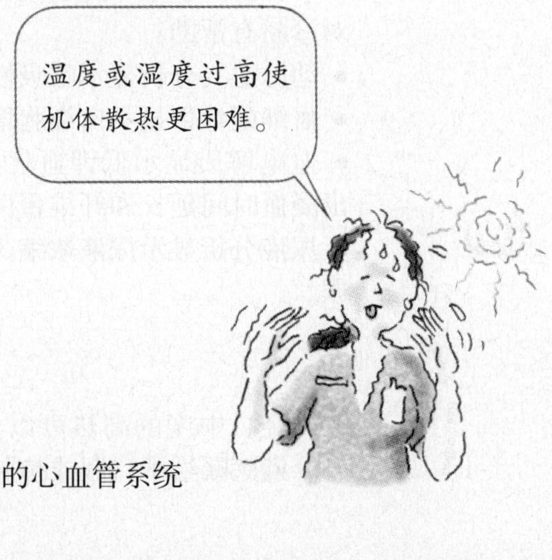

发病机制

人类正常的体温调节是由下丘脑控制的心血管系统

温，通过蒸发或血管舒张，产生对流、辐射和传导来降低体表温度。然而，当散热机制障碍不足以抵消产热时，体温升高。

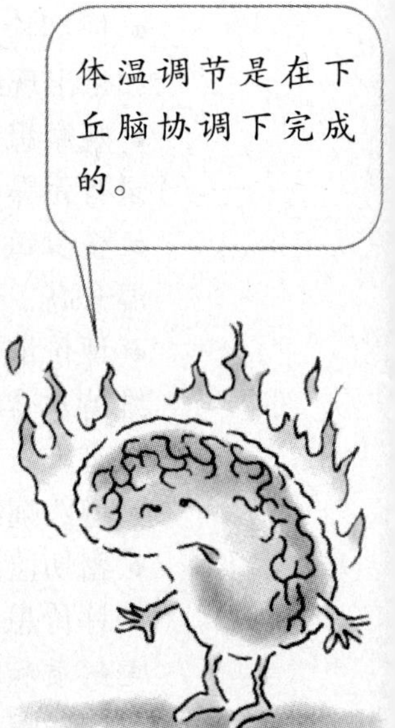

水分丢失，发生低血容量性休克

如果机体体温持续升高，体液丢失进一步增多，则可导致低血容量性休克。如不予治疗，患者的体温调节机制将发生障碍。（见：皮肤在体温调节中的作用）

高热

高热的分度如下：
- 轻度高热（热痉挛）是由于机体大量出汗，盐丢失过多造成的。
- 当机体处于高热且血液聚集于皮肤试图降低体温时，出现中度高热（热衰竭）。这可引起循环血量减少，脑血流量减少，最后出现晕厥。
- 当机体体温持续升高且内脏受损时，出现严重高热（中暑），最终导致患者死亡。（见：老年人中暑，666 页）

临床表现

因高热的程度不同，表现亦不同。（见：高热的症状和体征，667 页）

辅助检查

没有一个单一的诊断标准能确诊高热，但是这些检查结果对诊断有帮助：
- 动脉血气分析显示呼吸性酸中毒和低氧血症。
- 血细胞计数显示白细胞增多和继发于血液浓缩的 HCT 增高。
- 血电解质显示低钾血症。其他的血液检查可见 BUN 升高、出凝血时间延长和纤维蛋白溶解增加。
- 尿液分析显示尿液浓缩、尿蛋白增高并可见管型和肌红蛋白尿。

治疗

轻、中度的高热可以将患者置于凉爽的环境，让患者休息。遵医嘱给予口服或静脉输注含电解质的液体。

皮肤在体温调节中的作用

皮肤深层丰富的神经、血管、汗腺能帮助调节体温（控制体温）。下面第一个流程表显示了机体怎样保持体温。第二个流程表显示了机体怎样降低体温。这显示了皮肤在体温调节中的作用。

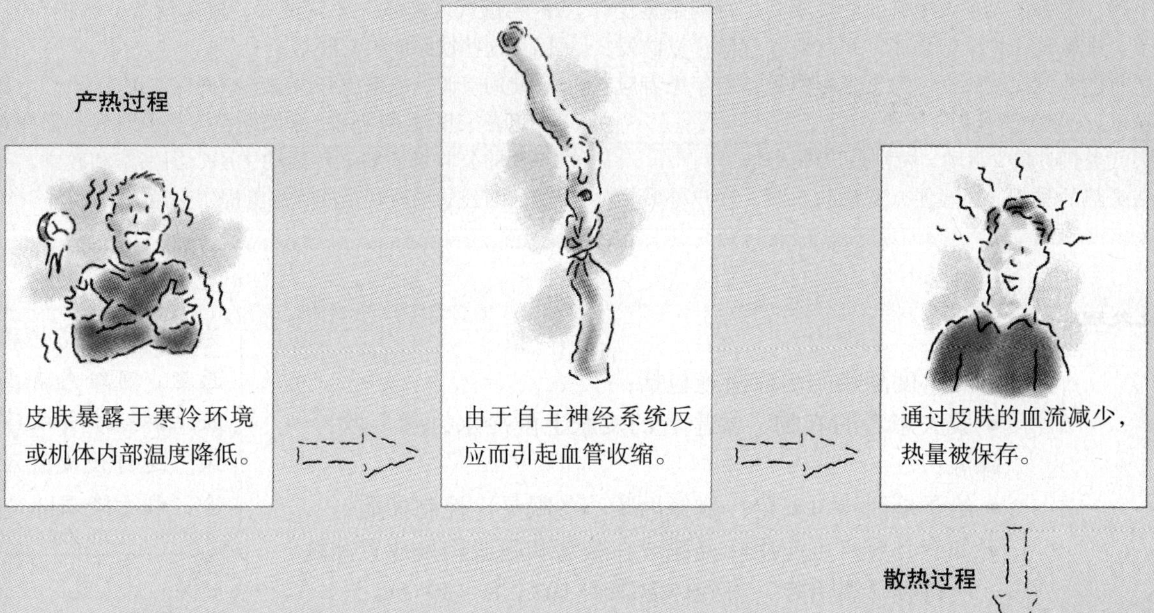

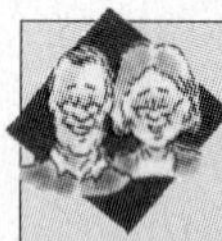

老年病讲座

老年人中暑

随着年龄的增长，机体的渴感中枢功能及排汗能力下降。这将使老年人中暑的危险增高，特别是盛夏季节。中暑是一种医学急症，并需要紧急治疗以防发生严重的并发症或死亡。为了防止中暑，老年患者应遵循以下指南：

- 天气炎热时减少活动，特别是户外活动。
- 在炎热的季节，穿轻便、宽松的衣服，在户外戴帽子和太阳镜，避免穿吸收阳光的深色衣服。
- 大量饮入液体，尤其是水，避免饮茶、咖啡和酒，因为这些饮品能引起脱水。
- 使用空调、电扇或开窗通风（确保使用安全）。（如果患者家里没有空调，建议他在太热的时候去那些有空调的公共场所如老年活动中心、图书馆和教堂，一些大的公共场所甚至能为患者提供交通工具。）

紧急处理

重度高热的治疗措施包括：

- 脱去患者的衣物，给患者的皮肤上淋冷水，然后吹冷气降温；
- 给予地西泮（安定）或氯丙嗪（冬眠灵）控制抽搐；
- 如有必要，可应用降温毯或在腋窝和腹股沟处放置冰块。

持续降温治疗，直到体温降到 102.2℉（39℃）。

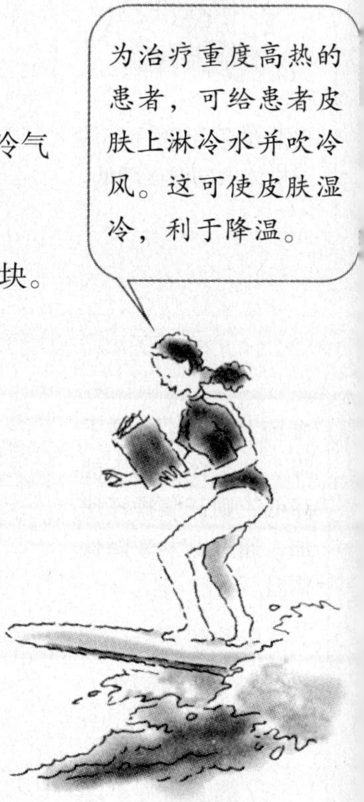
为治疗重度高热的患者，可给患者皮肤上淋冷水并吹冷风。这可使皮肤湿冷，利于降温。

除降温外还需下列处理

中暑的支持性治疗包括：

- 氧疗
- 监测中心静脉压（CVP）和肺动脉楔压（PAWP）
- 如有需要给予气管插管

护理措施

- 评价患者的呼吸循环功能，如有指征则应开始紧急复苏。尽可能脱去患者的衣服。
- 评价患者的血氧饱和度，遵医嘱给氧。密切检测患者的肺功能状态，包括呼吸频率、呼吸幅度和呼吸音，如果患者的呼吸功能恶化则给予气管插管和机械通气治疗。
- 连续监测生命体征，尤其是体核温度。尽管治疗的目的是迅速降低体温，但体温下降过快会导致血管收缩引起寒战。寒战可引起代谢率及耗氧增加，故应该避免。

高热的症状和体征

高热也叫热症，按轻（热痉挛）、中（热衰竭）、重（中暑）分级，下表所显示的是每个类型的主要表现。

分类	表现
轻度高热（热痉挛）	● 轻度烦躁(中枢神经系统其他方面正常) ● 轻度血压升高 ● 皮肤湿冷、肌痛、肌群僵硬 ● 肌肉抽搐、痉挛 ● 恶心、腹痛 ● 在较热的环境中活动时间较长，未补充足够的盐 ● 心动过速 ● 体温 99～102℉（37.2～38.9℃）
中度高热（热衰竭）	● 眩晕 ● 头痛 ● 低血压 ● 肌肉痉挛 ● 恶心、呕吐 ● 少尿 ● 皮肤苍白、湿冷 ● 脉搏细速 ● 晕厥和意识模糊 ● 口渴 ● 无力 ● 体温高达 104℉（40℃）
重度高热（中暑）	● 房性或室性心动过速 ● 意识模糊、躁动和谵妄 ● 瞳孔散大、固定 ● 皮肤干、热、红 ● 意识丧失 ● 癫痫发作 ● 呼吸急促 ● 体温超过 106℉（41.1℃）

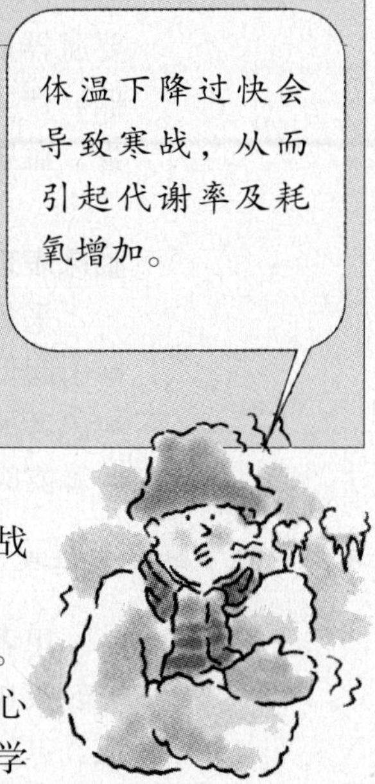
体温下降过快会导致寒战，从而引起代谢率及耗氧增加。

速降低体温，但体温下降过快会导致血管收缩引起寒战。寒战可引起代谢率及耗氧增加，故应该避免。

● 采用外部降温措施，如凉的、湿的被单，温水浴和降温毯。

● 严密监测神经系统和心血管功能，包括心率和心律。持续心电监测以发现继发于电解质紊乱的心律失常。监测血流动力学

● 监测水电平衡和实验室检查结果，监测肾功能以评估有无横纹肌溶解症。

低体温

体核温度低于95℉（35℃）称为低体温。可以分为轻度[89.6～95℉（32～35℃）]，中度[86～89.6℉（30～32℃）]或重度[77～86℉（25～30℃）]。严重的低体温可以是致命的。

病因

低体温通常由于冷水淹溺、低温中暴露时间过长、疾病或内环境稳态变化所致的虚弱，以及大量输注低温的血液或血制品。

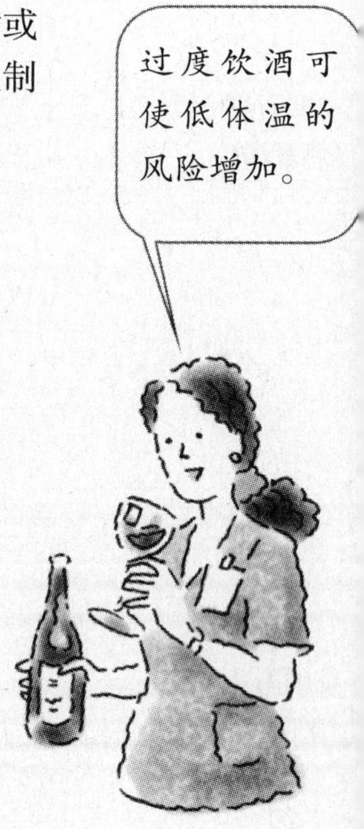

易感人群

在儿童、老人、瘦人、身穿湿衣服或衣着较少、滥用药物、心脏疾病、吸烟、疲劳、营养不良和热量不足及过量饮酒的患者，严重冻伤及低体温的风险均增加。

发病机制

在体温过低时，基础代谢率的变化降低了多数重要脏器的功能，导致肾血流量减少及肾小球滤过率降低。严重的低体温使脑血流量、需氧量及心输出量减少，血压下降。

临床表现

采集患者冻伤的病史时可以发现：

- 引起低体温的原因
- 患者所暴露的环境温度
- 暴露时间

不同温度下的临床表现

患者随体温不同表现各异：

● 轻度的低体温时表现为严重的寒战、言语不清和记忆力减退。

● 中度的低体温时表现为无反应、外周发绀和肌肉强直。如果患者不给予适当的复温，将会出现休克。

● 严重的低体温时表现为脉搏消失、心音听不到、瞳孔散大、木僵、强直状态，另外可见室颤及深反射消失。

辅助检查

● 锝 99m 扫描显示灌注缺损、深部组织损伤，并可用于辨认死骨。

● 多普勒和容积描记检查有助于测定脉搏和冻伤范围。

治疗

低体温的治疗包括支持疗法和特殊的复温技术，包括：

● 被动复温（患者自动复温）。

● 主动体外复温：应用加温毯、暖水浸泡、热的物体如热水瓶和加热器等进行体外复温。

● 主动深部复温：用加热的液体静脉输注，行泌尿生殖道冲洗，胃、纵隔和腹腔冲洗，血液透析来进行主动复温。

心脏情况

心律失常随着复温多能转为窦性心律。如果患者没有脉搏或呼吸，则行心肺复苏（CPR）直到体核温度至少达到 89.6℉（32℃）。

依据监测给予相应的措施

根据检查结果和密切监测给予氧疗、气管插管和机械通气、静脉补液并纠正酸中毒。

护理措施

● 评价呼吸循环状态，适时行 CPR。谨记低温可防止脑缺氧，同时还能延缓心肺功能衰竭，因此，即使患者长时间无反应，CPR 仍有可能使患者复苏，尤其是那些溺于冷水的患者。

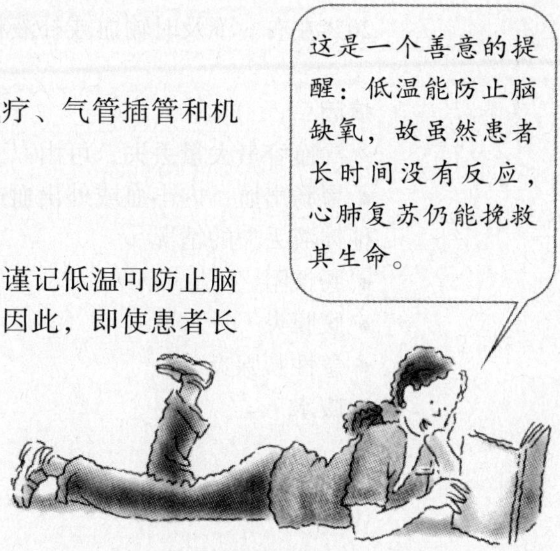

● 如有需要，采取措施以协助复温，在中、重度低体温的治疗中，

溺于冷水的患者。

- 如有需要，采取措施以协助复温，在中、重度低体温的治疗中，只有有经验的医生才能进行有创复温。
- 在复温过程中，遵医嘱给予支持治疗，包括机械通气，加温、加湿给氧以维持组织氧合，加温经静脉输入的液体以纠正低血压、维持尿量。
- 在复温开始后，持续监测患者的体核温度及其他生命体征，持续监测其心脏情况，注意有无心律失常的表现。
- 如果使用加温毯，在患者的体核温度达到预期温度的1～2℉（0.6～1.1℃）的时候，停止加温。因为在升温设施停止工作后，患者体温仍将持续升高。
- 如果患者低体温持续时间大于45～60min，遵医嘱给予额外补液以补偿在复温过程中血管舒张所致的血容量增加。密切检测患者的心率及血流动力学参数以评价液体需求量和对治疗的反应。
- 监测患者的每小时出量、液体平衡、血清电解质水平尤其是血钾情况。如果出现高血钾，遵医嘱给予氯化钙、碳酸氢钠、葡萄糖和胰岛素。做好聚磺苯乙烯灌肠的准备。如果患者血钾水平明显升高，准备行透析治疗。

低血容量性休克

低血容量性休克常为急性失血所致，失血量达全身血量的20%左右。不及时输血或补液将导致组织器官不可逆的损伤。

病因

血容量大量丢失，可由以下原因引起：

- 胃肠出血，内出血或外出血或任何引起循环血容量减少或其他体液丢失的情况
- 肠梗阻
- 腹膜炎
- 急性胰腺炎
- 腹水

发病机制

潜在危及生命的低血容量性休克是由于循环血容量不足造成的，血容量不足可引起心输出量减少和组织灌注不足。随后的组织缺氧使细胞由有氧代谢转化为无氧代谢，引起乳酸堆积，发生代谢性酸中毒。

休克发生过程

当失代偿时，低血容量性休克将出现以下一系列反应：

- 有效循环血量减少
- 静脉回流减少，导致前负荷降低和心搏量减少
- 心输出量减少
- 平均动脉压降低
- 组织灌注不足
- 细胞氧和养分供应减少
- 多脏器功能衰竭

临床表现

依据失液量的严重程度，患者表现为特定的症状和体征。（见：液体丢失量估计，672 页）

查找失血病因

患者的病史通常可提供血容量丢失的情况，如消化道出血、创伤和严重的腹泻、呕吐。

患者的表现有：

- 皮肤苍白
- 感觉减退
- 呼吸浅快
- 尿量 <25ml/h
- 脉搏细速
- 皮肤湿冷

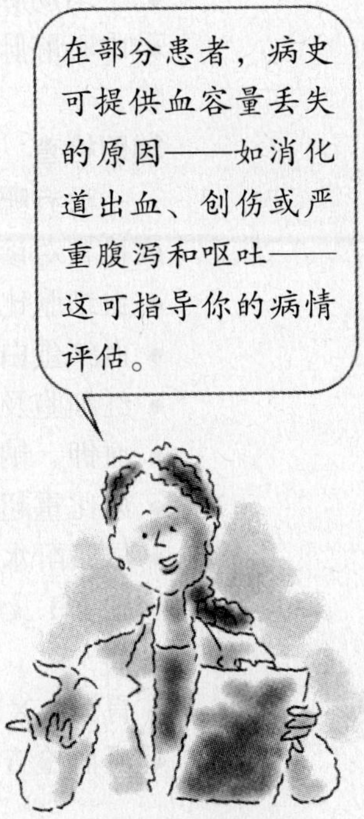
在部分患者，病史可提供血容量丢失的原因——如消化道出血、创伤或严重腹泻和呕吐——这可指导你的病情评估。

液体丢失量估计

以下参数显示了液体丢失的严重程度。

少量失液

血容量丢失 10%～15%，症状体征包括：

- 轻度心动过速
- 仰卧位血压正常
- 体位引起的生命体征改变包括：收缩压降低 >10mmHg 或脉搏增快 >20 次 / 分
- 毛细血管再充盈时间延长 >3s
- 尿量 >30ml/h
- 四肢皮肤苍白、发凉
- 焦虑

中等量失液

血容量丢失约 25%，症状、体征包括：

- 脉搏细速
- 仰卧位低血压
- 躯干皮肤发凉
- 尿量 10～30ml/h
- 口渴明显
- 烦躁、意识模糊或易激惹

严重失液

血容量丢失约 40%或更多，症状、体征包括：

- 明显的心动过速
- 明显的低血压
- 脉搏减弱或消失
- 皮肤冰冷、花斑或发绀
- 尿量 <10ml/h
- 意识丧失
- 脉压减小

- 平均动脉压低于 60mmHg 和脉压减小
- 中心静脉压、右房压、PAWP 和心输出量降低

辅助检查

没有哪一项单一的辅助检查能确诊低血容量性休克，但下列检查对诊断有帮助：

- 血细胞比容降低
- 血红蛋白降低
- 红细胞及血小板计数减少
- 血钾、钠、乳酸脱氢酶、肌酐、尿素氮水平升高
- 尿比重超过 1.020，尿渗透压升高，尿钠低于 50mEq/L
- 尿肌酐水平降低
- 血 pH 及动脉血氧分压降低、动脉血二氧化碳分压（$PaCO_2$）升高
- 胃镜、X 线检查、通过鼻胃管吸出的胃内容物潜血试验
- 凝血检查有助于诊断 DIC

- 胃镜、X 线检查、通过鼻胃管吸出的胃内容物潜血试验
- 凝血检查有助于诊断 DIC

在低血容量性休克治疗中，补液和输血对恢复有效循环血量、升高血压至关重要。

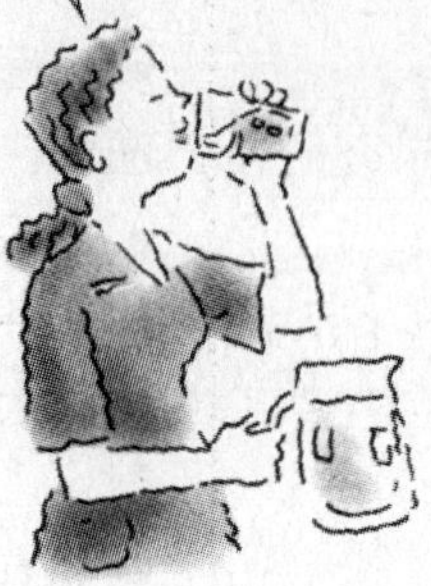

治疗

紧急处理需要快速足量补液和输血治疗，以恢复有效循环血量、升高血压，并使血压维持在 80mmHg 以上。在输血前快速补充生理盐水或乳酸林格液，如有条件可给予白蛋白或其他血浆扩容剂。

治疗也包括应用充气式抗休克服（尽管有争议）、给氧、止血、应用多巴胺或其他缩血管药物及手术。

护理措施

- 评价患者体液丢失的程度，并遵医嘱开始补液。验血型、交叉配血为输血做准备。

监测呼吸循环状态和血气分析

- 评价呼吸循环状态，如果患者的呼吸心跳停止，开始心肺复苏。
- 遵医嘱给氧。监测氧合状态和血气分析结果，以发现缺氧。如果患者的呼吸功能恶化，及时行气管插管和机械通气。将患者置于半卧位以增加其胸廓容量。尽量保持患者安静、舒适以降低氧耗。
- 连续监测患者生命体征、神经系统状态和心律情况以发现心律失常或心肌缺血等改变。观察皮肤颜色和毛细血管再充盈情况。（见：当血压下降时）
- 监测血流动力学参数，包括 CVP、PAWP 和心输出量，经常(每 15 分钟测 1 次)评价患者的情况和对治疗的反应。(见：一种新的测量方法，674 页)
- 密切监测出入量，保留尿管并记录每小时尿量。如果怀疑病因为消化道出血时，应检查大便、呕吐物、胃肠引流液以发现潜血。如果成年人的出血量低于 30ml/h，加快静脉补液速度，但要观察有无液体负荷过重的征象，如 PAWP 升高。如果尿量没有增加通知医生。

高度注意

当血压下降时

收缩压降至 80mmHg 以下常提示循环血量不足所致的心输出量减少。常由冠状动脉灌注减少、心肌缺血、心律失常和其他导致心输出量减少的情况引起。如患者收缩压降至 80mmHg 以下并且脉搏细速，应增加氧流量，并立即通知医生。

一种新的测量方法

目前已研发出一种新的能准确测量右心压力的肺动脉导管——CCOmbo容积导管，由Edards生命科学研究所研发，能测量右室舒张末期容积和右室射血分数而无需其他计算。这种导管在胸部创伤、感染性休克、急性呼吸窘迫综合征和其他需要密切监测血流动力学的患者的治疗中很有价值。

- 遵医嘱静脉给予多巴胺、多巴酚丁胺以增加心肌收缩力和肾灌注。
- 观察有无凝血障碍的表现（淤点、淤斑、牙龈或穿刺点渗血）并立即报告。
- 对大量液体丢失的清醒患者，给予心理支持和适宜的心理安慰。
- 如有指征对患者进行手术准备。

多器官功能障碍综合征（MODS）

MODS是指两种或两种以上的器官或系统功能障碍而不能维持机体内环境稳态的一种情形。支持和维持器官功能是必要的治疗。MODS本身不是一种独立的疾病，而是另一种进行性的潜在情况的表现。

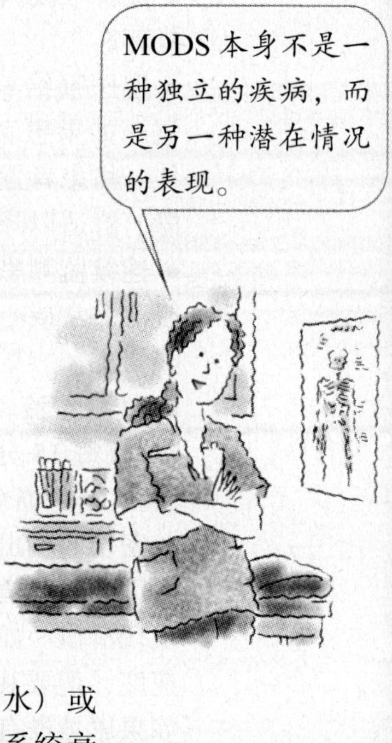

病因

MODS是由广泛的全身炎症反应，即全身炎症反应综合征（SIRS）引起的，为机体失代偿的一种表现。SIRS可由感染、缺血、创伤、再灌注损伤或多系统损伤诱发。如果进一步发展，SIRS可导致器官炎症反应，最终形成MODS。

发病机制

MODS可分为原发性和继发性两种：

- 原发性MODS是由直接损伤（例如创伤、误吸、溺水）或原发疾病（例如肺炎、肺栓塞）而导致的器官或器官系统衰竭。原发性MODS通常累及肺，患者常表现为急性呼吸窘迫综合征（ARDS），进一步发展可出现脑病及凝血功能障碍，最终可累及其他器官系统。

● 继发性 MODS 是由脓毒症引起的器官或器官系统衰竭。通常感染源不是肺。最常见的感染源包括腹腔、大失血、胰腺炎或者大血管损伤。此类型 MODS 起病快，且累及其他器官系统均较原发的 MODS 更迅猛。

临床表现

急性患者出现了与 SIRS 相关的如下症状和体征时，则应考虑存在 MODS。早期表现有：

● 发热[体温通常超过 101℉（38.3℃）]
● 心动过速
● 脉压减小
● 呼吸急促
● 肺动脉压（PAP）、肺动脉楔压（PAWP）、中心静脉压（CVP）下降和心输出量增加

随时间延长

随时间延长，当 SIRS 进一步加重时，可出现组织和器官受损的表现，如：

● 意识改变
● 呼吸抑制
● 肠鸣音减弱
● 黄疸
● 少尿或无尿
● PAP、PAWP 升高和心输出量减少

辅助检查

没有哪一项单一的辅助检查能确诊 MODS，创伤、误吸、肺栓塞或脓毒症等病因不同，辅助检查结果亦不同：

● 血气分析显示低氧血症、呼吸性酸中毒或代谢性酸中毒
● 血常规会出现血红蛋白、血细胞比容下降和白细胞增多
● X 线可发现骨折、颈椎损伤、肺的浸润性改变，胸、腹部器官的异常积气或积液影像

其他的检查包括 MRI、CT 扫描和血管造影。

治疗

治疗的关键在于呼吸和循环系统功能的支持治疗：

- 机械通气和氧疗
- 血流动力学监测
- 补液（晶体和胶体）
- 血管加压药
- 监测液体出入量
- 系列实验室检查
- 透析
- 抗生素治疗

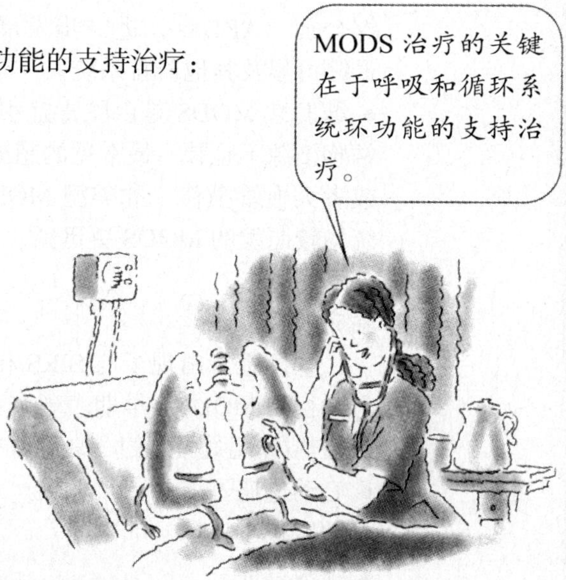
MODS 治疗的关键在于呼吸和循环系统环功能的支持治疗。

护理措施

- 切记护理工作是对 MODS 最基本的支持治疗；
- 通过机械通气和氧疗维持肺的通气和换气功能；
- 监测生命体征、氧合状态、血流动力学参数及心律失常情况；
- 遵医嘱给予静脉补液；
- 监测实验室检查指标；
- 监测出入量；
- 遵医嘱给予合理的药物治疗；
- 对患者进行心理护理，向患者及其家属解释辅助检查和治疗情况。

感染性休克

感染性休克的特征性表现为高排低阻。感染性休克被认为是由于机体对感染产生炎症反应并释放免疫调节因子如肿瘤坏死因子（TNF）和白介素-1 而引起的。

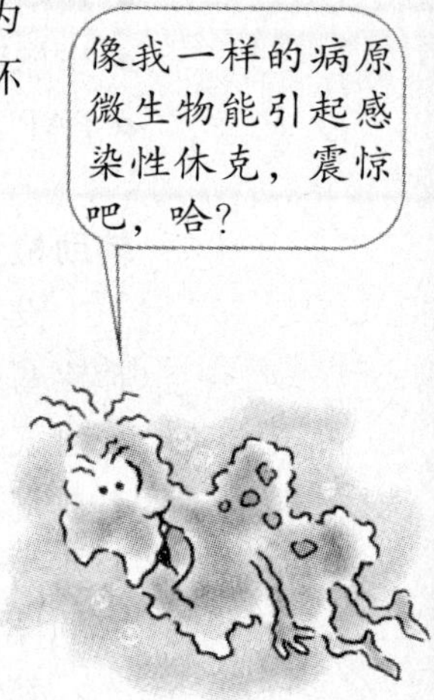
像我一样的病原微生物能引起感染性休克，震惊吧，哈？

病因

任何病原微生物都可引起感染性休克。革兰阴性菌，如大肠埃希菌属、肺炎克雷白杆菌、沙雷菌属、肠道杆菌属和假单胞菌属是最常见的病原菌，占所有病例的 70%。条件致病真菌占 3%。罕见的病原微生物包括分支杆菌、病毒和原虫。

感染性休克可发生于任何免疫受损的人，但老年人发生的危险性最高。

发病机制

感染性休克是一种分布性休克。

内毒素启动感染性休克

细菌释放内毒素触发免疫反应。在反应过程中巨噬细胞分泌肿瘤坏死因子（TNF）和白介素。这些炎症介质反过来增加了血小板活化因子（PAF）、前列腺素、白三烯、血栓烷 A_2、激肽和补体的释放。

微循环障碍

这些免疫活动的结果是使血管舒缩、毛细血管渗出增多、全身血管阻力减低、微血栓形成以及心输出量增加。内毒素还能刺激组胺的释放，进一步增加毛细血管渗出。

免疫介质的抑制作用

此外，心肌抑制因子、TNF、PAF 以及其他因子可抑制心脏功能使心输出量下降，最终导致多器官功能衰竭。

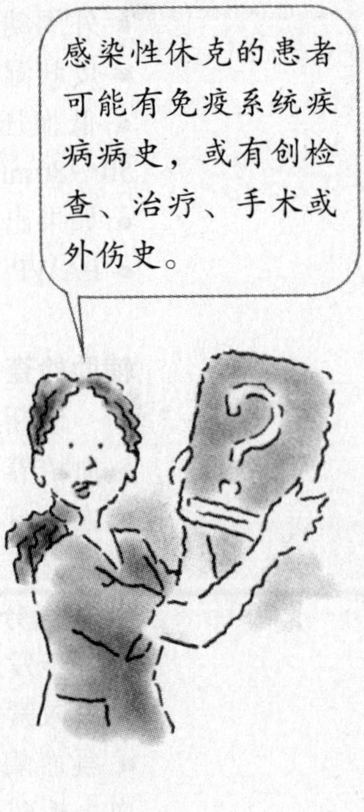
感染性休克的患者可能有免疫系统疾病病史，或有创检查、治疗、手术或外伤史。

临床表现

应了解患者有无免疫系统疾病病史或是否应用过免疫抑制剂、进行过有创检查及治疗、手术或外伤史。在发病之初，患者可能有发热和寒战，但也有 20%的患者可能有低体温。

休克类型

患者的症状和体征可表现为高动力型（暖）休克和低动力型（冷）休克。

暖休克

高动力型休克的特征性表现如下：

- 心输出量增加
- 周围血管扩张
- 全身血管阻力降低
- 意识水平改变
- 呼吸浅快
- 尿量减少
- 脉快、有力、洪大

冷休克

低动力型休克的特征性表现如下：

- 心输出量减少
- 周围血管收缩
- 外周血管阻力增高
- 组织灌注不足
- 皮肤黏膜苍白和发绀
- 四肢末梢花斑
- 意识水平下降
- 呼吸浅快
- 尿量减少
- 外周动脉搏动消失、减弱或丝状脉
- 皮肤湿冷
- 低血压，通常收缩压低于 90mmHg 或比其基础血压低 50～80mmHg
- 如果出现肺淤血，肺部听诊可有干湿啰音
- PAWP 正常或降低

辅助检查

诊断感染性休克的辅助检查包括：

- 血培养阳性。
- 血常规提示有贫血、白细胞减少，重度中性粒细胞减少或缺乏，通常也合并血小板减少。
- 血气分析提示代谢性酸中毒、低氧血症、$PaCO_2$ 减低，进一步发展出现 $PaCO_2$ 升高（从而导致呼吸性酸中毒）。
- 血尿素氮和肌酐水平升高，肌酐清除率下降。
- 凝血酶原时间、部分凝血活酶时间和出血时间延长，血小板减少，纤维蛋白降解产物增多。
- 胸部 X 线提示肺炎表现(如下叶肺炎)或者 ARDS(提示感染性休克进展)。
- 心电图显示 ST 段压低和 T 波倒置。
- 淀粉酶和脂肪酶水平提示胰腺功能不全。
- 由于肝缺血可出现肝酶水平升高。
- 血糖水平先升高后降低。
- CT 扫描显示有脓肿或感染灶。

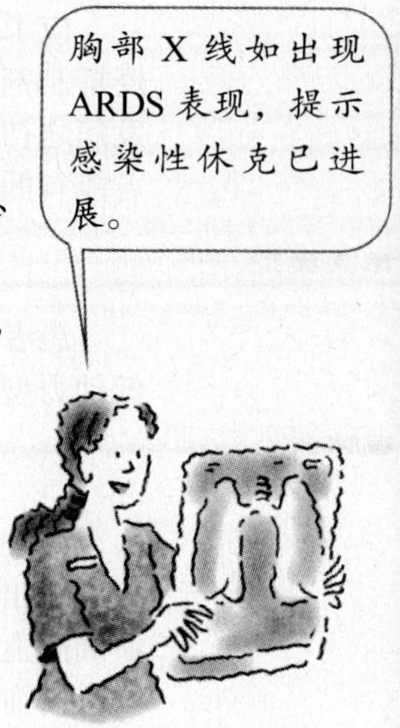
胸部 X 线如出现 ARDS 表现，提示感染性休克已进展。

注重证据

感染性休克的治疗

目前许多医院正在根据不同的病情设置标准化治疗流程。一项最新研究调查了感染性休克患者标准化流程的应用。在总数为 120 例患者的研究中，60 例患者依据标准化流程治疗。依据标准化流程治疗的患者获得到了更适当的液体复苏和抗生素治疗，使用的升压药更少，住院时间更短并且 28 天内死亡率更低。

摘自:Micek,S.T., et al. “Before-After Study of a Standardized Hospital Order Set for the Management of Septic Shock,” Critical Care Medicine 34（11）:2707-13, November 2006.

- CT 扫描显示有脓肿或感染灶。

治疗

对于感染性休克，明确感染源及早期抗菌治疗是至关重要的，包括：

- 去除感染源，如去除动、静脉导管及尿管
- 针对致病微生物选择适当的抗生素治疗
- 尿液及伤口引流液做细菌培养和药敏实验
- 如果合适，选择手术治疗
- 减少或停止免疫抑制药物治疗
- 必要时行氧疗和机械通气
- 补充胶体液或晶体液
- 应用血管加压药如多巴胺、去甲肾上腺素或加压素（见：感染性休克的治疗）

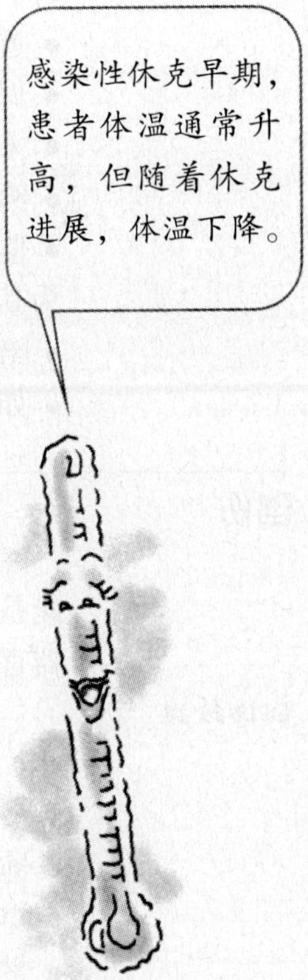
感染性休克早期，患者体温通常升高，但随着休克进展，体温下降。

护理措施

- 评价呼吸循环状态，密切监测心肺功能；
- 遵医嘱给氧；
- 监测血氧饱和度和血气分析结果以发现低氧血症，当患者呼吸情况恶化时行气管插管和机械通气。将患者置于半卧位以增加胸廓容量。保证患者安静、舒适以将耗氧量降至最低。

关键的措施

- 连续监测患者的生命体征变化。观察皮肤颜色并检查毛细血

- 切记感染性休克早期阶段患者体温可升高并有寒战，但随休克进展，患者体温降低、大量出汗。
- 如果患者收缩压降至 80mmHg 以下，增加氧流量，并立即通知医生。如果患者压持续下降并伴有脉搏细速，应提醒医生，加快输液速度。
- 去除动、静脉导管及尿管并送实验室行细菌培养以查找感染源（准备好再次插入的物品）。遵医嘱做血培养并开始抗生素治疗，监测患者治疗中可能出现的不良反应。
- 连续心电监测，以发现心律失常、心肌缺血或治疗的不良反应。
- 密切监测患者的出入量，如果每小时尿量少于 30ml，立即通知医生。
- 遵医嘱给予静脉补液治疗，通常用生理盐水或乳酸林格液。监测血流动力学参数，以了解治疗效果。
- 警惕液体过剩的症状和体征，如呼吸困难、呼吸急促、湿啰音、外周水肿、颈静脉怒张和肺动脉压升高（PAP）。
- 遵医嘱给予正性肌力药。
- 保证患者休息以使耗氧量降到最低。
- 采取预防感染的措施，严格执行有创无菌操作。
- 给予营养支持。
- 监测实验室检查指标，尤其是凝血检查及肝酶水平，因为其变化分别提示 DIC 和肝功能衰竭。
- 给予患者及其家属心理支持。
- 如果适宜，准备手术治疗。

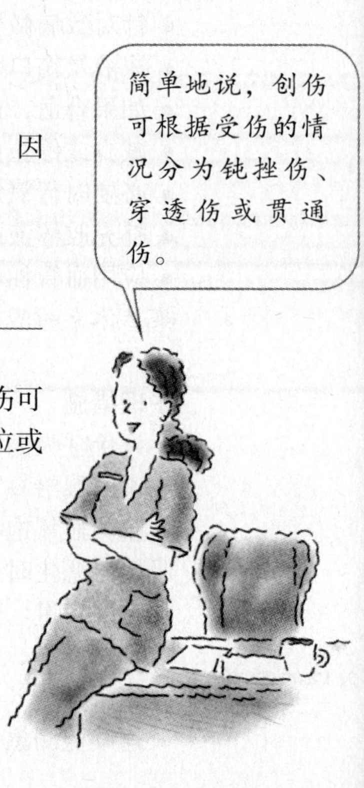
简单地说，创伤可根据受伤的情况分为钝挫伤、穿透伤或贯通伤。

创伤

创伤是一种猛烈的外力打击造成的躯体损伤。创伤可能是故意伤害或意外伤害。多发伤指身体一个以上部位或器官的损伤，是 45 岁以下人群的首要死因。

创伤分类

创伤的类型决定了损伤的程度：

- 钝挫伤——体表完整
- 穿透伤——穿破体表
- 贯通伤——物体贯穿身体并留下入口和出口

● 贯通伤——物体贯穿身体并留下入口和出口

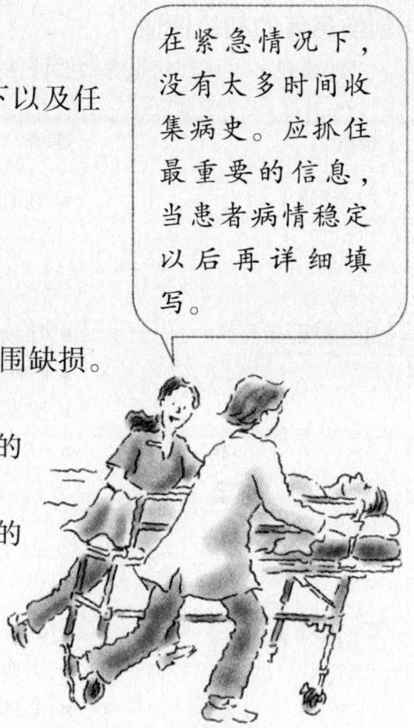
在紧急情况下，没有太多时间收集病史。应抓住最重要的信息，当患者病情稳定以后再详细填写。

病因

创伤可由于兵器、车祸、身体冲撞、高处落下以及任何非自然事件造成。

发病机制

创伤包括：
● 擦伤——皮肤经刮擦后造成部分表皮损伤。
● 撕裂伤——皮肤撕裂出现伤口，边缘不规则及周围缺损。撕裂伤的严重程度取决于其伤口大小、深度及部位。
● 刺伤——刀、玻璃碎片等尖锐物体穿透皮肤引起的损伤。
● 外伤性截肢——身体的一部分（一个肢体或肢体的一部分）截断。

临床表现

根据创伤的类型及范围，会有不同的表现。一个清醒的多发伤患者能通过症状直接提醒损伤部位，例如呼吸困难或者神经系统症状。

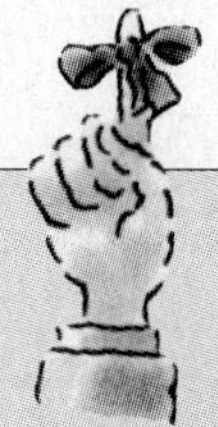

记忆小窍门

为便于记住评估创伤患者需了解的情况，可用首字母缩拼词“SAMPLE”来帮助记忆：
S 症状体征（Signs and Symptoms）
A 过敏史（Allergies）
M 药物治疗(Medications)
P 既往史（Past medical history）
L 最后一次进食情况（Last meal）
E 导致受伤的事件（Events leading to injury）

初级评估

在初级评估时，要评估危及患者生命的重要问题，包括气道、呼吸、循环、伤残和暴露史（ABCDEs）。（见：创伤患者的初级评估，682 页）

生命支持

监测心律失常，开始心肺复苏，对不同的心律失常给予相应的药物及电复律治疗（除颤及同步电复律）。

进一步评估

经过初级评估并解决了危及生命的情况之后，进行下一步评估。包括采集病史和体格检查。

迅速获取重要信息……

在紧急情况下，你没有时间去获得患者完整的病史，抓住最重要的信息，包括：
● 与目前情况有关的症状和体征

创伤患者的初级评估

此表显示了对外伤患者初始评估时应观察的内容和采取的措施。

参数	评价	干预措施
A= 气道	• 气道开放情况	• 患者体位。 • 开放气道、确保颈部处于中线位置并固定，双手托下颌。
B= 呼吸	• 呼吸频率、深度及用力程度 • 呼吸音 • 胸廓运动和胸部损伤情况 • 气管位置（居中或偏移）	• 采用简易呼吸面罩给予纯氧。 • 使用气道辅助装置（如经口或鼻建立气道、气管插管、食管–气管联合导管、环甲膜穿刺）。 • 必要时吸痰。 • 去除影响呼吸的外部因素。 • 治疗危及生命的紧急情况（气胸和张力性气胸）。
C= 循环	• 脉搏和血压 • 出血 • 毛细血管再充盈、皮肤和黏膜颜色 • 心律	• 给予心肺复苏、药物治疗和同步及非同步电复律。 • 通过直接压迫或应用充气装置控制出血。 • 建立静脉通路予以输液治疗(等渗液和血液制品)。 • 治疗危及生命的紧急情况如心脏压塞。
D= 伤残	• 神经系统评估，包括意识、瞳孔、运动和感觉功能	• X 线显示有颈髓损伤后应行颈椎脊柱固定。
E= 接触史和外界环境情况	• 了解受伤和外界环境情况（过冷或过热）	• 进行恰当的治疗（体温过低予以保温，体温过高予以降温）。

- 用药史，包括处方和非处方药、中草药和补品
- 既往诊治情况
- 最后一次进食情况
- 引起外伤的情况或事件

填表

当患者的情况稳定后，填全病史的其他部分，包括输血史。开放性损伤的患者应包括输血史和破伤风接种史。

违禁药品使用情况或其他情况

询问患者饮酒及违禁药品使用情况。戒毒的患者表现为行为异常且难以控制。了解用药的频率可以评估患者术后是否出现戒断症状。

详细了解全身情况

在第二次评估过程中，应对患者行快速的全身检查，但主要检查患者主诉的部位而不是全身的系统检查，因为这样更快捷。全身检查包括评价患者的一般状况和生命体征、头和颈、胸和背、腹部、会阴和四肢情况。

系统检查

当患者病情稳定后，按规范和程序行系统的体格检查。全面评估能使你对患者有全面的了解，纠正存在的问题，并为将来的病情变化提供一个比较的标准。

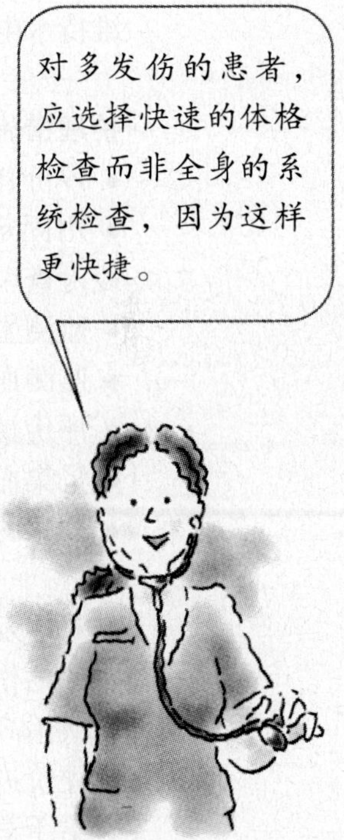
对多发伤的患者，应选择快速的体格检查而非全身的系统检查，因为这样更快捷。

辅助检查

根据患者损伤的部位进行相关的检查。例如胸部钝挫伤的患者应行胸部 X 线检查以发现肋骨和胸骨骨折、气胸、连枷胸、肺挫伤、主动脉破裂或撕裂。血管造影检查可用于疑有动脉破裂或撕裂的患者。头部创伤的患者应行头颅 CT 扫描、颈椎 X 线、头颅 X 线或血管造影。

对于多发伤的患者还应行下列检查：

- 动脉血气分析常用来评价呼吸状况及酸碱失衡情况。
- 血常规可提示失血量的多少。
- 凝血检查常用来评价凝血功能。
- 血清电解质水平可提示电解质失衡。

治疗

创伤治疗包括：

- 初筛
- 评估和维持呼吸循环系统的功能
- 保护颈髓

- 评价意识状态
- 为患者做好转运和手术准备

具体措施

创伤患者的治疗通常根据损伤的特殊类型和污染的程度进行，包括：

- 止血，通常通过固定、直接压迫以及抬高患肢止血
- 清洁伤口
- 给予止痛药
- 给予抗生素治疗
- 手术

其他的治疗措施根据创伤累及的系统和受伤的程度决定。例如：胸部钝挫伤的治疗包括保持气道通畅、给予足够通气、维持水电平衡和在气胸、血胸、张力性气胸时插入胸管。

护理措施

- 评价呼吸、循环功能，采取必要的紧急措施，遵医嘱给氧。
- 用固定装置、沙袋、平板、胶带固定头和颈部，行颈椎 X 线检查以协助诊断。
- 监测生命体征及重要变化。
- 监测血氧饱和度及心律有无心律失常。
- 评价神经系统状态包括意识、瞳孔和运动反应。
- 采集血标本，检测血型和交叉配血。
- 插入两条大口径的静脉输液导管并输注生理盐水或乳酸林格液。
- 对多发伤进行迅速和仔细的评估。
- 评估伤口并进行适当的伤口护理。覆盖开放性伤口，通过加压或抬高患肢来止血。
- 评价进行性腹胀及四肢肿胀情况。
- 给予适宜的血液制品。
- 监测有无低血容量性休克的征象。
- 给予适宜的镇痛药物。
- 再次向患者及家属交代病情。
- 解释诊断及治疗情况。

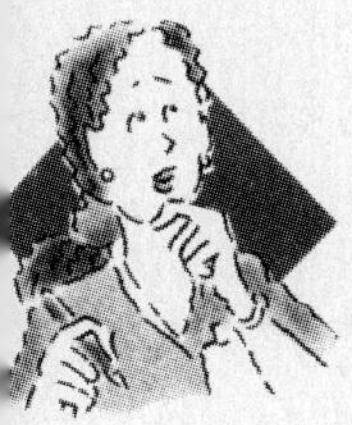

快速测试

1．为了补充血容量和凝血因子，应该给予

A．白蛋白

B．新鲜冰冻血浆

C．全血

D．浓缩红细胞

答案： B．新鲜冰冻血浆是补充凝血因子的最佳选择。

2．高渗液体使体液从何处流向何处：

A．细胞间隙流向细胞内

B．细胞内流向细胞外

C．细胞外流向细胞内

D．细胞内流向细胞间隙

答案： B．由于提高了渗透压，高渗液使体液从细胞内流向细胞外。

3．一个二度到三度烧伤患者，伤及前胸、前腹部及整个右上肢，应用九分法计算烧伤面积，应为多少？

A．18%

B．27%

C．45%

D．50%

答案： B．前胸、前腹占体表面积的18%，整个右上肢占9%，因此总面积为27%。

4．对一个低血容量性休克的患者，第一步采取什么措施？

A．评估脱水情况

B．静脉补液

C．留置尿管

D．采血行血常规检查

答案： B．低血容量性休克是紧急情况，需要快速静脉补液。

5．感染性休克的症状包括：

A．清稀的水样痰

B．严重的高血压

C．低血压

D．尿量增多

答案：C．低心排的感染性休克表现为低血压、面色苍白，还可能出现皮肤发绀、末梢花斑、意识水平下降、呼吸浅快、少尿或无尿、脉搏消失或细速。

评分

☆☆☆ 如果你 5 个问题全答对，大胆前进！当多系统病变出现时，你将应对自如。

☆☆ 如果你答对 4 个问题，干得好！这个小测试还不能难倒你。

☆ 如果你答对的问题少于 4 个，别着急。你应时常复习一下这一章节。

（王丽晔　董桂兰　译　高良才　校）

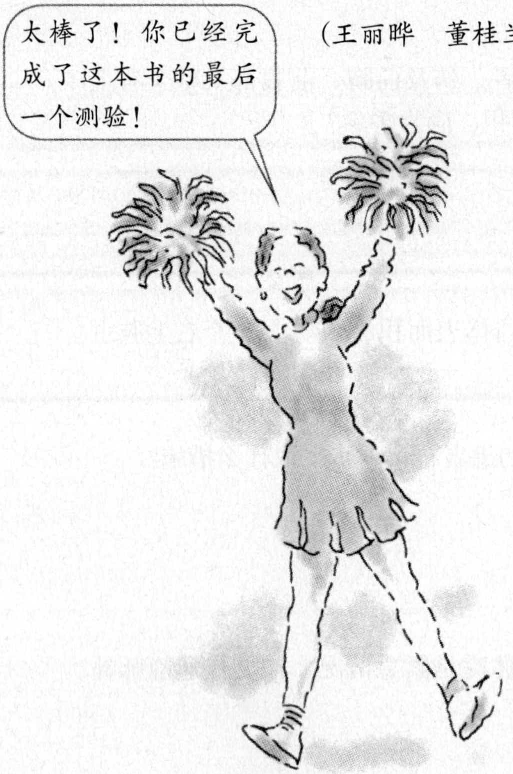

附　录

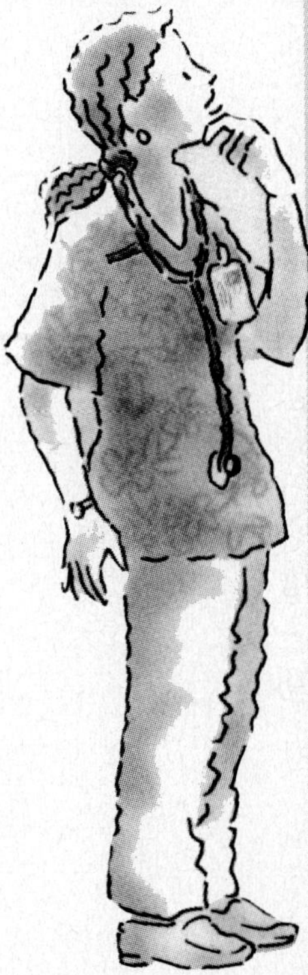

网络资源

卫生保健研究与质量管理中心
www.ahcpr.gov

美国危重症护理学会
www.aacn.org

美国烧伤协会
www.ameriburn.org

美国肿瘤协会
www.cancer.org

美国糖尿病学会
www.diabetes.org

美国心脏学会
www.americanheart.org

美国护士联盟学会
www.ahna.org

美国呼吸学会
www.lungusa.org

美国护理协会
www.nursingworld.org

美国疼痛协会
www.ampainsoc.org

疾病预防控制中心
www.cdc.gov

静脉护理协会
www.insl.org

美国神经疾病与卒中委员会
www.ninds.nih.gov

美国肾脏基金会
www.kidney.org

美国护理联盟
www.nln.org

美国国立医学图书馆
www.ncbi.nlm.nih.gov

国际 Sigma Theta Tau 荣誉护理学会
www.nursingsociety.org

手术造瘘与术后护理协会
www.wocn.org

词汇表

酸碱平衡（acid-base balance）：是机体保持酸碱平衡的机制。

酸中毒（acidosis）：机体内酸性物质的蓄积或碱性物质的丢失导致酸中毒。

预先指示（advance directive）：用于指导因疾病进展或意识丧失需要生命支持治疗患者的治疗指南性文件，这些患者没有能力表达自己的意愿，包括生存意愿及授予持久的医疗代理权。

后负荷（afterload）：左心室将血射入主动脉内所需克服的血管阻力。

无粒白细胞（agranulocyte）：胞质中不含颗粒的白细胞，包括淋巴细胞、单核细胞和浆细胞。

醛固酮（aldosterone）：肾上腺皮质分泌的调节水、钠、钾平衡的激素。

碱中毒（alkalosis）：机体内碱性物质的蓄积或酸性物质的丢失导致碱中毒。

过敏原（allergen）：诱发过敏反应或超敏反应的物质。

过敏反应（anaphylaxis）：由于外源性物质引起的严重过敏反应。

血管瘤（aneurysm）：动脉、静脉或心脏壁出现的囊状扩张。

缺氧（anoxia）：组织中氧缺乏。

抗体（antibody）：在淋巴系统中合成的仅对特异性抗原起反应的免疫球蛋白分子。

抗利尿激素（antidiuretic hormone）：下丘脑合成的激素，由脑垂体释放，通过增加肾小管对水的重吸收来减少尿的形成。

抗原（antigen）：能诱导机体产生抗体的异物，例如细菌或毒素。

失语症（aphasia）：语言表达或语言理解困难的语言功能障碍。

心律失常（arrhythmia）：正常心脏节律受到异常起搏点、放电或电冲动干扰，使心脏失去正常节律。

共济失调（ataxia）：肌肉主动收缩产生不协调的运动。

心房射血（atrial kick）：心房收缩将血液射入到心室，大约占心输出量的 30%。

自体输血（autologous transfusion; autotransfusion）：将患者的血液或血液成分输回到自身体内。

自律性（automaticity）：心肌细胞自动发生节律性兴奋的特性。

肠鸣音（borborygmus）：气体通过肠腔时产生的响亮的、流水样的汩汩声、喷射样声音，通常在大肠听诊区闻及。

血管杂音（bruit）：外周血管闻及的异常声音，提示血管内流速不稳。

夺获（capture）：（异位心搏时）心脏窦房结起搏产生动作电位，心电图上表现为窦性 P 波及随之出现的 QRS 波群。

心动周期（cardiac cycle）：心脏一次收缩和舒张构成一个心动周期，包括两个阶段：收缩期和舒张期。

心输出量（cardiac output）：左心室每分钟射血总量，正常为 4~8L/min。

心脏复律（cardioversion）：通过电击或药物治疗使心脏恢复窦性心律。

脑水肿（cerebral edema）：脑细胞内含水量的增加，可能由于纠正高钠血症速度过快所致。

沃斯特克征（Chvostek´s sign）：轻叩面颊上、颧弓下部位的面神经，产生面肌痉挛，提示可能为低钙血症或手足搐搦。

胶体（colloid）：正常情况下不能通过毛细血管膜的大分子物质，如白蛋白。

补体系统（complement system）：是炎性反应的主要介质，主要由 20 多种可激活产生级联反应的蛋白质组成的功能相关性系统。

传导（conduction）：电冲动在心肌细胞间的传播。

传导性（conductivity）：一个心肌细胞将电冲动传导到

下一个心肌细胞的特性。

收缩性（contractility）：心肌细胞受到刺激后收缩的特性。

紧急通路（critical pathway）：根据病情和期望达到的治疗效果制订的疾病治疗流程，治疗者依此流程给予各疾病发展过程的最佳治疗，是用于规范治疗和管理病历的一种模式。

晶体（crystalloid）：溶解后可以通过毛细血管膜的溶质，例如钠或葡萄糖。

细胞毒的（cytotoxic）：可破坏细胞的。

深部腱反射（deep tendon reflex）：用一小锤或手指轻敲膝腱处，可产生不自主的肌肉收缩，引起小腿突然伸展。

电除颤（defibrillation）：电击终止室颤。

脱水（dehydration）：由于细胞内水分丢失引起细胞皱缩的一种情况。

脱髓鞘（demyelination）：神经的髓鞘受到破坏，可影响正常神经传导。

去极（depolarization）：心肌细胞受到电刺激产生离子跨膜运动，引起心肌收缩。

舒张期（diastole）：心动周期中，当左、右心房舒张（心房舒张期）或左、右心室舒张（心室舒张期）时，血液充盈的阶段。

复视（diplopia）：视物呈双影。

末梢（distal）：最远端的部位。

授予持久医疗代理权（durable power of attorney）：当患者没有能力作出医学决定时，委托另外一个人代表他作出医疗决策，此授权具有法律效力。

构音困难（dysarthria）：通常与舌头或发音肌群运动不良有关的言语障碍。

吞咽困难（dysphagia）：吞咽很艰难。

自律性增强（enhanced automaticity）：具有起搏功能的心肌细胞在原有节律的基础上频率增快。

兴奋性（excitability）：心肌细胞对电刺激产生反应的特性。

外渗（extravasation）：当静脉给予化疗药、多巴胺、钙等药物时，血管内液体渗漏到周围组织中，可引起局部皮肤水疱，甚至坏死。

粒细胞（granulocyte）：为任何含有颗粒的细胞，特别是白细胞。

造血（hematopoiesis）：在骨髓中生成红细胞。

内环境稳态（homeostasis）：机体保持内环境的动态、稳定的平衡。

激素（hormone）：人体内产生的、对特异的细胞或组织活性有特异性调节作用的化学物质。

主动防御系统（host defense system）：保护机体免受病原体和其他有毒物质侵袭的复杂的免疫防御系统。

高血容量（hypervolemia）：由于液体入量增加体内液体转移至细胞外或肾功能衰竭所致的细胞外液的液体和溶质过多。

低渗液（hypotonic）：溶质成分较其他溶液少的溶液。

低血容量（hypovolemia）：细胞外液中的溶液和溶质显著丢失，若不治疗可能进展为低血容量性休克。

低氧血症（hypoxemia）：动脉血氧含量降低（少于80mmHg）。

组织缺氧（hypoxia）：组织中氧含量降低。

免疫活性（immunocompetence）：免疫细胞在机体内识别抗原并产生免疫反应的能力。

免疫缺陷病（immunodeficiency disorder）：由于淋巴细胞数目减少或免疫活性降低造成免疫功能缺陷而引起的疾病。

免疫球蛋白（immunoglobulin）：由淋巴细胞和血浆细胞产生的血清蛋白，具有抗体活性，是人类免疫反应的主要成分。

自发冲动（intrinsic）：在心脏传导系统中自然发生的电冲动。

缺血（ischemia）：机体器官或组织的供血减少。

等张溶液（isotonic solution）：与其他细胞外溶液具有相同溶质浓度的溶液。

白细胞（leukocyte）：保护机体抵抗致病微生物的白细胞。

生存意愿（living will）：表明患者希望自然死亡，而不是用支持疗法延续生命的证明性文件，为终末期患者或无能力恢复的患者提供的申请决定。

淋巴结（lymph node）：是滤过机体组织排出的淋巴液并使其回流到血液中的淋巴器官，可清除血液中的有害物质。

淋巴细胞（lymphocyte）：参与免疫反应的淋巴组织产

生的白细胞。

巨噬细胞（macrophage）：炎症刺激产生的大的吞噬细胞。

代谢性酸中毒（metabolic acidosis）：血液中存在过多的酸或碳酸氢盐减少，动脉血 pH 值小于 7.35。

代谢性碱中毒（metabolic alkalosis）：血液中存在过多的碳酸氢盐或酸减少，动脉血 pH 值大于 7.45。

肾单位（nephron）：肾脏生成尿的结构和功能单位。

神经元（neuron）：接受和传导电神经冲动具有高度特异性的传导细胞。

护理诊断（nursing diagnosis）：护士对于患者实际的或潜在的健康问题或在生活过程中的反应作出的临床判断；护士能描述患者的问题并合法解决；可以申请服务于家庭、社区及个体的患者。

护理方案（nursing process）：是确定患者的医学问题，并提出相应的护理对策的系统化方案，步骤包括评估患者的医学问题形成诊断性综述，确定预期结果，制定取得预期结果和解决患者问题的计划，执行计划或安排他人去执行，评估计划的实际效果。

眼球震颤（nystagmus）：不自主地、有节律的眼球运动。

少尿（oliguria）：尿量减少，少于 400ml/24h。

直立性低血压（orthostatic hypotension）：当人体变换体位时血压下降、心率增快，可由循环血容量减少引起。

阵发性的（paroxysmal）：心律失常的发作突然开始、突然终止。

蠕动（peristalsis）：肌肉顺序收缩推进食物通过胃肠道。

瘀点（petechiae）：皮肤上微小的出血点。

pH 值（pH）：溶液中氢离子浓度所占的比例，动脉血 pH 值正常范围为 7.35~7.45。

吞噬作用（phagocytosis ）：吞噬细胞吞噬微生物、其他细胞和异质粒子的作用。

心搏最强点（point of maximal impulse）：心脏搏动向上冲击胸壁推力最强的点，通常在心尖部。

治疗指南（practice guidelines）：针对有特殊医学问题的患者进行的连续治疗指导。

前负荷（preload）：指在心室舒张期末，血液充盈对心室壁施加压力使心室肌伸长。

不应期（refractory period）：心肌细胞兴奋性降低的一段短暂时间。

肾素（ renin）：肾脏在感知细胞外液容量减少或血容量已经减少时，反应性地生成对调节血压起重要作用的酶。

复极（repolarization）：心肌细胞去极后心肌细胞膜恢复到静息状态。

呼吸性酸中毒（respiratory acidosis）：肺脏不能排出足够的二氧化碳引起的酸碱失衡，动脉血二氧化碳分压高于 45mmHg，pH 值低于 7.35。

呼吸性碱中毒（respiratory alkalosis）：肺脏排出较正常量多的二氧化碳所引起的酸碱失衡，动脉血二氧化碳分压低于 35mmHg，pH 值高于 7.45。

横纹肌溶解（rhabdomyolysis）：骨骼肌被破坏后，细胞内物质溢出到细胞外引起的疾病。

收缩期（systole）：心动周期中，左、右心房收缩（心房收缩期）或左、右心室收缩（心室收缩期）的阶段。

毛细管扩张（telangiectasis）：小血管持续扩张形成网状，见于硬皮病、狼疮、硬化症，也可见于健康老年人。

震颤（thrill）：在心脏或血管外可触及明显的震动，由血液湍流所致。

溶栓剂（thrombolytic）：溶解血栓的药物。

特鲁索征（Trousseau´s sign）：上臂袖带加压使血管壁压力高于收缩压 20mmHg 时可引起手腕痉挛性疼痛，提示存在低钙血症。

血管加压药（vasopressor）：刺激毛细血管和动脉壁，引起血管肌层收缩的药物。

通气–血流比值（V/Q ratio）：肺通气（由口腔进入到肺内空气总量）与肺灌注血流（肺内毛细血管血流总量）之比，反应气体交换的比率。

水中毒（water intoxication）：细胞内进入过多的水，造成细胞肿胀。

主要参考文献

"2005 International Consensus on Cardiopulmonary Resuscitation and Emergency Cardiovascular Care," *Circulation* 112(suppl IV), 2005.

Bickley, L. *Bates' Guide to Physical Examination and History Taking*, 9th ed. Philadelphia: Lippincott Williams & Wilkins, 2007.

The Brain Trauma Foundation; The American Association of Neurological Surgeons; The Joint Section on Neurotrauma and Critical Care. "Indications for Intracranial Pressure Monitoring," *Journal of Neurotrauma* 17(6-7):479-91, June-July 2000.

Clements, P.T., et al. "Survivors' Guilt Following Sudden Traumatic Loss: Promoting Early Intervention in the Critical Care Setting," *Critical Care Nursing Clinics of North America* 18(3):359-69, September 2006.

Coady, E. "Managing Patients with Non–ST-Segment Elevation Acute Coronary Syndrome," *Nursing Standard* 20(37):49-56, March 2006.

Diepenbrock, N.H. *Quick Reference to Critical Care*, 2nd ed. Philadelphia: Lippincott Williams & Wilkins, 2004.

Fischbach, F.T. *A Manual of Laboratory and Diagnostic Tests*, 7th ed. Philadelphia: Lippincott Williams & Wilkins, 2004.

Fugate, J.H. "Pharmacologic Management of Cardiac Emergencies," *Journal of Infusion Nursing* 29(3):147-50, May-June 2006.

Goldstein, L.B., et al. "Primary Prevention of Ischemic Stroke: A Guideline from the American Heart Association/American Stroke Association Stroke Council: Cosponsored by the Atherosclerotic Peripheral Vascular Disease Interdisciplinary Working Group; Cardiovascular Nursing Council; Clinical Cardiology Council; Nutrition, Physical Activity, and Metabolism Council; and the Quality of Care and Outcomes Research Interdisciplinary Working Group," *Circulation* 113(24):e873-923, June 2006.

Goodrich, C. "Endpoints of Resuscitation: What Should We Be Monitoring?" *AACN Advanced Critical Care* 17(3):306-16, July-September 2006.

Headley, J.M. "Arterial Pressure-Based Technologies: A New Trend in Cardiac Output Monitoring," *Critical Care Nursing Clinics of North America* 18(2):179-87, June 2006.

Higgins, P.A., et al. "Assessing Nutritional Status in Chronically Critically Ill Adult Patients," *American Journal of Critical Care* 15(2):166-76, March 2006.

Hollenburg, S.M., et al. "Practice Parameters for Hemodynamic Support of Sepsis in Adult Patients: 2004 Update," *Critical Care Medicine* 32(9):1928-48, September 2004.

Hsieh, H.Y., and Tuite, P.K. "Prevention of Ventilator-Associated Pneumonia: What Nurses Can Do," *Dimensions in Critical Care Nursing* 25(5):205-208, September-October 2006.

Karch, A.M. *2007 Lippincott's Nursing Drug Guide*. Philadelphia: Lippincott Williams & Wilkins, 2007.

Kasper, D., et al. *Harrison's Principles of Internal Medicine*, 16th ed. New York: McGraw-Hill Book Co., 2005.

Lynn-McHale Wiegand, D.J., and Carlson, K.K., eds. *AACN Procedure Manual for Critical Care*, 5th ed. Philadelphia: W.B. Saunders Co., 2005.

Mendez-Eastman, S. "Burn Injuries," *Plastic Surgical Nursing* 25(3):133-39, July-September 2005.

Morton, P., et al. *Critical Care Nursing: A Holistic Approach*, 8th ed. Philadelphia: Lippincott Williams & Wilkins, 2005.

Nettina, S. *Lippincott Manual of Nursing Practice*, 8th ed. Philadelphia: Lippincott Williams & Wilkins, 2006.

Nursing2007 Drug Handbook, 27th ed. Philadelphia: Lippincott Williams & Wilkins, 2007.

Prahash, A., and Lynch, T. "B-type Natriuretic Peptide: A Diagnostic, Prognostic, and Therapeutic Tool in Heart Failure," *American Journal of Critical Care* 13(1):46-53, January 2004.

Pruitt, B., and Jacobs, M. "Best-Practice Interventions: How Can You Prevent Ventilator-associated Pneumonia?" *Nursing* 36(2):36-41, February 2006.

Scheuren, L., et al. "Pharmacist Designed and Nursing-driven Insulin Infusion Protocol to Achieve and Maintain Glycemic Control in Critical Care Patients," *Journal of Trauma Nursing* 13(3):140-45, July-September 2006.

专业词汇中英对照

（按词汇汉语拼音字母顺序排列）

AB

艾迪生病	Addison's disease
艾伦试验	Allen's test
瓣膜性心脏病	valvular heart disease
泵衰竭	pump failure
病毒性肝炎	viral hepatitis
补体系统	complement system

C

肠梗死	bowel infarction
肠内营养	enteral nutrition
陈-施呼吸	Cheyne-Stokes respirations
持续性肾替代治疗	continuous renal replacement therapy
喘息	hyperpnea
创伤	trauma
磁共振成像	magnetic resonance imaging
挫伤	contusion

D

代谢性碱中毒	metabolic alkalosis
代谢性酸中毒	metabolic acidosis
低血容量性休克	hypovolemic shock
癫痫持续状态	status epilepticus
电解质	electrolytes
动静脉畸形	arteriovenous malformation
动脉供血不足	arterial insufficiency
动脉内膜修复	endovascular aneurysm
动脉血气分析	arterial blood gas analysis
短暂性脑缺血发作	transient ischemic attack
多器官功能衰竭综合征	multiple organ dysfunction syndrome

E

二尖瓣关闭不全	mitral insufficiency
二尖瓣狭窄	mitral stenosis

F

放射性核素甲状腺成像	radionuclide thyroid imaging
肥厚型心肌病	hypertrophic cardiomyopathy
肺动脉瓣狭窄	pulmonic stenosis
肺动脉导管插入术	pulmonary artery catheterization
肺动脉高压	pulmonary hypertension
肺切除术	pneumonectomy
肺栓塞	pulmonary embolism
肺血管造影术	pulmonary angiography
肺循环	pulmonary circulation
肺炎	pneumonia
肺叶切除术	lobectomy
肺移植	lung transplantation
腹膜透析	peritoneal dialysis
腹膜炎	peritonitis
腹腔穿刺术	abdominal paracentesis
腹主动脉瘤	abdominal aortic aneurysm

G

肝衰竭	hepatic failure
肝性脑病	hepatic encephalopathy
感染性多发神经炎	infectious polyneuritis
感染性休克	septic shock
高血压危象	hypertensive crisis
格林-巴利综合征	Guilain-Barré syndrome
骨髓	bone marrow
骨髓穿刺和活检术	bone marrow aspiration and biopsy
冠状动脉疾病	coronary artery disease
冠状动脉旁路移植术	coronary artery bypass graft
冠状动脉支架	coronary artery stents
国际标准化比值	international normalized ratio
过敏反应	anaphylaxis

H

呼吸过慢	bradypnea
呼吸困难	dyspnea
呼吸性碱中毒	respiratory alkalosis
呼吸性酸中毒	respiratory acidosis
获得性免疫缺陷综合征	acquired immunodeficiency syndrome

J

机械通气 mechanical ventilation
鸡胸 pigeon chest
急性白血病 acute leukemia
急性冠脉综合征 acute coronary syndromes
急性呼吸窘迫综合征 acute respiratory distress syndrome
急性呼吸衰竭 acute respiratory failure
急性间质性肾炎 acute tubulointerstial nephritis
急性肾衰竭 acute renal failure
急性肾小管坏死 acute tubular necrosis
脊髓损伤 spinal cord injury
脊髓休克 spinal shock
甲状腺危象 thyroid crisis
间停呼吸 Biot's respirations
结肠镜检查 colonoscopy
经口气管插管术 orotracheal intubation
经颅多普勒检查 transcranial Doppler studies
经皮肝组织活检 percutaneous liver biopsy
经皮腔内冠状动脉成形术 percutaneous transluminal coronary angioplasty
经食管超声心动图 transesophageal echocardiography

K

抗高血压药 antihypertensive drugs
抗利尿激素分泌异常综合征 syndrome of inappropriate antidiuretic hormone
抗体筛查试验 antibody screening test
抗心律失常药 antiarrhythmics
抗血脂药 antilipemics
库斯莫尔呼吸 Kussmaul's respirations
扩张型心肌病 dilated cardiomyopathy

L

利尿剂 diuretics
漏斗胸 funnel chest
颅骨骨折 skull fracture
颅骨切开术 craniotomy
颅内血肿 intracerebral hematoma
颅神经 cranial nerves

M

埋藏式心脏复律除颤器	implantable cardioverter-defibrillator
慢性静脉功能不全	chronic venous insufficiency
慢性阻塞性肺疾病	chronic obstructive pulmonary disease
弥散性血管内凝血	disseminated intravascular coagulation

N

内镜检查	endoscopy
脑电图	electroencephalography
脑动脉瘤	cerebral aneurysm
脑干	brain stem
脑脊液引流术	cerebrospinal fluid drainage
脑膜炎	meningitis
脑死亡	brain death
脑血管意外	cerebrovascular accident
脑血管造影术	cerebral angiography
脑炎	encephalitis
脑震荡	concussion
脑卒中	stroke
黏液性水肿昏迷	myxedema coma
尿崩症	diabetes insipidus
凝血检查	coagulation screening tests

PQR

旁路移植	bypass grafting
皮质类固醇	corticosteroids
气道	airway
气管插管	endotracheal intubation
气管造口术	tracheostomy
气胸	pneumothorax
器官排异	organ rejection
人工通气	manual ventilation
人类免疫缺陷病毒感染	human immunodeficiency virus infection
认知功能	cognitive function

S

烧伤	burns
神经原性休克	neurogenic shock
肾上腺功能减退	adrenal hypofunction

肾上腺素能阻滞剂	adrenergic blocking drugs
肾上腺危象	adrenal crisis
肾-输尿管-膀胱放射诊断	kidney-ureter-bladder radiography
肾小球滤过率	glomerular filtration
肾血管性高血压	renovascular hypertension
肾血管造影术	renal angiography
食管、胃、十二指肠镜检查	esophagogastroduodenoscopy
食管静脉曲张	esophageal varices
数字减影技术	digital subtraction angiography
栓子切除术	embolectomy
酸碱平衡	acid-base balance

T

糖尿病	diabetes mellitus
糖尿病酮症酸中毒	diabetic ketoacidosis
特发性血小板减少性紫癜	idiopathic thrombocytopenic purpura
体外自动除颤器	automated external defibrillator
体液免疫	humoral immunity
同步心脏电复律	synchronized cardioversion
桶状胸	barrel chest

W

胃肠出血	gastrointestinal bleeding
胃肠道疾病	gastrointestinal disorder
胃肠外营养	parenteral nutrition

X

细胞免疫	cell-mediated immunity
限制型心肌病	restrictive cardiomyopathy
消化	digestion
消化道	alimentary canal
哮喘	asthma
哮喘持续状态	status asthmaticus
心包填塞	cardiac tamponade
心包炎	pericarditis
心电图	echocardiography
心动周期	cardiac cycle
心肌病	cardiomyopathy
心肌梗死	myocardial infarction
心绞痛	angina

心力衰竭	heart failure
心律	cardiac rhythm
心律失常	cardiac arrhythmias
心输出量	cardiac output
心跳骤停	cardiac arrest
心血管疾病	cardiovascular disorders
心源性休克	cardiogenic shock
心脏除颤	defibrillation
心脏导管置入术	cardiac catheterization
心脏移植	heart transplantation
心脏杂音	heart murmurs
性腺	gonads
胸廓切开术	thoracotomy
胸主动脉瘤	thoracic aortic aneurysm
血管紧张素Ⅱ受体拮抗剂	angiotensinⅡ receptor blockers
血管紧张素转换酶抑制剂	angiotensin-converting enzyme inhibitors
血流动力学监测	hemodynamic monitoring
血细胞比容	hematocrit
血型	blood groups
血压调节	blood pressure regulation
血液透析	hemodialysis
循证护理	evidence-based care

Y

炎症	inflammation
腰椎穿刺术	lumbar puncture
胰腺炎	pancreatitis
胰腺移植	pancreas transplantation
移植物抗宿主病	graft-versus-host disease
抑郁	depression
营养学家	dietitian
硬化	cirrhosis
硬膜外血肿	epidural hematoma

Z

谵妄	delirium
正电子断层扫描	positron emission tomography
支气管镜检查	bronchoscopy
支气管扩张药	bronchodilators

直接库姆斯试验	direct Coomds' test
中枢神经系统	central nervous system
中心静脉压监测	central venous pressure monitoring
主动脉瓣关闭不全	aortic insufficiency
主动脉瓣狭窄	aortic stenosis
主动脉瘤	aortic aneurysm
主动脉内球囊反搏术	intra-aortic balloon pump counterpulsation
自主神经系统	autonomic nervous system

（赵楚敏　冯利霞　译　赵淑英　夏英华　校）